Enfermagem em Oncologia

2ª edição

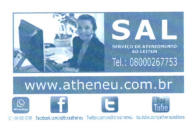

Enfermagem em Oncologia

2ª edição

Coordenadoras

Sonia Regina Pereira
Selma Montosa da Fonseca

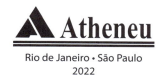

Rio de Janeiro • São Paulo
2022

EDITORA ATHENEU

São Paulo	—	Rua Maria Paula, 123 - 18º andar Tel.: (11) 2858-8750 E-mail: atheneu@atheneu.com.br
Rio de Janeiro	—	Rua Bambina, 74 Tel.: (21) 3094-1295 E-mail: atheneu@atheneu.com.br

CAPA: Equipe Atheneu
PRODUÇÃO EDITORIAL: MKX Editorial

CIP-BRASIL. CATALOGAÇÃO NA PUBLICAÇÃO
SINDICATO NACIONAL DOS EDITORES DE LIVROS, RJ

E46

Enfermagem em oncologia / coordenadoras Sonia Regina Pereira, Selma Montosa da Fonseca. - 2. ed. - Rio de Janeiro : Atheneu, 2022.
: il. ; 24 cm.

Inclui bibliografia e índice
ISBN 978-65-5586-362-8

1. Câncer - Enfermagem. I. Pereira, Sonia Regina. II. Fonseca, Selma Montosa da.

21-74455
CDD: 616.9940231
CDU: 616-083-006

Meri Gleice Rodrigues de Souza - Bibliotecária - CRB-7/6439
16/11/2021   16/11/2021

PEREIRA, S.R.; FONSECA, S.M.
Enfermagem em Oncologia – 2ª edição

© Direitos reservados à EDITORA ATHENEU – Rio de Janeiro, São Paulo, 2022

Coordenadoras

➤ Sonia Regina Pereira

Professora-Associada do Departamento de Enfermagem Pediátrica da Escola Paulista de Enfermagem da Universidade Federal de São Paulo (EPE/Unifesp). Doutora em Ciências da Saúde pela Unifesp. Mestra em Enfermagem Pediátrica pela Unifesp. Especialista em Pediatria e Puericultura pela Escola Paulista de Medicina da Unifesp (EPM/Unifesp). Coordenadora Geral de Hospitais Universitários e Residências em Saúde da Secretaria de Educação Superior (Sesu) do Ministério da Educação (MEC). Membro da Comissão Nacional de Residências em Enfermagem do Sistema Conselho Federal de Enfermagem/Conselhos Regionais de Enfermagem (Cofen/CORENs).

➤ Selma Montosa da Fonseca

Doutora em Ciências pela Universidade Federal de São Paulo (Unifesp). Mestra em Saúde do Adulto e do Idoso pela Escola de Enfermagem da Universidade de São Paulo (EEUSP). Bacharel e Licenciada pela Faculdade de Enfermagem e Obstetrícia de Guarulhos (FEOG). Enfermeira Assistencial, Coordenadora e Encarregada das Unidade de Hematologia/Transplante de Medula Óssea (TMO) e Ambulatório de Quimioterapia de Adultos do Hospital São Paulo – Hospital Universitário da Unifesp (HSP-HU/Unifesp). Gerente de Enfermagem das Clínicas Médicas Especializadas do HSP-HU/Unifesp. Coordenadora e Preceptora da Área de Oncologia do Programa de Residência em Enfermagem da Escola Paulista de Enfermagem da Unifesp (EPE/Unifesp). Coordenadora do Programa de Oncologia da Residência Multiprofissional do MEC (Ministério da Educação) no HSP-HU/Unifesp. Membro e Coordenadora do Grupo de Pesquisa do Núcleo de Enfermagem em Oncologia (NEO). Professora Adjunta da Universidade Bandeirantes (UNIBAN), atuando na Graduação e Coordenando dos Cursos de Especialização em Oncologia e Gerenciamento de Enfermagem. Professora em Cursos de Especialização em Oncologia na EPE/Unifesp, Faculdade Israelita de Ciências da Saúde Albert Einstein (FICSAE), São Camilo, Pontifícia Universidade Católica de Goiás (PUC-GO) e Faculdades Metropolitanas Unidas (FMU).

Colaboradores

➤ Amanda Aparecida França de Nóbrega

Supervisora da Equipe de Enfermeiras de Pesquisa do A.C. Camargo Cancer Center. Enfermeira de Pesquisa em Oncogenética. Especialista em Enfermagem Oncológica pela Fundação Antônio Prudente/A.C. Camargo Cancer Center. Master of Business Admnistration (MBA) em Gestão de Saúde pela Fundação Getulio Vargas (FGV).

➤ Ana Lygia Pires Melaragno

Enfermeira e Pedagoga. Especialista em Oncologia, Gestão de Serviços de Saúde com Licenciatura Plena em Enfermagem. Mestre em Ciências pela Universidade Federal de São Paulo (Unifesp). Presidente do Comitê de Enfermagem da Sociedade Brasileira de Oncologia Pediátrica (SOBOPE). Diretora de Práticas Assistenciais da Associação Brasileira de Enfermagem – São Paulo (ABEn-SP) (2016-2019). Diretora Educacional da Educare & Onco Treinamento e Desenvolvimento. Coordenadora Científica do Centro de Simulação e Pesquisa São Camilo.

➤ Ana Maria Teixeira Pires

Enfermeira Especialista em Enfermagem em Oncologia pela Universidade Paulista (UNIP). Mestre em Ciências pela Universidade Federal de São Paulo (Unifesp). MBA em Gestão das Organizações em Saúde pela Faculdade Instituto de Administração (FIA). Gerente de Oncologia do Hospital Alemão Oswaldo Cruz.

➤ Andréa Yamaguchi Kurashima

Graduada em Enfermagem pela Universidade Federal de São Paulo (Unifesp). Mestrado e Doutorado em Oncologia pela Fundação Antônio Prudente do Hospital A.C. Camargo. Habilitação em Cuidados Paliativos – Educação e Prática pela Harvard Medical School. Ex-Coordenadora do Curso de Pós-Graduação em Enfermagem Oncológica da Fundação Antônio Prudente do Hospital A.C. Camargo. Gerente de Projetos do Programa de Desenvolvimento Institucional do Sistema Único de Saúde (PROADI-SUS) – Projetos Residências do Hospital Sírio-Libanês (HSL).

Andréia Costacurta Brandi

Graduada em Psicologia pela Universidade Estadual Paulista (Unesp). Especialista em Psicologia Hospitalar pela Universidade Federal de São Paulo (Unifesp). Psicóloga Responsável pela Enfermaria de Cirurgia Cardíaca do Hospital São Paulo da Universidade Federal de São Paulo (Unifesp). Preceptora do Programa de Residência Multiprofissional – Programa de Cardiologia. Psicóloga do Hospital Nove de Julho.

Andreia Oliveira da Silva Meira

Coordenadora de Enfermagem do Centro de Oncologia Beneficência Portuguesa (BP). Graduação em Enfermagem pela Universidade Federal de São Paulo (Unifesp). Especialização em Enfermagem Pediátrica pela Unifesp. Título de Especialista pela Sociedade Brasileira de Enfermagem Oncológica (SBEO).

Anita Previtalli Castro

Enfermeira. Graduada em Enfermagem pela Escola Paulista de Enfermagem da Universidade Federal de São Paulo (EPE/Unifesp). Especialista em Enfermagem Oncológica pela Fundação Antônio Prudente do Hospital A.C. Camargo. Título de Proficiência Técnica em Enfermagem em Hematologia e Hemoterapia pela Associação Brasileira de Hematologia, Hemoterapia e Terapia Celular (ABHH). Enfermeira da Unidade de Internação de Oncologia, Hematologia e Transplante de Medula Óssea do Hospital Israelita Albert Einstein (HIAE).

Bruna Elisa Catin Kupper

Graduação em Enfermagem pela Universidade Federal de São Paulo (Unifesp). Enfermeira Pesquisadora da Fundação Antônio Prudente (Tumores Colorretais, Prevenção e Exames de Rastreamento para Tumores Colorretais).

Bruna Tirapelli Gonçalves

Especialista em Oncologia. Mestre em Ciências da Saúde pela Universidade Federal de São Paulo (Unifesp). Doutoranda pelo A.C. Camargo Cancer Center. Proficiência Técnica em Hemoterapia/Hematologia pela Associação Brasileira de Hematologia, Hemoterapia e Terapia Celular (ABHH). Membro da Associação Brasileira de Enfermagem em Oncologia e Onco-Hematologia (ABRENFOH). Enfermeira de Pesquisa no Centro Internacional de Pesquisa A.C. Camargo Cancer Center.

Carolina Sampieri Santinho

Enfermeira pela Universidade de São Paulo (USP). Residência em Enfermagem Oncológica pela Universidade Federal de São Paulo (Unifesp). Especialista em Pesquisa Clínica e MBA em Gestão de Saúde pela Fundação Getulio Vargas (FGV). Experiência em Pesquisa, Epidemiologia e Farmacoeconomia em Oncologia.

Célia Regina do Nascimento

Assistente Social do Hospital São Paulo da Universidade Federal de São Paulo (Unifesp). Mestre em Serviço Social pela Pontifícia Universidade Católica de São Paulo (PUC-SP). Especialista em Serviço Social Universitário pela Universidade Federal de São Paulo (Unifesp). Aprimoranda em Cuidados Paliativos e Coordenadora da Residência Multiprofissional em Saúde-Oncologia pela Unifesp.

Daniela de Oliveira e Carvalho

Enfermeira pela Escola de Enfermagem de Ribeirão Preto da Universidade de São Paulo (EERP-USP). Pós-Graduada em Oncologia com Especialização na Modalidade Residência pela Unifesp. Pós-Graduada em Gestão de Qualidade em Saúde pelo Instituto Israelita de Ensino e Pesquisa (IIEP) Albert Einstein. Enfermeira do Ambulatório de Quimioterapia do Hospital Israelita Albert Einstein (HIAE).

Daniela Doulavince Amador

Doutora em Enfermagem pela Escola Paulista de Enfermagem da Universidade Federal de São Paulo (EPE/Unifesp).

Daniele Porto Barros

Enfermeira pela Universidade Federal de São Paulo (Unifesp). Especialização em Enfermagem Hospitalar à Criança e ao Adolescente pela Universidade de São Paulo (USP). Mestra e Doutora pela Unifesp. Docente da Universidade de Sorocaba (Uniso). Experiência na Área de Enfermagem com ênfase em Enfermagem Pediátrica, Segurança do Paciente, Terapia Intravenosa em Pediatria, Oncologia Pediátrica e Transplante de Medula Óssea.

Danielle Cristina Crespo

Enfermeira em Educação Continuada no Hospital Beneficência Portuguesa (HBP). Mestre em Ciências Humanas e Sociais pela Universidade Federal do ABC (UFABC). Especialista em Enfermagem Oncológica pela Sociedade Brasileira de Enfermagem Oncológica (SBEO).

Eliane Marly Latini

Nutricionista Clínica das Unidades de Internação e Hematologia e Transplante de Medula Óssea do Hospital São Paulo da Universidade Federal de São Paulo (Unifesp). Especialista em Nutrição, Obesidade e Transtornos Alimentares pelas Faculdades Integradas Jacarepaguá (FIJ).

Elisangela Barbosa Alves

Enfermeira Oncológica na Área de Pesquisa Clínica da Equipe. Graduada em Enfermagem pela Universidade Mogi das Cruzes (UMC). Pós-Graduada e Residência em Enfermagem Oncológica pela Escola Paulista de Medicina da Universidade Federal de São Paulo (EPM/Unifesp).

Eliton Paulo Lourenço

Enfermeiro com Especialização na Modalidade Residência em Pneumologia pela Universidade Federal de São Paulo (Unifesp). Experiência no Tratamento de Cuidados Intensivos a Pacientes Internados. Participação em Atividades de Ensino, Pesquisa e Processo de Melhoria e Qualidade.

Elizabeth Pinto Magalhães de Almeida

Mestra em Enfermagem Oncológica pela Universidade Federal de São Paulo (Unifesp). Especialista em Enfermagem Oncológica pela Universidade de São Paulo (USP). Enfermeira do Setor de Radioterapia do Hospital São Paulo da Unifesp. Coordenadora de Pesquisa Clínica da Unifesp.

Erika Maria Monteiro Santos

Graduação em Enfermagem pela Escola de Enfermagem da Universidade de São Paulo (EEUSP). Aperfeiçoamento em Processos Educacionais de Saúde e Especialização em Educação na Preceptoria do Sistema Único de Saúde (SUS) pelo Instituto de Ensino e Pesquisa do Hospital Sírio-Libanês (IEP-HSL). Mestra e Doutora em Ciências da Saúde pela Fundação Antônio Prudente. Presidente da Sociedade Brasileira de Enfermagem em Genética e Genômica (SBEGG). Coordenadora do Curso de Enfermagem Oncológica da Universidade Estácio de Sá e da Universidade São Caetano do Sul (USCS). Assessor Científico do HSL.

Flávio Blecha

Enfermeiro Graduado pela Universidade Federal de São Paulo (EPM/Unifesp). Pós-Graduado em Oncologia Clínica pelo Instituto Nacional de Câncer-RJ (INCA). Enfermeiro na Unidade de Quimioterapia Infantil e Transplante de Medula Óssea (TMO) no Centro Infantil Boldrini, Campinas-SP. Enfermeiro Assistencial na Unidade de Transplante de Órgãos e no Ambulatório de Quimioterapia de Adultos do Hospital São Paulo da Universidade Federal de São Paulo (HSP/Unifesp). Enfermeiro Assistencial em *Home Care* pela Amil – UnitedHealthGroup.

Giselia Santos Tolentino

Enfermeira. Mestra em Ciências pela Universidade Federal de São Paulo (Unifesp). Especialista em Enfermagem em Oncologia e Especialista em Enfermagem Clínica e Cirúrgica pela Unifesp. Graduada pelo Centro Universitário São Camilo.

Gislene Padilha

Enfermeira Especialista em Oncologia e Hematologia pela Faculdade de Medicina do ABC (FMABC). Enfermeira Membro da Oncology Nurse Society. Líder de Enfermagem Unidade de Oncologia e Hematologia do Hospital Samaritano de São Paulo – Grupo Américas.

Jaqueline Munatetto Timm Baiocchi

Doutoranda em Oncologia no A.C. Camargo Cancer Center. Residência em Fisioterapia em Oncologia A.C. Camargo Cancer Center. Título de Especialista em Fisioterapia em Oncologia pela Associação Brasileira de Fisioterapia em Oncologia e pelo Conselho Federal de Fisioterapia e Terapia Ocupacional (ABFO/COFFITO). Especialização em Saúde da Mulher pela Faculdade de Saúde Pública da Universidade de São Paulo (FSP/USP). Coordenadora do Ambulatório de Linfedema – Disciplina de Cirurgia Vascular da Universidade Federal de São Paulo (Unifesp). Coordenadora da Pós-Graduação em Fisioterapia em Oncologia da Faculdade Redentor – Interfisio. Presidente do Instituto Oncofisio. Vice-Presidente da ABFO.

Jefferson Martins

Farmacêutico pela Universidade Presbiteriana Mackenzie. Especialista em Oncologia Clínica pela Universidade Federal de São Paulo (Unifesp). Pesquisador em Gastro-Oncologia pelo Departamento de Medicina Translacional pela Unifesp. Farmacêutico Oncologista Clínico do Centro de Oncologia do Hospital Sírio-Libanês (HSL). Professor de Pós-Graduação no Instituto de Ensino e Pesquisa do HSL (IEP-HSL).

Jéssica Verissimo da Silva

Graduada em Enfermagem pela Faculdade Santa Marcelina. Pós-Graduação em Enfermagem Clínica e Cirúrgica pela Universidade Federal de São Paulo (Unifesp). Pós-Graduação em Enfermagem em Oncologia pela Faculdade Metropolitanas Unidas (FMU).

José Antonio Gonçalves Silva

Mestre em Ciências da Saúde pela Universidade Santo Amaro (UNISA). Mestre em Terapia Intensiva pela Associação Brasileira de Terapia Intensiva (SOBRATI), São Paulo. Graduado em Enfermagem pela Universidade Camilo Castelo Branco, São Paulo. Pós-Graduação em Enfermagem Cardiovascular Clínica e Intervencionista, em Enfermagem em Emergência e Cuidados Intensivos e em Administração dos Serviços de Saúde pela Universidade Cruzeiro do Sul. Pós-Graduação em Docência para Nível Médio e Superior pelas Faculdades de Campinas (FACAMP). Pós-Graduação em Acupuntura pelo Instituto Nacional de Ensino e Pesquisa (INESP). Pós-Graduação em Enfermagem Dermatológica pela Universidade Estácio de Sá, São Paulo. Pós-Graduação em Enfermagem em Estomaterapia pela Faculdade UniBF, São Paulo.

Juliana Maria Figueiredo de Souza

Assistente Social do Hospital São Paulo da Universidade Federal de São Paulo (Unifesp). Especialista em Serviço Social Universitário pela Unifesp.

Juliana Teodoro

Enfermeira pela Faculdade de Medicina do ABC (FMABC). Especialista em Oncologia na Modalidade Residência Multiprofissional pela Universidade Federal de São Paulo (Unifesp). Especialista em Acessos Vasculares e Terapia Infusional pela Faculdade Israelita de Ciências da Saúde Albert Einstein (FICSAE). MBA Executivo em Administração: Gestão de Saúde pela Fundação Getulio Vargas (FGV) – em curso. Enfermeira Plena na Unidade de Transplante de Medula Óssea do Hospital Beneficência Portuguesa de São Paulo (BP Mirante).

Laís Lie Senda de Abrantes

Graduação em Enfermagem pela Universidade Federal de São Paulo (Unifesp). Especialista em Oncologia pela Fundação Antônio Prudente. Enfermeira Pesquisadora da Fundação Antônio Prudente – Departamento de Cirurgia Abdominal.

Letícia Natália Lucchesi

Enfermeira pela Faculdade de Ciências Médicas da Santa Casa de Misericórdia de São Paulo (FCM-SCSP). Especialista em Enfermagem Oncológica pela Fundação Antônio Prudente. Enfermeira do Hospital Israelita Albert Einstein (HIAE).

Luana Laura Sales da Silva

Graduada em Enfermagem pela Universidade Federal de São Paulo (Unifesp). Pós-Graduada na Residência Multiprofissional em Oncologia pela Unifesp. Pós-Graduada em Aperfeiçoamento de Processos Educacionais na Saúde com Ênfase na Facilitação de Metodologias Ativas de Ensino-Aprendizagem pelo Instituto de Ensino e Pesquisa do Hospital Sírio-Libanês (IEP-HSL). Coordenadora da Unidade de Internação em Oncologia do Hospital Nove de Julho.

Luciana Facure Moredo

Enfermeira Especialista em Oncologia com Residência e Mestra em Ciências *stricto sensu* pela Fundação Antonio Prudente do A.C. Camargo Cancer Center. Enfermeira Coordenadora do Ambulatório de Melanoma Familial. Responsável pelo Gerenciamento das Pesquisas Departamentais do Núcleo de Câncer de Pele e Membro Titular do Comitê de Ética em Pesquisa do A.C. Camargo Cancer Center.

Marcia Morete

Enfermeira Doutora pela Faculdade de Medicina da Universidade de São Paulo (FMUSP). Coordenadora do Curso de Pós-Graduação em Dor do Hospital Israelita Albert Einstein (HIAE). *Medical Science Liaison* (MSL) do Mundipharma Brasil.

Marisa Mota Borges

Assistente Social. Especialista em Serviço Social Universitário pela Universidade Federal de São Paulo (Unifesp). Chefe da Divisão de Serviço Social do Hospital São Paulo da Unifesp (HSP-Unifesp).

❯ Myriam Aparecida Mandetta Pettengill

Doutora em Enfermagem. Professora-Associada da Escola Paulista de Enfermagem da Universidade Federal de São Paulo (EPE/Unifesp). Departamento de Enfermagem Pediátrica da Unifesp.

❯ Paula Damaris Chagas Barrioso

Mestre em Ciências pelo Programa de Mestrado Profissional em Atenção Primária à Saúde na Temática dos Cuidados Paliativos pela Escola de Enfermagem da Universidade de São Paulo (EEUSP). Especialista em Oncologia pelo Instituto Israelita de Ensino e Pesquisa (IIEP) Albert Einstein. Enfermeira do Serviço de Assistência Domiciliar em Cuidados Paliativos (2012-2019) e Professora do Instituto Paliar. Consultora em Cuidados Paliativos e Condições Crônicas de Saúde.

❯ Paula Zanelatto

Enfermeira. Mestra em Ciências da Saúde pelo Departamento de Medicina-Infectologia da Universidade Federal de São Paulo (Unifesp). Docente dos Cursos de Graduação em Enfermagem da Faculdade de Educação em Ciências da Saúde do Hospital Alemão Oswaldo Cruz e da Faculdade Israelita de Ciências da Saúde Albert Einstein (FICSAE).

❯ Priscila Dantas

Infectologista. Especialista em Infecção Hospitalar. Doutoranda pela Disciplina de Infectologia pela Escola Paulista de Medicina da Universidade Federal de São Paulo (EPM/Unifesp).

❯ Sandra Mara Cavasini

Psicóloga Clínica Aposentada pela Universidade Federal de São Paulo (Unifesp). Psicóloga Aposentada do Departamento de Psiquiatria da Unifesp. Experiência Profissional em Saúde Pública, Psicologia Hospitalar, Oncologia e Cuidados Paliativos. Especialista em Gerenciamento de Unidades Básicas de Saúde pela Organização Pan-Americana de Saúde (OPAS) e Universidade de Federal de Uberlândia (UFU). Especialista em Planejamento Social. Mestre em Psicologia Social pela Pontifícia Universidade Católica de São Paulo (PUC-SP).

❯ Silvana Soares dos Santos

Enfermeira de Pesquisa do A.C. Camargo Cancer Center. Membro da Diretoria da Sociedade Brasileira de Enfermagem em Genética e Genômica (SBEGG). Docente do Curso de Pós-Graduação em Enfermagem Oncológica Presencial e a Distância (EAD) na Universidade Estácio de Sá e da Universidade Municipal de São Caetano do Sul (USCS) e EAD pela Universidade Maurício de Nassau (UNINASSAU). Graduada pela Universidade Federal de São Paulo (Unifesp). Especialista em Enfermagem Oncológica e Mestra em Ciências-Oncologia pela Fundação Antônio Prudente do A.C. Camargo Cancer Center.

Tamara Otsuru Augustinho Teixeira

Enfermeira pela Universidade Federal de São Paulo (Unifesp). Especialista em Oncologia pelo Instituto de Pesquisa e Educação em Saúde de São Paulo (IPESSP). MBA em Gestão de Saúde pela Fundação Getulio Vargas (FGV). Gerente Científica do Grupo Oncoclínicas.

Thabata Martins Ferreira Campuzano

Enfermagem de Práticas Avançadas em Oncologia do Centro Oncológico da Beneficência Portuguesa de São Paulo (BP). Graduada em Enfermagem pelo Centro Universitário São Camilo (CUSC). Especialista em Enfermagem Oncológica pela Fundação Antônio Prudente do A.C. Camargo Cancer Center. Pós-Graduação em Gestão de Negócios de Saúde pela Fundação Getúlio Vargas (FGV).

Vanessa Maia Neves

Enfermeira. Graduada em Enfermagem pela Faculdade Israelita de Ciências da Saúde Albert Einstein (FICSAE). Especialista em Enfermagem Oncológica pela FICSAE. MBA em Gestão Hospitalar pelo Centro Universitário São Camilo (CUSC). Professora da Disciplina de Oncologia de Graduação e Preceptora dos Cursos de Pós-Graduação em Oncologia e Auditoria dos Serviços de Saúde da FICSAE. Enfermeira da Unidade de Internação de Oncologia, Hematologia e Transplante de Medula Óssea do Hospital Israelita Albert Einstein (HIAE).

Verônica Paula Torel de Moura

Enfermeira de Práticas Avançadas em Oncologia do Hospital Beneficência Portuguesa (BP Mirante). Enfermeira Especialista em Enfermagem Oncológica pela Universidade Federal de São Paulo (Unifesp) na Modalidade de Residência em Enfermagem Oncológica do Adulto.

Prefácio à Segunda Edição

É gratificante prefaciar um livro coordenado por duas colegas de profissão comprometidas com a melhoria do ensino e da assistência à saúde das pessoas, em especial daquelas que utilizam o sistema público de saúde. Acompanhando o trabalho de cada uma delas nas instâncias às quais estão vinculadas na Universidade Federal de São Paulo, pude perceber o empenho para o alcance desse objetivo.

Esta produção faz parte dessa luta. Sintetizar os diferentes aspectos envolvidos no estudo das questões que dizem respeito ao atendimento de pacientes com câncer, de modo a constituir um conjunto articulado de conhecimentos e experiências que possam contribuir para a melhoria do cuidado prestado a esses pacientes, é um desafio, que foi assumido pelas coordenadoras desta publicação, juntamente com uma equipe multidisciplinar composta por 45 profissionais que atuam em diferentes instituições de saúde que prestam cuidados a pacientes com câncer.

A estruturação dos capítulos deste livro, que inclui as bases da oncologia, as modalidades de tratamento, a assistência de enfermagem, a gestão dos serviços, as terapias de apoio e a equipe multidisciplinar, bem como os aspectos éticos e legais, proporciona uma ampla gama de informações de interesse para profissionais e alunos da área da saúde, especialmente para os que atuam no campo da oncologia.

Estou certa de que o conteúdo desta publicação, desenvolvido por uma equipe rica em experiências, será um valioso subsídio para os profissionais que poderão utilizá-lo como base para a tomada de decisão sobre as melhores práticas de cuidado à clientela-alvo dessa especialidade.

Meus cumprimentos às coordenadoras e autores deste livro por essa iniciativa.

Maria Gaby Rivero de Gutiérrez
Professora-Associada da Escola Paulista de Enfermagem
da Universidade Federal de São Paulo

Apresentação à Segunda Edição

Apesar dos momentos difíceis que a humanidade está atravessando, a possibilidade de colapso nos sistemas de saúde dos diferentes países frente à Pandemia pelo Covid-19, nós, profissionais da área da saúde, temos que continuar olhando para frente e fazendo o possível, com as ferramentas que temos, para exercer a nossa profissão. É nesse contexto que nos foi solicitada a elaboração da segunda edição do livro *Enfermagem em Oncologia*. Mesmo diante das dificuldades existentes nesse período, buscamos o apoio de diversos profissionais da mais alta competência na área de oncologia. Assim, nesta edição, apresentamos o que de mais atual está sendo aplicado na prática e na teoria para a assistência aos pacientes com doenças oncológicas. Como coordenadoras e autoras do livro, temos a expectativa de que seu conteúdo seja útil para consolidar sua atuação profissional e que aqueles que dele se utilizarem subam mais um degrau na qualificação de sua assistência. Por certo, é livro da maior importância e muito colaborará com o conhecimento sobre oncologia para todos enfermeiros que buscarem suas páginas.

Gratas sempre!

Sonia Regina Pereira
Selma Montosa da Fonseca
Coordenadoras

Sumário

Parte I: Bases da Oncologia, 1

1. Fisiopatologia do Câncer, 3
   Elizabeth Pinto Magalhães de Almeida
   Selma Montosa da Fonseca

2. Epidemiologia do Câncer, 13
   Carolina Sampieri Santinho

3. Métodos Diagnósticos em Oncologia e Políticas de Rastreamento, 25
   Bruna Elisa Catin Kupper

Parte II: Modalidades de Tratamento em Oncologia, 41

4. Quimioterapia (Conceitos e Vias de Administração), 43
   Verônica Paula Torel de Moura
   Tamara Otsuru Augustinho Teixeira

5. Acessos Vasculares, 81
   Juliana Teodoro

6. Boas Práticas de Administração em Quimioterapia (BPAQT), 91
   Daniela de Oliveira e Carvalho

7. Radioterapia, 99
   Ana Maria Teixeira Pires

8. Cirurgia Oncológica, 111
   Andreia Oliveira da Silva Meira
   Danielle Cristina Crespo

9. Transplante de Medula Óssea, 135
   Anita Previtalli Castro
   Vanessa Maia Neves

10. Imunoterapia e Moduladores de Resposta Biológica, 149
    Verônica Paula Torel de Moura
    Thabata Martins Ferreira Campuzano

11. Hemoterapia, 191
    Bruna Tirapelli Gonçalves
    Laís Lie Senda de Abrantes

12. Cuidados Paliativos, 199
    Paula Damaris Chagas Barrioso

13. Controle da Dor Oncológica, 215
    Marcia Morete

Parte III: Assistência de Enfermagem em Oncologia, 227

14. Sistematização da Assistência de Enfermagem em Oncologia, 229

    14.1 Internados, 229

    Luana Laura Sales da Silva

    Jéssica Verissimo da Silva

    14.2 Ambulatoriais, 238

    Giselia Santos Tolentino

15. Terapêuticas de Apoio (Principais Cuidados de Enfermagem), 261

    Verônica Paula Torel de Moura

    Tamara Otsuru Augustinho Teixeira

16. Aspectos da Assistência de Enfermagem ao Paciente Onco-Hematológico, 275

    Letícia Natália Lucchesi

17. Emergências Oncológicas, 289

    Eliton Paulo Lourenço

    José Antonio Gonçalves Silva

18. Perspectivas de Atuação do Enfermeiro no Contexto Oncológico, 303

    Verônica Paula Torel de Moura

    Gislene Padilha

19. Autogerenciamento de Sintomas, 311

    Bruna Tirapelli Gonçalves

    Selma Montosa da Fonseca

Parte IV: Oncopediatria, 317

20. Principais Tipos de Câncer na Infância e Seus Tratamentos, 319

    Ana Lygia Pires Melaragno

21. A Criança com Câncer e a Sua Família, 335

    Daniela Doulavince Amador

    Myriam Aparecida Mandetta Pettengill

22. Comunicação com a Criança e a Sua Família, 345

    Daniele Porto Barros

Parte V: Aspectos Administrativos em Oncologia, 353

23. Biossegurança em Oncologia, 355

    Selma Montosa da Fonseca

24. Controle de Infecção Hospitalar em Unidades Oncológicas, 369

    Paula Zanelatto

    Priscila Dantas

25. Preparo e Dispensação de Quimioterápicos – Farmácia Clínica, 393

    Jefferson Martins

26. Gerenciamento em Oncologia, 405

    Selma Montosa da Fonseca

    Sonia Regina Pereira

27. Atendimento Domiciliar em Oncologia, 411

    Flávio Blecha

28. Enfermagem Oncológica: Oncogenética, 415

    Silvana Soares dos Santos

    Amanda Aparecida França de Nóbrega

Parte VI: Terapias de Apoio e Equipe Multidisciplinar, 439

29. Nutrição, 441

    Eliane Marly Latini

30. Psicologia como Suporte ao Paciente, à Família e à Equipe em Oncologia, 455

    Sandra Mara Cavasini
    Andréia Costacurta Brandi

31. Fisioterapia: Abordagens no Atendimento ao Paciente Oncológico, 465

    Jaqueline Munaretto Timm Baiocchi

32. Serviço Social: Atuação do Assistente Social no Atendimento ao Paciente Oncológico – Inserção na Rede SUS, 491

    Célia Regina do Nascimento
    Juliana Maria Figueiredo de Souza
    Marisa Mota Borges

Parte VII: Aspectos Éticos e Legais em Oncologia, 501

33. A Importância do Termo de Consentimento Livre e Esclarecido e Consentimento Informado em Oncologia, 503

    Bruna Tirapelli Gonçalves
    Selma Montosa da Fonseca

34. Pesquisa Clínica, 509

    Elisangela Barbosa Alves
    Elizabeth Pinto Magalhães de Almeida
    Selma Montosa da Fonseca

35. A Pesquisa em Instituições Hospitalares, 527

    Luciana Facure Moredo

Parte VIII Educação e Formação em Oncologia, 537

36. Formação de Recursos Humanos em Oncologia, 539

    Andréa Yamaguchi Kurashima
    Erika Maria Monteiro Santos

37. Programa de Residência Multiprofissional em Saúde, 545

    Sonia Regina Pereira

38. Panorama do Ensino e Pesquisa em Oncologia, 551

    Andréa Yamaguchi Kurashima
    Erika Maria Monteiro Santos

    Índice Remissivo, 561

PARTE I
BASES DA ONCOLOGIA

1. Fisiopatologia do Câncer
2. Epidemiologia do Câncer
3. Métodos Diagnósticos em Oncologia e Políticas de Rastreamento

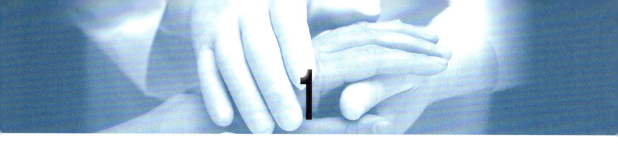

Fisiopatologia do Câncer

Elizabeth Pinto Magalhães de Almeida • Selma Montosa da Fonseca

As células normais de todo organismo vivo coexistem em perfeita harmonia citológica, histológica e funcional, harmonia essa orientada no sentido da manutenção da vida. De acordo com suas características morfológicas e funcionais, determinadas por seus próprios códigos genéticos, e com sua especificidade, as células estão agrupadas em tecidos, os quais formam os órgãos.[1]

Os mecanismos que regulam o contato e a permanência de uma célula ao lado de outra, bem como os de controle do seu crescimento, ainda constituem uma das áreas menos conhecidas da biologia. Sabe-se que o contato e a permanência de uma célula junto à outra são controlados por substâncias intracitoplasmáticas, mas ainda é pouco compreendido o mecanismo que mantém as células normais agregadas em tecidos. Ao que parece, elas se reconhecem umas às outras por processos de superfície, os quais ditam que células semelhantes permaneçam juntas e que determinadas células interajam para executar determinada função orgânica.[1]

Sabe-se também que o crescimento celular responde às necessidades específicas do corpo e é um processo cuidadosamente regulado. Esse crescimento envolve o aumento da massa celular, a duplicação do ácido desoxirribonucleico (DNA) e a divisão física da célula em duas células filhas idênticas (mitose). Tais eventos se processam por meio de fases conhecidas como G1 - S - G2 - M, que integram o ciclo celular.[1]

Nas células normais, restrições à mitose são impostas por estímulos reguladores que agem sobre a superfície celular, os quais podem resultar tanto do contato com as demais células como da redução na produção ou disponibilidade de certos fatores de crescimento. Fatores celulares específicos parecem ser essenciais para o crescimento celular, mas poucos deles são realmente conhecidos.

É certo que fatores de crescimento e hormônios, de alguma maneira, estimulam as células para se dividir. Entretanto, eles não têm valor nutriente para as células nem desempenham um papel conhecido no metabolismo. Presumivelmente, apenas sua capacidade de ligar-se a receptores específicos de superfície celular os habilita a controlar os processos celulares.[1]

O mecanismo de controle do crescimento celular parece estar na dependência de fatores estimulantes e inibidores e, normalmente, estaria em equilíbrio até o surgimento de um estímulo de crescimento efetivo, sem ativação do mecanismo inibidor. Tal estímulo ocorre quando há exigências especiais, por exemplo, para reparo de uma alteração tissular. As células sobreviventes se multiplicam até que o tecido se recomponha e, a partir daí, quando ficam em íntimo contato umas com as outras, o processo é paralisado (inibição por contato).

Em algumas ocasiões, entretanto, ocorre ruptura dos mecanismos reguladores da multiplicação celular e, sem que seja necessário ao tecido, uma célula começa a crescer e a dividir-se desordenadamente. Pode resultar daí um clone de células descendentes, herdeiras dessa propensão ao crescimento e à divisão anômalos, insensíveis aos mecanismos reguladores normais, que resulta na formação do que se chama tumor ou neoplasia, que pode ser benigno ou maligno. A carcinogênese refere-se ao desenvolvimento de tumores malignos, estudada com base nos fatores e mecanismos a ela relacionados.

➤ Oncogênese

O organismo humano encontra-se exposto a múltiplos fatores carcinogênicos, com efeitos aditivos ou multiplicativos. Sabe-se que a predisposição individual tem papel decisivo na resposta final, porém não é possível definir em que grau ela influencia a relação entre a dose e o tempo de exposição ao carcinógeno e a resposta individual à exposição.[2]

Independentemente da exposição a carcinógeno, as células sofrem processos de mutação espontânea, que não alteram o desenvolvimento normal da população celular como um todo. Esses fenômenos incluem danos oxidativos, erros de ação das polimerases e das recombinases e redução e reordenamento cromossômicos. Há também que se considerar a vigilância imunológica como mecanismo de correção ou exclusão das células mutantes.

Os fenômenos de mutação espontânea podem condicionar uma maior ou menor instabilidade genômica, que pode ser crucial nos processos iniciais da carcinogênese, como consequência de aneuploidia e amplificações genéticas.

Em síntese, a carcinogênese pode iniciar-se de modo espontâneo ou ser provocada pela ação de agentes carcinogênicos (químicos, físicos ou biológicos). Em ambos os casos, verifica-se a indução de alterações mutagênicas e não mutagênicas ou epigenéticas nas células.

A incidência, a distribuição geográfica e o comportamento de tipos específicos de cânceres estão relacionados a múltiplos fatores, incluindo sexo, idade, raça, predisposição genética e exposição a carcinógenos ambientais. Desses fatores, os ambientais são, provavelmente, os mais importantes. Os carcinógenos químicos (particularmente aqueles presentes no tabaco e resultantes de sua combustão e metabolismo), bem como determinados agentes, como os azocorantes, as aflatoxinas e o benzeno, foram claramente implicados na indução de câncer no homem e em animais.[2]

Certos vírus de DNA do grupo herpes e papiloma, bem como vírus de ácido ribonucleico (RNA) do tipo C, foram também implicados como agentes produtores de câncer em animais, podendo ser igualmente responsáveis por alguns cânceres no ser humano.

O tempo para a carcinogênese ser completada é indeterminável, podendo ser necessários muitos anos para que se verifique o aparecimento do tumor. Teoricamente, a carcinogênese pode ser interrompida em qualquer uma das etapas, se o organismo for capaz de reprimir a proliferação celular e de reparar o dano causado ao genoma. Seria redundante salientar que a suspensão da exposição a agentes carcinogênicos é condição *sine qua non* para a interrupção da carcinogênese.[2]

Oncogênese Física

A energia radiante, solar e ionizante, é o mais importante carcinógeno físico. Cânceres de mama, de ossos e do intestino são menos suscetíveis à carcinogênese por esse tipo de radiação.[3]

O mecanismo da carcinogênese pela radiação reside na sua capacidade de induzir mutações. Essas mutações podem resultar de algum efeito direto da energia radiante ou de efeito indireto intermediado pela produção de radicais livres a partir da água ou do oxigênio. As radiações na forma de partículas (como partículas alfa e nêutrons) são mais carcinogênicas do que a retenção eletromagnética (raios X, raios gama).

Raios Ultravioleta (RUV)

A radiação ultravioleta natural, proveniente do sol, pode causar câncer de pele. Há que se considerar dois tipos de RUV: RUV-A (320-400 nm) e RUV-B (280-320 nm). Os RUV-B são carcinogênicos e sua ocorrência tem aumentado muito com a destruição da camada de ozônio. Por sua vez, os RUV-A não sofrem influência da camada de ozônio e causam câncer de pele em quem se expõe a doses altas e por longo período de tempo.[3]

Dois mecanismos podem estar envolvidos na indução do câncer por raios ultravioleta: lesão do DNA pela formação de dímeros de pirimidina e imunossupressão.

Radiação Ionizante

As radiações eletromagnéticas e na forma de partículas são todas carcinogênicas e sua ação perniciosa é evidenciada em várias circunstâncias.

Os mineiros que trabalham com elementos radioativos apresentam risco aumentado de câncer de pulmão.

A incidência de certas formas de leucemia esteve e está acentuadamente aumentada em sobreviventes das bombas atômicas lançadas sobre o Japão e do acidente atômico ocorrido em Chernobyl.[3]

Oncogênese Química

A oncogênese química é um processo sequencial, dividido em duas fases – a iniciação e a promoção.

A primeira etapa (iniciação) consiste em um fator iniciador ou carcinogênico que causa danos ou mutação celular. A mutação dos ácidos nucleicos é o fenômeno central da etapa de iniciação da carcinogênese. As células "iniciadas" permanecem latentes até que sobre elas atuem agentes promotores.

A segunda etapa (promoção) estimula o crescimento da célula que sofreu mutação e pode acontecer a qualquer momento, após a transformação celular inicial. Os fatores de promoção podem ser agentes químicos (por exemplo, asbesto), processo infamatório, hormônios, fatores que atuam no crescimento celular normal. É importante destacar que o agente promotor não tem ação mutagênica nem carcinogênica e que, para conseguir efeito biológico, deve persistir no ambiente. Isso significa que seus efeitos se revertem caso a exposição a ele seja suspensa, sendo essa a grande diferença existente entre ele e o agente carcinogênico, decisiva para as ações preventivas do câncer.

Muitos dos agentes carcinogênicos químicos encontram-se no meio ambiente humano e relacionam-se a hábitos sociais, alimentares ou ocupacionais. Nos processos de iniciação e promoção, a célula ainda pode encontrar-se sob a ação dos fatores de inibição do crescimento, e o resultado final dependerá do balanço obtido entre esses fatores e a intensidade das alterações provocadas nas células pela ação dos agentes iniciadores e promotores.

➤ Oncogênese Biológica

Diversos vírus de DNA e de RNA produzem cânceres em animais, e alguns foram implicados na gênese do câncer humano. Entre os vírus de DNA, encontram-se o do papilomavírus humano (HPV), o de Epstein-Barr (EBV) e o da hepatite B (HBV).

Os vírus de RNA (retrovírus) se relacionam mais raramente com o câncer humano. O único comprovadamente oncogênico é o retrovírus HTLV-1, responsável pela leucemia/linfoma da célula T do adulto e pelo linfoma cutâneo de célula T.

Os vírus agem pela incorporação do seu DNA (ou, no caso dos retrovírus, do DNA transcrito de seu RNA pela enzima transcriptase reversa) ao da célula hospedeira, que passa a ser utilizada para a produção de novos vírus. Durante esse processo, ou mesmo anos após, pode haver a inativação de antioncogenes celulares pelas proteínas virais (dando-se a imortalização da célula pela inibição da apoptose) ou a ativação de proto-oncogenes humanos ou virais (que estimulam a replicação celular). Diversos estudos demonstram que apenas essas alterações genômicas, isoladamente, não são capazes de induzir a transformação maligna de uma célula. Para que ela aconteça, são necessárias mutações adicionais, muito facilitadas pelas frequentes mitoses que ocorrem nas células infectadas.[3]

Diversos outros agentes biológicos são suspeitos de promoverem a carcinogênese, entre eles a *Helicobacter pylori*, uma das bactérias mais prevalentes no homem, responsável pela gastrite crônica.

Acredita-se que os agentes carcinogênicos biológicos atuem como promotores da proliferação celular, criando condições propícias para mutações por erros de transcrição do DNA.

➤ Oncogenes

A descoberta de que os oncogenes causadores de tumores estão relacionados aos genes normais levantou várias questões sobre o papel desses genes no crescimento e desenvolvimento (diferenciação) das células normais e tumorais. Parece certo que etapas da iniciação e promoção de um tumor e a própria existência de uma neoplasia maligna dependem da expressão (manifestação do efeito) aumentada de oncogenes, ocasionada por amplificação (aumento do número de cópias do gene), por expressão alterada de genes repressores ou por mutações críticas em áreas de determinado oncogene.

A estimulação da proliferação celular normal é quase sempre desencadeada por fatores de crescimento que se ligam aos receptores dispostos nas membranas celulares. O sinal recebido por esses receptores é transmitido para o citoplasma e, por fim, para o núcleo. Os fatores de crescimento (FC) são polipeptídeos que regulam a proliferação celular, bem como outras funções celulares, como a deposição e a resolução de proteínas da matriz extracelular, a manutenção da viabilidade celular, a diferenciação celular, a quimiotaxia, a ativação de células da resposta infamatória e o reparo tecidual. Os FC também são implicados na patogênese de determinadas doenças. A secreção anormal de FC resulta em doenças caracterizadas por resposta celular proliferativa ou por fibrose. A expressão aumentada de FC pode estar envolvida numa variedade de doenças, incluindo aterosclerose, fibrose pulmonar, mielofibrose e neoplasias.

➤ Biologia Tumoral

Para a compreensão do crescimento de tecidos normais e tumorais, é necessário conhecer a cinética celular.

➤ Ciclo Celular

A vida da célula compreende uma sequência de eventos, cujo modelo é chamado ciclo celular, e tem cinco fases: G1, S, G2, M e GO. A duração de cada fase é variável até mesmo nas células sob reprodução controlada, mas os processos ocorridos no interior das células são iguais para todas elas.[4]

Fase G1

Nesta fase, há a preparação para a síntese de DNA, mediante a mobilização de bases púricas e pirimídicas, fosfatos e riboses, para a síntese dos nucleotídeos e de aminoácidos, para a síntese de proteínas, inclusive de enzimas. Tanto a síntese de RNA como a de proteínas são indispensáveis para que a célula passe de G1 para a fase seguinte. A fase G1 precede a síntese, daí ser chamada pré-sintética. Células que apresentam baixo índice de duplicação apresentam duração de G1 longa, correspondente à G0, aí persistindo (células como as do sistema nervoso) ou voltando à G1, quando necessário (células do fígado, por exemplo, quando em processo de regeneração). Células como as da pele, das mucosas e da medula óssea, como se apresentam em constante divisão, têm G1 muito curto, podendo-se dizer que o seu ciclo não inclui a fase G0.

Fase S

Nesta fase, uma proteína desencadeante é produzida para fazer a interação do DNA com a enzima duplicase de DNA; ocorrendo essa reação, ele é inteiramente duplicado.

Fase G2

Período pré-mitótico. Nesta fase a síntese de DNA está completa e os cromossomos, em número dobrado, rearranjam-se, preparando-se o núcleo para a divisão celular.

Fase M

A fase M é curta e corresponde à mitose. Ocorrem movimentações cromossômicas e clivagem da célula, cujo resultado é a distribuição de pares de cromossomos para as duas células filhas. Estas, dependendo da sua função, podem morrer, entrar novamente no ciclo celular (fase G1) ou passar para a fase do estado de G0.

Fase G0

Durante a fase G0, as células apresentam menor atividade metabólica. G0 descreve um período prolongado de repouso, durante o qual as células não respondem aos estímulos que normalmente iniciam a síntese de DNA. As células em G0 são sempre derivadas de células em G1, mas não fazem parte do ciclo celular proliferativo.

A duração do ciclo da maioria das células humanas normais é de 24 a 48 horas, enquanto a duração do ciclo das células dos tumores malignos humanos mais comuns é de 72 a 120 horas.[4]

➤ Crescimento Tecidual

As células cancerosas e as normais se dividem mais rapidamente quando os volumes teciduais ou tumorais são menores e mais lentamente se esses volumes são maiores. Isso leva a um crescimento exponencial com curtos tempos de duplicação em tumores de menor volume. A fração proliferativa do tumor decresce à proporção que ele cresce, aumentando seu tempo de duplicação. Assim, um tumor apresenta tempos diferentes de duplicação em momentos diferentes de sua história natural. Três aplicações práticas derivam desses conhecimentos sobre a cinética celular.

Quanto menor o tumor, maior a sua fração proliferativa, portanto mais sensível será aos medicamentos antiblásticos (quimioterapia) e às radiações ionizantes (radioterapia).

Quanto mais precoce for a aplicação de quimioterapia ou radioterapia após o tratamento cirúrgico do tumor, mais eficazes elas serão, pois, maior será o número de células em fase proliferativa.

Os tecidos normais que apresentam alta fração de crescimento são os que sofrem a ação da quimioterapia e da radioterapia, neles se concentrando os efeitos colaterais agudos desses tratamentos (náusea e vômitos, diarreia, leucopenia, alopecia etc.).

Quando um tumor maligno alcança cerca de 1 cm de diâmetro, torna-se detectável pelos métodos diagnósticos disponíveis e contém cerca de 109 células. Acredita-se que é necessário um longo período de tempo para o tumor alcançar esse tamanho, talvez alguns anos. Ele apresenta tempos diferentes de duplicação em momentos diferentes de sua história natural, e em alguns deles bem antes dessa detecção provavelmente já ocorreu a metastatização hematogênica.[5,7]

➤ Imunologia Tumoral

Por intermédio de uma complexa rede de interações, que envolve diversas populações celulares e uma miríade de moléculas solúveis, o sistema imunológico é capaz de reconhecer ameaças internas e externas, reagindo de modo a eliminar, neutralizar ou tolerar alterações da homeostase orgânica. Para isso, várias subpopulações de linfócitos passam por um sofisticado processo de seleção e diferenciação, no qual a capacidade de autorreconhecimento é desenvolvida e faz com que as eventuais alterações do meio molecular interno, perturbando ou modificando essa conectividade funcional, resultem em respostas biológicas capazes de adaptar o organismo dentro dos seus limites de funcionamento harmônico e coerente.

As moléculas estranhas que modificam a rede de interações habituais, seja pela invasão do meio interno por um microrganismo ou uma substância química, ou pela modificação das moléculas normais, podem ser reconhecidas pelos linfócitos, desencadeando uma resposta imunológica. Essa capacidade de reconhecer moléculas estranhas (antígenos – Ag) confere ao sistema imunológico a possibilidade de exercer uma vigilância sobre a integridade do meio interno.

O reconhecimento antigênico depende de receptores para antígeno (TCR) presentes na membrana dos linfócitos, que interagem com os antígenos na superfície das células-alvo. As células apresentadoras de antígenos constituem uma população especializada no processamento e apresentação de antígenos, que, uma vez interiorizados, são expressos na membrana, em conjunto com moléculas classe II do complexo de histocompatibilidade maior (MHC). Os linfócitos capazes de reconhecer essa configuração (Ag + MHC classe II) pertencem à classe de linfócitos auxiliares (*helper*) e caracterizam-se pela presença da molécula CD4 em sua membrana. Uma vez efetuado o reconhecimento do antígeno, essa classe de linfócitos CD4+ ativa-se, prolifera-se e secreta uma série de citocinas que são capazes de ativar outras populações celulares.

Os linfócitos da classe citotóxica (CD8+), embora sejam também capazes de reconhecer antígenos apresentados em células-alvo, em conjunto com moléculas da classe I do MHC, dependem, para sua ativação e proliferação, de citocinas elaboradas e secretadas pelos linfócitos auxiliares (CD4+).

Seu potencial citotóxico dirigido contra antígenos tumorais constitui um dos principais mecanismos efetivos na imunidade antitumoral e tem sido explorado em vários estudos.

Linfócitos T citotóxicos (CD8) são capazes de reconhecer antígenos expressos nas células tumorais em conjunto com moléculas da classe I do MHC, mas, para tornarem-se ativados e exercerem citotoxicidade, necessitam de citocinas produzidas pelos linfócitos auxiliares (CD4). Para isso, é necessário que os antígenos tumorais sejam processados por células apresentadoras de antígenos e apresentados em conjunto com moléculas da classe II do MHC.[5]

Respostas imunológicas, tanto humorais (anticorpos) quanto celulares (linfócitos citotóxicos), específicas contra tumores, têm sido demonstradas *in vivo*, e diversos experimentos *in vitro* evidenciam mecanismos imunológicos capazes de eliminar células tumorais.

Embora a imunidade celular seja, provavelmente, mais importante que os anticorpos na imunidade antitumoral, grande número de doentes com câncer produz anticorpos contra antígenos tumorais.

Não parece evidente que esses anticorpos possam desempenhar um papel protetor contra o crescimento tumoral, *in vivo*. O potencial para a destruição de células tumorais intermediada por anticorpos tem sido amplamente demonstrado *in vitro*, sendo atribuído à ativação do complemento ou à citotoxicidade celular dependente de anticorpo, na qual macrófagos, ou células[5] *natural killer*, ligando-se ao anticorpo, intermediariam a lise da célula tumoral.

Células *natural killer* podem exercer atividade citotóxica espontânea ou estimulada contra células tumorais. Embora utilizem os mesmos mecanismos líticos que os linfócitos citotóxicos (CD4+) para destruir células-alvo, as células *natural killer* não expressam receptores para antígenos (TCR) e exercem sua atividade citotóxica independentemente de moléculas do MHC. A natureza das moléculas reconhecidas por essas células na superfície de células tumorais ainda não é conhecida.

Outro aspecto importante das células *natural killer* é a expressão em sua membrana de receptores para a porção Fc de IgG. Desse modo, essas células podem ser atraídas para células tumorais, cujos antígenos estejam ligados à IgG, promovendo, então, uma citotoxicidade dependente de anticorpo (ADCC).

Além disso, a capacidade tumoricida das células *natural killer* pode ser ampliada por citocinas, incluindo-se a interferona, IL-2 e fator de necrose tumoral (TNF). Na realidade, há um grande interesse prático no papel de células *natural killer* ativadas por IL-2, que se transformam em células LAK (*lymphokine-activated killer*) e exibem capacidade citotóxica muito ampliada, podendo ser usadas para a lise de células tumorais.[5]

Outra categoria de linfócitos, cuja utilização em imunoterapia vem crescendo, é a de linfócitos infiltrantes de tumor (TIL), que, uma vez retirados do tumor e ativados *in vitro*, podem ser reintroduzidos no paciente.

Os macrófagos também são importantes intermediadores celulares potenciais da resposta antitumoral. Assim como as células *natural killer*, eles expressam receptores para a porção Fc de imunoglobulinas e podem ser dirigidos contra células tumorais recobertas por anticorpos. Além da produção de TNF, citocina capaz de destruir células tumorais, alguns outros mecanismos utilizados por macrófagos para a destruição de microrganismos (enzimas lisossômicas, espécies reativas de oxigênio e óxido nítrico) podem também ser atuantes para a morte de células tumorais.[5]

➤ A Relação entre o Tumor e o Hospedeiro

Os tumores malignos apresentam duas propriedades peculiares: invasão dos tecidos circunvizinhos e comprometimento a distância (metástase).[6]

A metástase é definida como o comprometimento a distância por uma parte do tumor que não guarda relação direta com o foco primário. A disseminação tumoral é um processo complexo e não de todo esclarecido, que pode ser dividido em cinco etapas:

1. Invasão e infiltração de tecidos subjacentes por células tumorais, dada a permeação de pequenos vasos linfáticos e sanguíneos.
2. Liberação na circulação de células neoplásicas, tanto isoladas como na forma de pequenos êmbolos.

3. Sobrevivência dessas células na circulação.
4. Sua retenção nos leitos capilares de órgãos distantes.
5. Seu extravasamento dos vasos linfáticos ou sanguíneos, seguido do crescimento das células tumorais disseminadas.

Ao longo de todo esse processo, fatores mecânicos e imunológicos devem ser superados para que as células neoplásicas consigam implantar-se em um novo órgão e ter crescimento autônomo em relação ao tumor primário.[6]

As vias pelas quais o tumor se dissemina são: transcavitária, linfática e sanguínea:

Disseminação transcavitária – As metástases transcavitárias (ou transcelômicas) ocorrem quando células de um tumor maligno penetram alguma cavidade corporal e aí crescem e disseminam-se. Na prática, as cavidades mais afetadas são as peritoneais e as pleurais, porém a pericárdica, a subaracnóidea e a articular podem também ser atingidas.

Disseminação linfática – As metástases linfáticas são geralmente o padrão inicial de disseminação das neoplasias de origem epitelial, podendo ser utilizadas por outros tipos de tumor. Elas seguem a drenagem linfática normal da área do tumor primário, ocupando os linfonodos mais próximos e que recebem maior número de vasos linfáticos aferentes. Exemplo disso é a disseminação linfática do câncer de pulmão, que invade inicialmente os linfonodos mediastinais e, em sequência, os supraclaviculares e cervicais. O mesmo se verifica com o câncer de mama, que invade inicialmente os linfonodos axilares homolaterais, só posteriormente se estendendo aos de outras cadeias linfáticas supraclaviculares, infraclaviculares, cervicais, mediastinais e axilar contralateral.

Por um tempo não determinado, é possível que os linfonodos consigam impedir a disseminação das células tumorais, pois, chegando aos linfonodos, elas entram em contato com células do sistema imunológico e, então, podem ser destruídas. De outra maneira, se resistirem e encontrarem condições vitais favoráveis, poderão multiplicar-se.[6]

Disseminação sanguínea – As metástases por via hematogênica têm seu início quando células tumorais invadem os vasos sanguíneos. As veias e vênulas, por possuírem paredes mais frágeis, são mais facilmente penetradas do que artérias e arteríolas. As metástases por via arterial podem ocorrer, por exemplo, quando células metastáticas cruzam o leito capilar pulmonar, quando atravessam comunicações arteriovenosas ou quando as próprias metástases pulmonares funcionam como foco de novas células tumorais capazes de metastatizar.

Em todo o organismo, os órgãos que mais são comprometidos por esse tipo de disseminação são, obviamente, os mais vascularizados: pulmão e fígado, em parte por receberem, respectivamente, grande volume de sangue procedente das circulações cava e porta, ossos e cérebro.

➤ Padrões de Localização

Com relação à escolha dos órgãos-alvo, sabe-se que a distribuição das metástases é variável e depende, principalmente, do tipo histológico e da localização do tumor primário. De fato, a localização mais comum de metástases de vários tipos histológicos é o primeiro leito capilar que as células encontram. Exemplo é o câncer de pulmão metastatizando para o sistema nervoso central e o câncer de cólon para o fígado. Entretanto, locais específicos parecem ser preferidos pelas células tumorais circulantes, como no caso do câncer de próstata para ossos. Isso demonstra um processo de íntima correlação entre célula tumoral e órgão-alvo, denominado tropismo seletivo.[6]

A metástase deve ser vista como um novo tumor, diferente do primário, com ampla autonomia para crescimento e propagação. Uma compreensão mais abrangente sobre a patogênese da disseminação do câncer provavelmente resultará em mudanças significativas no tratamento.

➤ Referências

1. Merkle CJ. Manual de Fisiopatologia. Medicina e Saúde. Patologia Clínica. Câncer. São Paulo: Roca; 2007. p 13-7.

2. Anderson CM, Braun CA. Fisiopatologia. Alterações funcionais na saúde. Medicina e Saúde. Medicina. Patologia Clínica. Porto Alegre: Artmed; 2009. p. 322-56 .

3. Silbernag S. Fisiopatologia. Porto Alegre: Artmed; 2005. p. 326-45.

4. King RJB, Robins MW. Cancer biology. 3rd ed. São Paulo: Pearson Education do Brasil; 2006. p. 128-35.

5. Antczak S. Fisiopatologia básica. Rio de Janeiro: Guanabara Koogan; 2009. p. 132-5. (Série Práxis)

6. Thales B, Montenegro MR, Bachi Carlos E. Patologia: processos gerais. 5ª ed. São Paulo: Atheneu; 2010. p. 254-6.

7. Birney MH. Fisiopatologia. Rio de Janeiro: Guanabara Koogan; 2006. p. 564-8.

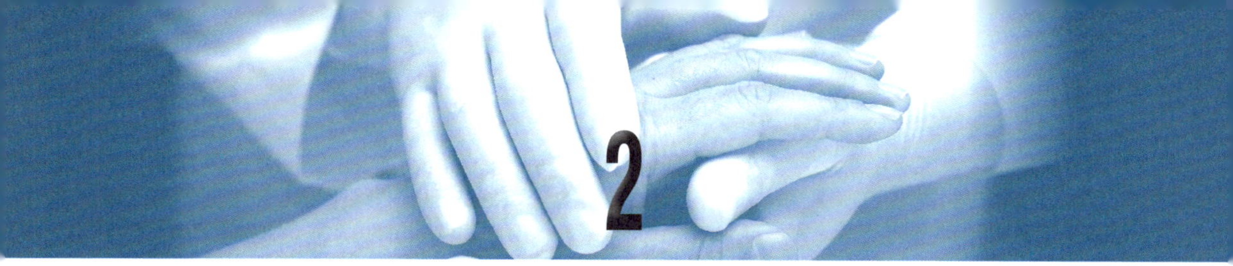

Epidemiologia do Câncer

Carolina Sampieri Santinho

Epidemiologia do câncer é a área que se dedica a pesquisar como os diferentes fatores intervêm em uma certa doença, seja na sua frequência, incidência, evolução ou prevenção. Ao analisarmos todos esses aspectos (Figura 2.1), podemos refletir onde é possível (se possível) intervir para gerar uma mudança.[1]

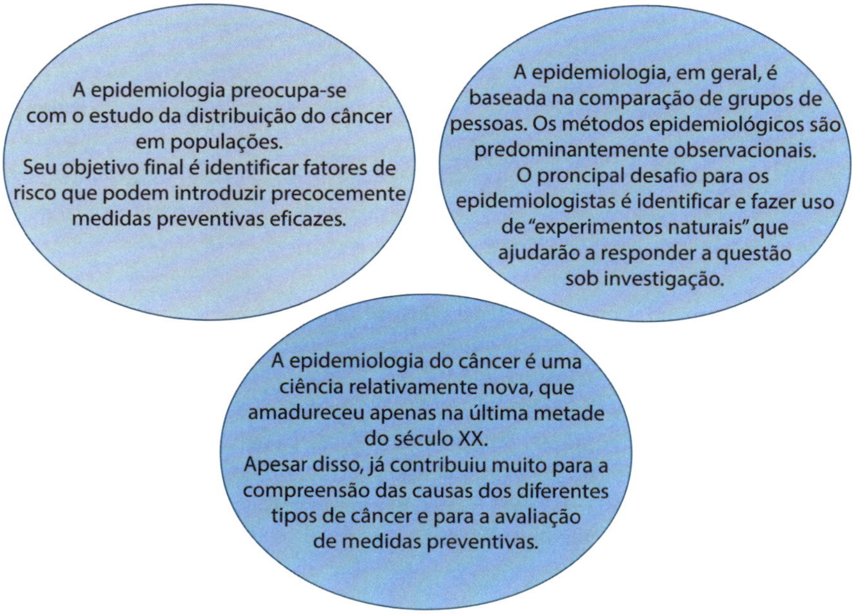

A epidemiologia preocupa-se com o estudo da distribuição do câncer em populações.
Seu objetivo final é identificar fatores de risco que podem introduzir precocemente medidas preventivas eficazes.

A epidemiologia, em geral, é baseada na comparação de grupos de pessoas. Os métodos epidemiológicos são predominantemente observacionais.
O proncipal desafio para os epidemiologistas é identificar e fazer uso de "experimentos naturais" que ajudarão a responder a questão sob investigação.

A epidemiologia do câncer é uma ciência relativamente nova, que amadureceu apenas na última metade do século XX.
Apesar disso, já contribuiu muito para a compreensão das causas dos diferentes tipos de câncer e para a avaliação de medidas preventivas.

Figura 2.1. Pontos-chave da epidemiologia.
Adaptada de International Agency for Research on Cancer. Cancer Epidemiology: Principles and Methods.[2]

PARTE I | BASES DA ONCOLOGIA

➤ Os Números do Câncer

O processo de reorganização global determinou grande modificação nos padrões de saúde-doença no mundo: ocorrendo uma redução nas taxas de mortalidade e natalidade, aumentando a expectativa de vida e o envelhecimento populacional, fenômeno esse denominado "transição epidemiológica", gerando diminuição da taxa de doenças infecciosas e aumento da taxa de doenças crônico-degenerativas, especialmente as doenças cardiovasculares e o câncer.[3]

Estima-se que os dados em câncer no mundo tenham aumentado para 18,1 milhões de novos casos em 2018, ocasionando 9,6 milhões de mortes. Um em cada cinco homens e uma em cada seis mulheres em todo o mundo desenvolvem câncer durante a vida, e um em cada oito homens e uma em cada 11 mulheres morrem da doença. Por outro lado, mundialmente, o número total de pessoas que permanecem vivas dentro de cinco anos de um diagnóstico de câncer, chamado de prevalência de cinco anos, é estimado em 43,8 milhões, mostrando que a sobrevida tem aumentado,[4] sendo cânceres de pulmão (11,6%), de mama (11,6%) e colorretal (10,2%) os mais incidentes para homens e mulheres,[5] conforme a Figura 2.2.

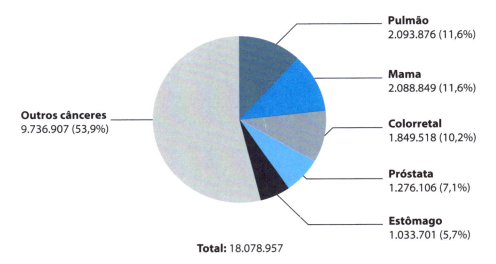

Figura 2.2. Número de novos casos de câncer em 2018, em ambos os sexos, todas as idades.
Adaptada de International Agency for Research on Cancer (IARC). World Cancer Report 2008.

No Brasil, foram estimados para 2018 600 mil casos novos de câncer, considerando cerca de 160 mil casos de câncer de pele não melanoma. Esses números demonstram o tamanho do problema do câncer no país. Conforme a Tabela 2.1 os tipos mais incidentes, exceto o câncer não melanoma, nos homens são de próstata (31,7%), pulmão (8,7%), intestino (8,1%), estômago (6,3%) e cavidade oral (5,2%); já nas mulheres, os cânceres de mama (29,5%), intestino (9,4%), colo uterino (8,1%), pulmão (6,2%) e tireoide (4,0%) terão maior incidência.[6]

Esses números ficam ainda mais evidentes quando fazemos a relação com a mortalidade nos dez tipos de cânceres mais incidentes (Figura 2.3).[7]

Tabela 2.1. Distribuição proporcional dos dez tipos de câncer mais incidentes no Brasil estimados para 2018 por sexo, exceto pele não melanoma.

Homens			Mulheres		
Localização	Casos	%	Localização	Casos	%
Próstata	68.220	31,7%	Mama feminina	59.700	29,5%
Traqueia, brônquio e pulmão	18.740	8,7%	Cólon e reto	18.980	9,4%
Cólon e reto	17.380	8,1%	Colo do útero	16.370	8,1%
Estômago	13.540	6,3%	Traqueia, brônquio e pulmão	12.530	6,2%
Cavidade oral	11.200	5,2%	Glândula tireoide	8.040	4,0%
Esôfago	8.240	3,8%	Estômago	7.750	3,8%
Bexiga	6.690	3,1%	Corpo do útero	6.600	3,3%
Laringe	6.390	3,0%	Ovário	6.150	3,0%
Leucemias	5.940	2,8%	Sistema nervoso central	5.510	2,7%
Sistema nervoso central	5.810	2,7%	Leucemias	4.860	2,4%

Adaptada de Instituto Nacional de Câncer - Inca. Estimativa 2018: Incidência de Câncer no Brasil.

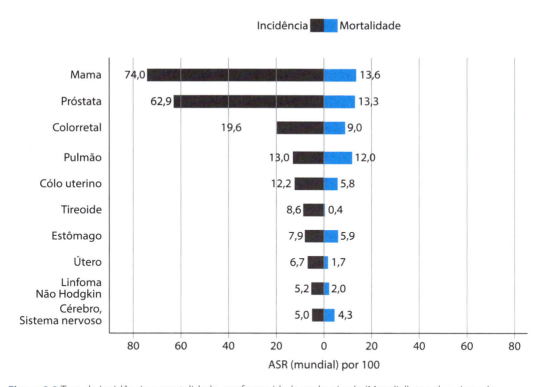

Figura 2.3 Taxa de incidência e mortalidade, conforme idade padronizada (Mundial), top dez tipos de câncer.

➤ Fatores de Risco

Fator de risco é definido como uma característica que está associada a um aumento estatisticamente significativo da probabilidade de um indivíduo desenvolver uma doença ou dano.[8]

Os fatores de risco podem ser divididos em: hereditários, ambientais (tabagismo, alcoolismo, hábitos alimentares, hábitos sexuais, fatores ocupacionais e radiações) e ocupacionais:

1. **Hereditariedade**:
   Evidências mostram que o histórico familiar é um risco importante na origem de alguns tumores, embora sejam raros os tumores com origem exclusivamente hereditária. Os tumores mais comuns com forte componente hereditário são: de mama, estômago e colorretal.[9]

2. **Ambiental:**
   - **Tabagismo:** o tabagismo é amplamente reconhecido como doença crônica gerada pela dependência da nicotina, estando, por isso, inserido na Classificação Internacional de Doenças (CID-10) da OMS. Estima-se que o número de fumantes será de 1,6 bilhão em 2030.[10]

     O uso do tabaco é responsável por diversos tipos de câncer, incluindo câncer de pulmão, laringe, boca, esôfago, garganta, bexiga, rim, fígado, estômago, pâncreas, cólon e reto, colo do útero e leucemia mieloide aguda.[11]

     Programas de prevenção, com caráter de disseminação da informação, foram elaborados, e o profissional enfermeiro representa um instrumento fundamental para a implantação deles, auxiliando nas ações educativas por meio de aconselhamento e orientações.[12]

   - **Alcoolismo:** a ingesta de bebidas alcoólicas está ligada ao desenvolvimento de diferentes tipos de câncer, e sua combinação com o tabaco aumenta a possibilidade de desenvolvimento de câncer de boca, faringe, laringe, esôfago, estômago, fígado, intestino e mama.[13] O alto consumo de álcool danifica as células do fígado, o que, repetidamente, pode levar a cirrose hepática, que, por sua vez, é um fator de risco para o câncer de fígado.[12]

   - **Hábitos alimentares:** a alimentação e a nutrição inadequadas, com ingesta frequente de alimentos industrializados ou com alta concentração de agrotóxicos, podem ser consideradas causas de câncer passíveis de prevenção, pois muitos estudos analisaram a possibilidade de componentes ou nutrientes específicos da dieta estarem associados a aumento ou diminuição no risco de câncer.[14,15]

     Especialistas orientam quanto à importância de manter uma dieta saudável como modo preventivo de doenças, entre elas o câncer, indicando a relação entre a alimentação e o desenvolvimento dessas doenças, ressaltando a importância do consumo moderado dos alimentos.[14]

   - **Vírus e infecção:**
     Papilomavírus humano (HPV): é um vírus sexualmente transmitido com mais de 100 variações. O HPV é responsável por 100% dos casos de câncer em colo de útero.
     A maioria das infecções por HPV não leva ao câncer, porém alguns tipos genitais podem causar câncer no colo do útero. Outros tipos incluem câncer anal, de reto, pênis, vagina, vulva e orofaringe.[16]

     Helicobacter pylori (H. pylori): é uma bactéria que infecta o revestimento gástrico, está associada ao desenvolvimento de gastrite e úlcera péptica e é classificada como carcinogênica (carcinoma e linfoma gástrico). Quatro em cada dez casos de câncer de estômago estão relacionados à *H. pylori*; existem também evidências da relação da infecção da bactéria com câncer colorretal.[17]

     Vírus da hepatite B (HBV) e da hepatite C (HCV): são os vírus responsáveis por grande parte dos carcinomas hepáticos.[12] O HCV está muitas vezes associado também ao linfoma não Hodgkin. Esses vírus geralmente são transmitidos pelo sangue ou por secreções corporais, através de relações sexuais, transfusões de sangue, agulhas contaminadas, ferimentos em peles e mucosas, mas também podem ocorrer por via perinatal da mãe para o feto/bebê. O risco de câncer hepático é 20 vezes maior em pacientes com infecção por HBV ou HCV. Uma maneira de redução de risco de contaminação é evitar o contato com sangue de outro indivíduo. Além disso, já existe vacina contra o HBV disponível, embora não exista vacina contra o HCV.[18]

Vírus Epstein-Barr (EB): a ocorrência de infecções por esse vírus geralmente causa a doença chamada mononucleose, e sua transmissão ocorre pela saliva.

A presença desse vírus associa-se em sua maioria a alguns tipos de linfomas, como o de Burkitt e o de Hodgkin, a depender da idade. Relaciona-se também ao câncer de nasofaringe.[12]

Vírus da Imunodeficiência Humana (HIV): este vírus reduz a defesa do organismo contra alguns tipos de câncer, como o sarcoma de Kaposi, o linfoma não Hodgkin e o câncer de colo de útero.[19] As pessoas infectadas pelo HIV têm uma probabilidade 500 vezes maior de terem um diagnóstico de sarcoma de Kaposi, 12 vezes mais probabilidade de serem diagnosticadas com linfoma não Hodgkin e, entre as mulheres, três vezes mais probabilidade de serem diagnosticadas com câncer cervical.[20] As ações da enfermagem em oncologia não se limitam apenas ao câncer, mas incluem também a educação da população na prevenção de doenças que estão relacionadas ao câncer.

- **Obesidade:** para a OMS, o excesso de peso é a segunda causa evitável de câncer, atrás apenas do tabagismo. A gordura em excesso causa um processo inflamatório, aumentando a produção de hormônios, o que pode levar ao dano celular, provocando ou acelerando o surgimento do câncer.[21]

  Há evidências consistentes de que quantidades mais altas de gordura corporal estão associadas ao aumento dos riscos de vários tipos de câncer, incluindo: câncer do endométrio, câncer esofágico, de fígado, câncer renal e de bexiga, mieloma múltiplo, meningioma, câncer pancreático, câncer colorretal, câncer de mama e de ovário e câncer de tireoide.[22]

- **Atividade física:** a atividade física funciona como um fator protetor para o câncer, pois auxilia também de maneira indireta a reduzir o risco associado à obesidade. Estima-se que cerca de 5% de todas as mortes por câncer no mundo estão associadas à inatividade física.[12]

  Estudos demonstram que a realização de atividade física reduz o risco de cerca de 26 tipos de câncer, pois promove o balanço hormonal, diminui o tempo de trânsito intestinal, diminui inflamações e melhora o sistema imune.[23]

  O profissional enfermeiro pode contribuir na promoção da saúde por meio do incentivo à realização de atividade física regular e a boas práticas alimentares.

- **Radiação ultravioleta:** a radiação ultravioleta (UV) é naturalmente emitida pelo sol, e existem dois tipos principais de UV:

  UVA (320-400 nm): penetra na profundidade da derme, está geralmente envolvida no processo de fotoenvelhecimento (pois tem a capacidade de modificar o colágeno dérmico), tem certa participação na carcinogênese cutânea (através de dano indireto ao DNA) e consegue atravessar vidros.

  UVB (290-320 nm): está relacionada a grande parte das reações fotobiológicas da epiderme e <10% da derme, responsável por cerca de 70% dos efeitos carcinogênicos (tem a capacidade de causar dano direto ao DNA) relacionados à exposição solar, principal responsável pelas queimaduras solares.

  Existe também a UVC (200-290 nm), que tem mais energia que as outras duas, porém ainda não é capaz de transpassar a camada de ozônio e chegar à superfície da Terra para nos causar danos.

A radiação solar está sempre associada à incidência de câncer de pele (conforme descrito), porém estudos também indicam que sua exposição está ligada ao câncer de lábios, carcinoma de células escamosas da conjuntiva e melanoma ocular. Este último está ligado também a emissões ultravioleta não só advindas do sol, mas também de outras fontes, por exemplo, soldagem e camas bronzeadoras.[24]

3. **Fatores ocupacionais:**

O câncer ocupacional é aquele causado pela exposição durante a vida laboral, ou seja, no ambiente de trabalho. Ele é responsável por cerca de 4% a 20% dos casos de câncer,[25] e, ao contrário da maioria dos riscos cancerígenos relacionados ao estilo de vida, que são involuntários, as substâncias cancerígenas no ambiente laboral estão presentes em quantidade muito maior do que no ambiente geral.[24,25] Na Tabela 2.2, podemos ver a relação dos principais fatores ocupacionais e os sítios de câncer.

Tabela 2.2 Principais causas ocupacionais dos principais tipos de câncer.

Tipo de câncer	Exemplo do principal fator ocupacional carcinogênico
Câncer de pulmão	Asbesto; sílica; níquel; radônio interior; fumaça de óleo diesel; tabagismo no ambiente ocupacional; produção e refinaria de arsênio, berílio, cádmio, alumínio e crômio; mineração de urânio; fundição de cobre; fundição de ferro e aço; trabalhadores de asfalto, pintores
Câncer de bexiga	Benzeno; aminobifenil; manufatura de: magenta, auramina, o-toluidina, pigmento cromato e derivados; produção de látex sintético; trabalhadores de borracharia; emissões de fornos de coque
Mesotelioma	Asbesto
Leucemia	Radiação externa ionizante, benzeno, óxido de etileno, indústria de borracha, reparo e fabricação de botas e sapatos
Câncer de laringe	Ácido sulfúrico, óleos minerais e asbesto, operações de decapagem
Câncer de pele	Radiação solar intensiva; alcatrão, breu, betume, parafina e produtos de resíduos dessas substâncias causadoras de epiteliomas da pele; xisto betuminoso; arsênico; hidrocarbonetos policíclicos aromáticos (PAH); pescadores
Câncer de cavidade nasal e seios paranasais	Compostos de níquel; crômio hexavalente; reparo e fabricação de botas e sapatos, poeiras de madeira e outras poeiras orgânicas da indústria do mobiliário; poeiras orgânicas (na indústria têxtil e em padarias)
Câncer de fígado	Arsênio e seus compostos; cloreto de vinila; infecção ocupacional com hepatite B e C em profissionais da área da saúde

Adaptada de Ivanov, Ivan D e Straif, Kurt. WHO - World Health Organization. The Global Occupational Health Network. 2006.

O câncer ocupacional pode ser evitável, e intervenções no local de trabalho podem salvar vidas todos os anos. Uma maneira de o enfermeiro intervir nessa cadeia é perguntar sobre a exposição laboral, estabelecendo uma conexão do ambiente em que o paciente trabalha e o câncer.[26]

➤ A Epidemiologia e os Registros de Câncer

A pesquisa epidemiológica tem um imenso valor na determinação da saúde das populações, em ajudar a planejar e determinar a política de serviços de saúde. Os estudos epidemiológicos podem trazer benefícios consideráveis no modo como o profissional enfermeiro incorpora práticas relacionadas à saúde em seu papel profissional. Esses tipos de estudos também oferecem oportunidade para o enfermeiro se tornar mais incisivo sobre as questões de políticas de saúde.[27]

A metodologia dos estudos epidemiológicos pode apoiar o profissional de saúde a responder suas perguntas, como os exemplos a seguir:

- Na análise da magnitude do problema para a saúde das pessoas, mais especificamente se o número de casos existentes em determinado período é acima do esperado para aquela região.
- Descrevendo a ocorrência de casos na população exposta, podendo-se destacar uma população sob maior risco em determinado momento/período.
- Utilizando nos métodos da relação causa-efeito, isto é, verificando se a ocorrência do número de casos tem como causa alguma exposição já existente, ou se poderia ser um novo fator.[24]

Por meio de diversos desenhos de estudo, é possível muitas vezes evidenciar a associação e até mesmo a causalidade de exposição e riscos de aparecimento do câncer.[24]

Os estudos epidemiológicos podem ser divididos em observacionais ou experimentais:

- Experimentais: os indivíduos são alocados para dois ou mais grupos para receber uma intervenção e são acompanhados sob condições controladas.[28]
- Observacionais: têm o objetivo de investigar e registrar (intervenções ou fatores de risco) e observar desfechos à medida que eles ocorrem. O pesquisador observa um comportamento ambiental particular, sem controle do ambiente em estudo.[29]

Os estudos também podem ser classificados de acordo com a análise dos dados:

- Descritivos: têm por objetivo determinar a distribuição de doenças ou condições relacionadas à saúde, segundo o tempo, o lugar e/ou as características dos indivíduos. Visa apenas observar, registrar e descrever as características de um determinado fenômeno ocorrido em uma amostra ou população, sem, no entanto, analisar o mérito de seu conteúdo.[28]
- Analíticos: envolvem uma avaliação mais detalhada dos dados coletados de um estudo, seja observacional ou experimental, no sentido de elucidar o contexto de um fenômeno no âmbito de um grupo, grupos ou população. Geralmente é mais complexa do que a pesquisa descritiva, uma vez que procura explicar a relação entre a causa e o efeito.[30]

Na Tabela 2.3, demonstramos algumas opções de estudos que podem colaborar para uma boa investigação epidemiológica. Lembrando que todo estudo requer um bom planejamento analítico e estatístico para minimização de erros e vieses.

Na Figura 2.4, podemos verificar os agrupamentos dos estudos em uma hierarquia de viés.

Uma maneira sistemática de análise de informação de câncer são os Registros de Câncer, criados para coletar, armazenar, gerenciar e analisar dados sobre câncer, geralmente abrangendo um grupo de hospitais ou uma população de uma região específica.[33] Isso é feito por meio de uma coleta contínua e sistemática de dados pessoais dos pacientes e das características clínicas e patológicas da doença e de seu tratamento. A partir disso, é feita uma análise periódica desses dados, obtendo-se informações da incidência e da característica de neoplasias específicas.

Tais conhecimentos provêm não apenas de uma pesquisa epidemiológica, mas também do planejamento e da avaliação dos serviços de saúde no que diz respeito ao rastreamento, diagnóstico e tratamento do câncer. A importância dessas bases de dados fundamenta-se no fato de que eles coletam informações precisas e completas sobre o câncer que podem ser usadas para o controle do câncer e pesquisa epidemiológica, diretrizes em políticas públicas e, principalmente, para o planejamento de ações de prevenção e controle do câncer e melhoria do atendimento ao paciente.[6,33]

Tabela 2.3. Exemplos de estudos epidemiológicos utilizados em oncologia.

Tipo de estudo	Característica	Vantagens e desvantagens
Ecológico	Os estudos ecológicos são úteis para gerar hipóteses. Em um estudo ecológico, as unidades de análise são grupos de pessoas em vez de indivíduos.[31]	Embora fáceis de realizar, esses estudos são geralmente difíceis de interpretar, uma vez que raramente é possível encontrar explicações para os resultados obtidos.[31]
Transversal	Nos estudos transversais, a exposição e a condição de saúde do participante são determinadas ao mesmo tempo. As características dos indivíduos classificados como doentes são comparadas às daqueles classificados como não doentes.[32]	Não é possível saber se a exposição antecede ou é consequência da condição relacionada à saúde. Portanto, esse desenho é fraco para determinar associações do tipo causa-efeito, mas adequado para identificar pessoas e características passíveis de intervenção e gerar hipóteses de causas de doenças.[32]
Caso-controle	Nos estudos caso-controle, inicialmente identificam-se indivíduos com a doença (casos) e, para efeito de comparação, indivíduos sem a doença (controles). Os estudos caso-controle, ao contrário dos estudos de coorte, partem do efeito (doença) para a causa (exposição).[32]	Entre as vantagens, podemos mencionar: a) tempo curto de desenvolvimento do estudo; b) custo baixo da pesquisa; c) maior eficiência para estudo de doenças raras; d) ausência de riscos para os participantes. Desvantagens: os estudos caso-controle estão sujeitos a dois principais tipos de vieses: de seleção e de memória.[32]
Coorte	Nos estudos de coorte, inicialmente, identifica-se a população de estudo e os participantes são classificados em expostos e não expostos a um determinado fator de interesse.[32]	Nesse tipo de estudo, a mensuração da exposição antecede o desenvolvimento da doença. Além disso, os que desenvolveram a doença e os que não desenvolveram não são selecionados, mas sim identificados dentro das coortes de expostos e não expostos. Os estudos de coorte permitem determinar a incidência da doença entre expostos e não expostos. A principal limitação para o estudo de coorte, além do seu custo financeiro, é a perda de participantes ao longo do seguimento.[32]

Fonte: Autoria própria.

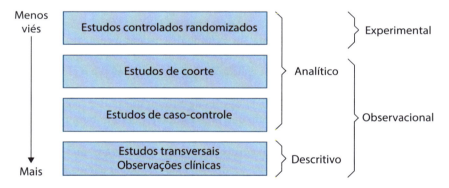

Figura 2.4. Hierarquização de dois estudos epidemiológicos.
Adaptada de Bosi, Paula L. Saúde baseada em evidências.

Os primeiros registros de câncer organizados surgiram por volta de 1950, quando a Organização Mundial da Saúde (OMS) estabeleceu uma subcomissão para o registro de casos de câncer, servindo como incentivo para a criação da International Union Against Cancer (UICC) e da International Agency for Research on Cancer (IARC).[34] A partir disso, desenvolveram-se então os Registros Hospitalares de Câncer e os Registros de Base Populacional, descritos conforme a Tabela 2.4.

Tabela 2.4. Objetivos dos diferentes tipos de registros de câncer.

Tipo de registro	Objetivo
Registro Hospitalar de Câncer (RHC)	Registrar informações dos pacientes de câncer atendidos em determinado hospital. Tem o propósito de colaborar para o melhor atendimento ao paciente. Os dados são usados principalmente para fins administrativos e para revisar o desempenho clínico
Registro de Base Populacional de Câncer (RCBP)	Coletar dados de todos os novos casos de câncer em uma população bem definida. Fornece informações permanentes sobre o número de casos novos dessa área (tratados ou não dessa região geográfica), possibilitando investigação epidemiológica, por exemplo: perfil e evolução da doença; grupos étnicos afetados; fatores ambientais que podem estar relacionados e influenciar na prevalência. Tem o propósito de produzir estatísticas sobre a ocorrência de câncer em uma população determinada e prover uma estrutura para avaliação e controle do impacto do câncer na comunidade. Auxilia na verificação da necessidade de campanhas, na detecção precoce e na prevenção de câncer nessa população específica.

Adaptada de IARC – Cancer Registries.[35]

No cenário brasileiro, o primeiro Registro de Câncer de Base Populacional foi implantado em 1991, enquanto os RHC surgiram quase uma década antes, em 1980, tornando-se oficial apenas mais de 13 anos depois, por meio de uma portaria do Ministério da Saúde.[36] Em 1998, a necessidade dos RHC fica evidente com a regulamentação dos Centros de Assistência de Alta Complexidade em Oncologia (Cacon).[37] O Ministério da Saúde utiliza os dados desses registros de incidência e mortalidade para o cálculo das estimativas de câncer para os próximos anos, e assim foi como obtivemos os registros do início deste capítulo e que servem de base para a criação de políticas de saúde para combate aos fatores de risco apresentados previamente.

➤ Referências

1. Cancer Epidemiology. Author Information Pack. Cancer Epidemiology. 2019.
2. Silva IS. Cancer Epidemiology: Principles and Methods. Lyon: International Agency for Cancer Research - IARC, 1999. 92 832 0405 0.
3. International Agency for Research on Cancer (IARC). World Cancer Report 2008. IARC Publications. [Online] [Citado em: 05 de fevereiro de 2019.] http://publications.iarc.fr/Non-Series-Publications/World-Cancer-Reports/World-Cancer-Report-2008.
4. Latest Global Cancer Data. International Agency for Research on Cancer (IARC) - Media Centre. [Online] 12 de setembro de 2018. [Citado em: 01 de fevereiro de 2019.] https://www.iarc.fr/wp-content/uploads/2018/09/pr263_E.pdf.
5. Population Fact Sheet. World Today. [Online] jan de 2019. [Citado em: 22 de fev de 2019.] https://gco.iarc.fr/today/data/factsheets/populations/900-world-fact-sheets.pdf.
6. Instituto Nacional de Câncer (INCA) - Ministério da Saúde. Estimativa 2018: Incidência de Câncer no Brasil / Instituto Nacional de Câncer. Instituto Nacional de Câncer (INCA). Rio de Janeiro: s.n., 2017.
7. International Agency for Research on Cancer - IARC. Cancer Today. 76 Brazil Fact Sheets. [Online] May de 2019. [Citado em: 25 de Jul de 2019.] https://gco.iarc.fr/today/data/factsheets/populations/76-brazil-fact-sheets.pdf.
8. Mahon S. Cancer Epidemiology. [A. do livro] Susan Newton. Mosbys: Oncology Nursing Advisor. s.l.: Elsevier, 2016.
9. Instituto Nacional do Câncer (INCA) - Ministério da Saúde. Prevenção e fatores de Risco: Hereditariedade. Causas e Prevenção. [Online] Instituto Nacional do Câncer (INCA) - Ministério da Saúde, 31 de agosto de 2019. [Citado em: 31 de janeiro de 2019.] https://www.inca.gov.br/causas-e-prevencao/prevencao-e-fatores-de-risco/hereditariedade.

10. Prevenção e Fatores de Risco: Tabagismo. Causas e Prevenção. [Online] Instituto Nacional do Câncer (INCA) - Ministério da Saúde, 24 de outubro de 2019. [Citado em: 22 de janeiro de 2019.] https://www.inca.gov.br/tabagismo.

11. National Cancer Institute - NIH. Risk Factors. About Cancer. [Online] National Cancer Institute, 23 de jan de 2017. [Citado em: 15 de jan de 2019.] https://www.cancer.gov/about-cancer/causes-prevention/risk/tobacco.

12. Instituto Nacional do Câncer (INCA) - Ministério da Saúde. Ações de Enfermagem para Controle do Câncer. Publicações. [Online] 2008. [Citado em: 20 de janeiro de 2019.] https://www.inca.gov.br/sites/ufu.sti.inca.local/files//media/document//acoes-enfermagem-controle-cancer.pdf.

13. Prevenção e Fatores de Risco: Bebidas Alcóolicas. Causas e Prevenção. [Online] Instituto Nacional do Câncer (INCA) - Ministério da Saúde, 24 de out de 2018. [Citado em: 22 de jan de 2019.] https://www.inca.gov.br/causas-e-prevencao/prevencao-e-fatores-de-risco/bebidas-alcoolicas.

14. Prevenção e fatores de risco: Alimentação. Causas e Prevenção. [Online] Instituto Nacional do Câncer (INCA) - Ministério da Saúde, 30 de out de 2018. [Citado em: 05 de jan de 2019.] https://www.inca.gov.br/alimentacao.

15. National Cancer Institute - NIH. Risk factors: Diet. About Câncer. [Online] National Cancer Institute - NIH, 29 de abr de 2015. [Citado em: 08 de jan de 2019.] https://www.cancer.gov/about-cancer/causes-prevention/risk/diet.

16. Cancer Research UK. HPV and cancer. About Cancer. [Online] Cancer Research UK, 31 de jul de 2018. [Citado em: 05 de fev de 2019.] https://www.cancerresearchuk.org/about-cancer/causes-of-cancer/infections-eg-hpv-and-cancer/hpv-and-cancer.

17. H pylori and cancer. About Cancer. [Online] Cancer Research UK, 12 de jul de 2018. [Citado em: 12 de jan de 2019.] https://www.cancerresearchuk.org/about-cancer/causes-of-cancer/infections-hpv-and-cancer/h-pylori-and-cancer.

18. Hepatitis viruses and cancer. About Cancer. [Online] Cancer Research UK, 12 de Jul de 2018. [Citado em: 20 de jan de 2019.] https://www.cancerresearchuk.org/about-cancer/causes-of-cancer/infections-hpv-and-cancer/hepatitis-viruses-and-cancer.

19. Instituto Nacional do Câncer (INCA) - Ministério da Saúde. HPV e outras infecções. Causas e Prevenção. [Online] Instituto Nacional do Câncer (INCA) - Ministério da Saúde, 25 de Mar de 2019. [Citado em: 12 de Mai de 2019.] https://www.inca.gov.br/causas-e-prevencao/prevencao-e-fatores-de-risco/hpv-e-outras-infeccoes.

20. National Cancer Institute - NIH. HIV Infection and Cancer Risk. [Online] National Cancer Institute - NIH, 14 de Set de 2017. [Citado em: 12 de Mai de 2019.] https://www.cancer.gov/about-cancer/causes-prevention/risk/infectious-agents/hiv-fact-sheet.

21. Instituto Nacional do Câncer (INCA) - Ministério da Saúde. Peso Corporal. Causas e Prevenção. [Online] Instituto Nacional do Câncer (INCA) - Ministério da Saúde, 04 de Abr de 2019. [Citado em: 12 de Mai de 2019.] https://www.inca.gov.br/causas-e-prevencao/prevencao-e-fatores-de-risco/peso-corporal.

22. National Cancer Institute - NIH. Obesity Fact Sheet. Cancer Causes and Prevention. [Online] National Cancer Institute - NIH, 17 de Jan de 2017. [Citado em: 12 de Mai de 2019.] https://www.cancer.gov/about-cancer/causes-prevention/risk/obesity/obesity-fact-sheet.

23. Moore SC, et al. Association of Leisure-Time Physical Activity With Risk of 26 Types of Cancer in 1.44 Million Adults. JAMA Intern Med. 176, Jun de 2016, Vol. 6, pp. 816-25.

24. Ministério da Saúde. Atlas do Câncer Relacionado ao Trabalho no Brasil. Departamento de Vigilância em Saúde Ambiental e Saúde do Trabalhador, Secretaria de Vigilância em Saúde. Brasília: s.n., 2018. 978-85-334-2669-6.

25. Ivanov ID, Straif K. WHO - World Health Organization. The Global occupational Health Network. [Online] 2006. [Citado em: 18 de Mai de 2019.] https://www.who.int/occupational_health/publications/newsletter/gohnet11e.pdf.

26. Instituto Nacional do Câncer (INCA) - Ministério da Saúde. Causas e Prevenção. Exposição no trabalho e no ambiente. [Online] Instituto Nacional do Câncer (INCA) - Ministério da Saúde, 05 de Nov de 2018. [Citado em: 19 de mai de 2019.] https://www.inca.gov.br/exposicao-no-trabalho-e-no-ambiente.

27. Whitehead D. Is there a place for epidemiology in nursing? Nursing Standard. 14, 2000, Vol. 42, pp. 35-39.

28. Bosi PL. Saúde Baseada em Evidências. Educação à Distância. [Online] [Citado em: 17 de Jun de 2019.] http://disciplinas.nucleoead.com.br/pdf/Livro_SaudeBaseadaemEvidencias.pdf.

29. Cuschieri S. The STROBE guidelines. Saudi J Anaesth. 2019, Vol. 13, Suppl 1, pp. S31-S34.

30. Fontelles MJ, et al. Metodologia da pesquisa científica: diretrizes para a elaboração de um protocolo de pesquisa. Revista Paraense de Medicina. jul-set de 2009, Vol. 23, 3.

31. Bonita R, Beaglehole R, Kjellström T. Epidemiologia Básica 2a edição. Institutional Repository for Information Sharing - Who. [Online] 2010. [Citado em: 01 de fevereiro de 2019.] https://apps.who.int/iris/bitstream/handle/10665/43541/9788572888394_por.pdf?sequence=5&isAllowed=y.

32. Lima-Costa MFB, Sandhi M. Tipos de estudos epidemiológicos: conceitos básicos e aplicações na área do envelhecimento. Epidemiologia e Serviços de Saúde. 4, 2003, Vol. 12, pp. 189-201.

33. National Cancer Institute - NIH. Modules Cancer Registration & Surveillance Modules. SEER Training. [Online] National Cancer Institute - NIH, 18 de Set de 2018. [Citado em: 20 de Mai de 2019.] https://training.seer.cancer.gov/registration/registry/.

34. Whelan SL. International Association of Cancer Registries - A History. Asian Pacific Journal of Cancer Prevention. IACR Supplement, 2010, Vol. 11.

35. International Agency for Research on Cancer (IARC). Cancer Registries: Worldwide Endeavour. Cancer Registries: Worldwide Endeavour. [Online] [Citado em: 22 de mai de 2019.] https://www.iarc.fr/wp-content/uploads/2018/07/IARC_Ch4.1.3_web.pdf.

36. Ministério da Saúde. Portaria n. 170. Normatiza o credenciamento dos hospitais no SIPAC-CÂNCER. Brasília, DF, Brasil: s.n., 17 de Dez de 1993.

37. Ministério da Saúde. Portaria n. 741. Definem as Unidades de Assistência de Alta Complexidade em Oncologia, os Centros de Assistência de Alta Complexidade em Oncologia (CACON) e inclui outras providências. Brasília, DF, Brasil: s.n., 19 de Dez de 2005.

38. Iyeyasu H, Nishimoto IN, Kowalski LP. Epidemiologia do Câncer. [A. do livro] A Lopes, et al. Oncologia para a Graduacao. Ribeirao Preto: Tecmedd, 2005.

39. International Agency for Research on Cancer (IARC). World Cancer Report 2014. IARC Publications. [Online]

3

Métodos Diagnósticos em Oncologia e Políticas de Rastreamento

Bruna Elisa Catin Kupper

Os métodos para diagnóstico de doenças oncológicas podem ser utilizados nas situações de rastreamento, diagnóstico/estadiamento inicial e reestadiamento/seguimento. É importante que o enfermeiro, como profissional responsável pelo cuidado integral dos indivíduos e promoção de educação em saúde, seja capaz de identificar as indicações e aplicabilidade de cada uma das estratégias em questão.

➤ Rastreamento do Câncer

Segundo o guia para diagnóstico precoce do câncer desenvolvido pela Organização Mundial da Saúde (OMS), o controle do câncer envolve medidas de prevenção e diagnóstico precoce.

O diagnóstico precoce é definido como a identificação do câncer em estágios iniciais, em pacientes que apresentam sintomas da doença, e visa proporcionar altas taxas de cura. Já a prevenção pode ser dividida em primária e secundária, sendo que a prevenção primária se refere a ações destinadas à redução de exposição a fatores de risco e à prevenção secundária à identificação de lesões pré-clínicas ou pré-cancerígenas em indivíduos aparentemente saudáveis. O rastreamento destina-se a promover prevenção secundária em uma população-alvo.[1]

O rastreamento, termo em português para a palavra *screening*, pode acontecer de maneira oportunística ou organizada. O rastreamento oportunístico acontece quando o indivíduo procura o serviço de saúde por qualquer outro motivo e o profissional de saúde opta por aproveitar a ocasião para realizar o exame de rastreamento. O rastreamento, por meio de programas organizados, entretanto, acontece de maneira contínua e sistemática, com controle de ações e informações, tendo o compromisso de garantir a todos os incluídos no programa a continuidade do processo diagnóstico e o tratamento da doença investigada em caso de detecção.[2]

A Tabela 3.1 apresenta premissas que devem ser cumpridas para que o rastreamento populacional seja justificável, e a Tabela 3.2 ilustra as características que os exames de rastreamento devem ter para que sejam considerados eficazes na proposta de rastreamento.

PARTE I | BASES DA ONCOLOGIA

Tabela 3.1. Características do câncer adequado para rastreamento.

Morbidade e mortalidade elevadas
Possibilidade de prevenção e controle da doença
Processo de saúde-doença bem conhecido, com tratamento disponível para a patologia
Fase-pré-clínica a detectável, com possibilidade de intervenção curativa
Existência de benefícios clínicos e econômicos na detecção pré-clínica da neoplasia
Exame(s) de rastreamento eficaz(es) disponível(eis)

Fonte: International Agency for Research on Cancer (IARC).

Tabela 3.2. Exigências de um teste de rastreamento.

Alta sensibilidade
Baixo custo
Não oferecer riscos
Fácil aplicação
Aplicável para implementação em um grande número de pessoas
Levar ao tratamento precoce e a uma menor mortalidade específica por câncer
Ampla aceitação e adesão da população
Aceitação da comunidade científica e da equipe de saúde

Fonte: International Agency for Research on Cancer (IARC).

A International Agency for Research on Cancer (IARC) (2005) apresenta seis elementos necessários para a implantação de um programa estruturado de rastreamento de base populacional. São eles:

1. Definição de teste de rastreamento, intervalos de realização do exame e faixa etária de rastreamento.
2. Escolha de população a ser rastreada.
3. Equipe responsável pela implementação do programa.
4. Equipe de saúde responsável pelas decisões e cuidado de saúde.
5. Garantia de estrutura de qualidade para o rastreamento.
6. Método de identificação do câncer.[3]

O Ministério da Saúde brasileiro estabelece que a escolha de doenças para a implementação de programas populacionais de rastreamento deve preencher os critérios mencionados acima e apresentar evidência de custo-efetividade.[4]

Serão abordados neste capítulo os quatro tipos de câncer mais propensos ao rastreamento e/ou ao diagnóstico precoce.

➤ Câncer de Colo de Útero

O câncer do colo de útero ou câncer cervical é o terceiro tumor mais frequente na população feminina, atrás do câncer de mama e do colorretal, e a quarta causa de morte de mulheres por câncer no Brasil.

26

O controle do câncer do colo do útero é hoje uma prioridade da agenda de saúde do país e integra o Plano de Ações Estratégicas para o Enfrentamento das Doenças Crônicas Não Transmissíveis (DCNT) no Brasil, lançado pelo Ministério da Saúde em 2011.

O câncer do colo de útero, também chamado de cervical, está associado à infecção persistente por alguns tipos do papilomavírus humano – HPV, porém a infecção genital por esse vírus é muito frequente e não ocasiona o desenvolvimento da doença na maior parte dos casos. A vacinação para o vírus do HPV tende a reduzir a incidência dessa neoplasia.

Outros fatores epidemiológicos, como ser fumante, paridade, uso de contraceptivo oral, início precoce da vida sexual, múltiplos parceiros, doenças sexualmente transmissíveis e doenças autoimunes, estão relacionados à ocorrência da doença.

A maior parte dos cânceres cervicais (80%) é do tipo carcinoma de células escamosas, e apenas 20% são adenocarcinomas. As anormalidades epiteliais têm os graus de neoplasia classificados em NIC (neoplasia intraepitelial cervical). A progressão do câncer cervical é lenta, com taxas de cura próximas a 100% em estádios iniciais. A realização periódica do exame citopatológico continua sendo a estratégia mais amplamente adotada para o rastreamento do câncer do colo de útero e de suas lesões precursoras. Atingir alta cobertura da população definida como alvo é o componente mais importante no âmbito da atenção primária, para que se obtenha significativa redução da incidência e da mortalidade por câncer do colo do útero.

De acordo com as Diretrizes Brasileiras para o Rastreamento do Câncer de Colo de Útero, os dois primeiros exames citopatológicos devem ser realizados com intervalo anual e, se ambos os resultados forem negativos, os próximos devem ser realizados a cada três anos.[5] O exame de rastreamento deve ser realizado em mulheres com idade entre 25 e 64 anos, que já tiveram ou têm atividade sexual. Os exames periódicos devem ser realizados até os 64 anos de idade em mulheres sem história prévia de doença neoplásica pré-invasiva e devem ser interrompidos quando essas mulheres tiverem pelo menos dois exames negativos consecutivos nos últimos cinco anos. Para mulheres com mais de 64 anos de idade e que nunca se submeteram ao exame citopatológico, devem-se realizar dois exames com intervalo de um a três anos. Se ambos os exames forem negativos, essas mulheres podem ser dispensadas de exames adicionais.

➤ Câncer de Mama

É o tipo de câncer mais comum entre as mulheres no mundo e no Brasil, depois do de pele não melanoma, respondendo por cerca de 28% dos casos novos a cada ano. O câncer de mama também acomete homens, porém é raro, representando apenas 1% do total de casos da doença. A ocorrência do câncer de mama entre as mulheres é relativamente rara antes dos 35 anos, e acima dessa idade sua incidência cresce progressivamente, em especial após os 50 anos. Estatísticas indicam aumento da sua incidência tanto nos países desenvolvidos quanto nos em desenvolvimento.

Os principais fatores de risco para a doença são idade avançada da primeira gestação, baixa paridade e amamentação por períodos curtos. Outros fatores de risco para a doença são o uso de álcool, o excesso de peso e a inatividade física após a menopausa. Desse modo, a detecção e tratamento precoces são geralmente considerados os meios mais efetivos para a redução da mortalidade por câncer de mama. Atualmente, de acordo com as Diretrizes Nacionais para Detecção Precoce do Câncer de Mama, a única estratégia de rastreamento recomendada para mulheres que não apresentam alto risco para o desenvolvimento da doença é a mamografia bienal, na faixa etária de 50 a 69 anos, respeitando os valores e preferências de cada mulher.[6] O rastreamento com mamografia em mulheres com menos de 50 anos não é recomendado, assim como não é recomendada a utilização de ressonância nuclear magnética ou ultrassonografia no contexto do rastreamento, seja isoladamente, seja como complemento à mamografia para mulheres que não sejam classificadas como população de alto risco para o câncer de mama.

São descritas como de alto risco mulheres que receberam radiação supradiafragmática para tratamento de linfoma de Hodgkin antes dos 36 anos de idade, que apresentam síndromes genéticas de predisposição do câncer de mama ou que apresentem forte predisposição hereditária para a doença. Existem diversos instrumentos para triagem inicial e classificação de mulheres quanto ao risco para o câncer de mama. Geralmente os critérios considerados para essa avaliação são: história familiar de câncer de mama ou ovário em parentes de primeiro grau; casos de câncer de mama antes dos 50 anos; caso de câncer de mama e ovário em um mesmo familiar; câncer de mama bilateral; caso de câncer de mama em homem; e ancestralidade judaica asquenaze.

O Colégio Brasileiro de Radiologia e Diagnóstico por Imagem, a Sociedade Brasileira de Mastologia e a Federação Brasileira das Associações de Ginecologia e Obstetrícia recomendam que mulheres de alto risco, com mutação dos genes BRCA1 ou BRCA2, ou com parentes de primeiro grau com mutação provada, realizem o rastreamento anual com mamografia a partir dos 30 anos de idade e com ressonância anual a partir dos 25 anos. Mulheres com risco maior que 20% de desenvolvimento do tumor, calculado por modelos matemáticos baseados na história familiar, devem realizar rastreamento anual com mamografia iniciando dez anos antes da idade do diagnóstico do parente mais jovem (não antes dos 30 anos) e rastreamento anual com ressonância magnética iniciando dez anos antes da idade do diagnóstico do parente mais jovem (não antes dos 25 anos).[7]

Já mulheres com história de terem sido submetidas a irradiação no tórax entre os dez e os 30 anos de idade devem realizar rastreamento anual com mamografia a partir do oitavo ano após o tratamento radioterápico (não antes dos 30 anos) e com ressonância magnética a partir do oitavo ano após o tratamento radioterápico (não antes dos 25 anos).[7]

➤ Câncer Colorretal (CCR)

O câncer colorretal (CCR) é um problema de saúde pública mundial, devido às suas altas taxas de incidência e mortalidade.[8] Diversos fatores relacionados à história natural do CCR favorecem o rastreamento populacional de maneira organizada, como a via clássica da carcinogênese do CCR esporádico, com a evolução do adenoma para o câncer em tempo total de transformação de dez anos, a alta incidência e mortalidade elevada desse tipo de tumor.[9,10]

Os indivíduos podem ser assim classificados de acordo com o risco para o desenvolvimento do CCr:

- **Baixo risco:** indivíduos com idade inferior a 50 anos e sem história familiar de CCR.
- **Médio risco:** indivíduos com idade igual ou maior que 50 anos, sem outro fator de risco.
- **Risco moderado:** indivíduos com história familiar de câncer colorretal em um ou mais parentes de primeiro grau, história pessoal de pólipo maior do que 1 cm ou múltiplos pólipos de qualquer tamanho, e indivíduos com antecedente pessoal de câncer colorretal tratado com intenção curativa.
- **Alto risco:** indivíduos com história familiar de polipose adenomatosa familiar (PAF) ou critérios clínicos ou moleculares para câncer colorretal hereditário sem polipose (HNPCC), ou com diagnóstico de doença inflamatória intestinal.
- Aproximadamente 75% dos cânceres de intestino ocorrem em indivíduos com médio risco para o desenvolvimento do CCR.[11]

A colonoscopia é considerada o método mais eficaz para rastreamento, detecção precoce e prevenção secundária de câncer colorretal, tanto por sua capacidade de remoção de pólipos como pela detecção de casos precoces de CCR. Entretanto, tal exame é mais invasivo e apresenta maior custo que exames de pesquisa de sangue oculto nas fezes (PSO), além de requerer preparo intestinal e sedação, fatores que dificultam seu emprego em larga escala.[12] A principal estratégia de rastreamento populacional para o câncer de cólon e reto é a utilização da pesquisa de sangue oculto nas fezes em população de médio risco, uma vez que se trata de um exame não invasivo, de baixo custo e baixa complexidade.

O serviço de prevenção norte-americano (US-PSTF) recomenda que o rastreamento de indivíduos assintomáticos entre 50 e 75 anos (baixo risco) aconteça de acordo com alguma das estratégias de detecção referidas a seguir:

1. Teste de sangue oculto nas fezes realizado anualmente e colonoscopia em caso de positividade do teste de sangue oculto.
2. Teste de sangue oculto nas fezes a cada três anos, acompanhado de retossigmoidoscopia a cada cinco anos, com realização de colonoscopia em caso de positividade do teste de sangue oculto.
3. Colonoscopia a cada dez anos.[13]

A existência de programa de rastreamento nacional, com recomendação de realização de pesquisa de sangue oculto nas fezes em população assintomática entre 50 e 75 anos, seguida de colonoscopia nos casos positivos, já é realidade em diversos países como Austrália, França, Inglaterra, Finlândia, Dinamarca e Holanda. No Brasil, apesar de o CCR ser a terceira neoplasia mais incidente, não possuímos um programa nacional de rastreamento, já que tal política não é considerado custo-efetiva no contexto brasileiro. O Ministério da Saúde recomenda que a estratégia de diagnóstico precoce seja implementada, com ampla divulgação dos sinais de alerta para a população e profissionais de saúde, acesso imediato aos procedimentos de diagnóstico dos casos suspeitos e acesso ao tratamento adequado e oportuno.

A recomendação para indivíduos com parentes de primeiro grau com CCR é que iniciem o rastreamento dez anos antes da idade do surgimento do caso mais jovem na família. É recomendável que pessoas com história familiar de câncer e história prévia de neoplasia, principalmente de útero, ovário e mama, sejam submetidas à colonoscopia.

➤ Câncer de Próstata

Apesar da alta incidência do câncer de próstata, ocupando o primeiro lugar em incidência no Brasil, o rastreamento e a detecção precoce dessa neoplasia ainda são assuntos complexos e controversos.

A National Comprehensive Cancer Network (NCCN), em seu manual de detecção precoce do câncer de próstata, enfatiza que, embora esse tipo de tumor seja aquele com maiores taxas de mortalidade nos EUA, a detecção precoce dessa neoplasia ocasiona altas taxas de detecção de tumores indolentes, que não causariam prejuízos se não detectados e tratados, levando a tratamentos agressivos e de alta morbidade a homens que não teriam benefícios clínicos no tratamento dessa neoplasia. Apesar disso, essa organização defende o rastreamento de grupos específicos, de acordo com estudos clínicos randomizados que encontraram redução de mortalidade câncer especifica em homens submetidos ao rastreamento com de PSA (sigla em inglês de antígeno prostático específico).[14]

O serviço de prevenção norte-americano (US-PSTF) é contra o rastreamento de rotina com o teste de PSA, e estabelece as seguintes recomendações:

1. Contraindicado o rastreamento para o câncer de próstata em indivíduos com idade ≥70 anos.

2. Decisão individualizada para rastreamento de indivíduos entre 55 a 69 anos, com esclarecimento aos pacientes dos possíveis benefícios e prejuízos do rastreamento com o PSA. O US-PSTF não estabelece recomendações de rastreamento para indivíduos com idade < 55 anos.

A recomendação da NCCN é que o rastreamento com exame de PSA associado a exames de toque retal seja realizado a cada dois a quatro anos para homens com idade entre 45 e 75 anos, com PSA prévio abaixo de 1 ng/mL. Para homens com PSA de 1 a 3 ng/mL, a recomendação é de realização de teste de PSA com intervalos de um a dois anos. O grupo recomenda ainda que biopsia seja considerada para homens entre 45 a 75 anos com PSA sérico > 3,0 ng/mL em exames repetidos, porém ressalta que a decisão da biópsia não deve ser guiada apenas pelo PSA, mas por variáveis clínicas como idade, história familiar, raça, estado de saúde e preferência do paciente.

No Brasil, o rastreamento populacional para o câncer de próstata não é recomendado, baseando-se na ausência de evidências da efetividade das modalidades terapêuticas propostas para o câncer em estádios iniciais e do risco de seus efeitos adversos.

➤ A Importância do Enfermeiro no Contexto do Rastreamento

O enfermeiro tem papel importante no contexto de saúde pública brasileira, devendo ser incluído na estruturação de programas de rastreamento em massa, já que possui conhecimento técnico científico e preparo para promover educação em saúde. A exemplo de estudos realizados em outros países subdesenvolvidos, a inclusão de profissionais de enfermagem em ações educativas e de divulgação relacionadas ao câncer pode contribuir para maior adesão e efetividade do rastreamento de neoplasias.[15]

➤ Diagnóstico do Câncer

Exames para diagnóstico e estadiamento

O diagnóstico oncológico deve ser guiado por anamnese e exame clínico cuidadoso. A confirmação do diagnóstico oncológico é obtida por exames de imagem e exames anatomopatológicos.

O estadiamento da doença é fundamental para avaliar a extensão da doença, planejar o tratamento, avaliar o prognóstico, monitorar o tumor e a eficácia do tratamento, além de ser essencial para uniformização de condutas, troca de informações entre centros e avaliação de estudos clínicos em oncologia.

O estadiamento oncológico no momento do diagnóstico depende não apenas da extensão do tumor, mas também do diagnóstico histológico do câncer.

O estadiamento de tumores sólidos é realizado de acordo com o sistema de classificação TNM, no qual:

T – Extensão do tumor primário (T0, T1, T2, T3, T4).
N – Ausência ou presença e a extensão de metástase em linfonodos regionais (N0, N1, N2, N3).
M – Ausência ou presença de metástase a distância (M0, M1).

O sistema de classificação TNM foi desenvolvido entre os anos de 1943 e 1952. Esse sistema de padronização é pautado em consensos internacionais e em altos níveis de evidencias científicas, e sua atualização é coordenada pelo American Joint Committee on Cancer (AJCC). A classificação é específica para cada tipo de tumor de acordo com a histologia e a localização. O manual de estadiamento publicado mais recentemente pela AJCC é a 8ª edição, datado do ano de 2017.[16]

Os exames mais utilizados para diagnóstico e estadiamento do câncer são:

Radiografia

A radiografia convencional, conhecida como raio X, representa um exame simples, restrito e limitado no contexto oncológico. Permite avaliação tanto primária quanto secundária dos achados cancerígenos.

Utilizada para avaliação e detecção de tumor ósseo e pulmonar, permite visualizar achados como: destruição óssea, tumores pulmonares, envolvimento mediastinal e extensão de neoplasias do sistema digestório.

Os achados suspeitos ao raio X necessitam de melhor investigação quando são sugestivos de malignidade. Deve-se, portanto, adotar métodos diagnósticos mais complexos e detalhados para confirmar diagnósticos oncológicos.[17,18]

Mamografia e complementos mamográficos

A mamografia é o exame radiológico utilizado para detecção primária de lesões mamárias não palpáveis, além de orientar biópsias percutâneas e propiciar a localização de lesões no pré-operatório. Evidências demonstram benefícios na realização desse exame, com redução em torno de 25% a 30% do número de mortes causadas pelo câncer de mama. Bem aceita pela população, a mamografia tem contribuído para a detecção e o controle de modo ainda insubstituível.

O exame consiste em uma radiografia dos tecidos moles das mamas e é feito em dois planos: oblíquo e craniocaudal. Permite a detecção de lesões expansivas com ou sem espículas, microcalcificações e distorções do parênquima, que são típicas do câncer de mama.[10] Além dessas, outras imagens são dignas de atenção. Os achados suspeitos de uma mamografia geralmente incluem a presença de um tumor ou suas combinações, calcificações, distorção de arquitetura, densidade assimétrica, alterações cutâneas e de mamilo e, eventualmente, aumento de gânglios na região axilar. Diante da diversidade dos achados radiológicos que a mamografia oferece, o American College of Radiology elaborou uma padronização, denominada BI-RADS (*Breast Imaging Reporting and Data System*), que permite a classificação e determina condutas de acordo com esses achados (Tabela 3.3).

Apesar de sua comprovada eficácia na detecção precoce do câncer de mama, a mamografia em mamas densas não apresenta sensibilidade eficaz para um diagnóstico preciso, portanto ou-

Tabela 3.3. Categoria BI-RADS.

0	Caracterização da alteração está incompleta. Necessária complementação diagnóstica
1	Nenhuma evidência mamográfica sugestiva de malignidade
2	Evidência mamográfica benigna
3	Presença de achados provavelmente benignos
4*	Anormalidade suspeita para a qual a biópsia deveria ser considerada*
4A	Achados que necessitam de intervenção, mas com baixa suspeição de malignidade; histologia maligna não é esperada e o seguimento em seis meses ou de rotina após a biópsia ou citologia benigna é adequado
4B	Lesões com suspeição intermediária para malignidade; os achados nesta categoria requerem criteriosa correlação anatomorradiológica, e o seguimento de resultados benignos na biópsia dessas lesões depende dessa correlação
4C	Achados com moderada suspeição, mas não clássicos, como na categoria 5, para malignidade. Quando já há uma biópsia indicando que a lesão é um câncer
5	Achados altamente sugestivos de malignidade
6	Biópsia indica que a lesão é um câncer

*A categoria 4 refere-se a uma anormalidade suspeita para a qual a biópsia deveria ser considerada e pode ser subdividida em A, B e C.

Fonte: International Agency for Research on Cancer (IARC).

tros meios são indicados para rastrear e avaliar esse tipo de mama, sendo a ultrassonografia e a ressonância magnética os métodos de escolha para investigação adicional.

Outros métodos paralelos aos de imagem são de suma importância para o complemento do diagnóstico do câncer. O exame histológico não é descartado e continua sendo necessário nos achados suspeitos de anormalidade mamográfica, tornando-se obrigatório o estudo anatomopatológico, que pode ser feito mediante coleta de material, podendo ser adquirido e orientado por ultrassonografia e estereotaxia.[17,18]

Tomografia computadorizada

A tomografia computadorizada (TC) é um exame de grande utilidade para o diagnóstico e orientação do tratamento dos pacientes com câncer, já que possui capacidade de avaliar com qualidade múltiplas estruturas e órgãos, apresentando altas sensibilidade e especificidade. É o método de escolha no estadiamento de linfoma, neoplasias de cabeça e pescoço, pulmão, mediastino, fígado, pâncreas, rins, bexiga e tubo digestivo. Exerce papel auxiliar no estadiamento de neoplasias uterinas, ovarianas e prostáticas.[17,18]

O exame baseia-se na emissão de um feixe estreito de raios X que varre uma área do corpo e é gravado não em filme, mas em um detector de radiação, na forma de um padrão de impulsos elétricos. Os dados de muitas varreduras são integrados por um computador, que usa os números de absorção da radiação para avaliar a densidade dos tecidos em milhares de pontos, possibilitando uma avaliação em formato 3D. Vários avanços ocorreram nestas últimas décadas, como a digitação helicoidal e multislice, que melhoraram a qualidade da imagem, propiciando melhor detecção de lesões antes não diagnosticadas, além de reduzir os artefatos provocados pelos movimentos respiratórios. Recentemente, tornou-se possível a realização de exames endoscópicos como colonoscopia, cistoscopia e endoscopia traqueobrônquica virtual, que permitem uma visualização minuciosa com dados precisos e com menos desconforto ao paciente.[13]

A aplicação dos exames de tomografia no contexto oncológico é ampla, e vai desde a avaliação inicial da massa tumoral e seu estadiamento até um planejamento do tratamento radioterápico. A utilização dessa técnica para guiar biópsias pulmonares, ósseas, hepáticas, pancreáticas, renais e adrenais também é amplamente difundida. Além disso, a tomografia é de extrema importância no contexto pós-operatório e de tratamento, já que é utilizada para guiar drenagem de coleções, para colocação de drenos e cateteres, bem como para desobstruir órgãos invadidos e comprimidos por grandes massas tumorais.

Tomografia por emissão de pósitrons (PET)

Esta técnica permite avaliar as características metabólicas ou funcionais do tumor, enquanto imagens convencionais (TC e RMN) avaliam aspectos anatômicos e morfológicos do tumor, como tamanho, forma e densidade. As lesões são identificadas precocemente, pois as alterações de caráter funcional são detectadas por meio da diferença da atividade metabólica tumoral em relação ao tecido normal adjacente. Essa técnica não utiliza contrastes, mas sim um marcador, que é administrado por via endovenosa e biodistribuído no organismo.

A maior concentração e transporte do radiofármaco F-flúor-deoxi-2-glicose (FDG) para o interior de células tumorais quando comparado ao tecido normal acontecem devido à grande atividade molecular cancerígena e ao alto potencial de proliferação celular dessas células. A intensidade da captação (SUV – *Standard Uptake Value*) é então calculada pela concentração tecidual do radiofármaco (MB/g) dividido pela razão: dose injetada (MB)/peso corpo em gramas. O SUV máximo é calculado em regiões de interesse (ROI), e a atividade metabólica máxima representa biologicamente o volume total de tumor.

Com o objetivo de propiciar maior detalhamento anatômico e proporcionar as vantagens das imagens metabólicas e anatômicas em um mesmo estudo, a PET é acoplada ao equipamento de tomografia (TC).

Atualmente a PET-CT é utilizada tanto no estadiamento como para a avaliação de resposta e seguimento de diversos tumores como nos tumores estromais (GIST), melanomas, carcinomas mamários, tumores de cabeça e pescoço, linfomas, melanomas, neoplasias endócrinas e musculoesqueléticas (Tabela 3.4).[19,20]

Tabela 3.4. Aplicações oncológicas da PET.

Distinguir entre tumores benignos e malignos quando as imagens anatômicas são duvidosas e quando existe contraindicação relativa à biópsia
Identificar um tumor primário desconhecido em pacientes com doença metastática
Estabelecer o grau de malignidade de um tumor
Definir o cenário para a doença recorrente ou residual
Verificar o estágio da doença no diagnóstico e na recidiva (reestadiamento)
Avaliar resposta à terapia

Fonte: Alonso, 2006.[20]

Ressonância magnética

Ressonância nuclear magnética (RNM) ou ressonância magnética (RM) é o exame realizado num campo magnético e produz imagens de cortes finos de tecidos, sem a utilização de radiação ionizante. Permite a visualização da anatomia em múltiplos planos.

Envolve na sua realização uma observação baseada em T1 e T2, que são as sequências utilizadas na aquisição de imagens. As imagens ponderadas em T1 mostram melhor a anatomia de partes moles e gorduras, e as ponderadas em T2 mostram melhor as condições patológicas e líquidos (processos inflamatórios e neoplásicos). Ambas são complementares e igualmente importantes para a caracterização da patologia.

A RM permite o diagnóstico diferencial pela avaliação da lesão por meio das imagens adquiridas após a injeção do contraste paramagnético. O agente paramagnético mais comumente utilizado é o gadolínio, que é empregado como marcador de quebra da barreira hematoencefálica e possui grande capacidade de diferenciar tecido tumoral e edema, além de apresentar menores relatos de reações adversas quando comparado ao contraste iodado utilizado na tomografia, permitindo a imagem precisa dos tecidos envoltos por células cancerígenas.

As lesões malignas apresentam-se geralmente impregnadas pelo contraste, por causa da angiogênese da célula neoplásica.

A avaliação anatômica da RNM possibilita estudos funcionais que consistem na avaliação de eventos fisiológicos relacionados à perfusão tecidual. A obtenção de imagens baseadas na taxa metabólica, a espectroscopia, possibilita inferir o estado metabólito dos tecidos e, dessa maneira, diferenciar um tumor ativo de uma fibrose/necrose tumoral.[17,18]

Entre as principais aplicações da ressonância magnética estão o diagnóstico primário e o diagnóstico de metástase de tumores dos sistemas nervoso central e musculoesquelético e tumores pélvicos (reto, próstata, bexiga, colo uterino, endométrio).

Com relação à ressonância magnética de mama, os primeiros estudos não demonstraram evidências significativas na diferenciação entre o tumor benigno e o maligno. Após alguns anos, com a introdução do meio de contraste, esse exame permitiu visualizar com destaque as lesões malignas. Atualmente, muitas indicações têm sido observadas e avaliadas. Em geral, elas baseiam-se principalmente na sua elevada sensibilidade para a detecção do câncer de mama, inclusive de lesões ocultas ao exame físico e aos métodos convencionais (mamografia e ultrassonografia). A ressonância magnética das mamas tem sido investigada no rastreamento de mulheres com alto risco para o câncer de mama; no rastreamento da mama contralateral em mulheres com diagnóstico de câncer de mama para pesquisa de neoplasias sincrônicas; na procura da lesão primária oculta em pacientes com metástases axilares; na caracterização de achados duvidosos na mamografia ou na ultrassonografia; para determinar a extensão local do câncer de mama; para verificar a presença e a extensão de doença residual, especialmente quando margem cirúrgica é positiva no exame histológico; para avaliar a resposta à quimioterapia neoadjuvante; na diferenciação entre cicatriz cirúrgica e recorrência tumoral nas pacientes previamente tratadas por câncer de mama; na avaliação da integridade dos implantes mamários.

A ressonância magnética no contexto do câncer de mama não deve ser empregada como critério para se indicar ou não a investigação histológica de lesões suspeitas por critérios clínicos, mamográficos ou ultrassonográficos. Também não há estudos que forneçam base científica para o seu uso no rastreamento do câncer de mama em mulheres que não possuem alto risco para a doença.[17,18]

Ultrassonografia

A ultrassonografia compreende uma modalidade de baixo custo, boa aceitação populacional, não utiliza radiação ionizante e descarta a necessidade de preparos longos e desgastantes ao paciente. Sua contribuição na oncologia está em sua habilidade de avaliar grande quantidade de órgãos sólidos, tanto superficiais como profundos.

Esse exame tem a capacidade de auxiliar no diagnóstico de malignidade por detectar massas ou lesões, definir a natureza das lesões e estimar a extensão da lesão.

Entre os órgãos superficiais que podem ser avaliados com boa sensibilidade e exatidão por esse exame estão: tireoide, paratireoide, mama, testículo e vasos periféricos. No que se refere a tumores profundos que apresentam boa sensibilidade na avaliação por USG, podemos citar algumas estruturas abdominais como: fígado, sistema biliar, rins, pâncreas e baço, além de órgãos da região pélvica, como próstata, bexiga, útero, trompas e ovários. Os resultados desse exame são menos favoráveis para a avaliação de tumores de retroperitônio, glândulas adrenais e intestino, além de serem dificultados em pacientes muito obesos ou com grande distensão abdominal gasosa. Estruturas ósseas e pulmonares não são bem avaliadas por esse método.

Para avaliação da mama, a USG é considerada exame complementar à mamografia, já que é capaz de distinguir lesões císticas de sólidas, além de contribuir na diferenciação de lesões malignas e benignas.

As principais e potenciais indicações da ultrassonografia nas mamas são: diferenciar e caracterizar nódulos sólidos e cistos identificados pela mamografia ou pelo exame clínico; orientar procedimentos intervencionistas na mama como, por exemplo, punção aspirativa com agulha fina (PAAF) e biópsia percutânea com agulha grossa (*core biopsy*); avaliar pacientes jovens, gestantes ou lactantes com alterações clínicas na mama; pesquisar abscessos nas mastites; avaliar nódulos palpáveis em mamas radiologicamente densas; analisar implantes mamários; estadiar locorregionalmente o câncer de mama; caracterizar assimetrias focais que podem corresponder a nódulos; avaliar a resposta à quimioterapia neoadjuvante; suplementar a mamografia no rastreamento do câncer de mama em mulheres com mamas radiologicamente densas.[17,18]

O modo doppler disponível nessa modalidade tem a finalidade de visualizar o fluxo sanguíneo existente e é o método de escolha para a avaliação de dor/intumescimento dos membros, com sensibilidade de 95% a 98%.

Outra utilidade importante dessa modalidade de exame nos grandes centros oncológicos é a USG intraoperatória, que consiste no uso de um transdutor diretamente no órgão a ser examinado, eliminando artefatos e apresentando maiores sensibilidade e precisão.

A ultrassonografia endocavitária (transvaginal e transretal) possibilitou um estudo mais minucioso e detalhado de locais como: útero, ovário e próstata, mostrando vantagens à avaliação pélvica e transabdominal, sendo atualmente bastante utilizada.

O fato de os aparelhos de USG serem compactos, facilmente transportáveis e utilizados em diversos contextos nos diagnósticos oncológicos faz dela uma modalidade efetiva e amplamente utilizada nos centros oncológicos.

Radiologia intervencionista

A radiologia intervencionista atua como modalidade usual na prática diagnóstica e terapêutica do câncer por meio da realização de procedimentos minimamente invasivos.

A intervenção diagnóstica permite a realização de procedimentos como biópsia guiada por tomografia e/ou ultrassonografia para coleta de material de maneira precisa, sem atingir tecidos adjacentes.

Diferentes tipos de câncer são tratáveis com técnicas terapêuticas intervencionistas, incluindo os cânceres de fígado, pulmão, mama, rins, coluna, colorretal e próstata, com procedimentos como ablação por radiofrequência, termoablação, crioablação, embolização, colocação de *stents* e quimioembolização (aplicação de quimioterápico e agente embolizante diretamente sobre o tumor).

Algumas complicações relacionadas ao câncer também podem ser tratadas pela radiologia intervencionista, como os casos de procedimentos para o controle da dor, drenagem de órgão obstruído por tumor, drenagem de coleções e vertebroplastia.

Com o auxílio da fluoroscopia, essa modalidade contribui para o tratamento quimioterápico por meio do implante de cateter (*port-a-cath*) em pacientes oncológicos sem condições de acesso venoso.[17,18]

Cintilografia óssea

A cintilografia óssea é um exame com alta sensibilidade em detectar doença óssea precoce, de caráter tanto primário como metastático, realizando avaliação rápida de todo o esqueleto, com baixas doses de radiação. A complementação de achados positivos no exame de cintilografia deve ser realizada com estudos radiológicos localizados, como RX, TC e RM, que, apesar de menos sensíveis, apresentam maior especificidade que a cintilografia.

A sensibilidade da cintilografia óssea é superior à do RX de esqueleto no estadiamento e acompanhamento de pacientes com suspeita de metástases ósseas (95% × 70%). É indicada nos tumores com alta prevalência de metástase óssea (por exemplo: carcinoma de próstata, mama ou pulmão), em pacientes com metástases extraósseas ou alterações bioquímicas sugestivas. A cintilografia é também indicada no estadiamento a distância e na avaliação de recidiva local de tumores ósseos primários (osteossarcoma, sarcoma de Ewing), assim como método auxiliar na caracterização de tumores ósseos benignos. Os radiofármacos utilizados são MDP, HDP e HEDP, sempre marcados com o isótopo 99m Tc (tecnécio). Como os radiofármacos distribuem-se sistemicamente, um estudo único permite a avaliação focada em partes específicas ou a avaliação de todos os ossos do esqueleto.[17,18]

O significado dos achados cintilográficos é dado pelo contexto clínico, e não apenas pela imagem, já que a hiperconcentração pode ser interpretada como alta probabilidade de metástase ou como alteração benigna, uma vez que todo processo de remodelação óssea, seja ele por fratura ou osteoporose, produz imagens de hiperconcentração em exames de cintilografia.

As aplicações oncológicas desse método incluem ainda a avaliação de próteses metálicas, presença de osteomielite, avaliação da viabilidade de enxertos ósseos e patologias osteoarticulares associadas.

Esse método de imagem pode trazer benefícios sempre que houver informação útil agregada, implicando modificações na conduta terapêutica e/ou estabelecendo indicadores prognósticos.

Colonoscopia

A colonoscopia é considerada o método mais eficaz para rastreamento, detecção precoce e prevenção secundária de câncer colorretal, tanto por sua capacidade de remoção de pólipos como por detectar casos precoces de CCR. O exame consiste na visualização do revestimento interno do intestino grosso utilizando-se um aparelho flexível denominado colonoscópio.

Estudos demonstram redução nas taxas de mortalidade e incidência de câncer em populações rastreadas com colonoscopias e submetidas a polipectomias em casos de adenomas, quando comparadas a grupos não rastreados.[9]

Os índices de complicações relacionadas ao exame de colonoscopia são baixos, entretanto tal exame é mais invasivo e apresenta maior custo que exames de pesquisa de sangue oculto nas fezes (PSO), além de requerer preparo intestinal e sedação, fatores que dificultam seu emprego em larga escala.[12] Para realização do exame, é necessário preparo minucioso feito com dieta sem fibras e com uso de laxativos, para que haja eliminação completa do resíduo intestinal.

Endoscopia digestiva alta (EDA)

É um exame para avaliação do tubo digestivo – esôfago, estômago e primeira porção do intestino delgado: duodeno.

A EDA é o exame de escolha para avaliar sintomas como dor, náusea, vômitos, dificuldades digestivas ou de deglutição. Trata-se do exame mais adequado para detectar causas de sangramento digestivo alto e é mais sensível que exames de raio X na detecção de inflamação, ulceras e tumores de esôfago, estômago e duodeno.

Sua realização é feita com a utilização de um tubo flexível de fibra óptica que permite avaliação visual das lesões e coleta de fragmentos para a realização de biópsias. O exame é realizado sob sedação e com anestesia da garganta, para diminuir o desconforto.

A EDA pode acoplar o recurso da ultrassonografia, permitindo, com a ultrassonografia endoscópica, avaliar o comprometimento da parede gástrica e a propagação das células cancerosas para órgãos próximos e nódulos linfáticos. O ultrassom endoscópico também pode auxiliar o estadiamento oncológico e o diagnóstico do câncer de pâncreas e ducto biliar.

➤ Marcadores Tumorais

Biomarcadores podem ser definidos como indicadores objetivos de condições de normalidade ou anormalidade, bem como condições de doença ou resposta a tratamentos. Os biomarcadores podem ser prognósticos ou preditivos. Os biomarcadores prognósticos permitem selecionar pacientes de alto risco para recorrência de doenças ou com risco de rápido crescimento tumoral e ajudam no direcionamento de condutas e escolha de tratamentos. Já os biomarcadores preditivos retratam a resposta dos pacientes ao tratamento.[21]

Os biomarcadores podem ser genéticos, epigenéticos, proteicos ou alterações celulares que são inerentes às células cancerígenas.

Marcadores tumorais são usados rotineiramente na prática clínica e podem ser detectados no sangue, na urina, em tecidos e em outros líquidos biológicos. Os marcadores podem ser analisados nas etapas de diagnóstico, estadiamento, determinação de prognóstico, avaliação de resposta ao tratamento e detecção de recidiva tumoral no período pós-operatório. É importante lembrar que o valor alterado do marcador tumoral não pode ser utilizado isoladamente para diagnóstico de qualquer tipo de câncer já que a sensibilidade para diagnóstico dos marcadores atuais tem se revelado inferior a 50%, inviabilizando tais métodos para finalidades diagnósticas ou de rastreamento.

Destacamos a seguir os principais marcadores tumorais disponíveis para os sítios primários mais incidentes no Brasil.

Marcadores tumorais do câncer de próstata

PSA (antígeno prostático específico) é uma glicoproteína produzida pelas células epiteliais dos ductos e ácinos da glândula prostática, e, embora confinado no plasma seminal , atinge também a circulação sanguínea por mecanismos não conhecidos. É importante ressaltar que este não é um marcador câncer específico, portanto pode mostrar-se alterado em situações de infecção, trauma, ejaculação, manipulação e outras doenças prostáticas. A NCCN recomenda associação de toque retal realizado por um profissional a exames de PSA alterados, para direcionamento de conduta diagnóstica. O valor de referência para este exame é de 4 mg/mL, mas apenas 30 a 35% dos homens com PSA entre 4 e 10 ng/mL apresentam neoplasia prostática. Valores de PSA sérico maiores que 10 ng/mL conferem mais de 67% de probabilidade de biópsias detectando neoplasia prostática, segundo estudos.

Marcadores tumorais para câncer gastrintestinal

- CEA (antígeno carcinoembrionário) – É uma glicoproteína muito utilizada como marcador tumoral sérico para neoplasias gastrintestinais. Essa glicoproteína atua como mediador de adesão das células cancerígenas e encontra-se superexpressa em 60% dos tumores gástricos, pulmonares e pancreáticos e em mais de 90% dos tumores colorretais. A sensibilidade e especificidade desse exame não são elevadas em estádios iniciais da doença, não sendo, portanto, utilizados para rastreamento, mas sim para avaliação do prognóstico, já que existe forte correlação entre o volume de doença e o prognóstico.

A Sociedade Americana de Oncologia Clínica (ASCO) recomenda a dosagem do CEA pré-tratamento cirúrgico para planejamento e no período de seguimento para avaliação do prognóstico.

- CA-19-9 (antígeno do câncer 19-9) – Também é uma glicoproteína e é utilizado primeiramente detectar resposta a terapia e recorrência em pacientes com tumores pancreáticos, gástricos e intestinais. O valor elevado do CA 19-9 no pré-operatório está fortemente associado à presença de doença irressecável.

Marcadores tumorais do câncer de mama

- CA 15-3 (antígeno do câncer 15-3) – É uma glicoproteína que pode ser encontrada em pacientes tanto com câncer de mama como em outros cânceres ou doença benigna de mama. Tem maiores sensibilidade e especificidade que o CEA para avaliação do tratamento e monitoramento dos pacientes. Um aumento de 25% na concentração desse marcador correlaciona-se à progressão da doença em 90% dos casos, porém existe uma variação na elevação do CA 15-3, de acordo com o estadiamento do tumor.
- CA 27-29 (antígeno do câncer 27-29) – É uma glicoproteína sem sensibilidade e/ou especificidade para ser usada como método diagnóstico em câncer de mama, porém pode ser utilizada como seguimento, podendo predizer precocemente sua recidiva.

- CEA – A elevação do nível do CEA em câncer de mama está, geralmente, relacionada a doença metastática, pois não apresenta alteração nos estádios iniciais da doença.[22]

A Tabela 3.5 resume os marcadores tumorais mais usados e sua aplicação.

Tabela 3.5. Marcadores tumorais e sua aplicação.

Marcador	Principal indicação
Alfafetoproteína	Hepatocelular e células germinativas (não seminoma)
ACTH	Pulmonar (pequenas células)
CEA	Colorretal, gastrintestinal, pancreático, pulmonar, mama
βHCG	Células germinativas
β2-microglobulina	Mieloma múltiplo, linfoma células B, LLC
BTA Stat	Bexiga
CA 125	Ovário, endométrio
CA 15-3	Mama, ovário
CA 19-9	Pâncreas, gastrintestinal, fígado
CA 19-5	Gastrintestinal, pâncreas, ovário
CA 27-29	Mama
CA 72-4	Ovário, mama, gastrintestinal, cólon
Calcitonina	Tireoide (medular)
Creatinoquinase BB	Próstata, pulmão, cólon, ovário
CYFRA 21-1	Pulmão (não pequenas células)
Enolase neurônio-específica	Pulmão (pequenas células) e tumores neuroendócrinos
DU-PAN-2	Pâncreas, ovário, gastrintestinal, pulmonar
DHL	Leucemia linfoblástica, fígado
Imunoglobulina	Mieloma múltiplo
NMP22	Bexiga
PAP	Próstata
PSA	Próstata
Tireoglobulina	Tireoide (diferenciado)

Fonte: União Internacional Contra o Câncer (UICC).

➤ Referências

1. [WHO] World Health Organization. Cancer control: knowledge into action: who guide for effective programmes: module 3: early detection. Geneva: WHO; 2007b.
2. Ministério da Saúde. Instituto Nacional do Câncer. Ações de enfermagem para o controle do câncer: uma proposta de integração ensino-serviço. Instituto Nacional do Câncer. Rio de Janeiro: INCA; 2008. Ações de prevenção secundária no controle do câncer; p.182-4.
3. Ministério da Saúde. Secretaria de Atenção à Saúde. Departamento de Atenção Básica. Rastreamento. 2010. p.11-30. Disponível em: URL:http://bvsms.saude.gov.br/bvs/publicacoes/caderno_atencao_primaria_29_rastreamento.pdf. Acesso em: 22 jan 2017.

4. [IARC] International Agency for Research on Cancer, World Health Organization. IARC Working Group on the Evaluation of Cancer-Preventive Strategies, ed. IARC Handbooks of Cancer Prevention. Volume 10. Lyon, France: IARC Press; 2005. p.117-62. Disponível em: http://www.iarc.fr/en/publications/pdfs-online/prev/handbook10/handbook10-chap5.pdf

5. Diretrizes Brasileiras para o Rastreamento do Câncer do Colo de Útero / Instituto Nacional de Câncer José Alencar Gomes da Silva. Coordenação de Prevenção e Vigilância. Divisão de Detecção Precoce e Apoio à Organização de Rede. – 2. ed. rev. atual. – Rio de Janeiro: INCA, 2016.

6. Migowski A, Stein AT, Ferreira CBT, Ferreira DMTP, Nadanovsky P. Diretrizes para detecção precoce do câncer de mama no Brasil.I – Métodos de elaboração. Cad Saúde Pública 2018.

7. Urban LABD, Chala LF, Bauab SP, Schaefer MB, Santos RP, Maranhão NMA, Kefalas AL, Kalaf JM, Ferreira CAP, Canella EO, Peixoto JE, Amorim HLE, Camargo Junior HSA. Recomendações do Colégio Brasileiro de Radiologia e Diagnóstico por Imagem, da Sociedade Brasileira de Mastologia e da Federação Brasileira das Associações de Ginecologia e Obstetrícia para o rastreamento do câncer de mama. Radiol Bras. 2017 Jul/ Ago;50(4):244–249.

8. Ferlay J, Soerjomataram I, Ervik M, et al Zauber AG, Winawer SJ, O'Brien MJ, et al. Colonoscopic polypectomy and long-term prevention of colorectal-cancer deaths. N Engl J Med 2012; 366:687-96.

9. Zauber AG, Winawer SJ, O'Brien MJ, et al. Colonoscopic polypectomy and long-term prevention of colorectal-cancer deaths. N Engl J Med 2012; 366:687-96.

10. Conteduca V, Sansonno D, Russi S, et al. Precancerous colorectal lesions (Review). Int J Oncol 2013; 43:973-84.

11. Tinmouth J, Vella ET, Baxter NN, et al. Colorectal cancer screening in average risk populations: evidence summary. Can J Gastroenterol Hepatol 2016; 2016:2878149.

12. Lin JS, Piper MA, Perdue LA, et al. Screening for Colorectal Cancer: Updated Evidence Report and Systematic Review for the US Preventive Services Task Force. JAMA 2016; 315:2576-94.

13. Bibbins-Domingo K, Grossman DC, Curry SJ, et al. Screening for Colorectal Cancer: US Preventive Services Task Force Recommendation Statement. JAMA 2016; 315:2564-75.

14. National Comprehensive Cancer Network.Prostate Cancer Early Detection.2018.Disponível em: https://www.nccn.org/professionals/physician_gls/pdf/prostate_detection.pdf. Acesso em: 10 agost 2018.

15. Khuhaprema T, Sangrajrang S, Lalitwongsa S, et al. Organised colorectal cancer screening in Lampang Province, Thailand: preliminary results from a pilot implementation programme. BMJ Open 2014; 4:e003671.

16. Amin MN, Amin MB, Edge S, Greene F, et. al. American Joint Committee on Cancer (AJCC) Cancer Staging Manual, 8th ed. New York: Springer, 2017.

17. Rixe O, Spano DN, Gil-Delgado MA, et al. Diagnóstico de câncer: novas técnicas de imagem. In: Pollock RE, Doroshow JH, Khayat D, et al. Manual de oncologia clínica da UICC. 8ª ed. São Paulo: Fundação Oncocentro de São Paulo; 2008. p. 159-73.

18. Chojniak R, Marques EF, Diniz AA. Imagem em Oncologia – Modalidades. In: Lopes A, Chammas R, Iyeyasu H. Oncologia para graduação. 3ª ed. São Paulo: Lemar; 2013. p. 321-328.

19. Shankar LK, Hoffman JM, Bacharach S, et al. National Cancer Institute. Consensus recommendations for the use of 18F-FDG PET as an indicator of therapeutic response in patients in National Cancer Institute Trials. J Nucl Med 2006;47(6):1059-66.

20. Alonso O. Impacto clínico de la tomografia de emission por positrons (PET) en pacientes oncológicos y su potencial aplicación enm el contexto sanitario y acadêmico nacional. Rev Med Urug. 2006;22(3):169-78.

21. Zhang J, Quadri S, Wolfgang CL, Zheng L. New development of biomarkers for gastrointestinal cancers: from neoplastic cells to tumor microenvironment. Biomedicines. 2018 Aug 13;6(3).

22. Almeida JRC, Pedrosa NL, Leite JB, et al. Marcadores tumorais: revisão de literatura. Rev Bras Cancerol. 2007;53(3):305-16.

PARTE II
MODALIDADES DE TRATAMENTO EM ONCOLOGIA

4. Quimioterapia (Conceitos e Vias de Administração)
5. Acessos Vasculares
6. Boas Práticas de Administração em Quimioterapia (BPAQT)
7. Radioterapia
8. Cirurgia Oncológica
9. Transplante de Medula Óssea
10. Imunoterapia e Moduladores de Resposta Biológica
11. Hemoterapia
12. Cuidados Paliativos
13. Controle da Dor Oncológica

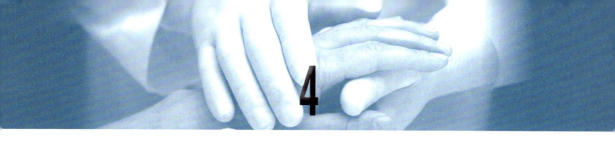

Quimioterapia
(Conceitos e Vias de Administração)

Verônica Paula Torel de Moura • Tamara Otsuru Augustinho Teixeira

O enfermeiro oncologista é o responsável pelo cuidado do paciente com câncer e esse cuidado é prestado durante todas as etapas da jornada do paciente, do diagnóstico ao tratamento primário, cura ou remissão, recidiva da doença e fim de vida.[1]

As opções do tratamento podem incluir cirurgia, radioterapia, terapia antineoplásica (quimioterapia), imunoterapia, modificadores da resposta biológica ou terapia combinada de várias modalidades.[2]

Com os avanços constantes dos tratamentos oncológicos, é imprescindível que os enfermeiros façam parte do manejo farmacológico da doença (terapia antineoplásica) e para isso, precisam estudar periodicamente para manter-se atualizados a respeito das novas tecnologias, novos agentes aprovados, respectivos mecanismos de ação, potenciais eventos adversos e manejo.[1]

▶ Terapia Antineoplásica – Conceitos e Definições

A terapia antineoplásica consiste na terapia com agentes que interferem no ciclo reprodutivo das células, otimizando a morte de células malignas e minimizando a destruição de células sadias.[2]

A terapia antineoplásica (TA) pode ser classificada de acordo com a finalidade de seu uso em: curativa, adjuvante, neoadjuvante ou paliativa.[3,4] O potencial de cura de cada tratamento dependerá diretamente do tamanho, localização, histologia e citologia do tumor.[2]

- **TA curativa** é aquela utilizada com o objetivo de conseguir o controle completo do tumor, como nos casos de linfomas de Hodgkin e tumores germinativos, entre outros tumores.
- **TA adjuvante** é aquela que se segue à cirurgia curativa, com o objetivo de exterminar células residuais locais ou circulantes, diminuindo a incidência de metástases, como nos casos de câncer de mama operados em estádio II.
- **TA neoadjuvante** é indicada para se obter a redução parcial do tumor, permitindo uma complementação terapêutica com a cirurgia e/ou radioterapia, como nos sarcomas ósseos e de partes moles.
- **TA paliativa** não possui finalidade curativa, é utilizada com o intuito de melhorar a sobrevida e a qualidade de vida do paciente, como nos carcinomas indiferenciados de pequenas células do pulmão.[4]

PARTE II | MODALIDADES DE TRATAMENTO EM ONCOLOGIA

Os agentes antineoplásicos (AA) podem interferir na divisão celular, levando à morte da célula – efeito **citocida** – ou levando à falha na replicação – efeito **citostático**. Esses agentes não fazem distinção entre células normais e tumorais em frequente processo de divisão e acabam acarretando injúrias às células sadias como a medula óssea, mucosa gastrintestinal, gônadas e folículos pilosos, constituindo-se nos principais eventos adversos dos AA. Em virtude da capacidade das células sadias de autorreparação, esses efeitos colaterais causados geralmente são reversíveis.[1]

Os AA são classificados de acordo com a sua relação com o ciclo celular, o seu mecanismo de ação e a sua estrutura química. Com relação ao ciclo celular, os AA podem ser **ciclo celular não específico** – atuam em qualquer fase do ciclo celular – ou **ciclo celular específico** – atuam em uma determinada fase do ciclo celular (ciclo celular é abordado no capítulo I).[1-3,5]

Os AA ciclo celular não específicos possuem efeito em todas as fases do ciclo celular, incluindo a fase de repouso (G0).[1-3] São mais efetivos no tratamento de tumores com divisão celular mais lenta e possuem uma curva de resposta linear, ou seja, quanto maior a quantidade de AA aplicada, um número maior de células será acometido e maiores serão a injúria e a morte celular. Se a célula tumoral for sensível ao AA utilizado, o AA é incorporado à célula e a morte celular pode não ser instantânea, ocorrendo quando a célula entrar em processo de divisão. As aplicações desses AA são intermitentes, permitindo a recuperação das toxicidades dose-limitantes antes que se repita a próxima aplicação de AA. A toxicidade dose-limitante mais frequente é a supressão da medula óssea[3]. Pertencentes a esse grupo de AA, subclassificados de acordo com seu mecanismo de ação e estrutura química, há os **agentes alquilantes**, **antibióticos antitumorais** e **hormônios**.[1-3,5]

Os AA ciclo celular específicos têm sua melhor ação quando aplicados em doses fracionadas, porém frequentes, ou em infusão contínua em intervalos pequenos entre os ciclos. Essas aplicações permitem que o máximo número de células possível seja exposto à ação do AA no momento específico de vulnerabilidade do ciclo celular ao AA. Pertencentes a esse grupo de AA, subclassificados de acordo com seu mecanismo de ação e estrutura química, há:

- Agentes antimetabólitos (fase S).
- Plantas alcaloides (fase M).
- Miscelâneas.[1-3,5]

➤ Agentes Ciclo Celular Não Específico

Alquilantes

O primeiro AA descrito foi a mostarda nitrogenada ou mecloretamina, que representa até hoje o protótipo de um agente alquilante. Promove o processo de alquilação, substituindo o radical alquil das células pelo íon hidrogênio, que, por sua vez, se ligará a um grupo fosfato, amino, hidroxil, carboxil, sulfidril ou grupos fosfatos de moléculas celulares. Os AA pertencentes a essa classe são ciclo celular não específicos e capazes de destruir células em repouso ou em processo de divisão ativa. Esse mecanismo interfere na replicação e transcrição do DNA, acarretando perda da função molecular e apoptose, produzindo citotoxicidade. São responsáveis por recrutar as células em fase de repouso da divisão celular (G0) para uma fase de divisão ativa, tornando-as sensíveis à ação dos AA ciclo celular específicos.

Esses agentes alquilantes possuem efeitos mutagênicos, teratogênicos e carcinogênicos. Sabe-se que a resistência tumoral a esse grupo de AA está relacionada à capacidade celular de reparo do DNA na célula-alvo e à inativação por conjugação com a glutadiona[2].

Os agentes alquilantes são subclassificados de acordo com a estrutura química e mecanismo de ligação molecular em alquilsulfonados (bussulfan), mostardas nitrogenadas (ciclofosfamida, clorambucil, estramustina, ifosfamida, melfalano, mecloretamina), derivados da etilenimina (tiotepa), nitrosureias (carmustina, estreptozocina, lomustina), triazenos (dacarbazina, procarbazina, temozolamida) e derivados da platina (carboplatina, cisplatina, oxaliplatina).

As nitrosureias, por serem lipossolúveis, ultrapassam a barreira hematoencefálica e são úteis no tratamento dos tumores cerebrais.[3]

As principais toxicidades decorrentes dos agentes alquilantes são mielossupressão (toxicidade dose-dependente e cumulativa), náusea, vômito, mucosite e diarreia (também dose-dependentes). Em geral, o nadir ocorre de 7 a 14 dias após administração endovenosa e de três a seis semanas após administração oral desses agentes e pode permanecer por até duas semanas pós-término da última dose, a depender da dose e da duração do tratamento.[2,5]

A nefrotoxicidade e a cistite hemorrágica podem ocorrer em função da aplicação de ifosfamida e ciclofosfamida, pois liberam o metabólito nefro e urotóxico: a acroleína. Em esquemas de alta dose, deve-se utilizar o citoprotetor mesna, que age liberando sulfidrila, que se liga à acroleína e diminui a nefrotoxicidade e o risco de cistite hemorrágica.[2,5]

As platinas podem ser administradas por via endovenosa ou peritoneal e deve-se manter hidratação vigorosa antes e, até mesmo, após sua administração, a depender da dose da platina em tratamento. A diurese osmótica pode ser induzida com solução de manitol. A nefrotoxicidade é potencialmente reversível, com depleção de eletrólitos, em especial a nefrotoxicidade causada pela cisplatina, sendo recomendada a reposição de eletrólitos antes e/ou após a administração desse AA. A ototoxicidade é um evento adverso também associado ao uso da cisplatina.[2,3]

A toxicidade gastrintestinal é dose-dependente e inclui náuseas, vômitos, diarreia e mucosite.

A toxicidade neurológica pode ser relatada pelos pacientes que fazem uso das platinas. A neuropatia periférica ocasionada pela oxaliplatina é mais tardia e menos duradoura que a da cisplatina e é ocasionada pela neuropatia do nono par craniano, caracterizada por espasmo faríngeo, desencadeada ou agravada pela exposição ao frio.[2,3,5]

Toxicidades no sistema reprodutor também são observadas na terapêutica com os agentes alquilantes como oligo ou azoospermia, e amenorreia é comum e pode ser irreversível.[2,5]

Antibióticos antitumorais

Os agentes antitumorais são um grupo heterogêneo de AA, isolados de microrganismos, os *Streptomyces*. Possuem diferentes mecanismos de ação que lhe conferem atividade citotóxica. Os principais eventos adversos são: mielossupressão, mucosite, náusea, vômito, alopecia, cardiotoxicidade e necrose tissular grave, se extravasados.[2]

Exemplos de AA antibióticos antitumorais são bleomicina, dactinomicina, mitomicina, mitoxantrona e a subclasse das antraciclinas.

As antraciclinas constituem uma subclasse que atua interferindo com a síntese dos ácidos nucleicos por meio da intercalação no DNA e da geração de radicais livres e pela inibição da enzima topoisomerase II. São AA ciclo celular específicos. Fazem parte dessa subclasse: daunorrubicina, doxorrubicina, epirrubicina e idarrubicina, que possuem em comum a coloração avermelhada.[2,3,6]

As principais toxicidades relacionadas a essas drogas incluem mielossupressão, cardiotoxicidade, alopecia e necrose tissular grave, se extravasadas.

A mitoxantrona pode ser incluída nessa subclasse por ser um AA com mecanismo de ação semelhante ao das antraciclinas, porém pertencente às antracenedionas; possui coloração azulada. Além da mitoxantrona, pertencem a essa classe: bleomicina, mitomicina e dactinomicina.

Hormônios

Agonistas hormonais e antagonistas hormonais (AH) foram inseridos no tratamento de tumores derivados de hormônios ou hormônio-dependentes, como os tumores de mama, ovário, endométrio e próstata. O objetivo do tratamento com agonistas ou antagonistas hormonais é reduzir ou bloquear a produção do hormônio ou o sítio ligante do receptor hormonal.

Os agentes AH modificam o microambiente hormonal, afetando provavelmente os fatores de crescimento, logo, o estímulo para o crescimento hormonal é suprimido ou removido. São exemplos dessa classe de AA: anastrozol, gosserrelina, letrozol e tamoxifeno.[1,2]

➤ Agentes Ciclo Celular Específicos

Antimetabólitos

Os agentes antimetabólitos (AAT) são AA que possuem estruturas análogas às dos metabólitos naturais do organismo humano, essenciais ao funcionamento e divisão celular. Agem interferindo nos componentes básicos da síntese de DNA, sendo capazes de se incorporar à célula, bloqueando a produção de enzimas necessárias à síntese de substâncias fundamentais ou interpondo-se às cadeias do DNA e RNA, transmitindo mensagens errôneas.[1-3,5]

Sua ação ocorre durante a fase S do ciclo celular e são mais eficazes nos tumores de alta taxa de crescimento. Modulações bioquímicas podem ser necessárias para melhorar a eficácia dos agentes antimetabólitos e superar a resistência celular ao AA (como ocorre com a combinação entre fluorouracil e ácido folínico no tratamento de tumores colorretais). O nadir dessa classe, dependendo da dose e intervalo entre ciclos, pode variar entre 7 e 14 dias.[3] Os AAT podem ser classificados em **análogos do ácido fólico**, **análogos das purinas** e **análogos das pirimidinas**.[2,3,5]

Os AAT **análogos do ácido fólico** agem perturbando os processos metabólicos folato-dependentes essenciais para a replicação celular.[3] São exemplos dessa subclasse: pemetrexato, metotrexato, raltitrexato, trimetrexato. Os principais eventos adversos são mielossupressão, mucosite e diarreia. Deve-se atentar aos esquemas de metotrexato (MTX) em altas doses, pois, após sua administração, a lesão às células normais pode ser letal, especialmente se expostas ao MTX por mais de 36 horas. Lesões celulares irreversíveis podem ocorrer, induzindo a toxicidades hematológicas e gastrintestinais fatais. Nesses esquemas faz-se necessário o resgate com ácido folínico, um substituto do ácido fólico que age como protetor celular à medida que força a saída do MTX de dentro da célula, diminuindo, assim, a toxicidade.[2]

Os AAT **análogos das purinas** são nucleosídios antimetabólitos da purina que se incorporam à cadeia de DNA, inibindo os reparos do DNA.[3] São exemplos dessa subclasse: cladribina, fludarabina, mercaptopurina, tioguanina. Os principais eventos adversos são mielossupressão, nefrotoxicidade e neurotoxicidade.

Os AAT **análogos da pirimidina** são inibidores da enzima timidilato sintetase, bloqueando a síntese de DNA. São exemplos dessa subclasse: azacitidina, capecitabina, citarabina, fluorouracil, gencitabina. Os principais eventos adversos são mielossupressão, mucosite, náusea e vômito.[2]

Plantas alcaloides

Os derivados das plantas alcaloides (DPA) constituem uma classe de AA com diferentes mecanismos de ação. Trata-se de AA derivados de plantas medicinais e semissintéticos. Os eventos adversos mais comuns são mielossupressão, neuropatia, reações alérgicas, hipotensão, alopecia, arritmias cardíacas, constipação, mialgia, mucosite, náusea e vômito.[2] Os DPA podem ser classificados em alcaloides da vinca, epipodofilotoxinas inibidores da topoisomerase e taxanos.

Os DPA alcaloides da vinca são AA inibidores do fuso mitótico e atuam na fase M do ciclo celular. Sua ação se dá pela ligação a proteínas microtubulares, promovendo a sua ruptura ou sua inativação, causando, assim, bloqueio da divisão celular durante a metáfase. Fazem parte dessa subclasse: vimblastina, vincristina, vindesina, vinorelbina.[2,3]

Os DPA taxanos são AA inibidores do fuso mitótico atuantes nas fases M e G2 do ciclo celular. Promovem a dimerização da tubulina e a estabilização dos túbulos, protegendo-os da despolimerização e acarretando morte celular. Fazem parte dessa subclasse: cabazitaxel, docetaxel, larotaxel, paclitaxel, paclitaxel albuminado.[1,3,5,7]

Os DPA inibidores da topoisomerase são AA inibidores da enzima topoisomerase I e agem na estabilização da ligação entre a enzima topoisomerase I e o DNA, ocasionando a quebra permanente da cadeia de DNA. Fazem parte dessa subclasse: irinotecano e topotecano.

Os DPA epipodofilotoxinas são AA atuantes nas fases G2 e S do ciclo celular, interferem na função dos microtúbulos e seus derivados inibem a topoisomerase II, estabilizando a ligação dessa com o DNA após clivagem. Isso acarreta quebras moleculares irreversíveis.[3,5] Fazem parte dessa subclasse: etoposido e teniposido.[1-3,5]

Miscelâneas

As miscelâneas constituem uma classe de AA diversos que não se enquadram em outras classificações. Fazem parte dessa subclasse: asparginase, hidroxiureia, ixabepilona, eventos adversos variam de acordo com AA aplicado, podendo ocasionar desde mielossupressão, náusea e vômito até neuropatia e insuficiência renal.[3]

Os AA podem, ainda, ser classificados em vesicantes, irritantes e não irritantes, de acordo com o potencial de injúria tecidual que acarretam em casos de extravasamento. Previamente à administração, o enfermeiro deve ter conhecimento do protocolo institucional de administração e de tratamento de extravasamento.

AA **vesicantes** são aqueles que, se extravasados, ocasionam necrose tissular grave, além de edema, rubor e dor local, podendo causar danos não somente estéticos, como também funcionais. A administração deve ser realizada com cautela e seguindo o protocolo institucional. Em caso de acesso venoso periférico, recomenda-se administrar o AA vesicante em paralelo com soro fisiológico a 0,9%, testando o refluxo sanguíneo a cada 2 mL de AA infundido. Em caso de acesso venoso central, antes de iniciar a administração do AA vesicante, deve-se testar se a punção ou cateter está corretamente locado, com bom fluxo e refluxo sanguíneo. Após a aplicação, tanto por acesso venoso central como periférico, é recomendado ainda administrar em *flush* de 125-150 mL de soro fisiológico a 0,9% para eliminar resquícios do AA no trajeto venoso e/ou minimizar riscos de flebite. Infusões contínuas devem ser administradas somente por acesso venoso central. Exemplos dessa classe são: doxorrubicina, epirrubicina, vincristina, vinorelbina.[1,2]

AA **irritantes** são aqueles que, quando extravasados, desencadeiam edema, eritema e dor, não ocasionando necrose. Alguns AA irritantes possuem potencial vesicante, ou seja, podem ocasionar necrose, dependendo da concentração e da quantidade extravasada. Os AA irritantes, em sua maioria, causam dor e/ou ardência à infusão por acesso venoso periférico; nesses casos recomenda-se a administração em paralelo com soro fisiológico a 0,9%. Caso os sintomas persistam, pode-se rediluir o AA e/ou diminuir a velocidade de infusão. Exemplos dessa classe são: dacarbazina, gencitabina, oxaliplatina paclitaxel.[1,2]

AA **não irritantes** são aqueles que, se extravasados, acarretam apenas edema local correspondente à quantidade de AA infiltrada, não acarretando nenhum sinal e/ou sintoma de inflamação. São exemplos dessa classe: cladribina e ciclofosfamida. (Extravasamento de AA e intervenções são abordados no Capítulo 5.)

PARTE II | MODALIDADES DE TRATAMENTO EM ONCOLOGIA

➤ Vias de Administração da Terapia Antineoplásica

Via oral

Os AA de administração por via oral têm conquistado grande espaço na oncologia atual, pois refletem o novo paradigma de tratamento do câncer: uma doença crônica de terapia prolongada. Muitas dessas drogas já estão sendo utilizadas em larga escala e outras estão em fase avançada de estudos clínicos.

Uma das principais vantagens dessa via está na conveniência e independência para o paciente pela sua facilidade de administração. Em contrapartida, a terapia pode ser prejudicada por dificuldades de ingestão das cápsulas, ocorrência de vômitos e interações medicamentosas com alimentos, diminuindo a aderência ao tratamento. Outra desvantagem ainda é o alto custo dessa terapia, além do cuidado com o seguimento e orientação desses pacientes à distância (comumente por contato telefônico) já que o paciente não necessita ir ao centro de oncologia para administração do AA.

Via subcutânea/intramuscular

A administração de agentes antineoplásicos pelas vias subcutânea (SC) e intramuscular (IM) está limitada a poucas drogas e sua vantagem está na facilidade da técnica de administração por parte dos profissionais, bem como nos eventos adversos mais amenos quando comparados com outras vias. Entretanto, para a administração por essas vias, é imprescindível a presença de musculatura adequada ou tecido adiposo suficiente para a absorção da droga. Dor, desconforto, infecção local e até sangramentos podem ocorrer se a técnica de administração não for seguida adequadamente e o volume de droga para cada grupo muscular não for respeitado.

Via intra-arterial

A administração de AA pela via intra-arterial consiste na injeção de agentes citotóxicos diretamente na artéria que irriga o tumor num determinado órgão (fígado, cérebro, pelve). Essa via é mais utilizada para o tratamento de tumores hepáticos. A escolha do cateter utilizado para o acesso arterial dependerá do tipo e da duração do tratamento. O cateter pode ser:

- De curta permanência, inserido na artéria femoral ou braquial.
- De longa permanência, para os casos de utilização de bombas de infusão contínua.
- Totalmente implantado (Port-a-Cath®), para terapia de longa duração.

A via intra-arterial tem como principal vantagem o aumento da exposição do AA ao tumor com diminuição de eventos adversos sistêmicos. Como desvantagens, pode-se destacar o aumento do risco de metástases a distância pela diminuição da circulação sistêmica do AA, necessidade de procedimento cirúrgico para implantação do cateter e consequentemente orientações acerca do manejo e manutenção desse cateter após o procedimento.

Via intratecal/intraventricular

Os AA podem ser administrados diretamente no liquor para prevenção de metástases por meio da punção lombar ou punção de cateter implantado no ventrículo (Ommaya®). Essa via confere maiores níveis de concentração de droga no liquor, obtendo melhores respostas em tumores do sistema nervoso central. Como desvantagens, destacam-se a obrigatoriedade da punção lombar ou a cirurgia para implantação do cateter intraventricular, além de requerer um profissional médico especializado para administração do AA no espaço intratecal.

Via intraperitoneal

Essa via consiste na administração de AA na cavidade peritoneal através de cateter totalmente implantado (Port-a-Cath®) ou cateter peritoneal. Essa via, entre outras indicações, é mais utilizada no tratamento de tumores ovarianos avançados combinada à TA intravenosa. A vantagem dessa via está na exposição direta do AA às metástases intra-abdominais e no aumento das chances de destruição dessas células. No entanto, requer volume tumoral pequeno suficiente para permitir a penetração adequada do AA.

Via intrapleural

A via intrapleural está restrita a casos específicos e consiste na instilação do AA no espaço intrapleural através de um cateter. Como vantagem dessa via, destaca-se a exposição direta do AA no local do tumor. Em contrapartida, para tal, faz-se necessária a punção torácica para colocação do cateter e um profissional médico habilitado para administração do antineoplásico.

Via intravesical

Essa via consiste na instilação do AA diretamente na bexiga por meio de cateterização vesical no tratamento adjuvante dos tumores de bexiga. Além de alguns AA clássicos, o BCG é utilizado em larga escala. A vantagem dessa via está na exposição direta do AA no tumor, com eventos adversos bem toleráveis. A desvantagem está relacionada ao procedimento de sondagem vesical.

Via intravenosa

A via intravenosa é a via de administração mais utilizada na terapia antineoplásica. A infusão dos AA pode ser feita diretamente por via periférica através de cateteres venosos periféricos ou por via central através de cateteres venosos centrais, preferencialmente os totalmente implantados (Port-a-Cath®) ver Tabela 4.1.

Tabela 4.1. Características dos agentes antineoplásicos (AA).

Classificação	Nome do AA	Via de administração	Efeitos colaterais	Considerações de enfermagem
Alquilante (subclasse: alquilsulfonados)	Bussulfan	VO, EV	Mielossupressão (nadir entre os dias 11-30 após o início da aplicação oral e entre D5-D13 pós-transplante de células-tronco hematopoiéticas, com uso de GCSF), náusea, vômito, mucosite, alopecia, *rash*, hiperpigmentação, insônia, convulsões, confusão, visão borrada, hiperglicemia, taquicardia, hipertensão, dor torácica, fibrose pulmonar, supressão ovariana ou testicular, dor e inflamação no trajeto venoso utilizado. Doença venoclusiva foi reportada em pacientes recebendo doses > 16 mg/kg em combinação com outros agentes alquilantes para o transplante de células-tronco hematopoiéticas.	Monitorar hemograma, ácido úrico, eletrólitos, função hepática e renal; Se VO, orientar o paciente a tomar a medicação com o estômago vazio para evitar náusea e vômito; Se EV, infundir em 2 horas em bomba de infusão; recomenda-se o uso de cateter venoso central; Se contagem de células brancas for alta, alopurinol e hidratação devem ser administrados para evitar hiperuricemia; Orientar o paciente sobre higiene oral e bochechos profiláticos com soluções livres de álcool e, na presença de lesões, comunicar equipe para iniciar tratamento específico; Atravessa a barreira hematoencefálica: administrar profilaxia para convulsão; Potencialmente teratogênico.

(Continua)

PARTE II | MODALIDADES DE TRATAMENTO EM ONCOLOGIA

Tabela 4.1. Características dos agentes antineoplásicos (AA). *(Continuação)*

Classificação	Nome do AA	Via de administração	Efeitos colaterais	Considerações de enfermagem
Alquilante (subclasse: derivados da platina)	Carboplatina	EV, IP	Mielossupressão (mais acentuada em casos de comprometimento renal, trombocitopenia é dose-limitante; nadir das plaquetas entre os dias 14-21 após a aplicação, nadir dos neutrófilos entre os dias 21-28), náusea, vômito, alteração de paladar, reações de hipersensibilidade, alopecia leve, *rash* cutâneo.	**Irritante** e fotossensível; Monitorar o hemograma, função hepática e renal; Checar a creatinina e dose em AUC; Pré-medicar com antagonistas 5HT3 e dexametasona para náusea e vômito; Em regimes combinados com taxanos, administrar a carboplatina após o taxano para limitar a mielossupressão e aumentar a eficácia do tratamento; Infundir entre 15-60 minutos, podendo ser administrada em infusão contínua de 24 horas; Infusão IP: aquecer à temperatura de 37ºC, infundir na máxima velocidade tolerada pelo paciente e orientar mudança de decúbito a cada 15 minutos por pelo menos 2 horas; Ter fácil acesso a medicações de emergência (reações de hipersensibilidade — em geral ocorrer após a 7ª dose); O potencial nefrotóxico é baixo, não sendo necessária a hidratação vigorosa EV, a salvo nos casos de disfunção renal; Mutagênica e provavelmente teratogênica.
Alquilante (subclasse: nitrosureias)	Carmustina	EV	Náusea, vômito, mielossupressão (nadir das plaquetas ocorre 4 semanas após o início do tratamento e o nadir dos neutrófilos entre 3-5 semanas), toxicidade renal e hepática, fibrose pulmonar, supressão ovariana ou testicular.	Monitorar hemograma, função hepática, renal e pulmonar; Devido à toxicidade hematológica tardia, tratamentos sucessivos geralmente ciclam com intervalos de 6-8 semanas; **Irritante**, administrar em 2 horas, em paralelo com SF 0,9% quando o acesso venoso for periférico para reduzir o desconforto; Se a dor durante a infusão persistir, rediluir o medicamento e/ou diminuir a velocidade de infusão; Infusões rápidas cursam com ardência no trajeto venoso e rubor cutâneo; Tratamento prolongado pode resultar em fibrose pulmonar irreversível; Mutagênica e teratogênica.
Alquilante (subclasse: mostarda nitrogenada)	Ciclofosfamida	VO, EV, intrapleural	Mielossupressão dose-limitante (nadir entre os dias 7-14 após o início da aplicação), náusea, vômito, alopecia; tontura, congestão e/ou coriza nasal durante ou logo após o término da infusão; supressão ovariana e testicular, cistite hemorrágica. Em altas doses: cardiomiopatia aguda, síndrome da secreção inapropriada de hormônio antidiurético.	Monitorar hemograma, função hepática, renal e eletrólitos; Administrar no início do dia independentemente da via (permitir tempo adequado de excreção); VO: tomar medicamento preferencialmente com refeições (minimizar a náusea); EV: infundir em pelo menos 20 minutos; Mutagênica e teratogênica. Nos esquemas de alta dose: Hidratação EV antes e após a ciclofosfamida; Estimular ingesta hídrica de 2-3 L/dia; Estimular o esvaziamento da bexiga a cada 2 horas para prevenir cistite hemorrágica; Considerar o uso preventivo da mesna; Realizar controle de diurese, hematúria e peso.

(Continua)

50

4 | QUIMIOTERAPIA (CONCEITOS E VIAS DE ADMINISTRAÇÃO)

Tabela 4.1. Características dos agentes antineoplásicos (AA). (*Continuação*)

Classificação	Nome do AA	Via de administração	Efeitos colaterais	Considerações de enfermagem
Alquilante (subclasse: derivados da platina)	Cisplatina	EV, IP	Mielossupressão dose-limitante (nadir 2-3 semanas do início da aplicação), náusea aguda e tardia severas, vômito, alteração de paladar, ototoxicidade, nefrotoxicidade severa, hiperuricemia, neurotoxicidade, reação de hipersensibilidade, hipomagnesemia, hipocalemia e neuropatia periférica.	Monitorar hemograma, função hepática, renal, magnésio e potássio; Se Cr > 1,5, comunicar equipe médica (risco de dano tubular renal irreversível); Obter a audiometria e o *clearance* de creatinina de 24 horas prévios ao início do tratamento e monitorá-los durante e após o término deste; Pré-medicar para náusea e vômito com antagonista de serotonina e dexametasona; **Irritante** com potencial de vesicante se extravasados > 20 mL de soluções com concentração 0,5 mg/mL; Infundir na velocidade de 1 mg/min; Infusão IP: aquecer à temperatura de 37 ºC, infundir na máxima velocidade tolerada pelo paciente e orientar mudança de decúbito a cada 15 minutos por pelo menos 2 horas; Fotossensível; proteger a cisplatina da luz; Amifostina pode ser usada como protetor renal; Hidratação rigorosa VO e EV é necessária; Usar manitol para diurese osmótica ativa; Realizar controle de diurese e peso; Orientar o paciente sobre ingesta hídrica e alimentar, bem como sobre o uso de medicação antiemética (sob prescrição médica) no domicílio; Mutagênica e provavelmente teratogênica.
Alquilante (subclasse: mostardas nitrogenadas)	Clorambucil	VO	Mielossupressão (dose-limitante e cumulativa, nadir a partir da 3ª semana após o início do tratamento se estendendo por até 10 dias após a última dose), náusea, vômito, convulsões, hiperuricemia, fibrose pulmonar, supressão ovariana e testicular, doença secundária.	Monitorar hemograma, ácido úrico e função hepática; Toxicidade pode aumentar se o paciente tiver utilizado barbitúricos; Contraindicado em pacientes com história de convulsões e com intervalo menor de 1 mês do uso de radiação ou terapia citotóxica; Mutagênico e teratogênico.
Alquilante (subclasse: triazenos)	Dacarbazina	EV	Neutropenia e trombocitopenia severas (nadir entre os dias 14-28 após o início da aplicação), náusea e vômito severos por até 12 horas após a administração, anorexia, alopecia, *rash*, *flu-like* síndrome (após 7 dias da administração), hipotensão, reação de hipersensibilidade (incomum), flebite no trajeto venoso utilizado, fotossensibilidade, disfunção hepática.	Monitorar hemograma, função hepática e renal; Pré-medicar para náusea e vômito com antagonista de serotonina e dexametasona; Irritante com potencial vesicante; Proteger a solução do AA da luz (minimizar o desconforto no trajeto venoso durante a aplicação e evitar a decomposição); Administrar em bomba de infusão em 60 minutos (supervisionar a infusão) em paralelo com SF 0,9% para minimizar dor e ardência do trajeto venoso quando o acesso for periférico; Em caso de dor e ardência persistentes, rediluir o AA, diminuir gotejamento; Orientar o uso de protetor solar (minimizar o potencial das reações de fotossensibilidade); Tratar sintomas da *flu-like* síndrome; Pacientes com déficit de função renal devem receber doses reduzidas; Teratogênica e provavelmente carcinogênica.

(*Continua*)

PARTE II | MODALIDADES DE TRATAMENTO EM ONCOLOGIA

Tabela 4.1. Características dos agentes antineoplásicos (AA). *(Continuação)*

Classificação	Nome do AA	Via de administração	Efeitos colaterais	Considerações de enfermagem
Alquilante (subclasse: mostardas nitrogenadas)	Estramustina	VO	Leve leucopenia, náusea, vômito, edema, hipertensão, trombose, insuficiência cardíaca, ginecomastia, diminuição da libido, hiperglicemia, alterações endócrinas.	Monitorar hemograma e função hepática; Orientar o paciente a não abrir a cápsula e ingerir medicamento somente com água, 1 hora antes ou 2 horas após a refeição; Armazenar medicamento sob refrigeração; Orientar o paciente a evitar alimentos ricos em cálcio, leite e seus derivados (diminuem a absorção do medicamento); Monitorar pressão arterial, edema, peso durante o tratamento; Sinergismo com a vimblastina; Contraindicado ou utilizar com cautela em pacientes com trombose, hipertensão arterial, diabetes e doença cardíaca; Mutagênica.
Alquilante (subclasse: nitrosureias)	Estreptozocina	EV	Náusea, vômito, mielossupressão (nadir entre 1-2 semanas do início da aplicação), hipoglicemia, proteinúria, toxicidade renal (pode ser dose-limitante) e hepática.	Monitorar hemograma e função hepática e renal (incluindo *clearance* de Cr de 24 horas); Pré-medicar para náusea e vômito com antagonista de serotonina; **Irritante**, administrar em bomba de infusão em 60 minutos sob supervisão, em paralelo com SF 0,9% para minimizar dor e ardência do trajeto quando o acesso venoso for periférico; Infusões rápidas podem causar ardência no trajeto venoso; Administrar hidratação EV; Atentar para sinais e sintomas de hipoglicemia; Carcinogênica.
Alquilante (subclasse: mostardas nitrogenadas)	Ifosfamida	EV	Alopecia, náusea, vômito, mielossupressão, cistite hemorrágica, toxicidade renal (pode ser dose-limitante), neurotoxicidade (sonolência, confusão, alucinações, psicose depressiva e encefalopatia). A encefalopatia pode ter resolução espontânea ou ser tratada com azul de metileno.	Monitorar hemograma, função hepática e renal (incluindo urina I); Pré-medicar com antagonista de serotonina e dexametasona para náusea e vômito; Administrar em ≥ 30 minutos ou em infusão contínua; Administrar sempre a mesna (protetor vesical), VO ou EV, intermitente ou contínua, ou na mesma solução de ifosfamida, a dose de mesna deve corresponder a 60%-100% da dose de ifosfamida; Recomendada hidratação EV pré e pós-ifosfamida; Estimular ingesta hídrica de 2-3 L/dia; Estimular o esvaziamento da bexiga a cada 2 horas para prevenir cistite hemorrágica; Realizar teste de hematúria a cada 6h se negativo; Realizar controle de diurese e peso; Teratogênica, mutagênica e carcinogênica.

(Continua)

QUIMIOTERAPIA (CONCEITOS E VIAS DE ADMINISTRAÇÃO)

Tabela 4.1. Características dos agentes antineoplásicos (AA). *(Continuação)*

Classificação	Nome do AA	Via de administração	Efeitos colaterais	Considerações de enfermagem
Alquilante (subclasse: nitrosureias)	Lomustina	VO	Mielossupressão severa (cumulativa e dose-limitante; nadir das plaquetas entre os dias 26-34 após o início da aplicação, nadir dos neutrófilos entre os dias 41-46), náusea, vômito, alopecia, toxicidade renal, hepática, mucosite, anorexia, fibrose pulmonar.	Monitorar hemograma, função hepática e renal; Devido à mielossupressão tardia, tratamentos sucessivos geralmente ciclam com intervalos de 6 semanas; Orientar paciente a não abrir a cápsula e tomar a medicação com o estômago vazio para evitar náusea e vômito (preferencialmente 30 minutos antes de dormir); Considerar pré-medicar com antiemético; Atentar para sinais e/ou sintomas de anemia, infecções e sangramentos e orientar cuidados no domicílio; Teratogênica, mutagênica e carcinogênica.
Alquilante (subclasse: mostardas nitrogenadas)	Mecloreta-mina	EV	Mielossupressão (nadir entre os dias 6-8 após o início da aplicação), náusea e vômitos severos, alopecia, flebite no trajeto venoso utilizado, febre e calafrios, falência ovariana ou testicular.	Pré-medicar com aprepitante, administrar antagonistas 5HT3 e dexametasona para náusea e vômito; Administrar em 15 minutos após reconstituição por causa da estabilidade; **Vesicante**; administrar sob supervisão, em 10-15 minutos, em paralelo com SF 0,9% e testar refluxo sanguíneo antes, durante e após a administração quando o acesso for periférico; Administrar 125-150 mL de SF 0,9% em bólus após o término da infusão; Em casos de extravasamento, seguir protocolo institucional; Não administrar na mesma solução com outras medicações; Atentar para sinais e/ou sintomas de anemia, infecções e sangramentos e orientar cuidados no domicílio; Teratogênica e carcinogênica.
Alquilante (subclasse: mostardas nitrogenadas)	Melfalan	VO, EV	Mielossupressão (nadir entre os dias 14-21 após o início da aplicação), náusea, vômito, mucosite, reação de hipersensibilidade.	Monitorar hemograma; Se VO, orientar os pacientes a tomar a medicação com o estômago vazio; antiemético 1 hora antes do AA pode ser necessário; EV: pré-medicar para náusea; **Irritante**; administrar em mais de 15-20 minutos sob supervisão; Monitorar sinais vitais e sintomas de reação de hipersensibilidade nos primeiros 15 minutos de infusão; Ter fácil acesso a medicamentos de emergência; Orientar o paciente sobre higiene oral e bochechos profiláticos com soluções livres de álcool e, na presença de lesões, comunicar equipe para iniciar tratamento específico; Crioterapia durante a infusão de altas doses é indicada para prevenir a mucosite oral. Potencial mutagênico e teratogênico.

(Continua)

53

PARTE II | MODALIDADES DE TRATAMENTO EM ONCOLOGIA

Tabela 4.1. Características dos agentes antineoplásicos (AA). *(Continuação)*

Classificação	Nome do AA	Via de administração	Efeitos colaterais	Considerações de enfermagem
Alquilante (subclasse: derivados da platina)	Oxaliplatina	EV	Náusea, vômito, diarreia, mielossupressão, neurotoxicidade (fadiga, febre, cefaleia, insônia), neuropatia periférica (dose-limitante), reações de hipersensibilidade, anafilática, fibrose pulmonar.	Monitorar hemograma, função renal e hepática; Pré-medicar com antagonistas 5HT3 e dexametasona para náusea e vômito; Incompatível com SF 0,9%; preparar em solução glicosada; **Irritante**; administrar em 2 horas sob supervisão; Durante a infusão pode ocorrer dor no trajeto venoso; rediluir a solução pode aliviar a dor; Administrar pré e pós-oxaliplatina: sulfato de magnésio e gluconato de cálcio para minimizar neuropatia periférica; Ter fácil acesso a medicações de emergência, pois reações de hipersensibilidade podem ocorrer após 10-12 ciclos de tratamento; Orientar o paciente a não ingerir bebidas ou comidas geladas e evitar exposição ao ar frio por 48-96h horas após a administração da oxaliplatina; Orientar cuidados com a temperatura fria no domicílio para minimizar a neuropatia; Paciente com disfunção renal deve receber doses reduzidas; Monitorar efeitos agudos, reversíveis e persistentes de neurotoxicidade.
Alquilante (subclasse: triazenos)	Temozolida	VO	Mielossupressão (dose-limitante, nadir entre os dias 28-29 após o início da aplicação), náusea, vômito, cefaleia, fadiga, fotossensibilidade, *rash*, toxicidade hepática.	Monitorar hemograma, função hepática e renal; Orientar paciente a não abrir a cápsula e a tomar a medicação com água e com o estômago vazio (preferencialmente 30 minutos antes de dormir); Pode ser necessário pré-medicar com antiemético 1h antes; Armazenar medicamento protegido da luz; Orientar paciente a evitar exposição ao sol durante o tratamento; Não administrar em pacientes com histórico de reação alérgica à dacarbazina; Administrar profilaxia para pneumocistose com sulfametoxazol + trimetoprima em pacientes recebendo radioterapia.
Alquilante (subclasse: derivados da etilenimina)	Tiotepa	EV, SC, IM, IT, IV, oftálmica, intratumoral	Náusea, vômito, mielossupressão (nadir de plaquetas no dia 21 após o início do tratamento, nadir dos neutrófilos entre os dias 7-10), *rash*, febre, mucosite, cistite hemorrágica (nas aplicações IV), reação de hipersensibilidade, dor no trajeto venoso, supressão ovariana ou testicular.	Monitorar hemograma, função hepática e renal; **Irritante**; administrar em mais de 15 minutos sob supervisão; Estimular cuidados com a pele (proteção e hidratação) nos esquemas de alta dose; Orientar o paciente sobre higiene oral e bochechos profiláticos com soluções livres de álcool e, na presença de lesões, comunicar equipe para iniciar tratamento específico; Mutagênica.

(Continua)

54

QUIMIOTERAPIA (CONCEITOS E VIAS DE ADMINISTRAÇÃO)

Tabela 4.1. Características dos agentes antineoplásicos (AA). *(Continuação)*

Classificação	Nome do AA	Via de administração	Efeitos colaterais	Considerações de enfermagem
Antimeta-bólito (subclasse: análogos das pirimidinas)	Azactidina	EV, SC	Supressão da medula óssea (nadir de leucócitos entre os dias 14-17 após início do tratamento), náusea, vômito, fadiga, diarreia, febre, eritema no local da administração, acidose tubular e insuficiência renal, elevação da creatinina, hipocalemia.	Monitorar hemograma, função renal, e hepática; Se administração EV, infundir entre 10-40 minutos assim que reconstituída (estabilidade de 1 hora); Se via SC, homogeneizar as injeções antes da aplicação, não aplicar nas regiões hipere-miadas ou edemaciadas e realizar rodízio dos locais de aplicação; Não utilizar gelo nos locais de aplicação (diminuem a absorção); Atentar para sinais e/ou sintomas de anemia, infecções e sangramentos e orientar cuidados no domicílio; Fetotóxico e embriotóxico.
Antimeta-bólito (subclasse: análogos das pirimidinas)	Capecitabina	VO	Náusea, vômito, mucosite, diarreia, fadiga, anemia, eritrodisestesia palmo-plantar.	Monitorar hemograma, função hepática, TP e RNI; Orientar o paciente sobre a administração em duas tomadas: 30 minutos antes do café da manhã e 30 minutos após o jantar com água; Orientar o paciente sobre higiene oral e boche-chos profiláticos com soluções livres de álcool e, na presença de lesões, comunicar equipe para iniciar tratamento específico; Orientar sobre cuidados com a palma das mãos e planta dos pés, Estimular a importância de relatar à equipe o aparecimento de efeitos colaterais precocemente; Checar se o paciente possui esquema antidiar-reico e reforçar orientações; Sinergismo com docetaxel e ácido folínico.
Antimeta-bólito (subclasse: análogos das purinas)	Cladribina	EV	Mielossupressão (nadir entre 1-2 semanas do início do tratamento), náusea, vômito, febre, fadiga, *rash*, neurotoxicidade, reação de hipersensibilidade.	Monitorar hemograma, ácido úrico, CD4 e CD8; Infundir logo após o preparo; Administrar em infusão contínua, 24 horas por 7 dias; Alopurinol e hidratação EV são recomenda-dos para pacientes com doença *bulky* para prevenir a SLT; Atentar para sinais e/ou sintomas de anemia, infecções e sangramentos e orientar cuidados no domicílio; Orientar o paciente a procurar serviço médico em caso de febre ou sangramento; Hemoderivados podem ser necessários; Cautela em pacientes com disfunções renal e/ou hepática; Embriotóxico.

(Continua)

55

PARTE II | MODALIDADES DE TRATAMENTO EM ONCOLOGIA

Tabela 4.1. Características dos agentes antineoplásicos (AA). *(Continuação)*

Classificação	Nome do AA	Via de administração	Efeitos colaterais	Considerações de enfermagem
Antimeta-bólito (subclasse: análogos das pirimidinas)	Citarabina	EV, SC, IM, IT	Mielossupressão (nadir bifásico: entre os dias 7-9, com recuperação no dia 12 e novo nadir entre os dias 15-24), náusea, vômito, mucosite, anorexia, febre, prurido, toxicidade hepática, tromboflebite e/ou dor no local de aplicação, fotofobia. Em altas doses: toxicidade cerebelar, ceratite/conjutivite, toxicidades dermatológicas.	Monitorar hemograma, ácido úrico, função hepática e renal; Identificar se a dose utilizada é padrão ou alta dose; Infusões contínuas estão associadas com toxicidade pulmonar (sobrecarga volêmica), infusões em bólus estão associadas com toxicidade cerebelar (nistagmo, disartria, ataxia, fala arrastada, perda da coordenação motora fina); Pré-medicar com antagonista de serotonina e dexametasona em doses > 250 mg; Doses < 1 g: infundir em bomba de infusão por 10-20 minutos; Doses > 1 g: infundir em 2 horas ou mais; Atentar para sinais e/ou sintomas de anemia, infecções e sangramentos e orientar cuidados no domicílio; Orientar o paciente sobre higiene oral e bochechos profiláticos com soluções livres de álcool e, na presença de lesões, comunicar equipe para iniciar tratamento específico; Alopurinol e hidratação EV são recomendados para pacientes com doença *bulky* para prevenir a SLT; Por ser excretada na lágrima, utilizar proteção para a conjuntiva nos esquemas de alta dose; Mutagênica e provavelmente teratogênica.
Antimeta-bólito (subclasse: análogos das pirimidinas)	Citarabina lipossomal	IT somente	Alta dose: mucosite e diarreia.	Após punção lombar, paciente deverá permanecer em repouso, em decúbito dorsal por 1 hora; Reforçar com o paciente o uso da dexametasona 4 mg VO/EV por 5 dias após a administração da citarabina lipossomal (evitar aracnoidite – náusea, vômito, cefaleia, cervicalgia).
Antimeta-bólito (subclasse: análogos das pirimidinas)	Decitabina	EV	Mielossupressão, petéquias, fadiga, náusea, vômito, tosse, constipação, diarreia, hiperglicemia.	Monitorar hemograma, função renal e hepática; Administrar em 3 horas (protocolo de 3 dias consecutivos) ou em 1 hora (protocolo de 5 dias consecutivos); Atentar para sinais e/ou sintomas de anemia, infecções e sangramentos e orientar cuidados no domicílio; Pode causar danos ao feto.

(Continua)

Tabela 4.1. Características dos agentes antineoplásicos (AA). *(Continuação)*

Classificação	Nome do AA	Via de administração	Efeitos colaterais	Considerações de enfermagem
Antimeta-bólito (subclasse: análogos das pirimidinas)	Floxuridina	EV, IA	Mielossupressão, náusea, vômito, diarreia, mucosite, alopecia, fotossensibilidade, escurecimento das veias, dor abdominal, gastrite, enterite, hepatoxicidade, eritrodisestesia palmo-plantar.	Monitorar hemograma, função hepática, renal e cavidade oral; Administrar antagonista H2 (prevenção de úlcera péptica); Pré-medicar com antiemético pode ser necessário; Infundir em 15 minutos; Evitar exposição ao sol durante o tratamento; Orientar o paciente sobre higiene oral e bochechos profiláticos com soluções livres de álcool e, na presença de lesões, comunicar equipe para iniciar tratamento específico; Orientar sobre cuidados com a palma das mãos e planta dos pés, Estimular a importância de relatar à equipe o aparecimento de efeitos colaterais precocemente.
Antimeta-bólito (subclasse: análogos das purinas)	Fludarabina	EV, VO	Mielossupressão (nadir no dia 13 após início da aplicação), náusea, vômito, diarreia, *rash*, neurotoxicidade, pneumonite intersticial.	Monitorar hemograma, função hepática e renal; VO: não mastigar ou macerar o comprimido, tomar medicamento preferencialmente com água (pode ser tomado ou não nas refeições); EV: infundir em 30 minutos; Alopurinol e hidratação EV são recomendados para pacientes com LLC recém-diagnosticada ou com doença *bulky* para prevenir a SLT; Atentar para sinais e/ou sintomas de anemia, infecções e sangramentos; Teratogênica.
Antimeta-bólito (subclasse: análogos do ácido fólico)	Fluorouracil	EV, tópico	Mielossupressão (nadir entre dias 10-14 após início da aplicação), náusea, vômito, anorexia, mucosite, diarreia, alopecia, fotossensibilidade e/ou aumento do lacrimejamento; escurecimento das veias, flebite química (altas doses, pH > 8,0), ressecamento da pele, toxicidade cardíaca (rara).	Monitorar hemograma, função hepática, renal e cavidade oral; Administrar em bólus ou em infusão contínua (a depender do protocolo); O ácido folínico potencializa a citotoxicidade do fluorouracil; Orientar o paciente sobre higiene oral e bochechos profiláticos com soluções livres de álcool e, na presença de lesões, comunicar equipe para iniciar tratamento específico; Evitar exposição ao sol e utilizar protetor solar durante o tratamento; Orientar o paciente sobre cuidados com a palma das mãos e planta dos pés e hidratação corporal; Nos esquemas de infusão contínua checar permeabilidade do cateter/punção, fixação e programação do infusor, orientar banho sem molhar curativo e infusor; deixar telefone de fácil contato em caso de intercorrências.

(Continua)

PARTE II | MODALIDADES DE TRATAMENTO EM ONCOLOGIA

Tabela 4.1. Características dos agentes antineoplásicos (AA). *(Continuação)*

Classificação	Nome do AA	Via de administração	Efeitos colaterais	Considerações de enfermagem
Antimeta-bólito (subclasse: análogos das pirimidinas)	Gencitabina	EV	Mielossupressão (dose-limitante), náusea, vômito, febre, *flu-like* síndrome, *rash*, toxicidade pulmonar (em infusões > 60 minutos, frequência > semanal), flebite no trajeto venoso utilizado.	Monitorar hemograma, função hepática e renal; **Irritante**; administrar em 30 minutos sob supervisão, em paralelo com SF 0,9% para minimizar dor e ardência do trajeto venoso quando o acesso for periférico; Em caso de dor e ardência persistentes, rediluir o AA, diminuir gotejamento; Administrar 125-150 mL de SF 0,9% em bólus após o término da infusão; Deve ser administrada antes das platinas (com exceção da cisplatina) e após o paclitaxel; Tratar sintomas da *flu-like* síndrome; Embriotóxica.
Antimeta-bólito (subclasse: análogos das purinas)	Mercaptopu-rina	VO	Mielossupressão (nadir entre 5 dias a 6 semanas do início do tratamento), náusea, mucosite, hiperuricemia.	Monitorar hemograma, ácido úrico, função hepática e renal; Orientar o paciente a tomar a medicação com o estômago vazio, ou 1 hora antes ou 2 horas após a refeição; Atentar para sinais e/ou sintomas de anemia, infecções e sangramentos e orientar cuidados no domicílio; Orientar o paciente sobre higiene oral e bochechos profiláticos com soluções livres de álcool e, na presença de lesões, comunicar equipe para iniciar tratamento específico.
Antimeta-bólito (subclasse: análogos do ácido fólico)	Metotrexato (MTX)	EV, VO, IM, IT	Mielossupressão (nadir entre os dias 4-7 após início da aplicação), náusea, mucosite/estomatite, gastroenterite, diarreia, fotossensibilidade, toxicidade renal e hepática, neurotoxicidade associada com altas doses.	Monitorar hemograma, ácido úrico, função hepática, renal e cavidade oral; Possui coloração amarelada; Entre 5-149 mg: administrar em bólus; Entre 150-499 mg: administrar em 20 minutos; Entre 500-1.500 mg: administrar conforme protocolo, com resgate com ácido folínico; Hidratação e bicarbonato de sódio são necessários antes, durante e após a aplicação de altas doses; Controlar o pH urinário antes de iniciar a aplicação, e iniciar infusão somente se pH > 7; Realizar balanço hídrico, controle de pH urinário e peso; Manter pH urinário > 7 e monitorar nível sérico do MTX até atingir valor ≤ 0,1 mmol; Iniciar resgate com ácido folínico 24 horas após a aplicação do metotrexato (prevenção de toxicidades excessivas); Atentar para sinais e/ou sintomas de anemia, infecções e sangramentos e orientar cuidados no domicílio; Orientar o paciente sobre higiene oral e bochechos profiláticos com soluções livres de álcool e, na presença de lesões, comunicar equipe para iniciar tratamento específico; Evitar exposição ao sol e utilizar protetor solar; MTX interage com aspirina, aminoglicosídeos, anti-inflamatórios não esteroidais, omeprazol e varfarina.

(Continua)

Tabela 4.1. Características dos agentes antineoplásicos (AA). *(Continuação)*

Classificação	Nome do AA	Via de administração	Efeitos colaterais	Considerações de enfermagem
Antimetabólito (subclasse: análogos do ácido fólico)	Pemetrexato	EV	Em associação com a cisplatina: mielossupressão (nadir no dia 8 após o início da aplicação), fadiga, náusea e vômito, dor torácica, dispneia, *rash*, toxicidade renal e hepática. Efeitos colaterais são reduzidos com suplementação com vitaminas.	Monitorar hemograma, função hepática e renal; Para reduzir toxicidade hematológica e gastrintestinal: Ácido fólico iniciando 1 semana antes da primeira dose de pemetrexato, manter diariamente durante todo o tratamento; Vitamina B12 iniciando 1 semana antes do início do tratamento com pemetrexato, repetindo a cada 9 semanas até o fim do tratamento; Dexametasona 4 mg por 3 dias: iniciando 1 dia antes da aplicação (diminui a incidência de *rash*); Infundir em 10 minutos; Fetotóxico e teratogênico.
Antimetabólito (subclasse: análogos do ácido fólico)	Raltitrexato	EV	Mielossupressão dose-limitante (nadir no dia 8 do início da aplicação, mas pode ser postergado até o dia 21), náusea, vômito, diarreia (pode ser dose-limitante), fadiga, astenia, febre, sibilos e estridor, *rash* e prurido.	Monitorar hemograma e função hepática; Infundir em 15 minutos; Atentar para sinais e/ou sintomas de anemia, astenia, infecções e sangramentos e orientar cuidados no domicílio; Contraindicado para pacientes com diarreia sem controle.
Antimetabólito (subclasse: análogos das purinas)	Tioguanina	VO	Mielossupressão (nadir entre os dias 10-14 após o início da aplicação), náusea e vômito (dose-relacionados), anorexia e mucosite (em esquemas de alta dose), hiperuricemia.	Monitorar hemograma, ácido úrico, função hepática e renal; Orientar o paciente a ingerir o comprimido com estômago vazio para facilitar a absorção; Atentar para sinais e/ou sintomas de anemia, infecções e sangramentos e orientar cuidados no domicílio; Pode ser usada em altas doses com alopurinol.
Antimetabólito (subclasse: análogo do ácido fólico)	Trimetrexato	EV	Mielossupressão (neutropenia é dose-limitante), mucosite, náusea, vômito, alopecia, cefaleia, *rash*, depleção de sódio e cálcio.	Monitorar hemograma, função hepática e renal; Incompatível com SF 0,9%; Infundir em 60 minutos; Atentar para sinais e/ou sintomas de anemia, infecções e sangramentos e orientar cuidados no domicílio; Orientar o paciente sobre higiene oral e bochechos profiláticos com soluções livres de álcool e, na presença de lesões, comunicar equipe para iniciar tratamento específico; Fetotóxico e embriotóxico.

(Continua)

PARTE II | MODALIDADES DE TRATAMENTO EM ONCOLOGIA

Tabela 4.1. Características dos agentes antineoplásicos (AA). *(Continuação)*

Classificação	Nome do AA	Via de administração	Efeitos colaterais	Considerações de enfermagem
Antibióticos antitumorais	Bleomicina (isolada do *Streptomyces verticullus*)	EV, IM, SC, intracavitária	Alopecia (dose-relacionada), fotossensibilidade, *rash*, hiperpigmentação, pneumonite, toxicidade hepática e renal, febre, calafrios, reação de hipersensibilidade (rara, ocorre em pacientes com linfoma), flebite no trajeto venoso utilizado.	Monitorar função hepática e renal; **Irritante**; administrar sob supervisão; Infundir em 10-15 minutos; Evitar exposição ao sol e utilizar protetor solar; Orientar o paciente sobre manejo de febre e calafrios e reforçar prescrições médicas de antitérmicos; Atentar para sinais e sintomas de hipotensão e anafilaxia nos esquemas de alta dose; Doses cumulativas (não exceder 400 unidades); idade > 70 anos, disfunção renal e doenças pulmonares preexistentes aumentam o risco de toxicidade pulmonar; Altas concentrações de oxigenioterapia também aumentam o risco de toxicidade pulmonar; discutir com equipe caso haja necessidade da terapia ou cirurgia em pacientes já expostos à bleomicina e evitar o uso de altas frações de oxigênio; Estimular paciente ao relato precoce de tosse, dispneia e/ou respiração curta; Mutagênica e provavelmente teratogênica.
Antibióticos antitumorais	Dactinomicina (isolada do *Streptomyces parvulus*)	EV	Mielossupressão (dose-limitante, nadir entre os dias 14-21 após o início da aplicação), náusea, vômito, mucosite, fadiga, alopecia, *rash* acneiforme, diarreia, dor abdominal, supressão ovariana ou testicular, recaída da radiação (hiperpigmentação de áreas previamente irradiadas).	Monitorar hemograma, função renal e hepática; Pré-medicar com antagonistas da serotonina e dexametasona para náusea e vômito; Coloração amarelada; **Vesicante**; administrar sob supervisão, em 10-15 minutos, em paralelo com SF 0,9% e testar refluxo sanguíneo antes, durante e após a administração quando o acesso for periférico; Em casos de extravasamento, seguir protocolo institucional; Atentar para sinais e/ou sintomas de anemia, infecções e sangramentos e orientar cuidados no domicílio; Orientar o paciente sobre higiene oral e bochechos profiláticos com soluções livres de álcool e, na presença de lesões, comunicar equipe para iniciar tratamento específico; Teratogênica, mutagênica e carcinogênica.

(Continua)

4 | QUIMIOTERAPIA (CONCEITOS E VIAS DE ADMINISTRAÇÃO)

Tabela 4.1. Características dos agentes antineoplásicos (AA). *(Continuação)*

Classificação	Nome do AA	Via de administração	Efeitos colaterais	Considerações de enfermagem
Antibióticos antitumorais (subclasse: antraciclinas)	Daunorrubicina (isolada do *Streptomyces*)	EV	Mielossupressão (dose-limitante, nadir entre os dias 10-14 após o início da aplicação), náusea, vômito, mucosite, alopecia, urina avermelhada por até 48 horas após administração da daunorrubicina, cardiotoxicidade, hiperuricemia, supressão ovariana e testicular.	Monitorar hemograma, função renal e hepática; Coloração avermelhada; **Vesicante**; administrar sob supervisão, em 10-15 minutos, em paralelo com SF 0,9% e testar refluxo sanguíneo antes, durante e após a administração quando o acesso for periférico; Em casos de extravasamento, seguir protocolo institucional; Atentar para sinais e/ou sintomas de anemia, infecções e sangramentos e orientar cuidados no domicílio; Orientar o paciente sobre higiene oral e bochechos profiláticos com soluções livres de álcool e, na presença de lesões, comunicar equipe para iniciar tratamento específico; Checar fração de ejeção antes do início, durante e após o término do tratamento. Teratogênica e mutagênica.
Antibióticos antitumorais (subclasse: antraciclinas)	Doxorrubicina (isolada do *Streptomyces*)	EV	Mielossupressão (nadir entre os dias 10-14 após o início da aplicação), náusea, vômito, alopecia, mucosite, cardiotoxicidade dose-limitante, arritmias, hiperuricemia, urina avermelhada por até 48 horas após administração da doxorrubicina, fotossensibilidade, recaída da radiação (hiperpigmentação de áreas previamente irradiadas).	Monitorar hemograma, função renal e hepática; Coloração avermelhada; **Vesicante**; administrar sob supervisão, em 10-15 minutos, em paralelo com SF 0,9% e testar refluxo sanguíneo antes, durante e após a administração quando o acesso for periférico; Em casos de extravasamento, seguir protocolo institucional; Atentar para sinais e/ou sintomas de anemia, infecções e sangramentos e orientar cuidados no domicílio; Orientar o paciente sobre higiene oral e bochechos profiláticos com soluções livres de álcool e, na presença de lesões, comunicar equipe para iniciar tratamento específico; Checar fração de ejeção antes do início, durante e após o término do tratamento. Teratogênica, mutagênica e carcinogênica.
Antibióticos antitumorais (subclasse: antraciclinas)	Doxorrubicina lipossomal (isolada do *Streptomyces*)	EV	Mielossupressão, náusea, vômito, fadiga, astenia, alopecia, mucosite, cardiotoxicidade, arritmias, recaída de radiação, hiperuricemia, fotossensibilidade, eritrodisestesia palmo-plantar, urina avermelhada por até 48 horas após administração da doxorrubicina lipossomal, reações infusionais.	Monitorar hemograma, função renal e hepática; Coloração avermelhada; **Irritante**; administrar sob supervisão; Infundir na velocidade de 1 mg/min nos primeiros 30 minutos para minimizar reações infusionais; se não houver reação, reprogramar infusão para tempo total de 60 minutos; Atentar para sinais e/ou sintomas de anemia, infecções e sangramentos e orientar cuidados no domicílio; Orientar o paciente sobre higiene oral e bochechos profiláticos com soluções livres de álcool e, na presença de lesões, comunicar equipe para iniciar tratamento específico; Orientar o paciente sobre cuidados com a palma das mãos e planta dos pés; Checar fração de ejeção antes do início, durante e após o término do tratamento. Embriotóxica, parece ser também mutagênica e carcinogênica.

(Continua)

61

PARTE II | MODALIDADES DE TRATAMENTO EM ONCOLOGIA

Tabela 4.1. Características dos agentes antineoplásicos (AA). *(Continuação)*

Classificação	Nome do AA	Via de administração	Efeitos colaterais	Considerações de enfermagem
Antibióticos antitumorais (subclasse: antraciclinas)	Epirrubicina	EV	Mielossupressão (dose-limitante, nadir entre os dias 10-14 após o início da aplicação). náusea, vômito, alopecia, mucosite, cardiotoxicidade, recaída de radiação, urina avermelhada por até 48 horas após administração da epirrubicina.	Monitorar hemograma, ácido úrico, função hepática, renal e eletrólitos; Coloração avermelhada; **Vesicante**; administrar sob supervisão, em 10-15 minutos, em paralelo com SF 0,9% e testar refluxo sanguíneo antes, durante e após a administração quando o acesso for periférico; Em casos de extravasamento, seguir protocolo institucional; Atentar para sinais e/ou sintomas de anemia, infecções e sangramentos e orientar cuidados no domicílio; Orientar o paciente sobre higiene oral e bochechos profiláticos com soluções livres de álcool e, na presença de lesões, comunicar equipe para iniciar tratamento específico; Pacientes recebendo 120 mg/m^2 devem fazer uso de antibioticoterapia profilática; Checar fração de ejeção antes do início, durante e após o término do tratamento; Interage com a cimetidina, esta aumenta a AUC da epirrubicina em 50%; Genotóxica, mutagênica e carcinogênica.
Antibióticos antitumorais (subclasse: antraciclinas)	Idarrubicina	EV	Mielossupressão (dose-limitante, nadir entre os dias 10-20 após o início da aplicação), náusea, vômito, mucosite, alopecia, cardiotoxicidade (menos severa se comparada à daunorrubicina e doxorrubicina), recaída de radiação, *rash*, supressão ovariana ou testicular permanente ou transitória, urina avermelhada por até 48 horas após administração da idarrubicina.	Monitorar hemograma, ácido úrico, função hepática e renal; Coloração laranja-avermelhada; Fotossensível; proteger da luz; **Vesicante**; administrar sob supervisão, em 10-15 minutos, em paralelo com SF 0,9% e testar refluxo sanguíneo antes, durante e após a administração quando o acesso for periférico; Em casos de extravasamento, seguir protocolo institucional; Atentar para sinais e/ou sintomas de anemia, infecções e sangramentos e orientar cuidados no domicílio; Orientar o paciente sobre higiene oral e bochechos profiláticos com soluções livres de álcool e, na presença de lesões, comunicar equipe para iniciar tratamento específico; Orientar paciente sobre conservação de óvulos/esperma.

(Continua)

Tabela 4.1. Características dos agentes antineoplásicos (AA). *(Continuação)*

Classificação	Nome do AA	Via de administração	Efeitos colaterais	Considerações de enfermagem
Antibióticos antitumorais	Mitomicina	EV	Mielossupressão (dose-limitante, nadir entre as semanas 4-6 após o início da aplicação), náusea, vômito, anorexia, alopecia, fadiga, mucosite, toxicidade pulmonar e renal.	Monitorar hemograma e função hepática e renal; Coloração arroxeada; **Vesicante**, administrar sob supervisão, em 10-15 minutos, em paralelo com SF 0,9% e testar refluxo sanguíneo antes, durante e após a administração quando o acesso for periférico; Em casos de extravasamento, seguir protocolo institucional; Atentar para sinais e/ou sintomas de anemia, infecções e sangramentos e orientar cuidados no domicílio; Orientar o paciente sobre higiene oral e bochechos profiláticos com soluções livres de álcool e, na presença de lesões, comunicar equipe para iniciar tratamento específico; Altas concentrações de oxigenioterapia aumentam o risco de toxicidade pulmonar; discutir com equipe caso haja necessidade da terapia ou cirurgia em pacientes já expostos à mitomicina, evitar o uso de altas frações de oxigênio > 50%.
Antibióticos antitumorais (subclasse: antracenediolonas)	Mitoxantrona (subclasse: antracenediolonas)	EV	Mielossupressão (dose-limitante, nadir entre os dias 9-10 após o início da aplicação), náusea, vômito, mucosite, alopecia, cardiotoxicidade (menos severa se comparada à daunorrubicina e doxorrubicina), esclera e urina azuladas por até 48 horas após administração da mitoxantrona.	Monitorar hemograma, função hepática e renal; Coloração azulada; **Irritante** com potencial vesicante; administrar em 5-30 minutos sob supervisão; Atentar para sinais e/ou sintomas de anemia, infecções e sangramentos e orientar cuidados no domicílio; Orientar o paciente sobre higiene oral e bochechos profiláticos com soluções livres de álcool e, na presença de lesões, comunicar equipe para iniciar tratamento específico; Irradiação torácica, doenças cardíacas, dose cumulativa de 140 mg/m², em pacientes sem uso prévio de antracíclicos, e 120 mg/m², em pacientes com uso prévio de antracíclicos, aumentam o risco de cardiotoxicidade; Mutagênica e teratogênica.
Miscelânea	Trióxido de arsênico	EV	Leucocitose, náusea, vômito, diarreia, dor abdominal, dor e inflamação no trajeto venoso, fadiga, edema, hiperglicemia, dispneia, tosse, *rash*, cefaleia, dor musculoesquelética, prolongamento do intervalo QT.	Monitorar hemograma, eletrólitos e coagulação e ECG durante tratamento de acordo com protocolo institucional; Obter ECG basal de 12 derivações anterior ao início do tratamento; Manter K sérico > 4 mEq/l; Manter Mg sérico > 1,8 mEq/L; Infundir entre 1-2 horas ou em até 4 horas de reações vasomotoras agudas ocorrerem; Cautela no uso com outros agentes prolongadores do intervalo QT; Carcinogênico.

(Continua)

PARTE II | MODALIDADES DE TRATAMENTO EM ONCOLOGIA

Tabela 4.1. Características dos agentes antineoplásicos (AA). *(Continuação)*

Classificação	Nome do AA	Via de administração	Efeitos colaterais	Considerações de enfermagem
Miscelânea	Asparginase	EV, IM, SC	Náusea, vômito, hiperglicemia, reações de hipersensibilidade/anafilaxia, coagulopatia, pancreatite, toxicidade hepática e renal.	Monitorar função hepática e renal, albumina e coagulação; Administrar somente em ambiente hospitalar e ter fácil acesso a medicações de emergência; EV: infundir em 30 minutos; A via IM reduz a incidência de anafilaxia; Independentemente da via de aplicação, proceder à administração somente na presença de acesso venoso pérvio; Teratogênica.
Miscelânea	Ixabepilona	EV	Mielossupressão, náusea, vômito, mucosite, diarreia, artralgia, mialgia, alopecia, faciga, neuropatia periférica, eritrodisestesia palmo--plantar (em associação com a capecitabina), reações de hipersensibilidade.	Monitorar hemograma e neuropatia periférica; Pré-medicar com antagonista H1 e H2; Administrar em 3 horas; Atentar para sinais e/ou sintomas de anemia, infecções e sangramentos e orientar cuidados no domicílio; Orientar o paciente sobre higiene oral e bochechos profiláticos com soluções livres de álcool e, na presença de lesões, comunicar equipe para iniciar tratamento específico; Orientar o paciente sobre cuidados com a palma das mãos e planta dos pés; Interage com inibidores e indutores do CYP3A4; Fetotóxica.
Miscelânea	Hidroxiureia	VO	Mielossupressão (com rápido início de queda da contagem de leucócitos: 24-48 horas após a aplicação, nadir no dia 10 após o início da aplicação), náusea, vômito, anorexia, mucosite, falência renal.	Monitorar hemograma, eletrólitos e função hepática e renal; Atentar para sinais e/ou sintomas de anemia/fadiga, infecções/febre e sangramentos e orientar cuidados no domicílio; Orientar o paciente sobre higiene oral e bochechos profiláticos com soluções livres de álcool e, na presença de lesões, comunicar equipe para iniciar tratamento específico; Mutagênica e carcinogênica.
Miscelânea	Procarbazina	VO	Mielossupressão (dose-limitante, nadir no dia 28 após o início da aplicação), letargia, insônia, pesadelos, alucinações, náusea e vômito (podem ser dose-limitante), *flu-like* síndrome.	Monitorar hemograma, função renal e hepática; Orientar o paciente a tomar medicação antiemética 30 minutos antes da procarbazina; Tomar a procarbazina preferencialmente 30 minutos antes de dormir para minimizar a náusea; Orientar o paciente a evitar alimentos ricos em tiramina; Teratogênica.

(Continua)

4 | QUIMIOTERAPIA (CONCEITOS E VIAS DE ADMINISTRAÇÃO)

Tabela 4.1. Características dos agentes antineoplásicos (AA). *(Continuação)*

Classificação	Nome do AA	Via de administração	Efeitos colaterais	Considerações de enfermagem
Miscelânea	Vorinostate	VO	Anemia, trombocitopenia, náusea, vômito, xerostomia, anorexia, diarreia, perda de peso, fadiga, tromboembolismo.	Monitorar hemograma, eletrólitos, glicemia e creatinina a cada 2 semanas nos primeiros 2 meses e a cada 4 semanas durante todo o tratamento (hiperglicemia e prolongamento do intervalo QT); Orientar o paciente a não abrir a cápsula e a ingerir medicamento com comida; Atentar para sinais e/ou sintomas de anemia/fadiga, infecções/febre e sangramentos e orientar cuidados no domicílio; Orientar ingesta hídrica e alimentar nos casos de náusea, vômito e diarreia; Interage com inibidores da histona deacetilase; Fetotóxico.
Plantas alcaloides (subclasse: alcaloides da vinca)	Vimblastina	EV	Mielossupressão (nadir entre os dias 4-10 após o início da aplicação), alopecia, anorexia, dor mandibular, neuropatia periférica, constipação, síndrome do íleo paralítico.	Monitorar hemograma, ácido úrico e função hepática; Atentar para sinais e/ou sintomas de anemia, infecção e sangramento; **Vesicante**, administrar sob supervisão, em 10-15 minutos, em paralelo com SF 0,9% e testar refluxo sanguíneo antes, durante e após a administração quando o acesso for periférico; Em casos de extravasamento, seguir protocolo institucional; Atentar para sinais e/ou sintomas de anemia/fadiga, infecções/febre e sangramentos e orientar cuidados no domicílio; Orientar o paciente sobre hidratação oral vigorosa, dieta rica em fibras, exercícios e uso de laxantes; Interage com inibidores e indutores do CYP3A4; Fatal se administrada via IT; Possivelmente teratogênica.
Plantas alcaloides (subclasse: alcaloides da vinca)	Vincristina	EV	Rara mielossupressão (nadir entre os dias 10-14 dias após o início da aplicação), alopecia, dor mandibular, constipação, íleo paralítico, neuropatia periférica, impotência transitória e reversível após o fim do tratamento.	Monitorar hemograma, ácido úrico e função hepática; Neurotoxicidade é cumulativa; avaliação neurológica é necessária a cada dose do tratamento; **Vesicante**, administrar sob supervisão, em 10-15 minutos, em paralelo com SF 0,9% e testar refluxo sanguíneo antes, durante e após a administração quando o acesso for periférico; Em casos de extravasamento, seguir protocolo institucional; Orientar o paciente sobre hidratação oral vigorosa, dieta rica em fibras, exercícios e uso de laxantes; Interage com inibidores e indutores do CYP3A4; Fatal se administrada via IT.

(Continua)

65

PARTE II | MODALIDADES DE TRATAMENTO EM ONCOLOGIA

Tabela 4.1. Características dos agentes antineoplásicos (AA). (*Continuação*)

Classificação	Nome do AA	Via de administração	Efeitos colaterais	Considerações de enfermagem
Plantas alcaloides (subclasse: alcaloides da vinca)	Vindesina (investigacio-nal)	EV	Mielossupressão (dose-limitante, nadir entre os dias 5-10 após o início da aplicação), alopecia, náusea, vômito, dor abdominal, constipação, íleo paralítico, diarreia, neuro-toxicidade.	Monitorar hemograma; **Vesicante**, administrar sob supervisão, em 10-15 minutos, em paralelo com SF 0,9% e testar refluxo sanguíneo antes, durante e após a administração quando o acesso for periférico; Em casos de extravasamento, seguir protocolo institucional; Atentar para sinais e/ou sintomas de anemia/fadiga, infecções/febre e sangramentos e orientar cuidados no domicílio; Orientar o paciente sobre hidratação oral vigorosa, dieta rica em fibras, exercícios e uso de laxantes, comunicar se houver diarreia.
Plantas alcaloides (subclasse: alcaloides da vinca)	Vinorelbina	EV	Mielossupressão (dose-limitante, nadir entre os dias 7-10 após início da aplicação), náusea, vômito, neurotoxicidade, neuropatia periférica, alopecia.	Monitorar hemograma e função hepática; **Vesicante**; administrar sob supervisão, em 10-15 minutos, em paralelo com SF 0,9% e testar refluxo sanguíneo antes, durante e após a administração quando o acesso for periférico; Em casos de extravasamento seguir protocolo institucional; Atentar para sinais e/ou sintomas de anemia/fadiga, infecções/febre e sangramentos e orientar cuidados no domicílio; Orientar o paciente sobre hidratação oral vigorosa, dieta rica em fibras, exercícios e uso de laxantes; Interage com inibidores e indutores do CYP3A4; Fatal se administrada via IT; Fetotóxica e teratogênica.
Plantas alcaloides (subclasse: epipodofiloto-xinas)	Etoposido	EV, VO	Mielossupressão (nadir entre os dias 10-14 após o início da aplicação), náusea e vômito, anorexia, alopecia, hiperuricemia, hipotensão ortostática, recaída de radiação, reações de hipersensibilidade/anafilaxia. Esquemas de alta-dose: mucosite e diarreia.	Monitorar hemograma; Checar se há precipitação antes e durante a administração; **Irritante**; administrar sob supervisão; Infundir em 30-60 minutos para evitar hipotensão e broncoespasmo, monitorar a pressão arterial; Sinergismo com a cisplatina; Atentar para sinais e/ou sintomas de anemia/fadiga, infecções/febre e sangramentos e orientar cuidados no domicílio; Mutagênico e teratogênico.
Plantas alcaloides (subclasse: epipodofiloto-xinas)	Teniposido	EV	Mielossupressão (dose-limitante, nadir entre os dias 3-14 após o início da aplicação), náusea, vômito, hipotensão, mucosite (alta dose) reações de hipersensibilidade/anafilaxia.	Monitorar hemograma, função hepática e renal; Checar se há precipitação antes e durante a administração; **Irritante**; administrar sob supervisão; Infundir em 30-60 minutos para evitar hipotensão, e monitorar a pressão arterial; Casos de flebite estão diretamente relaciona-dos à diluição; Atentar para sinais e/ou sintomas de anemia/fadiga, infecções/febre e sangramentos e orientar cuidados no domicílio; Carcinogênico, mutagênico e teratogênico.

(*Continua*)

4 | QUIMIOTERAPIA (CONCEITOS E VIAS DE ADMINISTRAÇÃO)

Tabela 4.1. Características dos agentes antineoplásicos (AA). *(Continuação)*

Classificação	Nome do AA	Via de administração	Efeitos colaterais	Considerações de enfermagem
Plantas alcaloides (subclasse: inibidores da topoisome-rase I)	Irinotecano	EV	Mielossupressão (dose-limitante, nadir entre os dias 6-9 após o início da aplicação), alopecia, náusea, vômito, diarreia precoce e/ou tardia (dose-limitante), toxicidade pulmonar.	Monitorar hemograma e função hepática; Pré-medicar com antagonista de serotonina e dexametasona para náusea e vômito; Checar presença de atropina pré-irinotecano (evitar a diarreia precoce, sudorese, cólicas abdominais, sialorreia e bradicardia durante a infusão) na prescrição médica; caso não houver, questionar equipe; **Irritante**; administrar em 90 minutos sob supervisão; Atentar para sinais e/ou sintomas de anemia/fadiga, infecções/febre e sangramentos e orientar cuidados no domicílio; Checar se paciente possui esquema antidiarreico com loperamida, e reforçar posologia da prescrição médica; Orientar paciente sobre ingesta hídrica e dieta obstipante para controle da diarreia; Estimular o paciente a relatar precocemente sintomas de tosse, dispneia, febre, náusea, vômito e diarreia sem resolução medicamentosa; Teratogênico.
Plantas alcaloides (subclasse: inibidores da topoisome-rase I)	Topotecano	EV, VO	Mielossupressão (dose-limitante, nadir entre os dias 11-15 após o início da aplicação), náusea, vômito, diarreia, constipação, alopecia.	Monitorar hemograma, função renal e hepática; EV: pré-medicar com antagonista de serotonina ou dopamina para náusea e vômito; infundir em pelo menos 30 minutos assim que medicamento estiver preparado; VO: tomar antiemético 1 hora antes do topotecano e proteger comprimidos da luz; Atentar para sinais e/ou sintomas de anemia/fadiga, infecções/febre e sangramentos e orientar cuidados no domicílio; Hemoderivados podem ser necessários; Orientar paciente sobre ingesta hídrica e dieta obstipante para controle da diarreia; Estimular o paciente a relatar precocemente sintomas de náusea, vômito e diarreia sem resolução medicamentosa.

(Continua)

67

PARTE II | MODALIDADES DE TRATAMENTO EM ONCOLOGIA

Tabela 4.1. Características dos agentes antineoplásicos (AA). *(Continuação)*

Classificação	Nome do AA	Via de administração	Efeitos colaterais	Considerações de enfermagem
Plantas alcaloides (subclasse: taxanos)	Cabazitaxel	EV	Mielossupressão (dose-limitante), náusea, vômito, dor abdominal, diarreia severa (dose-limitante), alopecia, fadiga, astenia, artralgia, neuropatia periférica, toxicidade renal, reações de hipersensibilidade.	Aprovado pelo FDA em 2010 em combinação com prednisona 10 mg/dia para tratamento de câncer de próstata metastático hormônio-refratário previamente tratado com docetaxel; Pré-medicar com anti-histamínico, corticosteroide e antagonista H2 para minimizar reações de hipersensibilidade e anafilaxia; Administrar antiemético se necessário; Infundir em 1 hora; Fácil acesso a medicamentos de emergência; Monitorar hemograma semanal no primeiro ciclo, função renal, hepática e eletrólitos a cada aplicação; Uso de GCSF pode ser necessário desde o primeiro ciclo; Atentar para sinais e/ou sintomas de anemia/fadiga, infecções/febre e sangramentos e orientar cuidados no domicílio; Orientar paciente sobre ingesta hídrica e dieta obstipante para controle da diarreia; Estimular o paciente a relatar precocemente sintomas de náusea, vômito e diarreia sem resolução medicamentosa; Interage com inibidores e indutores do CYP3A4; Pode causar danos ao feto.
Plantas alcaloides (subclasse: taxanos)	Docetaxel	EV	Mielossupressão (dose-relacionada e dose-limitante, nadir no dia 7 após o início da aplicação), mucosite, náusea, vômito, alopecia, fadiga, astenia, retenção de fluidos com ganho de peso, *rash*, alterações nas unhas, eritrodisestesia palmo-plantar, neuropatia periférica, reações de hipersensibilidade.	Monitorar hemograma, função renal, hepática, eletrólitos e peso; Pacientes devem receber dexametasona VO 8 mg por 3 dias iniciando no dia anterior à aplicação de docetaxel (minimizar reações de hipersensibilidade, eritrodisestesia palmo-plantar e retenção hídrica); Utilizar no preparo e administração de materiais livre de PVC; **Irritante**; administrar sob supervisão em 1 hora, monitorar sinais vitais e sintomas de reação de hipersensibilidade nos primeiros 15 minutos de infusão; Ter fácil acesso a medicamentos de emergência; Atentar para sinais e/ou sintomas de anemia/fadiga, infecções/febre e sangramentos e orientar cuidados no domicílio; Orientar o paciente sobre higiene oral e bochechos profiláticos com soluções livres de álcool e, na presença de lesões, comunicar equipe para iniciar tratamento específico; Orientar sobre cuidados com a palma das mãos e planta dos pés, e Estimular sobre a importância de relatar à equipe o aparecimento de efeitos colaterais precocemente; Sinergismo com a capecitabina; Interage com inibidores e indutores do CYP3A4.

(Continua)

Tabela 4.1. Características dos agentes antineoplásicos (AA). *(Continuação)*

Classificação	Nome do AA	Via de administração	Efeitos colaterais	Considerações de enfermagem
Plantas alcaloides (subclasse: taxanos)	Larotaxel (uso investigacional)	EV	Mielossupressão, náusea, vômito, mucosite, diarreia, alopecia, neuropatia periférica, mialgia, retenção de fluidos.	Monitorar hemograma, Pré-medicar com difenidramida, acetominofeno e ranitidina: Infundir em 60 minutos; Atentar para sinais e/ou sintomas de anemia/fadiga, infecções/febre e sangramentos e orientar cuidados no domicílio; Orientar o paciente sobre higiene oral e bochechos profiláticos com soluções livres de álcool e, na presença de lesões, comunicar equipe para iniciar tratamento específico; Orientar paciente sobre ingesta hídrica e dieta obstipante para controle da diarreia; Sinergismo com transtuzumabe, doxorrubicina, cisplatina e vinorelbina.
Plantas alcaloides (subclasse: taxanos)	Paclitaxel	EV, IP	Mielossupressão (nadir entre os dias 7-11 após o início da aplicação), náusea, vômito, mucosite, diarreia, alopecia, onicólise, neuropatia periférica, artralgia, mialgia, fadiga, hipotensão, arritmias cardíacas e reações de hipersensibilidade.	Monitorar hemograma, função renal e hepática; Pré-medicar com difenidramina 50 mg, antagonista de serotonina ou dopamina e antagonista H2; Pacientes devem receber dexametasona VO 20 mg, 12 e 6 horas antes da aplicação de paclitaxel; Utilizar no preparo e administração materiais livre de PVC; **Irritante** com potencial vesicante; administrar sob supervisão; Doses entre 80-100 mg/m^2 devem ser infundidas em 1 hora; Doses > 100 mg/m^2 devem ser infundidas em 3 horas ou em infusão contínua; Monitorar sinais vitais e sintomas de reação de hipersensibilidade nos primeiros 15 minutos de infusão; Ter fácil acesso a medicamentos de emergência; Estimular o paciente a comunicar se dispneia, dor torácica, palpitações ou sensações incomuns; IP: aquecer à temperatura de 37°C, infundir na máxima velocidade tolerada pelo paciente e orientar mudança de decúbito a cada 15 minutos por pelo menos 2 horas; Atentar para sinais e/ou sintomas de anemia/fadiga, infecções/febre e sangramentos e orientar cuidados no domicílio; Orientar o paciente sobre higiene oral e bochechos profiláticos com soluções livres de álcool e, na presença de lesões, comunicar equipe para iniciar tratamento específico; Orientar paciente sobre cuidados com as unhas (manter aparadas e limpas); Mielossupressão é maior nas infusões em 24 horas; Administrar paclitaxel primeiro em regimes com cisplatina ou carboplatina (aumenta o efeito citotóxico e minimiza as toxicidades); Interage com inibidores CYP2C8 e CYP3A4 (podem diminuir o nível sérico do paclitaxel e diminuir o seu efeito) e indutores do CYP2C8 e CYP3A4 (podem aumentar o nível sérico do paclitaxel e aumentar o risco de toxicidade); Embriotóxico.

(Continua)

PARTE II | MODALIDADES DE TRATAMENTO EM ONCOLOGIA

Tabela 4.1. Características dos agentes antineoplásicos (AA). *(Continuação)*

Classificação	Nome do AA	Via de administração	Efeitos colaterais	Considerações de enfermagem
Plantas alcaloides (subclasse: taxanos)	Paclitaxel albuminado	EV	Mielossupressão (dose-relacionada), náusea, vômito, mucosite, fadiga, alopecia, neuropatia periférica, artralgia e mialgia.	Monitorar hemograma, função renal e hepática; Pré-medicar com antagonista de serotonina ou dopamina; Irritante com potencial vesicante; administrar em 30 minutos sob supervisão; Atentar para sinais e/ou sintomas de anemia/fadiga, infecções/febre e sangramentos e orientar cuidados no domicílio; Orientar o paciente sobre higiene oral e bochechos profiláticos com soluções livres de álcool e, na presença de lesões, comunicar equipe para iniciar tratamento específico; Administrar paclitaxel albuminado primeiro em regimes com cisplatina ou carboplatina (aumenta o efeito citotóxico e minimiza as toxicidades); Interage com inibidores CYP2C8 e CYP3A4 (podem diminuir o nível sérico do paclitaxel e diminuir o seu efeito) e indutores do CYP2C8 e CYP3A4 (podem aumentar o nível sérico do paclitaxel e aumentar o risco de toxicidade); Pode causar danos ao feto.
Plantas alcaloides	Trabectedina	EV	Mielossupressão, náusea, vômito, anorexia, mucosite, constipação, cefaleia, astenia, fadiga, risco de infertilidade irreversível em homens.	Monitorar hemograma, função hepática e renal; Pré-medicar com antagonistas de NK1 e de serotonina para náusea; Pré-medicar com dexametasona para náusea e para minimizar a toxicidade hepática; Administrar em 1 hora ou em infusão contínua de 24 horas; Atentar para sinais e/ou sintomas de anemia/fadiga, infecções/febre e sangramentos e orientar cuidados no domicílio; Orientar o paciente sobre higiene oral e bochechos profiláticos com soluções livres de álcool e, na presença de lesões, comunicar equipe para iniciar tratamento específico; Orientar o paciente sobre a ingesta hídrica e alimentar em casos de náusea e constipação; Nas 2 primeiras semanas de tratamento monitorar exames laboratoriais semanalmente; Interage com inibidores do CYP3A4.
Hormônios (antagonistas do GnRH)	Abarelix	IM	Aumento das enzimas hepáticas, reações de hipersensibilidade (mais comum hipotensão e síncope), ondas de calor, privação do sono, ginecomastia, mastalgia, sensibilidade mamilar, disúria, alterações na frequência urinária e infecções do trato urinário.	Aplicar 100 mg IM no glúteo, nos dias 1, 15, 29 e repetir a cada 4 semanas; Rodiziar local de aplicação; Deixar o paciente em observação por 30 minutos após toda aplicação; Monitorar resposta com os níveis de testosterona (no dia 29 e a cada 8 semanas) e PSA; Monitorar transaminases, hemoglobina e triglicérides; Cautela no uso em pacientes em tratamento com medicações antiarrítmicas classe IA ou III; Contraindicado para mulheres e crianças; Pode diminuir a densidade óssea em pacientes com tratamento estendido; Pode causar danos ao feto.

(Continua)

70

Tabela 4.1. Características dos agentes antineoplásicos (AA). *(Continuação)*

Classificação	Nome do AA	Via de administração	Efeitos colaterais	Considerações de enfermagem
Hormônios	Adreno-corticoides (cortisona, dexametasona, hidrocortisona, metilpred-nisolona, prednisolona, prednisona)	VO	Hipernatremia e retenção hídrica, hipocalemia e hipocalcemia, exacerbação de úlceras gástricas preexistentes, hiperglicemia, aumento do apetite, ganho de peso, alterações de humor, euforia, insônia, imunossupressão. Osteoporose, perda de massa muscular, doenças musculares, catarata, glaucoma e estado cushingoide nos tratamentos prolongados.	Orientar o paciente a tomar a medicação nas refeições, com comida ou leite; Orientar o paciente a reconhecer e a relatar sintomas de hiperglicemia, hipocalemia, hipocalcemia e infecções; Estimular alimentação rica em potássio e cálcio; Monitorar níveis de Na, K, Ca, glicose e peso; Contraceptivos orais podem inibir o metabolismo esteroide; Cautela na retirada da terapia prolongada (retiradas rápidas podem acarretar insuficiência adrenal); Warfarina e insulina ou hipoglicemiantes orais podem necessitar de aumento na dose; O uso crônico de esteroides está associado a numerosos efeitos colaterais. A terapia intermitente é mais segura.
Hormônios (inibidor esteroidal da adrenal)	Aminogluteti-mida	VO	Hipotireoidismo, *rash* cutâneo, mal-estar, febre, sonolência, letargia, náusea, vômito. Hiponatremia, hipoglicemia, tonturas, hipotensão postural (quando a reposição com glicocorticoides esteroides não é realizada).	Monitorar hormônios tireoidianos, Na, K, Ca, glicose, função hepática e pressão arterial; Pré-medicar com antiemético nas primeiras 2 semanas de tratamento; Álcool potencializa os efeitos colaterais da aminoglutetimida; 40 mg de hidrocortisona é recomendada para reposição de glicocorticoide e prevenção de *rash* cutâneo, mal-estar e febre; Orientar paciente a não coçar as áreas com *rash* cutâneo; Orientar paciente a comunicar a equipe na presença de efeitos colaterais (decorrentes da hidrocortisona ou do bloqueio da adrenal); Warfarina pode necessitar de aumento na dose.
Hormônios (inibidor não esteroidal da aromatase)	Anastrozol	VO	Elevação da GGT e colesterol, diminuição da densidade óssea lombar e do quadril, ondas de calor acompanhadas de sudorese, astenia, secura vaginal, cefaleia, tromboflebite, edema de membros superiores e inferiores, náusea e diarreia leves.	Orientar a paciente a tomar a medicação com ou sem comida, porém sempre no mesmo horário; Monitorar GGT, colesterol e densitometria óssea; A coadministração com estrogênio pode diminuir a atividade do anastrozol; A coadministração com tamoxifeno diminui os níveis séricos de anastrozol em 27%; Suplementos herbáceos contendo estrógenos podem diminuir o efeito do anastrozol; Monitorar incidência e tolerância da paciente às ondas de calor e sudorese; Orientar a paciente a não usar cremes vaginais à base de estrógeno; usar lubrificantes; Orientar paciente a procurar o hospital em casos de falta de ar, tonturas ou dor, vermelhidão ou edema nos membros superiores ou inferiores; Contraindicado para mulheres grávidas.

(Continua)

PARTE II | MODALIDADES DE TRATAMENTO EM ONCOLOGIA

Tabela 4.1. Características dos agentes antineoplásicos (AA). *(Continuação)*

Classificação	Nome do AA	Via de administração	Efeitos colaterais	Considerações de enfermagem
Hormônios	Andrógenos (propionato de testosterona, fluoximesterona, testolactona)	VO, IM	Aumento do cálcio sérico, diminuição do T4 total, aumento do T3 e T4, retenção hídrica e de sódio, icterícia obstrutiva. Uso prolongado (> 3 meses): masculinização do corpo feminino – pode ser irreversível (aumento da libido, voz grave, aumento do crescimento de pelos, acne, hipertrofia do clitóris), nos homens: priapismo com ereções dolorosas e hipospermia, disfunção hepática.	Solução IM: agitar vigorosamente a solução pronta e administrar imediatamente; Podem aumentar os efeitos dos anticoagulantes orais; monitorar paciente e ajustar dose se necessário; Monitorar níveis de Ca, Na, T4 total, T3, T4 e função hepática; Cautela em pacientes com metástases ósseas, hipoalbuminemia, disfunção cardíaca, hepática ou renal; Orientar o paciente a reconhecer e relatar sintomas de hipercalcemia, icterícia e diarreia.
Hormônios (modulador seletivo do receptor de estrógeno)	Arzoxifeno (investigacional)	VO	Ondas de calor, sudorese, dor torácica, óssea ou mastalgia, fadiga, náusea, insônia.	Monitorar peso, incidência e tolerância da paciente às ondas de calor e sudorese; Orientar a paciente a relatar dores, fadiga ou náuseas e como manejá-las como medidas não farmacológicas e, se necessário, comunicar o médico para a prescrição de medicamentos específicos.
Hormônios (antiandrogênio não esteroidal)	Bicalutamida	VO	Aumento das transaminases hepáticas, ureia e creatinina séricas, células brancas e hemoglobina; ginecomastia, mastalgia, ondas de calor, náusea, constipação, diarreia.	Monitorar peso, hemograma, função hepática e renal; A bicalutamida pode aumentar o efeito da warfarina; monitorar o RNI; Cautela no uso em pacientes com disfunção hepática; monitorar toxicidades; ajustes de dose podem ser necessários.
Hormônios	Adrenocorticoides (cortisona, dexametasona, hidrocortisona, metilprednisolona, prednisolona, prednisona)	VO		
Hormônios (antagonista do GnRH)	Degarelix	SC	Aumento das enzimas hepáticas, GGT e colesterol, ondas de calor, calafrios, tonturas, fadiga, reação e/ou dor no local da aplicação, artralgia, astenia, insônia, tosse, ganho de peso, hipertensão, constipação, diarreia, noctúria, infecção do trato urinário, disfunção erétil.	O medicamento deve ser aplicado em até 1 hora após a reconstituição; Aplicar no abdome em regiões livres de pressão; não aplicar nas regiões abaixo de cintos ou próximas às costelas; Compressas mornas ou frias após a aplicação podem reduzir o desconforto local; Monitorar função hepática, colesterol e pressão arterial; Orientar pacientes a reportar o aparecimento dos efeitos colaterais; Cautela no uso em pacientes com disfunção hepática ou renal; A supressão andrógena prolongada pode causar prolongamento do intervalo QT: pacientes portadores de ICC ou em uso de medicações que prolonguem o intervalo QT devem ser monitorados de perto com ECG e mensuração do intervalo QT durante o tratamento; Fetotóxico.

(Continua)

Tabela 4.1. Características dos agentes antineoplásicos (AA). *(Continuação)*

Classificação	Nome do AA	Via de administração	Efeitos colaterais	Considerações de enfermagem
Hormônios	Estrógenos (dietiles-tilbestrol, etinilestradiol, estrógeno conjugado, clorotriani-seno)	VO	Aumento do cálcio, níveis de T4 e fatores de coagulação, diminuição do folato sérico, complicações tromboembólicas, hipercalcemia, retenção hídrica e de sódio, cardiotoxicidade, náusea, vômito. Alterações na função sexual masculina: ginecomastia, diminuição da libido, impotência e mudança na voz (as características femininas desaparecem com o fim do tratamento). Alterações na função sexual feminina: mastalgia, ingurgitamento mamário, prolapso uterino, exacerbação de fibrose uterina preexistente, sangramento uterino, incontinência urinária.	Orientar o paciente a tomar o antiemético antes do estrógeno (caso tenha sido prescrito pelo médico) e a tomar o medicamento antes de dormir para diminuir a náusea/vômito; Monitorar função cardíaca, hepática, renal, cálcio e T4 durante o tratamento; Orientar o paciente a reportar sinais/sintomas de edema, dispneia, dor, tonturas, eritema, alterações do SNC; Atentar para sintomas de hipercalcemia em pacientes mulheres com metástases ósseas; A ginecomastia pode ser prevenida com o pré-tratamento das mamas com baixas doses de radioterapia; Complicações tromboembólicas estão associadas com o tratamento prolongado em altas doses para câncer de próstata; Cautela em pacientes com disfunção cardíaca, hepática e/ou renal.
Hormônios (inativador esteroidal da aromatase)	Exemestano	VO	Linfopenia, rara elevação da função hepática, fadiga, ondas de calor, sudorese, dor, náusea, aumento do apetite, depressão, insônia.	Orientar a paciente a tomar o exemestano após a refeição; Orientar a paciente a relatar a presença de efeitos colaterais, e ensinar medidas para manejá-los; Carbamazepina, fenobarbital, fenitoína e nafcilina podem diminuir o nível sérico de exemestano; cautela no uso concomitante; Erva-de-são-joão pode diminuir o nível sérico de exemestano; o uso concomitante não é recomendado; Contraindicado para gestantes.
Hormônios (antiandro-gênio não esteroidal)	Flutamida	VO	Hipertensão, hepatite, icterícia, anemia hemolítica e macrocítica, edema, fotossensibilidade, reações cutâneas, ondas de calor, ginecomastia, diminuição da libido, impotência, diarreia, descoloração da urina.	Pode ser administrado com ou sem refeições; Monitorar função hepática; Pacientes em uso de warfarina devem monitorar o TP e ajustar a dose se necessário; Utilizar a flutamida com cautela em pacientes com disfunção hepática; Contraindicado em pacientes com acometimento hepático severo.
Hormônios (antagonista do receptor de estrógeno)	Fulvestranto	IM	Reações/dor no local de aplicação, dor óssea, abdominal ou nas costas, náusea, vômito, constipação, diarreia, anorexia, ondas de calor, edema periférico.	Deixar a injeção em temperatura ambiente por um curto período antes da aplicação para diminuir o desconforto; Aplicar com técnica em Z lentamente; Orientar pacientes a relatar o aparecimento de efeitos colaterais, bem como sinais de inflamação/infecção no local de aplicação, e sugerir medidas para manejá-los; Ervas contendo estrógeno podem diminuir o efeito do fulvestranto; Contraindicado em gestantes e mulheres em amamentação.

(Continua)

PARTE II | MODALIDADES DE TRATAMENTO EM ONCOLOGIA

Tabela 4.1. Características dos agentes antineoplásicos (AA). *(Continuação)*

Classificação	Nome do AA	Via de administração	Efeitos colaterais	Considerações de enfermagem
Hormônios (análogo sintético do LHRH)	Gosserrelina	SC	Nas primeiras semanas de tratamento pode ocorrer piora dos sintomas da doença (*tumor flare*); dor óssea e tumoral, fraqueza e parestesia de membros inferiores e sintomas de obstrução urinária podem ocorrer. Hipercalcemia em pacientes com metástases ósseas, ondas de calor, sudorese, disfunção erétil, mastalgia, edema nas mamas, amenorreia, sangramento vaginal, diminuição da libido, diminuição dos testículos. Edema, aumento de peso, hipertensão, arritmas cardíacas, acidente vascular cerebral, vômito, constipação, diarreia, ansiedade, depressão, cefaleia, desconforto no local de aplicação.	Administrar o medicamento conforme recomendação específica (abdome inferior abaixo da cicatriz umbilical, angulação 30-45 graus, acionar capa protetora ao final da aplicação); Avaliar desconforto do paciente durante a aplicação, discutir com o médico anestesia local se necessário; Monitorar frequência cardíaca, pressão arterial, pulsos periféricos, glicose e função renal durante o tratamento; Orientar os pacientes a reportar palpitações, falta de ar, dor torácica ou em membros inferiores, transtornos de humor, distúrbios gastrintestinais e/ou disúria, bem como sinais de inflamação/infecção no local de aplicação; Mulheres pré-menopausadas devem usar contraceptivo durante e por 12 semanas após o tratamento com gosserrelina; Contraindicada para mulheres em amamentação.
Hormônios (análogo sintético do GnRH ou LHRH)	Acetato de histrelina	Implante SC	Na primeira semana de tratamento pode ocorrer piora dos sintomas da doença (*tumor flare*) e novos sintomas como dor óssea, neuropatia e hematúria. Hipercalcemia em pacientes com metástases ósseas, ondas de calor, atrofia testicular, ginecomastia, diminuição da libido, disfunção erétil, constipação, obstrução e/ou infecção do trato urinário, astenia, insônia, reações no local da inserção do implante.	O implante deve ser inserido na parte interna do braço e substituído a cada 12 meses (o implante em uso deve ser removido antes de o novo ser implantado); Monitorar função renal durante o tratamento; Pacientes com metástase óssea na coluna vertebral e/ou obstrução do trato urinário devem ser monitorados rigidamente nas primeiras semanas de tratamento; Contraindicado em crianças e mulheres.
Hormônios (inibidor não esteroidal da aromatase)	Letrozol	VO	Aumento nas transaminases hepáticas, colesterol total, rara diminuição na contagem de linfócitos e plaquetas. Diminuição na densidade óssea lombar e do quadril, ondas de calor, sudorese, sonolência, fadiga, tontura, artralgia, artrite, mialgia, fadiga, náusea, vômito, diarreia, constipação.	Monitorar função hepática, renal e densitometria óssea; Orientar a paciente a ter cautela ao dirigir e operar máquinas; Checar se a paciente possui prescrição de cálcio 500 mg e vitamina D 400 UI/dia; Orientar a paciente a reportar a presença dos efeitos colaterais e ensinar com manejá-los; Pacientes com cirrose ou disfunção hepática grave devem ter a dose reduzida em 50%; Pacientes com acometimento renal só devem ter alteração na dose se *clearance* de creatinina < 10 mL/min; A coadministração com estrogênio pode diminuir a atividade do letrozol; A coadministração com tamoxifeno diminui os níveis séricos de letrozol em 38%; Contraindicado em mulheres pré-menopausadas; Mulheres em idade fértil devem usar contraceptivo até que se estabeleça o estado de pós-menopausa; Pode causar danos ao feto.

(Continua)

4 | QUIMIOTERAPIA (CONCEITOS E VIAS DE ADMINISTRAÇÃO)

Tabela 4.1. Características dos agentes antineoplásicos (AA). *(Continuação)*

Classificação	Nome do AA	Via de administração	Efeitos colaterais	Considerações de enfermagem
Hormônios (análogo do GnRH)	Leuprolide	SC, IM, implante SC	Comum a todas as formulações: aumento do cálcio e diminuição das células brancas e proteínas totais séricos; Leuprolide: aumento da ureia e creatinina; Leuprolide depósito: aumento HDL, fosfatase alcalina, TGO, ácido úrico, colesterol, LDL, triglicérides, glicose, células brancas; diminuição do potássio e plaquetas. Nas primeiras semanas de tratamento pode ocorrer piora dos sintomas da doença (*tumor flare*); dor óssea ou tumoral, aumento do tamanho do tumor, fraqueza e parestesia de membros inferiores podem ocorrer. Náusea, anorexia e vômito são raros, cefaleia, depressão, tonturas, ondas de calor, rubor, sudorese, mastalgia, edema periférico. Nos homens: diminuição da libido, disfunção erétil, ginecomastia. Nas mulheres: amenorreia após 10 semanas de tratamento.	Leuprolide depósito pode ser administrada SC ou IM, doses diárias somente SC; O implante deve ser inserido na parte interna do braço e substituído a cada 12 meses; Ao paciente que fará a autoaplicação do medicamento, orientar a técnica apropriada, rodízio dos locais de aplicação e reportar o aparecimento de sinais de infecção; Orientar o paciente a reportar a presença de efeitos colaterais para ensinar medidas de manejo.
Hormônios (anti-hormô-nio: agente antiadrenal)	Mitotano	VO	Náusea e vômito importantes (dose-limitante), anorexia, diarreia, letargia, sonolência, tonturas, *rash* cutâneo. Raras reações de hipersensibilidade.	Náusea e vômito podem ser reduzidos iniciando a terapia com baixas doses e aumentá-las conforme a tolerância do paciente; Recomendado pré-medicar com antiemético; Monitorar testes neurológicos e comportamentais em pacientes com tratamento prolongando ou em altas doses; Pacientes que desenvolverem insuficiência adrenal devem receber reposição de esteroides; Orientar o paciente sobre medidas alimentares no auxílio do combate a náusea e vômito; Orientar o paciente a evitar dirigir, operar máquinas pesadas e atividades que exijam estado de alerta até que os efeitos colaterais do medicamento sejam sabidos e avaliados pelo médico; Orientar o paciente a reportar o aparecimento ou piora dos efeitos colaterais; Pacientes em estado de estresse (infecção, trauma, choque) devem receber esteroides EV; Cautela em pacientes com disfunção hepática; Cautela no uso com medicamentos neurotóxicos (os efeitos colaterais podem se somar); O mitotano pode diminuir o efeito da warfarina; monitorar o RNI e aumentar a dose se necessário; Espirolactonas podem diminuir o efeito do mitotano; não administrar concomitantemente; Fenitoína, ciclofosfamida e barbitúricos: monitorar efeito e necessidade de ajuste de dose; Contraindicado para mulheres em amamentação; A segurança durante a gravidez não é estabelecida; avaliar riscos e benefícios.

(Continua)

75

PARTE II | MODALIDADES DE TRATAMENTO EM ONCOLOGIA

Tabela 4.1. Características dos agentes antineoplásicos (AA). *(Continuação)*

Classificação	Nome do AA	Via de administração	Efeitos colaterais	Considerações de enfermagem
Hormônios (antiandrogênio não esteroidal)	Nilutamida	VO	Aumento das enzimas hepáticas e da glicose, náusea, anorexia, constipação, hipertensão, angina, dispneia, pneumonite, ondas de calor, sensibilidade visual à luz e alterações cromáticas.	Monitorar pressão arterial, função hepática, prova de função pulmonar, raio X de tórax e glicose (prévios e durante ao tratamento); Iniciar tratamento no dia ou um dia após a cirurgia de castração; Orientar o paciente a monitorar o funcionamento intestinal e adequar a alimentação e hidratação se houver constipação; Orientar o paciente a não dirigir a noite e a usar óculos escuros durante o dia; Orientar pacientes a procurar médico em caso de angina, dispneia; Pacientes em tratamento concomitante com fenitoína ou teofilina devem ser monitorados com cautela em relação a toxicidades; A nilutamida pode diminuir o metabolismo da warfarina; monitorar RNI e ajuste de dose; O consumo de álcool durante o tratamento pode ocasionar a reação ao disulfiram (rubor, palpitações na cabeça e pescoço, cefaleia, dispneia, náusea, vômito, sudorese, dor torácica, hipotensão, vertigem, mal-estar e confusão); Contraindicado em pacientes com acometimento hepático severo e/ou insuficiência respiratória grave; O tratamento deve ser descontinuado se as transaminases atingirem o dobro ou triplo do valor superior de normalidade e na suspeita de pneumonite intersticial.
Hormônios	Progestágenos (medroxiprogesterona, megestrol)	VO, IM	Aumento nas enzimas hepáticas, alterações nos exames de função tireoidiana, raras reações de hipersensibilidade, acne, alopecia, retenção hídrica, edema, ganho de peso, alterações no fluxo menstrual, tromboembolismo, náusea, abscesso no local de aplicação.	VO: megestrol pode ser administrado com ou sem refeição; IM: medroxiprogesterona: IM: agitar vigorosamente antes da aplicação, administrar IM profunda e aplicar pressão local após aplicação; Monitorar função hepática e peso; Orientar paciente a reportar o aparecimento de dor, eritema, edema em membros superiores ou inferiores, falta de ar e abscesso no local de aplicação; Medroxiprogesterona: contraindicada em mulheres gestantes e em amamentação, sangramento vaginal não diagnosticado, malignidade na mama suspeita ou sabida, tromboflebite ativa, evento tromboembólico ou acidente vascular cerebral prévio, disfunção ou doença hepática; Megestrol: contraindicado em mulheres gestantes e em amamentação; cautela no uso em pacientes com tromboflebite prévia.

(Continua)

Tabela 4.1. Características dos agentes antineoplásicos (AA). *(Continuação)*

Classificação	Nome do AA	Via de administração	Efeitos colaterais	Considerações de enfermagem
Hormônios (modulador seletivo do receptor de estrógeno)	Raloxifeno	VO	Edema, ganho de peso, ondas de calor, trombose venosa profunda e tromboembolismo (maior risco nas primeiras 4 semanas de tratamento), câimbras nos membros inferiores, depressão, insônia, febre, infecções.	Pacientes com disfunção hepática severa podem necessitar de diminuição de dose; Orientar paciente a reportar o aparecimento de febre, dor, eritema, edema em membros superiores ou inferiores ou falta de ar; Cautela no uso concomitante com outros medicamentos altamente ligados a proteínas como ibuprofeno, naproxeno e diazepam; Raloxifeno pode diminuir o TP em pacientes em uso de warfarina; monitorar o TP; Colestiramina diminui a absorção do raloxifeno; não devem ser administrados concomitantemente; Descontinuar o raloxifeno em até 72 horas antes de imobilização prolongada; Contraindicado em mulheres gestantes e em amamentação ou com história de eventos trombóticos venosos.
Hormônios (antiestrogênio não esteroidal)	Tamoxifeno	VO	Diminuição das células sanguíneas, aumento das enzimas hepáticas e cálcio, alterações nos exames de função tireoidiana e colesterol. Pode ocorrer piora dos sintomas da doença (*tumor flare*): dor óssea e tumoral, aumento do tamanho do tumor; irregularidades menstruais, ondas de calor, galactorreia; corrimento e sangramento vaginal, hiperplasia endometrial, pólipos e tumores endometriais, eventos tromboembólicos, náusea, vômito, anorexia, retinopatia (altas doses), alterações na córnea, catarata, diminuição da acuidade visual, visão borrada, cefaleia, tontura, *rash* cutâneo, alopecia, edema periférico.	Monitorar hemograma, função hepática e cálcio; Evitar antiácidos por 2 horas antes de tomar o tamoxifeno; Recomenda-se testar a função do gene CYP2D6 e mensurar os receptores de estrógeno no tumor para predizer a resposta ao tratamento; Orientar a paciente a reportar alterações visuais e a procurar serviço médico em caso de infecções, sangramento uterino anormal, dor pélvica, dor em membros inferiores ou problemas respiratórios; Orientar a paciente a realizar seguimento com ginecologista com biópsia anual do endométrio; Orientar a paciente a evitar ficar na mesma posição por longos períodos; especialmente em avião, levantar e andar regularmente para estimular o retorno venoso; Cautela no tratamento de pacientes com disfunção hepática ou história de doença tromboembólica; Indutores do CYP3A4, -2D6, podem diminuir o nível sérico do tamoxifeno; inibidores CYP3A4, -2D6, podem bloquear a ativação do tamoxifeno em metabólito terapêutico); Tamoxifeno diminui o nível sérico do letrozol em 37%, não administrar concomitante; Erva-de-são-joão diminui o nível sérico do tamoxifeno; não administrar concomitante.

(Continua)

PARTE II | MODALIDADES DE TRATAMENTO EM ONCOLOGIA

Tabela 4.1. Características dos agentes antineoplásicos (AA). *(Continuação)*

Classificação	Nome do AA	Via de administração	Efeitos colaterais	Considerações de enfermagem
Hormônios (análogo sintético do tamoxifeno – modulador seletivo do receptor de estrogênio)	Toremifeno	VO	Diminuição das células brancas e plaquetas; aumento da fosfatase alcalina, bilirrubina, cálcio e TGO. Pode ocorrer piora dos sintomas da doença (*tumor flare*): dor óssea e tumoral, aumento do tamanho do tumor; irregularidades menstruais, ondas de calor, galactorreia, corrimento e sangramento vaginal, náusea, vômito, anorexia, *rash* cutâneo, alopecia, catarata, tremores, edema periférico.	Monitorar hemograma e função hepática; Orientar a paciente a realizar exame oftalmológico ao início do tratamento e repetir a cada 6 meses com seguimento de um oftalmologista; Orientar paciente a procurar serviço médico em caso de infecções, sangramento uterino anormal, dor pélvica, dor em membros inferiores ou problemas respiratórios; Orientar a paciente a realizar seguimento com ginecologista com biópsia anual do endométrio; Toremifeno interage com a warfarina, aumentando o efeito de anticoagulação: monitorar RNI e realizar ajustes de dose se necessário; Diuréticos tiazídicos: aumentam o risco de hipercalcemia; Indutores do CYP3A4 e erva-de-são-joão podem diminuir o nível sérico e efeito do toremifeno; avaliar a dose inadequada e descontinuar a erva-de-são-joão; Inibidores CYP3A4 podem aumentar o nível sérico e toxicidade do toremifeno; avaliar efeitos colaterais; Cautela no tratamento de pacientes com metástase cerebral ou de coluna vertebral ou história de eventos tromboembólicos; Contraindicado em pacientes com hiperplasia de endométrio (risco aumentado de câncer de endométrio).
Hormônios (agonista do LHRH e GnRH)	Triptorelina	IM	Na primeira semana de tratamento pode ocorrer piora dos sintomas da doença (*tumor flare*) com dor óssea e tumoral e aumento do tamanho tumoral. Os sintomas desaparecem em 2 semanas. Mastalgia, ondas de calor, edema periférico, dor nos olhos e nos membros inferiores, cefaleia, tontura, depressão, insônia, ansiedade, náusea, vômito, anorexia. Homens: diminuição da libido, disfunção erétil e ginecomastia. Mulheres: amenorreia após 10 dias de tratamento. Raro infarto pituitário em pacientes com adenoma (cefaleia repentina, vômito, alterações visuais, oftalmoplegia, alteração do nível de consciência, colapso cardiovascular), após a primeira dose (entre as primeiras horas e até 2 semanas).	Orientar o paciente a reportar precocemente o aparecimento de efeitos colaterais, Monitorar eficácia do tratamento com nível sérico de testosterona e PSA; Monitorar os pacientes após as primeiras 2 doses; raramente pode ocorrer anafilaxia com ou sem angioedema; Monitorar pacientes com metástases ósseas ou doença que possa causar obstrução ureteral após o início do tratamento (*tumor flare*); Contraindicado em mulheres gestantes e em amamentação.

Fonte: Autoria própria.

Independentemente do tratamento antineoplásico administrado ao paciente, é de responsabilidade do enfermeiro ter o conhecimento científico necessário para desempenhar com sucesso a orientação ao paciente contemplando prevenção, manejo e acompanhamento dos eventos adversos esperados em decorrência do seu tratamento, bem como ter a capacidade técnica para executar os procedimentos de enfermagem que viabilizem a realização do tratamento dele.

➤ Referências

1. Wilkes GM, Barton-Burke M. Oncology nursing drug handbook. Sudbury: Jones and Bartlett; 2010.

2. Oncology Nursing Society. Clinical guide to antineoplastic therapy: a chemotherapy handbook. 2nd ed. Pittsburg: Gullatte; 2007.

3. Oncology Nursing Society. Chemotherapy and biotherapy guidelines and recommendations for practice. 3rd ed. Gullatte: ONS; 2009.

4. Instituto Nacional do Câncer: Quimioterapia. 1996. Disponível em: http://www.inca.gov.br/conteudo_view.asp?id=101. Acesso em: 30 nov. 2018.

5. Almeida VL, Leitão A, Reina LCB, et al. Câncer e agentes antineoplásicos ciclo-celular específicos e ciclo-celular não específicos que interagem com o DNA: uma introdução. Química Nova. 2005;8(1):118-29.

6. Chu E, DeVita VT. Principles of cancer management: chemotherapy. In: DeVita VT Jr, Rosemberg HS (eds.). Cancer: principles and practice of oncology: 6th. Philadelphia: Lippincott, Williams and Wilkins, 2001. p. 289-306.

7. FDA: Jevtana – Highlights of prescribing information. 2010. Disponível em: http://www.accessdata.fda.gov/drugsatfda_docs/label/2010/201023lbl.pdf. Acesso em: 30 nov. 2018.

8. Nikcevich DA, Grothey A, Sloan JA, et al. Effect of intravenous calcium and magnesium (IV CaMg) on oxaliplatin-induced sensory neurotoxicity (sNT) in adjuvant colon cancer: results of the phase III placebo-controlled, double-blind NCCTG trial N04C7. J Clin Oncol. 26: 2008 (May 20 suppl; abstr 4009).

Acessos Vasculares

Juliana Teodoro

➤ Introdução

A terapia intravenosa é um dos principais recursos utilizados no paciente oncológico e onco-hematológico, estando presente da fase de diagnóstico ao tratamento. O desenvolvimento de novas tecnologias tem contribuído para o surgimento de uma gama variável de dispositivos intravenosos, possibilitando tratamentos mais complexos e recursos que impactam diretamente em uma maior sobrevida.

São inúmeras as vantagens da terapia intravenosa, dentre elas destacam-se o tratamento com quimioterapia antineoplásica, via de acesso para infusão de células progenitoras hematopoéticas, transfusões de hemocomponentes, administração de nutrição parenteral, via de acesso para uma resposta rápida para controle da dor e sintomáticos como antieméticos dentre outros.

O sucesso na manutenção desses dispositivos está diretamente relacionado com a qualidade assistencial, avaliada através de indicadores assistenciais nas instituições de saúde. O profissional deve ser capaz de reconhecer os cuidados de manutenção e medidas para o gerenciamento de potenciais complicações da terapia intravenosa.

Para determinar o acesso vascular ideal, que garanta uma terapia segura, é responsabilidade do profissional avaliar os seguintes aspectos:

- **Anatomia, fisiologia e histórico de saúde do cliente:** avaliação da rede venosa, idade, comorbidades, diagnóstico médico, condições clínicas e histórico de cateteres bem como complicações durante o uso.
- **Condições psicossociais:** avaliar grau de entendimento e os fatores de risco para baixa adesão do cliente e acompanhantes frente a manutenção do dispositivo intravenoso.
- **Características da terapia prescrita:** tempo de tratamento, compatibilidade e interações bem como o grau de acidez, alcalinidade e osmolaridade das substâncias prescritas.[1,2]

Os acessos vasculares podem ser classificados de acordo com a localização da extremidade distal do cateter, tempo de permanência e através de características como o número de lúmens (mono lúmen, duplo lúmen ou triplo lúmen).

➤ Classificação dos Acessos Venosos de acordo com o Vaso que Ocupa

Cateter venoso periférico

São dispositivos intravenosos fabricados em *teflon* ou silicone cuja a extremidade distal está no interior de uma veia periférica. Considerado o cateter de escolha para pacientes com terapias em curto tempo (menor que seis dias), sem comprometimento da rede venosa e para prescrições sem soluções vesicantes, com osmolaridade < que 900 mOsmol/L e quando não há a necessidade de nutrição parenteral total.[1,3,4]

É considerado um procedimento de menor risco e complexidade, porém, se faz necessário que o profissional tenha expertise clínica para avaliar a indicação da via de acesso, as condições da rede venosa e sítio de escolha bem como determinar o melhor dispositivo, identificar fatores de riscos e medidas de prevenção de complicações durante o tratamento, garantindo segurança e qualidade frente a terapia prescrita.

São exemplos de dispositivos periférico o cateter agulhado, também conhecido como *escalpe* ou *butterfly*, indicado para coleta de amostras sanguíneas, não devendo ser mantido no vaso por mais de 4 horas e o cateter sobre agulha, conhecido como jelco, intima e insyte.

O cateter agulhado possui calibres que variam de 19 a 27 gauge, já o cateter sobre agulha possui calibres que variam de 14 a 24 gauge e um mecanismo de segurança, permitindo que apenas a parte maleável fique dentro do vaso, sendo indicado para as infusões acima de 4 horas e que estejam dentro dos parâmetros de segurança citados anteriormente.[1]

Aspectos a serem avaliados durante o planejamento para punção periférica

- Escolher um cateter de menor calibre visando minimizar o risco de flebite. Calibres de 16 a 20 são indicados para pacientes que necessitam de infusões rápidas de fluidos, como nos casos de pacientes com trauma. Para pacientes em programação de administração de quimioterapia antineoplásica, o profissional deve optar por dispositivos de menor calibre, visando maior segurança durante a infusão.[1,3,4]
- Segundo as Diretrizes da Infusion Nursing Society, recomenda-se que pacientes com rede venosa de difícil visualização ou com falhas de punções, devem ter como auxilio o uso de tecnologia de visualização vascular, como o ultrassom, visando diminuir o número de punções e melhor experiência/satisfação do cliente.
- O vaso de escolha deve ser aquele com maior probabilidade de segurança, conforto para o cliente e facilidade de manutenção, minimizando a necessidade de novas punções por perda acidental do acesso. Sempre que possível dar preferência para o membro não dominante, visando facilitar o autocuidado e manutenção do dispositivo.
- Veias dos membros inferiores são contraindicadas, devido ao risco de dano tecidual, tromboflebites e ulcerações.[1,3,4]
- Avaliar condições da pele e dos vasos no local de escolha, e evitá-los na presença de sinais de infecções, flebite, área com muitas válvulas e com lesões prévias. São contraindicações de escolha punções em um membro superior lateral com dissecção de linfonodos axilar, linfoedema, presença de fístula arteriovenosa, histórico de tratamento com radiação na lateral de escolha e alteração da força motora e sensibilidade após acidente vascular cerebral.[1,3,4]

Cuidados de enfermagem durante a manutenção do dispositivo periférico

Após planejamento frente a terapia prescrita e implante do dispositivo, o profissional de enfermagem deve, de maneira contínua, avaliar os seguintes aspectos:

- Condições peri-inserção do dispositivo, buscando por alterações como edema, cordão venoso palpável, eritema e purulência.
- Avaliar integridade do curativo e condições da pele. A troca deve ser realizada conforme protocolo institucional (ou em até 96 horas em adultos) ou na presença de sujidade sanguinolenta, perda de integridade da película ou material drenado. A indicação é que se mantenha o curativo com película estéril transparente, permitindo a visualização da inserção do dispositivo.
- Os conectores sem agulhas devem ser trocados conforme data determinada em protocolo institucional, orientação do fabricante e sempre que presença de sujidade sanguinolenta ou suspeita de contaminação. A troca deve ser feita sob técnica estéril seguindo as orientações do fabricante, protocolo institucional e manuais de boas práticas. Caso a instituição tenha disponível mais de um tipo de conector, o profissional deve ser treinado para o manuseio e reconhecimento de acordo com as especificidades de cada dispositivo.
- Realizar aspiração para retorno sanguíneo e permeabilização do acesso com solução fisiológica 0,9% sempre antes e após infusões. Durante permeabilização, avaliar sinais de infiltração, flebite ou perda acidental do dispositivo. O volume a ser utilizado para permeabilização deve ser de acordo com o protocolo institucional (mínimo de 5 mL) e quadro clínico do paciente (discutir em equipe casos como idosos, pediatria, alteração ou risco de disfunção renal e cardiopatas).
- Avaliar tempo de infusão, características das soluções e possíveis interações e compatibilidade, reconstituição e diluição medicamentosa.
- Avaliar diariamente a necessidade de se manter o acesso venoso periférico.

▶ Cateter Venoso Central

O cateter venoso central é um dispositivo intravenoso que possui sua extremidade distal localizada acima ou no terço inferior da veia cava superior na junção cavoatrial. Por essa via, é possível a realização de monitorização hemodinâmica, administração de substâncias vesicantes, irritantes, com alterações de osmolaridade, pH e infusões prolongadas. Os principais tipos de cateter central são (Figura 5.1):

- **Cateteres não tunelizados de curta permanência:** são dispositivos de poliuretano que podem ser utilizados por dias a semanas. São implantados em diversos vasos, sendo a veia jugular interna, subclávia e femural os vasos mais frequentes. Podem possuir um lúmen

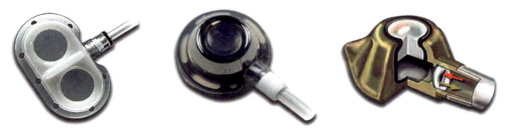

Figura 5.1. Tipos de cateter totalmente implantado.

(monolumen) ou múltiplos lumens. Possuem indicação para clientes com necessidade de monitorização hemodinâmica, administração de drogas vasoativas, com alterações de osmolaridade e/ou pH, terapia de substituição renal e intervenções diagnósticas.[1,2]

- **Cateteres tunelizados de longa permanência:** são dispositivos semi-implantados, confeccionados em silicone e classificados como cateter semi-implantado por ser inserido a partir de um orifício de entrada na pele, com tunelização na porção medial do tecido subcutâneo até o sitio de introdução em um vaso central. Possui em sua saída, locado no tecido subcutâneo um *cuff* de Dacron®. Devido a uma resposta inflamatória local, em cerca de 7 a 14 dias após o implante do cateter, o mesmo fica envolvido por uma camada de fibroblastos, servindo como barreira para prevenção de infecções e ancoragem do dispositivo na parede torácica. A exemplo desses dispositivos, temos o cateter de Hickman®, dispositivo de maior maleabilidade e de escolha para pacientes submetidos ao transplante de medula óssea alogênico e o cateter permcath, que apresenta maior rigidez permitindo um maior fluxo, sendo assim indicado para pacientes em programação de aférese, a exemplo dos pacientes submetidos ao transplante de medula óssea autólogo. O cliente pode permanecer com o dispositivo por meses se manutenção adequada.[1,2,5,6]

- **Cateter venoso central totalmente implantado – Port a Cath:** dispositivo de borracha siliconizada, cuja extremidade distal se acopla a uma câmera puncionável, que permanece geralmente sobre a fáscia muscular, embutida em uma loja no tecido subcutâneo, sobre uma superfície óssea. Cateter de escolha para a prevenção de complicações associadas a infusão de soluções com propriedades vesicantes/irritantes e quimioterapia com protocolos de longa duração. Diferente dos dispositivos citados anteriormente, para acesso ao dispositivo, se faz necessário a punção do septo do cateter (locado abaixo do tecido subcutâneo). Sua punção deve ser realizada sob técnica asséptica e com uma agulha de segurança não perfurante (extremidade em formato de bisel - agulha tipo Huber), visando manter a integridade da membrana do reservatório por maior tempo.[1,7,8]

- **Cateter central de inserção periférica – PICC:** dispositivo de longa permanência, confeccionado em poliuretano ou silicone que é introduzido via percutânea através de veias periféricas e progride até atingir uma posição central, ou seja, na junção cavo atrial. Pode ser monolúmen ou com múltiplos lúmens e calibres variando de 1 a 6 French. São indicados para pacientes com terapia por um tempo maior que 6 dias com prescrições contendo soluções hipertônicas, vesicantes ou irritantes e pacientes de difícil acesso venoso. Sua punção pode ser realizada a beira leito ou em ambiente cirúrgico e o profissional deve ser habilitado para realizar tal procedimento. A escolha do número de lumens e french deve ser baseada na terapêutica prescrita, avaliação clínica e da rede venosa.[1,9-11]

Quando comparado a outros dispositivos intravenosos, o PICC possui como vantagens o menor custo, maior segurança durante as infusões de soluções como quimioterápicos, melhor experiência do paciente evitando múltiplas punções e segurança caso necessidade de terapia em domicílio.

São contraindicados para pacientes com presença de lesões próxima ao sitio de inserção, a exemplo de celulite e queimaduras, membro superior lateral com dissecção de linfonodos axilar, linfoedema, presença de fístula arteriovenosa, histórico de tratamento com radiação na lateral de escolha e alteração da força motora e sensibilidade após acidente vascular cerebral, em situações de emergência, na presença de alterações da rede vascular e trombose.

É de suma importância que as instituições tenham implementados não somente protocolos que garantam as melhores práticas no momento do implante, mas que toda a equipe seja treinada de maneira continua para realizar a manutenção desse dispositivo bem como reconhecer as possíveis complicações e medidas de prevenção.

Cuidados de enfermagem durante a manutenção do dispositivo central

Após planejamento frente à terapia prescrita e implante do dispositivo, o profissional de enfermagem deve, de maneira contínua, avaliar os seguintes aspectos:

Condições para peri-inserção de dispositivo, buscando por alterações como edema, cordão venoso palpável, eritema e purulência. Na presença de dispositivos semi-implantados, avaliar se o *cuff* não se encontra exteriorizado. Na presença de exteriorização do *cuff* entrar em contato com a equipe médica.

Avaliar integridade do curativo e condições da pele. A troca deve ser realizada conforme protocolo institucional (em até 7 dias) ou na presença de sujidade sanguinolenta, perda de integridade da película ou material drenado. A indicação é que se mantenha o curativo com película estéril transparente, permitindo a visualização da inserção do dispositivo. Após procedimento de implante o curativo convencional poderá ser mantido por até 48 horas.

A adequada estabilização e fixação dos dispositivos são as principais ferramentas para prevenção de perda acidental e flebite mecânica.

Realizar aspiração para avaliar retorno sanguíneo e permeabilização do acesso com solução fisiológica 0,9% sempre antes e após as infusões. O volume a ser utilizado para permeabilização deve ser de acordo com o protocolo institucional (mínimo de 10 mL) e quadro clínico do paciente (discutir em equipe casos como idosos, pediatria, alteração ou risco de disfunção renal e cardiopatas). Não deve ser utilizado seringas com volume abaixo a 10 mL, pois tal conduta (principalmente no PICC) pode acarretar rompimento do dispositivo devido à alta pressão empregada.

Na presença do PICC, o profissional deve realizar diariamente mensuração do diâmetro braquial no lado do cateter (10 cm acima da fossa antecubital) pois o aumento da circunferência pode indicar presença de trombose.

Avaliar tempo de infusão, características das soluções e possíveis interações e compatibilidade, reconstituição e diluição medicamentosa.

Avaliar diariamente a necessidade de se manter o cateter venoso central.

Principais complicações associadas ao uso de cateter venoso periférico e central

Os dispositivos intravenosos têm um importante papel no tratamento e diagnóstico dos pacientes oncológicos e onco-hematológicos. É de suma importância que as instituições de saúde estabeleçam protocolos assistências que garantam as melhores práticas para a inserção e manutenção desses dispositivos.

Mesmo com as medidas preventivas, o paciente pode desenvolver complicações inerentes ao uso desses dispositivos, portanto, cabe ao profissional de saúde reconhecer quais os fatores de risco envolvidos em cada etapa do processo (desde a indicação do dispositivo até a manutenção durante o uso), as possíveis complicações e suas manifestações clínicas bem como as medidas de prevenção.

A seguir, descrição das principais complicações associadas ao cateter periférico e central.

Flebite

Caracterizada por uma inflamação do vaso, podendo acarretar uma ou mais das seguintes manifestações clínicas: dor ou desconforto durante a infusão e/ou permeabilização, eritema, calor local, edema, purulência e cordão venoso palpável. Os fatores de riscos envolvem desde escolha de um dispositivo de calibre inadequado até contaminação durante a punção ou administração da terapia prescrita. Pode ser classificada em:

- **Flebite química:** presente quando há a administração de soluções com extremos de pH ou alterações de osmolaridade, diluídas ou reconstituídas de modo inapropriado, punção an-

PARTE II | MODALIDADES DE TRATAMENTO EM ONCOLOGIA

tes que a solução antisséptica dermatológica esteja totalmente seca na pele e infusões com tempo inferior ao recomendado.[1,3,4]

- **Flebite mecânica:** a inflamação do vaso pode ser decorrente de um calibre de cateter inadequado para o vaso de escolha, movimentação do dispositivo dentro do vaso devido a uma fixação/estabilização inapropriada, trauma durante a inserção e características do material (p. ex., rigidez do dispositivo).[1,3,4]
- **Flebite infecciosa:** decorrente da contaminação de uma das etapas do preparo e manutenção da terapia intravenosa (punção, preparo, infusão ou manutenção do dispositivo) e alterações de integridade dos dispositivos.[1,3,4]
- **Flebite pós infusional:** não tão frequente, porém, pode ocorrer após 48 horas da remoção do dispositivo intravenoso e está associada aos fatores de risco já citados.[1,3,4]

Na presença de uma flebite infecciosa ou química, o profissional de saúde deve remover o dispositivo, aplicar compressas mornas e elevar o membro afetado, caso suspeita de flebite mecânica, o cateter deve ser retirado se os sinais e sintomas persistirem por 48 horas após aplicação de calor local e melhor estabilização do dispositivo. Analgésicos e anti-inflamatórios são administrados conforme grau, prescrição médica e protocolo institucional. É de extrema importância que o profissional determine a etiologia da flebite (infecciosa, mecânica, química ou pós infusional), registre em prontuário e monitore evolução do quadro. Monitorar de maneira continuada o conhecimento da equipe e a qualidade dos materiais é uma das principais estratégias para minimizar os fatores de riscos para o surgimento de flebite (Tabela 5.1).[1,3,4]

Tabela 5.1. Escala de classificação de flebite.

Grau	Critérios clínicos
0	▪ Sem sintomas
1	▪ Eritema local com ou sem dor
2	▪ Dor local com a presença de eritema e/ou edema
3	▪ Dor no local de acesso com a presença de eritema ▪ Cordão venoso palpável ▪ Formação de estria
4	▪ Dor no local de acesso com a presença de eritema ▪ Formação de estria ▪ Drenagem purulenta ▪ Cordão venoso palpável maior que 2.5 cm de comprimento

Fonte: Infusion Nursing Society.

Infiltração

Trauma vascular decorrente da infusão de soluções não vesicantes no tecido subcutâneo. São fatores de risco o uso de bomba de infusão com velocidade elevada, danos teciduais, fricção mecânica no local de punção, administração de antibióticos e outras soluções com potencial para uma irritação tecidual, pacientes que possuem agitação psicomotora, idosos e obesos.[1,3,4]

Antes de iniciar uma infusão, o profissional deve avaliar o sitio de inserção buscando sinais de infiltração, extravasamento ou flebite. Presença de dor, alterações durante a palpação no trajeto do vaso, bem como resistência durante a permeabilização são indícios que o paciente pode estar evoluindo com uma complicação associada a terapia intravenosa.

Extravasamento

Ocorre quando o dano tecidual é decorrente de uma infusão com soluções com característica vesicante. Pode causar destruição dos tecidos de modo progressivo, levando a danos como ulcerações, síndrome compartimental e incapacidade permanente. É inerente ao profissional de saúde na área de oncologia saber as características físico químicas das soluções prescritas, identificando quais possuem potencial vesicante e quais irritante, para que dessa maneira determine o dispositivo intravenoso mais seguro para a terapia intravenosa prescrita. Os sinais e sintomas indicativo de extravasamento são: dor, edema, palidez ou eritema no local de punção, vazamento de fluido peri-inserção de cateter, lesões bolhosas e ulcerações e sensação de queimação.[1,3,4]

Na presença de infiltração ou extravasamento, o profissional deve avaliar o retorno venoso no local onde o dispositivo está implantado, sem permeabilizar o dispositivo, realizar aspiração do fluido residual, remover o dispositivo, não aplicar pressão local devido ao risco de dispersão da solução aos tecidos subjacentes, delimitar a área afetada e acompanhar possível progressão da lesão e elevar o membro afetado. A temperatura da compressa utilizada será de acordo com a solução responsável pelo dano tecidual. Tratamento tópico e avaliação cirúrgica são realizadas de acordo com o grau do dano, prescrição médica e protocolo institucional.

Infecção de corrente sanguínea

A infecção de corrente sanguínea relacionada a terapia intravenosa é uma das complicações de maior desafio para as instituições de saúde e são as que apresentam maior impacto na morbimortalidade hospitalar, bem como no aumento dos custos hospitalares e tempo de tratamento. A causa é multifatorial, ou seja, pode estar relacionada as condições clínicas e sociais do paciente (p. ex., alteração da imunidade como na neutropenia secundária ao tratamento quimioterápico, risco de translocação bacteriana, baixa adesão aos cuidados de manutenção em domicilio, dentre outros), quebra de barreira durante a implantação do cateter, materiais inadequados ou de baixa qualidade, contaminação em qualquer fase do processo (desde o preparo até a manutenção do cateter intravenoso), baixa adesão da equipe aos momentos e técnica de higienização das mãos, tipo de tratamento e tempo de hospitalização.[1,12,13]

A escolha do local de implante também pode ser um fator de risco para o surgimento de infecções, sendo assim, a veia subclávia é o vaso de escolha para pacientes adultos com indicação de cateter venoso central não tunelizado. Além do vaso de escolha, o tempo de permanência e número de lúmens também são fatores a serem considerados durante a determinação do dispositivo intravascular.

As manifestações clínicas incluem febre, tremores, calafrios, hipotensão, alterações peri-inserção de cateter como eritema, edema e drenagem purulenta. Deve ser confirmada através de resultados de hemocultura. Lembrando que se os resultados constarem positividade para coleta da via do cateter central e negativo para via periférica, a indicação é que se tenha uma colonização do cateter e não infecção de corrente sanguínea relacionada ao cateter.[14-16]

Se não diagnosticada e tratada de precocemente, a infecção pode levar a complicações graves como infecções metastáticas (p. ex., endocardite infecciosa, osteomielite etc.), sepse e óbito.

Medidas preventivas vão desde a implementação de *bundles* de segurança, que direcionem a equipe para medidas como o uso de barreira máxima para implantação do dispositivo até treinamentos e orientações de forma continua bem como protocolos assistenciais que visam manter as boas práticas durante a manutenção do dispositivo.

Cada vez mais, as empresas disponibilizam no mercado materiais com tecnologias avançadas que auxiliam a prevenção de infecções, como no caso de curativos de fixação com barreira antimicrobiana, conectores sem agulhas e tampas protetoras para a desinfecção dos conectores. É de suma importância que os profissionais estejam preparados para a manipulação desses dispositi-

PARTE II | MODALIDADES DE TRATAMENTO EM ONCOLOGIA

vos e que possuam a expertise necessária para uma avaliação continua das possíveis alterações clinicas e laboratoriais presentes nos quadros de infecção de corrente sanguínea.

Trombose e obstrução

A formação de coágulos e de fibrina associada ao cateter pode ser decorrente de uma lesão vascular após o procedimento, lesão endotelial por movimentação do dispositivo na via intraluminal ou devido a condições clínicas do paciente, como nos casos oncológicos, onde a própria patogênese da doença acarreta uma maior propensão para o desenvolvimento de trombose. Já a oclusão que pode ser parcial ou total pode ser de origem química, física ou trombótica e ocorre devido a fatores como posição inadequada, dobra ou torção do dispositivo, compressões como nos casos de síndrome da veia cava superior ou ainda, por precipitações medicamentosa e de resíduos de nutrição parenteral na via intraluminal.

Os fatores de risco envolvidos no desenvolvimento dessa complicação são: calibre do cateter inadequado para o diâmetro do vaso, alterações clínicas com a presença de hibercoagulabilidade, uso de algumas medicações como talidomida e agentes estimuladores da eritropoiese, múltiplas tentativas de punção durante a inserção do cateter, história prévia de trombose ou de implante de cateteres, quadros infecciosos (podendo ou não estar associado ao dispositivo intravenoso) e localização de implante.[1,17,18]

O reconhecimento pode ser feito através do surgimento de edema, eritema, dor no membro de implante e dificuldades durante as infusões e aspirações.

Protocolos de manutenção e orientação continua dos profissionais são as principais medidas preventivas frente as complicações tardias desses dispositivos, bem como, permeabilização com técnica de infusão pulsátil (em turbilhonamento) e pressão positiva (com exceção dos dispositivos intravasculares com conectores de pressão neutra) antes e após as medicações, adequada reconstituição e diluição medicamentosa, avaliação do diâmetro do vaso para determinar o calibre do cateter a ser implantado, vaso de escolha para implante, confirmação da ponta do cateter venoso central na junção cavo atrial e mensuração diária da circunferência braquial onde está implantado o cateter central de inserção periférica (Figura 5.2).

Estudos recentes demonstram que não há diferença de eficácia para bloqueio dos dispositivos entre o uso de solução salina e de heparina, porém, demonstram que os custos hospitalares com uso de solução salina são menores quando comparados a solução de heparina.[1,19,20]

O uso de anticoagulante profilático irá depender do perfil clínico, resultados laboratoriais, avaliação médica e protocolo institucional.

➤ Considerações Finais

A terapia intravenosa bem como os cateteres vasculares são comuns e fundamentais no tratamento e diagnóstico oncológico e onco-hematológico. As instituições de saúde devem adotar medidas que garantam que os profissionais tenham expertise frente a manutenção, reconhecimento de indicações, complicações e intervenções desses dispositivos visando uma maior segurança e qualidade de vida para os pacientes durante o tratamento.

Além da educação do profissional e garantia da qualidade dos materiais utilizados, outro ponto de atenção é a importância da educação dos pacientes e acompanhantes. Esses, são fundamentais para o sucesso do plano de cuidados e deve além dos riscos envolvendo cada procedimento e dispositivo, devem ser orientados quanto aos cuidados para prevenção de complicações, principalmente clientes que estarão com dispositivos fora do contexto hospitalar. Uma coleta de dados com informações sobre o histórico de dispositivos, complicações durante o uso, cuidadores e grau de dependência para o autocuidado, grau de entencimento e adesão as orientações são informações essenciais para garantir a segurança da terapia intravenosa prescrita.

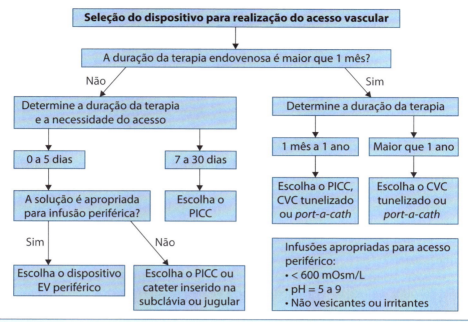

Figura 5.2. Algoritmo de escolha de cateteres.
Fonte: Infusion Nursing Society.

> Referências

1. Gorski L, Hadaway L, Hagle ME, et al. Infusion Therapy Standards of Practice. Journal of Infusion Nursing 2016; 39(1S):1-169.
2. Schiffer CA, Mangu PB, Wade JC, et al. Central Venous Catheter Care for the Patient With Cancer: American Society of Clinical Oncology Clinical Practice Guideline. Journal of Clinical Oncology 2013; 31:1357-70.
3. Braga LM, Parreira PM, Oliveira ASS, et al. Phlebitis and infiltration: vascular trauma associated with the peripheral venous catheter. Rev. Latino-Am. Enfermagem. 2018; 26: 3002.
4. Albenna S, O´Boyle C, Holley J, et al. Extravasation Injuries in Adults. ISRN Dermatology 2013; 1-8.
5. Danski MTR, Silva SR, Pontes L, et al. Ação educativa para padronização no manejo do cateter Hickman®. Rev Cogitare Enferm 2018 (23)3: e54488.
6. Pereira JZA, Braga FTMM, Garbin LM, et al. Permanência do Cateter de Hickman em Pacientes Submetidos a Transplante de Células-Tronco Hematopoéticas Alogênico: Estudo Retrospectivo. Revista Brasileira de Cancerologia 2013; 59(4): 539-46.
7. Zerati AE, Wolosker N, Luccia N, et al. Cateteres venosos totalmente implantáveis: histórico, técnica de implante e complicações. J Vasc Bras 2017; 16(2):128-39.

8. Sousa B, Furlanetto J, Hutka M, et al. Central venous access in oncology: ESMO Clinical Practice Guidelines. Annals of Onc. 2015; 152-68.

9. Seckold T, Walker S, Dwyer T. A comparison of silicone polyurethane PICC lines and postinsertion complication rates: a systematic review. J Vasc Access. 2015; 16 (3): 167-77.

10. Rickard CM, Marsh NM, Webster J, et al. Peripherally Inserted central catheter dressing and securement in patients with cancer: the PISCES trial. Protocol for a 2x2 factorial, superiority randomised controlled trial. BMJ Open. 2017; 1-8.

11. Choppra V, Ratz D, Kuhn TL. PICC – Associated bloodstream infections: prevalance, patterns and predictors. The American Journal of Med. 2014; 127: 319-28.

12. Conley SB, Buckley P, Magarace L, et al. Standardizing Best Nursing Practice for Implanted Ports - Applying Evidence-based Professional Guidelines to Prevent Central Line - Associated Bloodstream Infections. The Art and Science of Infusion Nursing 2017; 40 (3): 165-73.

13. Centers for Disease Control and Prevention. Bloodstream Infection Event (Central Line--Associated Bloodstream Infection and Non-central line-associated Bloodstream Infection). 2016.

14. Zerati AE, Wolosker N, Luccia N, et al. Cateteres venosos totalmente implantáveis: histórico, técnica de implante e complicações. J Vasc Bras 2017; 16(2):128-39.

15. Agência Nacional de Vigilância Sanitária. Critérios Diagnósticos de Infecções Relacionadas a Assistência à Saúde. 2017.

16. Lee GJ, Hong SH, Roh SY, et al. A case control study to identify risk factors for totally implantable central venous port related bloodstream infection. Cancer Res Treat. 2014; 46 (3):250-60.

17. Geerts W. Central venous catheter–related thrombosis. Hematology - American Society of Hematology. 2014: 306-11.

18. Wall C, Moore J, Thachil J. Catheter related thrombosis: a pratical approach. J Intensive Care Soc. 2016: 17(2): 160-7.

19. Vasques CI, Santos DS, Reis PED, et al. Drogas utilizadas na desobstrução de cateter venoso central de longa permanência em oncologia: revisão sistemática. Rev. Enf. Cent. O. Min. 2013; 3(3):873-82.

20. Gorji MAH, Rezaei F, Jafari H, et al. Comparison of the effects of heparin and 0.9% sodium chloride solutions in maintenance of patency of central venous catheters. Rev. Anesth Pain Med. 2015; 5(2): 1-4.

Boas Práticas de Administração em Quimioterapia (BPAQT)

Daniela de Oliveira e Carvalho

Sabe-se que a excelência do serviço de enfermagem é um fator de extrema importância na recuperação de pacientes, uma vez que viabiliza a redução da possibilidade de erros e eventos adversos, garantindo não somente a segurança do paciente como a do profissional envolvido. Diante desse contexto, destaca-se um conjunto de técnicas, procedimentos e processos denominado boas práticas, expressão derivada do inglês *best practice*, com o objetivo de garantir a qualidade e a conformidade da assistência prestada.[1]

No crescente campo de desempenho da quimioterapia, as ações interligadas demandam diversos graus de complexibilidade, sendo assim uma oferta de atendimento de excelência está diretamente relacionada com as boas práticas. Para tanto é indicado a elaboração e implementação de Procedimentos operacionais padrão (POPs). Os POPs devem ser um documento aprovado pela instituição com a finalidade de assegurar que as ações tomadas para a garantia da qualidade sejam executadas conforme o planejado. Uma descrição detalhada de todas as etapas necessárias para a realização de uma tarefa, os responsáveis pela execução, frequência e materiais utilizados.[2]

Procedimento operacional padrão é uma descrição detalhada de todas as operações necessárias para a realização de uma tarefa, ou seja, é um roteiro padronizado para realizar uma atividade. O POP pode ser aplicado, por exemplo, numa empresa cujos colaboradores trabalhem em três turnos, sem que os trabalhadores desses turnos se encontrem.

Com a finalidade de definir e apresentar a todos os envolvidos um ambiente seguro e adequado para a manipulação, administração e descarte de quimioterápicos, a elaboração de um manual de boas práticas é fundamental complementando as finalidades dos POPs, tendo maior abrangência e detalhamento na padronização de procedimentos, além de facilitar treinamentos e processos de auditorias. Vale ressaltar que para o sucesso e efetividade do manual de boas práticas após a sua elaboração e aprovação todos os profissionais impactados devem ser treinados para que as boas práticas descritas sejam devidamente implementadas.[1-3]

Dentro do contexto de ambiente seguro um fator essencial é o reconhecimento dos riscos ambientais que fundamenta decisões como ações de prevençção, eliminação ou controle desses riscos. Reconhecer o risco promove a identificação de fatores e situações com potencial de danos à saúde do trabalhador ou ao ambiente. Quando se trata de um ambiente hospitalar a atenção é fundamental já que é um ambiente altamente contaminado, sendo primordial a adoção de normas de biossegurança, para a proteção dos trabalhadores, pacientes e ambiente.[4]

Mediante aos riscos que profissionais da área e o meio ambiente possam estar expostos, a legislação brasileira adotou parâmetros que regulamentam as atividades relacionadas à assistência de saúde em serviços que oferecem tratamento quimioterápico, os Serviços de Terapia Antineoplásica (STA), os quais devem ser desenvolvidos prioritariamente para tratamento de pacientes oncológicos, visando a administração de drogas antineoplásicas e composto por equipe multiprofissional especializada. Sendo assim, a Norma Regulamentadora NR32 tem por finalidade estabelecer as diretrizes básicas para a implementação de medidas de proteção e segurança à saúde dos trabalhadores, ao passo que a Resolução RDC nº 220/2004 regulamenta o funcionamento dos STAs, as boas práticas de preparo e administração dos antineoplásicos e a biossegurança. A organização e estrutura dos STAs foram avaliadas e normatizadas pela Agência Nacional de Vigilância Sanitária (ANVISA) na RDC nº 50/2002, que dispõe sobre o regulamento técnico destinado ao planejamento, elaboração e avaliação de projetos físicos. É importante que todas as instituições e seus trabalhadores sigam essas medidas a fim de aplicá-las nas atividades dos STAs.[5-7]

A seguir serão descritos os principais tópicos que envolvem as boas práticas de administração em quimioterapia, lembrando que é de extrema importância a elaboração de POPs com normas e rotinas descritas que determinem o fluxo de trabalho durante todas as atividades que incluem agentes antineoplásicos.

❯ Estrutura e Organização

Os estabelecimentos de saúde ao serem construídos ou reformados, deverão estar em conformidade com a RDC nº 50/2002, que aprova o regulamento técnico para o planejamento, programação, elaboração e avaliação de projetos físicos. Estabelece critérios básicos para o preparo e administração de quimioterápicos e adequação da área física, além do armazenamento de materiais e medicamentos, higienização de insumos, paramentação, e armazenamento de resíduos. O Serviço de Terapia Antineoplásica (STA), deve obter licença de funcionamento expedida pelo órgão sanitário competente. Todos os medicamentos e/ou produtos utilizados no STA devem ter registro na ANVISA. O serviço deve garantir a segurança das instalações por meio de estratégias como planos de emergência para enfrentar situações críticas como falta de energia elétrica, água ou incêndio, possuir equipe capacitada e com recursos necessários para realizar a manutenção de infraestrutura e dos equipamentos, proporcionar ambientes livres de riscos além de condições adequadas de armazenamento, manipulação, administração, transporte e descarte de quimioterápicos de acordo com as obrigatoriedades das regulamentações e legislações vigentes.[7]

A **equipe multiprofissional de terapia antineoplásica** (EMTA) deve cumprir e seguir as legislações vigentes além de ser registrada no respectivo conselho da área, médicos devem ter titulação em oncologia reconhecida pelo Conselho Regional de Medicina (CRM) farmacêuticos habilitados pelo Conselho Regional de Farmácia (CRF) e enfermeiros habilitados pelo Conselho Regional de Enfermagem (COREN) de acordo com a RDC nº 220, de 21 de setembro de 2004. Além da EMTA ser composta por no mínimo médico especialista (oncologista), enfermeiro e farmacêutico, destaca-se a importância de uma equipe complementar constituída por técnicos de enfermagem, nutricionistas, psicólogos, dentistas, assistentes sociais, fisioterapeutas e fonoaudiólogos. Todos com treinamento especializado e focado no atendimento e necessidades do paciente oncológico. Vale ainda ressaltar a importância de um enfermeiro com especialização em oncologia, mesmo não sendo uma exigência prevista nos termos legais vigentes, visto que a atuação do enfermeiro de um STA exige amplo conhecimento técnico-científico que deve acompanhar os grandes avanços em termos de diagnósticos e tratamentos da área, além de ofertar um atendimento de excelência, direcionado às necessidades e particularidades que envolvem esse tipo de população.[6,8]

➤ Manipulação

A manipulação de drogas antineoplásicas deve ser realizada por profissional (farmacêutico ou enfermeiro) capacitado e habilitado de acordo com normas vigentes e com a utilização de equipamentos de proteção individual (EPI) em ambiente com acesso restrito de pessoas, em Cabine de Segurança Biológica Classe IIB2, que permite exaustão total, a técnica de preparo deve ser rigorosamente asséptica. Antes do manuseio das drogas antineoplásicas é importante avaliar as condições clínicas e laboratoriais do paciente. O processo seguro de manipulação deve garantir a conferência da superfície corpórea, dose, data de validade, lote, diluição, estabilidade, rótulo com identificação do paciente, nome do medicamento, via de administração, volume final, data e hora do preparo, características da droga (vesicante ou irritante) e acondicionamento seguro. As drogas administradas por via intratecal devem ser preparadas e armazenadas em local diferente dos outros agentes antineoplásicos, rotulados com etiquetas de advertência, a fim de evitar a ocorrência de evento adverso grave se administrado por outras vias.[3,4,9]

Diante desse contexto, para garantir a segurança e qualidade dos medicamentos preparados é indicado a elaboração de um manual de consulta e padronização de estabilidade, diluições, reconstituições e incompatibilidade, a fim de facilitar o treinamento da equipe envolvida. Além da sala de manipulação que deve atender as legislações vigentes, é importante a existência de áreas de estoque, almoxarifado, depósito de material e guarda temporária de resíduos contaminados.[9]

➤ Administração

A administração de antineoplásicos é atividade exclusiva do enfermeiro de acordo com o Conselho Federal de Enfermagem (COFEN), por meio da resolução 569/2018. Os procedimentos relacionados à administração devem seguir os Procedimentos Operacionais Padrão da instituição e normas vigentes.[10]

Vários aspectos devem ser considerados durante o processo de administração segura de drogas antineoplásicas como a avaliação do estado clínico e checagem de exames laboratoriais dos pacientes, identificação e registro de reações alérgicas, conferência do termo de consentimento informado e esclarecido aplicado pelo médico oncologista, explicando o tratamento proposto, expondo os riscos e benefícios de maneira a garantir a autonomia decisória do paciente, familiar e/ou responsável legal, prescrição médica contendo: nome completo do paciente e um outro identificador, como número de prontuário, nome das drogas, dose, via, velocidade e sequência da infusão, data do início do tratamento, drogas pré-antineoplásicas, assinatura e liberação médica. Dupla checagem do antineoplásico com a prescrição médica antes de administração. Utilização de EPIs adequados de acordo com protocolo institucional. Checagem do fluxo e refluxo do acesso venoso periférico ou central antes da administração das drogas. No momento da aplicação deve ser realizada orientação, educação e esclarecimento sobre possíveis dúvidas pertinentes às drogas e efeitos adversos. Registro da administração da droga antineoplásica de acordo com as normas da instituição. Vale ressaltar a importância da existência de um protocolo de extravasamento e notificação de reações adversas. O tratamento mais conhecido e utilizado em caso de extravasamentos na maioria dos serviços é baseado nas compressas geladas e quentes dependendo da classificação das drogas. A aplicação de compressa quente proporciona a vasodilatação, facilitando o aumento da absorção e distribuição da droga, enquanto a aplicação de compressas geladas proporciona vasoconstrição local, diminuindo a expansão da droga para os tecidos vizinhos e sua absorção.[3,9-11]

➤ Armazenamento

A área definida para o armazenamento de drogas antineoplásicas deve ser exclusiva com ventilação e identificação adequadas e de acesso restrito dos profissionais responsáveis pelo controle

PARTE II | MODALIDADES DE TRATAMENTO EM ONCOLOGIA

de estoque. Todos os medicamentos destinados à terapia antineoplásica devem ser separados dos demais, identificados e armazenados sob condições adequadas, de maneira a garantir segurança do ambiente, profissional e paciente. No caso de produtos que exijam condições especiais como temperaturas mais baixas, esses devem ser armazenadas em geladeira contendo termômetro e registros de controles que comprovem o atendimento das exigências. Os profissionais envolvidos devem conhecer os critérios de conservação e os cuidados com o armazenamento das drogas antineoplásicas de acordo com os protocolos institucionais e/ou recomendações dos fabricantes. Vale lembrar a importância do *kit* de derramamento devidamente completo com os materiais específicos, descrição do procedimento e formulário de notificação, identificado e disponível em todas as áreas onde são realizadas atividades de manipulação, armazenamento, administração e transporte de drogas antineoplásicas.[3,4,9]

➤ Transporte

As drogas antineoplásicas devem ser transportadas de maneira adequada e de acordo com as normas vigentes, assegurando a viabilidade química e evitando qualquer incidente que atinja o ambiente e profissional envolvido no processo. Sendo assim, algumas recomendações devem ser consideradas. O transporte do medicamento antineoplásico deve ser realizado em recipientes isotérmicos exclusivos e protegido de luz solar. O responsável pelo transporte deve ser capacitado e habilitado garantindo a segurança do processo, com treinamento específico de biossegurança pronto para lidar com acidentes e emergências além de carregar um *kit* derramamento contendo materiais necessários e instruções descritas caso ocorra algum incidente durante o percurso. No caso de incidentes e contaminação acidental durante o transporte, é compulsória a notificação do ocorrido aos responsáveis diretos, assim como as providências de descontaminação e limpeza da área atingida respeitando os protocolos pré-estabelecidos.[3,4,9]

➤ Descarte

Todo STA deve seguir os requisitos da RDC nº 36 /2004, que dispõe sobre o Regulamento Técnico para o Gerenciamento de Resíduos de Serviços de Saúde, com o objetivo de garantir a segurança do trabalhador e do ambiente. Os resíduos das drogas antineoplásicas devem ser separados dos demais devido às suas particularidades e toxicidades. Todos os restos de antineoplásicos devem ser tratados com cuidados especiais que eliminem toda e qualquer possibilidade de contaminação do pessoal responsável pela limpeza do STA e contaminação do ambiente. O serviço deve garantir que o profissional responsável pelo descarte dos materiais com resíduos de drogas antineoplásicas seja capacitado e habilitado conforme normas vigentes garantindo a realização segura do processo. Assim, deve seguir critérios rigorosos de acondicionamento em recipientes apropriados que permitam a imediata identificação pelos responsáveis pela coleta e pelo destino final dos resíduos.[4,9,12]

Destaque-se a importância de que os resíduos antineoplásicos contidos em perfurocortantes devem ser acondicionados em recipientes rígidos e impermeáveis que impeçam vazamento ou perfuração, sendo que tais recipientes devem ser identificados como resíduos antineoplásicos e com a simbologia padronizada relativa ao resíduo químico, os recipientes contendo resíduos antineoplásicos podem ser temporariamente acondicionados juntos de outros grupos de resíduos, desde que as áreas estejam definidas e identificadas. Os resíduos antineoplásicos devem ser incinerados e o destino final deve ser aprovado por órgão ambiental competente.[9,12]

➤ *Kit* Derramamento

O *kit* derramamento deve estar disponível em todas as áreas onde são realizadas algum tipo de atividade com medicamentos antineoplásicos como armazenamento, preparo, administração e transporte.[9]

Nele deve conter no mínimo:

- 1 avental comprido impermeável, com mangas longas e descartável.
- 1 óculos de proteção.
- 1 touca descartável.
- 1 par de propés impermeáveis descartáveis.
- 1 máscara descartável classe PFF2.
- 2 pares de luvas de procedimentos.
- Compressas absorventes.
- Sacos plásticos identificados com símbolo de resíduo tóxico.
- Sabão líquido neutro.
- 1 caixa de material perfurocortante.
- 1 escova pequena e pá descartável para coleta de fragmentos de vidro ou resíduos tóxicos, 1 frasco de 250 mL água para injeção.
- 1 formulário de descrição de uso do *kit*.
- 1 formulário para registro do derramamento.

Em caso de derramamento no ambiente a conduta deve ser seguida baseada na RDC nº 36/2004. Interromper imediatamente as atividades no local, isolar a área, fechar janelas e portas, abrir o *kit* e paramentar-se com máscara, avental, óculos, e dois pares de luva, cobrir o local com as compressas absorventes secas se o conteúdo do derramamento for líquido e se o conteúdo for pó cobrir o local com as compressas umedecidas em água para evitar maior dispersão do pó. Quando houver resíduos de vidro os mesmos deverão ser recolhidos com o auxílio da escova e pá e desprezados na caixa de perfurocortante. A área deve ser lavada com água e sabão de maneira cuidadosa para não espalhar a contaminação e com movimentos de fora para dentro. Todo o material utilizado no processo deve ser desprezado nos sacos plásticos presentes no *kit* e após em lixos específicos para os resíduos tóxicos. Ao término do procedimento preencher o formulário e providenciar a reposição do *kit* derramamento. É fundamental o treinamento periódico da equipe envolvida assim como a revisão do *kit* para o controle da validade e quantidade dos itens.[4,9,12]

➤ Prevenção e Tratamento de Extravasamento de Droga Antineoplásica

O STA deve seguir um protocolo institucional de prevenção e tratamento de extravasamento, a fim de garantir uma equipe capacitada para a administração segura de drogas antineoplásicas com habilidades para reconhecer e tratar precocemente situações de infiltração ou extravasamento, visando à qualidade e excelência da assistência prestada assim como segurança do paciente e profissional envolvido. Todas as medidas preventivas devem ser aplicadas para evitar a ocorrência de complicações decorrentes do extravasamento uma vez que a intervenção correta e imediata reduz consideravelmente o risco de lesões e danos mais graves, como o atraso do tratamento quimioterápico, prejudicando o prognóstico do paciente. Sendo assim algumas recomendações são fundamentais na prevenção como: administração realizada por profissional capacitado, lembrando que é uma atividade privativa do enfermeiro de acordo com o Conselho Federal de Enfermagem (COFEN) por meio da Resolução 569/2018, a qual determina como competências privativas do enfermeiro em quimioterapia as seguintes funções:

"Planejar, organizar, supervisionar, executar e avaliar todas as atividades de Enfermagem, em pacientes submetidos ao tratamento quimioterápico antineoplásico, categorizando-o como um serviço de alta complexidade" (Resolução COFEN 569/2018).[10,13,14] Escolha consciente do acesso

PARTE II | MODALIDADES DE TRATAMENTO EM ONCOLOGIA

venoso periférico e dispositivo de punção, realização do teste do retorno venoso, administração de droga vesicante via cateter central (se tempo de infusão acima 30 minutos), orientação do paciente e familiar quanto a detecção precoce dos sinais e sintomas de extravasamento, monitoramento rigoroso da área puncionada durante infusão do antineoplásico, interrupção imediata da infusão em caso de extravasamento e aspiração da droga antineoplásica extravasada, aplicação do antídoto adequado ao tipo de droga administrada se indicado, aplicação de compressas geladas ou quentes adequadas ao tipo de droga administrada, utilização de curativos adequados, se aplicável e registro da ocorrência em prontuário. É importante estabelecer um plano de acompanhamento e cuidado conforme o grau de extravasamento, orientar o paciente a manter o membro elevado acima do nível do coração nas primeiras 24h quando estiver deitado, realizar acompanhamento da circunferência do membro afetado, dimensões e aspecto da lesão, se possível fotografar semanalmente. Agendar retorno para avaliação, com intervalo a ser definido de acordo com a gravidade do caso, para acompanhamento e tratamento da lesão. Orientar retorno a emergência em casos de febre, piora da lesão ou alteração do quadro clínico. Encaminhar para avaliação de um cirurgião plástico, se necessário. Gerenciar a ocorrência dos eventos de extravasamento de droga antineoplásica e propor ações de melhoria, o índice de extravasamento de quimioterápicos deve ser utilizado com um indicador de qualidade do serviço.[11,13-15]

Recomenda-se ainda que o STA disponha de um *kit* ou maleta de extravasamento composta por: seringa de 10 mL para aspiração, pacotes de compressa de gaze, hialuronidase ou outros antídotos estabelecidos na instituição com resultados positivos baseados em evidências científicas, compressa ou bolsa de água quente e fria, régua de papel descartável para mensurar a lesão e EPIs (luvas de procedimentos, avental impermeável, máscara, óculos de proteção, e saco plástico).[13,15]

Diversas condutas são sugeridas quando ocorre o extravasamento, porém, não há um consenso de um tratamento realmente eficaz, além disso as recomendações para a utilização de antídotos são na maioria das vezes empíricas, ressalta-se então a importância do desenvolvimento de futuras pesquisas que tragam resultados baseados em evidências para esse tipo de intervenção. Portanto a melhor solução para garantir a segurança do paciente é a prevenção.[3,13,14]

➤ Biossegurança/Saúde Ocupacional

O serviço de terapia antineoplásica, visando o bem estar dos colaboradores, deve garantir uma oferta de condições de segurança, preservação e proteção da saúde, recomendando para cada situação de risco a adoção de medidas preventivas, além da capacitação dos trabalhadores para o trabalho seguro de acordo com a NR32 que tem por finalidade estabelecer as diretrizes básicas para a implementação de medidas de proteção e segurança à saúde dos trabalhadores. As ações voltadas para a biossegurança devem ser desenvolvidas constantemente pela equipe multiprofissional, assim como as responsabilidades pelas questões de segurança necessitam estar diretamente atreladas aos próprios colaboradores, os quais devem seguir as práticas de segurança no trabalho, através das regras e regulamentos da instituição. É importante ressaltar que o acompanhamento da saúde ocupacional deve ser de caráter preventivo e de acordo com a NR 7-PCMSO – Programa de Controle Médico de Saúde Ocupacional com rastreamento e diagnóstico precoce aos possíveis agravos relacionados as atividades diárias do trabalhador. A primeira avaliação deve ser realizada na admissão, após exposição aguda, afastamento e após o retorno ao trabalho e em casos de desligamento. É recomendável que o periódico seja semestral e que a avaliação inclua anamnese ocupacional, exame físico, mental e laboratorial com função hematológica, renal e hepática.[5,16]

É dever de todos os profissionais que manipulam e/ou administram medicamentos antineoplásicos, respeitar e cumprir as normas de preparo, administração e descarte dos resíduos tóxicos seguindo as normas previstas com o objetivo de assim garantir a segurança do paciente, profissional de saúde e ambiente.[3,4,9]

Seguir as boas práticas de administração em quimioterapia é um processo complexo e criterioso, mas essencial para que o trabalho desempenhado por toda a equipe multidisciplinar de um STA resulte na promoção e recuperação da saúde e bem-estar dos pacientes, os quais requerem atenção e cuidados específicos de alta complexidade.[3,4]

A assistência de enfermagem em oncologia apresenta evolução constante e o papel do enfermeiro é fundamental no apoio ao cliente oncológico, na elaboração de protocolos terapêuticos que visam à prevenção, tratamento e redução dos efeitos adversos decorrentes da terapia antineoplásica, através da prática baseada em evidências, com o objetivo de compreender as necessidades do paciente de maneira holística e individualizada. Diante das variadas modalidades terapêuticas disponíveis na oncologia, além de profissionais críticos, reflexivos e com amplo conhecimento técnico-científico, é preciso empatia, humanização e prática clínica resolutiva, garantindo um diferencial de excelência e satisfação mútua no cuidado prestado.[1,8]

➤ Referências

1. Lennan E, Vidall C, Roe H, Jones P, Smith J, Farrell C. Best practice in nurse-led chemotherapy review: a position statement from the United Kingdom Oncology Nursing Society. Ecancermedicalscience. 2012; 6: 263. Published online 2012 Jul 31.

2. Nascimento LKAS, Medeiros ATN, Saldanha EA, Tourinho FSV, Santos VEP, Lira ALBC. Sistematização da assistência de enfermagem a pacientes oncológicos: uma revisão integrativa da literatura. Rev Gaúcha Enferm; Porto Alegre (RS) 2012 mar;33(1):177-85.

3. Bonassa EMA, Gato IMR. Terapêutica Oncológica para Enfermeiros e Farmacêuticos. 4.ed. Rio de Janeiro: Atheneu, 2012.

4. Borges GG, Nunes LMP, Santos, LCG, Silvino, ZR. Biossegurança na Central de Quimioterapia: o Enfermeiro frente ao Risco Químico. Revista Brasileira de Cancerologia 2014; 60(3): 247-25.

5. Brasil. Ministério do Trabalho. Portaria nº 37, de 06 de dezembro de 2002. Norma Regulamentadora 32 -NR32. Segurança e Saúde no Trabalho em Estabelecimentos de Assistência à Saúde.

6. Brasil. Ministério da Saúde. Agência Nacional de Vigilância Sanitária. Resolução RDC nº 220, de 21 de setembro de 2004. Dispõe sobre o Regulamento Técnico de funcionamento dos Serviços de Terapia Antineoplásica.

7. Brasil. Ministério da Saúde. Agência Nacional de Vigilância Sanitária. Resolução RDC nº 50, de 21 de fevereiro de 2002. Dispõe sobre o Regulamento Técnico para planejamento, programação, elaboração e avaliação de projetos físicos de estabelecimentos assistenciais de saúde.

8. Oncology Nursing Society. (2016). Oncology nurse generalist competencies. Retrieved from http://bit.ly/2fisCmx.

9. I Consenso Brasileiro para Boas Práticas da Terapia Antineoplásica/Sociedade Brasileira de Farmacêuticos em Oncologia (SOBRAFO); São Paulo: Seguimento Farma, 2014.

10. Cofen. Resolução nº 569 de 19 de fevereiro de 2018. Aprova o Regulamento Técnico da Atuação dos Profissionais de Enfermagem em Quimioterapia Antineoplásica.

11. Pluschnig U, Haslik W, Bayer G, et al. Outcome of chemotherapy extravasation in a large patient series using a standardised management protocol. Support Care Cancer 2015; 23:1741.

12. Brasil. Ministério da Saúde. Agência Nacional de Vigilância Sanitária. Resolução RDC nº 36, de 7 de dezembro de 2004. Dispõe sobre o Regulamento Técnico para o Gerenciamento de Resíduos de Serviços de Saúde.

13. Gonzalez T. Chemotherapy extravasations: prevention, identification, management, and documentation. Clin J Oncol Nurs. 2013; 17(1): 61-6.

14. Kreidieh FY, Moukadem HA, El Saghir NS. Overview, prevention and management of chemotherapy extravasation. World J Clin Oncol. 2016 Feb [cited 2016 Mar 05]; 7(1): 87-97.

15. Kameo SY, Silva GM, Sawada NO et al. Hialuronidase pós extravasamento de vincristina. Português/Inglês Rev enferm UFPE on line., Recife, 9(9):9239-45, set., 2015.

16. Brasil. Ministério do Trabalho. Portaria nº 8, de 08 de maio de 1996. Altera norma regulamentadora-NR 07. Programa de Controle Médico de Saúde Ocupacional.

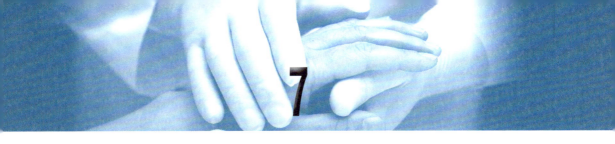

Radioterapia

Ana Maria Teixeira Pires

➤ Introdução

A radioterapia é um tratamento que utiliza radiação ionizante com finalidade terapêutica, impedindo sua multiplicação e/ou determinando a morte celular.

➤ Efeito Físico das Radiações

Os átomos são compostos por elétrons, prótons e nêutrons. Em condições normais, o número de prótons é igual ao número de elétrons, o que deixa o átomo neutro e estável.[1] Quando a radiação (corpuscular ou eletromagnética) interage em um meio e provoca a saída de elétrons, são gerados íons negativos (elétrons) e íons positivos (prótons) dispersos. Esses elétrons podem se ligar aos prótons e vice-versa, causando alteração na estrutura dos átomos, tornando-os instáveis. Essa reação é a chamada radiação ionizante, pois, produz elétrons ejetados (-) e o átomo remanescente (+).[1]

➤ Tipos de Radiação

- Radiação beta: possui tempo de vida curto. É utilizado para realização de tomografia por emissão de pósitrons (PET).[1]
- Radiação gama e raio X: ambos são fótons e sua penetração necessita de pesadas blindagens para detê-los (chumbo, concreto, aço ou ferro).[1]

A unidade de medida da radiação usada em radioterapia é o Gy ou cGy (Gray ou centigray).

➤ Efeito Biológico das Radiações

A ação da radiação nas células se dá na interação dos principais constituintes do meio intracelular, produzindo radicais livres. Esse efeito corresponde a 70% do efeito biológico produzido pela radiação. Os outros 30% se refere ao efeito direto no DNA, proteínas e lipídeos.[2]

A morte celular pode ser clonogênica, quando a célula perde a capacidade de divisão celular. Ocorrem alterações celulares, que impedem a capacidade reprodutiva da célula. Ocorre esse tipo de morte celular nos tecidos de resposta lenta, que são aqueles que sofrem alterações em tempo mais prolongado. São eles: os tecidos ósseo, conjuntivo, muscular e nervoso, e que possuem baixa atividade proliferativa. Já a morte por apoptose ocorre nos tecidos de resposta rápida que apresentam reações clínicas em curto período de tempo, como: pele, mucosas, tecidos hematopoético, tecido linfoide, aparelho digestivo. Associam-se à resposta rápida desses tecidos, a alta atividade mitótica (fase bastante radiossensível do ciclo celular) e a grande suscetibilidade à apoptose. A apoptose é por definição uma morte programada e também acontece em situações fisiológicas, em oposição à mitose.[2]

Cada tipo de tecido tem uma dose máxima de radiação para suportar. Chamamos de tolerância a radiação. Se essa dose for ultrapassada, poderão ocorrer alterações importantes e irreversíveis. A dose de tolerância varia dependendo das características biológicas do tecido, do volume de tecido irradiado, do tipo de radiação e do fracionamento da dose.[2] As lesões são caracterizadas como agudas quando aparecem em até 3 meses após o término do tratamento. Depois deste período chamamos de efeitos tardios ou crônicos.

Existem 4 princípios que influenciam esses efeitos. São eles:

- Redistribuição: após a irradiação, as células mais sensíveis (fase G2/M) são destruídas e as células em fases mais resistentes, sobrevivem. Quando essas atingem a fase de maior sensibilidade, recebem a próxima fração da radiação e são destruídas. Como resultado, com o tempo, maior porcentagem de células é atingida pela radiação.[2]
- Reparo: entre as frações, as células normais conseguem reparar-se, enquanto as células tumorais não conseguem se reparar a tempo.[2]
- Reoxigenação: as células mais oxigenadas são mais sensíveis à radiação. À medida que as células tumorais vão sendo destruídas, permitem que células tumorais, antes hipóxicas, recebam oxigênio e com isso, tornam-se mais sensíveis à próxima fração de irradiação.[2]
- Repopulação: os tecidos de resposta rápida têm a capacidade de repopular-se mais rapidamente. Por isso, é fundamental a escolha do melhor fracionamento para cada tipo de tumor.[2]

O fracionamento mais comumente utilizado, ou convencional, é realizado em uma aplicação diária por cinco dias consecutivos (segunda a sexta-feira), com doses que variam de 180 cGy a 200 cGy por dia. Os últimos estudos mostram que o hipofracionamento (maior dose com menor número de frações) tem sido uma opção terapêutica em tumores de mama, próstata e outros, com resultados já comprovados.

➤ Indicações da Radioterapia

- Curativa ou definitiva: empregada em tumores radiossensíveis ou em estadios precoces, como é o caso dos carcinomas de pele, linfoma de Hodgkin, carcinoma localizado da próstata.
- Paliativa: possui objetivo de aliviar sintomas, como sangramento, dor, obstruções respiratórias (Síndrome de Compressão de Veia Cava) e compressão medular (metástase em coluna vertebral). Dependendo do grau dessas situações, caracterizam-se as emergências em radioterapia.[2]

➤ Finalidade da Radioterapia

- Anti-inflamatória: age na indução da morte das células inflamatórias. São administradas doses baixas (se comparadas a de doenças malignas). Ex.: exoftalmia secundária ao hipertireoidismo.[2]

- Modificadora do trofismo dos tecidos: pode produzir efeito frenador, ou ativador funcional, dependendo do tecido, do fracionamento e da dose da radiação. É também administrada em doses baixas. Ex.: adenoma de hipófise, para a prevenção de queloides (uso de Estrôncio 90 – radiação beta).[2]
- Antineoplásica: constitui sua maior indicação. É imprescindível a classificação do tumor em cada uma de suas localizações anatômicas e o estadiamento.[2]

➤ Protocolos de Tratamento

Quando o tumor é radiossensível, a radioterapia pode ser indicada como tratamento exclusivo, com finalidade curativa. Pode ser tratamento adjuvante, quando utilizado após a cirurgia, para aumentar o controle local. Quando utilizada antes do tratamento definitivo, sua função neo-adjuvante é diminuir o tamanho do tumor e melhorar a chance de ressecção com menor risco de disseminação neoplásica.[2] Quando usada concomitante a quimioterapia, essa funciona como radiossensibilizadora, ou seja, sua adição ao tratamento aumento o poder de controle local e com isso aumenta a resposta clínica.

O enfermeiro ao conhecer o esquema de tratamento, entende seus efeitos e planeja o cuidado nas diferentes etapas da terapia.

➤ Teleterapia

Conhecida como terapia com feixe externo ou terapia à distância, a fonte emissora de radiação fica distante do paciente. Nessa categoria, enquadram-se os feixes de raios-X, raios gama e elétrons de alta energia. Os Aceleradores Lineares são os equipamentos que produzem esses tipos de radiação. Muitas vezes a escolha da técnica para cada caso, leva em consideração o que o serviço oferece. Há técnicas mais modernas que conseguem resultados melhores, mas em serviços públicos ou afastados das grandes cidades, as técnicas tradicionais são o único instrumento do radioterapeuta e sendo assim ele utiliza as técnicas oferecidas. Após a consulta médica, o paciente já recebe informações e seus anseios que já existiam, mudam para outras dúvidas. Nesse momento, o enfermeiro, realizando uma pós-consulta já pode iniciar suas orientações. É importante sempre incluir o familiar, pois esse exerce um importante papel no manejo dos eventos adversos que poderão acontecer durante a terapia.

➤ Cuidados Pré-Radioterapia

Como a radioterapia é um tratamento local, o paciente precisa ficar imobilizado durante a liberação da radiação no aparelho. Isso permite a reprodutibilidade do campo de tratamento feito no planejamento e em todas as aplicações subsequentes. Para que se consiga essa imobilização, deve-se deixar o paciente o mais confortável possível e para isso há vários equipamentos, apoios, máscaras etc. A posição mais frequente é o decúbito dorsal, podendo se optar por outros decúbitos se necessário.[3]

Quando o tratamento ocorre na cabeça ou pescoço, deve-se utilizar máscaras para sua fixação e impedir que o paciente mexa a cabeça e receba dose em área normal, não planejada. Há colchões de isopor que moldam o paciente na posição desejada e que, sendo usado diariamente, facilita o posicionamento do paciente.[3]

O planejamento do campo de tratamento se inicia com as imagens de uma tomografia (podendo fazer fusão com imagens de ressonância magnética, se necessário). Essas imagens são utilizadas para decidir exatamente a área a ser irradiada e programar a dose liberada nos tecidos normais adjacentes. O fator limitante de dose no tumor é a dose tolerada do tecido normal adjacente. A decisão do alvo do tratamento deve incluir não só a área, como a dose total, dose-dia, tipo de energia e fracionamento.[3]

PARTE II | MODALIDADES DE TRATAMENTO EM ONCOLOGIA

As aplicações são realizadas de acordo com o fracionamento prescrito. Para garantir a precisão da aplicação do tratamento, imagens são obtidas, para verificação. Nos equipamentos mais modernos essas imagens poderão ser realizadas diariamente e com os tratamentos mais precisos, isso se torna cada vez mais sinônimo de qualidade e segurança da entrega da dose correta. Essas imagens são comparadas e se necessário são realizadas correções prévias a aplicação.

O paciente permanece sozinho na sala de tratamento, porém observado, na sala de controle, pelo técnico de radioterapia, por meio de câmeras.[3]

➤ Ações do Enfermeiro ao Paciente durante a Radioterapia

O conhecimento da história clínica do paciente, assim como suas necessidades, é a base para o enfermeiro planejar os cuidados a serem prestados. O paciente e seu familiar devem entender os objetivos do tratamento, como prevenir complicações ou minimizar efeitos colaterais inevitáveis. Esse conteúdo deve ser fornecido pelo médico radioterapeuta, que ao oferecer o Termo de Consentimento Livre e Esclarecido ao paciente, tem a oportunidade de esclarecer todas as dúvidas. O enfermeiro, por estar presente diariamente tem a percepção se o entendimento foi positivo e complementa qualquer ação que seja necessária. No dia da tomografia ou no primeiro dia de tratamento, o enfermeiro deve realizar o registro no prontuário de todas as informações relevantes para o planejamento da assistência. Nesse momento pode ser decidida a necessidade de incluir uma avaliação nutricional, social ou psicológica.

Como efeitos colaterais gerais, a fadiga e a inapetência podem aparecer em graus variados. Há escalas de classificações desses efeitos e isso pode ajudar a entender melhor a percepção do paciente e providenciar alguns cuidados, considerando ser a fadiga uma queixa subjetiva. A fadiga é explicada por vários fatores: tempo despendido na locomoção até o serviço de radioterapia, dose total, presença de anemia, cirurgias recentes, duração do tratamento total. O processo inflamatório causado pela radiação dispende um gasto energético na recuperação celular e isto pode ser percebido pela queixa de fadiga. A longo do tratamento há um aumento gradual desse sintoma.[4] É importante que o paciente entenda que é um efeito esperado, reversível e que medidas como alternar atividades, relaxamento e reposição nutricional irão ajudá-lo a passar por essa fase.

As reações locais dependem de vários fatores relacionados ao tratamento e às condições individuais. Os fatores relacionados à radiação são: dose total, dose diária, energia utilizada (tratamento com elétrons proporciona uma maior dose de radiação na pele, portanto, uma reação local maior, se comparada com o uso de fótons), volume irradiado (quanto mais tecido normal dentro do campo de irradiação, mais a probabilidade de ocorrerem efeitos colaterais; há de se considerar, também, que áreas de dobra de pele como axila, região periauricular, região inframamária, inguinal, períneo que tem mais umidade, tendem a apresentar maior reação), fracionamento das aplicações (uma dose única produz efeito maior no tecido que a mesma dose dividida em frações).[5,6]

O uso de quimioterapia concomitante à radioterapia influencia o resultado do tratamento, a taxa de controle local, mas também aumenta as complicações e resultados estéticos na pele.[7]

A radioterapia pode ser aplicada em pacientes idosos, desde que suas comorbidades estiverem controladas. Não há trabalhos que mostram que a idade avançada deve ser considerada como um fator contrário ao tratamento. Devemos, no entanto, considerar dificuldades encontradas em realizar aplicações em pacientes com problemas cognitivos ou dificuldades nos posicionamentos, impedindo-os de realizar o tratamento de uma maneira efetiva.[8]

Reação de pele por radiação

Avaliar a reação de pele é uma importante etapa do planejamento do cuidado. A escala proposta pelo Grupo de Radioterapia e Oncologia – *Radiation Therapy Oncology Group* (RTOG) que desenvolveu o Critério de Score para Morbidade Aguda por Radiação – *Acute Radiation Morbidity Scoring Criteria* para classificar os efeitos da radioterapia, nos diferentes tecidos é a mais utilizada em radioterapia.[3]

A reação de pele pode causar a interrupção do tratamento, pois assim se permite a recuperação da pele e evita-se a progressão da reação. As interrupções aumentam o risco de repopulação das células tumorais e, com isso, reduz o efeito desejado da radiação. Além disso, proporciona *distress* relacionado à dor e desconforto do paciente. Embora vários estudos mostram intervenções de produtos tópicos para tratar essa condição, ainda não há uma resolução.[9] Ela é mais comum nos tratamentos de mama, cabeça e pescoço e períneo. Pode ocorrer: pele seca, que é resultante da inibição da atividade mitótica das glândulas sebáceas; a epilação, que é ocasionada pela destruição dos folículos pilosos presentes na derme; a hipercromia que ocorre devido à destruição dos melanócitos, que "espalham" a melanina. Essas reações são menos importantes no contexto de efeitos limitantes, mas interferem na autoestima da paciente e pode ser o início das outras reações que podem acontecer na pele. A partir da 2ª ou 3ª semana de tratamento pode se dar início a um processo inflamatório com o eritema leve, que pode evoluir para intensidade moderada (já com dose de 3000 a 4000cGy). Doses entre 4.000 e 5.000 cGy, provocam reações de pele mais intensas, com exposição da derme e áreas de erosão. A cicatrização começa a ocorrer somente 2 a 3 semanas após o término do tratamento.[6,7]

O enfermeiro deve reconhecer os danos na pele e orientar os pacientes durante a consulta de enfermagem, dando ênfase às seguintes recomendações:

- Manter a pele do campo de tratamento livre de irritações.
- Não usar loções, cremes, talcos, desodorantes ou álcool; usar somente o que for recomendado pelo médico ou enfermeiro.
- Lavar a pele do campo de tratamento apenas com água morna, e secar sem esfregar; recomenda-se o uso de sabonete neutro e sem perfume. De acordo com Bolderston,[10] lavar a região é a única prática que previne, significativamente, a reação de pele.
- Evitar vestir roupas justas (lycras, jeans).
- Não usar esparadrapo ou adesivo sobre a pele.
- Evitar extremos de calor e frio (bolsa de água quente ou gelo) sobre a pele irradiada.
- Evitar o contato da área tratada com tecidos sintéticos; tecidos de algodão é menos irritante e mais confortável.
- Não esfregar, coçar, arranhar ou escovar a pele irradiada.
- Nas áreas pilosas, evitar qualquer tipo de depilação que provoque reação inflamatória. O uso de barbeador elétrico pode ser uma opção.
- Proteger a área de tratamento da exposição solar utilizando roupas adequadas. Essas precauções devem ser seguidas durante seis meses a um ano após o tratamento.
- Estimular a ingesta hídrica de 2 a 3 litros de líquido por dia (água, suco, água de coco).
- Manter a pele do campo de tratamento hidratada, seguindo as orientações do médico radioterapeuta ou do enfermeiro. Há vários trabalhos sobre o uso de produtos tópicos sobre a área de tratamento, inclusive revisões de literatura,[11,12] com conclusões variadas, o que mostra uma ausência de eficácia de um produto, especificamente. A escolha do produto tópico deve se baseada nas queixas do paciente e na promoção de seu conforto e bem-estar, e não na sua ação no processo de cicatrização.

A alopécia é também um efeito direto da radiação. A perda de cabelo geralmente é temporária, quando doses de 1.500 a 3.000 cGy são aplicadas. A perda de cabelo pode ser permanente em doses acima de 4.500 cGy.

Efeito abscopal

O termo abscopal foi introduzido em 1953 para descrever uma resposta imune da radiação em área distante dá área irradiada. Há um consenso que a radioterapia junto com a imunoterapia causa esse efeito.[13] Vários estudos têm mostrado os mecanismos de ação envolvidos, que nos revelam um efeito sinérgico entre a radioterapia e o sistema imune provocando então curiosidade científica, estudos que indicam resultados diferentes dos esperados. Esse efeito distante ocasionado pela radiação com a imunoterapia tem sido motivo para indicações concomitantes dessas duas terapias para tratamento de metástases de melanoma e outros tumores. Com isso, consegue-se diminuição das metástases mesmo à distância do tratamento local. O efeito abscopal tem relação com volume irradiado, dose, fracionamento tamanho, tipo e localização do tumor. De alguma maneira, a radiação estimula uma forma imunoestimulatória de morte celular.[14] Caso o paciente esteja realizando esses dois tratamentos concomitantes, é esperado resultado não só na área irradiada como também em outras lesões existentes.

➤ Ações do Enfermeiro ao Paciente após a Radioterapia

Os efeitos tardios da radioterapia devem estar incluídos nas atividades educacionais do enfermeiro. Podem se desenvolver em até anos após o tratamento e muitas vezes são confundidas com outras condições de pele. Orientar o paciente sobre essa possibilidade faz com que ele possa procurar especialistas se necessário. As reações podem apresentar alterações vasculares, como teleangectasias, pigmentações e fibrose. Normalmente são clinicamente visíveis, como atrofia da pele, hiperqueratose, perda de folículos pilosos, sebáceos ou de glândulas sudoríparas. A única prevenção até o momento é utilizar as técnicas corretas na menor área normal possível, para evitar dose suficiente para causar o dano.[15]

Com os avanços tecnológicos de todas as modalidades terapêuticas, observou-se maior sobrevida global desses pacientes e então observa-se o impacto dos efeitos tardios a curto e longo prazos. Isso se observa com mais frequência em crianças e adolescentes. Com os anos, os pacientes podem apresentar alterações endócrinas e não-endócrinas, dependentes das áreas irradiadas. Estudos também mostram a incidência maior de segunda neoplasia nessa população. Um seguimento regular aos pacientes expostos à radiação na infância resulta num diagnóstico mais preciso e tratamentos que podem proporcionar melhor qualidade de vida.[16]

➤ Tipos de Tratamento com Radiação Ionizante

TBI (*Total Body Irradiation*)

A irradiação de corpo total faz parte de protocolos de condicionamento para o TMO (Transplante de Medula Óssea). No TBI, é necessário que todo o corpo do paciente fique exposto à luz do campo do aparelho de radioterapia. Isto é conseguido por meio de uma cadeira ou sofá especial. É usada uma baixa taxa de dose e o fracionamento amplamente usado é o de 3(três) dias, 2 vezes por dia (6 aplicações de 200 cGy, por exemplo), num intervalo de no mínimo de 6 horas entre uma aplicação e outra. O objetivo do condicionamento para TMO é criar um espaço na medula óssea do paciente para o enxerto se desenvolver, imunossuprimir o receptor e destruir a célula doente residual.[2] A integração e o trabalho em equipe do enfermeiro da radioterapia com o enfermeiro do setor de TMO é importante, para divisão de conhecimentos e para o melhor planejamento dos cuidados.[2,3]

Braquiterapia

Consiste na terapia de curta distância onde, uma fonte encapsulada ou, um grupo dessas fontes, são colocados no interior ou muito próximos de órgãos ou tecidos.[1]

- **Superficial:** a fonte é colocada sobre a superfície do tumor ou, sobre a pele, por exemplo, placas de estrôncio[90] para betaterapia.
- **Intracavitária:** a fonte é introduzida em cavidades do corpo (traqueia, esôfago, vagina, reto, uretra etc.) adjacentes aos tumores (técnica utilizada há mais de 50 anos).
- **Intersticial:** é utilizada na forma de implantes temporários ou permanentes, por meio de agulhas ou tubos de material plástico que passam através do tumor.

Normalmente é classificada em relação à taxa de dose liberada: Baixa Taxa de Dose (BTD – *low dose* LDR), e Alta Taxa de Dose (ATD – *high dose* HDR), com recursos técnicos que utilizam isótopos de alta atividade, guiados por sistema informatizado, evitando a exposição das equipes com a radiação; possibilita, portanto, tratamento ambulatorial (vantagens operacionais e de proteção radiológica).[1]

Para a realização da braquiterapia, é necessária uma estrutura física específica e uma equipe de enfermagem qualificada. A consulta de enfermagem deve ser realizada no dia da consulta com o radioterapeuta, para avaliação física do paciente e fornecimento de orientações iniciais sobre o tratamento e os efeitos colaterais. Cada modalidade possui protocolos específicos relacionados ao procedimento, cuidados de enfermagem e proteção radiológica. Todo o material a ser utilizado deve estar previamente preparado para o momento do procedimento.

O controle e descarte das fontes radioativas são de responsabilidade da equipe de física, que segue normas e legislações vigentes.

Radiocirurgia

Nome dado a aplicação de dose única de radiação em uma pequena área intracraniana (de até 5 cm), com baixa radiação nos tecidos normais circunvizinhos, com baixo risco e sequela neurológica. É utilizada no tratamento das malformações arteriovenosas e tumores intracranianos benignos ou malignos. Emprega um sistema de coordenadas espaciais para localizar as lesões, possibilitando atingi-las com precisão milimétrica. É colocado um arco estereotáxico (arco metálico fixado no crânio com parafuso) desde a realização da tomografia de planejamento e só é retirado após o término da aplicação da radiação.[3,17]

IMRT

Sigla que significa *Intensity Modulated Radiation Therapy*, permite variações de intensidade de dose em cada campo de tratamento. Para isso, são necessário exames de imagem detalhados, softwares específicos para criar uma distribuição de dose que atinja o tumor com a dose necessária protegendo as áreas normais com dose menor. Essa técnica se tornou uma importante opção para tumores de cabeça e pescoço, e tumores de próstata. Com essa técnica, a área irradiada é mais delimitada, e a dose em cada ponto, mais específica, portanto, a imobilização do paciente se torna mais importante, pois qualquer mudança no seu posicionamento, torna menos fidedigno o tratamento. Cada vez que surgem imobilizadores para esse fim, cabe ao enfermeiro orientar o paciente da importância e da finalidade do seu uso. O preparo da equipe quanto ao manuseio desses materiais também deve ser realizado.[17]

IGRT

A técnica IGRT (*Image Guided Radiation Therapy*) incorpora sistemas de imagem sofisticados ao Acelerador Linear, que evidencia o movimento de órgãos no momento da aplicação, para considerar essa variabilidade de localização e conseguir atingir o alvo sem margem de erro devido ao movimento dos mesmos, na tentativa de aumentar a efetividade do tratamento. A imagem adquirida no planejamento é comparada à imagem no momento da aplicação, quando se verifica a localização exata, corrigindo o posicionamento quando necessário, antes de realizar a aplicação. A presença do radioterapeuta na avaliação dessas imagens deve ser solicitada e o uso de imobilizadores mantém sua função assim como nos tratamentos de IMRT.[17]

SBRT (*Stereotactic Body Radiation Therapy*)

Um sistema de coordenadas sofisticado é usado para a localização exata de tumores extracrânio para tratar com a mais alta precisão. É realizada uma aplicação ou até 5 frações. O planejamento proporciona alta dose diária com segurança num alvo específico. O efeito mais usualmente visto é fadiga leve por uma semana após o tratamento. Tem sido usado em tumores de pulmão, fígado e coluna espinhal. O Sistema de imobilização do paciente é imprescindível, pois isso permitirá a precisão nas aplicações subsequentes. Podem ser utilizados também marcadores fiduciais, que por serem radiopacos, permitem a localização com mais precisão. Essa técnica requer equipe capacitada e infraestrutura técnica.[18]

IORT (*Intraoperative Radiation Therapy*)

A radioterapia intraoperatória é realizada durante o ato cirúrgico, em leito operatório, numa região de interesse, para intensificar a dose e melhorar resposta terapêutica. Há equipamentos específicos para essa modalidade de tratamento. É realizada numa sala cirúrgica, com a presença de toda a equipe de enfermagem, anestesista, radioterapeuta e físico para a segurança do procedimento. Após esse tratamento, pode ser necessário realizar teleterapia para complementação de dose (sempre a critério médico). Esse tratamento permite uma entrega de dose numa única fração, diminuindo as visitas do paciente no serviço. Tem sido usado em tumores de mama iniciais, metástases em coluna espinhal e tumores de pele não-melanoma. Nesses últimos casos, a variante é o aplicador, que por ter tamanhos e formatos diferentes permite contato direto com outros leitos operatórios.[19]

Prótons

Aparelhos que irradiam prótons oferece vantagem pela sua distribuição de dose. A dose aumenta com a profundidade e após alcançar o máximo, cai rapidamente, diminuindo a zero a dose peri-tumor. Essa precisão e configuração de dose é o grande atrativo desse tipo de tratamento.[20] Ainda não há aparelhos desse tipo no Brasil.

➤ Emergências em Radioterapia

A definição de urgências/emergências em radioterapia é baseada em situações em que há risco de vida e/ou perda da função de um órgão, onde a aplicação de radiação deve ser feita o mais rápido possível. Sua finalidade é paliativa, quer seja para diminuir uma dor intensa ou uma compressão que pode causar complicações graves. O enfermeiro deve planejar as fases do processo para que as etapas sejam eficazes e rápidas e, com treinamento da equipe de técnicos de radioterapia e enfermagem, pode-se realizar o transporte, posicionamento, imobilização, aplicação e registro com bons resultados. No caso de compressão da medula espinhal, a extensão do tumor (primário ou metastático) para o interior do canal vertebral pode causar dores intensas, parestesias e outras alterações neurológicas. Na Síndrome da Veia Cava Superior (SVCS), os pacientes podem chegar à radioterapia com dispneia, edema facial, que pode se estender para pescoço e tronco e tosse, em graus diferentes. Normalmente estão em uso de corticoides em alta dose. A dispneia pode piorar na posição dorsal horizontal o que dificulta o posicionamento do paciente na mesa do tratamento.[21]

Outros pacientes necessitam um planejamento específico para realizar as aplicações. São pacientes inconscientes, entubados, que necessitam de infraestrutura de pessoal especializado e rapidez no transporte e no procedimento para retorno ao setor de origem em segurança. Para esses pacientes, é importante que a equipe de radioterapia esteja disponível, próxima e à disposição para quando o paciente chegar no setor, inclusive com a sala a disposição. Nesses casos, a presença do familiar e seu aceite em relação à realização do procedimento é importante para a continuidade do processo.[3]

Outro ponto importante é a parceria que os serviços de radioterapia têm com setores do hospital ou da própria clínica para o atendimento de pacientes em situação de emergência ou urgência. Protocolos institucionais onde se implantam códigos de acionamento de times de resposta rápida auxiliam a equipe da radioterapia a atender pacientes que tem intercorrências dentro do setor. Cada instituição deve discutir essa questão em fóruns multidisciplinares e estipular modelos de assistência nessas situações. A segurança do paciente é a prioridade nesses casos.

➤ Educação ao Paciente sob Radioterapia

A maioria dos pacientes sob radioterapia fazem o tratamento em caráter ambulatorial. Por isso, a atuação do enfermeiro deve ser relacionada ao processo educativo ao paciente e família. De acordo com Paulo Freire, "ensinar não é transferir conhecimento, mas criar as possibilidades para a sua própria produção ou a sua construção".[22] A Organização Mundial de Saúde (OMS) define a educação em saúde como "qualquer combinação de experiências aprendidas voltadas para ajudar os indivíduos e comunidade a melhorar sua saúde, aumentando seu conhecimento ou influenciando suas atitudes".[23]

Educar é, portanto, mudar comportamento, fazer com que o paciente seja um agente ativo do processo. Com isso consideramos suas singularidades, necessidades específicas de aprendizagem. Materiais informativos devem ser elaborados para serem entregues aos pacientes e familiares com informações sobre as atividades rotineiras da unidade, cuidados a realizar, com objetivo de desfazer mitos e corrigir distorções a respeito do tratamento. Cada informação por escrito deve ser acompanhada por orientações verbais. Isto fortalece o relacionamento enfermeiro-paciente/familiar. O conteúdo pode ser por escrito, via vídeo, pela Web, aplicativos, ou qualquer outro formato, desde que seja levado em consideração o paciente e família.[24]

Para cumprir obrigações éticas e legais, os profissionais de saúde devem ter como prioridade o adequado preparo dos pacientes para procedimentos, o que é comprovado com a obtenção do termo de consentimento livre e esclarecido que o paciente deve assinar após entender todos os procedimentos e seus riscos, benefícios, consequências e suas alternativas. Isso faz dele um corresponsável pelo tratamento e, com isso, proporcionamos mais satisfação e melhores resultados. As informações vão desde conceito de radioterapia, tipo de técnica escolhida, manejo dos efeitos adversos esperados, mas também assuntos relacionados a transporte, cuidados nutricionais, outros agendamentos necessários etc. Com a preocupação atual dos profissionais em proporcionar uma experiência positiva para o paciente, essas iniciativas vêm proporcionar a confiança necessária para que ele consiga terminar o tratamento da melhor maneira.[24]

O enfermeiro acompanha o paciente durante a fase da radioterapia com foco nos efeitos colaterais, pois na maioria das vezes, utilizada como adjuvância, os pacientes não apresentam sintomas relacionados diretamente ao tumor, diferentemente de um paciente que vem com dor por metástase óssea ou um paciente com sangramento e, que, após algumas aplicações mostra ausência de sintomas. A ansiedade do paciente com relação a esses tópicos também é um ponto importante a ser trabalhado e explicado.[3]

➤ Considerações Finais

Só é possível trabalhar num setor de radioterapia se o enfermeiro conhecer sobre as legislações que permeiam o uso de radiação ionizante e conceitos de proteção radiológica. A equipe de físicos e os órgãos governamentais, como CNEN (Comissão Nacional de Energia Nuclear) e ANVISA (Agência Nacional de Vigilância Sanitária) oferecem todo tipo de informação. Todos os profissionais devem receber treinamentos anuais sobre proteção radiológica e fazerem exames semestrais apoiados pela Medicina do Trabalho da instituição.

Num serviço de radioterapia o enfermeiro pode exercer funções administrativas (controle financeiro, análise de indicadores operacionais e de qualidade, tomada de decisão na compra de equipamentos, dimensionamento de pessoal), assistenciais e educacionais. Para isso, o profissional precisa se preparar com conhecimentos e experiências nessas áreas.

Não basta planejarmos o cuidado somente ao paciente sob radioterapia, mas devemos incluir a família nessa assistência. O estudo de suas percepções pode dar projetos futuros para a melhoria da assistência. Não basta também a atuação da área da assistência, visto que muitas decisões devem ter o apoio da alta direção para que juntos, como instituição, elaborem ações que atendam tanto o paciente quanto família naquilo que realmente importa.

❯ Referências

1. Soares JACR. Princípios de Física em Radiodiagnóstico. Capítulo I: Física das Radiações. E capítulo II – Proteção radiológica. Colégio Brasileiro de Radiologia 2002.

2. Segreto HRC, Segreto RA. Princípios de Radioterapia. In: Giglio A, Kaliks R. Oncologia: Análises de Casos Clínicos. Minha Editora, 2007. p. 61-74.

3. Pires AMT. Radioterapia. In: Bonassa EMA, Gato MIR. Terapêutica Oncológica para enfermeiros e farmacêuticos. 4. ed. Rio de Janeiro: Atheneu, 2012.

4. Rocha SR, Santos MCL, Lopes MVO, et al. Acurácia das características defi nidoras do diagnóstico de enfermagem fadiga em mulheres durante radioterapia. Rev Bras Enferm [Internet]. 2018;71(Suppl 3):1529-36.

5. Porock D. Factors influencing the severity of radiation skin and oral mucosal reactions: development of a conceptual framework. European Journal of Cancer Care 2002;11(1):33-43.

6. Porock D, Kristjanson L, Nikoletti S, et al. Predicting the severity of radiation skin reactions in women with breast cancer. Oncol Nurs Forum 1998;25(6):1019-29.

7. Redda MGR, Verna R, Guarnieri A, et al. Timing of radiotherapy in breast cancer conserving treatment. Cancer Treatment Reviews 2002;28(1):5-10.

8. Efird, JT, Hunter S, Chan S, et al. The Association between Age, Comorbidities and Use of Radiotherapy in Women with Breast Cancer: Implications for Survival. Medicines 2018;5(62).

9. Fenton-Kerimian M, Cartwright F, Peat E, et al. Optimal topical agent for radiation dermatites during breast radiotherapy: a pilot study. Clin J of Oncol Nurs.:19(4); 2015.

10. Bolderson A, Lloyd NS, Wong RKS, et al. The prevention and management of acute akin reactions related to radiation therapy: a systematic review and practice guideline. Supprt Care Cancer 2006;14:802-17.

11. Naylor W, Mallett J. Management of acute radiotherapy induced skin reactions: a literature review. European Journal of Oncology Nursing 2001;5(4):221-33

12. Wickline MM. Prevention and treatment of acute radiation dermatitis: a literature review. Oncology Nursing Forum 2004;31(2):237-44.

13. Ngwa W, Irabor OC, Schoenfeld JD, et al. Using immunotherapy to boost the abscopal effect Nat Rev Cancer 2018 May; 18(5): 313-22.

14. Reynders K, Illidge T, Siva S,,et al. The abscopal effect of local radiotherapy: using immunotherapy to make a rare event clinically relevant. Cancer Treat Rev. 2015; 41(6): 503-10.

15. Spalek M. Chronic Radiation-induced dermatites: challenges and solutions. Clin, Cosm and Inv. Dermatol 2016:9 473-82.

16. Coura CF, Modesto PC. Impacto dos efeitos tardios da radiação em crianças sobreviventes de câncer: revisão integrativa Impact of late radiation effects on cancer survivor children: an integrative review. Einstein. 2016;14(1):71-6.

17. Hogle, WP. The state of the art in radiation therapy. Seminars in Oncology Nursing 2006;22(4):212-20.

18. Kollar L, Rengan R. Stereotactic Body Radiotherapy. Seminars in Oncology 2015:41(6):776-89.

19. Criswell A, Harris, C. Intraoperative Radiation Therapy. Radiation Therapist 2017;26(1).

20. Hall, E. Protons for radiotherapy: a 1946 proposal. Lancet Oncol 2009;10:196.

21. Moraes, JC; Soares, WDB. Urgência e Emergência em Radioterapia: Síndrome de Compressão Medular e Síndrome da Veia Cava Superior. Revista Científica Multidisciplinar Núcleo do Conhecimento. 2017; 2(13) pp 482-5.

22. Freire P. Pedagogia da Autonomia: saberes necessários à prática educativa, SP, Paz e Terra, 2011.

23. World Health Organization. www.who.int/topics/health_education/en.

24. Forshaw K, Hall AE, Boyes AW, et al. Patients' Experiences of preparation for radiation therapy: a qualitative study. Oncology Nursing Forum. 2017;44(1).

Cirurgia Oncológica

Andreia Oliveira da Silva Meira • Danielle Cristina Crespo

➤ Introdução

A cirurgia é o mais antigo tratamento contra o câncer. Diversos procedimentos cirúrgicos foram realizados desde a Antiguidade, mas somente a partir da segunda metade do século XIX, com os adventos da anestesia e da assepsia, passaram a ter destaque. Naquela época, a cirurgia era a única possibilidade de tratamento para a maior parte dos pacientes.[1]

Muitos avanços têm acontecido tanto em radioterapia quanto em quimioterapia, entretanto, a cirurgia permanece como um pilar fundamental para o tratamento do paciente oncológico. É sabido que 90% dos pacientes com câncer necessitarão de cirurgia em alguma fase de sua evolução, seja para o diagnóstico, tratamento curativo, medidas de suporte ao tratamento, tratamento paliativo e reconstruções. Dos pacientes diagnosticados com câncer, 75% realizam cirurgia e dos pacientes, que realizam apenas cirurgia, aproximadamente 60% têm cura. O câncer, em sua fase inicial, pode ser controlado e/ou curado, através do tratamento cirúrgico, quando esse for o tratamento indicado para o caso. A cirurgia oncológica é considerada especialidade vital para a redução da mortalidade prematura por câncer.

➤ Princípios da Cirurgia Oncológica

O planejamento cirúrgico deve incluir todos os cuidados referentes aos princípios gerais da cirurgia e ao preparo do paciente e seus familiares sobre as alterações fisiológicas e/ou mutilações que poderão advir do tratamento. Alguns cuidados, para evitar a disseminação do câncer, durante o procedimento cirúrgico oncológico, são fortemente recomendados. Essa disseminação poderá ocorrer por via hematogênica ou por implantes no sítio cirúrgico durante a manipulação do local acometido pelo tumor. Outra possibilidade é a exfoliação intraluminal de células neoplásicas, que poderá ocorrer durante a manipulação de tumores de vísceras ocas. A proteção da parede abdominal através da fixação de campos ou compressas ao peritônio parietal e a troca de luvas e a irrigação abundante do campo operatório com solução salina após a retirada da peça

PARTE II | MODALIDADES DE TRATAMENTO EM ONCOLOGIA

também devem ser incluídas na rotina cirúrgica. Também existem outros cuidados, que são específicos e recomendados para a cirurgia oncológica, são eles:[2]

- Incisão cirúrgica ampla e adequada.
- Realização de inventário minucioso de cavidades.
- Laqueação das veias antes das artérias.
- Dissecção centrípeta da peça operatória.
- Isolamento do tumor com compressas.
- Manuseio cuidadoso da área afetada.
- Cuidados para não se cortar o tecido tumoral.
- Remoção tumoral com margem de segurança.
- Ressecção em bloco do tumor primário e das cadeias linfáticas, quando indicada.
- Troca de luvas, de campos operatórios e de instrumental cirúrgico, após o tempo de ressecção tumoral.
- Marcação com clipes metálicos, sempre que necessário, para orientar o campo de radioterapia pós-operatória.

➤ Finalidades do Tratamento Cirúrgico

Prevenção

Segundo o Instituto Nacional do Câncer (INCA),[3] a prevenção do câncer engloba ações realizadas para reduzir os riscos de ter a doença. Seja pela prevenção primária ou secundária. Na prevenção primária o objetivo é impedir que o câncer se desenvolva, principalmente, através da adoção de um modo de vida saudável e evitando a exposição a substâncias precursoras do câncer. Já na prevenção secundária do câncer o objetivo é detectar e tratar doenças pré-malignas, como a lesão causada pelo vírus HPV ou pólipos nas paredes do intestino ou cânceres assintomáticos iniciais. A *Surgical Oncology Nursing*[4] considera ainda, as mutações genéticas, que indicam um alto risco de desenvolver câncer. Quando os riscos são conhecidos o paciente deverá ser monitorado para detecção de quaisquer alterações e alguns pacientes optam por remover órgãos como profilaxia. Exemplo disso são as mulheres, que realizam mastectomia bilateral por mutações nos genes BRCA1 ou BRCA2.

Os principais cânceres preveníveis pela remoção de lesões pré-malignas são o câncer de pele, o câncer de cólon, o câncer de colo de útero e da cavidade oral.

Intervenções de enfermagem

O enfermeiro como parte integrante da equipe multiprofissional deve orientar o paciente a evitar condições que pré disponham ao desenvolvimento de lesões pré-malignas, bem como investigar durante anamnese e exame físico, fatores ou achados suspeitos.

Orientações para evitar os cânceres mais comuns com lesões pré-malignas:

- Câncer de pele: evitar a exposição ao sol sempre que possível, principalmente nos horários mais intensos, ou seja, das 10 às 16 horas sem proteção. Se a exposição for inevitável, incentivar o uso proteção como chapéus, guarda-sóis, óculos escuros, camisas de mangas longas e filtros solares. Estimular a procura por proteção física (áreas de sombra), que podem ser desde árvores até edificações como marquises. Áreas de sombra reduzem em até 50% a intensidade das radiações UV. A cada 300 metros de altitude, aproximadamente, aumenta em 4% a intensidade da vermelhidão produzida na pele pela luz ultravioleta. A neve, a areia branca e as superfícies pintadas de branco são refletoras dos raios solares, por isso, nessas áreas os cuidados deverão ser dobrados. Levando se em conta que os danos provocados pela exposição solar são cumulativos, é importante que cuidados especiais sejam tomados desde a primeira infância. Recomendar que durante a exposição ao sol se utilize filtros com no mínimo FPS 15 e que se protejam também contra os raios UV-A. Orientar a utilizar os filtros solares 30 minutos antes da exposição ao sol e reaplicados a cada duas horas ou após nadar, suar e se secar com toalhas.

- **Câncer de colo de útero:** vacinação contra HPV antes do início das relações sexuais (meninas e meninos) e fazendo o exame preventivo de Papanicolaou ou citopatológico. A *American Cancer Society, American Society for Colposcopy and Cervical Pathology, and American Society for Clinical Pathology*[5] recomendam estratégias de triagem apropriadas à idade, incluindo o uso de citologia e testes de alto risco de papilomavírus humano (HPV), acompanhamento (por exemplo, o gerenciamento de exames positivos e intervalos de triagem para negativos em tela) de mulheres após triagem, a idade em que sair da triagem, considerações futuras sobre o teste do HPV isoladamente como uma abordagem de triagem primária e estratégias de triagem para mulheres vacinadas contra infecções por HPV16 e HPV18.

- **Câncer de cavidade oral:** o INCA[6] recomenda procurar de imediato um dentista ou médico caso surja lesão na boca que não cicatrize em até 15 dias. De acordo com a Organização Mundial da Saúde, cerca de 90% dos pacientes com câncer oral são tabagistas, então é fundamental a orientação e encaminhamento do paciente para serviços de auxílio para o fim do tabagismo. O consumo regular de bebidas alcoólicas também pode levar ao desenvolvimento da doença, e a associação entre cigarro e álcool potencializa esse risco. O câncer de cavidade oral pode estar ligado também a outras causas, como infecção pelo vírus HPV, a higiene bucal deficiente e dieta pobre em proteínas, vitaminas e minerais, porém rica em gorduras.

- **Câncer de colón:** fazer o rastreamento do câncer colorretal (todas as pessoas acima dos 50 anos de idade, independentemente de apresentarem sintomas e pacientes mais jovens, com histórico familiar de câncer. Adotar hábitos saudáveis, também contribuem para se evitar o câncer colorretal, mantendo uma dieta rica em fibras, com alimentos como frutas, verduras, legumes, cereais integrais, grãos e sementes, evitando o consumo de bebidas alcoólicas, além de manter a prática de atividade física regular. Também são fatores de risco doenças inflamatórias do intestino, como retocolite ulcerativa crônica e doença de Crohn, bem como doenças hereditárias, como polipose adenomatosa familiar (FAP) e câncer colorretal hereditário sem polipose (HNPCC).

- **Câncer de mama:** a prevenção baseia-se no controle dos fatores de risco e no estímulo aos fatores protetores, especificamente aqueles considerados modificáveis. Fazer o rastreamento do câncer de mama para todas as mulheres entre 40 e 60 anos de idade por métodos de imagem e em casos especiais, em que há histórico familiar da doença ou mutação do gene BRCA o rastreamento abaixo de 40 anos. Ainda temos como recomendações básicas para prevenir o câncer de mama: alimentação equilibrada, atividade física, controle do peso corporal, evitando obesidade e evitar consumir bebidas alcoólicas. A amamentação também é considerada um fator protetor. A terapia de reposição hormonal (TRH), quando estritamente indicada, deve ser feita, sobre rigoroso controle médico e pelo mínimo de tempo necessário.

Diagnóstico

A função da cirurgia no diagnóstico é a remoção do tecido para exame histológico. Após notar lesão suspeita ou massa, essa deverá ser biopsiada para determinar se a patologia é benigna ou maligna, bem como para determinar características celulares e genéticas da lesão.

Biópsia

Transcutânea Punção Aspirativa por Agulha Fina (PAAF) ou Biópsia Aspirativa

Método simples, rápido, seguro e de baixo custo, que permite a retirada de células de nódulos ou lesões em diversos órgãos e tecidos superficiais e profundos através de uma agulha fina, normalmente não é necessário anestesia ou qualquer preparo prévio. Permite a obtenção de resultados rápidos. Na maioria das vezes, é realizado ambulatorialmente. O material pode ser processado para visualização direta ao microscópico e que também permite a utilização de métodos auxiliares como imunocitoquímica, análise citogenética convencional, microscopia eletrônica e citometria de fluxo.

Processamento e Análise Citológica

O material coletado da biópsia aspirativa (PAAF) é processado para análise citológica por meio de esfregaços e/ou emblocados em parafina. Permite, além das técnicas convencionais, alguns métodos especiais.

Indicação: para diagnóstico de diferentes doenças em massa visível ou palpável, como em pele, tireoide, mama, nódulos da região cervical, entre outros. Também pode ser utilizada em lesões profundas, desde que guiada por ultrassonografia, tomografia computadorizada ou outro método de diagnóstico por imagem.

Recomendações

- Orienta-se a realização de ao menos três punções em cada lesão.
- Recomendamos a utilização da agulha calibre 6 ou 23G.
- Em caso de lesões císticas, esvaziar o conteúdo e puncionar uma ou duas vezes a mais a lesão residual ou a área em que estava a lesão, caso ela não esteja mais visível ou palpável.
- Após esse procedimento, deve-se realizar os esfregaços, parte dos quais devem ser colocados imediatamente no álcool 96° ou fixador especial (carbowax) para se realizar a coloração de Papanicolaou, e a outra parte deve permanecer a seco para se realizar as colorações como Giemsa, Leishman ou Panótico. Recomenda-se o preparo de ao menos cinco lâminas com o material de cada punção.

Complicações

- Dor local.
- Formação de hematomas.
- Inflamação local.

Intervenções de Enfermagem

- Orientar paciente e familiar quanto ao procedimento e possíveis complicações.
- Apoiar o paciente durante o exame.
- Auxiliá-lo a se posicionar, de modo a facilitar o procedimento.

Biópsia por Agulha Grossa ou *Core Biopsy*

A biópsia por agulha grossa ou *core biopsy* é feita com auxílio do ultrassom, onde o médico aproxima o transdutor de ultrassom procura no parênquima mamário o nódulo suspeito. Depois, anestesia a região da punção e introduz a agulha, que está acoplada a pistola de punção, por meio da pele e parênquima mamário. Essa agulha penetra o nódulo e remove um fragmento que se deposita em uma incisura localizada na pistola. O fragmento é cortado por um segundo avanço da agulha externa, que o prende no interior da incisura da agulha interna. O procedimento acontece em questão de segundos. O conjunto é retirado e as agulhas destravadas, para expor o fragmento. A amostra do nódulo será encaminhada ao médico patologista para a análise. A Core biopsy oferece algumas vantagens como não causar nenhuma cicatriz, é realizada ambulatorialmente, tempo de recuperação é pequeno, reduz os custos e evita a biópsia intraoperatória.

Intervenções de Enfermagem

- Verificar se o termo de consentimento foi aplicado e se a paciente tem alguma dúvida sobre o procedimento.
- Preparar os materiais sobre uma mesa portátil.
- Auxiliar o médico no preparo do material e anestésico – lidocaína 1-2% sem vasoconstritor (colocar as luvas e acoplar a agulha de core biópsia (14 gauge) na pistola. Realizar um teste de disparo, conferindo qual é a abertura da gaveta da agulha, bem como qual o som normal da pistola).
- Posicionar o paciente (geralmente, decúbito dorsal ou oblíquo anterior).
- Realizar a antissepsia ampliada da pele da área ao redor da lesão, sobre a qual deverá ser colocado um campo estéril fenestrado. O antisséptico ou gel estéril servirá como agente condutor do ultrassom.
- Avisar a paciente de que será retirada a amostra, antes do disparo.
- Retirar o fragmento da agulha utilizando a lâmina de bisturi ou agulha estéril e o colocar no recipiente com formaldeído, avaliando-se brevemente quanto às suas características (no mínimo cinco fragmentos e para microcalcificações, deve-se retirar no mínimo 10 fragmentos e submetê-los à radiografia, identificando separadamente os que possuem dos que não possuem cálcio).
- Comprimir as áreas da lesão e da incisão por pelo menos cinco minutos e aplicar gelo local.
- Efetuar a antissepsia e curativos compressivos que devem ser deixados por 24-48 horas.
- Orientar paciente a evitar esforços físicos intensos e orientar sobre a prescrição médica para controle de dor local (analgésicos e anti-inflamatórios, se necessário).
- Esclarecer dúvidas e auxiliar no agendamento do retorno para quando estiver o resultado do histopatológico disponível.

Biópsia Excisional e Incisional

Na biópsia excisional, um cirurgião realiza um corte na pele para remover todo o tumor, na biópsia incisional é feito um corte e retirado um fragmento do tumor. O procedimento é realizado sob anestesia local ou regional. Se o tumor se encontra alojado no interior do tórax ou do abdome, será necessária anestesia geral.

Biópsia Endoscópica

O endoscópio é um tubo flexível com uma câmera na ponta que permite observar o interior do corpo. Amostras de tecidos também podem ser retiradas através do endoscópio para o diagnóstico de câncer.

Alguns endoscópios são denominados segundo a região na qual são utilizados. Por exemplo, um cistoscópio é usado para observar o interior da uretra e bexiga, um histeroscópio para observar o útero, um broncoscópio para ver a árvore brônquica e um colonoscópio para observar o intestino grosso.

Laparoscopia, Toracoscopia e Mediastinoscopia

A laparoscopia é muito parecida com a endoscopia, mas usa um aparelho um pouco diferente para observar dentro do abdome e assim retirar amostras de tecido. Primeiro deve ser feita uma pequena incisão no abdome, em seguida, o laparoscópio é passado através dessa abertura para ver o interior. Os procedimentos para observar dentro do tórax são chamados de mediastinoscopia e toracoscopia.

Laparotomia e Toracotomia

A laparotomia consiste em realizar uma incisão no abdome, geralmente, um corte vertical de cima para baixo. Está indicada quando uma área suspeita não pode ser diagnosticada por meio de exames menos invasivos. Durante a laparotomia, também pode ser coletada uma amostra de biópsia e o cirurgião pode observar diretamente o tamanho e localização da lesão. Tecidos próximos também podem ser examinados. É realizado sob anestesia geral. Seu análogo no tórax é denominado toracotomia.

Biópsias de Pele

Existem diversas maneiras de fazer uma biópsia da pele. Os médicos escolhem a mais adequada para o tipo de tumor de pele que se suspeita. Biópsia Shave remove as camadas externas da pele e é boa para alguns tipos basocelulares ou câncer de pele de células escamosas, mas eles não são recomendados para lesões suspeitas de melanoma. Para essas, são recomendadas as biópsias por excisão, que removem as camadas mais profundas da pele, e podem determinar o quão profundo o melanoma está inserido na pele, um fator importante na escolha de tratamento para esse tipo de câncer.

Biópsia de Linfonodo Sentinela

O diagnóstico por meio da biópsia do linfonodo sentinela (BLS) permite um estadiamento linfonodal mais acurado e sem a morbidade de uma linfadenectomia total ou radical. O linfonodo sentinela ajuda o cirurgião a identificar os gânglios linfáticos, que deverão ser removidos numa biópsia excisional. A biópsia de linfonodo sentinela se tornou uma maneira rotineira para descobrir se o câncer (especialmente o melanoma e o câncer de mama) se espalhou para os gânglios linfáticos. Se o câncer se espalhou, esses linfonodos são geralmente os primeiros locais para onde a doença se dissemina. Por isso, esses linfonodos são chamados de linfonodos sentinelas. Para encontrar o linfonodo sentinela, o médico injeta uma pequena quantidade de material radioativo. Posteriormente é injetada uma pequena quantidade de corante azul no local onde está localizado o câncer. Após aproximadamente uma hora, um cirurgião faz uma pequena incisão na região do linfonodo que foi encontrado previamente com o teste radioativo e ele é removido (biópsia excisional). Esse linfonodo é estudado ao microscópio. Se o linfonodo sentinela não contém células cancerosas, não se remove nenhum outro linfonodo, pois é muito improvável que o câncer tenha se espalhado para além desse ponto. Se células cancerígenas são encontradas no linfonodo sentinela, o resto dos gânglios linfáticos dessa área também são removidos e estudados (dissecção dos nódulos linfáticos).

No câncer de mama, não há dúvidas quanto aos benefícios da biópsia de linfonodo sentinela e a diminuição de morbidade das pacientes, sem alterar a sobrevida. Um importante estudo para estabelecer essa relação foi o ACOSOG Z0011[15]. Ele demonstrou que a sobrevida livre de progressão e a sobrevida global em 10 anos foram semelhantes no grupo submetido apenas à ressecção do linfonodo sentinela e naquele submetido ao esvaziamento axilar independente de ter sido realizada quimioterapia ou tratamento adjuvante hormonal. A taxa de recorrência local também foi semelhante, o que era uma grande preocupação da comunidade médica (3,8% no grupo do linfonodo sentinela e 5,6% no grupo do esvaziamento axilar).

➤ Tratamento

O tratamento cirúrgico do câncer pode ter a finalidade curativa ou paliativa.[2] Um tratamento cirúrgico deve ser considerado com intenção curativa quando promover a remoção completa do tumor primário, órgãos e estruturas localmente comprometidas e de metástases identificadas, observados os preceitos técnicos oncológicos,[7] normalmente está indicado nos casos iniciais da maioria dos tumores sólidos. Devido ao caráter de invasão microscópica e infiltrativa do câncer, uma margem de segurança é preestabelecida durante o planejamento cirúrgico, exigindo uma dissecção mais ampla e que varia de acordo com a localização e o tipo histológico do tumor. Sempre que houver dúvidas sobre o tamanho da margem de segurança a ser ressecada, é recomendada a biópsia das suas bordas e o exame histopatológico por congelação.

O tratamento cirúrgico paliativo tem a finalidade apenas de reduzir o tumor, controlar sintomas, melhorar a função do órgão, evitar complicações por progressão da doença, viabilizar alternativas no tratamento e melhorar a qualidade de vida do paciente.

➤ Cirurgia no Câncer Colorretal

A cirurgia é o tratamento primário para os cânceres de trato gastrintestinal inferior e tem como objetivo remover completamente a massa tumoral, os linfonodos relacionados e superfícies adjacentes, incluindo órgãos próximos que possam ser afetados. Além da ressecção cirúrgica, as opções cirúrgicas para o câncer colorretal incluem:

- Cirurgia laparoscópica. Com essa técnica, vários escopos de visão são passados para o abdômen, enquanto o paciente está anestesiado. As incisões são menores e o tempo de recuperação é mais curto do que com a cirurgia padrão do cólon. A cirurgia laparoscópica é tão eficaz quanto a cirurgia de cólon convencional na remoção do câncer.

- Colostomia para câncer retal. É uma abertura cirúrgica, ou estoma, através do qual o cólon é conectado à superfície abdominal para fornecer um caminho para os resíduos saírem do corpo. Esses resíduos são coletados em uma bolsa de colostomia. Às vezes, a colostomia é apenas temporária para permitir ao reto curar, mas pode ser permanente. Com técnicas cirúrgicas modernas e o uso da terapia da radiação e da quimioterapia neoadjuvante, a maioria das pessoas que recebem o tratamento para o câncer de reto não precisam de uma colostomia permanente.

- O câncer colorretal pode gerar metástases hepáticas ou pulmonares e essas podem ser tratadas com Ablação por radiofrequência (RFA) ou crioablação. Outras maneiras incluem o uso de energia na forma de ondas de radiofrequência para aquecer os tumores, chamado RFA, ou para congelar o tumor, chamado crioablação. Nem todos os tumores hepáticos ou pulmonares podem ser tratados com uma dessas abordagens. RFA pode ser feito através da pele ou durante a cirurgia. Essa técnica evita a remoção de partes do fígado e pulmão que podem ser removidos em uma cirurgia regular.

Efeitos Colaterais da Cirurgia no Câncer Colorretal

Em geral, os efeitos colaterais da cirurgia incluem dor e edema na área cirúrgica. Também pode causar constipação ou diarreia, que geralmente é controlada depois de algum tempo. Também pode ocorrer irritação em torno do estoma.

Intervenções de Enfermagem

- O enfermeiro deve realizar as orientações aos familiares sobre preparo da pele antes da cirurgia, preparo intestinal, medidas preventivas de trombose venosa profunda, manejo dos sintomas, cuidados com os drenos, dieta, restrições de atividades após alta hospitalar, tais como modo adequado de se levantar e posicionamento, atividades diárias e de trabalho que podem ou não ser realizadas.
- No dia da cirurgia, o enfermeiro deverá orientar o paciente quanto ao acesso venoso, preparo da pele e posicionamento. Além disso, para evitar lesão por pressão o enfermeiro deverá avaliar a pele do paciente e aplicar escala de avaliação de risco (por exemplo, Braden), sendo que, ao paciente de alto risco para lesão, recomenda se aplicar medidas preventivas, como uso de coxins.
- Os cuidados pós-operatórios para o paciente submetido à cirurgia colorretal devem ser focados no retorno da função intestinal, equilíbrio de fluidos e eletrólitos, função pulmonar, controle de dor e náusea, prevenção de trombose venosa profunda, identificação precoce de complicações e orientação de cuidados com o estoma, se houver. A deambulação precoce deve ser estimulada e o uso de meias de compressão, recomendado.
- A dieta deve ser ofertada gradativamente iniciando com lascas de gelo, progredindo para líquidos, dieta pastosa, até chegar à dieta regular. No entanto, deve-se observar a tolerância do paciente, uma vez que pode ocorrer náusea durante o processo de reabsorção da alimentação oral.
- Se uma ostomia é prevista, o enfermeiro deve consultar o enfermeiro especialista estomoterapeuta para fornecimento de orientação adicional e marcação do estoma. O paciente e seus familiares podem precisar, ainda, de apoios adicionais como intervenções psicológicas para aumentar a educação e melhorar os resultados.

São cuidados específicos para os pacientes com colostomia:

- A demarcação do estoma deve ser realizada por enfermeiro especialista em estomaterapia, capacitado, no pré-operatório. O enfermeiro deve considerar a região infraumbilical, do músculo reto abdominal, evitando cicatrizes, dobras, pregas cutâneas e linha da cintura, pois uma vez que o paciente deverá conviver com a ostomia, essa deve ser pensada de modo a evitar desconfortos.
- As orientações pré-operatórias devem ser realizadas para o paciente e família (sempre que possível) e devem incluir explicações sobre a ostomia e sua demarcação, procedimento cirúrgico e cuidados do estoma no pós-operatório.
- O enfermeiro deverá orientar o paciente e familiar sobre os dispositivos e barreiras para contenção do efluente do estoma, que devem oferecer uma vedação segura e manter a proteção da pele periestoma.
- Existem ferramentas/instrumentos para auxiliar os enfermeiros na escolha de bolsas e adjuvantes.
- Pacientes, familiares e enfermeiros devem saber identificar as características da estomia normal, saber como prevenir e diferenciar das complicações.
- A criação de uma estomia pode influenciar negativamente na qualidade de vida, imagem corporal e sexualidade e essas questões devem ser avaliadas, no pré e pós-operatório, para o planejamento de cuidados adequados.
- O enfermeiro deve considerar o impacto que o cuidado da pessoa com estomia gera para a qualidade de vida do cuidador/familiar e que as dúvidas relacionadas à estomia e seu cuidado podem variar de acordo como país de origem e cultura da pessoa estomizada.

- Alguns fatores podem estar relacionados com a forma como cuidador e paciente conseguirão enfrentar e entender a nova condição de saúde e os cuidados a serem realizados no domicílio, essas dúvidas podem estar relacionadas com diferenças nos cuidados médicos recebidos, produtos para o cuidado da estomia disponíveis no mercado, fatores econômicos, relacionados ao gênero, religião e crenças sobre a doença e lesões. Portanto, todas essas questões devem ser consideradas para que o enfermeiro ofereça adequada educação ao cuidador e ao paciente.

➤ Abordagem Cirúrgica para o Câncer de Mama

O tratamento cirúrgico para o câncer de mama e da axila é denominado terapia locorregional e pode ser realizado como cirurgia conservadora ou mastectomia radical. A cirurgia conservadora de mama tem o objetivo de preservar a maior parte possível da mama, porém retirando o tumor e margem de segurança, que é retirada a fim de diminuir o risco de recidiva local. Além disso, alguns tecidos saudáveis e linfonodos circundantes geralmente também são removidos. Para essa modalidade são consideradas algumas variáveis, como localização e tamanho da lesão, análise da mamografia, relação favorável entre volume da mama e tumor e desejo do paciente em preservar a mama.

Contraindicação para realização de cirurgia conservadora: radioterapia prévia na mama ou no tórax, gestação atual, microcalcificações difusas de aparência suspeita, disseminação ou margens de repetição que não foram eliminadas com a repetição da lumpectomia; quadrantectomia e carcinoma inflamatório. A presença de doença multifocal na mama, uma história de doença vascular do colágeno, ou em casos em que o controle profilático é indicado, como a mastectomia bilateral profilática, resultados genéticos positivos ou biópsia positiva para linfonodos sentinela são contraindicações relativas à terapia conservadora da mama.

Quando se trata de doença localmente avançada é possível que a cirurgia conservadora seja realizada após quimioterapia neoadjuvante, em que há redução tumoral. Uma questão importante durante o tratamento quimioterápico neoadjuvante é considerar a possibilidade de desaparecimento do tumor e, portanto, a marcação do local do tumor primário é fundamental para que o cirurgião saiba o sítio tumoral.

A mastectomia é a modalidade cirúrgica que consiste em retirar toda a mama afetada. Podendo ser simples ou total, quando há remoção de toda mama, incluindo mamilo, aréola e pele, sendo que os linfonodos axilares não são removidos. A mastectomia poupadora de pele consiste em manter a maior parte da pele sobre a mama intacta, retirando-se apenas o tecido mamário, o mamilo e a aréola. Mastectomia poupadora de mamilos é uma variação da mastectomia poupadora de pele. Nesse procedimento, o tecido mamário é removido, mas a pele e o mamilo ficam no lugar. E outra possibilidade é a mastectomia radical modificada que combina uma mastectomia simples com a remoção dos gânglios linfáticos sob o braço - dissecção de linfonodos axilares.

A biópsia de linfonodo sentinela é o procedimento de estadiamento axilar padrão inicial realizado em mulheres com câncer de mama invasivo e auxiliam na determinação do prognóstico. Para o câncer de mama, que ao diagnóstico apresentaram linfonodo sentinela positivo e tiveram resposta completa após quimioterapia neoadjuvante, ainda necessitarão dissecação axilar.

Intervenções de Enfermagem

A atuação do enfermeiro deve ser iniciada logo após o diagnóstico, por meio da consulta de enfermagem, a ser realizada por ocasião da internação e antes de cada modalidade terapêutica. No período pré-operatório, a mulher deverá receber informações e cuidados próprios da cirurgia a ser realizada. Entretanto, a cirurgia de mama traz inúmeras preocupações para a paciente, incluindo medo da mutilação e da morte. Além disso, a mama está associada à feminilidade, sedução e prazer e a mastectomia interfere na identidade feminina, na sexualidade e autoimagem da mulher. Considerando isto, os cuidados de enfermagem devem estar voltados à todas as dimensões do ser humano, não apenas ao corpo biológico.

As intervenções de enfermagem no pré-operatório incluem: reconhecer as necessidades, anseios e desejos sentidos pela mulher, orientar quanto ao procedimento anestésico e cirúrgico que será realizado, possíveis lesões, explicar cada passo, o que e como será realizado e as consequências, a fim de diminuir a angústia, a ansiedade e o medo, ouvir atentamente e esclarecer dúvidas apresentadas pela paciente.

Intervenções de Enfermagem no Pós-Operatório

Avaliar a ferida operatória e orientar para a alta, direcionando a mulher para o autocuidado (cuidados com o sítio cirúrgico, dreno, além do membro homolateral), orientar sobre as diferentes etapas da recuperação, nos casos de esvaziamento axilar orientar a mulher sobre a importância de não aceitar procedimentos no membro homolateral à cirurgia, tais como: aferição de pressão arterial, punção venoso, entre outros; no momento da alta hospitalar encaminhar a mulher para grupos de apoio interdisciplinar que discutem aspectos educativos, sociais e emocionais, visando à reintegração à vida cotidiana, no seguimento ambulatorial da ferida operatória deve-se avaliar e realizar os curativos, retirar dreno, realizar punção de seroma (se necessário) e acompanhamento durante todo o período de cicatrização.

➤ Cirurgia para o Câncer de Pulmão

O câncer de pulmão é classificado em dois tipos principais: pequenas células e não-pequenas células. O tumor de não-pequenas células corresponde a 75% dos pacientes diagnósticos com câncer de pulmão.

O câncer de pulmão não-pequenas células pode ser tratado cirurgicamente, se diagnosticado em estágio inicial, como a melhor possibilidade de cura. Para os tumores em estágio mais avançados (metastáticas), o paciente se beneficiará do tratamento cirúrgico, se realizar quimioterapia neoadjuvante e radioterapia de indução. Ainda poderá ser realizada, para pacientes metastáticos, a ressecção transbrônquica com laserterapia fotodinâmica e ablação com laser.

Para o câncer de pulmão pequenas células a ressecção de tumores periféricos e quimioterapia agressiva adjuvante podem aumentar a taxa de controle global e sobrevida do paciente nos diagnósticos iniciais diagnóstico em estágio inicial.

As Abordagens cirúrgicas para remoção de massas pulmonares anormais ou linfonodos são: a toracotomia (considerada padrão ouro), consiste na abertura do tórax por incisão; a cirurgia toracoscópica videoassistida, usada para biópsia cirúrgica, ressecção em cunha, segmentectomia ou lobectomia é uma cirurgia minimamente invasiva na qual são feitas de uma a três pequenas incisões de 2 a 4 cm para visualizar o pulmão e possibilitar biópsia ou ressecção. Caso ocorra sangramento descontrolado ou impossibilidade de retirada total do tumor durante a cirurgia videoassistida o procedimento pode evoluir para uma toracotomia e a abordagem robótica.

A extensão da ressecção pulmonar vai depender das técnicas cirúrgicas para o tumor de pulmão: a pneumonectomia é utilizada para remoção completa do pulmão, em geral, necessária para tumores próximos ao mediastino. Essa técnica está associada com maior taxa de morbidade e mortalidade e piores resultados funcionais e deterioração da função pulmonar. A lobectomia em que se remove apenas o lobo pulmonar comprometido pelo tumor e é o procedimento cirúrgico mais utilizado. Na segmentectomia ou ressecção em cunha apenas uma parte do lobo pulmonar comprometido é retirada mais as margens de segurança. Essa técnica é utilizada quando não há função pulmonar suficiente para suportar a remoção de todo lobo. Na ressecção em manga (*Sleev*), é realizada cirurgia do brônquio principal e é recomendada quando há comprometimento de grandes vias aéreas pulmonares. Nessa técnica, é necessário retirar a parte comprometida da via aérea para, em seguida, realizar anastomose.

As complicações pós-ressecção de tumor pulmonar podem ser: hemorragia, trombose, empiema, fístula broncopleural, insuficiência respiratória e embolia pulmonar.

Intervenções de Enfermagem no Pós-Operatório

Realização de plano de alta incluindo educação ao paciente e cuidador, voltados para as expectativas e atividades diárias; cuidados ao paciente, que incluam administração de oxigenoterapia, cuidados com cateteres urinários e via IV; cuidados com drenos torácicos, avaliar se há oscilação, indicativa de bom funcionamento e avaliar se há borbulhamento, que pode indicar presença de fístula, inspecionar e realizar curativo no local de inserção do dreno, trocar selo d´água 1´ ao dia, ou sempre que o frasco atingir 2/3 de sua capacidade, monitorar aspecto e quantidade do conteúdo drenado; implementar profilaxia do tromboembolismo venoso, incluindo a utilização de botas de compressão pneumáticas; realizar adequado controle de dor, preferencialmente com medicação via cateter epidural ou intravenosa, bem como manejar efeitos colaterais dos analgésicos, como náusea, constipação, diarreia e sedação; recomendar realização da fisioterapia torácica, drenagem postural; estimular deambulação precoce; monitorar diariamente as radiografias torácicas, os exames laboratoriais de função hematológica, avaliação frequente dos sinais vitais e balanço hídrico; atentar para o paciente tabagista que poderá apresentar outras complicações como infecção de sítio cirúrgico, infarto do miocárdio, parada cardiorrespiratória, acidente vascular encefálico, pneumonia, falha no desmame ventilatório e reintubação; avaliar continuamente o paciente quanto à presença de hipoxemia, atelectasia, arritmia, infecção da ferida operatória, juntamente com a avaliação para a evidência de crepitações que representam a fuga de ar subcutâneo, infecção do trato urinário, *Clostridium*, acidente vascular cerebral e hemorragia são primordiais para a recuperação; reconhecer precocemente os sinais de lesão pulmonar aguda, infecções pulmonares e fibrilação atrial, pois estas permanecem como as principais complicações aguardadas no pós-operatório de câncer de pulmão.

➤ Cirurgia para Câncer de Fígado

O câncer de fígado é dividido em duas categorias: o primário do fígado e o secundário, ou metastático. O termo "primário do fígado" é usado nos tumores originados no fígado, como o hepatocarcinoma ou carcinoma hepatocelular (tumor maligno primário mais frequente que ocorre em mais de 80% dos casos, que tem como único tratamento potencialmente curativo a ressecção cirúrgica ou o transplante hepático), o colangiocarcinoma, que acomete os ductos biliares e o angiossarcoma, que acomete os vasos sanguíneos hepáticos.

O tratamento cirúrgico é o mais indicado nos tumores hepáticos primários em que não há ocorrência de metástases à distância e nos tumores hepáticos metastáticos em que a lesão primária foi ressecada ou é passível de ser ressecada de maneira curativa.

Hepatectomia Parcial

Em muitas ocasiões, o paciente com câncer hepático apresenta múltiplas lesões e nesse caso, o tumor não poderá ser completamente removido. Além disso, muitos pacientes com tumor hepático apresentam também cirrose e nesse caso, a reserva funcional hepática pode não ser suficiente para manter as funções essenciais do fígado. Para realização da cirurgia são considerados pacientes elegíveis, aqueles que tiverem um tumor pequeno e ainda tiverem razoável função hepática, sendo que a avaliação da função hepática, em geral, é realizada utilizando o Child-Pugh, uma escala que avalia a severidade da hepatopatia somada a resultados de bilirrubina, albuminas, TP e INR, ascite e encefalopatia.

A hepatectomia é uma cirurgia de alto risco, considera-se os riscos existentes em geral nas cirurgias de grande porte, como infecções, complicações da anestesia, coágulos sanguíneos e pneumonia e ainda os riscos relacionados com o fato de o fígado ser um órgão amplamente vascularizado com grande probabilidade de ocorrer um sangramento. Outra questão é que, uma vez que o fígado produz precursores de plaquetas, o risco de sangramento aumenta ainda mais.

Para diminuir a necessidade de hemotransfusão durante a ressecção hepática, algumas técnicas são utilizadas, como exclusão vascular, hipotermia, hipotensão controlada, aspiração ultrassônica, coagulação com argônio ou simplesmente atendo às técnicas convencionais de ressecção.

Intervenções de Enfermagem no Pós-Operatório

Ao sair do centro cirúrgico para a unidade de destino o enfermeiro deverá ter registrado e comunicar ao setor de destino se o paciente apresentou perda sanguínea, qual foi a pressão arterial mais baixa durante o procedimento, frequência cardíaca mais baixa, alterações no ritmo cardíaco e anormalidades na pele que possam resultar em lesão por pressão; o enfermeiro deverá realizar exame físico em busca de possíveis complicações, como função hepática inadequada, confusão por desequilíbrio hidroeletrolítico ou encefalopatia hepática, ascite e anasarca; orientar paciente e cuidadores sobre como identificar as possíveis complicações e manejo dos sintomas, preparando-os para alta; educar o paciente e cuidador quanto à dieta, atividades e cuidados com a ferida operatória;

A outra possibilidade de tratamento cirúrgico é o transplante hepático, que pode ser a melhor opção para pacientes com tumores pequenos, sem a possibilidade de realizar cirurgia, seja pela localização dos tumores ou porque o fígado está muito doente para suportar que aconteça a retirada de uma parte. Em geral, o transplante é utilizado para tratar tumores com menos de 5 cm de diâmetro ou 2 ou 3 tumores com menos de 3 cm que ainda não acometeram os vasos sanguíneos próximos. A restrição quanto ao tamanho dos tumores existe porque, em geral, maiores que isso já há possibilidade de invasão vascular microscópica.

Devido à redução da morbidade no transplante hepático, associada aos bons índices de sobrevida global e diminuição do risco de recorrência, o transplante tem sido uma modalidade curativa conhecida para esses pacientes. Porém, o número insuficiente de doadores limita o benefício dessa terapia. Outra limitação para o transplante são os efeitos colaterais relacionados ao uso de imunossupressores, que podem levar a outras patologias. Quando o paciente é elegível para o transplante, deverá ser submetido a tratamento para aguardar disponibilidade de órgão.

As intervenções de enfermagem incluem: monitorização dos sinais vitais, balanço hídrico rigoroso, acompanhamento e coleta de exames laboratoriais, monitorização de sinais de sangramentos, troca de curativos, vigilância do padrão respiratório e cuidados relativos à imunossupressão.[8]

➤ Cirurgia no Câncer de Próstata

Dentre os tratamentos cirúrgicos utilizados para remoção do câncer de próstata, podemos citar:

- Prostatectomia radical, que consiste na remoção da próstata, tecido circundante e vesículas seminais. Existem dois tipos de prostatectomia radical:
  1. Prostatectomia retropúbica, em que a próstata é removida através de uma incisão na parede abdominal e a remoção dos linfonodos também pode ser realizada.
  2. Prostatectomia perineal, nessa, o corte é feito no períneo e os gânglios linfáticos podem ser removidos através de uma incisão separada no abdômen.

- Ressecção transuretral de próstata: o tecido prostático é removido, utilizando-se um ressectoscópio inserido na uretra do paciente. Em geral, esse procedimento trata alterações benignas, entretanto, pode ser utilizado para aliviar os sintomas causados pelo tumor, antes da realização de outros tratamentos de câncer.
- Cirurgia poupadora de nervos: tem como objetivo poupar os nervos que controlam a ereção, porém, quando o tumor é muito grande ou próximo aos nervos, essa cirurgia pode não ser possível;
- Orquiectomia: procedimento cirúrgico, cujo objetivo é remover um ou ambos os testículos, com a finalidade de diminuir a quantidade de hormônios (testosterona) produzidos.
- Cirurgia robótica de próstata é comumente utilizada, pois resulta em menor perda de sangue, diminuição da dor, diminuição da permanência hospitalar, redução do tempo de recuperação e maior satisfação em comparação com os homens que se submeteram à cirurgia aberta tradicional.

Intervenções de Enfermagem

Os tratamentos cirúrgicos utilizados para tratar o câncer de próstata podem causar complicações, como: impotência sexual, incontinência urinária, hérnia inguinal, encurtamento do pênis (1 a 2 centímetros). Portanto, torna-se importante, no pré e pós-operatório, explicar ao paciente/cuidador sobre o tempo de recuperação, a evolução desse período e orientar exercícios que acelerem esse processo; orientar os pacientes quantos aos cuidados com o cateter vesical de demora, uma vez que o paciente receberá alta hospitalar com ele, como banhos mornos, lavagem da ponta do pênis, utilização de pomada e roupas que não causem atrito; orientar sobre a necessidade de aumento da ingesta hídrica para evitar a formação de coágulos sanguíneos que obstruam o cateter vesical, causando dor. Realizar escuta ativa e fornecer todas as orientações de acordo com as necessidades do paciente sobre impotência sexual, abordar sobre incidência de impotência em indivíduos prostatectomizados, mas também sugerir possibilidades de tratamento, como dispositivos de ereção a vácuo, injeções semanais intracavernosas de prostaglandina, medicações específicas, entre outras; e em relação à incontinência urinária, recomendar o treinamento dos músculos do assoalho pélvico.

➤ Cirurgia de Cabeça e Pescoço

Os tumores de cabeça e pescoço podem ser desfigurantes e afetar a capacidade de respirar, comer e se comunicar. A cirurgia permanece como a base do tratamento, consistindo em ressecção cirúrgica da lesão primária, com ou sem esvaziamento cervical.

Cavidade Oral e Orofaríngea

A depender da localização ou estadiamento do tumor, a cirurgia pode ser glossectomia parcial ou total. As lesões avançadas com glossectomia total podem requerer remoção das estruturas vizinhas e extensa reconstrução de defeitos musculares, mucosos, dérmicos ou ósseos.

A glossectomia (remoção da língua) pode ser necessária para tratar o câncer de língua. Para cânceres menores, apenas parte da língua (menos de 1/3) pode precisar ser removida (glossectomia parcial). Para cânceres maiores, a língua inteira pode precisar ser removida (glossectomia total).

A mandibulectomia segmentar ou ressecção mandibular é utilizada se houver comprometimento do osso mandibular pode-se realizar uma mandibulectomia.

Mandibulectomia parcial ou ressecção mandibular de espessura parcial pode ser recomendada quando não há comprometimento macroscópico do osso mandibular, em exames de imagem. Nesse caso o cirurgião remove apenas parte do osso da mandíbula.

Maxilectomia: em tumor de palato duro (parte anterior do céu da boca), todo ou parte do osso envolvido (maxila) precisa ser removido. Essa operação é chamada de maxilectomia ou maxilectomia parcial. Para essa cirurgia, pode ser necessário a utilização de uma prótese especial.

Cirurgia micrográfica de Mohs: alguns cânceres dos lábios podem ser removidos pela cirurgia de Mohs, também conhecida como cirurgia micrográfica (Ver mais informações neste capítulo, em microcirurgia).

➤ Câncer de Laringe

- **Laringectomia:** muito raramente, a cirurgia para remover grandes tumores da língua ou orofaringe pode exigir a remoção de tecido da laringe. Como resultado, o alimento pode entrar na traqueia e atingir os pulmões. Quando há um alto risco disso, a laringe também pode ser removida durante a mesma operação que remove o câncer. A remoção da laringe é chamada de laringectomia.
- **Laringectomia supraglótica:** remove-se apenas a parte acima das cordas vocais e nesse caso, a fala não é afetada.
- **Laringectomia total:** nessa técnica toda a laringe é removida e torna-se necessária a realização de uma traqueostomia. A fala será permanentemente prejudicada após esse procedimento.
- **Cordectomia:** consiste na remoção de uma corda vocal, que pode causar rouquidão ou mais de uma corda, que pode fazer com que a fala não retorne. Quando as cordas vocais são removidas, a traqueia é presa a um estoma feito na região cervical posterior. Isso é chamado de traqueostomia. A traqueostomia também pode ser necessária para acesso a cavidade bucal no intraoperatório e garantia de via aérea pérvia no pós-operatório, até diminuição do edema.[4,12]
- **Faringectomia total ou parcial:** consiste na remoção da faringe e muitas vezes a laringe é removida junto com a hipofaringe. A cirurgia reconstrutiva pode ser necessária para melhorar a capacidade de deglutição.[4]
- **Remoção de linfonodos:** se houver comprometimento dos gânglios cervicais o esvaziamento cervical pode ser necessário, podendo ser esvaziamento seletivo menos extenso ou esvaziamento radical (de todos os gânglios cervicais). Em uma dissecação radical completa os nervos e músculos responsáveis por alguns movimentos do pescoço e ombro são removidos juntos com os gânglios linfáticos.[4]
- **Cirurgia robótica transoral:** para abordagem de pequenas lesões ou supraglote. O tratamento endoscópico pode ser usado tanto para realização de biópsia quanto para tratamento e cada vez mais, a cirurgia robótica transoral está sendo usado para remover câncer de garganta (incluindo a orofaringe). Como as cirurgias abertas, mais padronizadas, para o câncer de garganta podem causar vários problemas, as cirurgias robóticas podem permitir, que os cirurgiões removam completamente o câncer de garganta com menos efeitos colaterais. Além da cirurgia robótica, ainda há o recurso da cirurgia a laser para os pacientes com câncer de cabeça e pescoço.

Intervenções de Enfermagem no Pós-Operatório

Observar a viabilidade circulatória do retalho: edema no local, alteração na rede capilar e cianose, que indicam alteração vascular e devem ser imediatamente comunicadas à equipe médica; verificar a prescrição médica quanto ao uso de anticoagulantes, para auxílio na prevenção do coágulo; realizar cuidados com dreno; observar o suporte nutricional, garantindo ingesta calórica adequada para facilitar a cicatrização da ferida, pois paciente pode precisar de hidratação venosa e/ou nutrição enteral; encorajar a comunicação através da utilização de recursos como laptop, papel e lápis ou cartões de figuras, para as situações em que há edema, presença de traqueostomia, cirurgia extensa; educar o paciente/cuidador quanto aos cuidados com a traqueostomia; atuar junto à equipe multiprofissional é fundamental para recuperação do paciente, que necessitará de nutricionista, fonoaudiólogo, entre outros.

Cirurgias Minimamente Invasivas em Oncologia

No passado, a cirurgia minimamente invasiva era impensável para o tratamento do câncer, pois havia uma crença de que uma excisão ampla era necessária para retirada do tumor e tecido adjacente. Entretanto, atualmente a tecnologia permite que o cirurgião explore completamente a anatomia humana utilizando dispositivos laparoscópicos e robóticos. Com eles, o cirurgião acessa o local que necessita, com apenas uma ou mais pequenas incisões. Essas cirurgias resultam em tempos mais curtos de recuperação, com menos dor.

Tipos de Cirurgia Minimamente Invasiva

Cirurgia Laparoscópica

A cirurgia laparoscópica ocorre através de pequenas incisões na pele usando um tubo fino e iluminado com uma câmera. O termo laparoscopia refere-se a uma cirurgia minimamente invasiva do abdome. Os termos mediastinoscopia e toracoscopia são utilizados quando o mesmo tipo de procedimento é realizado no tórax. A cirurgia laparoscópica também pode ser feita com assistência robótica para algumas cirurgias. Durante esse tipo de cirurgia, o cirurgião direciona instrumentos robóticos para realizar a cirurgia. Esse procedimento cirúrgico pode ser usado para os tumores renais, de próstata, de útero ou ovários.

Cirurgia a Laser

Nessa, o médico usa um feixe estreito de luz de alta intensidade para remover o tecido canceroso.

Criocirurgia ou Crioablação

Para criocirurgia, utiliza-se o nitrogênio líquido para congelar e matar células anormais. É uma técnica cirúrgica utilizada principalmente nos cânceres de próstata, de rim e pequenos tumores hepáticos, que envolve a destruição de células de câncer pelo congelamento intermitente, seguido de descongelamento.

Cirurgia Micrográfica de Mohs

Também denominada cirurgia microscopicamente controlada: nela, o dermatologista raspa um câncer de pele, ou de boca, uma camada de cada vez, até que todas as células em uma camada pareçam ser células normais quando vistas sob um microscópio.

Cirurgia Endoscópica

O médico insere um tubo fino e flexível com uma luz e câmera na ponta do corpo. Esse dispositivo é chamado de endoscópio. Pode ser inserido na boca, reto ou vagina para examinar os órgãos internos. Durante um procedimento endoscópico, é possível remover amostras de tecido potencialmente anormal para posterior análise. Saiba mais sobre os tipos de endoscopia.

Cirurgia Robótica

A cirurgia robótica vem sendo usada para tratar diversos tipos de tumor, como de tórax, de cavidade oral, colorretais, geniturinários e ginecológicos. Entre as principais vantagens da técnica estão as incisões cirúrgicas menores, com menor perda de sangue, reduzindo a necessidade de transfusões. Maior precisão nas manobras realizadas pelo cirurgião, reduzindo a morbidade e aumentando a qualidade de vida no pós-cirúrgico. Também há correlação com menor risco de infecção e um pós-operatório com menor tempo de internação. Ainda proporciona uma melhor ergonomia para o cirurgião.

A precisão da cirurgia robótica está especialmente indicada:

- Para cirurgia de próstata, na qual, resulta na maior chance de preservação dos nervos responsáveis pela ereção, por permitir uma melhor visão anatômica da área em comparação com a cirurgia aberta ou laparoscópica.
- Para procedimentos minimamente invasivos em cirurgia de cabeça e pescoço, aumentando a precisão nas cirurgias por via transoral, com menor necessidade de acessos por mandibulotomia ou incisão labial, com menor morbidade e melhores resultados funcionais.
- Para tumores colorretais em praticamente todas as ocorrências, com exceção dos tumores com grande invasão de estruturas adjacentes.
- Nos tumores ginecológicos, como no câncer de endométrio, ovário e útero, há maior precisão na linfadenectomia de aorta e pelve.

Desvantagens:

- Maior custo.
- Investimento em treinamento dos cirurgiões e equipe de enfermagem.

Pontos de Atenção na Cirurgia Robótica

A localização dos pontos de inserção precisa ser exata para facilitar na adequada instrumentação robótica. Se a colocação não for precisa, os braços robóticos podem colidir ou bloquear o grau de rotação de outro braço, interferindo na capacidade do cirurgião de realizar a operação.

A definição dos locais de inserção no paciente é extremamente importante para o acoplamento adequado do sistema robótico. Se o paciente mudar de posição, o sistema pode necessitar ser desacoplado e a posição do paciente ajustado e o sistema encaixado novamente. Isso pode custar um tempo valioso na sala de cirurgia e exigir que o paciente permaneça sob anestesia por um tempo prolongado.

Potenciais problemas durante a cirurgia robótica:

- Solucionar problemas se a instrumentação falha.
- Manter a adequada pressão de insuflação no abdômen.
- Correção do embaçamento do escopo.
- Correção de problemas de iluminação.

O enfermeiro que irá atender a sala de cirurgia robótica deve ser treinado e estar atento ao funcionamento do robô e conhecer todo o funcionamento do sistema para ajudar na resolução de problemas de maneira rápida e eficiente, a fim de evitar danos ao paciente ou ao sistema.

A falta de cirurgiões treinados é uma desvantagem que existe na robótica. Bolsas de estudo para treinamento robótico não são facilmente encontradas, e o número dos candidatos supera as faixas horárias disponíveis. Algumas residências incorporam tempo no robô, mas dessa vez é compartilhado com outros profissionais, o que pode dificultar o número necessário de horas suficientes para a proficiência. Simulações de realidade virtual estão disponíveis comercialmente e têm um papel no futuro da formação robótica, mas o custo é proibitivo para muitas instalações. Existem conjuntos de habilidades básicas com software de análise de desempenho e métricas, mas muitos não contêm componentes processuais necessários para avançar a habilidade do cirurgião.[9]

Estereotaxia ou Radiocirurgia

A denominação da cirurgia estereotáxica apresenta diferenças regionais, mas não de princípio. Na América do Norte, é comumente chamada de *stereotactic body radiotherapy* (SBRT, radioterapia estereotáxica extracraniana ou corpórea), enquanto, na Europa, é conhecida como *stereotactic ablative radiotherapy* (radioterapia estereotáxica ablativa). O termo radiocirurgia permanece sendo usado, em especial pela mídia e pelos pacientes.[10]

A radiocirurgia estereotáxica é um tipo altamente preciso de radioterapia, inicialmente foi desenvolvida para tratar tumores pequenos e anormalidades funcionais do cérebro.

Nos princípios da radiocirurgia estereotáxica craniana, a radiação é entregue de maneira precisa, entre um a dois milímetros do tumor, agora também é aplicada para o tratamento de tumores de corpo com um procedimento conhecido como radioterapia estereotáxica corporal.

Apesar do nome se referir a radiocirurgia, é um procedimento não-cirúrgico que proporciona radiação precisamente direcionada em doses muito maiores, em apenas um único ou poucos tratamentos, em comparação com a radioterapia tradicional.

A radiocirurgia estereotáxica depende de várias tecnologias:

- Exame de imagem tridimensional e localização técnica que determina as coordenadas exatas do alvo dentro do corpo.
- Sistemas para imobilizar e, cuidadosamente, posicionar o paciente e manter a posição do paciente durante o procedimento.
- Radioterapia guiada por imagem (IGRT) que usa imagens médicas para confirmar a localização de um tumor imediatamente antes e em alguns casos, durante a entrega de radiação. IGRT melhora a precisão e a precisão do tratamento.
- A imagem tridimensional, como tomografia computadorizada, ressonância magnética e PET/CT, é usada para localizar o tumor dentro do corpo e definir seu tamanho e forma exata. Essas imagens também orientar o planejamento do tratamento – na quais feixes de radiação são projetados para convergem na área do alvo de diferentes ângulos e planos – bem como o posicionamento cuidadoso do paciente para as sessões de terapia.

Embora a radiocirurgia estereotáxica comumente refira-se ao tratamento de apenas um dia, para tumores maiores que 2,5 cm de diâmetro, recomenda-se mais de um dia de tratamento. O tecido normal ao redor da lesão que for exposto para a aplicação de radiação deve ser respeitado e limitado, e o volume de tecido normal tratada aumenta proporcionalmente ao tamanho do tumor.

A radiação fracionada em algumas sessões, ao invés de uma única, pode melhorar a segurança e permitir que o tecido normal se recupere entre os tratamentos. Portanto, o fracionamento permite altas doses no alvo, mantendo um perfil de segurança aceitável. Esse procedimento é normalmente referido como radioterapia estereotáxica fracionada e normalmente refere-se à aplicação de dois a cinco tratamentos de radiação concentrada.

- Indicações da radiocirurgia estereotáxica

A radiocirurgia estereotáxica é uma importante alternativa à cirurgia invasiva, especialmente para pacientes que não tem condições de serem submetidos a cirurgia e para tumores que são di-

PARTE II | MODALIDADES DE TRATAMENTO EM ONCOLOGIA

fíceis de alcançar, localizado perto de regiões anatômicas de órgãos vitais ou sujeitos a circulação dentro do órgão.

A radiocirurgia estereotáxica vem sendo usada atualmente para o tratamento de tumores malignos e benignos de tamanho pequeno e médio.

Cirurgia Estereotáxica na Neuro-Oncologia

Segundo *Pittella*,[11] o procedimento de neurocirurgia estereotáxica se baseia em três componentes:

1. Um atlas estereotáxico do encéfalo com identificação das estruturas anatômicas alvos por meio de um sistema de coordenadas geométricas, sendo utilizados dois sistemas: o retangular ou cartesiano, no qual as estruturas são posicionadas ao longo de três eixos (laterolateral, dorsoventral e rostrocaudal), e o polar, em que as estruturas são posicionadas levando-se em conta o ângulo, a profundidade e a localização anteroposterior, sendo esse último o mais utilizado.
2. Um aparelho de estereotaxia fixado na cabeça do paciente com a finalidade de localizar o alvo com base no sistema de coordenadas anteriormente descrito e em pontos de referências anatômicos visualizados em imagens cerebrais (as comissuras anterior e posterior são os pontos de referência mais utilizados).
3. Trepanação e posicionamento da sonda ou cânula para a estrutura alvo direcionada conforme o sistema de coordenadas.

- Indicações da estereotaxia na neuro-oncologia

Para Gomez,[12] o método estereotáxico está indicado para:

- Obtenção de biópsia de lesões expansivas intracranianas de natureza variada, como neoplasias primárias e metastáticas, sobretudo quando profundas e situadas próximas ou na linha média, inacessíveis à ressecção cirúrgica direta, ou quando tendem a infiltrar áreas eloquentes ou estruturas vitais.
- Biópsia de lesões cerebrais multifocais ou difusas, detectadas à tomografia computadorizada ou ressonância magnética.
- Ressecção de lesões cerebrais situadas em áreas expressivas, preservando-se o córtex cerebral adjacente, denominada lesionectomia estereotáxica.
- Braquiterapia cerebral através do implante de isótopos radioativos no tratamento de neoplasias malignas sólidas.
- Radiocirurgia, que trata lesões expansivas por única dose de radiação administrada por equipamento que permite concentração dos raios em um ponto.

Ainda de acordo a *Pittella*,[11] as principais complicações são hemorragias subaracnóidea, intracerebral e intraventricular, relacionadas com o local da realização da biópsia (1,7% a 9,2%) e trauma decorrente da biópsia. Deterioração neurológica transitória e prolongada/permanente ocorrem, respectivamente, em 1,3% a 10% e em 0,6% a 6,5% dos pacientes. Sangramentos diminutos, assintomáticos, podem ocorrer em 1,5% a 9,9% dos pacientes. A mortalidade é nula ou muito baixa, ocorrendo em 0,2% a 3,3% dos casos, usualmente dentro de poucos dias depois da realização da biópsia estereotáxica (BE) em consequência de hemorragia cerebral e hipertensão intracraniana.

A biópsia estereotáxica é o método de escolha para o diagnóstico de linfoma primário do sistema nervoso central (SNC), pois essas lesões são infiltrantes, frequentemente múltiplas, por vezes situadas em estruturas cerebrais profundas, como núcleos da base, tálamo e região periventricular.

Intervenções de Enfermagem

- **Pré-Operatório**

O histórico de enfermagem no pré-operatório serve como uma linha basal, com a qual podem ser julgados o estado pós-operatório e a recuperação. No histórico inclui a avaliação do nível de consciência e responsividade aos estímulos e a identificação de quaisquer déficits neurológicos, como a paralisia, disfunção visual, alterações na personalidade e na fala, bem como distúrbios vesicais e intestinais. A função motora dos membros é testada pela força de preensão manual ou pela impulsão com os pés.

Deve se informar paciente e família, bem como avaliar a compreensão que o paciente e a família têm do procedimento cirúrgico previsto e suas possíveis sequelas. Avalia-se a disponibilidade de sistemas de suporte, que serão necessários para o paciente e para a família no pós-operatório.

Na preparação para a cirurgia, os estados físico e emocional do paciente são trabalhados até um nível ótimo, a fim de reduzir o risco de complicações pós-operatórias. O estado físico do paciente é avaliado para os déficits neurológicos e seus impactos potenciais depois da cirurgia. Quando os braços ou as pernas estão paralisados, os apoios de trocanter são aplicados aos membros e os pés são posicionados contra uma prancha de pé. Um paciente está afásico, os materiais para escrever ou os cartões com figuras e palavras, indicando a comadre, copo para água, cobertor e outros itens frequentemente utilizados, podem ser fornecidos para ajudar a melhorar a comunicação.

O preparo emocional do paciente inclui fornecer informações sobre o que esperar depois da cirurgia. O grande curativo craniano aplicado depois da cirurgia pode comprometer temporariamente a cura. A visão pode ficar limitada, caso os olhos apresentem edema. Quando uma traqueostomia ou tubo endotraqueal está em posição, o paciente será incapaz de falar até que o tubo seja removido, de modo que deve ser estabelecido um método alternativo de comunicação.

Um estado cognitivo alterado pode fazer com que o paciente não fique ciente da cirurgia iminente. Mesmo assim, são necessários o encorajamento e a atenção para as necessidades do paciente. A despeito do estado de consciência do paciente, os membros da família precisam de tranquilização e apoio porque eles reconhecem a gravidade da cirurgia cerebral.

- **Pré-Operatório imediato**

Verificar prescrição de medicamentos anticonvulsivantes e corticoides. Eles devem ser administrados antes da cirurgia para diminuir o risco de convulsões pós-operatórias. Os corticoides podem ser administrados para reduzir o edema cerebral.

Restrição hídrica ou algum agente hiperosmótico e um diurético podem ser administrados imediatamente antes e por vezes, no decorrer da cirurgia, caso o paciente tenha a possibilidade de reter líquidos, como acontece com muitos portadores de disfunção intracraniana.

Sondagem vesical de demora deve ser inserida antes que o paciente seja levado para a sala de cirurgia, de modo a drenar a bexiga durante a administração dos diuréticos e para permitir que o débito urinário seja monitorizado.

Acesso venoso central para a administração de líquidos e para a monitorização da pressão venosa central depois da cirurgia. O paciente com risco de contaminação também poderá receber antibióticos. Um ansiolítico antes da cirurgia poderá combater a ansiedade.

Tricotomia do couro cabeludo imediatamente antes da cirurgia, de modo que quaisquer lesões superficiais resultantes não tenham tempo para infectar.

- **Tratamento pós-operatório**

Manter uma linha de pressão venosa central (PVC) para monitorizar a pressão arterial e a pressão venosa central.

PARTE II | MODALIDADES DE TRATAMENTO EM ONCOLOGIA

Manter os cuidados durante o período que o paciente estiver entubado e após extubação ainda pode receber oxigenoterapia suplementar.

Administrar medicações conforme prescrição médica para aliviar a dor e prevenir convulsões. Manter medidas para reduzir a pressão intracraniana (PIC):

- Elevar cabeceira da cama 30/45° – facilita retorno venoso.
- Evitar manobras valsalva.
- Manter normocapnia (pCO$_2$ = 35-40).
- Administrar agentes osmóticos e diuréticos retira líquido intravascular do edema.
- Manter paciente sedado.

Principais Itens de Prescrições de Enfermagem

- Obter a homeostase neurológica.
- Regular a temperatura.
- Melhorar a troca gasosa.
- Tratar a privação de sensação.
- Estimular a autoimagem.
- Monitorar a PIC aumentada, o sangramento e o choque hipovolêmico.
- Prevenir as infecções.
- Monitorar a atividade convulsiva.

➤ Cirurgia Estereotáxica no Câncer de Mama

A estereotaxia é utilizada para diversas intervenções mamárias guiadas por imagem e não se limitando apenas a realização de biópsia de mama/mamotomia, mas também na localização por agulha para excisão e terapia percutânea.

Tem como vantagem a possibilidade de diagnósticos mais precisos, pois permite a obtenção de tecidos maiores, favorecendo a análise mais precisa do fragmento; permite a coleta do material com maior definição; viabiliza a introdução de clipes metálicos, que servirão de guia para o cirurgião; permite a extração de vários fragmentos e em alguns casos, permite a extração total da lesão.

As indicações das Diretrizes da *American Society of Breast Surgeons*[13] para a realização da biópsia estereotáxica da mama são, mas não limitadas a elas:

1. Diagnóstico primário:
   - Microcalcificações ou densidades altamente suspeitas (BIRADS 5) para confirmar o diagnóstico e facilitar o planejamento.
   - Microcalcificações ou densidades suspeitas (BIRADS 4).
   - Microcalcificações ou densidades provavelmente benignas (BIRADS 3) quando existem indicações clínicas válidas.
   - Lesões multifocais ou multicêntricas para facilitar o planejamento do tratamento.
2. Rebiópsia:
   - A biópsia estereotáxica é uma opção para repetir a biópsia quando os resultados iniciais da biópsia são discordantes com a avaliação por imagem.

Intervenções de Enfermagem antes do Procedimento

- Histórico de enfermagem – atentando para alergias, uso de aspirina ou anticoagulantes e diáteses hemorrágicas ou hemorragias espontâneas.

- Pesar o paciente.
- Avaliar a capacidade do paciente em permanecer na posição necessária para o procedimento, a fim de determinar a adequação do procedimento para ele.
- Orientar paciente e familiar sobre o procedimento, necessidade de se manter em uma única posição durante o procedimento.
- Orientar as possíveis complicações relacionadas ao procedimento.

Complicações

- Alteração do aspecto da mama.
- Hematoma e inchaço da mama.
- Dor no local da injeção.
- Infecção no local da biópsia, causando febre, dor, inchaço e vermelhidão no local.

Intervenções de Enfermagem após o Procedimento

Orientar o paciente quanto a:

- Manter repouso relativo de três a cinco dias após o procedimento.
- Evitar exercícios físicos nos primeiros dias após o procedimento.
- Não molhar o curativo e retirá-lo após 24 horas.
- Aplicar compressas de gelo no local no primeiro dia, para evitar a formação de hematomas.
- Usar analgésicos em casos de desconforto e/ou dor.

➤ Cirurgia Estereotáxica no Câncer de Pulmão

É o tratamento preferencial para o carcinoma pulmonar de células não pequenas (CPCNP) nos Estádio T1/T2N0, que não apresentam comprometimento linfonodal e que são clinicamente inoperáveis. O consenso indica tratamento de lesões ≤ 5 cm. Além desses, casos de recidiva tumoral e lesões metastáticas também podem ser tratados com Cirurgia estereotáxica.[10]

Deve ser considerada como opção de tratamento para pacientes, que recusam cirurgia. Tumores periféricos e centrais podem ser tratados com essa modalidade terapêutica, com diferença apenas no fracionamento da dose. Pacientes com lesões múltiplas ou irradiação prévia devem ser previamente avaliados para Cirurgia estereotáxica. A função pulmonar limitada e idade avançada não representam contraindicações para o procedimento.

O tratamento sem diagnóstico histopatológico de neoplasia pode ser indicado em situações especiais, a critério clínico, quando não for possível a biópsia.

O risco de toxicidade deve ser balanceado individualmente de acordo com a localização da lesão e o prognóstico do paciente.

Outros locais para tratamento de tumores com o uso da cirurgia estereotáxica são fígado, pâncreas e rim, e é normalmente realizada num máximo de 5 sessões. A radiocirurgia também é indicada para o tratamento de tumores cerebrais pediátricos, metástases ou recidivas cerebrais, além de tumores benignos.

➤ Cirurgia Reconstrutora no Câncer de Mama e Oncoplastia

As mulheres com indicação de mastectomia podem optar pela cirurgia de reconstrução da mama. Essa cirurgia nada mais é que uma cirurgia para reconstruir a mama usando tecido retirado de outra parte do corpo ou através de implantes sintéticos. A reconstrução é geralmente realizada por um cirurgião plástico, um mastologista experiente ou em conjunto. A reconstrução

PARTE II | MODALIDADES DE TRATAMENTO EM ONCOLOGIA

poderá ocorrer, ao mesmo tempo, que a mastectomia, chamada reconstrução imediata ou planejada para algum momento futuro.

A reconstrução também pode ser feita ao mesmo tempo, que a quadrantectomia, para melhorar o aspecto e simetria das mamas. Essa cirurgia denomina-se oncoplastia, o cirurgião plástico e o mastologista atuam em conjunto antes, durante e após a cirurgia para retirada do tumor e para a reconstrução da mama, otimizando, não apenas a cirurgia oncológica, mas também a possibilidade de reconstrução, para que a mama fique livre do tumor e com o melhor aspecto estético possível.

As principais técnicas de reconstrução da mama serão descritas a seguir:

- **Prótese de silicone:** o silicone é um material conhecido e consagrado nas cirurgias estética e reparadora e também na cirurgia de reconstrução das mamas. Na reconstrução mamária são usadas tanto as próteses redondas como as anatômicas (em forma de "gota") e essa escolha deverá ser discutida, com cada paciente, antes do procedimento.
- **Expansores teciduais:** são invólucros ocos de silicone e apresentam diversos tamanhos e formatos. Os expansores permitem dilatar a mama uniformemente, no pólo superior ou inferior da mama. Eles são utilizados em mulheres que não apresentam tecidos suficientes para acomodar uma prótese de silicone e que também não possuem sobras de tecidos em outros locais, que poderiam ser transpostos para cobrir uma prótese ou fornecer volume adicional à mama reconstruída. Os expansores podem ser usados em casos de pacientes cujo estado clínico demanda uma cirurgia mais rápida para que não ocorram complicações anestésicas. O expansor tecidual possui uma válvula que fica sob a pele e que permite a injeção de soro fisiológico, com isso a paciente deverá retornar ao Serviço de Saúde a cada 4 a 7 dias para preenchimento do mesmo com solução fisiológica, levando a um aumento gradual. O período de expansão varia de caso a caso e termina quando a mama atingir um volume acordado previamente entre cirurgião e paciente. No segundo tempo de reconstrução, o expansor é substituído por uma prótese de silicone ou por tecido autólogo.
- **Prótese expansora:** apresenta características tanto dos expansores como da prótese de silicone. Aparenta ser uma prótese de silicone comum, mas apresenta um compartimento interno que pode ser preenchido com solução fisiológica, como nos expansores. Em contraste com esses, seu compartimento interno é circundado por uma espessa camada de silicone coeso. Essa camada possibilita uma reconstrução com forma, textura e sensação tátil agradáveis, enquanto o compartimento interno permite ajustes finos de volume. Diferentemente do expansor, a prótese expansora foi desenvolvida para ser permanente e para reduzir uma etapa do processo de reconstrução, embora não possa ser utilizada em todas as pacientes.
- **Tecidos autólogos:** os retalhos são porções de tecidos vascularizados que se transpõem cirurgicamente de um local para o outro. Na reconstrução mamária, esses tecidos são musculares e cutâneos (técnicas mais antigas) ou apenas cutâneos com o tecido celular subcutâneo (técnicas mais recentes). Esses retalhos podem ser executados sem secção do pedículo vascular ou com secção do pedículo vascular (artéria e veia) que depois se restabelece por microcirurgia no local para onde os tecidos são necessários, são os retalhos livres.

➤ Cirurgia Reconstrutora no Câncer de Cabeça e Pescoço

Alguns tipos de câncer de cabeça e pescoço são tratados com operações que removem parte da estrutura óssea facial. Como as alterações resultantes são tão visíveis, elas podem ter um efeito importante na autoimagem, bem como podem afetar a fala e deglutição. Recentes avanços nas próteses faciais e na cirurgia reconstrutora dão a muitas pessoas uma aparência mais normal e uma fala mais clara. Para esses casos o pedaço removido da mandíbula pode então ser substituído por um osso de outra parte do corpo, como a fíbula, o osso do quadril ou a omoplata. Uma placa de metal ou um pedaço de osso de um doador também pode ser usado para reparar o osso. Com relação à cirurgia reconstrutora para pele, cabe ressaltar que para as cirurgias em que se espera uma extensa reconstrução, antes mesmo do procedimento, o vascular deverá avaliar o paciente. O enxerto de pele ou tecido pediculado/retalho muscular é necessário para fechamento do sítio cirúrgico, tendo como locais doadores para reconstrução de tecido com retalho livre do antebraço, radial, coxa lateral anterior, escápula ou um retalho osteo-cutâneo da fíbula para reconstruir a mandíbula. Cabe considerar, que podem ser utilizados vários retalhos e enxertos para obter função e efeitos estéticos.

- **Retalhos miocutâneos:** um músculo e uma área da pele podem ser rodados a partir de uma área próxima à garganta, como tórax (retalho peitoral maior), para reconstruir parte da região cervical.
- **Retalhos livres:** tecidos de outras partes do corpo, como parte do intestino ou músculo do membro superior, podem ser usados para substituir partes da garganta.

➤ Referências

1. Kowalski LP. A evolução da cirurgia oncológica ao longo dos anos. São Paulo-SP. Disponível em: http://veja.abril.com.br/blog/letra-de-´medico/a-evolucao-da-cirurgia-oncologica-ao-longo-dos-anos/. Acesso em: 01jul, 2018.

2. Ministério da Saúde/INCA. Controle do Câncer: uma Proposta de Integração Ensino--Serviço. 2. ed. rev. atual. Rio de Janeiro: Pro-Onco, 1993.

3. Instituto Nacional do Câncer. Tipos de câncer. Rio de Janeiro, Brasil. Disponível em: http://www2.inca.gov.br/wps/wcm/connect/tiposdecancer/site/home/colorretal. Acesso em: 10 jul, 2018.

4. Davidson GW, Lester JL, Routt M. (Eds.). Surgical Oncology Nursing. Pittsburgh: Oncology Nursing Society, 2014.

5. Debbie S, et al. American Journal of Clinical Pathology, Volume 137, Issue 4, 1 April 2012, Pg 516-42. https://doi.org/10.1309/AJCPTGD94EVRSJCG.

6. National Comprehensive Cancer Network. Invasive Breast Cancer. In: NCCN Guidelines. Disponível em: https://www.nccn.org/store/login/login.aspx?ReturnURL=https://www.nccn.org/professionals/physician_gls/pdf/breast.pdf. Acesso em: 30 mai. 2018.

7. Raab R, Meyer HJ. Surgery for rectal câncer. In: Management of colorectal cancer. Martin Dunitz: London; p. 55-65, 1999.

8. Borges MCLA, et al. Desvelando o cuidado de enfermagem ao paciente transplantado hepático em uma Unidade de Terapia Intensiva. Esc. Anna Nery, Rio de Janeiro, v. 16, n. 4, p. 754-760, out.- dez. 2012.

9. Davidson GW, Lester JL, Routt M. (Eds.). Surgical Oncology Nursing. Pittsburgh: Oncology Nursing Society, 2014.

10. Abreu CECV, et al. Radioterapia estereotáxica extracraniana em câncer de pulmão: atualização. J. bras. Pneumol. [online]. v.41, n.4, p.376-387, 2015. Disponível em: http://www.scielo.br/scielo.php?pid=S1806-37132015000400376&script=sci_abstract&tlng=pt. Acesso em: 28 jun, 2018.

11. Pittela JEH. Biópsia estereotáxica no diagnóstico de tumores cerebrais e lesões não-neo-plásicas: indicações, acurácia e dificuldades diagnósticas. J. Bras. Patol. Med. Lab. v. 44, n. 5, p. 343-354, out, 2008.

12. Gomez H, et al. Stereotactic and computer-assisted neurosurgery at the Cleveland Clinic: review of 501 consecutive cases. Cleve. Clin. J. Med. v. 60, n. 5, p. 399-410, 1993.

13. American Society of Breast Surgeons. Performance and Practice Guidelines for Stereotactic Breast Procedures. Disponível em: https://www.breastsurgeons.org/about/statements/. Acesso em: 01 jun, 2018.

Transplante de Medula Óssea

Anita Previtalli Castro • Vanessa Maia Neves

➤ Introdução

O transplante de medula óssea (TMO) ou transplante de células-tronco hematopoéticas (TCTH) surge como um modo de tratamento potencialmente curativo para diversas doenças como as hematológicas, oncológicas, imunológicas, reumatológicas e hereditárias. Sua indicação ocorre quando a doença envolve a medula óssea ou quando a toxicidade hematopoética é um fator limitante para um tratamento mais agressivo. Consiste na substituição de uma medula óssea doente ou deficitária por células com funcionamento normal com o objetivo da reconstituição de uma medula saudável. É um procedimento de alta complexidade e com alta taxa de morbimortalidade, no entanto, em algumas condições é a única chance para a cura da doença, melhoria na qualidade de vida e aumento da sobrevida.[1]

O tratamento é dividido em três partes: pré-transplante, transplante (regime de condicionamento, aplasia medular e enxertia neutrofílica) e o pós-transplante (alta hospitalar).

O sucesso de um transplante de medula óssea está diretamente relacionado com uma equipe treinada e especializada. Bons resultados dependem de uma equipe de enfermagem de qualidade para as diversas fases relacionadas ao transplante.

➤ Histórico

Os primeiros transplantes de medula óssea ocorreram na década de 1950 e foram baseados em estudos observacionais em modelos de camundongos que mostraram que a infusão de medula óssea saudável poderia induzir a sua recuperação no receptor.[2]

O primeiro TMO com sucesso foi realizado em 1968 na Universidade de Minessota, Estados Unidos, em uma criança portadora de imunodeficiência combinada, liderada pelo médico Robert Good, porém sem o recebimento de radioterapia ou quimioterapia prévias, somente a infusão de células.[3]

Um ano após, em 1969, em Seattle, mesmo país, o médico E. Donnal Thomas e sua equipe, realizaram o primeiro TMO alogênico bem sucedido, utilizando radioterapia prévia à infusão de medula óssea, modelo utilizado nos transplantes de medula realizados até hoje.[3]

Em 1979, um grupo do Hospital de Clínicas de Curitiba da Universidade Federal do Paraná deu início ao TMO no Brasil. E em 1983 foi criado o Instituto Nacional do Câncer (INCA).[4]

Em 2017, foram realizados 2.794 transplantes de medula óssea no Brasil, sendo São Paulo o estado com maior número de centros transplantadores, totalizando 1.442 transplantes.[5]

➤ Tipos de TMO

Os transplantes de células tronco hematopoéticas podem ser divididos em dois tipos: autólogo e alogênicos.

Autólogo

Consiste na infusão de células progenitoras provenientes do próprio paciente. A coleta das células deve ser feita durante um período de remissão da doença e o material criopreservado. Após a administração de quimioterapia em altas doses (regime de condicionamento) para eliminação das células "doentes", o material deverá ser descongelado em um banho-maria e infundido no paciente.[6]

Alogênico

Ocorre quando as células progenitoras são derivadas de um doador distinto, relacionado ou não relacionado, imunogeneticamente compatíveis (HLA idênticos) ou 50% compatíveis (haploidênticos). Para identificar doadores são analisados antígenos específicos entre o receptor e os prováveis doadores, chamado de HLA (antígeno leucocitário humano). Quando realizado em gêmeos idênticos também pode denominar-se TCTH singênico.[6]

➤ Fontes de Células

A medula óssea é um tecido esponjoso encontrado no interior dos ossos, ricos em células progenitoras também conhecidas como *stem cell* ou células hematopoéticas.

As células podem ser obtidas de diversas maneiras, como sangue periférico, medula óssea ou cordão umbilical.[7]

Medula Óssea

Para obtenção das células diretamente da medula óssea, a coleta é realizada em centro cirúrgico. O doador é submetido à uma anestesia e são realizadas múltiplas punções em crista ilíaca posterior para obter entre 2 a 5 mL de aspirado de medula óssea por punção. O volume a ser coletado é calculado com base no peso do receptor (10 a 15 mL de medula óssea por quilo). Apesar das distintas punções realizadas em crista ilíaca, serão necessárias apenas duas punções cutâneas (bilateralmente). O total de células infundidas deverá conter, no mínimo, 3 $\times 10^3$ células por quilo de peso corporal do receptor. A medula coletada passa por processo de filtração para retirar espículas ósseas e gordura. Pode também ser tratada em banco de sangue para posterior infusão no paciente. O doador poderá ter suas atividades de vida diárias retomada em poucos dias. Normalmente é realizada uma coleta de sangue previamente caso haja necessidade de uma transfusão de sangue (autóloga) após procedimento.[8]

Sangue Periférico

Para obtenção das células por meio de coleta de sangue periférico, deverá ser administrado no doador um fator de crescimento de colônias de granulócitos (GCSF) por no mínimo 5 dias. Assim, as células hematopoéticas migrarão da medula óssea para o sangue periférico. A coleta poderá ser realizada por meio de uma punção de veia periférica ou passagem de cateter venoso central temporário (caso a veia não seja calibrosa o suficiente para o procedimento). O doador passará por um procedimento de aférese celular para a retirada da quantidade de células desejadas.[8]

O mesmo processo ocorre para o TCTH autólogo, porém nesse caso as células são criopreservadas. A criopreservação tem como objetivo diminuir, ou inibir, o metabolismo celular. Assim, as células permanecem viáveis por um período de tempo mais longo. Para que isso seja possível, é adicionada à bolsa uma solução preservante à base de dimetilsulfóxido (DMSO) de mesmo volume.[9]

Cordão Umbilical

O sangue do cordão umbilical é coletado logo após o parto. A quantidade de sangue (70 a 100 mL) que permanece no cordão e na placenta é drenada para uma bolsa coletora. Em seguida, em laboratório as células-tronco são separadas e congeladas. Essas células podem ser armazenadas por anos no Banco de Sangue de Cordão Umbilical. A doação é voluntária e anônima.[10]

➤ Banco de Cadastro

No Brasil, existem três tipos de banco de cadastro relacionados à doadores e receptores de medula óssea: Registro Nacional de Doadores de Medula Óssea (REDOME), Registro Nacional de Receptores de Medula Óssea (REREME) e Registro Nacional de Sangue de Cordão Umbilical (RENACORD) sendo o Ministério da Saúde (MS) responsável por eles. Existe um intercâmbio de informações entre os bancos internacionais, de maneira que é possível realizar busca de doadores em outros países.[11]

Estima-se que a chance de encontrar um doador compatível seja de 1 em 100 doadores aparentados e 1 em 100 mil em doadores não aparentados.[11]

➤ Tipos de Condicionamento

Os condicionamentos podem ser mieloablativos ou não mieloablativos, sendo a escolha realizada de acordo com a doença do paciente, com base em literatura específica e atualizada. Ao definir-se o protocolo de condicionamento realizado, deve-se checar a existência de todas as drogas e doses correspondentes a serem utilizadas no hospital em que o doente está internado.

Assim que o paciente estiver com a programação de tratamento para o TCTH, já se inicia a fase pré-transplante. Ela consiste em uma série de avaliações e exames preparatórios para o transplante propriamente dito.

➤ Fase Pré-Transplante

Avaliação Pré-Transplante

A avaliação pré-transplante é uma fase obrigatória e deve ser realizada em regime ambulatorial ou internação prévia em torno de seis semanas pré-transplante e na presença do paciente e familiares. Deve ser realizada por uma equipe multiprofissional com a presença de médicos, enfermeiros, psicólogos e nutricionistas do serviço.

PARTE II | MODALIDADES DE TRATAMENTO EM ONCOLOGIA

Essa é a primeira avaliação clínica do paciente antes do transplante e tem como objetivo a coleta do maior número de informações sobre o paciente e fornecimento do maior número de orientações sobre o tratamento. Também visa estabelecer um primeiro vínculo, proporcionar ao paciente e família um primeiro contato com as fases do TMO, a unidade de internação e especificidades do tratamento, minimizar o estresse e ansiedade e o esclarecimento de dúvidas.

Diversas escalas podem ser utilizadas para verificação da capacidade funcional, como a escala de Performance Status do Eastern Cooperative Oncology Group (PS-ECOG) e as atividades básicas de vida diárias, como exemplos, a escala de Katz (ABVD).

A escala PS-ECOG, elaborada por Oken et al.[12] associado ao Eastern Cooperative Oncology Group, avalia como a doença afeta as atividades de vida diária do paciente. Classificada com índices de 0 (totalmente ativo, capaz de realizar todas as atividades pré doença, sem restrições) até o índice 5 (óbito).

A escala ABVD, elaborada por Katz et al.,[13] tem referências nas tarefas relacionadas ao corpo e ao autocuidado.

A realização de um exame físico também é muito importante para verificar a condição pulmonar, cardíaca, neurológica e integridade da pele, já evidenciando limitações que possam existir. É o momento também de identificar as necessidades individuais, como o padrão de sono, padrão intestinal, religiosidade e métodos de enfrentamento.

Outra parte importante é verificar a presença de cateter venoso central ou não. Caso o paciente não possua cateter venoso central, após a avaliação já deverá ser decidido em conjunto com a equipe médica qual o tipo de cateter que o paciente necessitará e agendar sua disponibilidade e passagem com o cirurgião o mais próximo da internação possível.

Uma anamnese também deverá ser realizada buscando comorbidades, histórico de tabagismo ou etilismo, medicações de uso habitual, histórico transfusional do paciente (com presença ou não de reações), tolerância aos ciclos de quimioterapia e radioterapia (se existente) dos tratamentos anteriores e suas complicações decorrentes (náuseas, vômitos mucosite, inapetência).

É importante aproveitar o momento dessa avaliação para iniciar as orientações ao paciente sobre a rotina durante o tratamento (frequência de coleta de exames, higiene pessoal, controle de peso, circunferência abdominal, balanço hídrico, orientações para prevenção de infecções e restrições de visitas).

A realização da avaliação pré-transplante dá tempo para o paciente associar as informações favorecendo uma maior adesão ao tratamento.

Muitas são as informações fornecidas durante a avaliação pré-transplante. Para a melhor captação do paciente, diversos métodos de ensino devem ser utilizados. A utilização de recursos áudio visuais ajudam na compreensão das informações fornecidas, assim como o método de ensino *teach-back*. Esse método consiste no retorno das informações pelo próprio paciente, ajudando no seu autogerenciamento, e reduzindo incertezas e ansiedade diante das informações adquiridas durante esse processo.[14]

Exames Pré-Transplante

Junto com a avaliação pré-transplante o paciente deverá ser submetido a diversos exames preparatórios para o transplante. Entre eles, exames de sangue (tipagem HLA e ABO-RH), exames laboratoriais (hemograma, bioquímica, avaliação lipídica, avaliação endócrina, proteinograma), exames de urina, exames de fezes, sorologias, exames de imagem (ecocardiograma, eletrocardiograma, raio-X de tórax, prova de função pulmonar, ultrassonografia de abdome, raio-X panorâmico dentário), exames para reavaliação da doença de base do paciente (estudo medular) e demais exames baseados nos antecedentes do paciente deverão ser realizados e atualizados com data próximas à internação.

Quando o transplante será alogênico, os exames devem ser realizados tanto com o receptor quanto com o doador de medula óssea. Após a detecção do doador compatível, o doador é contactado pelo REDOME e é realizado um rastreamento básico sobre a saúde do mesmo (questionário próprio e realização de exames complementares). Após liberação, o REDOME fornece o *work up* com todas as informações do doador.

➤ Transplante de Medula Óssea

No dia da internação, é comum que o paciente chegue à unidade em jejum e pronto para a passagem de cateter venoso central no centro cirúrgico. Deve-se checar se o mesmo possui coagulograma recente e se todos os papéis de liberação do TMO estão registrados em prontuário. É imprescindível que os termos de consentimento, avaliação do doador (quando elegível) e evoluções médica e de enfermagem estejam preenchidas, bem como o condicionamento definido.

O condicionamento é escolhido de acordo com a patologia do doente e sua capacidade funcional. Ele é submetido à quimioterapia, associada ou não a radioterapia, com o objetivo de provocar imunossupressão da medula e/ou erradicar a doença de base. É considerado mieloablativo quando realizado em altas doses e não-mieloablativo quando tem doses reduzidas.[15]

Primary Nursing

O tempo médio de internação de um paciente na unidade de transplante varia de 20 a 30 dias quando não tem complicações no tratamento. Diante disso, é de notável importância que o paciente tenha um profissional de referência durante todo o procedimento.

O modelo de *Primary Nursing* consiste em designar um enfermeiro responsável pelo paciente durante toda a internação, buscando um planejamento de plano de cuidados individualizado e antecipado, além de clientes melhor assistidos e um profissional preparado para possíveis intercorrências que o paciente apresentar. É descrito em literatura que os familiares cuidados por enfermeiros no modelo *Primary Nursing* ficaram muito mais satisfeitos e criaram um vínculo maior, facilitando o enfrentamento do processo.

Cateter Venoso Central

A escolha do cateter venoso central (CVC) deve ser feita pela equipe médica junto com a equipe de enfermagem. É imprescindível a passagem de um CVC para o transplante. O paciente passará por coleta de exames diariamente, transfusão de hemoderivados, infusões contínuas como soroterapia com eletrólitos, imunossupressor e nutrição parenteral em alguns casos.[16]

O cateter deve ser mantido até a alta do paciente em casos de transplante autólogo e até 3 meses após o transplante em alogênicos. Recomenda-se para TMO autólogo um cateter de curta permanência, com 2 lumens, já que a internação não costuma ultrapassar um mês e o paciente não necessita de muitas infusões contínuas.

Já no transplante alogênico, é indicado um cateter tunelizado, de longa permanência com 2 lumens. Mesmo facilitando o dia-a-dia do transplantado, existem diversos tipos de complicações associadas ao uso de CVC. Podemos citar: oclusão, embolia, ruptura e infecção de corrente sanguínea relacionada ao uso do cateter. Essa última está intimamente ligada à gravidade do doente, levando-o muitas vezes ao suporte de terapia intensiva.[17]

A enfermagem deve ser criteriosa em relação ao manuseio do cateter. A infecção de corrente sanguínea (ICS) é comum durante o período de aplasia do paciente, mesmo com o uso de antibióticos profiláticos. Mas a ICS relacionada ao uso do cateter está muito ligada à sua manipulação. Deve-se realizar troca de curativo e sistema fechado de acordo com as diretrizes e política institucional de cada hospital, mantendo sempre técnica asséptica.[18]

Infusão da Medula

Após o condicionamento, é realizada a infusão da medula. Esse dia é chamado de dia zero, ou D0, e é responsabilidade do enfermeiro da unidade de transplante acompanhar o procedimento segundo a resolução nº 200 de 1997 do Conselho Federal de Enfermagem. Além de noções sobre coleta, preparo e armazenamento das células, o enfermeiro deve ter conhecimento específico sobre reações transfusionais, compatibilidade ABO e toxicidade do conservante Dimetilsulfóxido (DMSO).[19]

Nas 24 horas que antecedem o dia zero, o enfermeiro deve conversar com o paciente e/ou responsáveis, a fim de tirar todas as dúvidas sobre o procedimento. Deve-se orientar o paciente sobre possíveis reações adversas durante e após a infusão e o procedimento em si, deixando-o tranquilo para receber o produto.

No dia da infusão (D0), o enfermeiro deve entrar em contato com o banco de sangue do hospital para saber se essa será criopreservada ou à fresco. Se for criopreservada, ele deverá aquecer o banho-maria a temperatura de 37 °C e deixar preparado no quarto do paciente. Se a infusão for à fresco, ele deverá apenas combinar o horário com a equipe. Em ambos os casos, as medicações que estão prescritas pré-procedimento deverão ser realizadas de 30 a 40 minutos antes do procedimento. Geralmente antieméticos, analgésicos, anti-histamínicos e corticosteroides, previnem reações febris ou alérgicas, relacionadas a infusão.[20]

São necessárias também amostras de sangue previstas em legislação para a confirmação de tipagem ABO e RH, provas cruzadas e pesquisa de anticorpos irregulares antes da infusão. As amostras podem ser colhidas no dia da infusão, devem ser orientadas ao paciente e encaminhadas ao serviço de hemoterapia do hospital.

Ao começar o procedimento, o enfermeiro deverá realizar dupla-checagem do produto com o médico responsável, confirmando nome completo e número do prontuário do paciente, habilitar via exclusiva do cateter para receber o produto, equipo próprio para transfusão gravitacional e verificar os sinais vitais, estabelecendo seus valores de referência e facilitando a identificação de alterações durante infusão.

Os sinais vitais devem ser monitorados durante toda a infusão, sendo comunicado a equipe médica caso apresentem alteração significativa. As alterações mais comuns são: hipertensão arterial, bradicardia, dispneia, hipóxia, náusea e dor abdominal, essa última muitas vezes ligada à hemólise ou reação ao DMSO. É imprescindível que a unidade conte com um carrinho de emergência para eventos adversos graves, como reação anafilática, acidente vascular encefálico e parada cardiorrespiratória.[20]

Ao término da infusão, deve ser colocado uma bag de 100 mL de soro fisiológico no equipo da transfusão, a fim de aproveitar todo o conteúdo de CPH restantes em sua extensão. Terminada a bag, o enfermeiro deve retirar o equipo, realizar *flushing* no cateter com solução salina a 0,9%, verificar uma última vez os sinais vitais e realizar registro em prontuário de todo o procedimento.

Aplasia

Nos próximos dias, é esperado que o paciente inicie o período que chamamos de aplasia ou imunossupressão intensa. Ele é caracterizado por neutrófilos a baixo de 500/mm³ e o paciente está mais suscetível a infecções. Nessa fase, é comum que o paciente apresente febre, associada ou não a bacteremia. O controle de sinais vitais rigoroso permite que medidas sejam tomadas o mais rápido possível, como o início de um novo antibiótico até uma hora após a febre.[21]

Durante a febre, é comum que a equipe médica solicite coleta de hemocultura. Deve-se atentar que a coleta seja pareada de uma veia periférica e de cada via do cateter central (ou cateteres, se o paciente tiver mais de um). As amostras devem ser identificadas corretamente e encaminhadas ao mesmo tempo, pois o tempo de detecção de positividade é contado a partir do momento que elas deram entrada no laboratório.[22]

A realização de hemoculturas para bactérias e fungos deve ocorrer antes do início ou mudança da antibioticoterapia, que deve ser introduzida imediatamente após avaliação ágil, objetiva e completa. A escolha da droga inicial sofre influência de fatores epidemiológicos locais e fatores relacionados ao paciente individualmente. Protocolos internacionais já instituem uma meta de 30 minutos entre a febre e o início do antibiótico em pacientes neutropênicos. Os centros de transplante de medula óssea devem seguir normatizações quanto ao uso racional de antimicrobianos e vigilância de microrganismos hospitalares.

Se a diferença no tempo de positividade entre as culturas for maior que 2 horas, mais precoce no frasco coletado no cateter em relação ao da veia periférica, consideramos que a infecção de corrente sanguínea está relacionada ao cateter.[22]

Imunossupressores

Outro cuidado muito pertinente a equipe de enfermagem é o imunossupressor. Os mais usados em transplante de medula óssea são o Tracolimus (Prograf®), a Ciclosporina (Sandimmun®) e o Micofenolato de Mofetila (Cellcept®). Até que ocorra enxertia e o paciente tenha condições de receber os medicamentos por meio oral, eles são infundidos pelo cateter.

O Tracolimus e a Ciclosporina têm uma característica em comum, os dois apresentam propriedades lipofílicas e impregnam na superfície da via em que correm no cateter. Por isso, a equipe infunde o imunossupressor sempre na mesma via, deixando a oposta para coleta de nível sérico.[23]

Altas doses de imunossupressor podem fazer o paciente apresentar nefrotoxicidade, hipertensão arterial, tremores, parestesias e hepatoxicidade. Baixas doses aumentam as chances de o paciente desenvolver Doença do Enxerto Contra o Hospedeiro (DECH). Com uma janela terapêutica tão justa, a equipe medica solicita coleta de nível sérico de duas a três vezes na semana. A equipe de enfermagem tem papel determinante nos ajustes de doses a partir de uma coleta bem realizada.[23]

Transfusão de Hemoderivados

Nos dias que seguem a infusão e consequente aplasia medular, é comum que o paciente necessite de transfusão de hemoderivados. Os mais comuns são plaquetas e hemácias, mas em alguns casos os pacientes chegam a receber outros componentes como plasma, granulócitos e linfócitos. O responsável por todo o processo desde a coleta de exames, checagem, instalação, acompanhamento dos minutos iniciais e registro em prontuário é o enfermeiro.

É imprescindível que o profissional que atue no serviço de transplante tenha noções básicas sobre transfusões, já que essa é uma demanda diária desse doente e qualquer erro básico no processo pode leva-lo ao óbito. O processo de transfusão é criterioso e pautado por legislação, a fim de deixa-lo seguro.[24]

Antes de iniciar qualquer transfusão, o enfermeiro deve checar:

- Os exames do paciente do dia.
- Se existe um pedido de transfusão em prescrição medica.
- Exames pré-transfusionais válidos (tipagem ABO/Rh e pesquisa de anticorpos irregulares).
- Histórico transfusional do paciente, se o mesmo já apresentou reação.
- Termo de consentimento assinado em prontuário.
- Orientações sobre transfusão e principais reações realizadas para paciente e/ou acompanhante.

- Acesso venoso pérvio.
- Pré-medicação realizada (quando indicada).
- Se os sinais vitais estão estáveis.

Ao iniciar a transfusão, o enfermeiro deverá fazer a dupla checagem com outro profissional, confirmando nome completo e número de prontuário, tipo sanguíneo do doador e receptor, número da bolsa, tipo do produto e confirmar a via que será instalado (acesso central ou periférico). Todos os dados deverão ser registrados em prontuário. O profissional deverá acompanhar os 10 minutos iniciais da infusão, a fim de perceber qualquer reação precoce.[24]

Ao término, os sinais vitais devem ser verificados e registrados novamente e se o paciente apresentar qualquer tipo de reação, o banco de sangue deverá ser avisado o mais rápido possível e a infusão interrompida.

Complicações Pós-Transplante

A aplasia medular é, sem dúvida, o momento mais crítico do transplante. As complicações nessa fase incluem infecções, anemia e sangramento. Facilmente detectáveis pela equipe por meio da coleta de hemograma e pela clínica apresentada pelo paciente. Ele passa quase toda a fase com menos de 20.000 plaquetas, o que deve nos deixar atentos a ocorrência de Acidente Vascular Encefálico, por exemplo. Um exame clínico neurológico é de extrema importância, além da detecção precoce de alteração de sinais vitais, como hipertensão e cefaleia.

As complicações subsequentes incluem os efeitos tóxicos extramedulares, sendo os principais, mucosite, náuseas, vômitos e diarreia, cistite hemorrágica, a doença veno-oclusiva hepática (VOD) e a Doença do Enxerto Contra o Hospedeiro (DECH) aguda.

Mucosite

A mucosite é a resposta inflamatória das células epiteliais das mucosas oral e faríngea, associada ao aparecimento de lesões eritematosas e ulcerativas, relacionadas ao condicionamento quimioterápico utilizado. É caracterizada pela presença de muita dor e dificuldade de deglutição, não é incomum que o paciente necessite de analgésicos opioides e até mesmo bomba de PCA (analgesia controlada pelo paciente). Em casos muito graves, podem ocorrer obstrução de vias aéreas superiores por edema ou placas descamadas.[25]

Alguns serviços contam com técnicas para prevenir a mucosite, como a crioterapia durante a infusão de fármacos de meia-vida curto, como o Melfalano. Em regimes de condicionamento que contam com altas doses desse medicamento é feito aplicação de gelo na mucosa oral do paciente, por meio de mastigação de gelo ou sorvete durante a infusão da droga. Com isso conseguimos vasoconstrição e consequentemente diminuição da circulação do fármaco na mucosa oral, reduzindo toxicidade local.

Outra técnica frequentemente usada em alguns serviços é a laserterapia de baixa potência. Além de possuir atividade analgésica tópica, seu mecanismo é comparado ao de drogas anti-inflamatórias inibidoras das ciclo-oxigenases. Favorece o reparo tecidual, estimula reepitelização, colagenização e angiogênese.[26]

Náuseas, Vômitos e Diarreia

Náuseas e vômitos são muito comuns nas primeiras 2 a 3 semanas do transplante e a principal causa é o regime de condicionamento. Seu controle está relacionado a uma terapia antiemética eficaz e individualizada. A persistência desses sintomas após o tempo previsto pode estar relacionada à mucosite, terapia medicamentosa intensa, infecções ou DECH aguda.

A diarreia também pode ter como origem principal o regime de condicionamento, mas causas infecciosas não devem ser descartadas sem um exame de fezes negativo. É muito comum, na fase de aplasia, infecção por *Chlostridium difficile, Pseudomonas,* agentes virais como o Citomegalovírus (CMV), adenovírus e rotavírus, e fungos (Candidas).

Diarreia após a enxertia pode ser sinal de DECH aguda, é necessário mensurar o volume diário de evacuação para fazer o diagnóstico clínico da doença.

Cistite Hemorrágica

Cistite hemorrágica pós-transplante tem relação direta com o uso de Ciclofosfamida em altas doses no condicionamento, infecções virais do trato urinário por BK vírus e Adenovírus e, menos frequentemente, por CMV. A prevenção ocorre com a hiper-hidratação e uso de Mesna, uma droga que inativa a acroleína, um metabólito da Ciclofosfamida que é toxico para a bexiga.

Doença Veno-Oclusiva Hepática (VOD)

A doença é caracterizada por hepatomegalia e dor em região do hipocôndrio direito, hiperbilirrubinemia e aumento de peso. A complicação ocorre por obstrução das vênulas intra-hepáticas com lesão dos hepatócitos e sinusoides adjacentes. Pode levar a degeneração hepatocelular, obstrução do fluxo sanguíneo venoso e hipertensão portal intra-hepática.

Alguns cuidados de enfermagem são essências para a monitorização do paciente quanto ao aparecimento de VOD. Balanço hídrico, verificação de peso 2 vezes por dia e circunferência abdominal uma vez por dia (em jejum) auxiliam a mensuração de ganho de peso dos pacientes e suas causas. A principal diferenciação de VOD e DECH de fígado pode ser feita por meio de exames de imagem como ultrassonografia hepática e doppler.

O tratamento da VOD é essencialmente com terapias de suporte, por meio de manutenção do desequilíbrio hidroeletrolítico, suporte transfusional e restrição sódica. Na VOD grave, poucas alternativas existem para o paciente, 98% dos casos são fatais.

Foi recentemente aprovado pela Agência Nacional de Vigilância Sanitária (ANVISA) o uso de uma medicação importante no tratamento da VOD, o defibrotide, um derivado de ácido desoxirribonucléico, proveniente do DNA da mucosa de suínos indicada para o tratamento de VOD. Entretanto, a eficácia do tratamento depende de a medicação ser iniciada imediatamente assim que o paciente apresentar qualquer sintoma de comprometimento hepático compatível com a doença.

Doença do Enxerto Contra o Hospedeiro

A profilaxia de DECH em transplantes alogênicos acorre por meio da infusão de imunossupressores, como Ciclosporina, Tracolimus e Metrotrexate. Os locais mais acometidos são pele, fígado e intestino (Tabela 9.1). As causas ainda são muito estudadas, mas geralmente encontramos em literatura: doadores não-aparentados, diferença de sexo e aumento de idade entre doador-receptor, fonte das células-tronco e regimes muito intensos de quimioterapia e radioterapia, causando uma tempestade de citocinas no receptor.[27]

Na DECH aguda, os cuidados de enfermagem variam muito de acordo com o órgão acometido. No acometimento de pele, a enfermagem deve garantir que o paciente faça uso de todos os corticosteroides tópicos prescritos pela equipe.

Na DECH de fígado, a equipe deve monitorar balanço hídrico, peso e circunferência abdominal, e na intestinal o volume de diarreia deve ser mensurado diariamente. Determinar a quantidade de evacuação que o paciente apresenta nas 24 horas ajuda a definir o diagnóstico clínico da doença e determinar se a terapêutica vem sendo resolutiva.

PARTE II | MODALIDADES DE TRATAMENTO EM ONCOLOGIA

Tabela 9.1. Estadiamento clínico de DECH aguda.

Estágio	Achados cutâneos	Fígado (nível de bilirrubina em mg/dL)	Intestinal
+	Exantema maculopapular em < 25% da superfície corporal	2-3	Diarreia 500-1.000 mL/d persistente ou náuseas
++	Exantema maculopapular em 25-50% da superfície corporal	3/5	Diarreia 1.000-1.500 mL/d
+++	Eritrodermia generalizada	6/'5	Diarreia > 1.500 mL/d
++++	Descamação e bolhas	> 15	Dor com ou sem obstrução

Fonte: http://conitec.gov.br/images/Consultas/Relatorios/2016/PCDT_Imunossupressao_TransplanteMedulaOssea_CP2016.pdf.

Além do cuidado com a mensuração do volume, devemos lembrar que a absorção do paciente com DECH intestinal também sofre alteração. Se ele já havia feito a transição das medicações endovenosas para via oral, deve voltar para via endovenosa. Principalmente o imunossupressor.

A DECH crônica pode surgir de uma doença aguda (tipo progressivo), se desenvolver após um período de remissão da doença aguda (do tipo interrompida) ou ocorrer novamente.

São as manifestações clínicas e não o tempo de início dos sintomas após o TMO que determinam se clinicamente a DECH é aguda ou crônica.

➤ Fase Pós-Transplante

Assim que garantida a enxertia, finalizado o tratamento infeccioso e o paciente estiver livre de complicações inicia-se a fase da alta hospitalar. A alta deve ser valorizada como fundamental para a retomada da vida cotidiana desses pacientes, devendo ser preparada pelo enfermeiro desde o início do tratamento.

Nessa fase incentiva-se o autogerenciamento e o autocuidado do paciente pós-transplante. Autogerenciamento pode ser definido como o ensinamento de habilidades para a solução dos problemas de diversas naturezas (biológica, social, afetiva) pelo próprio paciente e o autocuidado como a habilidade do paciente em executar ações que atendam às suas necessidades, é dividida em três sistemas (sistema totalmente compensatório, sistema parcialmente compensatório e sistema apoio-educação) esse último quando o paciente está apto e pode aprender a realizar as atividades de autocuidado terapêutico porem necessita de auxilio (orientação do enfermeiro).[27]

Essa é uma fase complexa, com uma grande quantidade de informações, tornando-se necessário o desenvolvimento de um manual de alta hospitalar com orientações sobre cuidados relacionados à imunossupressão, necessidade do uso correto das medicações prescritas e frequência de retornos ao hospital para reavaliações ajuda nesse processo de alta. A orientação verbal associada ao material por escrito mostra-se bastante eficaz nessa fase do tratamento.

O dia da alta hospitalar é um momento cheio de emoções, portanto a entrega do manual de orientações deve ser realizada em um momento anterior para que o paciente possa ler e retirar dúvidas.[28] O ideal é que o manual seja entregue ainda durante a internação, logo após a "pega da medular".

O manual de alta hospitalar deve conter as seguintes orientações:

- **Medicações:** o paciente irá retornar para casa com uma grande prescrição de medicamentos, como profiláticos para infecções (fungos, vírus e bactérias), protetor gástrico, protetor de VOD, imunossupressores. O paciente deve estar ciente da extrema importância na continuidade do tratamento, dos efeitos colaterais e sinais de toxicidades desses medicamentos. Alguns medicamentos têm especificidades como o caso dos imunossupressores (devem ser administrados sempre no mesmo horário) e corticoides (deve ocorrer sua suspensão em desmame).

- **Cuidados com cateter venoso central:** quando o paciente recebe alta hospitalar portando o cateter venoso central muitas são as orientações sobre os seus cuidados. É necessária a proteção durante o banho, proibido banhos de mar e piscina pela facilidade de contaminação, limitações para certas atividades, reconhecer os sinais de infecção (vermelhidão, dor, edema, secreção).
- **Sinais de alerta:** orientar quanto à presença de febre, sinais de bacteremia, mudança do hábito intestinal, mudança na característica da diurese, alterações de pele, sintomas respiratórios, náuseas e vômitos, crises álgicas. O paciente estar ciente que o aparecimento de qualquer um desses sinais deve ser tratado como urgência.
- **Atividades sociais:** no início o paciente pós transplante deverá ficar em um ambiente mais isolado, evitando aglomerações e contato com pessoas que possam transmitir doenças infecciosas. É importante deixar esclarecido que essas limitações são reduzidas gradualmente e com o tempo o paciente terá de volta sua vida habitual.
- **Atividades físicas:** evitar atividades exaustivas logo após a alta hospitalar, buscando o equilíbrio entre as atividades físicas que serão possíveis e seu aumento gradual.
- **Alimentação:** uma ingesta adequada de alimentos e hídrica são necessários para a recuperação pós transplante. O paciente deve-se manter hidratado já que os imunossupressores são nefrotóxicos podendo ocorrer um comprometimento renal. A equipe de enfermagem junto com a equipe de nutrição deve acompanhar e orientar esse paciente sobre a ingesta alimentar adequada e suas especificidades nesse período.
- **Cuidados\higiene bucal:** a higienização bucal deve ocorrer cuidadosamente, evitando trauma e lesões nas gengivas. O uso de fio dental deve ser utilizado somente quando liberado pela equipe de odontologia.
- **Cuidados\higiene corporal:** banho com sabonetes neutros, cuidados com a pele, unhas e cutículas, evitar exposição solar.
- **Cuidados com ambiente:** limpeza do ambiente no mínimo 1 vez por semana, sem que o paciente esteja presente no momento (quantidade de poeira).
- **Vacinação:** o paciente pós-transplante deve evitar contato direto com pessoas que receberam vacina em curto período de tempo, pois pode ocorrer contaminação decorrente dos agentes em períodos de incubação. Com o regime de condicionamento, os pacientes perdem a memória imunológica a agentes infecciosos e vacinas realizadas ao longo da vida, portanto, um novo processo de imunização deve ocorrer após o transplante.[29]

A compreensão das orientações fornecidas não representa a sua adesão. Cabe ao enfermeiro, baseado na interação e no vínculo do paciente identificar a capacidade e as demandas de autocuidado durante todo o período de internação a fim de facilitar a adesão às orientações de alta.[28]

Após a alta hospitalar, os pacientes terão acompanhamento ambulatorial por um longo período de tempo, durante o qual existe a possibilidade de aparecerem diversas complicações decorrentes do tratamento, sendo talvez até necessário uma reinternação aumentando o impacto psicológico no paciente.[30]

Possíveis situações geradoras de ansiedade e estresse (presença de complicações, mudança no quadro clínico) podem provocar alterações nos aspectos sociais, psíquicos e emocionais do paciente interferindo no tratamento de maneira positiva ou negativa. Uma equipe de enfermagem bem treinada e orientada, que vise o paciente como um todo, nas suas dimensões físicas, emocionais, sociais, culturais e espirituais, traz segurança e confiança para o paciente nessa sua nova fase.[30]

➤ Referências

1. Andrade MA, Castro EAB, Soares TC, Santos KB. Vivências de adultos submetidos ao transplante de medula óssea autólogo. Cien Cuid Saude 2012 Abr\Jun; 11 (2): 267-74.

2. Khaddour K, Mewawalla P. Hematopoietic Stem Cell Transplantation. StatPearls [Internet]. Treasure Island (FL): StatPearls Publishing; 2019.

3. Castro CG, Gregianin LJ, Brunetto AL. Transplante de Medula Ossea e transplante de sangue de cordão umbilical em pediatria. J Pediatr (Rio J) 2001; 77(5): 345-60.

4. Ferreira E, Dulley FL, Morsoletto F, Neto JZ, Pasquini R. Bone marrow transplantation in Brazil. Human Immun 1985; 14:324-32.

5. Associação Brasileira de Transplante de Órgãos. Dimensionamento dos Transplantes no Brasil e em cada estado (2010-2017). Disponível em: http://www.abto.org.br/abtov03/Upload/file/RBT/2017/rbt-imprensa-leitura-compressed.pdf. Acesso em 26/8/2021.

6. Bonassa EMA, Gato MIR. Enfermagem em terapêutica oncológica. 4 ed. São Paulo: Editora Atheneu, 2012. p. 489-515.

7. Paton EJA, Coutinho MA, Voltarelli JC. Diagnóstico e tratamento de complicações agudas do transplante de células progenitoras hematopoeticas. Medicina, Ribeirão Preto, 33: 264-277, jul/set. 2000.

8. Souza ABG, Chaves LD, Silva CM. Enfermagem em clínica médica e cirúrgica: teoria e prática. São Paulo (SP): Martinari, 2014. p. 1152-6.

9. Santis G, & Prata K. (2009). Criopreservação de células-progenitoras hematopoéticas. Medicina (Ribeirao Preto. Online), 42(1), 36-47. https://doi.org/10.11606/issn.2176-7262.v42i1p36-47.

10. Doação de cordão umbilical. Associação da medula óssea. Disponível em: https://ameo.org.br/doador/doacao-de-cordao-umbilical/. Acesso em: 28/8/2021.

11. Bouzas LFS. Análise da capacidade do REDOME\RENACORD em suprir as necessidades dos pacientes registrados no REREME. Tese de doutorado em oncologia – Programa de Pós Graduação em Oncologia\INCA. Rio de Janeiro, 2011.

12. Oken MM, Creech RH, Tormey DC, Horton J, Davis TE, McFadden ET, Carbone PP. Toxicity And Response Criteria Of The Eastern Cooperative Oncology Group. Am J Clin Oncol 5:649-55, 1982.

13. Katz S, Ford AB, Moskowitz RW, et al. Studies of illness in the aged. The index of ADL A standardized measure of biological and psychosocial function. JAMA 1963, 185:914-9.

14. Ahmadidarrehsima S, Bidmeshki EA, Rahnama M, Babaei M, Afshari M, Khandani BK. The effect of self-management education by the teach-back method on uncertainty of patients with breast cancer: a quasi-experimental study. Journal cancer education, 2019.

15. Ruiz MA, et al. O transplante de células-tronco hematopoéticas na leucemia linfoide crônica, uma proposta do I Encontro de Diretrizes do Transplante de Medula Óssea da Sociedade Brasileira de Transplante de Medula Óssea, Rio de Janeiro 2009.Rev. Bras. Hematol. Hemoter. São Paulo, v. 32, supl. 1, p. 91-96, Maio. 2010.

16. Barretta LM, et al. Complications of central venous catheter in patients transplanted with hematopoietic stem cells in a specialized service. Rev. Latino-Am. Enfermagem, Ribeirão Preto, v. 24, e2698, 2016.

17. Castanho LC, et al. Motivo de retirada do cateter de Hickman em pacientes submetidos ao transplante de células-tronco hematopoéticasMotivo del retiro del catéter de Hickman en pacientes sometidos al transplante de células-tronco hematopoéticas. Acta paul. enferm. São Paulo, v. 24, n. 2, p. 244-248, 2011.

18. Kim DH, Bae NY, Sung WJ, Kim JG, Kim SW, Baek JH, et al. Hickman catheter site infections after allogeneic stem cell transplantation: a single-center experience. Transplant Proc. 2004;36(5):1569-73.

19. Conselho Federal de Enfermagem (COFEN). Resolução nº 200, de 15 de abril de 1997. Dispõe sobre a atuação dos profissionais de enfermagem em hemoterapia e transplante de medula óssea. Brasília: COFEN; 1997.

20. Figueiredo TWB, Das Mercês NNA. Dia zero do transplante de células-tronco hematopoéticas: cuidados do enfermeiro. REME rev. min. enferm; 2017.

21. Nucci M, & Maiolino A. Infecções em transplante de medula óssea. Medicina (Ribeirao Preto. Online), 33(3), 278-293. 2000.

22. Araujo MRE. Hemocultura: recomendações de coleta, processamento e interpretação dos resultados. J Infect Control 2012;1(1):08-19.

23. Garbin LM, Carvalho EC. Nível sérico de ciclosporina no transplante de células-tronco hematopoéticas: influência do intervalo de tempo entre a interrupção da infusão e a obtenção das amostras de sangue considerando a via de coleta e o volume de descarte -ensaio clínico randomizado. 2014.Universidade de São Paulo, Ribeirão Preto, 2014.

24. Mattia D, Andrade SR. Cuidados de enfermagem na transfusão de sangue: Um instrumento para monitorização do paciente. Texto contexto - enferm. Florianópolis, v. 25, n. 2, e2600015, 2016.

25. Luiz AC, et al. Alterações bucais e cuidados orais no paciente transplantado de medula óssea. Rev. Bras. Hematol. Hemoter. São Paulo, v. 30, n. 6, p. 480-487, Dec. 2008.

26. Eduardo FP et al. Influência dos cuidados odontológicos acompanhados de laserterapia sobre a mucosite oral durante transplante alogênico de células hematopoiéticas: estudo retrospectivo. Einstein (São Paulo), São Paulo, v. 9, n. 2, p. 201-206, Jun 2011.

27. Orem D. Nursing concepts of parctice. 5th Ed. St. Louis: Mosby-Year Book; 1995.

28. Castro EAB, Andrade AM, Santos KB, Soares TC, Esterci LT. Autocuidado após o transplante de medula óssea autólogo no processo de cuidar pelo enfermeiro. Rev. Rene. 2012; 13(5):1152-6.

29. Reis MAL, Visentainer JEL. Reconstituição imunológica após o transplante de medula óssea alogênico. Rev. Bras. Hematol. vol.26 n3 São José do Rio Preto, 2004.

30. Silva LMG. Breve reflexão sobre o autocuidado no planejamento de alta hospitalar pós--transplante de medula óssea (TMO): relato de caso. Rev. Latoino-am Enfermagem 2001 julho; 9(4): 75-82.

10

Imunoterapia e Moduladores de Resposta Biológica

Verônica Paula Torel de Moura • Thabata Martins Ferreira Campuzano

➤ Introdução

Por muitas décadas o tratamento do câncer tem se baseado no uso de agentes quimioterápicos ou radiação ionizante para a eliminação das células tumorais. Apesar de representar uma importante arma de tratamento para o câncer, com bons resultados, a ocorrência de recidivas ainda é um grande desafio encontrado nessas terapias. Isso se deve, em parte, à resistência às drogas quimioterápicas adquirida pelas células tumorais no decorrer do tratamento. Esses clones tumorais resistentes são os principais responsáveis pela grande incidência de recidivas e surgimento de metástases. Portanto, faz-se necessária uma terapêutica adicional no intuito de eliminar essas células tumorais resistentes.[1]

Nesse cenário a imunoterapia participa como uma estratégia para fortalecer o sistema imunológico, no intuito de produzir uma potente resposta antitumoral.

O sistema imunológico é composto, basicamente, por dois tipos de células: as responsáveis pela resposta imediata e de curta duração (por exemplo, os monócitos, macrófagos, células dendríticas e células *natural killer*) e as responsáveis pela resposta não imediata ou de memória (por exemplo, os linfócitos T e B).

A resposta imune imediata é responsável pela liberação de citocinas, lise de células anormais (células *natural killer*) e captura de células mortas para possibilitar a formação de anticorpos na imunidade tardia. A resposta imune tardia participa da produção de anticorpos contra antígenos específicos.[1,2]

A imunoterapia no câncer consiste na manipulação do sistema imune usando drogas no intuito de adquirir respostas contra as células tumorais.

Os modificadores da resposta biológica (MRB) ou biomoduladores são agentes terapêuticos que atuam na estimulação do sistema imune, ativando ou aumentando a sua resposta ao câncer ou alterando o crescimento e a diferenciação das células tumorais.[3]

Ao longo dos últimos anos, a imunoterapia no câncer tem sido muito estudada, e sua utilização é cada vez mais indicada em diferentes tipos de tumores. Com os avanços na biologia molecular, sabe-se hoje que as células tumorais expressam uma vasta gama de proteínas que atuam como antígenos. Muitas dessas proteínas antigênicas podem ser consequência de mutações e são específicas de células cancerígenas.[2,3]

Atualmente, existem diversas drogas para o combate ao câncer que atuam no sistema imunológico, podendo ser classificadas didaticamente em duas categorias de imunoterapia: passiva e ativa.

A imunoterapia passiva envolve, geralmente, a produção de anticorpos antitumorais ou células mononucleares exógenas, com o objetivo de aumentar a competência imunológica do hospedeiro no combate à doença. Os anticorpos monoclonais representam a forma clássica da imunoterapia passiva e, nesse caso, também chamada de terapia-alvo molecular, porque atacam um receptor específico da célula tumoral. O seu mecanismo de ação baseia-se, na maioria dos casos, em se ligar a um receptor específico na superfície da célula tumoral e a desencadear reações que interferem no fator de crescimento da cascata de sinalização envolvida no início e progressão de cânceres específicos.[4,5]

A imunoterapia ativa é um tratamento que se baseia na estimulação e na restauração do sistema imunológico, com o objetivo de intensificar a resistência do hospedeiro contra o crescimento tumoral. Essas drogas imunoestimuladoras incluem, por exemplo, a terapia com BCG e levamisole. Um dos tipos de imunoterapia ativa inclui as vacinas contra o câncer, pois são projetadas com o intuito de causar uma resposta imunológica aumentada para combater as células cancerígenas. Pode-se considerar as vacinas como terapia-alvo pelo fato de não estimularem o sistema imune, e sim proporcionar-lhe um alvo específico na identificação dos antígenos e ataque às células tumorais.[5-7]

Em resumo, as terapias biológicas são desenhadas para estimular o sistema imunológico de forma direta ou indireta, contribuindo para:

- Controlar, parar ou suprimir o processo que permite o crescimento do câncer.
- Tornar as células cancerosas mais reconhecíveis e, consequentemente, mais suscetíveis à destruição pelo sistema imunológico.
- Aumentar o poder de destruição das células do sistema imunológico, tais como as células T, as células *natural killer* e os macrófagos.
- Alterar os padrões de crescimento das células tumorais para que se comportem de forma similar às células normais.
- Bloquear ou reverter o processo que transforma uma célula pré-cancerosa em uma célula cancerosa.
- Melhorar a habilidade do organismo em reparar ou repor células normais danificadas ou destruídas pelo tratamento convencional (quimioterapia e radioterapia).
- Prevenir o deslocamento das células cancerosas para outras partes do organismo (metástase).[6-9]

Nesse seguimento, serão abordadas pontualmente as drogas que fazem parte da imunoterapia no câncer, enfatizando os cuidados de enfermagem necessários e específicos para cada uma delas.

➤ Bacilo Calmette-Guérin (BCG)

Trata-se de um agente derivado de uma cepa viva atenuada de *Mycobacterium bovis* com características não específicas, podendo estimular resposta imune ou causar inflamação da parede da bexiga, que destrói células cancerígenas no seu interior. Foi aprovado pelo *Food and Drug Administration* (FDA) com a finalidade de tratar carcinoma *in situ* de bexiga urinária primário ou recidivado com objetivo de erradicar células tumorais residuais e reduzir a chance de recorrência. A terapia intravesical com BCG é recomendada no regime sequencial; o esquema mais empregado de indução começa três a quatro semanas após a ressecção transuretral, com uma aplicação semanal durante seis semanas.

A solução preparada é instilada na bexiga através de uma sonda uretral, permanecendo de 1 a 2 horas, e o paciente é orientado a realizar mudanças de decúbito a cada 15 minutos. Após esse período, a micção espontânea deve ser estimulada. A dose de BCG pode variar de 40 a 120 mg, diluídas em solução salina num volume de 50 mL. Após a reconstituição, a solução de BCG é estável por 2 horas e deve ser protegida da luz.[10,11]

Os principais efeitos colaterais incluem cistite, febre e hematúria e podem ter início 4 horas após a instilação e permanecer por até 72 horas.

As outras vias de administração, tais como intradérmica, intralesional e intrapleural, têm sido avaliadas experimentalmente para o tratamento de outros tipos de neoplasias.

Não deve ser administrado em pacientes imunossuprimidos, com lesões intravesicais, hematúria ou infecção urinária, pois potencializa os riscos de infecção sistêmica grave por BCG. Os efeitos colaterais sistêmicos mais comuns são febre, tremores, letargia, mal-estar, náusea e vômito.[10-12]

A administração da BCG deve preceder a cateterização vesical de alívio sob técnica asséptica, conforme protocolo institucional. A droga é instilada através do cateter uretral e, em seguida, ela é retirada. Nesse momento o paciente é orientado à retenção da diurese por um período de 1 a 2 horas, quando serão realizadas mudanças de decúbito a cada 15 minutos no sentido horário, com o intuito de atingir a mucosa da bexiga em toda a sua extensão. Findado esse tempo, orientam-se a micção e a ingesta hídrica abundante, principalmente nas 12 horas subsequentes à aplicação[12,13].

Cabe ressaltar que a adesão de boas práticas de higiene, tais como lavagem das mãos e higiene íntima adequada, reduz a morbidade relacionada ao procedimento.

➤ Levamisol

Levamisol é uma droga desenvolvida inicialmente como um agente anti-helmíntico e introduzida pela primeira vez em 1966. Estudos recentes têm mostrado sua ação imunomodulatória e sua função no tratamento do câncer.[7,14]

O mecanismo de ação do levamisol se dá pela ativação e maturação de monócitos derivados de células dendríticas e células T.[14]

A princípio o levamisol foi empregado no tratamento do melanoma, mas em 1998 um estudo com o uso do levamisol no tratamento do câncer colorretal foi publicado, e o seu uso passou a ser recomendado. No entanto, muitas outras drogas foram descobertas com benefícios superiores aos do levamisol para o tratamento do câncer colorretal, e seu uso passou a ser cada vez mais restrito.[15,16]

A dose recomendada de levamisol, quando administrado com fluorouracil, é de 50 mg a cada 8 horas, por três dias consecutivos. O tratamento é realizado a cada duas semanas pelo período de um ano.

As reações adversas incluem febre, tremores, mialgia, artralgia, leucopenia, anemia, hiperemia cutânea, toxicidade do sistema nervoso central (confusão, convulsões, alucinações, cefaleia, ataxia), anosmia, inapetência e náusea.[14,15]

➤ Interleucina-2 (IL-2)

A interleucina faz parte do grupo das citocinas, previamente denominada fator de crescimento de células T. A IL-2 é uma glicoproteína produzida pelas células *T-helper*, que, após estimulação por mitógenos ou certos antígenos específicos e IL-1, se conectam aos receptores específicos nos linfócitos T e em certos linfócitos malignos, regulando, dessa forma, a resposta imunológica.

Em virtude dos amplos efeitos da IL-2 numa variedade de células do sistema imune, os mecanismos específicos pelos quais a IL-2 influencia o sistema imunológico a induzir a regressão do tumor não são totalmente compreendidos.[17]

Enquanto a IL-2 aumenta a atividade das células *natural killer* e dos linfócitos T, também pode expandir as células T *(Tregs)* regulatórias, que contribuem para a imunossupressão global.

A IL-2 é aprovada para o tratamento do câncer renal metastático e do melanoma maligno metastático. Para o tratamento do câncer renal metastático, pode-se considerar, entre outros protocolos em estudo, o esquema de 600.000 U/kg ou 720.000 U/kg, EV, em 15 minutos, de 8/8 horas por até no máximo 14 doses seguidas; 9 a 14 dias depois, administra-se novo ciclo com as mesmas doses. Para o melanoma metastático, existem vários protocolos utilizando a IL-2 como agente único ou associado a outras drogas (bioquimioterapia).[17,18]

As vias de administração podem ser subcutânea, intramuscular ou endovenosa, dependendo do protocolo de tratamento. Independentemente da via de administração, a aplicação da IL-2 deve preceder medicações para redução da ocorrência ou da intensidade dos efeitos colaterais. Deve ser considerada a associação de uma droga antipirética para o risco de hipertermia, um antagonista H_2 para a profilaxia de gastrite, um antiemético para náusea e vômito e um antidiarreico. Essas medicações devem ser mantidas até 12 horas após a aplicação da IL-2.[18,19]

Os pacientes selecionados para tratamento com IL-2 em altas doses devem estar livres de comorbidades, principalmente cardiovasculares, e sem metástase cerebral. Essa terapêutica apresenta efeitos tóxicos severos e deve ser administrada por equipe médica e enfermagem experientes. Os efeitos colaterais são mais acentuados em protocolos combinados e de alta dosagem, tais como a bioquimioterapia, podendo causar instabilidade hemodinâmica (hipotensão severa, taquicardia e edema pulmonar), requerendo, muitas vezes, suporte com droga vasoativa. Além disso, pode ocorrer uma cascata de eventos adversos relacionados à redução da permeabilidade vascular (*capillary leak syndrome*), tais como edema periférico, ascite, infiltração pulmonar, disfunção renal e alterações do nível de consciência caracterizadas por sonolência, letargia, agitação e confusão mental.

Outras toxicidades incluem febre e alterações cutâneas (prurido, eritema e dermatite esfoliativa), gastrintestinais (náusea, vômito, diarreia, mucosite, anorexia, dor abdominal) hematológicas (trombocitopenia, anemia, leucopenia), hepáticas e respiratórias (dispneia, tosse).

A maioria das reações adversas é autolimitante e reversível com o término da terapêutica.[18-20]

A administração endovenosa deve ser superior a 15 minutos, sem a utilização de quaisquer filtros de linha. A IL-2 deve ser diluída em solução glicosada a 5% contendo 0,1 a 2% de albumina, que deve ser misturada ao soro antes de acrescentar a interleucina; após reconstituição, a solução é estável por 24 horas em qualquer temperatura; no entanto, para infusões em bólus intermitente, a solução preparada deve permanecer refrigerada até a sua administração.[20]

Para pacientes recebendo IL-2 em altas doses, tais como os protocolos de bioquimioterapia, recomenda-se a passagem de um cateter venoso central de curta ou média permanência com, no mínimo, dois lúmens para facilitar a reposição hidroeletrolítica e a infusão de diversos medicamentos sintomáticos, ambos administrados continuamente. Esses medicamentos sintomáticos incluem antitérmicos, antialérgicos, analgésicos opioides, ansiolíticos, entre outros. O controle dos sinais vitais de 4 em 4 horas, atentando-se para a ocorrência de hipotensão arterial, do peso diário, do controle do débito urinário e do balanço hídrico durante a bioquimioterapia é um dos cuidados que devem ser priorizados pela enfermagem. Os glicocorticosteroides não podem ser utilizados nesses pacientes, pois afetam a resposta à IL-2. A avaliação laboratorial dos níveis séricos de ureia, creatinina, sódio, potássio, magnésio, DHL, além do hemograma e da função hepática, é feita durante, ao término e depois, semanalmente, até o próximo ciclo de aplicação.[20,21]

➤ Interferon (INF-alfa)

Os interferons são glicoproteínas que pertencem à família das citocinas que participam do controle e na replicação celular e na defesa do hospedeiro contra organismos estranhos, como vírus e bactérias. O mecanismo da atividade não é totalmente compreendido, e sabe-se que age diretamente sobre células malignas desacelerando seu crescimento ou promovendo seu desenvolvimento em células com comportamento semelhante ao normal. Os interferons endógenos são secretados por leucócitos do sangue periférico em resposta à infecção viral de indutores biológicos. São conhecidos por apresentar atividade antitumoral e antiviral, inibição da angiogênese, aumento da expressão de antígenos associados ao tumor, ativação de células *natural killer* e dos linfócitos T citotóxicos, regulação da diferenciação celular, interação com fatores de crescimento, oncogenes e outras citocinas.[22]

Existem três categorias de interferon: alfa, beta e gama. No caso, o único interferon liberado pelo FDA para tratamento do câncer é o interferon-alfa, especificamente para o tratamento adjuvante do melanoma.

O uso terapêutico do interferon inclui, além do melanoma cutâneo: leucemia mieloide crônica; sarcoma de Kaposi, em pacientes com síndrome da imunodeficiência adquirida (AIDS); tumores carcinoides; câncer de pâncreas neuroendócrino; câncer superficial de bexiga; hepatite B e hepatite C crônicas, ativas em pacientes adultos; carcinoma renal; condiloma acuminato. Quando utilizado em combinação com IL-2 e/ou quimioterápicos, apresenta efeitos terapêuticos potencializados. Provavelmente, a resposta imune antitumoral gerada pelo interferon amplifica a intensidade da redução tumoral deflagrada pela quimioterapia, erradicando, desse modo, células residuais mínimas.

A via de administração pode ser subcutânea ou intramuscular em doses que variam de 3 a 6 mcg/kg/semana, dependendo do protocolo instituído ou da patologia em questão. Em todos os casos o paciente deve receber pré-medicação 30 minutos antes, composta por um antitérmico via oral, de preferência o acetominofeno.[22,23]

De modo geral, a tolerância pelo paciente é boa, podendo causar, na maioria dos casos, sinais e sintomas parecidos com os do estado gripal, incluindo febre, que pode ser igual ou maior que 40 °C e ocorre geralmente nas primeiras 6 horas após aplicação, com calafrio, mialgia, cefaleia, mal-estar geral e artralgia.[22,24]

Outros efeitos colaterais comuns ao uso do interferon incluem fadiga, alterações da função hepática, anorexia, náusea, reação no local da injeção e alterações neuropsiquiátricas.[17,23]

Em terapias com altas doses de interferon, são comuns relatos de confusão mental, letargia e alucinação. Esses efeitos são, geralmente, reversíveis, ou seja, desaparecem com o término do tratamento.[23]

Os pacientes em tratamento com interferon estão suscetíveis a diversos efeitos colaterais, que são sazonais no decorrer do tratamento e variam de leves a intensos dependendo da dose instituída. No entanto, um estudo publicado por enfermeiras avaliou a qualidade de vida desses pacientes como boa e salientou a importância das orientações de enfermagem no manejo dessas toxicidades.[25]

A educação quanto à ocorrência, à duração e à intensidade desses efeitos é crucial para reduzir a morbidade da terapia. Alguns efeitos podem ser minimizados com a associação de anti-inflamatórios e acompanhamento das dosagens séricas de enzimas hepáticas e hemograma semanal durante todo o tratamento. Tratamentos de apoio tais como psicoterapia ou terapias alternativas e acompanhamento psiquiátrico podem se fazer necessários.[20,21,23]

➤ Fator de Necrose Tumoral

O fator de necrose tumoral (TNF) consiste em uma glicoproteína sérica produzida por macrófagos ativos e outros leucócitos monucleares. Ele foi isolado pela primeira vez na década de 1970, e dois subtipos foram encontrados: o TNF-alfa e o TNF-beta. O TNF-alfa possui atividade necrotizante contra linhagens de células tumorais, sendo útil no tratamento de neoplasias avançadas e resistentes à quimioterapia convencional.[5,6]

A via de administração é exclusivamente EV e suas toxicidades se assemelham às de um quadro infeccioso, com febre, hipotensão, síndrome do desconforto respiratório do adulto, calafrio, fadiga, anorexia e mialgia, além de leucopenia e trombocitopenia.[26]

A dosagem terapêutica para atuação em células tumorais até o momento foi intolerável, visto o grau de toxicidade desenvolvido pelos pacientes. Estudos estão sendo realizados a fim de determinar a dosagem tolerável sem comprometimento terapêutico.[26-29]

❯ Anticorpos Monoclonais

A secreção de anticorpos pelas células plasmáticas é parte da resposta imune normal contra corpos estranhos: os antígenos. A ciência humana desenvolveu a habilidade de construir anticorpos como um método de atingir as células cancerosas. A terapia antineoplásica com anticorpos monoclonais é considerada hoje um dos maiores avanços em imunoterapia para o tratamento do câncer.[30,31]

Anticorpos monoclonais (AM) são substâncias desenvolvidas em laboratório com a capacidade de procurar proteínas previamente selecionadas e se ligar especificamente a elas.[30]

A obtenção dos AM é resultante da fusão de linfócitos B normais (obtidos de indivíduos imunizados com determinado antígeno, que secretam, portanto, anticorpos específicos contra esse antígeno) com plasmócitos neoplásicos incapazes de secretar suas próprias imunoglobulinas. Após seleção, torna-se possível obter clones de células híbridas (hibridomas) que secretam os anticorpos inicialmente produzidos pelos linfócitos B, porém com as características de imortalidade dos plasmócitos neoplásicos, o que garante a produção contínua de AM.[32,33]

Com base em estudos de cientistas, AM específicos contra antígenos presentes na superfície de células cancerosas vêm sendo desenvolvidos. Os AM eram produzidos a partir de camundongos (anticorpos monoclonais murinos – AMM), o que acarretava limitações na eficácia dos AM e presença reações aos AM (desenvolvimento de anticorpos humanos murinos – HAMA) por causa da resposta antigênica dos pacientes à proteína do camundongo.[30,32,33]

Com o avanço da engenharia genética, cientistas desenvolveram técnicas para aumentar a humanização dos AM, tornando-os menos antigênicos, dando origem a: anticorpos monoclonais quiméricos (AMQ) – combinação de uma porção humana e outra predominantemente murina, esta última contendo a especificidade do anticorpo –; anticorpos monoclonais humanizados (AMH) – predominantemente composto de proteína humana com um pequeno fragmento de proteína murina –; e anticorpos monoclonais totalmente humanizados (AMTH). Quanto menor a quantidade de proteína murina utilizada na produção do AM, menor a chance de o paciente desenvolver reação contra o AM.[30,32,34]

Os AM podem agir por diferentes mecanismos, como:

- Bloqueio de receptores ou fatores de crescimento essenciais à célula (receptores da família Erb-B1, Erb-B2, EGFR ou HER-2).
- Ligação a um receptor da célula cancerosa e indução da apoptose (morte celular programada).
- Ligação a alvos celulares e recrutamento de funções, como citotoxidade celular anticorpo--dependente (ADCC), causando a liberação de citoquinas, ou citotoxicidade complemento-dependente (CDC), causando a ativação de proteínas do sistema complemento.

Distribuição de partículas citotóxicas como quimioterapia, radioisótopos ou toxinas, que, ao entrarem nas células cancerosas, acarretam morte celular.[30,33-37]

Os AM possuem eficácia no tratamento dos cânceres sólidos e hematológicos e podem ser utilizados isolados (não conjugados) ou associados a outros agentes terapêuticos (conjugados) como radioisótopos, antibióticos antitumorais, agentes imunológicos e agentes antineoplásicos.

Os AM podem, ainda, ser utilizados em monoterapia ou em combinação com outras terapias antineoplásicas O tratamento é bem tolerado, e reações infusionais podem ocorrer[31].

AM carreadores de radioisótopos podem ser úteis como método diagnóstico nos cânceres colorretal, de ovário e de próstata, na localização de tumores primários e metástases.[30,33,36]

Os AM são fabricados para atingir um alvo específico, que pode ser comum a mais de um tipo de câncer. Quando esse alvo é encontrado também nas células normais, desenvolvem-se os efeitos colaterais. AM que atingem o mesmo alvo podem ser grupados em classes, bem como as toxicidades deles decorrentes (Tabelas 10.1 e 10.2 e Figura 10.1).

Na era das terapias alvo-dirigidas, é de extrema importância que os enfermeiros oncológicos tenham o conhecimento de quais são essas medicações, a qual alvo se direcionam, como devem ser administradas, quais efeitos colaterais podem causar, como manejar esses efeitos e como orientar seus pacientes para que eles possam obter o máximo benefício com um tratamento seguro e com o mínimo impacto negativo em qualidade de vida.

Tabela 10.1. Nomenclatura dos anticorpos monoclonais.

Estrutura	Nomenclatura	Exemplo
Murino	Momab	Tositumumabe
Quimérico	Ximab	Rituximabe
Humanizado	Zumab	Bevacizumabe
Totalmente humanizado	Umab	Panitumumabe

Adaptada de: Ferreira CG, Rocha JC. Oncologia molecular. São Paulo: Atheneu; 2004. capítulos 35 e 37, p. 407-414, 427-436.

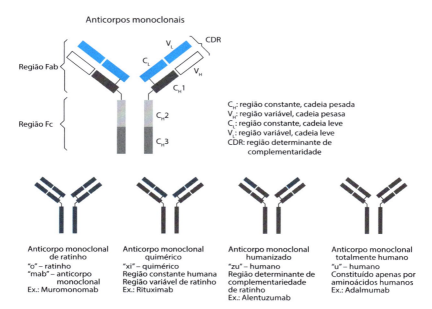

Figura 10.1. Estrutura dos anticorpos monoclonais.

Adaptada de: Oncology Nursing Society. Clinical guide to antineoplastic therapy: a chemotherapy handbook. 2nd ed. Pittsburg: Gullatte; 2007. cap. 4, p. 57-75; e Moore A. Medical oncology self-evaluation program. 1st ed. American Society of Clinical Oncology; 2007. cap. 4, p. 63-83. Disponível em: <http://www.mabion.eu/eng/antibodies.htm>. Acesso em: 16 abr. 2011.

PARTE II | MODALIDADES DE TRATAMENTO EM ONCOLOGIA

Tabela 10.2. Classificação, mecanismo de ação, indicação, dose, via de administração, efeitos colaterais e considerações de enfermagem sobre anticorpos monoclonais.

Nome genérico	Molécula-alvo	Mecanismo de ação	Indicação/dose/via de ADM	
Alentuzumabe (antiCD52)	CD52	AMH, age nos antígenos CD52 presentes na superfície da maioria dos linfócitos humanos normais e linfócitos T e B de células malignas. Uma vez ligados, são iniciadas citotoxicidade celular anticorpo-dependente (ADCC), citotoxicidade complemento-dependente (CDC) e ativação das células T normais contra as células malignas.	Aprovado pelo FDA em 2001[39] para leucemia linfocítica de células B em pacientes previamente tratados com agentes alquilantes e que falharam com fludarabina. Vias SC (melhor tolerada) e IV. Dose inicial: 3 mg em 2h, diária, com escalonamento para 10 e 30 mg se bem tolerado (efeitos colaterais ≤ G2). Manutenção de 30 mg 3×/semana por 12 semanas.	
Atezolizumabe (anti-PDL1)	Anti-PDL1 (ligante)	AMH liga-se ao PD-L1 expresso nas células tumorais ou nas células imunológicas infiltrantes de tumores e bloqueia sua interação com os receptores PD-1 e B7.1 presentes nas células T e em células apresentadoras de antígeno. O bloqueio dessa interação reativa a resposta imunológica e antitumoral, ocorrendo sem indução da citotoxicidade celular dependente de anticorpo[84].	Aprovado pelo FDA[85] em 2016 para o tratamento de pacientes com carcinoma urotelial localmente avançado ou metastático que apresentaram progressão de doença durante ou após a quimioterapia contendo platina ou com progressão de doença em 12 meses de tratamento neoadjuvante ou adjuvante com quimioterapia contendo platina. Tratamento de pacientes câncer de pulmão não-pequenas células metastático (NSCLC) que progrediram durante esquema de quimioterapia contendo platina. Pacientes com mutações do EGFR ou ALK após progressão da doença com terapia alvo.	
Bevacizumabe (inibidores da angiogênese)	VEGF (ligante)	AMH age ligando-se a todas as formas humanas de VEGF-A nas células endoteliais. A inibição do VEGF-A evita que os vasos sanguíneos enviem tubos capilares para o tumor, inibindo uma das etapas da angiogênese. O VEGF parece ser necessário para a manutenção da existência dos vasos sanguíneos tumorais e sua inibição faz com que esses vasos se normalizem e diminuam a pressão intersticial tumoral, permitindo que a circulação sanguínea normal chegue até o tumor, o que favorece a penetração de terapias antineoplásicas no tumor. Bevacizumabe aumenta a resposta imune antitumoral, auxiliando as células dendríticas a funcionar mais efetivamente. Por ser um AM IgG1, também age por citotoxicidade celular anticorpo-dependente e citotoxicidade complemento-dependente.	Aprovado pelo FDA[40] em 2004: 1ª e 2ª linhas de tratamento em pacientes com CC ou CR metastático em combinação com regimes baseados em 5 FU, dose de 10 mg/kg IV a cada 2 semanas. 2006: 1ª linha de tratamento em pacientes com NSCLC, irressecável, localmente avançado, recorrente ou metastático em combinação com carboplatina e paclitaxel, dose de 15 mg/kg IV a cada 3 semanas. 2009: como monoterapia no tratamento de glioblastoma com progressão de doença à terapia prévia, dose de 10 mg/kg IV a cada 2 semanas. 2009: tratamento de CRe metastático em combinação com IFN-alfa, dose de 10 mg/kg IV a cada 2 semanas; CM*.	

156

Efeitos colaterais	Considerações de enfermagem
Reações infusionais (*rash*, náusea, vômito, febre), leucopenia, linfopenia, anemia e plaquetopenia. Hipotensão, hipertensão, taquicardia sinusal ou supraventricular. Dor óssea, astenia, edema periférico, cefaleia. Reativação de herpes simples. Pacientes com múltiplos tratamentos antineoplásicos prévios possuem alto risco de infecções bacterianas, virais e oportunistas.	Monitorar HMG semanalmente. Pré-medicar com paracetamol 750 mg e difenidramina 50 mg 30 min antes da infusão. Caso a infusão seja lentificada, repetir pré-medicações a cada 4h. Hidratação IV com 500 mL de SF 0,9% pré e pós-infusão é recomendada – parece diminuir a incidência de reações infusionais. Profilaxia antimicrobiana também é recomendada trimetoprima/sulfametoxazol 160/800 mg, 3×/semana e fanciclovir 250 mg 2×/dia: iniciar no D-8 e continuar por 2 meses após o término ou interrupção do tratamento ou até contagem de CD4 $\geq$ 200 células/mm^3. Atentar para a integridade de pele e mucosas do paciente, *status* pulmonar e habilidade em eliminar secreções. Orientar paciente a reportar efeitos colaterais, atentando para sinais e/ou sintomas de anemia e infecções (evitar locais aglomerados e fechados, bem como convívio com pessoas resfriadas), e a procurar serviço médico em caso de febre, calafrio, tosse produtiva, disúria ou sangramento.
Reações infusionais. Toxicidades decorrentes da inflamação induzida pelo aumento da ativação de linfócitos T: dermatite (mais comum, frequentemente associada a prurido e *rash*), gastroenterocolite, hepatite, hipofisite, tireoidite, nefrites, pneumonite, artrite, meningite asséptica. Elevação das enzimas hepáticas (necessária distinção entre metástase hepática e hepatite imune), alteração no cortisol, ACTH, testosterona, TSH, T4 livre.	Administrar 1ª infusão em 60 min. Se 1ª infusão bem tolerada, administrar 2ª infusão em 30 min. Não é necessário realizar pré-medicação. Checar exames laboratoriais antes de cada infusão: hemograma, bioquímica, função hepática e renal, TSH e T4 livre. Orientar o paciente a não iniciar corticosteroides sem avisar a equipe responsável pelo cuidado oncológico e ao reporte precoce de sinais e sintomas imunorrelacionados como: prurido, *rash*, alteração da coloração da pele, olhos, tosse seca ou dispneia, aumento da frequência das evacuações ou diarreia, alteração da coloração urinária e orientar sintomas de alterações endócrinas.
Anemia, leucopenia, neutropenia, trombocitopenia, proteinúria, hipocalemia, bilirrubinemia. Diarreia, perfuração intestinal, deiscência de feridas, sangramentos (epistaxe, hemoptise, hematêmese, hemorragia de SNC e vaginal), TVP, hipertensão, ICC, síndrome nefrótica. Em combinação com Paclitaxel: artralgia, astenia, mialgia, neutropenia febril.	Monitorar HMG, K, urinálise, função renal e hepática. Incompatível com soluções glicosadas. Administrar 1ª infusão em 90 min. Se 1ª infusão bem tolerada, administrar 2ª infusão em 60 min. Se 2ª infusão bem tolerada, administrar doses subsequentes em 30 min. Infusões em 10 min de 5 mg/kg têm se mostrado seguras. Não administrar em *push* ou bólus. Iniciar bevacizumabe após 28 dias de cirurgias de grande porte e somente se ferida operatória estiver totalmente cicatrizada. Suspender bevacizumabe por pelo menos 4 semanas antes de cirurgias eletivas. Orientar paciente a reportar efeitos colaterais, atentar para sinais e/ou sintomas de náusea, dor abdominal, constipação, integridade da pele prejudicada. Procurar serviço médico em caso de dor abdominal severa acompanhada de náusea, vômito e constipação, alteração de *status* mental, mobilidade e/ou visão, dor, edema e/ou hiperemia de MMSS ou MMII, dispneia, sangramentos (exceção de epistaxe) e deiscências. Monitorar PA antes e durante o tratamento a cada aplicação. Em pacientes com história de hipertensão, monitorar PA em domicílio. Nos pacientes em uso de medicações anti-hipertensivas, enfatizar a importância da aderência ao tratamento. Prejudicial à fertilidade e teratogênico.

(Continua)

PARTE II | MODALIDADES DE TRATAMENTO EM ONCOLOGIA

Tabela 10.2. Classificação, mecanismo de ação, indicação, dose, via de administração, efeitos colaterais e considerações de enfermagem sobre anticorpos monoclonais. (*Continuação*)

Nome genérico	Molécula-alvo	Mecanismo de ação	Indicação/dose/via de ADM
Cetuximabe (inibidores de EGFR)	EGFR	AMQ age ligando-se ao sítio extracelular do EGFR, evita a dimerização e a iniciação da sinalização celular via fosforilação do receptor de tirosina quinase, impedindo que a mensagem para divisão celular seja transmitida. Devido à inativação do EGFR, ocorre a indução à apoptose e a diminuição da produção do VEGF. Por ser um AM IgG1, também age por citotoxicidade celular anticorpo-dependente e citotoxicidade complemento-dependente. Sinergismo com terapia antineoplásica e RT, parece impedir que as células malignas reparem o DNA danificado. Cetuximabe é efetivo somente se o gene *KRAS* é normal (selvagem).	Aprovado pelo FDA para[41]: Tratamento de CCR metastático que expressam EGFR, em combinação com irinotecano, para pacientes refratários à terapia antineoplásica baseada em irinotecano (somente em pacientes com *KRAS* selvagem); Dose: 400 mg/m^2 IV em 2h seguido de manutenção semanal com 250 mg/m^2 em 1h. Tratamento em combinação com RT para carcinoma de células escamosas de cabeça e pescoço localmente avançado; Dose: 400 mg/m^2 IV em 2h uma semana antes do início da RT, seguido de manutenção semanal 1h antes da RT com 250 mg/m^2 IV em 1h até o término da RT. Como monoterapia para o tratamento de pacientes com CCECP recorrente ou metastático que falharam em regime baseado em platina; dose: 400 mg/m^2 IV em 2h seguido de manutenção semanal com 250 mg/m^2 em 1h.
Denileukin diftitox (imunotoxinas)	CD25	Proteína citotóxica derivada de DNA recombinante contendo fragmentos da toxina difteria e IL-2, possui alta afinidade pelos receptores de Il-2, contendo o componente CD25, como os linfócitos ativados T e B e os macrófagos ativados. A porção da IL-2 se liga ao receptor de IL-2 das células malignas que contém o componente CD25. A toxina da difteria é levada para dentro da célula, torna-se ativa e inibe a síntese de proteína, levando a célula tumoral à morte celular em horas.	Indicado para o tratamento: Linfoma cutâneo de células T, CD25 positivo, persistente ou recorrente Dose: 9 ou 18 mcg/kg/dia IV, entre 15-80 min de infusão, por 5 dias, a cada 3 semanas, por pelo menos 3 ciclos.

158

Efeitos colaterais	Considerações de enfermagem
Reações infusionais (90% na 1ª infusão) – sintomas subjetivos: prurido, náusea, cólicas abdominais, dificuldade na fala, ansiedade, agitação, vontade de urinar e/ou evacuar, tremores; sintomas objetivos: broncoespasmo, dispneia, rouquidão, urticária, hipotensão, febre, cianose. *Rash* acneiforme (86%)[42], principal toxicidade de inibidores de EGFR já que eles se localizam na epiderme; intensidade do *rash* é diretamente proporcional à resposta do paciente ao tratamento), diarreia (EGFR também localizados no trato gastrintestinal), vômito, estomatite, anorexia, mucosite. Leucopenia, hipomagnesemia, hipocalemia, hipocalcemia (70% de Mg, entre outros eletrólitos, são reabsorvidos na alça de Henle; os EGFR localizados nessa alça diminuem consideravelmente essa reabsorção).	Monitorar HMG e eletrólitos, em casos de hipomagnesemia G1 a reposição com Mg IV é recomendada (parece ser efetiva na prevenção de hipomagnesemia > G1). Pré-medicar com antagonista H1 como difenidramina 50 mg IV. Administrar em bomba de infusão e permanecer com o paciente durante os primeiros 15 min da 1ª infusão. Monitorar SSVV e atentar para sinais/sintomas de reação; ter rápido acesso a medicações de urgência. Administrar *flush* de SF 0,9% após término da infusão. Manter o paciente em observação por 1h após o término da 1ª dose. Atentar para integridade da pele do paciente, orientar que o *rash* é o efeito colateral mais comum. Orientar paciente sobre uso de protetor solar, chapéus e para evitar exposição ao sol. Tratamento profilático com minociclina 100 mg/dia VO antes de dormir parece diminuir significativamente severidade do *rash* acneiforme durante o 1º mês de terapia com cetuximabe.[42] Orientar paciente a reportar efeitos colaterais, atentar para sinais e/ou sintomas de infecções (evitar locais aglomerados e fechados, bem como convívio com pessoas resfriadas). Orientar sobre a importância do manejo de anorexia, mucosite, náusea, constipação e diarreia mediante mudanças dos hábitos alimentares. Orientar paciente sobre administração de antieméticos e antidiarreicos se necessário. Orientar paciente sobre uso de métodos contraceptivos durante o tratamento e até 60 dias após o término dele.
Reações infusionais (69%), anemia, plaquetopenia, hipoalbuminemia, síndrome de vazamento vascular, elevação das transaminases, linfopenia, infecções, *flu like* síndrome (91%), taquicardia, trombose. Anorexia, hipotensão, anemia, confusão, *rash*, náusea e vômito tendem a ser mais severos em pacientes idosos.	Monitorar HMG, albumina, função hepática e renal basal e semanalmente durante o tratamento. Pré-medicar com paracetamol, corticosteroides e anti-histamínicos. Administrar em bomba de infusão e permanecer com o paciente durante os primeiros 15 min da 1ª infusão. Monitorar SSVV e atentar para sinais/sintomas de reação; ter rápido acesso a medicações de urgência. SF 0,9% 500 mL após a infusão é recomendado. Monitorar peso, pressão arterial, nível de albumina sérica, edema. Orientar paciente a reportar efeitos colaterais, atentar para sinais e/ou sintomas de anemia e infecções (evitar locais aglomerados e fechados, bem como convívio com pessoas resfriadas), e a procurar serviço médico em caso de febre, calafrios, falta de ar, tosse seca ou produtiva, disúria ou sangramentos. Orientar paciente sobre sintomas da *flu like* síndrome e o uso de antipiréticos se necessário. Orientar paciente sobre importância do manejo de náusea, vômito e diarreia por meio de mudanças dos hábitos alimentares. Orientar paciente sobre administração de antieméticos e antidiarreicos se necessário. Orientar pacientes sobre métodos contraceptivos; mulheres não devem amamentar.

(Continua)

PARTE II | MODALIDADES DE TRATAMENTO EM ONCOLOGIA

Tabela 10.2. Classificação, mecanismo de ação, indicação, dose, via de administração, efeitos colaterais e considerações de enfermagem sobre anticorpos monoclonais. (*Continuação*)

Nome genérico	Molécula-alvo	Mecanismo de ação	Indicação/dose/via de ADM
Durvalumabe (anti-PDL1)	Anti-PDL1 (ligante)	AMTH que bloqueia a interação do ligante de morte celular programada 1 (PD-L1) com PD-1 e com CD80. Esse bloqueio permite a resposta imune sem indução da citotoxicidade mediada por célula dependente de anticorpo (ADCC).	Aprovado pelo FDA para[86]: 2017: para o tratamento de pacientes com carcinoma urotelial localmente avançado ou metastático que apresentaram progressão de doença durante ou após a quimioterapia contendo platina ou com progressão de doença em 12 meses de tratamento neoadjuvante ou adjuvante com quimioterapia contendo platina.
Ibritumomabe tiuxetam (IT) (imunoconjugados)	CD20	AMM conjugado ao radioisótopo Ytrium-90 (emissor de partículas beta), promovendo atividade imunológica associada à radioterapia localizada. Age ligando-se ao receptor do antígeno CD20 (expresso em 90% LHN B, porém não nas células-tronco) da superfície dos linfócitos B normais e malignos. A interação do AM ao alvo causa liberação de radiação citotóxica (meia-vida de 64h), promove ADCC, CDC e apoptose.[32,35]	Aprovado pelo FDA em combinação com rituximabe e indium-111 IT, para pacientes com LNH B de baixo grau, folicular ou transformados, que não responderam a terapia-padrão ou refratários a rituximabe como agente isolado.[32] D1: uma dose de indium-111 IT, IV em 10 min seguido de rituximabe 250 mg/m² (ver infusão específica). Entre D7-9: rituximabe IV 250 mg/m2 e IT IV 0,4 mCi/kg.[35,44,45]
Ipilimumabe (antiCTLA-4)	CTLA-4	AMTH, age bloqueando o antígeno CTLA-4 para potencializar uma resposta antitumoral (ataque ativo contra células tumorais, replicação e diferenciação da célula T). Ao mesmo tempo age bloqueando as vias coestimulatórias B7-1 e B7-2 (mantendo os linfócitos T ativados trabalhando).	Aprovado para o tratamento de melanoma irressecável ou metastático. Dose: 3 mg/kg IV em 90 min, a cada 3 semanas, no total de 4 dose.[46]
Lexatumumabe (indutores de apoptose)	DR4	Age ligando-se ao receptor do TRAIL, o DR4, ativando a via de sinalização para a morte celular programada – apoptose. Os receptores DR4 e DR5 tendem a ser mais fortemente expressos nas células malignas.[33,47] Os indutores de apoptose são também utilizados para tornar as células tumorais mais sensíveis aos efeitos das terapias antineoplásicas.[33]	Em estudos de pesquisa clínica para o tratamento de pacientes pediátricos com linfomas recorrentes ou refratário ou tumores sólidos, incluindo o sarcoma de Ewing.[47] Em estudos de pesquisa clínica para o tratamento de tumores sólidos recorrentes ou refratários em adultos, a dose testada foi de 10 mg/kg IV a cada 2 semanas.[48]

160

Efeitos colaterais	Considerações de enfermagem
Toxicidades decorrentes da inflamação induzida pelo aumento da ativação de linfócitos T: dermatite (mais comum, frequentemente associada a prurido e *rash*), gastroenterocolite, diabetes tipo 1 imunorrelacionada, hepatite, hipofisite, tireoidite, nefrites, pneumonite, artrite, meningite asséptica. Elevação das enzimas hepáticas (necessária distinção entre metástase hepática e hepatite imune), alteração no cortisol, ACTH, testosterona, TSH, T4 livre.	Administrar em 60 min. Não é necessário realizar pré-medicação. Checar exames laboratoriais antes de cada infusão: hemograma, bioquímica, função hepática e renal, TSH e T4 livre. Orientar o paciente a não iniciar corticosteroides sem avisar a equipe responsável pelo cuidado oncológico e ao reporte precoce de sinais e sintomas imunorrelacionados como: prurido, *rash*, alteração da coloração da pele, olhos, tosse seca ou dispneia, aumento da frequência das evacuações ou diarreia, alteração da coloração urinária e orientar sintomas de alterações endócrinas.
Supressão da medula óssea quando terapia combinada a outros agentes antineoplásicos, leucopenia, neutropenia, anemia e plaquetopenia. Raramente: reação infusional fatal em 24h da dose de rituximabe (hipoxemia, infiltrado pulmonar, síndrome da angústia respiratória aguda, infarto do miocárdio, fibrilação ventricular, choque cardiogênico), 2% incidência de malignidade. Astenia, náusea, cefaleia, dor abdominal, diarreia, tosse, artralgia, ansiedade.	Monitorar HMG ao menos semanalmente nas primeiras 12 semanas de tratamento. Pré-medicar e administrar rituximabe conforme recomendação específica. Monitorar SSVV antes, durante e após a infusão do rituximabe. Atentar para sinais/sintomas de reação (rubor, cianose, broncoespasmo, hipotensão); ter rápido acesso a medicações de urgência. Orientar paciente a reportar se presença de urticária e prurido na garganta. Evitar extravasamento. Orientar paciente de que anemia, infecções e sangramentos podem ocorrer, bem como sobre medidas de manejo (evitar locais aglomerados, convívio com pessoas resfriadas, poupar energia, reportar febre e sangramentos). Orientar paciente a evitar o contato de suas secreções corporais (saliva, sangue, urina, fezes, sudorese, vômito) com outras pessoas, do início do tratamento até 1 semana após o término. Contraindicada em pacientes com > 25% de medula óssea hipocelular ou história de falha na coleta de células-tronco. Radiação é potencialmente carcinogênica e mutagênica, orientar paciente a usar condom do início do tratamento até 12 meses após término dele.
Reações infusionais (rubor facial, dor torácica). Toxicidades decorrentes da inflamação induzida pelo aumento da ativação de linfócitos T: dermatites (mais comum, frequentemente associada a prurido), enterocolites, hipofisites, tireoidite, uveítes, nefrites, alveolites, artrites, meningite asséptica. Elevação das enzimas hepáticas (necessária distinção entre metástase hepática e hepatite imune), alteração no cortisol, ACTH, testosterona, TSH, T4 livre.	Administrar 1ª infusão em 90 min. Se 1ª infusão bem tolerada, administrar 2ª infusão em 60 min. Não é necessário realizar pré-medicação. Checar exames laboratoriais antes de cada infusão: hemograma, bioquímica, função hepática e renal, TSH e T4 livre. Orientar o paciente a não iniciar corticosteroides sem avisar a equipe responsável pelo cuidado oncológico e ao reporte precoce de sinais e sintomas imunorrelacionados como: prurido, *rash*, alteração da coloração da pele, olhos, tosse seca ou dispneia, aumento da frequência das evacuações ou diarreia, alteração da coloração urinária e orientar sintomas de alterações endócrinas.
Estudos têm demonstrado que o tratamento é bem tolerado. Fadiga, náusea, anemia, anorexia, dispneia, taquicardia. Alterações nas enzimas hepáticas.	Monitorar HMG e função hepática. Orientar paciente sobre possíveis efeitos colaterais. Estimular ingesta alimentar. Sinergismo com cisplatina.

(Continua)

PARTE II | MODALIDADES DE TRATAMENTO EM ONCOLOGIA

Tabela 10.2. Classificação, mecanismo de ação, indicação, dose, via de administração, efeitos colaterais e considerações de enfermagem sobre anticorpos monoclonais. (*Continuação*)

Nome genérico	Molécula-alvo	Mecanismo de ação	Indicação/dose/via de ADM
Mapatumumabe[33,47] (indutores de apoptose)	DR5	Age ligando-se ao receptor do TRAIL, o DR5, ativando a via de sinalização para a morte celular programada – apoptose.	Em estudos de pesquisa clínica para o tratamento de mieloma múltiplo refratário ou recorrente.[33]
Nivolumabe (anti-PD1)	PD-1	AMH IgG4 que se liga ao receptor PD-1 e bloqueia sua interação com os ligantes PD-L1 e PD-L2, responsáveis pela inibição da resposta imune mediada pela via PD-1.[90]	Aprovado para: Em monoterapia ou em associação com ipilimumabe para o tratamento do melanoma avançado (irressecável ou metastático) em adultos. Em monoterapia para o tratamento do câncer de pulmão de células não-pequenas (CPCNP), localmente avançado ou metastático, após quimioterapia prévia em adultos. Em monoterapia para o tratamento do carcinoma de células renais avançado após terapêutica prévia em adultos. Em monoterapia para o tratamento de doentes adultos com linfoma de Hodgkin clássico refratário ou recidivante, após transplante autólogo de progenitores hematopoiéticos (TAPH) e tratamento com brentuximab vedotina. Em monoterapia para o tratamento do carcinoma de células escamosas da cabeça e pescoço em adultos, quando existe progressão durante ou após terapêutica baseada em platina. Em monoterapia é indicado para o tratamento do carcinoma urotelial em adultos, localmente avançado ou metastático, após falência terapêutica prévia de regime contendo platina.[87]
Ofatumumabe (antiCD20)	CD20	AMTH IgG1 liga-se aos receptores do antígeno CD20 (expresso em 90% LHN B, porém não nas células-tronco) localizados na membrana dos linfócitos B. Possui citotoxicidade complemento-dependente mais forte quando comparado ao rituximabe, é mais efetivo na morte das células tumorais com baixa expressão de CD20 e é capaz de eliminar as células CD20 resistentes a rituximabe.	Em estudos de pesquisa clínica para tratamento da LLC refratária, LNH folicular refratário e linfoma difuso de grandes células B. Dose: 300, 500, 700 e 1.000 mg IV semanalmente.

Efeitos colaterais	Considerações de enfermagem
Estudos têm demonstrado que o tratamento é bem tolerado.	Sinergismo com cisplatina.
Reações infusionais (rubor facial, dor torácica). Toxicidades decorrentes da inflamação induzida pelo aumento da ativação de linfócitos T: dermatites (mais comum, frequentemente associada a prurido), enterocolites, hipofisites, tireoidite, uveítes, nefrites, alveolites, artrites, meningite asséptica. Elevação das enzimas hepáticas (necessária distinção entre metástase hepática e hepatite imune), alteração no cortisol, ACTH, testosterona, TSH, T4 livre.	Administrar em 60 min. Não é necessário realizar pré-medicação. Checar exames laboratoriais antes de cada infusão: hemograma, bioquímica, função hepática e renal, TSH e T4 livre. Orientar o paciente a não iniciar corticosteroides sem avisar a equipe responsável pelo cuidado oncológico e ao reporte precoce de sinais e sintomas imunorrelacionados como: prurido, *rash*, alteração da coloração da pele, olhos, tosse seca ou dispneia, aumento da frequência das evacuações ou diarreia, alteração da coloração urinária e orientar sintomas de alterações endócrinas.
Reações infusionais - sintomas subjetivos: prurido, náusea, cólicas abdominais, dificuldade na fala, ansiedade, agitação, vontade de urinar e/ou evacuar, tremores; sintomas objetivos: broncoespasmo, dispneia, rouquidão, urticária, hipotensão, febre, cianose. Neutropenia.	Monitorar HMG. Pré-medicar com paracetamol e difenidramina. Monitorar SSVV e atentar para sinais/sintomas de reação. Permanecer com o paciente durante os primeiros 15 min da 1ª infusão. Ter rápido acesso a medicações de urgência. Caso paciente tenha reação infusional, acrescentar dexametasona às pré-medicações. Manter o paciente em observação por 1h após o término da 1ª dose. Para pacientes que apresentarem reação infusional G1-2, reduzir permanente velocidade de infusão em 50%. Pacientes que apresentarem reação infusional G3-4 devem ter o tratamento descontinuado.

(Continua)

PARTE II | MODALIDADES DE TRATAMENTO EM ONCOLOGIA

Tabela 10.2. Classificação, mecanismo de ação, indicação, dose, via de administração, efeitos colaterais e considerações de enfermagem sobre anticorpos monoclonais. (*Continuação*)

Nome genérico	Molécula-alvo	Mecanismo de ação	Indicação/dose/via de ADM
Panitumumabe (antiEGFR)	EGFR	AMTH, age ligando-se ao EGFR, evita a dimerização e iniciação da sinalização celular via fosforilação do receptor de tirosina quinase, impedindo que a mensagem para divisão celular seja transmitida. Em adição à inibição do crescimento celular, ocorrem a indução a apoptose e diminuição da produção *matrix* metaloproteinase e do fator de crescimento endotelial, diminuindo a angiogênese. Panitumumabe é efetivo somente se o gene *KRAS* é normal (selvagem).	Aprovado pelo FDA para o tratamento em monoterapia do carcinoma colorretal metastático com EGFR expresso, refratário a regimes de tratamento contendo fluouropirimidinas, oxaliplatina e irinotecano. Dose 6 mg/kg IV em 1h a cada 2 semanas.[49]
Pembrolizumabe (anti-PD1)	PD-1	AMH IgG4 que se liga ao receptor PD-1 e bloqueia sua interação com os ligantes PD-L1 e PD-L2, responsáveis pela inibição da resposta imune mediada pela via PD-1[89].	Aprovado para: Em monoterapia para o tratamento do melanoma avançado (irressecável ou metastático) em adultos. Em associação com carboplatina e alimta para o tratamento do câncer de pulmão de células não-pequenas (CPCNP), em 1ª linha como tratamento inicial. Em monoterapia em pacientes com alta expressão de PD-L1 ($\geq$ 50%) e que não tenham mutação do EGFR e ALK e resgate após quimioterapia ou para pacientes com alguma expressão de PD-L1 ($\geq$ 1%) e como tratamento de 2ª linha para pacientes EGFR e ALK positivos. Em monoterapia é indicado para o tratamento do carcinoma urotelial em adultos, localmente avançado ou metastático, após falência terapêutica prévia de regime contendo platina. Em monoterapia é indicado para o tratamento de pacientes com câncer gástrico ou da junção esôfago-gástrica avançado portadores de expressão de PD-L1 $\geq$ 1 com exposição prévia a $\geq$ 2 regimes de quimioterapia contendo fluoropirimidina e dupla de platina.[88]

164

Efeitos colaterais	Considerações de enfermagem
Hipomagnesemia após 6 semanas de tratamento. Hipocalcemia em alguns pacientes. Reações de hipersensibilidade e infusionais, doença pulmonar intersticial. Toxicidades dermatológicas: *rash* acneiforme, prurido, ressecamento, descamação e/ou fissuras da pele, eritema, paroníquia, *rash* macular. Estomatite, mucosite, náusea, vômito, diarreia, dor abdominal, constipação, conjuntivite.	Monitorar peso, integridade da pele, HMG e eletrólitos. Em casos de hipomagnesemia G1 a reposição com Mg IV é recomendada (parece ser efetiva na prevenção de hipomagnesemia > G1); Pré-medicação não é necessária. Administrar em bomba de infusão. Para pacientes que apresentarem reação infusional G1-2, reduzir permanente velocidade de infusão em 50%. Pacientes que apresentarem reação infusional G3-4 devem ter o tratamento descontinuado. Orientar paciente sobre uso de protetor solar, chapéus e evitar exposição ao sol. Orientar que o *rash* é o efeito colateral mais comum e quais meios de manejá-lo. O uso profilático (D-1 até a 6ª semana do tratamento) de hidratante na face, mãos, pés, pescoço, costas e tórax no início da manhã, de protetor solar (livre de PABA, FPS ≥ 15, UVA e UVB) nas áreas expostas antes de sair de casa, de esteroide tópico (hidrocortisona creme 1%) na face, mãos, pés, pescoço, costas e tórax antes de dormir e doxiciclina 100 mg 2 ×/dia diminui a incidência de toxicidades dermatológicas ≥ G2 (principalmente *rash*, paroníquia e prurido), melhora a qualidade de vida e diminui a necessidade de redução de dose do panitumumabe.[50] Orientar importância do manejo de anorexia, mucosite, náusea, constipação e diarreia por meio de mudanças dos hábitos alimentares. Orientar paciente sobre administração de antieméticos e antidiarreicos se necessário. Não administrar com 5FU bólus e irinotecano. Orientar paciente a usar métodos de contracepção; mulheres não podem amamentar durante o tratamento.
Reações infusionais (rubor facial, dor torácica). Toxicidades decorrentes da inflamação induzida pelo aumento da ativação de linfócitos T: dermatites (mais comum, frequentemente associada a prurido), enterocolites, hipofisites, tireoidite, uveítes, nefrites, alveolites, artrites, meningite asséptica. Elevação das enzimas hepáticas (necessária distinção entre metástase hepática e hepatite imune), alteração no cortisol, ACTH, testosterona, TSH, T4 livre.	Administrar em 60 min. Não é necessário realizar pré-medicação. Checar exames laboratoriais antes de cada infusão: hemograma, bioquímica, função hepática e renal, TSH e T4 livre. Orientar o paciente a não iniciar corticosteroides sem avisar a equipe responsável pelo cuidado oncológico e ao reporte precoce de sinais e sintomas imunorrelacionados como: prurido, *rash*, alteração da coloração da pele, olhos, tosse seca ou dispneia, aumento da frequência das evacuações ou diarreia, alteração da coloração urinária e orientar sintomas de alterações endócrinas.

(Continua)

PARTE II | MODALIDADES DE TRATAMENTO EM ONCOLOGIA

Tabela 10.2. Classificação, mecanismo de ação, indicação, dose, via de administração, efeitos colaterais e considerações de enfermagem sobre anticorpos monoclonais. (*Continuação*)

Nome genérico	Molécula-alvo	Mecanismo de ação	Indicação/dose/via de ADM	
Pertuzumabe (anti-HER2)	HER2	AMQ que age seletivamente sobre o domínio extracelular de dimerização (subdomínio II) de HER2. Desse modo, bloqueia a heterodimerização ligante dependente do HER2 com outros membros da família HER, incluindo EGFR, HER3 e HER4.[91]	Aprovado para o tratamento: está indicado como terapia combinada, em conjunto com trastuzumabe e docetaxel, a pacientes com câncer de mama HER2-positivo metastático ou localmente recorrente não ressecável que não tenham recebido tratamento prévio com medicamentos anti-HER2 ou quimioterapia para doença metastática. Em combinação com trastuzumabe e quimioterapia, para o tratamento neoadjuvante de pacientes com câncer de mama HER2-positivo localmente avançado, inflamatório ou em estágio inicial com elevado risco de recorrência (tanto para > 2 cm de diâmetro quanto para linfonodo positivo) como parte de um esquema terapêutico completo para o câncer de mama inicial. Na adjuvância em combinação com trastuzumabe.	
Ramucirumabe (anti-VEGFR2)	VEGF	AMTH, liga-se especificamente ao receptor 2 do VEGF, que é o principal mediador da angiogênese. Ao bloquear a ligação dos ligantes VEGF-A, VEGF-C e VEGF-D ao receptor 2, ramucirumabe inibe a ativação induzida pelos ligantes e consequentemente a proliferação e a migração de células endoteliais humanas.[92]	Aprovado para o tratamento de pacientes com câncer gástrico avançado ou adenocarcinoma da junção gastroesofágica (ligação do esôfago com estômago) após quimioterapia prévia com platina ou fluoropirimidina e que tenham apresentado progressão da doença, nos quais o tratamento com paclitaxel não é apropriado. Em combinação com paclitaxel, é indicado para o tratamento de pacientes com câncer gástrico avançado ou adenocarcinoma da junção gastroesofágica após quimioterapia prévia com platina ou fluoropirimidina e que tenham apresentado progressão da doença. Em combinação com docetaxel no tratamento do câncer de pulmão não pequenas células. Em combinação com esquema FOLFIRI em câncer colorretal metastático, em pacientes que apresentaram progressão de doença após tratamento com fluoropirimidina, oxaliplatina e bevacizumabe.	

166

Efeitos colaterais	Considerações de enfermagem
Reações infusionais (prurido, *rash*). Diarreia, náusea e vômito, anorexia. Fadiga. Diminuição da Fração de Ejeção Ventricular.[91]	Administrar 1ª infusão em 60 min. Se 1ª infusão bem tolerada, administrar 2ª infusão em 30 min. Monitorar fração de ejeção do ventrículo esquerdo com ecocardiograma antes de iniciar a terapia e a cada 3 meses durante a terapia. Monitorar HMG nos tratamentos em combinação com terapia antineoplásica. Pré-medicação não é necessária. Ter rápido acesso a medicações de urgência. Não administrar em *push* ou bólus. Não administrar concomitante com agentes antracíclicos. Em caso de febre e tremores na 1ª infusão, a velocidade de infusão deve ser lentificada e as infusões subsequentes devem ser administradas em 90 min. Em caso de dispneia ou hipotensão clinicamente significante, interromper a infusão.[91]
Reações infusionais (prurido, *rash*). Anemia, leucopenia, neutropenia, trombocitopenia, proteinúria, hipocalemia, bilirrubinemia. Diarreia, perfuração intestinal, deiscência de feridas, sangramentos (epistaxe, hemoptise, hematêmese, hemorragia de SNC e vaginal), TVP, hipertensão, ICC, síndrome nefrótica. Em combinação com quimioterapia: artralgia, astenia, mialgia, neutropenia febril.[92]	Pré-medicar com difenidramina. Para pacientes que apresentarem reações infusionais G1 ou 2 (segundo NCI CTCAE), a pré-medicação deverá ser utilizada em todas as administrações subsequentes.[92] Em caso de uma segunda reação G 1 ou 2 relacionada à infusão, pré-medicar também com dexametasona (ou um equivalente) e paracetamol. Não administrar em *push* ou bólus. Iniciar bevacizumabe após 28 dias de cirurgias de grande porte e somente se ferida operatória estiver totalmente cicatrizada. Suspender bevacizumabe por pelo menos 4 semanas antes de cirurgias eletivas. Orientar paciente a reportar efeitos colaterais, atentar para sinais e/ou sintomas de náusea, dor abdominal, constipação, integridade da pele prejudicada. Procurar serviço médico em caso de dor abdominal severa acompanhada de náusea, vômito e constipação, alteração de *status* mental, mobilidade e/ou visão, dor, edema e/ou hiperemia de MMSS ou MMII, dispneia, sangramentos (exceção de epistaxe) e deiscências. Monitorar PA antes e durante o tratamento a cada aplicação. Em pacientes com história de hipertensão, monitorar PA em domicílio, Nos pacientes em uso de medicações anti-hipertensivas, enfatizar a importância da aderência ao tratamento.

(Continua)

PARTE II | MODALIDADES DE TRATAMENTO EM ONCOLOGIA

Tabela 10.2. Classificação, mecanismo de ação, indicação, dose, via de administração, efeitos colaterais e considerações de enfermagem sobre anticorpos monoclonais. (*Continuação*)

Nome genérico	Molécula-alvo	Mecanismo de ação	Indicação/dose/via de ADM
Rituximabe[51] (anti-CD20)	CD20	AMQ, age ligando-se ao receptor do antígeno CD20 (expresso em 90% LHN B, porém, não nas células-tronco, pré-células B, células plasmáticas normais e outros tecidos normais) da superfície dos linfócitos B normais e malignos, causando lise celular.	Aprovado para o tratamento: Pacientes com linfoma não Hodgkin de células B, baixo grau ou folicular, CD20 positivo, recidivado ou resistente à quimioterapia: 375 mg/m^2 IV semanalmente, por 4 semanas. Pacientes com linfoma não Hodgkin difuso de grandes células B, CD20 positivo, em combinação à quimioterapia CHOP: Dose 375 mg/m^2 IV, no D1 de cada ciclo de CHOP por 8 infusões. Pacientes com linfoma não Hodgkin de células B, folicular, CD20 positivo, não tratados previamente, em combinação com quimioterapia. A combinação com a quimioterapia CVP é de indicação exclusiva para linfomas foliculares, exceto os linfomas foliculares do tipo 3 (correspondente ao linfoma folicular de grandes células da *Working Formulation*): 375 mg/m^2 IV, a cada 21 dias por 8 ciclos, no D1 de cada ciclo de CVP após administração IV do glicocorticosteroide que compõe o CVP. Pacientes com linfoma folicular, como tratamento de manutenção, após resposta à terapia de indução. Dose: 375 mg; m2 IV a cada 8 semanas por 2 anos[52].
Tositumumabe (radioimuno-conjugados)	CD20	AMM antiCD20, composto de IgG2 (murino) conjugado com iodo[131], age ligando-se ao receptor do antígeno CD20 da superfície dos linfócitos B normais e malignos, induzindo a apoptose, ativando a citotoxicidade celular anticorpo-dependente (ADCC) e levando radiação ionizante diretamente para as células tumorais.	Aprovado pelo FDA para o tratamento de pacientes portadores de linfoma não Hodgkin CD20 positivo, folicular, com ou sem transformação, com doença refratária a rituximabe e com recaída após quimioterapia.[53,54] Tratamento composto de 2 fases, com intervalo de 7 a 14 dias (administrar o tratamento somente uma vez): ■ dosimétrica: tositumumabe 450 mg IV em 60 min seguido da combinação de tositumumabe 35 mg + iodo[131] 5 mCi em 20 min. ■ terapêutica: tositumumabe 450 mg IV em 60 minutos, seguida da combinação tositumumabe 35 mg + iodo[131] com dose calculada para proporcionar 75 cGy de irradiação corporal total dose. A determinação da dose de irradiação é baseada na fase dosimétrica. Os cálculos e mensurações devem ser realizados por profissionais treinados pela indústria responsável pela comercialização dessa medicação (Corixa®).[54] Dose corporal total: 65-75 cGy baseada na contagem de plaquetas.

168

Efeitos colaterais	Considerações de enfermagem
Linfopenia B, diminuição de IgM e IgG séricos, neutropenia, plaquetopenia; doenças virais podem ser reativadas. Síndrome da lise tumoral (SLT) (em pacientes com carga tumoral elevada e linfócitos circulantes > 25.000/mm³). Raramente: reação infusional fatal em 24h da dose de rituximabe (hipoxemia, infiltrado pulmonar, síndrome da angústia respiratória aguda, infarto do miocárdio, fibrilação ventricular, choque cardiogênico), 2% de incidência de malignidade. Reações infusionais (entre 30 min e 2h do início da 1ª infusão, devido à liberação de citoquinas decorrentes da lise das células CD20+): ■ sintomas subjetivos: prurido, náusea, cólicas abdominais, dificuldade na fala, ansiedade, agitação, vontade de urinar e/ou evacuar, tremores. ■ sintomas objetivos: broncoespasmo, dispneia, rouquidão, urticária, hipotensão, febre, cianose. Astenia, cefaleia, náusea, vômito, prurido, mialgia. Raramente reações de pele podem ocorrer.	■ Monitorar HMG. Pré-medicar com paracetamol 750 mg VO e difenidramina 50 mg IV. Antes da 1ª dose, é recomendada dexametasona 20 mg IV. Não administrar em *push* ou bólus. Administrar em bomba de infusão. Ter rápido acesso a medicações de urgência. 1ª infusão: iniciar com velocidade de infusão (VI) 50 mg/h, se paciente não apresentar sinais/sintomas de reação, aumentar VI em 50 mg/h a cada 30 min até o máximo de 400 mg/h. Monitorar SSVV pré-infusão, a cada aumento na VI e após o término. Caso paciente apresente reação: diminuir ou interromper a infusão a depender da severidade da reação. Infusões subsequentes: caso a 1ª infusão tenha ocorrido sem reações, administrar em 90 min. Pacientes com risco para SLT: hidratação IV com ou sem alcalinização, alopurinol VO, monitorar U, C, K, F, AC e Ca, peso, balanço hídrico, função renal, cardíaca e sintomas neuromusculares. Orientar paciente a reportar efeitos colaterais, atentar para sinais e/ou sintomas de anemia e infecções (evitar locais aglomerados e fechados, bem como convívio com pessoas resfriadas) e a procurar serviço médico em caso de febre, calafrios, tosse produtiva, disúria ou sangramento. Transfusões de concentrado de hemácias e plaquetas podem ser necessárias. Orientar paciente a usar métodos de contracepção durante o tratamento e até 12 meses do término dele. Mulheres não podem amamentar durante o tratamento.
Reações anafiláticas, supressão da medula óssea. Reações tardias: hipotireoidismo, desenvolvimento de anticorpos humanos antimurinos (HAMA), mielodisplasia e malignidades secundárias.	Monitorar HMG. Pré-medicar com paracetamol 750 mg VO e difenidramina 50 mg IV 30 min antes da infusão do tositumumabe. Monitorar SSVV, atentar para sinais/sintomas de reação. Ter rápido acesso a medicações de urgência. Orientar paciente a reportar efeitos colaterais, atentar para sinais e/ou sintomas de anemia e infecções (evitar locais aglomerados e fechado bem como convívio com pessoas resfriadas) e a procurar serviço médico em caso de febre, calafrios, tosse produtiva, disúria ou sangramento. Transfusões de concentrado de hemácias e plaquetas podem ser necessárias. Contraindicado em pacientes com história de hipersensibilidade a proteínas murinas e em pacientes com > 25% de comprometimento da medula óssea pelo linfoma. Orientar paciente a dormir sozinho ao menos na 1ª noite pós-tratamento. Orientar paciente a evitar o contato de suas secreções corporais (saliva, sangue, urina, fezes, sudorese, vômito) com outras pessoas, por ao menos 2 dias pós-tratamento. Uso de banheiro exclusivo por ao menos 2 dias pós-tratamento. Orientar paciente a não receber visitas de lactentes, crianças e gestantes por ao menos 2 dias pós-tratamento. Não utilizar transportes coletivos por ao menos 2 dias pós-tratamento. Pode causar danos ao feto; mulheres não podem amamentar durante o tratamento.

(Continua)

PARTE II | MODALIDADES DE TRATAMENTO EM ONCOLOGIA

Tabela 10.2. Classificação, mecanismo de ação, indicação, dose, via de administração, efeitos colaterais e considerações de enfermagem sobre anticorpos monoclonais. (*Continuação*)

Nome genérico	Molécula-alvo	Mecanismo de ação	Indicação/dose/via de ADM
Trastuzumabe (anti-HER2)	HER2	AMH, liga-se ao domínio extracelular da proteína codificada pelo gene do receptor HER2 (presente em diversos tecidos normais e tumorais, superexpresso em 25% a 30% dos tumores de mama).[54] Age como antagonista do HER2, estimulador da citotoxicidade celular anticorpo-dependente (ADCC) e promovendo efeito aditivo e/ou sinérgico com algumas terapias antineoplásicas. As vias de sinalização do HER2 parecem ser necessárias para reparos de danos cardíacos. Trastuzumabe não atravessa a barreira hematoencefálica.	Aprovado para o tratamento: Tratamento adjuvante de CM HER+, total de 52 doses, dose inicial: 4 mg/kg ou 8 mg/kg IV em 90 min, seguidos de 2 mg/kg IV em 30 min semanalmente ou 6 mg/kg IV 30 min a cada 3 semanas — a depender do esquema de terapia antineoplásica associado. Tratamento metastático de CM HER+ em monoterapia ou combinação com paclitaxel; dose inicial: 4 mg/kg IV em 90 min, seguidos de 2 mg/kg IV em 30min até progresso de doença. Tratamento de 1ª linha para adenocarcinoma gástrico metastático ou de junção gastroesofagiana, em combinação com cisplatina ou 5 FU; Dose inicial: 8 mg/kg IV em 90 min, seguidos de 6 mg/kg IV em 30 min a cada 3 semanas. Trastuzumabe está sendo estudado em combinação com lapatinibe para prevenção de metástases de SNC.[55]
T-DM1: trastuzumabe associado ao DM1 (imunoconjugado)	HER2	DM1 é um inibidor de tubulina mitótica, 20 vezes mais potente que a vincristina; por meio da molécula ligante MMC, trastuzumabe e DM1 mantém uma ligação estável. T-DM1 age se ligando aos receptores HER2, libera o DM1 para dentro da célula, causando morte celular das células tumorais e preservação das células normais. T-DM1 mantém os mesmos mecanismos de ação do trastuzumabe isolado: antagonista do HER2, estimulador da citotoxicidade celular anticorpo-dependente (ADCC), efeito aditivo e/ou sinérgico com algumas terapias antineoplásicas.	Em estudos de pesquisa clínica para tratamento de CM metastático, HER2 positivo, que progrediram após tratamento com agentes anti-HER2 e previamente tratados com terapia antineoplásica. Dose 3,6 mcg/kg IV a cada 3 semanas.[56]
Volociximabe (antiA5β1)	A5β1 (proteína encontrada nas células endoteliais ativadas, importantes na migração de novos vasos sanguíneos para o tumor)	IgG4 AMQ antiA5β1, se liga a essa proteína, bloqueando-a. Sem ela, as células endoteliais não conseguem se ligar à fibronectina na matriz extracelular dos vasos sanguíneos e acabam entrando em apoptose. O volociximabe age então inibindo a interação endotelial célula-célula e a relação entre a célula endotelial e a *matrix* extracelular circundante, inibindo, assim, a angiogênese.	Em estudos de pesquisa clínica para tratamento de melanoma, CRe metastático e outros tumores sólidos. Dose 10 mg/kg (CRe) e 15 mg/kg (melanoma) IV a cada 2 semanas.[57]

Adaptada de: Wilkes GM, Barton-Burke M. Oncology nursing drug handbook. Sudbury: Jones and Bartlett; 2010, p. 453-672. Buzaid AC, Maluf FC, Lima CMR. Manual de oncologia clínica do Brasil. 9ª ed. São Paulo: Dendrix; 2011 (XIX), p. 690-737.

170

Efeitos colaterais	Considerações de enfermagem
Raramente, reações infusionais, toxicidade pulmonar. Queda da FEVE. CM adjuvante: cefaleia, diarreia, náusea e tremores. CM mestatático: febre, tremores, cefaleia, infecções, ICC, insônia, tosse e *rash*. CG metastático: neutropenia, diarreia, fadiga, anemia, estomatite, perda de peso, infecções de vias aéreas superiores, febre, plaquetopenia, nasofaringite, alteração de paladar.	Monitorar HMG nos tratamentos em combinação com terapia antineoplásica. Pré-medicação não é necessária. Ter rápido acesso a medicações de urgência. Não administrar em *push* ou bólus. Não administrar concomitante com agentes antracíclicos. Em caso de febre e tremores na 1ª infusão, a velocidade de infusão deve ser lentificada e as infusões subsequentes devem ser administradas em 90 min. Em caso de dispneia ou hipotensão clinicamente significante, interromper a infusão. Monitorar FEVE antes do C1, a cada 3 meses durante o tratamento e a cada 6 meses por 2 anos após o término do tratamento. Se queda absoluta de FEVE > 16% em relação ao valor basal ou < que os valores institucionais de normalidade e queda absoluta de FEVE > 10% em relação ao valor basal: suspender tratamento por 4-8 semanas, até que a FEVE retorne a valores normais e queda absoluta seja ≤ 15% em relação ao valor basal. Descontinuar o tratamento se queda de FEVE persistente (> 8 semanas) ou se o tratamento já tiver sido interrompido em mais de 3 vezes por cardiopatias. Orientar paciente a reportar efeitos colaterais, atentar para sinais e/ou sintomas de anemia e infecções (evitar locais aglomerados e fechados, bem como convívio com pessoas resfriadas), e a procurar serviço médico em caso de febre, calafrios, tosse produtiva, disúria ou sangramento. Orientar paciente a reportar sintomas de tosse, ganho de peso, edema de MMII, dificuldade respiratória ou necessidade de dormir com mais travesseiros que o habitual. Pode causar danos ao feto.
Associado com terapia antineoplásica: neutropenia e neutropenia febril. Plaquetopenia, elevação das enzimas hepáticas, hipocalemia, fadiga, constipação, artralgia, cefaleia, fraqueza muscular, dor torácica musculoesquelética, dispneia e derrame pleural. Não está associado com toxicidade cardíaca.	Monitorar HMG, função hepática e K. Seguir recomendações de administração conforme citado anteriormente. Orientar paciente a reportar efeitos colaterais, atentar para sinais e/ou sintomas de infecções (evitar locais aglomerados e fechados, bem como convívio com pessoas resfriadas) e a procurar serviço médico em caso de febre, calafrios, tosse produtiva, disúria ou sangramento. Orientar pacientes sobre constipação e manejo.
Reações infusionais, fadiga, dispneia, náusea, vômito, artralgia, hipertensão e diarreia.	Recomendado pré-medicação (AMQ). Monitorar SSVV, atentar para sinais/sintomas de reação. Orientar paciente sobre importância do manejo de náusea, vômito e diarreia por meio de mudanças dos hábitos alimentares. Orientar paciente sobre administração de antieméticos e antidiarreicos se necessário. Orientar paciente a reportar dispneia. Atentar para desidratação, principalmente em pacientes idosos.

Inibidores de Tirosina Quinase

A proteína tirosina quinase (PTK) desempenha papel fundamental na regulação de proliferação celular, diferenciação, metabolismo, migração e sobrevivência da célula.

As PTK são enzimas que catalisam a transferência do grupo fosfato do ATP para os resíduos de tirosina em polipeptídeos. É sabido que o ser humano contém cerca de 90 tipos de tirosina quinase, e 43 delas são consideradas como genes.[59]

As PTK são classificadas em dois tipos: os receptores de proteína tirosina quinase e os não receptores de proteína tirosina quinase. No presente capítulo serão abordados apenas os receptores de PTK.

Os receptores de PTK possuem uma cadeia polipeptídica única com um segmento transmembranas. O fim desse segmento extracelular contém um domínio ligante de alta afinidade de ligação, enquanto a extremidade citoplasmática contém o núcleo catalítico e as sequências reguladoras.

A PTK mantém-se inativa até que o ligante se ligue ao receptor, o que leva à dimerização de dois receptores de ligação. Uma vez ativados, os receptores são capazes de autofosforilar os resíduos da tirosina mesmo fora do domínio catalítico. Isso estabiliza o receptor ativo e cria sítios de fosfotirosina para as proteínas.

As PTK estão envolvidas na formação de vários tipos de câncer e tornaram-se alvos importantes para a intervenção terapêutica, representando uma promissora classe de agentes antitumorais.[60]

Os inibidores de tirosina quinase (ITK) têm sido alvo de pesquisa no mundo todo, por serem capazes de inibir a proliferação celular, a invasão celular e a angiogênese, visando, assim, melhorar o prognóstico dos pacientes que podem se beneficiar com essa terapia.[61]

No entanto, os ITK foram ignorados logo no início da sua investigação pela falta de evidência de sua atuação específica nos cânceres humanos e por causa das preocupações sobre as especificidades e toxicidades relacionadas a essa terapia.[59]

Esse cenário passou a ser revolucionário com o sucesso do mesilato de imatinibe, utilizado na leucemia mieloide crônica (LMC), que inibe a TK BCR-Abl.[62]

Após o uso do imatinibe a indústria farmacêutica passou a investir continuamente no desenvolvimento de drogas para os mais diversos tipos de câncer. A seguir serão descritos os principais ITK por via oral utilizados na atualidade e os principais cuidados que o enfermeiro oncologista deve ter com o paciente em tratamento com essa classe de medicamentos.

Inlyta® (Axitinibe)

O axitinibe é um inibidor dos receptores do fator de crescimento vascular endotelial (VEGFR-1, VEGFR-2 e VEGFR-3) envolvidos na angiogênese e no crescimento tumoral.[93]

O axitinibe está indicado para o carcinoma metastático de células renais.[94]

Ele está disponibilizado para comercialização na forma de comprimidos revestidos de 1 mg e 5 mg. A dose oral inicial recomendada é de 5 mg duas vezes ao dia e pode ser tomada com ou sem alimento. Os pacientes que toleram a dose inicial de axitinibe de 5 mg duas vezes ao dia sem reações adversas maiores que o grau 2 (de acordo com os critérios comuns de toxicidade para eventos adversos), por duas semanas consecutivas, são normotensos e que não estão recebendo medicação anti-hipertensiva, podem ter sua dose aumentada para 7 mg duas vezes ao dia, chegando até à dose máxima de 10 mg duas vezes ao dia.[94]

Interações medicamentosas que podem ocasionar o aumento da concentração plasmática do axitinibe – atazanavir, cetoconazol, itraconazol, claritromicina, eritromicina, indinavir, nefazodona, nelfinavir, posaconazol, ritonavir, saquinavir, telitromicina, verapamil e voriconazol –, enquanto em outros elas diminuem a concentração plasmática – carbamazepina, dexametasona, fenitoína, fenobarbital e rifampicina.

Os efeitos colaterais mais comumente encontrados nos pacientes em uso de axitinibe foram: hipertensão (40%), síndrome mão-pé (27%), perda de peso (25%), constipação (20%), diarreia (55%), anorexia (34%), náusea (32%), vômito (24%), elevação no nível de ALT (22%), astenia (21%). Outras: crise hipertensiva, fístula gastrintestinal, perfuração gastrintestinal, trombose arterial, TVP (1%), hemorragia (16%), trombose venosa, AVC, síndrome de leucoencefalopatia posterior reversível, ataque isquêmico transitório, trombose da veia central da retina, embolia pulmonar.[93]

Cotellic® (Cobimetinibe)

O cobimetinibe é um inibidor reversível da via da proteína quinase ativada por mitógeno (MAPK) e tem como alvo as quinase 1 (MEK1) e MEK2 reguladas pelo sinal extracelular ativado pelo mitógeno.[96]

O axitinibe está indicado em combinação com vemurafenibe (zelboraf) para o tratamento do melanoma irressecável ou metastático com uma mutação BRAF V600.[96]

Ele está disponibilizado para comercialização na forma de comprimidos revestidos de 20 mg. A dose oral recomendada é de 60 mg uma vez ao dia, durante 21 dias consecutivos (dias 1 a 21 – período de tratamento), seguidos por pausa de 7 dias (dias 22 a 28 – pausa do tratamento) ingerir com ou sem alimento.[96]

Interações medicamentosas que podem ocasionar o aumento da concentração plasmática de cobimetinibe – eritromicina, verapamil, diltiazem, fluconazol, aprepitanto, fosaprepitanto, dronedarona, atazanavir, cetoconazol, claritromicina, itraconazol, nefazodona, saquinavir, ritonavir, indinavir, nelfinavir, voriconazol, lopinavir, telitromicina, conivaptana, posaconazol, boceprevir, telaprevir, cobicistate –, enquanto em outros elas diminuem a concentração plasmática – fenitoína, carbamazepina, primidona, fenobarbital, rifampicina, modafinila, fosfenitoína, erva de São João, efavirenz, bosentana.[96]

Os efeitos colaterais mais comumente encontrados nos pacientes em uso de cobimetinibe foram: gamaglutamiltransferase aumentada (65%), hipofosfatemia (68%), diarreia (60%), náusea (41%), anemia (69%), linfocitopenia (73%). Outras: carcinoma basal celular, ceratoacantoma, fotossensibilidade, erupção cutânea, hemorragia gastrintestinal, hemorragia, fosfatase alcalina aumentada, nível de ALT aumentado, nível de AST aumentado, hepatotoxicidade, bilirrubina sérica aumentada, nível aumentado de creatina quinase, rabdomiólise, hemorragia cerebral, retinopatia, hematúria (2,4%).[96]

Gleevec® (Mesilato de Imatinibe)

O mesilato de imatinibe é um derivado da 2-fenilaminopirimidina, que é uma pequena molécula com atividade contra um número selecionado de PTK, entre elas se incluem c-KIT, receptor do PDGF, Abl e Bcr-Abl.[62,63]

Em adição à ação antagonista contra a proteína de fusão desregulada Brc-Abl, observada em pacientes com LMC, o imatinibe também possui atividade inibitória contra receptores de TK classe três, incluindo PDGFR-alfa e PDGFR-beta, assim como o c-KIT. Esse agente bloqueia a fosforilação do receptor e a atividade de proliferação ativada pelas quinases, resultando em inibição do crescimento e proliferação celular.

O mesilato de imatinibe é indicado não só nos casos de LMC cromossomo Philadelphia positivo, mas também para pacientes com leucemia linfoide aguda cromossomo Philadelphia positivo com falha em tratamentos anteriores e tumores de estroma gastrintestinal, mais comumente conhecido como GIST.[63,64]

PARTE II | MODALIDADES DE TRATAMENTO EM ONCOLOGIA

Ele está disponibilizado para comercialização na forma de cápsulas e comprimidos com apresentação de 50, 100 ou 400 mg. A indicação e a dosagem são feitas pelo oncologista, porém é importante que o enfermeiro oncologista saiba que a dose não deve exceder 800 mg por dia.[65]

É importante também orientar ao paciente para que os comprimidos sejam ingeridos após as refeições e com água somente, para evitar algum tipo de interação e diminuir o risco de epigastralgia.

Existem medicamentos que comumente os pacientes utilizam concomitante com o imatinibe. Por esse motivo, é importante conhecer os medicamentos que têm potencial de interação, pois em alguns casos essas interações ocasionam aumento da concentração plasmática do imatinibe – itraconazol, cetoconazol, eritromicina e claritromicina –, enquanto em outros elas diminuem a concentração plasmática – dexametasona, fenitoína, carbamazepina, rifampicina e fenobarbital.[63]

É importante que o enfermeiro oncologista tenha conhecimento dessas vias de interação, para, conjuntamente com a equipe médica, buscar alternativas que não interfiram no tratamento com imatinibe, buscando drogas com ação similar, mas com menor potencial interacional.

Como na quimioterapia convencional, os pacientes em tratamento com mesilato de imatinibe também apresentam toxicidades como: neutropenia, trombocitopenia, anemia, cefaleia, tontura, parestesia, insônia, náusea, vômito, dispepsia, dor e distensão abdominal, flatulência, diarreia, edema periorbitário e facial, eczema, exantema eritematoso, espasmos musculares, câimbra, artralgia, mialgia e fadiga.[66]

O *rash* cutâneo é um efeito colateral importante e comumente presente nos pacientes em uso do imatinibe, sendo importantes as orientações do enfermeiro oncologista em relação à ingesta hídrica diariamente de ao menos 2 litros, a hidratação da pele com hidratantes sem álcool e a observação de aparecimento de lesões pustulosas.[64]

A presença de *rash* cutâneo está estritamente relacionada à dose do medicamento, e não a uma reação de hipersensibilidade do paciente. Esse tipo de reação é dose-limitante, pois, dependendo do tipo de reação de pele que o paciente apresente, é necessário suspender o uso do medicamento até a resolução completa do problema.[67]

Ibrance® (Palbociclibe)

O palbociclibe um inibidor seletivo de quinases dependentes de ciclinas (CDKs 4 e 6) que promovem a proliferação celular. Palbociclibe reduz a proliferação no câncer de mama das linhagens celulares receptoras de estrogênio positivo (RE) através do bloqueio da progressão da célula da fase G1 para a fase S do ciclo celular. A combinação de palbociclibe e letrozol leva a uma inibição aumentada da fosforilação da proteína do retinoblastoma (Rb) e do crescimento do tumor em comparação com o tratamento com cada fármaco isoladamente.[97]

O palbociclibe está indicado para tratamento do câncer de mama avançado ou metastático com expressão de receptores hormonais (RE positivo) e HER-2 negativo: em combinação com letrozol como tratamento inicial em mulheres na pós-menopausa e em combinação com fulvestranto em mulheres que já receberam tratamento prévio.[98]

Ele está disponibilizado para comercialização na forma de cápsulas de 125 mg, 100 mg e 75 mg. A dose recomendada é uma cápsula de 125 mg uma vez ao dia, durante 21 dias seguido por sete dias sem tratamento para compor um ciclo completo de 28 dias.[98]

O enfermeiro deve reforçar ao paciente que o medicamento em combinação com letrozol, deve ser ingerido junto as refeições. O uso simultâneo de palbociclibe e suco de grapefruit pode resultar em aumento da exposição a palbociclibe.[97]

Se associado com atorvastatina, pode resultar em exposição aumentada de atorvastatina. Quando associado com carbamazepina, pode resultar em exposição diminuída de palbociclibe ou em exposição aumentada de carbamazepina. Se a combinação não puder ser evitada, considerar ajustes de dose, e monitorar os pacientes para toxicidade à carbamazepina ou perda de eficácia do palbociclibe.[97]

Os efeitos colaterais mais comumente encontrados nos pacientes em uso de palbociblibe foram: alopecia (22%), redução do apetite (16%), diarreia (21%), náusea (25%), estomatite (25%), vômito (15%), anemia (35%), diminuição da hemoglobina (83%), diminuição da contagem de plaquetas (61%), diminuição da contagem de glóbulos brancos (95%), leucopenia (43%), linfocitopenia (81%), neutropenia (75%), trombocitopenia (17%), astenia (13%), neuropatia periférica (13%), epistaxe (11%), infecção do trato respiratório superior (31%), fadiga (41%). Outros efeitos como linfocitopenia, trombocitopenia e embolia pulmonar também podem acontecer, porém com menor frequência e menor grau de toxicidade.[97]

Mekinist® (Trametinibe)

O trametinibe é um inibidor reversível da ativação dos sinais extracelulares regulados pelas proteínas quinases ativadas por mitógenos (MAP) MEK1 e MEK2, e de suas atividades. Proteínas MEK são reguladoras do sinal extracelular relacionado à via ERK, o que promove a proliferação celular. Mutações do gene BRAF V600E resultam em ativação constitutiva da via BRAF, que inclui MEK1 e MEK2.[99]

O trametinibe está indicado em associação com dabrafenib para o tratamento de doentes adultos com melanoma metastático ou irressecável com uma mutação BRAF V600.[100]

Trametinibe está disponível para comercialização na forma de comprimidos revestidos de 0,5 mg e 2 mg.[99] A dose recomendada é de 2 mg por dia.[101]

O enfermeiro deve reforçar ao paciente que o medicamento deve ser ingerido com água 1 hora antes da refeição ou 2 horas após a refeição, pois, os alimentos podem retardar ou reduzir a absorção de trametinibe.[99]

Recomenda-se a checagem da função hepática, glicemia de jejum e hemoglobina glicada antes do início do tratamento e a intervalos regulares; ecocardiograma de linha de base, 1 mês após o início da terapia e depois a cada 2-3 meses para checagem da função ventricular; avalição oftalmológica periódica durante o tratamento e nos casos de alterações visuais referidas; monitorar sinais e sintomas de toxicidade pulmonar (tosse, dispneia, hipóxia) e monitorar toxicidade dermatológica e infecções secundárias da pele.[101]

Não há interações medicamentosas conhecidas.[99]

Os efeitos colaterais mais comumente encontrados nos pacientes em uso de trametinibe em combinação com dabrafenibe foram: hipertensão (25% a 26%), edema periférico (21% a 25%; incluindo edema e linfedema; grades 3/4: ≤ 1%), prolongamento do intervalo QT (4% QTcF aumentado > 60 msec; < 1% QTcF prolongamento > 500 msec), fadiga (59%), cefaleia (39%), calafrios (37%), tontura (14%), toxicidade dermatológica (55%; toxicidade severa: < 1%), *rash* cutâneo (28% a 42%), xeroderma (10% a 31%), hiperglicemia (60% a 71%), hiponatremia (24% a 57%), hipoalbuminemia (25% a 53%), hipofosfatemia (36% a 42%), piora do *diabetes mellitus* (27%), náusea (34% a 45%), vômito (25% a 33%), diarreia (33%), diminuição do apetite (29%), dor abdominal (18% a 26%), constipação (13%), neutropenia (44% a 50%; graus 3/4: 6% a 8%), leucopenia (48%; graus 3/4: 8%), anemia (25% a 46%; graus 3/4: ≤ 10%), linfocitopenia (26% a 42%; graus 3/4: 5% a 14%), hemorragia (18% a 23%; graus 3/4: 2% a 3%; pode ocorrer hematoma hepático, úlcera hemorrágica duodenal), trombocitopenia (19% a 21%; graus 3/4: < 1%), aumento da fosfatase *alcalinae phosphatase* (38% a 64%), aumento sérico de aspartato aminotransferase (57% a 61%), aumento sérico de alanina aminotransferase (32% a 48%), artralgia (25% a 28%), mialgia (13% a 20%), aumento sérico da creatina (21%), tosse seca (22%), dispneia (20%), febre (63%).[101]

Tafinlar® (Dabrafenibe)

O dabrafenibe inibe seletivamente algumas formas mutadas da proteína quinase B-raf (BRAF). Mutações de BRAFV600E resultam em uma ativação constitutiva da via BRAF; através da inibição de BRAF, dabrafenibe inibe o crescimento celular tumoral.[102]

O dabrafenibe está indicado em associação com trametinibe para o tratamento de doentes adultos com melanoma metastático ou irressecável com uma mutação BRAF V600E.[103]

Dabrafenibe está disponível para comercialização na forma de cápsulas de 50 mg e 75 mg.[103] A dose recomendada é de 150 mg duas vezes por dia em intervalo de 12 h entre as doses.[104]

O enfermeiro deve reforçar ao paciente que o medicamento deve ser ingerido com água 1 hora antes da refeição ou 2 horas após a refeição, pois, os alimentos podem retardar ou reduzir a absorção de trametinibe. Oriente o paciente a tomar a dose única de trametinibe em um dos horários de tomada de dabrafenibe.[104]

Recomenda-se a checagem da função hepática, glicemia de jejum e hemoglobina glicada antes do início do tratamento e a intervalos regulares; ecocardiograma de linha de base, 1 mês após o início da terapia e depois a cada 2-3 meses para checagem da função ventricular; avalição oftalmológica periódica durante o tratamento e nos casos de alterações visuais referidas; monitorar sinais e sintomas de toxicidade pulmonar (tosse, dispneia, hipóxia) e monitorar toxicidade dermatológica e infecções secundárias da pele. Devido a elevada incidência de pirexia associada à dabrafenibe, orientar o paciente a reportar imediatamente temperatura maior ou igual a 37,8 °C e/ou calafrios.[101]

Se associado a nifedipino pode resultar na diminuição da exposição de nifedipino; diminuição da exposição dos substratos de CYP3A4 (eritromicina, haloperidol, dexametasona, prednisona, triazolam, verapamil, trazodona, alprazolam, oxicodona, pimozida, buspirona, triancinolona, terfenadina, midazolam, fentanila, lovastatina, anlodipino, sinvastatina, ondansetrona, prednisolona, aprepitanto, tramadol, atorvastatina, ziprasidona, fosaprepitanto); Indutores fortes da CYP3A4 (carbamazepina, fenitoína, fenobarbital, primidona e rifampicina) podem diminuir a concentração plasmática de dabrafenibe, recomenda-se a substituição do indutor forte durante o tratamento. Caso não seja possível, monitorar a perda de eficácia; Se associado com substratos de CYP2C8 (cloroquina, repaglinida, pioglitazona, eltrombopague), pode resultar em exposição diminuída dos substratos de CYP2C; Se associado com substratos de CYP2C9 (naproxeno, varfarina, tolbutamida, ibuprofeno, piroxicam, diclofenaco, glipizida, meloxicam, celecoxibe) pode resultar em exposição diminuída dos substratos de CYP2C9; Fármacos que alteram o pH gástrico (inibidores de bomba de prótons, antagonistas de receptores de H2, antiácidos), podem alterar a solubilidade de dabrafenibe e alteração de sua biodisponibilidade. Quando utilizados concomitantemente, a exposição sistêmica de dabrafenibe pode ser diminuída, e o efeito na eficácia é desconhecido; Se associado com substratos de CYP2C19(propranolol, amitriptilina, diazepam, carisoprodol, clobazam, clomipramina, clopidogrel) pode resultar em exposição diminuída dos substratos de CYP2C19; Se associado com substratos de CYP2C19 que aumentam o pH gástrico (omeprazol, lansoprazol, pantoprazol, esomeprazol) pode resultar em biodisponibilidade diminuída de dabrafenibe e concentração diminuída dos substratos de CYP2C19; Se associado com substratos de CYP2B6 (metadona, bupropiona, sertralina) pode resultar em exposição diminuída dos substratos de CYP2B6; Se associado com substratos de múltiplas enzimas hepáticas (amiodarona, citalopram, losartana, rosiglitazona, escitalopram) pode resultar em exposição diminuída dos substratos.[102]

Os efeitos colaterais são similares às descritas anteriormente com trametinibe e se devem a combinação das drogas.[101,104]

Nexavar® (Tosilato de Sorafenibe)

O tosilato de sorafenibe é um inibidor de multiquinase, que reduz a proliferação celular e a angiogênese. Ele inibe a atividade de alvos presentes nas células tumorais (CRAF, BRAF, V600E BRAF, c-KIT e FLT-3) e na angiogênese (CRAF, VEGFR-2, VEGFR-3 e PDGFR-beta). As RAF quinases são quinases serina/treonina, enquanto c-KIT, FLT-3, VEGFR-2 e 3 e PDGFR-beta são receptores de quinases.[71]

O sorafenibe está indicado nos casos de carcinoma hepatocelular e carcinoma de células renais, nos casos de pacientes resistentes ao tratamento com alfa-interferona e interleucina.[64]

Ele está disponível no mercado na forma de comprimidos de 200 mg, sendo a dose indicada para indivíduos adultos de 400 mg, duas vezes ao dia, totalizando a dosagem de 800 mg/dia. O seu uso é indicado continuamente até o momento em que haja benefício clínico. Nos casos de toxicidade severa, é necessária avaliação médica para descontinuação do tratamento ou redução da dose.

É necessário que o enfermeiro oriente o paciente que o medicamento deve ser ingerido com água 1 hora antes da refeição ou 2 horas após a refeição e que o comprimido não deve ser partido ou mastigado, pois isso interfere na absorção e na metabolização da droga. Caso o paciente se esqueça de tomar uma das doses do dia, ele não deve tomar a dose total prescrita de uma só vez, pois isso pode causar toxicidades severas.[72]

As interações medicamentosas em relação ao sorafenibe são similares às do sunitinibe e do imatinibe descritas. É importante destacar que o uso do sorafenibe com o docetaxel aumentou a concentração plasmática do taxotere, sendo recomendado maior cuidado na administração concomitante dessas drogas.

Outras drogas também são utilizadas em concomitância com o sorafenibe, como doxorrubicina, irinotecano, gemcitabina, carboplatina, capecitabina e oxaliplatina, porém não foram identificadas interações que tenham impacto clínico.[71]

Assim, tanto o enfermeiro oncologista como o farmacêutico têm papel importante no monitoramento dos pacientes que utilizam sorafenibe associado com essas drogas que têm potencial interacional.

O sorafenibe também provoca alguns efeitos tóxicos relacionados ao seu uso. Os efeitos mais comumente manifestados são: diarreia, erupções cutâneas, alopecia, síndrome mão-pé, prurido, eritema e fadiga. Pele seca, artralgia, astenia, vômito, hipertensão, anorexia e cefaleia são outros efeitos que também podem acontecer, porém com menos incidência quando comparados com relatados anteriormente.[64]

Os efeitos colaterais presentes nos pacientes em uso de sorafenibe foram relacionados à pele, ao sistema gastrintestinal e ao hematopoético, porém foram bem tolerados pelos pacientes.[73]

Esse medicamento pode ocasionar alterações nos exames laboratoriais do paciente durante o seu uso, como aumento da amilase e hipofosfatemia, além de neutropenia. Por esse motivo, é essencial que o enfermeiro não só acompanhe as manifestações dos efeitos colaterais do tratamento, mas também monitore os resultados de exames, para intervir precocemente em conjunto com a equipe médica.

Sutent® (Sunitinibe)

O maleato de sunitinibe inibe múltiplas TK (mais de 80 tipos) ligadas aos receptores, que implicam o crescimento tumoral na angiogênese e a capacidade de metástase do tumor.[68]

O sunitinibe está indicado nos casos de GIST após falha do tratamento com mesilato de imatinibe, no carcinoma metastático de células renais avançado e nos tumores neuroendócrinos pancreáticos (pNET) metastáticos ou irressecáveis.[64]

PARTE II | MODALIDADES DE TRATAMENTO EM ONCOLOGIA

Ele está disponibilizado para comercialização na forma de cápsula de 12,5 mg, variando a dose do medicamento de acordo com o tipo de câncer. Nos casos de GIST e carcinoma metastático de células renais, está indicado o uso oral de 50 mg de sunitinibe, uma vez ao dia, por quatro semanas consecutivas, seguido de um intervalo de duas semanas. Já nos casos de pNET, está indicada uma dose oral de 37,5 mg, uma vez ao dia, por tempo indeterminado, conforme tolerância do paciente.[69]

O enfermeiro deve reforçar ao paciente que o medicamento deve ser ingerido com água 1 hora antes da refeição ou 2 horas após a refeição, evitando utilizar outras bebidas para ingestão do medicamento, especialmente *grapefruit*, por causa de sua interação com o medicamento.[64]

As interações medicamentosas que podem ocorrer no uso do sunitinibe são similares às descritas anteriormente com o mesilato de imatinibe, podendo-se ingerir a medicação com água ou suco de maçã, evitando o uso de *grapefruit* em razão de seu potencial interacional.[69]

Os efeitos colaterais mais comumente encontrados nos pacientes em uso de sunitinibe foram: fadiga (80%), estomatite (60%), síndrome mão-pé (16%) e trombocitopenia (16%), variando o grau de toxicidade entre 2-4. Outros efeitos como diarreia, anorexia, anemia, neutropenia e hipertensão também podem acontecer, porém com menor frequência e menor grau de toxicidade.[70]

Tarceva® (Cloridrato de Erlotinibe)

O erlotinibe é também um inibidor de tirosina quinase do receptor de fator de crescimento epidermal (EGFR ou HER1). Ele age inibindo a fosforilação intracelular do EGFR. O EGFR é expresso na superfície da membrana celular tanto das células normais como das malignas. A inibição da fosfotirosina EGFR resulta na morte celular.[74]

O erlotinibe está indicado nos casos de carcinoma de pulmão não pequenas células, localmente avançado ou com metástase, tendo sido pelo menos um esquema terapêutico previamente sem sucesso no tratamento. Ele também pode ser utilizado no carcinoma de pâncreas associado com a gemcitabina nos casos de câncer de pâncreas metastático.

O cloridrato de erlotinibe está disponível no mercado na apresentação de cápsulas de 25, 100 e 150 mg. Nos casos de câncer de pulmão, está indicado o uso diário de 150 mg, uma vez ao dia, por via oral continuamente. Nos casos de câncer de pâncreas, a dose diária recomendada é de 100 mg por via oral continuamente.

O enfermeiro oncologista deve ressaltar ao paciente que o medicamento deve ser ingerindo com água 1 hora antes das refeições ou 2 horas após, para garantir a absorção do medicamento no trato gastrintestinal.

Assim como os outros inibidores de tirosina quinase, o erlotinibe também interage com alguns medicamentos, além dos descritos anteriormente na seção do imatinibe e sunitinibe. Ele pode interagir também com a ciprofloxacina que interage com o erlotinibe aumentando a concentração plasmática deste.

Em pacientes que fazem uso contínuo de varfarina ou outros tipos de cumarínicos via oral, é necessário que o enfermeiro e a equipe médica monitorem vigorosamente o resultado do tempo de protrombina, pois há aumento do risco de sangramento quando administrado juntamente com o erlotinibe.[75]

Durante a orientação sobre os cuidados e eventos adversos do uso dessa terapia, o enfermeiro deve conscientizar o paciente e seus familiares sobre a importância de parar de fumar, pois o fumo inibe a exposição do erlotinibe em 50%-60%. Nesse cenário, cabe ao enfermeiro identificar a necessidade de discutir com a equipe médica a necessidade de medicamentos que auxiliem o paciente a parar de fumar.

Os efeitos colaterais mais frequentes são: erupções cutâneas, pele seca, ceratite, conjuntivite, sangramento gastrintestinal, principalmente nos pacientes em uso de anticoagulantes, náusea, fadiga e anorexia.

A diarreia também foi considerada como toxicidade relacionada ao uso do erlotinibe, sendo necessário avaliar o paciente e identificar a necessidade de hidratação endovenosa, além de monitorar a função renal e eletrólitos, tendo em vista o risco de desidratação. Foi verificada também alteração das enzimas hepáticas, sendo necessário acompanhamento contínuo e rigoroso.[64]

Tykerb® (Ditosilato de Lapatinibe)

O lapatinibe é uma 4-anilinoquinazolina, inibidor de tirosina quinase no domínio intracelular do EGFR (ErbB1) e HER2 (ErbB2). O lapatinibe inibe o crescimento celular tumoral.

Ele está indicado nos casos de pacientes com câncer de mama, cujos tumores expressam HER2 (ErbB2). O lapatinibe pode ser utilizado em associação com a capecitabina para os doentes com câncer de mama avançado ou metastizado com doença progressiva após tratamento anterior com antraciclinas, taxanos e trastuzumabe e em associação com inibidor de aromatase para mulheres pós-menopausa com doença metastática com receptores hormonais positivos, não elegíveis para tratamento com quimioterapia.[64]

O ditosilato de lapatinibe está disponível para comercialização no Brasil em formato de comprimidos de 250 mg, variando a dose da medicação quando utilizado em concomitância com a capecitabina e com os inibidores de aromatase. Com o uso concomitante com a capecitabina, a dose recomendada é de 1.250 mg diariamente, por via oral, continuamente. Já com os inibidores de aromatase, a dose indicada é de 1.500 mg diariamente, via oral, continuamente.

Vale lembrar que o enfermeiro deve orientar o paciente para que o medicamento seja ingerido com água 1 hora antes da refeição ou 2 horas após, reforçando que se deve manter o mesmo horário de administração todos os dias para garantir o nível sérico da medicação. O medicamento não pode ser ingerido com *grapefruit*, pois esta altera a biodisponibilidade do lapatinibe no organismo.

O lapatinibe pode interagir com diversos medicamentos, como: itraconazol, cetoconazol, ritonavir, saquinavir, telitromicina, voriconazol, posaconazol e nefazodona, podendo interferir na concentração plasmática do lapatinibe. Além desses medicamentos, ele pode interagir também com o paclitaxel e o irinotecano, quando administrados concomitantemente. A concentração plasmática do paclitaxel e do irinotecano aumenta significativamente quando associados ao lapatinibe, sendo necessário maior controle das toxicidades nesses pacientes e reduzir a dose do lapatinibe durante a concomitância.[76]

As toxicidades mais frequentes nos pacientes em uso do lapatinibe são: diarreia, síndrome mão-pé, náusea, *rush*, vômito, fadiga e diminuição da fração de ejeção cardíaca.[64]

O enfermeiro deve certificar-se de que, antes de iniciar o tratamento com lapatinibe, tenha sido realizado um teste de ejeção cardíaca, para garantir que o paciente esteja em condição de iniciar o tratamento com a medicação. Após o início dele, o paciente deve realizar eletrocardiograma periodicamente para acompanhamento do complexo QRST.[76]

Nos casos dos pacientes que apresentam diarreia grau 3/4, deve-se atentar para sinais de desidratação e avaliar com a equipe médica a necessidade de hidratação venosa com reposição de eletrólitos, de acordo com o resultado deles.

Tasigna® (Nilotinibe)

O nilotinibe é um inibidor de tirosina quinase especificamente do Brc-Abl. Ele liga-se e estabiliza uma conformação inativa do domínio quinase da proteína Abl, produzido em pacientes com cromossomo Ph positivo.

PARTE II | MODALIDADES DE TRATAMENTO EM ONCOLOGIA

Ele está indicado para o tratamento de pacientes com leucemia mieloide crônica recém-diagnosticada na fase crônica, positiva para o cromossomo Ph, ou na fase acelerada, resistente e intolerante a outros tratamentos prévios, incluindo o imatinibe.[64]

O medicamento é disponível na forma de cápsulas na posologia de 150 e 200 mg. A dose recomendada é de 300 mg, duas vezes por dia, via oral, continuamente, nos casos recém-diagnosticados de LMC na fase crônica. Já nos casos de LMC na fase avançada é indicada a dose de 400 mg, duas vezes por dia, via oral, continuamente.

O enfermeiro deve reforçar a orientação de que o medicamento deve ser ingerido com água 1 hora antes da refeição ou 2 horas após, para garantir a absorção adequada.

O nilotinibe pode interagir com alguns medicamentos como o itraconazol, o cetoconazol, a eritromicina e a claritromicina, que aumentam a concentração do nilotinibe. Em contrapartida, a dexametasona, a fenitoína, a carbamazepina, a rifampicina e o fenobarbital diminuem essa concentração. O midazolam via oral deve ser utilizado com precaução, pois, quando administrado com o nilotinibe, tem os seus níveis plasmáticos aumentados. Pacientes que utilizam antiarrítmicos devem ser monitorados pelo risco de prolongamento do complexo QT.[77]

As toxicidades associadas ao uso do nilotinibe são: *rash*, prurido, náusea, fadiga, cefaleia, diarreia e/ou constipação, vômito, trombocitopenia, neutropenia, aumento da lipase, enzimas hepáticas e distúrbios eletrolíticos e prolongamento do complexo QT.

O enfermeiro oncologista deve ter o conhecimento desses efeitos, pois pacientes com hipocalemia, hipomagnesemia e prolongamento do completo QT não são indicados para início do tratamento ou devem ser descontinuados do tratamento nessas condições.

Os pacientes devem realizar eletrocardiograma sete dias após o início do tratamento para analisar se houve prolongamento do complexo QT. Após isso, com a equipe médica, deve-se determinar uma periodicidade para realização do eletrocardiograma para acompanhamento.[64]

Iressa® (Gefitinibe)

O mecanismo de ação do gefitinibe não é totalmente conhecido, porém sabe-se que ele inibe a fosforilação intracelular das tirosinas quinases presentes nos receptores transmembranas, incluindo as tirosinas quinases associadas com o EGFR.[78]

Esse medicamento está indicado para o tratamento de pacientes com câncer de pulmão não pequenas células localmente avançado ou metastático, sem resposta ao tratamento com platina e docetaxel anteriormente.[64]

Está disponível para comercialização na forma de cápsulas de 250 mg. A dose diária recomendada é de 250 mg por via oral, em uso contínuo. O medicamento deve ser ingerido com água 1 hora antes das refeições ou 2 horas após.

Em pacientes que apresentam dificuldade para deglutir, pode-se diluir o medicamento, colocando-o em um copo com água por volta de 10 minutos, ingerindo-se todo o líquido. Da mesma maneira, pode ser administrado pela sonda nasoenteral, tendo o cuidado de lavar com 20 mL de água filtrada após a administração.

As interações medicamentosas mais comuns com o uso do gefitinibe são: itraconazol, cetoconazol, eritromicina e claritromicina, que aumentam a concentração do gefitinibe, enquanto rifampicina, ranitidina e bicarbonato de sódio diminuem essa concentração.

Em pacientes que fazem uso contínuo de varfarina, é necessário que o enfermeiro e a equipe médica monitorem vigorosamente o resultado do tempo de protrombina, pois aumenta-se o risco de sangramento quando administrado juntamente com o gefitinibe.[78]

Os efeitos tóxicos associados ao uso do gefitinibe são: diarreia, *rush*, acne, pele seca, náusea, vômito, prurido, anorexia, astenia, perda de peso, aumento das enzimas hepáticas e doença intersticial pulmonar.

Os casos de doença intersticial pulmonar são raros, mas é necessário que o enfermeiro atente para novos sintomas relacionados a esse quadro ou, no caso da condição já instalada, para progressões que possam comprometer a vida do paciente.[64]

Sprycel® (Dasatinibe)

O dasatinibe é um potente inibidor de cinco tirosinas quinases, incluindo Brc-Abl, família SCR, c-KIT, EPHA2 e PDGFR-beta, que estão envolvidas em diversos tipos de câncer. A sua ação ocorre mediante a ligação no complexo Brc-Abl especificamente, inibindo a forma ativa e inativa do Bcr-Abl.[79]

Ele está indicado nos casos de pacientes com leucemia mieloide crônica na fase crônica, acelerada e blástica, resistente ou intolerante a tratamentos anteriores, incluindo imatinibe. O dasatinibe também está indicado nos casos de pacientes adultos portadores de leucemia linfoblástica aguda Ph+, com resistência ou intolerância a algum tratamento quimioterápico prévio.[64]

Ele está disponível na apresentação de comprimidos revestidos de 20 ou 50 mg. A dose inicial recomendada de dasatinibe para LMC na fase crônica é de 100 mg, via oral, uma vez ao dia. Na fase acelerada e blástica da LMC e nos casos de LLA Ph+, são indicados 140 mg, administrados por via oral uma vez ao dia.[22]

O enfermeiro deve orientar o paciente de que o comprimido não deve ser cortado ou triturado, mas sim engolido por inteiro. O paciente pode ingeri-lo tanto antes ou depois das refeições, pela manhã ou à noite.

O uso do medicamento é indicado continuamente desde que o paciente tenha benefícios clínicos com ele. Nos casos de progressão da doença ou toxicidades severas, está indicada a descontinuação do tratamento com o dasatinibe.

As interações medicamentosas mais comuns ao uso do dasatinibe são: itraconazol, cetoconazol, eritromicina e claritromicina, que aumentam a concentração do dasatinibe, enquanto rifampicina, ranitidina, bicarbonato de sódio e hidróxido de alumínio diminuem essa concentração.

Nos casos de ser essencial a utilização do hidróxido de alumínio como terapia antiácida, o enfermeiro deve orientar o paciente de que esse medicamento deve ser ingerido 2 horas antes ou após a administração do dasatinibe.

Deve-se evitar ingerir *grapefruit* com dasatinibe, assim como com todos os inibidores de tirosina quinase, pois é sabido que ele aumenta significativamente a concentração do dasatinibe no plasma sanguíneo.[80]

Os efeitos colaterais mais comuns ao uso do dasatinibe são: mielossupressão, retenção hídrica, incluindo efusão pleural e pericárdica em casos mais graves, prolongamento do complexo QT, diarreia, náusea, dor abdominal e vômito.[64]

Xalkori® (Crizotinibe)

O crizotinibe é um inibidor de multiquinases que inclui a quinase do linfoma anaplásico (ALK). Em pacientes ALK positivos no câncer de pulmão não pequenas células (CPNPC), essa inibição impede a expressão gênica da proteína de fusão oncogênica (EML4-ALK), responsável pela ativação da sinalização em vias sucessivas, afetando a proliferação celular.[95]

Ele está disponibilizado para comercialização na forma de cápsulas de 200 mg e 250 mg e pode ser tomado com ou sem alimentos. Deve-se evitar toranja (*grapefruit*) ou suco de toranja e erva de São João.[95]

Interações medicamentosas que podem ocasionar o aumento do prolongamento do intervalo QT (amitriptilina, azitromicina, ciprofloxacino, citalopram, clomipramina, clorpromazina, dolasetrona, droperidol, fosfato de sódio, gatifloxacino, gemifloxacino, granisetrona, haloperidol, imipramina, levofloxacino, moxifloxacino, norfloxacino, nortriptilina, ofloxacino, ondanse-

PARTE II | MODALIDADES DE TRATAMENTO EM ONCOLOGIA

trona, paliperidona, procainamida, prometazina, propafenona, sotalol, terfenadina, trazodona), aumento da concentração plasmática (aprepitanto, atazanavir, cetoconazol, claritromicina, diltiazem, indinavir, itraconazol, nefazodona, nelfinavir, ritonavir e verapamil) e diminuição da concentração plasmática de crizotinibe (carbamazepina, fenitoína, fenobarbital e rifampicina).[95]

Os efeitos colaterais mais comumente encontrados nos pacientes em uso de crizotinibe foram: edema, constipação (27%), diarreia (43%), náusea (53%), vômito (40%), distúrbio visual (62%). Outras: bradicardia, intervalo QT prolongado, neutropenia, ALT, AST aumentado, hepatotoxicidade, dispneia, pneumonia, embolia, pneumonite.[95]

Recomenda-se a checagem das enzimas hepáticas a cada 15 dias no primeiro mês de tratamento. Caso seja realizada a administração de crizotinibe com medicamentos que possam prolongar o intervalo QT checar eletrocardiograma previamente e durante o tratamento.

Zelboraf® (Vemurafenibe)

O vemurafenibe é um inibidor da enzima serina-treonina BRAF quinase. Mutações do gene BRAF resultam em ativação constitutiva da proteína BRAF, que pode promover sinalização hiperativa e proliferação celular na ausência de fatores de crescimento típicos. Como inibidor potente e seletivo da BRAF oncogênica, vemurafenibe suprime o fluxo de sinalização por meio da quinase de MAP. O substrato com melhor caracterização de BRAF é o MEK, e sua fosforilação por BRAF resulta na ativação de pMEK, que, por sua vez, fosforila ERK em pERK e se transloca para o interior do núcleo, onde ativa fatores transcricionais. Estudos pré-clínicos in vitro demonstraram que vemurafenibe inibe de maneira potente a fosforilação e ativação de MEK e ERK e, consequentemente, suprime a proliferação celular em células tumorais que expressam proteínas BRAF V600 com mutação.[105]

O vemurafenibe está indicado em associação com cobimetinibe para o tratamento de pacientes com melanoma metastático ou irressecável com uma mutação BRAF V600E.[106]

Vemurafenibe está disponível para comercialização na forma de comprimidos revestidos de 240 mg.[105] A dose recomendada é de 960 mg duas vezes por dia em intervalo de 12 h entre as doses.[106]

Alguns medicamentos possuem potencial de interação quando administrados em concomitância com o vemurafenibe. Em alguns casos essas interações ocasionam aumento do prolongamento do intervalo QT (amiodarona, antidepressivos tricíclicos -nortriptilina, imipramina, amitriptilina; azitromicina, citalopram, clozapina, dofetilida, dolasetrona, droperidol, fenotiazinas -clomipramina, clorpromazina, prometazina; fosfato de sódio, granisetrona, haloperidol, metadona, ondansetrona, paliperidona, procainamida, propafenona, quinolonas - ciprofloxacino, gatifloxacino, levofloxacino, moxifloxacino, norfloxacino, ofloxacino; sotalol, trazodona), aumento da concentração plasmática de vemurafenibe (claritromicina, telitromicina, voriconazol, atazanavir, cetoconazol, indinavir, itraconazol, nefazodona, nelfinavir e ritonavir) e diminuição da concentração de vemurafenibe (carbamazepina, fenitoína, fenobarbital e rifampicina).[105]

Os efeitos colaterais mais comumente encontrados nos pacientes em uso de vemurafenibe foram: prolongamento do intervalo QT ($\leq 55\%$), hipertensão ($\leq 36\%$), edema periférico (17% a 23%), fadiga (38% a $\leq 55\%$), neuropatia periférica ($\leq 36\%$), cefaleia (23% a 27%), rash maculopapular (9% a $\leq 59\%$), alopecia (36% a $\leq 55\%$), rash cutâneo (37% a 52%), hiperqueratose (24% a $\leq 50\%$; seborreica: 10% a $\leq 41\%$; actínica: 8% a ≤ 3 2%), fotossensibilidade (33% a 49%), síndrome mão-pé ($\leq 41\%$), prurido (23% a $\leq 36\%$), rash papular (5% a $\leq 23\%$), eritema (8% a 14%), diarreia (28% a $\leq 50\%$), náusea ($\leq 32\%$ a 37%), vômito (18% a 26%), diminuição do apetite (18% a 21%), constipação (12% a 16%), disgeusia (11% a 14%), papiloma cutâneo (21% a $\leq 55\%$), ceratoacantoma ($\leq 41\%$), carcinomas de células escamosas da pele ($\leq 41\%$; grau 3: 22% à $\leq 36\%$), aumento da enzima gama-glutamil transferase (5% a 15%), artralgia (53% a $\leq 82\%$), mialgia (13% a 24%).

O enfermeiro deve reforçar ao paciente a necessidade de utilização de fator de prevenção solar durante o dia (utilizar bloqueador solar FPS ≥ 30 e chapéu). A não utilização de fatores de proteção solar aumenta o risco de reação cutâneas graves.[105]

Torisel® (Tensirolimus)

O tensirolimus liga-se a uma proteína intracelular FKBP-12, resultando na inibição de mTOR, provocando a interrupção da divisão celular.[81]

O seu uso está indicado nos casos de tratamento de primeira linha de doentes com carcinoma das células renais avançado que apresentem pelo menos três de seis fatores prognósticos de risco. Também está indicado para tratamento de doentes adultos refratários e/ou com recaída do linfoma das células do manto.

Ele está disponível para comercialização na forma de frascos de 30 mg de tensirolimus concentrado e solvente para solução para perfusão. Sua administração é feita pela via intravenosa, em bomba de infusão contínua de 30 a 60 minutos.

Nos casos de pacientes com carcinoma de células renais avançado, está indicada a dose de 25 mg de tensirolimus por via intravenosa, uma vez por semana. Nos casos de pacientes com linfoma do manto, a dose indicada é de 175 mg por via intravenosa, uma vez por semana, por três semanas consecutivas.

Alguns medicamentos possuem potencial interacional quando administrados em concomitância com o tensirolimus. Em alguns casos essas interações ocasionam aumento da concentração plasmática do tensirolimus, como o itraconazol, o cetoconazol, a eritromicina e a claritromicina, enquanto outros diminuem a concentração plasmática dele, como a dexametasona, a fenitoína, a carbamazepina, a rifampicina e o fenobarbital.[82]

Os efeitos colaterais comuns ao uso do tensirolimus são: *rush*, astenia, mucosite, reações de hipersensibilidade à infusão, anorexia, mielossupressão, pneumonite, hiperglicemia, dislipidemia, aumento dos triglicérides, linfopenia, hipofosfatemia, elevação da fosfatase alcalina, da creatinina e do AST.

Como descrito anteriormente, o tensirolimus tem a possibilidade de desencadear reações de hipersensibilidade, por esse motivo o enfermeiro deve certificar-se de que será administrado um anti-histamínico antes de cada aplicação, pelo menos 30 minutos antes do início da infusão da droga. É necessário também acompanhamento dos resultados da glicemia, colesterol e triglicérides, para intervir previamente em conjunto com a equipe médica.[81]

É importante conscientizar o paciente da necessidade da ingestão de pelo menos 2 litros de líquidos diariamente e hidratação da pele, por causa das alterações da função renal e do prurido, respectivamente.

Affinitor® (Everolimus)

O everolimus é um inibidor de mTOR, proteína que é um quinase serina-treonina essencial, cuja atividade está desregulada em diversos tipos de cânceres humanos. O everolimus liga-se à proteína intracelular FKBP-12, formando um complexo que inibe a atividade do complexo-1 mTOR (mTORC1). A inibição dessa via de sinalização mTORC1 interfere na transdução e síntese de proteínas, mediante a redução da atividade da S6K1 e da 4EBP-1, que regula as proteínas envolvidas no ciclo celular, angiogênese e glicólise.

O uso do everolimus está indicado para o tratamento de doentes com carcinoma de células renais avançado cuja doença tenha progredido durante ou após tratamento com fator de crescimento endotelial vascular (VEFG).

PARTE II | MODALIDADES DE TRATAMENTO EM ONCOLOGIA

Está disponível para comercialização no formato de comprimidos alongados de 5 mg. A dose recomendada de everolimus é de 10 mg, por via oral, uma vez ao dia, continuamente, até que existam benefícios clínicos para o paciente.

Podem ocorrer interações medicamentosas durante o uso do everolimus como no caso do cetoconazol, da eritromicina, da ciclosporina via oral e do verapamil, que aumentam a concentração plasmática do tensirolimus, enquanto outros diminuem essa concentração, como a rifampicina.

As toxicidades relacionadas com o uso do everolimus são: mielossupressão, desidratação, aumento da glicemia, do colesterol e de triglicérides, insônia, cefaleia, conjuntivite, hipertensão, pneumonite, prurido, aumento da creatinina, fadiga, astenia e retenção hídrica.[84]

O enfermeiro deve acompanhar os resultados dos exames de sangue para detectar precocemente alterações e comunicar a equipe médica para iniciar a melhor intervenção, o mais rápido possível, além de reforçar a importância da ingesta hídrica diária.

Vacinas contra o Câncer

A produção de vacinas para o tratamento do câncer tem se revelado mais difícil e desafiadora do que as vacinas preventivas, como o Gardasil® e o Cervarix®, que previnem contra infecções pelo papilomavírus humano (HPV).[27,28]

Os recentes avanços sobre a biologia molecular dos tumores e sobre o que leva a célula tumoral a escapar do sistema imunológico estão fornecendo subsídios aos pesquisadores para projetar vacinas específicas contra diversos tipos de cânceres.

Em abril de 2010 foi aprovada pela FDA a primeira vacina para o tratamento do câncer. Trata-se da Sipuleucel-T (Provenge®), e sua indicação é para câncer de próstata metastático. Essa vacina foi concebida para estimular a resposta imunológica contra a fosfatase ácida prostática (PAF), que é um antígeno presente na maioria dos tumores de próstata.

Essa vacina é personalizada para cada paciente, ou seja, por meio de leucoaférese são isolados os antígenos (APC) presentes no sangue do paciente. Em laboratório, esses antígenos são cultivados com proteínas e células leucocitárias.[28]

As vacinas destinadas à prevenção ou ao tratamento do câncer possuem o mesmo perfil de segurança das vacinas tradicionais. No entanto, os efeitos colaterais da vacina contra o câncer podem variar de uma pessoa para outra.

Um dos efeitos colaterais mais comumente relatados é a inflamação no local de administração da injeção. Sintomas como febre, calafrio, fraqueza, fadiga, cefaleia, náusea, vômito, dor muscular e dispneia ocasionalmente são reportados pelos pacientes.[28,29]

Com o conhecimento cada vez maior sobre a biologia molecular dos tumores, a oncologia atual tem se beneficiado com um arsenal de novas drogas para o combate dos mais variados tumores. No tocante à enfermagem, ressalta-se a importância de uma atualização constante para garantir uma assistência especializada e qualificada aos pacientes submetidos a esses tratamentos.

➤ Referências

1. Borghaei H, Smith MR, Campbell KS. Immunotherapy of cancer. Eur J Pharmacol. 2009;625:41-54.

2. Bergman PJ. Cancer immunotherapy. Topics Comp Animal Med. 2009;24(3):130-6.

3. Delves PJ, Roitt IM. Advances in immunology: the immune system-first of two parts [review article]. N Engl J Med. 2000;343(1):37-50.

4. Delves PJ, Roitt IM. Advances in immunology: the immune system-second of two parts [review article]. N Engl J Med. 2000;343(2):108-17.

5. National Cancer Institute. Biological Therapy 2010. Disponível em: http://cancer.gov/cancertopics/treatment/biologicaltherapy.pdf. Acesso em: 2/4/2010.

6. Capitini CM, Fry TJ, Mackall CL. Cytokines as adjuvants for vaccine and cellular therapies for cancer. Am J Immunol. 2009;5(3):65-83.

7. Fischer DS, Knob J, editors. Clinical guide to antineoplastic therapy: a chemotherapy handbook; 2009. cap. 5, p. 310-2.

8. Madhusudan S, Middleton MR. The emerging role of DNA repair proteins as predictive, prognostic and therapeutic targets in cancer. Cancer Treat Rev. 2005;31(8):603-17.

9. Mimeault M, Batra SK. Functions of tumorigenic and migrating cancer progenitor cells in cancer progression and metastasis and their therapeutic implications. Cancer Metastasis Rev. 2007;26(1):203-14.

10. O'Donnel MA. Treatment of non-muscle-invasive bladder cancer; 2011. Disponível em: <http://uptodate.com/contents/treatment-of-non-muscle-invasive-bladder-cancer>. Acesso em: 6/4/2011.

11. Shelley MD, Wilt TJ, Court J, et al. Intravesical bacillus Calmette-Guérin is superior to mitomycin C in reducing tumour recurrence in high-risk superficial bladder cancer: a meta-analysis of randomized trials. BJU Int. 2004;93:485-90.

12. Shelley MD, Court JB, Kynaston H, et al. Intravesical bacillus Calmette-Guérin in Ta and T1 bladder cancer. Cochrane Database Syst Rev. 2000.

13. Oncology Nursing Society. Clinical guide to antineoplastic therapy: a chemotherapy handbook. 2nd ed. Pittsburg: Gullatte; 2007. p. 6-13.

14. Chen LY, Lin YL, Chiang BL. Levamisole enhances immune response by affecting the activation and maturation of human monocyte-derived dendritic cells. Clin Exp Immunol. 2008;151(1):174-81.

15. Conley BA, Kaplan RS, Arbuck SG. National Cancer Institute Clinical Trials Program in Coloretal Cancer. Cancer Chemother Pharmacol. 1998;42 Suppl:S75-9.

16. Brentani MM, Coelho FRG, Kowalski LP, et al. Bases da oncologia. São Paulo: Lemar Livraria; 2003. p. 387-8.

17. National Comprehensive Cancer Network – NCCN. Clinical Practice Guidelines in Oncology: Melanoma (V.1.2010). Disponível na internet: <www.nccn.org/professionals/physician_gls/PDF/melanoma.pdf>. Acesso em: 10/4/2011.

18. Crosby T, Fish R, Coles B, et al. Systemic treatments for metastatic cutaneous melanoma. Cochrane Database Syst Rev. 2000.

19. Sosman JA. Cytotoxic chemotherapy for metastatic melanoma. 2011. Disponível em: http://uptodate.com/contents/cytotoxic-chemotherapy-for-metastatic-melanoma. Acesso em: 6/4/2011.

20. Buzaid AC, Maluf FC, William WN, Barrios, CH, Lima CMR. Manual de oncologia clínica do Brasil. Disponível em: https://mocbrasil.com/moc-tumores-solidos/cancer--geniturinario/25-rim/tratamento/. Acesso em: 03/8/2018

21. Sosman JA. Immunotherapy for advanced melanoma. 2011. Disponível em: http://uptodate.com/contents/immunotherapy-for-advanced-melanoma?view=print. Acesso em: 6/4/2011.

22. Food and Drug Administration 2011. Disponível em: http://www.fda.gov/Drugs/DrugSafety/PostmarketDrugSafetyInformationforPatientsandProviders/interferon. Acesso em: 6/4/2011.

23. National Comprehensive Cancer Network – NCCN. Clinical Practice Guidelines in Oncology: Kidney Cancer (V.1.2010).

24. Buzaid AC, Atkins M. Practical guidelines for the management of biochemotherapy-related toxicity in melanoma. Clin Cancer Res. 2001;7:2611.

25. Rataj D, Jankowiak B, Krajewska-Kułak E, et al. Quality-of-life evaluation in an interferon therapy after radical surgery in cutaneous melanoma patients. Cancer Nurs. 2005;28(3):172-8.

26. Stone JH. Tumor necrosis factor-alpha inhibitors: an overview of adverse effects. 2011. Disponível em: http://www.uptodate.com/contents/tumor-necrosis-factor-alpha-inhibitors-an-overview. Acesso em: 6/4/2011.

27. Doorbar J. Molecular biology of human papillomavirus infection and cervical cancer. Clin Sci. 2006;110(5):525-41.

28. Kantoff PW, Higano CS, Shore ND, et al. Sipuleucel-T immunotherapy for castration-resistant prostate cancer. N Engl J Med. 2010;363(5):411-22.

29. Pazdur MP, Jones JL. Vaccines: an innovative approach to treating cancer. J Infusion Nurs. 2007;30(3):173-8.

30. Oncology Nursing Society. Clinical guide to antineoplastic therapy: a chemotherapy handbook. 2nd ed. Pittsburg: Gullatte; 2007. cap. 4, p. 57-75.

31. Moore A. Medical oncology self-evaluation program. 1st ed. American Society of Clinical Oncology. 2007;(4):63-83.

32. Ferreira CG, Rocha JC. Oncologia molecular. São Paulo: Atheneu; 2004. (35 e 37): 407-414, 427-436.

33. National Cancer Institute. Disponível em: http://www.cancer.gov/cancertopics/understandingcancer/targetedtherapies/htmlcourse/AllPages. Acesso em: 16/4/2011.

34. Oncology Nursing Society. Chemotherapy and biotherapy guidelines and recommendations for practice. 3rd ed. Pittsburg: ONS; 2009. cap III, p. 25-72.

35. Wilkes GM, Barton-Burke M. Oncology nursing drug handbook. Sudbury: Jones and Bartlett; 2010;(5):453-672.

36. Trikha M, Yan L, Nakada MT. Monoclonal antibodies as therapeutics in oncology. Curr Opin Biotechnol. 2002;13(6):609-14.

37. Finley RS. Overwiew of targeted therapies for cancer. Am J Health System Pharm. 2003;60(24 Suppl 9):S4-10.

38. Buzaid AC, Maluf FC, Lima CMR. Manual de oncologia clínica do Brasil. 9ª ed. São Paulo. 2011. cap. XIX, p. 690-737.

39. Food and Drug Administration. 2009. Disponível em: http://www.fda.gov/Drugs/DevelopmentApprovalProcess/HowDrugsareDevelopedandApproved/ApprovalApplications/TherapeuticBiologicApplications/ucm080519.htm. Acesso em: 16/4/2011.

40. Food and Drug Administration. 2011. Disponível em: http://www.fda.gov/Drugs/DrugSafety/PostmarketDrugSafetyInformationforPatientsandProviders/ucm193900.htm. Acesso em: 16/4/2011.

41. Food and Drug Administration. 2010. Disponível em: http://www.fda.gov/Drugs/DrugSafety/PostmarketDrugSafetyInformationforPatientsandProviders/ucm113714.htm. Acesso em: 16/4/2011.

42. Scope A, Agero ALC, Dusza SW, et al. Randomized Double-blind trial of prophylatic oral Minocycline and topical Tazarotene for Cetuximab-associated acne-like eruption. J Clin Oncol. 2007;25(34):5390-6.

43. Food and Drug Administration. 2002. Disponível em: http://www.fda.gov/downloads/Drugs/DevelopmentApprovalProcess/HowDrugsareDevelopedandApproved/ApprovalApplications/TherapeuticBiologicApplications/ucm113489.pdf. Acesso em: 16/4/2011.

44. Gordon LI, Witzig TE, Molina A, et al. Yttrium 90-labeled ibritumomab tiuxetam radioimmunotherapy produces high response rates and durable remissions in patients with previously treated B- cell lymphoma. Clin Lymphoma. 2004;5(2):98-101.

45. Witzig TE, Flinn IW, Gordon LI, et al. Treatment with ibritumomab tiuxetan radioimmunotherapy in patients with rituximab-refractory follicular non-Hodgkin's lymphoma. J Clin Oncol. 2002;20:3262-9.

46. Buzaid AC, Maluf FC, William WN, Barrios, CH, Lima CMR. Manual de oncologia clínica do Brasil. Disponível em: https://mocbrasil.com/moc-drogas/agentes-oncologicos/1--agentes-oncologicos/ipilimumabe/. Acesso em: 28/8/2018.

47. Belyanskaya LL, Marti TM, Hopkins-Donaldson S, et al. Human agonistic TRAIL receptor antibodies Mapatumumab and Lexatumumab induce apoptosis in malignant mesothelioma and act synergistically with cisplatin. Mol Cancer. 2007;6:66.

48. Wakelee HA, Patnaik A, Sikic BI, et al. Phase I and pharmacokinetic study of lexatumumab (HGS-ETR2) given every 2 weeks in patients with advanced solid tumors. Ann Oncol. 2010;21:376-81.

49. Food and Drug Administration. 2011. Disponível em: http://www.accessdata.fda.gov/drugsatfda_docs/label/2009/125147s080lbl.pdf. Acesso em: 16/4/2011.

50. Lacouture ME, Mitchell EP, Piperdi B, et al. Skin toxicity evaluation protocol with Panitumumab (STEPP), a phase II, open-label, randomized trial evaluating the impact of a pre-emptive skin treatment regimen on skin toxicities and quality of life in patients with metastatic colorectal cancer. J Clin Oncol. 2010;28(8):1351-7.

51. Roche. Disponível em: http://www.roche.com.br/fmfiles/re7196006/pdf/Bulas/Mabthera.pdf. Acesso em: 16/4/2011.

52. Salles G, Seymour JF, Offner F, et al. Rituximab maintenance for 2 years in patients with high tumour burder follicular lymphoma responding to rituximab plus chemotherapy (PRIMA): a phase 3, randomized controlled trial. Lancet. 2011; 377(9759):42-51.

53. Kaminski MS, Zelenetz AD, Press OW, et al. Pivotal study of iodine I 131 tositumomab for chemotherapy-refractory low-grade or transformed low-grade B-cell non-Hodgkin's lymphomas. J Clin Oncol. 2001;19(19):3918-28.

54. Anelli A, Cubero DIG. Terapia antineoplásica direcionada a alvos moleculares. Prática Hospitalar. ano VI, nº 34, Jul-Ago, 2004.

55. Food and Drug Administration. 2011. Disponível em: http://www.accessdata.fda.gov/drugsatfda_docs/label/2010/103792s5250lbl.pdf. Acesso em: 16 abr. 2011.

56. Burris HA 3rd, Rugo HS, Vukelja SJ, et al. Phase II study of the antibody drug conjugate trastuzumab-DM1 for the treatment of human epidermal growth factor receptor 2 (HER2)-positive breast cancer after prior HER2-directed therapy. J Clin Oncol. 2011;29(4):351-4.

57. Yazji S, Bukowski R, Kondagunta V, et al. Final results from phase II study of volociximab, an α5β1 anti-integrin antibody, in refractory or relapsed metastatic clear cell renal cell carcinoma (mCCRCC). Journal of Clinical Oncology, 2007 ASCO Annual Meeting Proceedings Part I. vol. 25, nº 18S (June 20 Supplement), 2007: 5094.

58. FierceBiotech. Disponível em: http://www.fiercebiotech.com/press-releases/fda-grants--full-approval-ontak-r-denileukin-diftitox-use-patients-cutaneous-t-cell--0. Acesso em: 16/4/2011.

59. Krause DS, Etten RAV. Tyrosine kinase as a targets for cancer therapy. N Engl J Med. 2005;353:172-87.

60. Mazitscheck R, Giannis A. Inhibitors of angiogenesis and cancer-related receptor tyrosine kinases. Curr Opin Chem Biol. 2004;8(4):432-41.

61. Tibes R, Trent J, Kurzrock R. Tyrosine kinase inhibitors and the dawn of molecular cancer therapeutics. Annu Rev Pharmacol Toxicol. 2005;45:357-84.

62. Reiter A, Walz C, Cross NCP. Tyrosine kinases as therapeutic targets in BCR-ABL negative chronic myeloproliferative disorders. Current Drug Targets. 2007;8:205-16.

63. Novartis. Accelerated approval ODAC Briefing Book. Gleevec/Imatinib mesylate. 2011. Disponível em: http://www.fda.gov/downloads/AdvisoryCommittees/CommitteesMeetingMaterials/Drugs/OncologicDrugsAdvisoryCommittee/UCM242030.pdf. Acesso em: 6/5/2011.

64. Polovich M, Whitford JM, Olsen M. Chemotherapy a biotherapy guidelines and recommendations for practice. 3rd ed. Oncology Nursing Society. 2009.

65. EMEA (European Medicines Agency). Relatório público europeu de avaliação do Gleevec. 2009. Disponível em: http://www.ema.europa.eu/docs/pt_PT/document_library/EPAR_-_Summary_for_the_public/human/000406/WC500022201.pdf. Acesso em: 6/5/2011.

66. Deininger MWN, O'Brien SG, Ford JM, et al. Practical management of patients with chronic myeloid leukemia receiving imatinib. J Clin Oncol. 2003;21(8):1-11.

67. Dobbin JA, Gadelha MIP. Mesilato de imatinibe para o tratamento de leucemia mieloide crônica. Rev Bras Cancerol. 2002;48(3):429-38.

68. Chow LQM, Eckhardt SG. Sunitinib: rational design to clinical efficacy. J Clin Oncol. 2007;25(7):884-96.

69. PFIZER. Full prescribing information for Sutent®. 2006. Disponível em: http://www.pfizer.com/files/products/uspi_sutent.pdf. Acesso em: 10/5/2011.

70. Yoo C, Kim JE, Lee JL, et al. The efficacy and safety of sunitinib in Korean patients with advanced renal cell carcinoma: high incidence of toxicity leads to frequent dose reduction. Jpn J Clin Oncol. 2010;40(10):980-5.

71. EMEA (European Medicines Agency). Resumo das características do Nexavar. 2010. Disponível em: http://www.ema.europa.eu/docs/pt_PT/document_library/EPAR_-_Product_Information/human/000690/WC500027704.pdf. Acesso em: 10/5/2011.

72. Bayer Schering Pharma. Bula do Nexavar® (tosilato de sorafenibe). 2011. Disponível em: http://www.bayerpharma.com.br/site/medicos/produtos/oncologia/nexavar.fss. Acesso em: 10/5/2011.

73. Eichelberg C, Heuer R, Chun FK, et al. Sequential use of the tyrosine kinase inhibitors sorafenib and sunitinib in metastatic renal cell carcinoma: a retrospective outcome analysis. Eur Urol. 2008;54:1373-8.

74. EMEA (European Medicines Agency). Resumo das características do Tarceva. 2010. Disponível em: http://www.ema.europa.eu/docs/pt_PT/document_library/EPAR__Product_Information/human/000618/WC500033994.pdf. Acesso em: 12/5/2011.

75. Roche. Identificação do medicamento. Tarceva. 2010. Disponível em: http://www.roche.com.br/fmfiles/re7196006/pdf/Bulas/Tarceva.pdf. Acesso em: 12/5/2011.

76. FDA – Food and Drug Administration. Full prescribing information for Tykerb. 2007. Disponível em: http://www.accessdata.fda.gov/drugsatfda_docs/label/2010/022059s007lbl.pdf. Acesso em: 12/5/2011.

77. FDA – Food and Drug Administration. Full prescribing information for Tasigna (nilotinib). 2007.

78. FDA – Food and Drug Administration. Iressa (gefitinibe). 2003. Disponível em: http://www.accessdata.fda.gov/drugsatfda_docs/label/2004/21399slr003_Iressa_lbl.pdf. Acesso em: 13 maio 2011.

79. Delamain MT, Conchon M. Os inibidores de tirosino quinase de segunda geração. Rev Bras Hematol Hemoter. 2008;30(Supl 1):37-40.

80. Bristol-Myers Squibb Farmacêutica S.A. Bula para o profissional da saúde de Sprycel. 2010. Disponível em: http://www.bristol.com.br/Files/Bulas/SPRYCEL_profissional_saude.pdf. Acesso em: 15/5/2011.

81. Polovich M, Whitford JM, Olsen M. Chemotherapy a biotherapy guidelines and recommendations for practice. 3rd ed. Oncology Nursing Society. 2009.

82. EMEA (European Medicine Agency). Resumo das características do medicamento Torisel. 2010. Disponível em: http://www.ema.europa.eu/docs/pt_PT/document_library/EPAR_-_Product_Information/human/000799/WC500039912.pdf. Acesso em: 15/5/2011.

83. EMEA (European Medicine Agency). Resumo das características do medicamento Affinitor. 2010. Disponível em: http://www.ema.europa.eu/docs/pt_PT/document_library/EPAR_-_Product_Information/human/001038/WC500022814.pdf. Acesso em: 15/5/2011.

84. Buzaid AC, Maluf FC, William WN, Barrios, CH, Lima CMR. Manual de oncologia clínica do Brasil. Disponível em: <https://mocbrasil.com/moc-drogas/agentes-oncologicos/1--agentes-oncologicos/atezolizumabe/>. Acesso em: 28/8/2018.

85. Food and Drug Administration. 2018. Disponível em: https://www.fda.gov/Drugs/InformationOnDrugs/ApprovedDrugs/ucm525780.htm. Acesso em: 28/8/2018.

86. Food and Drug Administration. 2018. Disponível em: https://www.fda.gov/Drugs/InformationOnDrugs/ApprovedDrugs/ucm555930.htm. Acesso em: 28/8/2018.

87. Buzaid AC, Maluf FC, William WN, Barrios, CH, Lima CMR. Manual de oncologia clínica do Brasil. Disponível em: https://mocbrasil.com/moc-drogas/agentes-oncologicos/1--agentes-oncologicos/nivolumabe/. Acesso em: 28/8/2018.

88. Buzaid AC, Maluf FC, William WN, Barrios, CH, Lima CMR. Manual de oncologia clínica do Brasil. Disponível em: https://mocbrasil.com/moc-drogas/agentes-oncologicos/1--agentes-oncologicos/ipilimumabe/. Acesso em: 28/8/2018.

89. National Institutes of Health. 2018. Disponível em: https://www.cancer.gov/publications/dictionaries/cancer-drug/def/pembrolizumab. Acesso em: 28/8/2018.

90. National Institutes of Health. 2018. Disponível em: https://www.cancer.gov/publications/dictionaries/cancer-drug/def/nivolumab. Acesso em: 28/8/2018.

91. Buzaid AC, Maluf FC, William WN, Barrios, CH, Lima CMR. Manual de oncologia clínica do Brasil. Disponível em: https://mocbrasil.com/moc-drogas/agentes-oncologicos/1--agentes-oncologicos/pertuzumabe/. Acesso em: 28/8/2018.

92. Buzaid AC, Maluf FC, William WN, Barrios, CH, Lima CMR. Manual de oncologia clínica do Brasil. Disponível em: https://mocbrasil.com/moc-drogas/agentes-oncologicos/1--agentes-oncologicos/ramucirumabe/. Acesso em: 30/8/2018.

93. Buzaid AC, Maluf FC, William WN, Barrios, CH, Lima CMR. Manual de oncologia clínica do Brasil. Disponível em: https://mocbrasil.com/moc-drogas/agentes-oncologicos/1--agentes-oncologicos/axitinibe/. Acesso em: 30/8/2018.

94. Inlyta® (axitinibe) – bula do produto. Disponível em: http://www.anvisa.gov.br/datavisa/fila_bula/frmVisualizarBula.asp?pNuTransacao=20032392016&pIdAnexo=3671392. Acesso em: 30/8/2018.

95. Buzaid AC, Maluf FC, William WN, Barrios, CH, Lima CMR. Manual de oncologia clínica do Brasil. Disponível em: https://mocbrasil.com/moc-drogas/agentes-oncologicos/1--agentes-oncologicos/crizotinibe/. Acesso em: 30/8/2018.

96. Buzaid AC, Maluf FC, William WN, Barrios, CH, Lima CMR. Manual de oncologia clínica do Brasil. Disponível em: https://mocbrasil.com/moc-drogas/agentes-oncologicos/1--agentes-oncologicos/cobimetinibe/. Acesso em: 30/8/2018.

97. Buzaid AC, Maluf FC, William WN, Barrios, CH, Lima CMR. Manual de oncologia clínica do Brasil. Disponível em: https://mocbrasil.com/moc-drogas/agentes-oncologicos/1--agentes-oncologicos/palbociclibe/. Acesso em: 30/8/2018.

98. Ibrance® (palbociclibe) – bula do produto. Disponível em: https://www.pfizer.com.br/sites/g/files/g10044511/f/product_attachments/Ibrance.pdf. Acesso em: 30/8/2018.

99. Buzaid AC, Maluf FC, William WN, Barrios, CH, Lima CMR. Manual de oncologia clínica do Brasil. Disponível em: https://mocbrasil.com/moc-drogas/agentes-oncologicos/1--agentes-oncologicos/trametinibe/. Acesso em: 05/9/2018.

100. Mekinist® (trametinibe) – bula do produto. Disponível em: https://ec.europa.eu/health/documents/community-register/2016/20160816135479/anx_135479_pt.pdf. Acesso em: 05/9/2018.

101. UpToDate® - Trametinib: Drug information. Disponível em: https://www.uptodate.com/contents/trametinib-drug-information?search=trametinib&source=search_result&selectedTitle=1~31&usage_type=default&display_rank=1. Acesso em: 05/9/2018.

102. Buzaid AC, Maluf FC, William WN, Barrios, CH, Lima CMR. Manual de oncologia clínica do Brasil. Disponível em: https://mocbrasil.com/moc-drogas/agentes-oncologicos/1--agentes-oncologicos/dabrafenibe/. Acesso em: 05/9/2018.

103. Tafinlar® (dabrafenibe) – bula do produto. Disponível em: http://ec.europa.eu/health/documents/community-register/2018/20180706141580/anx_141580_pt.pdf. Acesso em: 05/9/2018.

104. UpToDate® - Dabrafenib: Drug information. Disponível em: https://www.uptodate.com/contents/trametinib-drug-information?search=trametinib&source=search_result&selectedTitle=1~31&usage_type=default&display_rank=1. Acesso em: 05/9/2018.

105. Buzaid AC, Maluf FC, William WN, Barrios, CH, Lima CMR. Manual de oncologia clínica do Brasil. Disponível em: https://mocbrasil.com/moc-drogas/agentes-oncologicos/1--agentes-oncologicos/vemurafenibe/. Acesso em: 05/9/2018.

106. UpToDate® - Vemurafenib: Drug information. Disponível em: https://www.uptodate.com/contents/vemurafenib-drug-information?search=vemurafenib&source=search_result&selectedTitle=1~45&usage_type=default&display_rank=1. Acesso em: 05/9/2018.

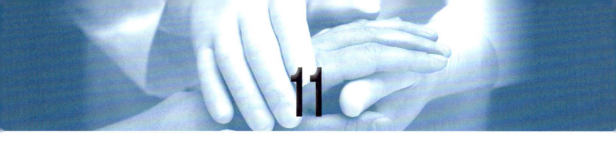

Hemoterapia

Bruna Tirapelli Gonçalves • Laís Lie Senda de Abrantes

➤ Conceito

A hemoterapia é a especialidade médica dedicada ao ciclo do sangue do indivíduo.

Nela está contida todo o processo de doação que vai de um doador saudável à uma transfusão de um indivíduo que sofreu algum agravo a saúde.

O trabalho do enfermeiro e equipe de enfermagem também permeia e qualifica esse processo.

➤ Hemoterapia e Oncologia

No tratamento oncológico e em algumas doenças oncológicas, como as doenças onco-hematológicas, a administração de hemocomponentes é o que garante a possibilidade de seguimento em seu tratamento e manutenção de condições clínicas que permitam seguir seu tratamento e menor exposição aos riscos de toxicidade medular dos agentes quimioterápicos, possibilitam às cirurgias oncológicas acontecerem de forma segura, bem como são a base do sistema de *apoio ao transplante de células hematopoiéticas*.

Definições importantes para o Trabalho Gerencial e Assistencial do Enfermeiro Oncológico em Hemoterapia

Como definição, as Normas Técnicas e os Guias do Ministério da Saúde trazem, para os profissionais e Instituições de saúde, os conceitos para o trabalho em Hemoterapia.

Ciclo do Sangue

Os hemocomponentes e hemoderivados se originam da doação de. No Brasil, esse processo está regulamentado por documentos técnicos editados pelo Ministério da Saúde.

Toda doação de sangue deve ser altruísta, voluntaria e não-gratificada direta ou indiretamente, assim como o anonimato do doador deve ser garantido.

Para a obtenção desses produtos, os serviços de hemoterapia são estruturados em rede, com níveis de complexidade diferentes, a depender das atividades que executam. Serviços mais completos executam todas as etapas do ciclo do sangue, que correspondem a captação de doadores, a triagem clínica, a coleta de sangue, ao processamento de sangue em hemocomponentes, as análises sorológicas e imuno-hematológicas no sangue do doador, ao armazenamento e à distribuição desses produtos e a transfusão.

- **Doação sanguínea**: existem duas maneiras para obtenção dos hemocomponentes. A mais comum é a coleta do sangue total. A outra, mais específica e de maior complexidade, é a coleta por meio de aferese.[1]
- **Triagem clínica**: é a primeira etapa da fase de doação sanguínea. Entrevista é realizada pelo profissional de saúde (médico ou enfermeiro), que irá triar por meio de questões, baseadas nas normas de doação, qual doador em potencial estará apto a realizar a doação. Exames como hematócrito, peso corporal, hábitos de vida e comportamento de risco são exemplos do que é avaliado nessa entrevista.
- **Hemocomponentes**: derivados sanguíneos obtidos por meio de processos físicos, como concentrado de hemácias, plasma fresco congelado, concentrado de plaquetas e crioprecipitado.
- **Hemoderivados**: derivados sanguíneos fabricados por meio da industrialização do plasma, como albumina, imunoglobulinas e fatores da coagulação (Fator VII, Fator VIII, Fator IX, além dos complexos protrombínicos).
- **Transfusão sanguínea**: é a transferência de sangue ou de um hemocomponente (componente do sangue) de um tipo (doador) a outro (receptor).
- **Irradiação e filtragem de produtos hemoterápicos**: hemocomponentes submetidos a procedimentos de irradiação, que garantem dose mínima definida sobre a bolsa irradiada. Procedimento realizado em todas as bolsas de hemocomponentes. Filtragem do hemocomponente com uso de filtros leucodepletores. Essa filtragem pode ser feita na agência transfusional ou à beira do leito, através de equipos leucodepletores. Pacientes com necessidades especiais de hemotransfusão têm indicação desse procedimento em situações de imunossupressão, como os onco-hematológicos. Essas técnicas são realizadas para diminuir a possibilidade de reação transfusional.
- **Requisição transfusional (RT)**: é o formulário que acompanha a bolsa de hemocomponente e traz informações de dados de identificação do paciente e do produto. Ele deve ser considerado como um aliado à prática segura de hemotransfusão. Os dados contidos na RT devem ser checados com os dados da bolsa do hemocomponente e dados do paciente.
- **Termo de consentimento livre e esclarecido para transfusões**: documento que expressa a anuência do candidato à doação de sangue, livre de dependência, subordinação ou intimidação, após explicação completa e pormenorizada sobre a natureza da doação, seus objetivos, métodos, utilização prevista, potenciais riscos e o incômodo que essa possa acarretar, autorizando sua participação voluntária na doação e a destinação do sangue doado.
- **Evento adverso**: resposta não intencional ou indesejada em doadores ou receptores, associadas à coleta ou transfusão de sangue e hemocomponentes.
- **Hemovigilância**: conjunto de procedimentos de vigilância que abrange o ciclo do sangue, da doação à transfusão sanguínea, gerando informações sobre os eventos adversos resultantes da doação e do uso terapêutico de sangue e componentes. Estas informações são utilizadas para identificar riscos, melhorar a qualidade dos processos e produtos e aumentar a segurança do doador e paciente, prevenindo a ocorrência ou a recorrência desses eventos. A hemovigilância tem como objetivo principal aumentar a segurança transfusional. Nessa perspectiva, o monitoramento das reações transfusionais notificadas é de fundamental importância para melhor embasamento das ações de vigilância sanitária nessa área.

- **Comitê transfusional multidisciplinar**: o Comitê Transfusional (CT) é um grupo de profissionais de diferentes especialidades, responsável pela definição e avaliação contínua da prática hemoterápica e pela hemovigilância num serviço de saúde. Toda instituição de Saúde que tenha um serviço de Hemoterapia deve conter um CT. Esse comitê tem por objetivo regulamentar o uso apropriado do hemocomponente nas fases de solicitação, distribuição, manuseio e administração, gerenciamento e monitorização das respostas dos pacientes. Entre seus participantes, deverá conter membros do corpo clínico, enfermeiro do serviço de enfermagem e médico do serviço de hemoterapia.

➤ Indicações

Em Oncologia, as indicações de hemotransfusões são feitas, principalmente, para prevenção de sinais e sintomas relacionados a toxicidade medular advinda do tratamento quimioterápico ou existente na gênese de algumas doenças, como as leucemias.

Os *guidelines* que estudam e validam a prática da oncologia trazem as indicações para o uso de concentrado de glóbulos vermelho e plaquetas:

- **Prevenção de sangramento**: existe um consenso que contagens de glóbulos vermelhos superiores a 50.000/µL são suficientes para a maioria dos casos, exceto para procedimentos neurocirúrgicos e oftalmológicos, para os quais são exigidos níveis mais elevados, entre 80.000 e 100.000/µL. Até 90% dos pacientes hematológicos podem sangrar em decorrência da disfunção do órgão afetado (medula óssea) e/ou seu tratamento (quimioterapia e radioterapia).
- **Prevenção da anemia**: a contagem de hemoglobina (Hb) deve ser considerada ineficiente, caracterizando o quadro de anemia, quando menor ou igual a 11 g/dL ou diminuição de 2 g do Hb basal no paciente oncológico em vigência de tratamento.

Aos pacientes cirúrgicos, há duas situações em que a indicação de hemotransfusão se faz presente.

- Na indicação eletiva de reserva do hemocomponente na pré-cirurgia, garantindo que a cirurgia seja feita e haja segurança na aquisição para utilização do hemocomponente quando necessário.
- Uso do hemocomponente, uma vez em que o porte da cirurgia já seja determinante para a transfusão ou como suporte para alguma complicação cirúrgica.

A indicação da quantidade de hemocomponente para reserva cirúrgica deve ser padronizada de acordo com o porte da cirurgia, validado pelo CT onde cirurgiões, anestesistas e hemoterapeutas decidem quantas bolsas de sangue serão reservadas ou propriamente usadas em cada tipo de cirurgia.

Boas Práticas de Infusão de Hemocomponentes

As competências da equipe de Enfermagem em Hemoterapia são permeadas por normas técnicas postuladas pelo conselho profissional. Essas normativas regulamentam a prática profissional em todo o ciclo do sangue, da obtenção, hemotransfusão e hemovigilância, sendo orientada pela segurança ao paciente e a prática do profissional.

As instituições ou unidades prestadoras de serviços de saúde, tanto no âmbito hospitalar quanto ambulatorial ou domiciliar, devem contar com um quadro de Enfermeiros e equipe de enfermagem qualificados e em quantidade que permita atender à demanda de atenção referente aos procedimentos hemoterápicos.

PARTE II | MODALIDADES DE TRATAMENTO EM ONCOLOGIA

No processo de cuidado ao paciente de hemotransfusão, há necessidade de construção de um protocolo assistencial de enfermagem à terapia transfusional para treinamento às especificidades a essa prática, principalmente aos pontos de documentação da prática segura da terapia transfusional.

Os erros advindos da prática em hemotransfusão devem ser considerados desde a prescrição errônea do hemocomponente (indicação, quantidade, tempo e tipo de hemotransfusão); processo de obtenção do sangue (troca de amostras e bolsas e também do processo de transfusão e registros). A falta da documentação dos passos realizados para a prática segura da hemotransfusão também é um erro.

No Quadro 11.1, vemos pontos de atenção à prática infusional.

Quadro 11.1. Critérios estabelecidos entre a prescrição e a infusão dos hemocomponentes.

Os tipos de infusão são:
- Programado: com dia e hora marcada.
- Não urgente: a se realizar dentro das 24 h.
- Urgente: a se realizar dentro das 3 h.
- De extrema urgência: quando o retardo na administração da transfusão pode acarretar risco à vida do paciente.
- Recomenda-se, também, que a transfusão seja preferencialmente realizada durante o período diurno.[10]
- A solicitação deve conter: nome completo do receptor, sem abreviaturas; nome da mãe, se possível; sexo, data de nascimento e peso (quando indicado); número do prontuário ou registro do receptor; identificação do serviço de saúde, localização intra-hospitalar e número do leito, no caso de receptor internado; diagnóstico e indicação da transfusão; resultados dos testes laboratoriais que justifiquem a indicação do hemocomponente; hemocomponente solicitado, com o respectivo volume ou quantidade; data da requisição, nome, assinatura e número de inscrição no Conselho Regional de Medicina do médico solicitante; antecedentes transfusionais e gestacionais; reações à transfusão.[14]

Os exames pré-transfusionais servem para testes imuno-hematológicos, como identificação de possíveis anticorpos doador/receptor e tipagem ABO. Eles têm duração de 72 horas, sendo necessário uma nova coleta após esse período. Sempre que possível, a etiqueta de identificação deve ser impressa e com códigos de barras.[11]

Antes de todo contato com o paciente, deve-se fazer a higienização de mãos, para a prevenção de infecção relacionada a assistência à saúde.[12]

O procedimento de transfusão sanguínea deve ser iniciado utilizando a pulseira de identificação do paciente e confirmação verbal do mesmo e de seus dados, no caso de pacientes conscientes.[9]

Todo paciente deve ser orientado quanto à necessidade da prática transfusional, benefícios, riscos e fornecendo consentimento para tal.[9]

A eficácia do resultado dos exames para checagem do resultado deve ser coletada somente 1 h após a transfusão.[11]

Para a transfusão de crioprecipitado, deve ser preenchido um formulário especial retirado no Banco de Sangue.

As transfusões devem seguir um critério estabelecido entre a prescrição e a infusão do hemocomponentes, atentando sempre para os sinais clínicos de deterioração orgânica e casos de urgência/emergência.[2]
Caso a transfusão seja de extrema urgência, que não possa esperar os testes imuno-hematológicos, o médico responsável pelo paciente deverá enviar ao banco de sangue uma solicitação explicando a necessidade e se responsabilizando pelos fatos.[13]

Em caso de acesso periférico, preferencialmente, puncionar veia calibrosa com dispositivo compatível com a finalidade e idade do paciente. Caso o paciente apresentar febre antes de iniciar a transfusão, cabe ao médico a liberação ou não da transfusão.[6,9]

Por ser uma atividade complexa, o enfermeiro deve planejar a assistência de enfermagem prevendo os riscos esperados para o procedimento.[3,6]

Ao receber/retirar no Serviço de Hemoterapia, confira o nome, RH, números das bolsas, identificação nominal em cada bolsa, tipagem ABO doador/receptor e tipo de equipo a ser usado. No transporte para o setor, utilize caixa térmica rígida, apropriada para esse procedimento.[13]

As conferências fazem parte das boas práticas profissionais relacionadas à hemotransfusão e, assim, à segurança do paciente.[6,9,14]

A requisição transfusional referente à comprovação transfusional, contendo dados dos hemocomponentes e da prática infusional, deve ser arquivada no prontuário ou constar no prontuário eletrônico do paciente.[11]

Ao entrar no quarto/box do paciente e antes de qualquer procedimento, deve-se fazer a higienização de mãos, para a prevenção de infecção relacionada à assistência à saúde.[12]

Uma das reações transfusionais mais frequentes é o febril, caracterizada por aumento em 1 grau da temperatura basal. Caso o paciente apresente febre antes de iniciar a transfusão, cabe ao médico a liberação da transfusão ou não, sempre pautado pelo raciocínio clínico do custo/benefício da hemotransfusão.[3,8,9]

(Continua)

11 | HEMOTERAPIA

Quadro 11.1. Critérios estabelecidos entre a prescrição e a infusão dos hemocomponentes. (*Continuação*)

Todos os dados devem manter os registros transfusionais no prontuário do paciente.[14]

Todo profissional de saúde deve utilizar de equipamentos de proteção individual, quando exposto a riscos, como no caso de um risco biológico como o sangue.[15]

Toda transfusão deve ter seu equipo especifico, com a existência de uma tela na câmera gotejadora a fim de barrar algum coágulo em formação e impedi-lo de chegar à corrente sanguínea.[13]

- O equipo deve ser preenchido com o sangue em toda a sua extensão, na prevenção de embolia gasosa.[16]
- O hemocomponente deve ser administrado em equipo específico, com filtro padrão para possíveis retenções de coágulos.[14]
- Em algumas situações específicas, como imunossuprimidos, a transfusão deverá ser prescrita com a necessidade do uso de um filtro leucode-pletor.[14,17]

- O hemocomponente poderá permanecer em até 30 min após ter sido retirado do Banco de Sangue até o início da infusão.[2]
- Nunca permanecer com a bolsa do hemocomponente na Unidade, mesmo em geladeira.[8]
- Caso o início da infusão não aconteça dentro desses 30 minutos, devolver a(s) bolsa(s) ao banco de sangue.[9]

Avaliar a possibilidade de reação hemolítica, lesões agudas pulmonares relacionada a transfusão (TRALI), anafilaxia e sepse relacionada à transfusão, situações nas quais são necessárias condutas de urgência.[3,18]

- Assepsia do dispositivo venoso reduz o risco de infecção de corrente sanguínea relacionada ao cateter.[19]
- Recomenda-se que o hemocomponente seja administrado em via exclusiva. Assim, suspender a administração de soroterapia, medicamentos ou nutrição parenteral total (NPT).[2]

- As conferências fazem parte das boas práticas profissionais relacionadas à hemotransfusão e, assim, à segurança do paciente.[6,9,14]

- O tempo de infusão deve ser especificado em prescrição médica.[13]
- Tempo de infusão dos hemocomponentes:[2]
  - Plaquetas: infusão rápida.
  - Crioprecipitado: infusão rápida.
  - Plasma: de 40 min a 1 hora, respeitando o tempo máximo de 4 h.
  - Concentrado de glóbulos ou hemácias: de 1 a 2 horas, respeitando o tempo máximo de 4 h.
- Caso a bolsa passar de 4 h de infusão, desprezar a bolsa, anotar e comunicar o médico sobre o volume infundido.[9]
- Nunca infundir a bolsa sob pressão mecânica (Exemplo: apertar com as mãos, com o manguito do esfigmomanômetro etc.).[9]
- Nunca aquecer o hemocomponente na unidade de internação.[10]
- Para infusão em pacientes de transplante de medula óssea com incompatibilidade de ABO, observar isotipos ABO (doador/receptor), lembrando que entre doador/receptor pode não haver o mesmo isotipo sanguíneo e certificar-se de qual tipagem ABO deve ser transfundida no receptor.[20]
- As plaquetas durante seu armazenamento, por consenso, devem ficar sob agitação constante. O ideal é que, uma vez retiradas dos homogeneizadores, as plaquetas sejam transfundidas o mais rapidamente possível.[21]
- Alguns estudos indicam que os concentrados plaquetários poderiam permanecer por até 24 horas fora dos agitadores sem que sua função ficasse comprometida. Recomenda-se, portanto, que o período entre a retirada das plaquetas dos agitadores e a sua transfusão seja o mais rápido possível, ficando fora da condição de agitação contínua.[22]

Após todo contato com o paciente, deve-se fazer a higienização de mãos, para a prevenção de infecção relacionada à assistência à saúde.[12]

- A infusão de concentrado de hemácias (CH), após 4 horas, poderá aumentar a proliferação bacteriana caso tenha havido uma contaminação.[11]
- Caso haja uma reação transfusional aguda e grave, o profissional deverá observar e questionar sinais e sintomas que levem a minimizar os riscos. São eles: Inquietação, aumento de um grau na temperatura corporal, calafrios, tremores, rush cutâneo, alterações respiratórias (dispneia, taquipneia, hipóxia, sibilos), taquicardia, mudança na pressão arterial (hipotensão ou hipertensão), lesões de pele, prurido, dor torácica e abdominal, icterícia ou qualquer outra manifestação sistêmica, náuseas com ou sem vômito.[3,10,17]

Após cada procedimento, deve-se fazer a higienização de mãos, para a prevenção de infecção relacionada a assistência à saúde.[12]

A conferência dos SSVV certifica que os dados vitais não sofreram alterações e não caracterizam uma reação transfusional.[3]

Sinais e sintomas: Aumento de um grau na temperatura corporal, calafrios, tremores, rush cutâneo, alterações respiratórias (dispneia, taquipneia, hipóxia, sibilos), taquicardia, mudança na pressão arterial (hipotensão ou hipertensão), lesões de pele, prurido, dor torácica e abdominal, icterícia ou qualquer outra manifestação sistêmica, náuseas com ou sem vômito e aspecto urinário.[3,10,17]

- Quando o hemocomponente for administrado em cateter central, administrar 20 mL de SF 0,9% em bólus, depois da infusão, para a lavagem do cateter.[19]

O descarte deverá ser assertivo dos produtos finais da hemotransfusão, realizando a segregação dos resíduos, exclusivamente nos lixos infectantes. seguindo os pressupostos para a segurança ocupacional.[23]

Fonte: Autoria própria.

195

Raciocínio Clínico do Enfermeiro Aplicado à Hemotransfusão

Para que o contexto clínico relacionado à transfusão de hemocomponente, propomos um roteiro de seguimento para a construção do conhecimento relacionado a hemoterapia em oncologia (Quadro 11.2).

Quadro 11.2. Roteiro para a construção do conhecimento relacionado à hemoterapia em oncologia.

Patologia:

Idade:

Indicação clínica da Hemotransfusão:

Valores de Exames pré transfusão: Hb: Ht: Plq:

Valores de Exames pós-transfusão (preferencialmente 1 a 24 horas após):
Hb: Ht: Plq:

Hemocomponentes transfundidos (tipo e quantidade):

Programação da infusão: ( ) eletiva   ( ) urgência ( ) emergência

Hora da prescrição do hemocomponente:

Hora da realização da infusão do hemocomponente:

Tipagem ABO receptor:

Tipagem ABO doador:

Havia requisição transfusional preenchida? ( ) Completa   ( ) Incompleta

Havia dupla checagem de instalação? Quais os profissionais envolvidos na dupla checagem?

Havia controle de SSVV? Com qual frequência?

Houve transfusão de concentrado de plaquetas? ( ) sim   ( ) não
Se sim: ( ) randômicas   ( ) aférese

Horário do Início e fim da infusão das plaquetas:

Houve transfusão de concentrado de glóbulos vermelhos (CGV)? ( ) sim   ( ) não

Horário do Início e fim da infusão dos CGV:
Houve reação transfusional?
Quais sintomas?
Qual conduta tomada?

Houve notificação?
Houve resposta da notificação?

Qual acesso venoso foi infundido o hemocomponente?

Cateter periférico?
Qual calibre?

Cateter central (CVC)? Qual tipo?
Houve algum cuidado adicional no CVC após a hemotransfusão?

Legislações Técnicas e Profissionais em Hemoterapia e Evolução da Especialidade junto ao Enfermeiro

Em hemoterapia existem muitas normas técnicas que direcionam o funcionamento de serviços de hemoterapia.

No trabalho do enfermeiro em hemoterapia, também temos normas técnicas e pareceres específicos preconizados pelo conselho profissional, regulamentando nossa prática.

Em estudos relacionados ao conhecimento dos profissionais relacionados a essas normas, 13,4% referiram não adotar ou não conhecer alguma norma ou diretriz mesmo que institucional.

Esse desconhecimento gera uma prática que pode agregar riscos ao paciente sob o nosso cuidado bem como incorrer em erro possível de punições éticas/administrativas da prática profissional.

Em estudos históricos, vemos a descrição de procedimentos hemoterápicos, como a sangria, trazendo muitos riscos ocupacionais para as enfermeiras que desenvolviam esse procedimento.

Todas essas legislações e regulamentações concedem aos profissionais uma prática baseada em evidências de que se faz de modo mais seguro ao profissional, ao paciente sob o seu cuidado e a sua equipe e instituição em que está inserido.

Dos procedimentos de sangria, feitos de modo não seguro, até os dias atuais, com a proficiência técnica em Hemoterapia, concedida ao Enfermeiro que valida seus conhecimentos sobre a prática da especialidade, temos um caminho construído com muita evolução e reconhecimento da prática do enfermeiro em hemoterapia.

Em oncologia, as duas especialidades, caminham lado a lado, sendo a hemoterapia uma condição de apoio essencial para o tratamento oncológico.

➤ Referências

1. Brasil. Ministério da Saúde. Secretaria de Atenção à Saúde. Departamento de Atenção Especializada. Guia de Uso de Hemocomponentes. Série A. Normas e Manuais Técnicos. 1. ed. Brasília-DF, 2010. Biblioteca Virtual em Saúde do Ministério da Saúde. www.saude.gov.br/bvs.

2. Brasil. Agência Nacional de Vigilância Sanitária. Hemovigilância: manual técnico para investigação das reações transfusionais imediatas e tardias não infecciosas/Agência Nacional de Vigilância Sanitária. – Brasília: Anvisa, 2007. 124 p.

3. Resolução Cofen Nº 0306/2006. Disponível em: http://www.cofen.gov.br/resoluo-cofen-3062006_4341.html/print/. Acesso em 18/10/2021.

4. Ministério da Saúde. Disponível em: https://bvsms.saude.gov.br/bvs/publicacoes/guia_uso_hemocomponentes.pdf/. Acesso em 18/10/2021.

5. Cartilha COREN: 10 passos para segurança do paciente- passo 5. Disponível em: http://inter.corensp.gov.br/sites/default/files/10_passos_seguranca_paciente.pdf. Acesso em: 19/9/2021.

6. Brasil. Ministério da Saúde. Portaria MS nº 1.353, de 13 de junho de 2011. Aprova o Regulamento Técnico de Procedimentos Hemoterápicos. Diário Oficial da União nº 229, de 30 de novembro de 2010, Seção 1, p. 79. Disponível em: http://portal.anvisa.gov.br/wps/wcm/connect/7a2915004b948667a9fabbaf8fded4db/Portaria_MS_1353_13_de_junho_de_2011.pdf?MOD=AJPERES. Acesso em: 19/9/2021.

7. Brasil. Ministério da Saúde. Portaria MS 2712 de 12 de novembro de 2013. Redefine o regulamento técnico de procedimentos hemoterápicos. DOU. 13/11/13. Seção 1. p.106. Brasília-DF.

8. World Health Organization – WHO. Guidelines on hand hygiene in health care. Disponível em http://www.cdc.gov/handhygiene/. Acesso 01/07/2018.

9. ANVISA – Agência Nacional de Vigilância Sanitária. Resolução RDC nº 153 de 14 de junho de 2004. Dispõe sobre o regulamento técnico dos procedimentos hemoterápicos, incluindo a coleta, o processamento, a testagem, o armazenamento, o transporte, o controle de qualidade e o uso humano de sangue, e seus componentes, obtidos do sangue venoso, do cordão umbilical, da placenta e da medula óssea. DOU de 22 de dezembro de 2000.

10. ANVISA – Agência Nacional de Vigilância Sanitária. Resolução RDC n°34, DE 11 de junho de 2014. Dispõe sobre as Boas Práticas no Ciclo do Sangue. DOU de 02 de junho de 2014.

11. Norma Regulamentadora 32 - NR 32. Segurança e Saúde no trabalho em Serviços de Saúde.

12. Smeltzer SCO, Bare BG. Bruner & Suddarth Tratado de Enfermagem Médico-Cirúrgico. 10. ed. Rio de Janeiro: Guanabara Koogan, 2005. vol. 1, pag. 978-87.

13. Souza GF. Instrumento de Boas Práticas de Enfermagem em Hemoterapia na unidade de terapia intensiva: dissertação. Orientadora, Eliane Regina Pereira do Nascimento. Florianópolis SC,2012.173p.

14. Brasil. Ministério da Saúde. Secretaria de Vigilância em Saúde. Departamento de Atenção Especializada. Aspectos hemoterápicos Relacionados a Trali (Lesão Pulmonar Aguda Relacionada à Transfusão): medidas para redução do risco/Ministério da Saúde, Secretaria de Vigilância em Saúde, Departamento de Atenção Especializada. Brasília: Ministério da Saúde, 2010. 18p.

15. Guidelines for the Prevention of Intravascular Catheter-Related Infections. Center Disease Control, (CDC), 2011. USA 83p.

16. Diretrizes da Sociedade Brasileira de Transplante de Medula Óssea 2012. II Reunião de Diretrizes da Sociedade Brasileira de Transplante de Medula Óssea. Angra dos Reis (RJ), 4 a 6 de maio de 2012.

17. ANVISA- Agência Nacional de Vigilância Sanitária. Resolução RDC n°75, de 16 de setembro de 2003. Dispões sobre o Regulamento técnico para Diretrizes para a Transfusão de Plaquetas.D.O.U- Diário Oficial da União; Poder Executivo, 17/09/2003

18. Hunter S, Nixon J, Murphy S. The effect of the interruption of agitation on platelet quality during storage for transfusion. Transfusion 2001;41:809-14.

19. ANVISA – Agência Nacional de Vigilância Sanitária. Resolução RDC n° 306, de 07 de dezembro de 2004. Dispõe sobre o Regulamento Técnico para o gerenciamento de resíduos de serviços de saúde. DOU - Diário Oficial da União; Poder Executivo, de 10 de dezembro de 2004.

20. Fatores associados ao conhecimento da equipe de enfermagem de um hospital de ensino sobre hemotransfusão. Rev. Latino-Am. Enfermagem: jul.-ago. 2015;23(4):595-602.

21. Resolução - RDC N° 34, de 11 de junho de 2014. Dispõe sobre as Boas Práticas no Ciclo do Sangue.

22. Resolução COFEN306/2006: Fixar as competências e atribuições do enfermeiro na área de hemoterapia.

23. PAD Cofen n° 149/2012- Normatiza a atuação do Enfermeiro em Hemoterapia.

24. Portaria N° 2.712, de 12 de novembro de 2013.Redefine o regulamento técnico de procedimentos hemoterápicos.

25. Vieira RQ, Caverni LMR. Bloodletting by phlebotomy, wet cupping and leeches: roles of the Brazilian nurses' techinique (1916-1942). Hist enferm Rev eletrônica (Internet). 2015;6(2):234-48. Portuguese RDC n° 57 Portaria n° 1353.

26. Silva KFN, Soares S, Iwamoto HH. A prática transfusional e a formação dos profissionais de saúde. Rev. Bras. Hematol. Hemoter. [online]. 2009, vol.31, n.6, pp. 421-6.

27. Revista Eletrônica da Faculdade Evangélica do Paraná, Curitiba, v.1, n.2, p.12-30, jul./set. 2011.

28. Wilson AMMM, Peterlini MAS, Pedreira MLG. Infusion pumps and red blood cell damage in transfusion therapy: an integrative revision of the academic literature. Rev. Latino-Am. Enfermagem. 2016;24:e2763. [Access 06/04/2019; Disponível em: DOI: http://dx.doi.org/10.1590/1518-8345.1155.2763.

Cuidados Paliativos

Paula Damaris Chagas Barrioso

➤ Introdução

As definições para a abordagem dos cuidados paliativos (CP) passaram por diversas modificações desde a sua idealização por Dame Cicely Saunders nos anos 1960, principalmente no que diz respeito a quem se destina esse tipo de cuidado.

Historicamente, os serviços de CP quase sempre estiveram associados aos pacientes com câncer, pela alta carga de sintomas advindas dessa condição. Hoje, contudo, já estão elegíveis para essa assistência outras condições crônicas de saúde.

O grande desafio para o estabelecimento desse modo de cuidar está, principalmente, na falta de conhecimento dos profissionais, nas crenças sobre morte e na obstinação terapêutica relacionada aos tratamentos. Sendo uma parte das doenças oncológicas passíveis de cura e remissão, o foco de todo cuidado especializado quase sempre está associado a esses objetivos, entretanto, uma grande parcela desses pacientes não se beneficiará dos tratamentos modificadores de doença e precisarão de um tipo de abordagem em que o cuidado esteja centrado na pessoa e não na doença.

Um estudo realizado em 2018 pela revista *The Lancet* evidenciou que a integração precoce (desde o diagnóstico) e sistemática da abordagem dos CP, aumenta a qualidade de vida dos pacientes com câncer que progridem para um estágio avançado. A integração dessa prática assistencial deve ser realizada entre oncologistas e equipes especializadas em CP na qual haja comunicação e objetivos em comum, no caso, melhorar a qualidade de vida e prevenir sofrimentos.[1]

O CP também devem ser realizados pelas equipes de especialistas, a sugestão da Organização Mundial da Saúde (OMS) é que áreas que tenham contato maior com pacientes crônicos, doenças progressivas e potencialmente fatais devam possuir o mínimo de conhecimento em CP, ou seja, enfermeiros oncologistas devem estar habilitados a realizar o mínimo de ações paliativistas aos pacientes e famílias.[2]

PARTE II | MODALIDADES DE TRATAMENTO EM ONCOLOGIA

➤ O Que São Cuidados Paliativos?

A Organização Mundial da Saúde (OMS) define os CP como uma abordagem que tem como objetivos a prevenção e alívio de sofrimentos de pacientes adultos, crianças e suas famílias, que encaram problemas associados as doenças ameaçadoras de vida. Essas necessidades incluem os sofrimentos de origem física, psicológica, social e espiritual.[3]

Nesse contexto, há que se levar em consideração que os sofrimentos podem variar de gravidade, a depender da situação socioeconômica em que o paciente e sua família se encontram, por exemplo, pacientes em regiões mais pobres tem pouco acesso a prevenção, ao diagnóstico e aos tratamentos oncológicos e, portanto, a integração da abordagem paliativa diante dessas condições torna-se imprescindível e até mesmo um direito humano, já que muitas vezes o câncer será diagnosticado em estágio avançado, sem muitas possibilidades de tratamento curativo. Isso tudo justifica ainda mais a urgência em ter cobertura universal dos CP implementados dentro do sistema de saúde como uma alternativa viável para continuidade de cuidados, independente da condição de saúde.[2-4,28,29]

➤ Princípios dos Cuidados Paliativos

O CP é considerado uma abordagem de princípios que permeiam a assistência e a tomada de decisões e não de protocolos rígidos, sendo assim, para se efetivar essa prática, deve se levar em consideração que os objetivos são:[5]

- Aliviar a dor e outros sintomas desagradáveis.
- Afirmar a vida e considerar a morte um processo natural.
- Respeitar a história natural da doença, não adiar e nem apressar a morte.
- Integrar aspectos psicológicos e espirituais no atendimento ao paciente e sua família.
- Oferecer um sistema de apoio para ajudar o paciente a viver o mais ativamente possível até o dia de sua morte.
- Oferecer sistema de apoio para ajudar as famílias a lidar com os pacientes durante a doença e o luto.
- Oferecer assistência em equipe multiprofissional.
- Melhorar a qualidade de vida e influenciar positivamente o curso da doença.
- Aplicar esta abordagem junto as terapias modificadoras de doença (p. ex., quimioterapia, radioterapia) e incluir as investigações necessárias para gerenciar as complicações clínicas angustiantes (p. ex., infecções).[5]

➤ Assistência de Enfermagem e Cuidados Paliativos

O enfermeiro tem papel fundamental na prática assistencial da abordagem paliativista, é o profissional da saúde estratégico para a manutenção e seguimento da continuidade de cuidados, pois está distribuído em todos os níveis de atenção à saúde. Logo, para que esta assistência seja realizada devem ser considerados como competência três pilares envolvendo os CP: conhecimento, habilidade e atitude.[6]

➤ Avaliação do Paciente

Para se realizar um bom gerenciamento de cuidados aos pacientes que necessitam de CP, a assistência deve estar guiada por um cuidado totalmente individualizado, isso inclui uma avaliação criteriosa e atenta que se transforma em ferramenta essencial da prática clínica.[5]

200

A biografia é de extrema importância na compreensão dos problemas, por exemplo, uma mãe jovem com câncer de mama em fase avançada provavelmente terá grandes demandas nas dimensões psicológicas e sociais, e o profissional deve ter a delicadeza de compreender o quanto da história de vida e o desempenho dos papeis sociais que cada indivíduo representa, influencia na gravidade dos sofrimentos, afim de elaborar o melhor plano de cuidados.[5]

Sendo assim, a avaliação deve conter:

- Biografia (Quem é esta pessoa? e sua história de vida?).
- Cronologia da doença e tratamentos (Como aconteceu? Quais as propostas de tratamentos? Quais equipes estão inseridas no cuidado?).
- Impacto da doença na qualidade de vida (funcionalidade), sugere-se uso de instrumentos.
- Avaliação de sintomas, sugere-se o uso de escalas, os sintomas devem ser avaliados diariamente para pacientes hospitalizados e sempre que possível com pacientes atendidos em outras modalidades de assistência (domicilio, ambulatório).
- Exame físico e exames complementares.
- Apontamento das necessidades atuais.

Para finalizar e iniciar o planejamento da assistência, deve ser levado em consideração o prognóstico deste paciente (em que fase da doença ele está?) e a impressão final do enfermeiro com relação a evolução, as expectativas e as demandas.

Atentar também que as informações sobre os aspectos familiares ou da rede de apoio social devem ser agrupadas na anamnese do paciente, todos esses dados serão importantes na elaboração das ações de controle e prevenção de sofrimentos.

➤ Abordagem dos Sofrimentos

Os pacientes oncológicos apresentarão uma alta carga de necessidades e sintomas a depender do tipo de doença que possuem, dos tratamentos na qual estão inseridos e em que fase da doença eles estão.

Para se realizar uma assistência que não só trate, mas previna sofrimentos, o primeiro conhecimento a ser adquirido que deve acompanhar o pensamento clínico, diante das queixas sintomáticas e durante o cuidado deve ser o de entender em qual dimensão de necessidades a queixa está relacionada. Para isso, a princípio deve-se compreender o conceito de dor total, também elaborado por Dame Cicely Saunders.

A dor total é a compreensão de que é a queixa de dor não é somente física, mas trata-se de um "sintoma multidimensional", nela estão contidas razões ligadas as dimensões psicológicas, espirituais e sociais, consequentemente toda angústia declarada do paciente terá diversas dimensões a serem acessadas, isso justifica o porquê o trabalho em CP ser efetivado em equipe multiprofissional, um profissional atuando de maneira isolada não daria conta de atingir os problemas em todas as suas dimensões.[7]

À vista disso, o enfermeiro deve conhecer este conceito e estar habilitado para adentrar outras dimensões de cuidado além da física que é mais comum, e possuir atitudes em que o paciente e sua família se sintam confiantes, estabelecendo assim um vínculo que garantirá melhores resultados durante toda a assistência.

➤ Sintomas Comuns em Pacientes Oncológicos

Dor

A dor é um dos sintomas mais prevalentes, limitante e subtratado. No âmbito geral do CP, cerca de 86% da população mundial que tem indicação dessa abordagem não recebe tratamento para alívio da dor. Os principais desafios são: as crenças populares sobre dor e morte, o acesso precário e burocratizado para as medicações analgésicas mais indicadas, como os opioides, e a falta de conhecimento técnico ao prescrever medicações analgésicas.[8]

Como princípio, para o controle de dor deve se realizar uma avaliação abrangente, que inclua o local, as características, o início, a duração, a frequência, a qualidade, a intensidade e/ou gravidade e os fatores precipitantes. Devem ser identificadas quanto ao tipo e origem para melhor definição de tratamento.[9]

Em CP, algumas orientações gerais devem ser consideradas para o manejo da dor:[5,10]

- Importante atentar para a via de administração da medicação analgésica, a preferencial será sempre a via oral, que pode ser substituída preferencialmente, pela via subcutânea (hipodermóclise) ou transdérmica, seguida das demais.
- No caso de queixa de dor, deve haver administração imediata das medicações conforme prescrição.
- Atentar para a eficácia do tratamento proposto, dor é considerado como quinto sinal vital e deve ser avaliado constantemente.
- A ordem de prescrição analgésica deve estar o mais próxima possível da escada analgésica da OMS, que prevê: primeiramente, a indicação de não opioides (p. ex., dipirona sódica e paracetamol), que podem estar associados ou não com opioides leves (p. ex., codeína) ou opioides fortes (p. ex., metadona, morfina). Drogas adjuvantes podem estar associadas a estas medicações.
- Respeitar a posologia adequada e "relógio", as medicações devem ser de uso contínuo, respeitando intervalos pré indicados.
- Orientar sobre os efeitos colaterais das medicações, associar medidas que ajudem a minimiza-los.
- Os opioides tem como principal efeito colateral a constipação, portanto laxantes deverão ser prescritos concomitante a estas medicações. O enfermeiro deve orientar também hábitos alimentares que contribuam para a boa eliminação intestinal.

Além disso, devem ser consideradas para o tratamento da dor ações não farmacológicas, como uso de frio e calor, acomodação adequada no leito, acupuntura, fisioterapia entre outras medidas.

Atentar para um cuidado delicado, onde o enfermeiro é um agente humano para auxílio do alívio da dor, estar aberto para as queixas, sentimentos e angústias dos pacientes é uma ótima maneira de efetivar a adesão ao tratamento medicamentoso e diminuir o sofrimento.

➤ Dispneia

Caracteriza-se, assim como a dor, como uma experiência subjetiva de desconforto respiratório composta de sensações distintas que variam de intensidade.[11] Muito frequente em pacientes oncológicos com ou sem envolvimento do sistema respiratório, sinaliza mal prognóstico e afeta consideravelmente a funcionalidade.

O primeiro passo deve ser o de considerar o tratamento das causas orgânicas reversíveis, para isso, todas as investigações para realizar o diagnóstico diferencial do sintoma devem ser considerados na assistência.

Na dispneia, informações sensoriais do sistema respiratório são encaminhadas ao córtex cerebral que traduz em sensações desagradáveis, sendo assim, uma parcela dos pacientes evocará sentimentos de angústia, ansiedade e medo junto a queixa. Entender a percepção central da falta de ar descrita pelo paciente é de suma importância para gerenciar o sintoma com eficácia.[12]

A abordagem farmacológica inclui o uso de opioides em baixa dose (p. ex., 20-30 mg de morfina por dia), que podem ou não estar associados aos benzodiazepínicos.[12]

Medidas não farmacológicas podem ser incluídas no plano de cuidado, tais como:

- Ambientes arejados, tranquilos e com janelas abertas para circulação de ar.
- Uso de oxigenoterapia somente quando saturação $O_2 < 88\%$, dispneia grave em repouso ou descompensada, não deve ser a primeira escolha de tratamento.
- Um simples ventilador de mão pode ajudar no alívio do sintoma. Deve estar cerca de 15-20 cm da face, localizado na área entre o nariz e os lábios para que seja efetivo.
- Técnicas de conservação de energia (p. ex., cadeira higiênica durante o banho, adaptação de utensílios domésticos, adaptação das atividades diárias...), auxiliam na diminuição da intolerância à atividade. Aqui o profissional de terapia ocupacional pode ser um grande aliado no cuidado.
- Posicionamento adequado no leito e durante atividades do cotidiano.

➤ Síndrome da Anorexia-Caquexia (SAC)

Essas duas condições comumente estão associadas em pacientes oncológicos e podem se apresentar em diversas fases da doença. A anorexia é definida como a perda ou ausência de apetite e pode estar relacionada com uma série de fatores, incluindo: alterações na função gastrintestinal, liberação de substâncias pró-inflamatórias provenientes do tumor, disfagia, náuseas, dor do tipo cólica e hipóxia. No nível central, pode ainda estar associada a depressão, dor e de alterações de neurotransmissores.[13]

Já para a caquexia, por sua vez, há diversas definições. Porém, muitos autores a descrevem como uma síndrome complexa e com múltiplas causas, na qual há um consumo intenso dos tecidos corporais, principalmente muscular e adiposo. Os principais sinais e sintomas são: perda de peso, fadiga, alterações metabólicas, anemia e disfunções do sistema imunológico, a anorexia quase sempre está associada a esta condição. Para a caquexia, há uma classificação quanto ao estágio, sendo eles: pré-caquexia, caquexia e caquexia refratária, que são de suma importância para a definição de condutas e melhor plano de cuidados.[14]

A síndrome anorexia caquexia (SAC) é uma condição complexa que inclui diversos fatores provenientes da interação do tumor com o organismo do indivíduo afetado, dessas interações resultam modificações do metabolismo de uma série de nutrientes, na resposta inflamatória e na manutenção das vias neuroendócrinas hipotalâmicas. A SAC em um primeiro contato caracteriza-se pela redução apetite e perda de tecido adiposo e musculo ósseo.[14,15]

Cerca de metade dos pacientes com câncer apresentarão essa condição e, nos casos avançados, pode atingir 80% é, ainda, considerada uma das principais causas de morte em pacientes oncológicos – cerca de 20%.[14,15]

Essa condição é fator de grande estresse ao paciente e sua família, as mudanças constantes da imagem corporal e na capacidade de defesa deixam a pessoa afetada vulnerável, impactando significativamente a qualidade de vida e a capacidade de realizar as atividades do cotidiano, produzindo sentimentos e angústias que ultrapassam a dimensão física, atingindo também o campo psicológico, emocional e social.

Para a definição cuidados, deverá ser realizado o diagnóstico diferencial de caquexia e desnutrição: atentar que na primeira há um consumo semelhante de tecido adiposo e muscular já na segunda, o tecido de consumo preferencial é o adiposo. Como seguimento da avaliação, a caquexia deverá ser classificada quanto ao estágio:[14]

- Pré caquexia: anorexia, perda de peso < 5%, e alterações metabólicas.
- Caquexia: redução da ingestão de alimentos, perda de peso > 5% ou Índice de massa corpórea (IMC) 2% ou sarcopenia e perda de peso > 2%, alterações metabólicas e resposta inflamatória sistêmica.
- Caquexia refratária: funcionalidade baixa, catabolismo que não responde ao tratamento modificador de doença, prognóstico de vida < 3 meses.

Os cuidados adotados, sempre permearão o estágio da caquexia e o prognóstico. As ações em CP devem ser sempre proporcionais, o enfermeiro deve estar atento ao paciente e em como ele evolui diante dessa condição.

- Atentar para os efeitos adversos dos tratamentos, que podem induzir o agravamento destas condições: mucosites, diarreias, anemia, mudança de paladar. Todas essas situações devem ser tratadas.
- Monitorização e acompanhamento nutricional.
- Alguns estimulantes de apetite e corticoides podem ser prescritos.
- Medidas dietéticas: refeições em pratos menores ofertadas mais vezes durante o dia, alimentos enriquecidos, já pertencentes ao hábito alimentar do paciente.
- Ambiente agradável, arejado, isento de odores e ruídos durante as refeições.

A família merece atenção, pois sofre muito com estas condições, os aspectos culturais, emocionais e sociais que permeiam a alimentação levam os familiares a sofrimentos constantes e até mesmo ao sentimento de culpa pela mudança na aparência física dos pacientes. O enfermeiro deve estar atento a esses sentimentos, necessita esclarecer constantemente o porquê dessa condição e orientar a família ações de cuidado durante as refeições, é importante que a família esteja integrada as ações para a melhor adesão às propostas.

A terapia nutricional para pacientes em fase avançada do câncer ou fase final de vida é raramente indicada.[16] O paciente deve ter uma boa funcionalidade, o tumor deve ter crescimento limitado e o maior motivo para caquexia deve ser a anorexia, para que seja justificada a utilização de terapia nutricional. A primeira escolha deve ser suplementos por via oral e necessitam estar de acordo com a manutenção da qualidade de vida e a vontade do paciente.

➤ Fadiga

É uma sensação subjetiva de esgotamento físico ou cansaço desproporcional sob alguma atividade, pode também se manifestar como indisposição para atividades, percepção de fraqueza, diminuição da capacidade em manter uma atividade e, ainda, como uma exaustão emocional.[17] Frequentemente, pacientes oncológicos se queixam de fadiga, que pode provocar perdas substanciais na qualidade de vida já que muitas vezes o paciente refere intolerância às atividades do cotidiano.

Cerca de 30% dos pacientes irão relatar algum nível de fadiga durante o tratamento e até mesmo anos depois. É de extrema importância que o enfermeiro esteja atento as queixas do paciente e aos indícios de fadiga. A família se torna aliada em descrever a falta de disposição do paciente para as atividades.[18] As causas são diversas, mas geralmente a queixa de fadiga está secundária a alguma outra condição como: dor, depressão, déficits nutricionais, alterações metabólicas, alteração do padrão de sono e efeitos colaterais das medicações.

Para a melhora do quadro, está indicada atividade física proporcional e supervisionada. O enfermeiro deve estimular a prática de exercícios, principalmente os aeróbicos, como caminhadas, natação, ciclismo. Além disso, as causas primárias devem ser tratadas. Abordagens complementares, como acupuntura, ioga e massagem associadas a abordagem psicossociais também são boas inciativas para reduzir a fadiga em pacientes oncológicos.[18]

Durante a progressão da doença e em fase final de vida, essa condição torna-se acentuada, portanto, a identificação prognóstica deve ser utilizada como partida para as ações de cuidado. É sugerido para esse paciente técnicas de conservação de energia, apoio psicológico e comunicação franca sobre a causa da fadiga, ou seja, progressão da doença.

➤ Náuseas e Vômitos

As náuseas podem estar associadas ao vômito ou não e as causas podem estar associadas à própria doença, ao tratamento (quimioterapia, radioterapia) ou a algum agravo (p. ex., infecções).[19]

Em um primeiro momento, deve-se investigar a causa orgânica e se tratável realizar as condutas necessários para a diminuição ou eliminação deste sintoma.

Muito importante uma avaliação abrangente por parte da enfermagem, que inclua a investigação de:[5]

- Características da emese: duração, volume, consistência, coloração, intensidade, frequência.
- Constipação.
- Oclusão ou semi-oclusão intestinal.
- Medicações que possam causar esses sintomas. Atenção! O uso irregular de opioides pode gerar náusea ou os três primeiros dias de uso podem ser acompanhados desse sintoma, importante encorajar o paciente a continuar para o alívio.
- Situações de melhora e piora da náusea.

O importante é compreender a origem deste sintoma através da descrição do paciente, a percepção do porquê servirá de guia para a escolha da melhor medicação e das medidas que minimizam ou eliminam esse sintoma.

➤ Alterações Cognitivas e *Delirium*

Pacientes oncológicos, principalmente idosos com câncer podem apresentar alterações cognitivas, o tratamento e a doença são as principais causas. Entretanto, sofrimentos psíquicos e sintomas mal controlados também intensificam estas condições que comprometem drasticamente a qualidade de vida, diminuindo a funcionalidade, as relações sociais e a capacidade para realização de tarefas do cotidiano.[5]

O déficit cognitivo é evidenciado como um dos fatores que aumentam o risco para desnutrição, já que muitas vezes o paciente tem dificuldade de se alimentar e, até mesmo, rejeita algumas refeições.[5,20]

O enfermeiro deve avaliar de maneira sistemática o estado cognitivo do paciente, muitas alterações podem ser prevenidas e tratadas se identificadas em seu início, o profissional deve

PARTE II | MODALIDADES DE TRATAMENTO EM ONCOLOGIA

compreender e ter habilidade de realizar diagnósticos diferenciais frente estas situações, p. ex., confusão pode estar associada a diversas causas reversíveis, como alterações hidroeletrolíticas, constipação, infecções urinárias, medicações, entre outras. O grande desafio é saber identificar se a causa é reversível ou se é progressão da própria doença oncológica e, diante dessa resposta, o enfermeiro poderá, junto à equipe, tomar as decisões para mudança de plano de cuidados.

Outra situação comum é o *delirium,* definido como uma alteração do nível de consciência que surge de maneira aguda e pode permanecer por dias ou horas, tem seu curso flutuante e está associada a alterações de memória, cognição e desorientação.[5,20,21]

Pode se manifestar de diversas formas:

- **Hiperativo:** paciente fica agitado, inquieto, hipervigilante, pode ter alucinações e agressividade, facilmente diagnosticado.
- **Hipoativo:** o paciente fixa o olhar, pouca movimentação e comunicação, apático, confuso é muito confundindo com depressão e outras alterações psicológicas, tem pior prognóstico, pode sinalizar início da fase final de vida.
- **Misto:** quando o paciente alterna as duas manifestações.

A abordagem terapêutica para estas condições deve primeiramente tratar as causas orgânicas reversíveis, algumas medicações podem ser prescritas, porém, as medidas não farmacológicas são as mais indicadas nesses casos. O enfermeiro pode adotar algumas medidas:[5,20]

- Revisar as medicações na identificação de possíveis causas e solicitar a suspensão, se necessário.
- Promover um ambiente tranquilo, iluminação adequada, sem muita movimentação de pessoas, ruídos e odores fortes.
- Encorajar a presença de uma pessoa ou familiar que o paciente confie, para participar do cuidado e se manter próximo nos momentos de crise.
- Acolher a família e esclarecer a causa das alterações comportamentais.
- Mínimo de dispositivos invasivos que possam incomodar o paciente.
- Atentar para equipamentos ruidosos (p. ex., bombas infusoras).
- Promover um sono adequado e reparador, diminuindo atividades do cuidado durante o período noturno.
- Atentar para hidratação prescrita.
- Retirar contenções físicas, as contenções aumentam a agitação dos pacientes. Nesses casos, está indicada a contenção química, que deverá ser solicitada e prescrita pela equipe médica.
- Usar relógios e calendários para promover a orientação tempo e espaço.
- Comunicar-se de maneira simples, pausada e com frases curtas.

➤ Comunicação em Cuidados Paliativos[5,22]

Uma das ferramentas mais importantes que o enfermeiro deve possuir para atuação em CP é a comunicação, não só a comunicação do profissional com o paciente e família, mas a que também se estabelece entre as equipes que estão inseridas no cuidado e a equipe multidisciplinar de CP, ela pode ser a chave para o sucesso e adesão ao plano de cuidados e o contrário torna-se elemento de falha terapêutica e de vínculo, que a equipe terá que lidar durante todo o percurso com o paciente e/ou sua família.

Em revisão integrativa sobre comunicação em CP,[30] foi demonstrada que a comunicação é uma das habilidades essenciais dessa abordagem, torna-se ferramenta para o cuidado com o paciente, é um item imprescindível para a formação de vínculo e também pode atuar como agente terapêutico na diminuição dos sintomas provenientes da fase avançada de uma doença. Para o estabelecimento da comunicação assertiva, deve-se ter como princípio "verdade lenta e progressivamente suportável", que é observado somente quando o profissional se vincula de modo verdadeiro e empático com o paciente e seus familiares.[22] As palavras certas podem aliviar ou piorar uma determinada situação, como o luto familiar.

É de suma importância que os pacientes recebam a abordagem em CP desde o diagnóstico do câncer, pois o vínculo deve ser pactuado desde o primeiro momento para uma comunicação franca e efetiva; se a doença progride, os tratamentos curativos já não estão mais trazendo benefícios e o momento de fase final de vida se aproxima o paciente e sua família necessitam saber, à vista disso, o enfermeiro deve estar habilitado e ter atitude para realizar essa comunicação afetiva, delicada e genuína que será acionada em quase toda evolução do cuidado, além da habilidade do falar palavras adequadas nos momentos certos, há que se desenvolver a capacidade de escutar e de usar a comunicação não verbal como ferramenta, por exemplo, o simples afeto de tocar, de olhar e de abraçar o paciente que está sendo assistido podem ser terapêuticos.

Algumas metas de comunicação são sugeridas aos profissionais que lidam com pacientes sob CP e, principalmente, em fase final de vida:[5,6,22]

- Entender e promover medidas facilitadoras para os valores culturais e espirituais.
- Saber os medos, as expectativas, os sonhos, as angústias do paciente.
- Realizar medidas para alívio de sintomas.
- Promover medidas que empodere o paciente e melhore sua autoestima.
- Ser franco, gentil e saber o momento certo para efetivar uma comunicação de acordo com as demandas do paciente.
- Respeitar e encorajar a autonomia.
- Fortalecer o vínculo em todos os encontros com o paciente.
- Estabelecer ambientes que acolham o paciente e sua família durante conferências familiares.
- Reforçar os vínculos entre familiares, rede de apoio e paciente.
- Investigar as necessidades de acordo com as falas.
- Ofertar tempo e auxílio para resolução de assuntos pendentes (reconciliações, despedidas).
- Acolher o paciente até o final de sua vida e sua família durante o luto.
- Minimizar os sentimentos de angústias e insegurança.
- Ajudar, sempre que possível, no enfrentamento diante da fase final de via.

➤ Cuidados com Feridas Tumorais

As feridas tumorais são ocasionadas pelo descontrole da multiplicação celular (oncogênese), que invade as superfícies da pele rompendo com sua continuidade.[23]

As lesões podem ter vários aspectos a depender do estágio e de sua origem tumoral, é pouco provável que as feridas cicatrizem e sua evolução geralmente está relacionada a progressão da doença, para tanto, a abordagem terá como objetivo o controle de sintomas, já que, frequentemente, essas feridas causam dor, sangramentos, exsudatos em grande quantidade, prurido, sentimento de angústia e baixa autoestima.[24]

O enfermeiro tem papel fundamental na prescrição de intervenções direcionadas a essas lesões, é ele quem escolhe as coberturas, que promove o autocuidado, as orientações gerais e encoraja o enfrentamento do paciente e sua família diante dessas situações.

Algumas classificações quanto aspecto, estadiamento e odor de feridas tumorais podem servir como guia para o plano de cuidados.

Classificação Quanto ao Aspecto[23]

- Feridas ulcerativas malignas: são lesões ulceradas que forma crateras não muito profundas.
- Feridas fungosas malignas: aspecto vegetativo.
- Feridas fungosas malignas ulceradas: tem aspecto misto, ulcerada e vegetativa.

Estadiamento de Feridas Tumorais[25]

- Estádio I: fechadas.
- Estádio II: envolvem derme e epiderme.
- Estádio III: invadem o tecido subcutâneo.
- Estádio IV: invadem estruturas anatômicas mais profundas.

Classificação Quanto ao Odor[23]

- Odor grau I: ao abrir o curativo.
- Odor grau II: ao se aproximar do paciente, sem abrir a cobertura.
- Odor grau III: no ambiente, sem abrir a cobertura, forte e nauseante.

A terapia tópica é a mais indicada, são raros os pacientes que se beneficiarão de intervenções radioterápicas, cirúrgicas ou quimioterápicas. O foco deve estar nas melhores intervenções para alívio dos sintomas e na prevenção de sofrimentos.

Para os cuidados com feridas tumorais, em CP Alvarez et al. (2007) desenvolveram uma mnemónica em inglês, a SPECIAL, que determina alguns princípios para esta abordagem:[26]

- S = *Stabilize the wound*
- P = *Prevent new wounds*
- E = *Eliminate odor*
- C = *Control pain*
- I = *Infection prevention*
- A = *Absorb exudates*
- L = *Less dressing changes*

Basicamente, a abordagem para esses tipos de ferida deve levar em consideração o que é mais confortável para o paciente e que estabiliza e controla os sintomas. Portanto, prevenir novas feridas e infecções, eliminar ou diminuir o odor, controlar a dor, utilizar coberturas que absorvam os exsudatos e que possam permitir menos trocas são os princípios das melhores intervenções, além disso, está indicado o acompanhamento psicológico, já que, feridas de origem oncológica são carregadas de estigma, isolamento social e grande sofrimento psíquico que devem ser gerenciados junto as intervenções tópicas.

➤ Cuidados em Fase Final de Vida

Em algum momento, o paciente que recebeu o cuidado durante todo o tratamento oncológico, mas que não pode se beneficiar das terapias designadas para doença, evoluirá para a fase final de vida. Esse é um processo natural e que deve ser respeitado·dessa maneira, tendo como princípio: "não adiar e nem abreviar a morte, respeitar a história natural da doença".[5]

Essa fase é descrita por diversos autores como as 48 horas finais de vida, na prática, podem ser horas a dias, torna-se momento delicado, permeado de sentimentos e ressignificações, o sofrimento que muitas vezes estava adormecido e pouco falado, torna-se transparente entre os pacientes e familiares.

Sendo a enfermagem a classe profissional que está inserida na assistência 24 horas por dia, toda equipe deve estar apta a identificar os sinais e sintomas de progressão para fase final de vida, além disso todos devem estar preparados para essa despedida que também gera sofrimento na equipe e, principalmente, em quem esteve no cuidado durante todo o processo saúde e doença.

Algumas atitudes são determinantes para uma assistência de qualidade:

- Identificar o processo ativo de morte.
- Avaliação contínua dos sintomas e necessidades psicológicas/espirituais do paciente e sua família.
- Antecipação dos problemas para que os cuidados estejam prontamente disponíveis.
- Gerenciamento apropriado e rápido de sintomas.

Algumas características são facilmente observadas nos pacientes que evoluem para a fase final de vida:[5]

- Hipoatividade ou imobilidade.
- Fraqueza progressiva.
- Alterações cognitivas e delirium (hipoativo mais comum) de causas não reversíveis.
- Diminuição da ingestão de líquidos e alimentos ou jejum.
- Sonolência.
- Aumento de alguns sintomas e surgimento de novos.
- Falências orgânicas.
- Sororoca (roncos ruidosos, com acúmulo de secreção em via aérea alta).
- Alterações na eliminação vesical.
- Diminuição do nível de consciência não relacionada a outras causas.
- Mudanças no padrão respiratório, momentos de apneia.
- Diminuição da perfusão e extremidades frias.

Os desafios da equipe diante do processo ativo de morte são inúmeros, por exemplo: esperar que o paciente melhore, não realizar o diagnóstico para essa fase, obstinação em intervenções inúteis, desacordo por parte das equipes inseridas no cuidado sobre a condição do paciente, falta de conhecimento sobre o que prescrever para os principais sintomas, sinais e em como realizar a assistência diante das necessidades de cuidado, pobre habilidade de comunicação com os familiares, medos referentes as questões ético legais e preocupações sobre a não reanimação destes pacientes.

Importante salientar que há uma cultura hospitalar fortemente arraigada na cura desses pacientes, diagnosticar o processo de morte envolve uma série de abnegações por parte da equipe de saúde, a continuação dos cuidados não pode estar fundamentada em procedimentos invasivos, investigações desnecessárias e tratamentos que, nesse momento, não trarão benefícios e que não podem ser perseguidos à custa do conforto do paciente.[27]

Se a fase final de vida não é bem diagnosticada, o paciente e a família podem sofrer efeitos devastadores e até mesmo desenvolver lutos prolongados, pois a não comunicação desse momento leva ao rompimento do vínculo do paciente e sua família com a equipe, a condição do paciente se deteriora e ele não sabe o que está acontecendo, as mensagens entre os membros da equipe multi-

PARTE II | MODALIDADES DE TRATAMENTO EM ONCOLOGIA

profissional tornam-se conflitantes e o paciente pode morrer sem se preparar para este momento, com sintomas descontrolados que o levam a angústia e uma morte indigna.

Para esse momento, sugere-se:

- Comunicação sensível, progressiva sobre os assuntos relacionados ao processo de morte.
- Solicitação de prescrições adequadas (interromper drogas inapropriadas, conversão das vias de administração, por exemplo, a via oral para via subcutânea).
- Saber reconhecer os principais sintomas e sinais de quem está morrendo.
- Respeitar as questões éticas e vontades do paciente e sua família.
- Valorizar as tradições religiosas.
- Avaliar os sintomas adequadamente.
- Explicar os objetivos do cuidado e evolução da fase para a família.
- Flexibilizar o plano de cuidados sempre que necessário.
- Trabalhar em equipe.
- Prevenir sofrimentos sempre que possível.
- Cuidar da equipe multiprofissional.
- Estabelecer medidas de acolhimento diante do luto familiar.

Atenção ao Paciente e a Sua Família no Óbito

O paciente que com doença avançada, progressiva, sem possibilidades de cura e em fase final de vida, não tem indicação para reanimação. Para tanto, a equipe multiprofissional deve estar alinhada no mesmo objetivo e comunicado os familiares antecipadamente sobre a evolução até o óbito.

Pacientes sob a abordagem do CP, com um bom controle dos sintomas e vínculo desde o diagnóstico, geralmente, chegarão nesse momento serenos e poderão partir sem grandes sofrimentos, como uma trajetória natural da sua condição de saúde.

A assistência durante o óbito é de competência da equipe de enfermagem, logo, a equipe deve estar preparada para lidar com esse momento, algumas medidas são sugeridas:

- Observar a hora e fechar os olhos.
- Solicitar ao médico responsável a constatação e declaração do óbito.
- Acolher os familiares e permitir que se despeçam.
- Elevar a cabeceira, deixando os membros alinhados.
- Colocar a prótese dentaria, se houver.
- Retirar sondas, cateteres, cânulas.
- Retirar da cama travesseiro e roupas extras e alinhar o corpo.
- Cobrir o corpo com um lençol até a altura do pescoço.
- Reunir o *kit* para preparo do corpo.
- Preparar e identificar para entregar a família com a melhor aparência possível.
- Dispor do corpo em posição adequada antes da rigidez cadavérica.
- É permitida a participação de familiares nas atividades para prestar os últimos cuidados.
- As práticas religiosas, ou rituais culturais, são levados em conta e permitidos, desde que possíveis.
- Reunir pertences do paciente e entregar aos familiares, registrando nas anotações.

➤ Considerações Finais

Profissionais que abordam pacientes com doenças graves, como câncer, devem estar aptos a realizar no mínimo a abordagem inicial em CP assim como recomendado pela OMS, sintomas refratários e de difícil controle ou demandas multidimensionais mais difíceis de serem acessadas podem ser referenciadas para uma equipe especialista em CP.

A chave para o sucesso do cuidado destinado a pacientes com condições graves está em admitir que doenças evoluem e que nem todos os pacientes se beneficiarão dos tratamentos, no entanto, todos devem e merecem receber a atenção digna até o final de suas vidas.

Reconhecer que uma doença evolui e que talvez não tenha cura, não é um fracasso, mas sim uma chance de estabelecer um novo caminho do cuidar em que o foco não é a doença, mas a pessoa.

Um paciente que recebe um bom cuidado é respeitado por quem ele é; está preparado para os momentos que a doença progride; terá conforto e dignidade sempre e saberá que sua família será cuidada mesmo depois da sua morte.

Pessoas são o que importa para o cuidado e para a enfermagem e sempre foram o tema central do que fazemos de melhor, a "arte do cuidar".

➤ Referências

1. Vanbutsele G, Pardon K, Van Belle S, Surmont V, De Laat M, Colman R, et al. Effect of early and systematic integration of palliative care in patients with advanced cancer: a randomised controlled trial. Lancet Oncol. [Internet], 2018; [citado em março de 2019] Mar;19(3):394-404.

2. Ferrel BR, Temel JS, Temin S, Alesi E, Balboni TA, Basch EM, et al. Integration of Palliative Care into Standart Oncology Care: American Society of Clinical Oncology Clinical Practice Guideline Update. Journal of Clinical Oncology. [Internet]; 2017; [citado em março de 2019]: 35:1, 96-112.

3. Gómez-Batiste X, Connor S. WHO Collaborating Centre Public Health Palliative Care Programmes. Building Integrated Palliative Care Programms and Services. 2017. [citado em março de 2019].

4. The Economist (org.). Cancer control, acess and inequality in Latin America a Tale of Light and shadow. Economist Intelligence Report. [Internet]; 2017; [citado em março de 2019].

5. ANCP – Academia Nacional de Cuidados Paliativos. Manual de Cuidados Paliativos. São Paulo: Solo Editoriação e Design gráfico, 2012.

6. Barrioso PDC. Cuidados Paliativos e Atenção Primária à Saúde: Proposição de um rol de ações de enfermagem. São Paulo. Dissertação [Mestrado em Atenção Primária à Saúde no SUS] - Escola de Enfermagem da USP, 2017.

7. Souza C, Costa T, Coelho P. Dor em cuidados paliativos: conceito de dor total. Jornadas da Unidade de Dor do Hospital Garcia de Horta. [Internet]; 2013; [citado em março de 2019].

8. World Health Organization. Improving acess to Palliative care [Infográfico Internet]. WHO, 2015; [citado em março de 2019].

9. Rangel O, Telles C. Tratamento da dor oncológica em cuidados paliativos. Revista Hospital Universitário Pedro Ernesto. [Internet]; 2012; [citado em março de 2019] 11(2):32-7

10. World Health Organization. WHO has developed a three-step "ladder" for cancer pain relief in adults. [Infográfico Internet], 2012; [citado em março de 2019].

11. American Thoracic Society. Dyspnea. Mechanisms, assessment, and management: a consensus statement. Am J Respir Crit Care Med. [Internet]; 1999; [citado em março de 2019] Jan;159(1):321-40.

12. Chin C, Booth. Managing breathlessness: a palliative care approach. Postgraduate Medical Journal. [Internet]; 2016; [citado em março de 2019] 92:393-400.

13. Jatoi A. Anorexia and Cachexia. Cancer network home of the jornal oncology. [Internet]; 2015; [citado em março de 2019].

14. ABCP. Associação Brasileira de Cuidados Paliativos. Consenso Brasileiro de Caquexia e Anorexia. Revista Brasileira de Cuidados Paliativos. [Internet]; 2011; [citado em março de 2019]: 3 (3) Suplemento 1.

15. Albuquerque KA. Imagem Corporal, autoestima e distress em doentes com câncer gastrointestinal com Síndrome Anorexia-Caquexia. São Paulo. Tese. [Doutorado Enfermagem Saúde do Adulto]. Escola de Enfermagem da USP; 2015.

16. August DA et al. Clinical Guidelines: Nutrition Support Therapy During Adult Anticancer Treatment and in Hematopoietic Cell Transplantation. Journal of Parenteral and Enteral Nutrition, 2009;33(5):472-500.

17. Borges JA, Quintão MMP, Chermont SSMC, Filho HTFM, Mesquita ET. Fadiga: um sintoma complexo e seu impacto no câncer e na Insuficiência Cardíaca. International Journal of Cardiovascular Sciences. [Internet]; 2018; [citado em março de 2019]: 31 (4) 433-42.

18. Bower JE, Bak K, Berger A, et al. Screening, Assessment, and Management of Fatigue in Adult Survivors of Cancer: An American Society of Clinical Oncology Clinical Practice Guideline Adaptation. J Clin Oncol. [Internet]; 2014; [citado em março de 2019].

19. ABCP. Associação Brasiliera de Cuidados Paliativos. Consenso Brasileiro de Náuseas e Vômitos. Revista Brasileira de Cuidados Paliativos. [Internet]; 2011; [citado em março de 2019].

20. Prayce R, Quaresma F, Neto IG. Delirium: O 7º Parâmetro Vital? Acta Med Port Internet; 2018; [citado em março de 2019] Jan; 31 (1): 51-58.

21. Sanchez-Roman S, Zavala CB, Solares AL, Chiquete E. Deirium in adult patients receiving palliative care: A systematic review of the literature. Revista de Psiquiatría y Salud Mental (English Edition) [Internet]; 2014; [citado em março de 2019] 7, 1, January–March 2014, Pages 48-58.

22. Araújo MMT. Comunicação em Cuidados Paliativos: Proposta Educacional para Profissionais de Saúde. São Paulo. Tese. [Doutorado Enfermagem em Saúde Do Adulto]. Escola de Enfermagem da USP, 2011.

23. INCA- Instituto Nacional do Câncer. Tratamento de Controle de feridas Tumorais e Úlceras por Pressão no Câncer Avançado. Rio de Janeiro: Ministério da Saúde. [Internet]; 2009; [citado em março de 2019].

24. Gomes C, Jesus C. Feridas Crônicas em Cuidados Paliativos: Revisão Bibliográfica. Journal of Aging and Innovation. [Internet], 2013; [citado em março de 2019]: 2 (2).

25. Gomes IP, Camargo TC. Feridas Tumorais e Cuidado de Enfermagem: Buscando Evidencias para o Controle de Sintomas. [Internet], 2004; [citado em março de 2019].

26. Alvarez, et. al. Incorporating Wound Healing Strategies to Improve Palliation (Sympton Management) in Patients with chronic wounds. Journal of Palliative Medicine. [Internet]; 2009; [citado em março de 2019]: 10 Nº5. 1161-89.

27. Ellershaw J, Ward C. Care of the dying patient: the last hours or days of life. BMJ. [Internet]; 2003; [citado em março de 2019].

28. WHO - World Health Organization. Planning and Implemmeting Palliative Care- A guide for programme managers. [Internet]; 2016; [citado em março de 2019].

29. EAPC - European Association Palliative Care. Palliative Care: A Human Right. [Internet]; 2014; [citado em março de 2019].

30. Santos CKC, Andrade CG, Costa ICP, Lopes MEL, Silva CED, Santos KFO. Comunicação em Cuidados Paliativos: Revisão Integrativa em Cuidados Paliativos. Revista Brasileira de Ciências da Saúde. [Internet]; 2014; [citado em março de 2019]: 18 (1) 63-72.

Controle da Dor Oncológica

Marcia Morete

➤ Introdução

O câncer está entre as principais causas de morbimortalidade mundial, responsável por 18,1 milhões de novos casos e 9,6 milhões de mortes em 2018.[1]

A dor é vivenciada por cerca de 55% dos pacientes em tratamento contra o câncer e em 66% dos pacientes com câncer avançado ou metastático ou ainda em fase final de vida.[2] A opinião de especialistas e os dados das experiências de vários países em desenvolvimento, onde a cobertura do tratamento é frequentemente baixa ou inexistente, sugerem que aproximadamente 80% das pessoas que morrem de câncer experimentam dor moderada ou severa durante em média de 90 dias.[3] Assim, a dor do câncer é uma das principais causas de sofrimento desnecessário.

A dor é uma experiência angustiante associada à lesão tecidual atual ou potencial com componentes sensoriais, emocionais, cognitivos e sociais. Existem vários mecanismos fisiológicos envolvidos na dor relacionada ao câncer.[4] A dor do câncer é descrita como "dor total", pois é uma síndrome em que, além da nocicepção, outros fatores físicos, emocionais, sociais e espirituais influenciam na gênese e na expressão da queixa. A avaliação da dor é complexa, devido à variedade de aspectos que compõem o quadro álgico, sendo a base para a formulação diagnóstica, a proposição terapêutica e a apreciação dos resultados obtidos.[5]

A dor associada ao câncer pode ser devido ao tumor primário ou suas metástases, à terapia antineoplásica e aos métodos de investigação. Seu controle merece prioridade por várias razões. Primeiro, o não tratamento da dor causa sofrimento desnecessário. A dor prejudica a atividade física, o apetite e o sono, podendo debilitar ainda mais o paciente. Da sua presença, frequentemente resultam desesperança e o anúncio do progresso de uma doença temida, que pode ser fatal. Dor inadequadamente aliviada também provoca repercussões nas esferas social, emocional e espiritual dos pacientes e de seus familiares, como restrição nas atividades de trabalho e lazer, maior ônus financeiro, sofrimento psíquico frente ao desconforto de um ente querido e questionamentos de natureza metafísica, entre outros.[7]

Pacientes com câncer podem necessitar de alívio da dor em todas as fases da doença e não apenas no final da vida. Melhores resultados em termos de gestão de sintomas podem ser alcançados quando os cuidados paliativos são introduzidos precocemente no curso da doença, por meio de abordagem concomitante com terapias modificadoras da doença.[8]

Enfim, o controle da dor oncológica inicia pela enfermagem quando avaliamos a dor como 5° sinal vital. Nesse contexto, os instrumentos são essenciais para compreensão do fenômeno doloroso e, ainda, avaliar os componentes físicos, mentais, psicológicos e espirituais e sua repercussão na qualidade de vida das pessoas com câncer.[9] Neste capítulo, abordaremos além do papel da enfermagem, a importância de entender os tipos de dores envolvidas na dor relacionada ao câncer, opções terapêuticas farmacológicas e não farmacológicas para que o enfermeiro possa buscar recursos para atender juntamente com a equipe interdisciplinar a complexidade que envolve o manejo da dor do câncer.

➤ Tipos de Dores em Oncologia

A dor relacionada ao câncer não somente pode estar associada ao tumor em si, pode ter outras dores relacionado aos efeitos adversos do tratamento como: neuropatia induzida por quimioterapia, radioterapia, lesão nervosa durante cirurgia, espasmos musculares, ulceras por pressão, linfoedema, entre outras. O objetivo de entender os tipos de dor pode contribuir para melhor avaliação e planejar tratamento adequado pela equipe, visando controle da dor e, assim, melhorar a qualidade de vida dos pacientes.

A dor do câncer pode ser classificada de acordo com os mecanismos neurais, conforme demonstrado no Quadro 13.1.[10]

Quadro 13.1. Tipos de dor oncológica

Tipo		Mecanismo neural	Exemplo
Nociceptiva	Visceral	Estimulação dos receptores de dor nas terminações nervosas sensoriais normais	Estiramento de capsula hepática
	Somática		Metástase óssea
	Compressão de nervo	Estimulação do nervo	Dor ciática devido a metástase vertebral com compressão raiz nervosa de L4, L5 ou S1
Neuropática	Lesão nervosa — Periférica	Diminuído limiar de disparo dos nervos sensoriais (dor de desaferentação)	Infiltração tumoral ou destruição do plexo braquial
	Lesão nervosa — Central	Lesão do sistema nervoso central	Compressão do cordão espinhal pelo tumor
	Lesão nervosa — Mista	Lesão periférica e central	Sensibilização central devido a dor neuropática periférica não tratada
	Mantido pelo sistema simpático	Disfunção do sistema simpático	Síndrome de dor regional crônica após fratura ou outro trauma

Fonte: Adaptação cultural e validação da reprodutibilidade da versão em português (Brasil) da escala de dor Pain Assessment in Advanced Dementia. Einstein. 2015;13(1):14-9.

➤ Avaliação da Dor Relacionada ao Câncer

A avaliação acurada, completa, e sistemática da dor do câncer são cruciais para identificar a etiologia subjacente e para desenvolver um plano de tratamento. Vários instrumentos foram projetados para avaliar a dor no câncer. Os seus princípios de avaliação incluem o uso de instrumentos válidos para a idade e as habilidades cognitivas do paciente, com atenção adicional às necessidades da língua do paciente, o registro das medicações tomadas atualmente, assim como aquelas usadas no passado, incluindo a eficácia e todo efeito adverso; consideração sobre as síndromes comuns de dor do câncer ao conduzir a história e o exame físico; avaliação do distúrbio funcional e da necessidade de medidas de segurança; incorporação de uma abordagem psicossocial na avaliação, incluindo a determinação dos objetivos de cuidados do paciente/família; uso de um diário da dor para seguir a eficácia das terapias e para avaliar mudanças na dor; requisite uma avaliação diagnóstica, como ressonância nuclear magnética, tomografia computadorizada e testes de laboratório, quando justificada e somente se contribuir para o plano do tratamento; avaliação da presença de outros sintomas, pois a dor é bastante correlacionada com a fadiga, a constipação, os distúrbios do humor e outros sintomas.[11-18]

Através da avaliação pode-se entender melhor a dor e o quanto essa afeta a vida do paciente, seja no aspecto, emocional, social, psicológico, físico, espiritual e mental. Para que possamos direcionar o melhor tratamento dentro de uma abordagem multidisciplinar. O enfermeiro tem papel crucial nesse primeiro momento que deve ser de interação, escuta ativa e sensibilidade. A entrevista inicial deve ser feita em ambiente calmo, confortável para que o paciente se sinta acolhido nas suas demandas.

Dentre os instrumentos de avaliação da dor podemos destacar alguns usados na dor do câncer, como as escalas unidimensionais, que avaliam apenas uma dimensão, a intensidade da dor e ainda, as avaliações multidimensionais que exploram outros aspectos da dor como: emocional, físico e social por exemplo. A seguir serão citados os instrumentos que mais usamos na prática quando pensamos em avaliar a dor do paciente com câncer. Cabe lembrar que devemos usar escalas que tem validação para língua portuguesa, adequando a idade, condição clínica e língua de origem do paciente.

▶ Escalas Unidimensionais: Verbal, Numérica e Analógica

A escala de categoria numérica é uma das escalas mais comumente utilizadas para a mensuração da intensidade da dor em contextos clínicos. A tarefa é bem simples, o paciente estima a sua dor numa escala de 0 a 10 ou numa escala de 0 a 5 categorias, com 0 representando "nenhuma dor" e 5 ou 10 "a pior dor imaginável". Tem como vantagem permitir uma pontuação precisa, sendo de fácil aplicação e rápida de ser aplicada. Como desvantagens destacam-se a dificuldade em aplicá-la na população de idosos, analfabetos e pacientes com déficits cognitivos ou compreensão insuficiente da linguagem. Conforme mostra a Figura 13.1.[19]

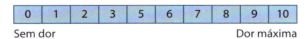

Figura 13.1. Escala de dor numérica.

A escala analógica visual é atualmente um dos instrumentos mais amplamente usado para mensurar a dor (Figura 13.2). Ela consiste de uma linha de 10 cm, com âncoras em ambas as extremidades. Numa delas é colocado o descritor "nenhuma dor" e na outra extremidade o descritor verbal "a pior dor possível ou a pior dor imaginável", ou frases similares. Uma régua é usada para quantificar a mensuração numa escala de 0-100 mm. A linha pode ser horizontal ou vertical. Tem sido considerada a mais sensível, simples e reprodutível, bem como a mais universal das escalas de mensuração da magnitude da intensidade de dor. Ela pode ser facilmente entendida em muitas situações onde existem diferenças econômicas, sociais, culturais e educacionais, ou mesmo de linguagem entre o avaliado e avaliador – clinico, examinador.[19]

Sem dor   Dor máxima

Figura 13.2. Escala de dor analógica visual.

Escalas Unidimensionais: Crianças e Idosos

A escala facial de dor (FPS, do inglês *faces pain scale*) para crianças, é também uma escala de categorias, mas com descritores visuais, usando, expressões faciais que refletem diferentes magnitudes de intensidades de dor. A FPS consiste de seis imagens de faces com várias expressões. O paciente seleciona a face que é consistente com o seu nível atual de dor. Essa escala pode ser aplicada na população adulta e pediátrica, todavia, pode ocorrer de um paciente afirma que sua dor está entre duas faces, o que torna a avaliação não precisa. Pode-se, ainda, colocar números e palavras abaixo das expressões faciais para simplificar o uso da escala. O processo de avaliar a intensidade da dor com esta escala é simples e eficiente, conforme mostra a Figura 13.3.[19]

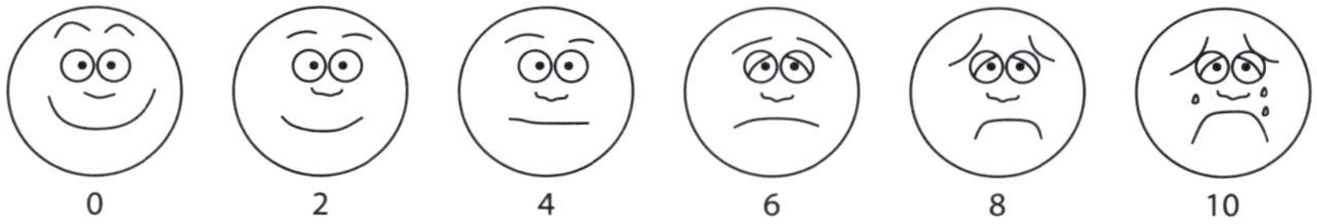

Figura 13.3. Escala facial de dor para crianças.

A escala Pain Assessment in Advanced Dementia (PNAID) é composta pelos indicadores respiração, vocalização, expressão facial, linguagem corporal e consolabilidade, cada um deles pontuado de 0 a 2 pontos. Os valores mais altos indicam maior intensidade de dor. Essa escala abrange apenas 3 das 6 categorias de comportamentos não verbais de dor, descritas nas orientações da Sociedade Geriátrica Americana e que são a expressão facial, verbalizações/vocalizações e a linguagem corporal. Considerada adequada para pacientes adultos que não possuem capacidade cognitiva preservada. Conforme mostrado no Quadro 13.2.[20]

Quadro 13.2. Escala Pain Assessment in Advanced Dementia (PNAID).[20]

Itens*	0	1	2
Respiração independente de vocalização	Normal	Eventual dificuldade na respiração. Período curto de hiperventilação	Respiração ruidosa, com dificuldade Período longo de hiperventilação Respirações *Cheyne-Stokes*
Vocalização Negativa	Nenhuma	Queixas ou gemidos eventuais. Fala em baixo volume com qualidade negativa ou desaprovativa	Chama repetidamente, de modo perturbado Queixas ou gemidos altos Gritos e choro
Expressão Facial	Sorri ou inexpressivo	Triste Assustado Sobrancelhas franzidas	Caretas
Linguagem Corporal	Relaxado	Tenso Agitado e aflito Inquieto	Rígida. Punhos cerrados Joelhos fletidos Resistência a aproximação ou afastamento Agressivo
Consolo	Sem necessidade de consolo	Distraído ou tranquilizado pela voz ou toque	Impossível de ser consolado, distraído ou tranquilizado

Escalas Multidimensionais

Entre os instrumentos multidimensionais, podem ser destacados o breve inventário da dor (IBD), que é um instrumento válido, clinicamente útil para avaliação da dor e tem sido bastante usado nas pessoas com câncer. Inclui um diagrama para anotar a localização da dor, perguntas a respeito da intensidade atual, média e a pior, usando a escala de avaliação de zero a 10, e os itens que avaliam o impacto da dor em diversos aspectos da vida do paciente (Figura 13.4).[21]

INVENTÁRIO BREVE DE DOR

1) Durante a vida, a maioria das pessoas apresenta dor de vez em quando (dor de cabeça, de dente etc.) Você teve, hoje, dor diferente dessas?

   1. Sim ( )   2. Não ( )

2) Marque sobre o diagrama, com um X, as áreas onde você sente dor e onde a dor é mais intensa.

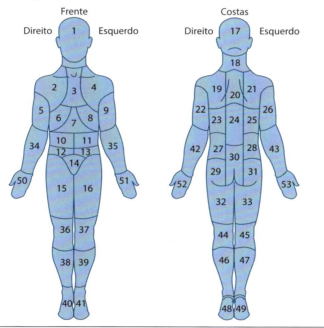

3) Circule o número que melhor descreve a pior dor que você sentiu nas últimas 24 horas.

   Sem dor | 0 1 2 3 4 5 6 7 8 9 10 | Pior dor possível

4) Circule o número que melhor descreve a dor mais fraca que você sentiu nas últimas 24 horas.

   Sem dor | 0 1 2 3 4 5 6 7 8 9 10 | Pior dor possível

5) Circule o número que melhor descreve a média da sua dor.

   Sem dor | 0 1 2 3 4 5 6 7 8 9 10 | Pior dor possível

6) Circule o número que mostra quanta dor você está sentindo agora (nesse momento).

   Sem dor | 0 1 2 3 4 5 6 7 8 9 10 | Pior dor possível

Figura 13.4. Inventário breve da dor. (*Continua*)

PARTE II | MODALIDADES DE TRATAMENTO EM ONCOLOGIA

7) Quais tratamentos ou medicações você está recebendo para dor?

Nome	Dose/frequência	Data de início

8) Nas últimas 24 horas, qual a intensidade da melhora proporcionada pelos tratamentos ou medicações que você está usando?
Circule o percentual que melhor representa o alívio que você obteve.

Sem alívio | 0% 10% 20% 30% 40% 50% 60% 70% 80% 90% 100% | Alívio completo

9) Circule o número que melhor descreve como, nas últimas 24 horas, a dor interferiu na sua:

Atividade geral

Não interferiu | 0 1 2 3 4 5 6 7 8 9 10 | Interferiu completamente

Humor

Não interferiu | 0 1 2 3 4 5 6 7 8 9 10 | Interferiu completamente

Habilidade de caminhar

Não interferiu | 0 1 2 3 4 5 6 7 8 9 10 | Interferiu completamente

Trabalho

Não interferiu | 0 1 2 3 4 5 6 7 8 9 10 | Interferiu completamente

Sono

Não interferiu | 0 1 2 3 4 5 6 7 8 9 10 | Interferiu completamente

Habilidade para apreciar a vida

Não interferiu | 0 1 2 3 4 5 6 7 8 9 10 | Interferiu completamente

Figura 13.4. Inventário breve da dor. (*Continuação*)

Fonte: Adaptada de Ferreira KA, Teixeira UM, et al. Validation of brief pain inventory to brazilian pat ents with pain. Sipport care cancer, 2010.

Ainda podemos destacar outros instrumentos que podem auxiliar na abordagem multidimensional, como questionários de avaliação de qualidade de vida, depressão, ansiedade, pensamentos catastróficos entre outros. Importante ressaltar que nenhum questionário poderá definir um diagnóstico, mas auxiliar no melhor entendimento da dor e seu impacto na vida do paciente.

Enfim, após a avaliação da dor, a equipe poderá definir o melhor tratamento com foco no controle da dor e melhor qualidade de vida. Devido à multidimensionalidade da dor, o tratamento requer uma abordagem farmacológica e não farmacológica, respeitando a individualidade de cada paciente.

› Tratamento Farmacológico

A Organização Mundial da Saúde elaborou princípios básicos na seleção de qual medicação deverá ser escolhida, são eles:

- Por via oral.
- Com horário fixo.
- Seguindo a escada analgésica (conforme Figura 13.5).
- Tratamento deve ser individualizado.
- Atenção aos detalhes.

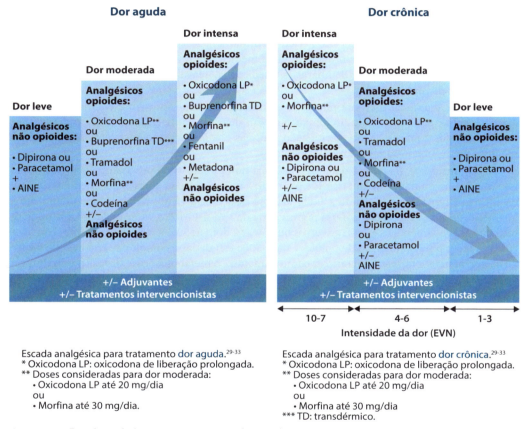

Escada analgésica para tratamento dor aguda.[29-33]
* Oxicodona LP: oxicodona de liberação prolongada.
** Doses consideradas para dor moderada:
  • Oxicodona LP até 20 mg/dia
  ou
  • Morfina até 30 mg/dia.

Escada analgésica para tratamento dor crônica.[29-33]
* Oxicodona LP: oxicodona de liberação prolongada.
** Doses consideradas para dor moderada:
  • Oxicodona LP até 20 mg/dia
  ou
  • Morfina até 30 mg/dia
*** TD: transdérmico.

Figura 13.5. Escada analgésica para tratamento dor aguda e crônica.

A seleção da droga também deve levar em conta outras características, como: eficácia do medicamento, perfil farmacocinético, efeitos adversos, número de doses, interações medicamentosas, potencial de abuso, gravidade e adequação ao tipo de dor devem ser sempre analisados, seguindo os princípios descritos.[22-24]

A multimodalidade no tratamento da dor, isso é, a utilização de classes diferentes de drogas associadas com objetivo de sinergismo, também faz com que o arsenal de drogas aumente, podendo ser usado em todos os degraus da escada analgésica.[24-26]

PARTE II | MODALIDADES DE TRATAMENTO EM ONCOLOGIA

O uso de analgésicos e AINES deve ser priorizado na dor aguda ou crônica de leve intensidade. Com atenção aos efeitos e restrições do uso de AINES em determinadas populações. E os opioides devem ser usados na dor moderada a forte intensidade, seja ela aguda ou crônica.

A terapia com opioides inicia pela titulação, método usado para determinar a dose ideal de uma substância, consiste em usar a menor dose recomendada de um determinado opioide, aumentando gradualmente até que a analgesia efetiva seja alcançada com efeitos adversos toleráveis. Os opioides de curta duração devem ser utilizados durante o período inicial de titulação e devem ser substituídos por formulações de ação prolongada, quando a dose eficaz é alcançada e estabilizada. O objetivo do tratamento é determinar a dose de opioide que melhora a função e/ou diminui a intensidade da dor em pelo menos 30%.[27]

Diante da titulação, deve ser mantido opioide de horário e, ainda, prescrito opioide de resgate para uso quando o paciente estiver escape de dor (prescrição "se necessário"). A dose de resgate deve ser 10% a 15% da dose de 24 horas do opioide, administrada de preferência pela mesma via e com frequência de até 1 ou 2 horas. Para determinar a necessidade de analgésico nas 24 horas subjacentes, avalie sempre a quantidade total de medicamento utilizado nas 24 horas anteriores (medicamento de longa ação e de liberação imediata). A reavaliação é mandatória sempre que houver relato de uma nova dor.[28]

É comum, diante do uso continuado de opioides, o paciente apresentar efeitos adversos dos medicamentos. A equipe multidisciplinar também deve ter conhecimento sobre o manejo dos efeitos adversos comuns, como constipação, náuseas e vômitos, sonolência etc., seja através de medidas medicamentosas e não medicamentosas.

Em alguns casos, há necessidade de mudança do opioide, onde precisamos fazer a rotação; isso implica na mudança de um opioide para outro quando os pacientes experimentam declínio na eficácia terapêutica ou quando a analgesia está associada a efeitos adversos que prejudicam a qualidade de vida. A incidência dessa prática varia de 15% a 40%.[34] A rotação de opioide pode diminuir adequadamente os efeitos adversos ou aliviar a dor em 50% a 70% dos pacientes com câncer. As razões para a mudança de opioides são pouco estudadas e complexas, envolvendo fatores farmacocinéticos e farmacodinâmicos, como aumento do metabolismo de drogas ou diminuição da sensibilidade do receptor opioide. Ao pensar em mudar o opioide, é necessário entender que a eficácia da técnica está relacionada às diferenças entre as potências desses agentes e à variedade de ações dos opioides no receptor.[35]

Na escada analgésica da OMS, o uso de adjuvantes é parte importante do arsenal terapêutico, dentro de uma proposta multimodal.

Os adjuvantes analgésicos são medicamentos de grupos farmacológicos variados que, associados aos analgésicos, têm ação específica ou também potencializam o controle de determinados tipos de dor. O emprego de adjuvantes deve ser considerado e adequado ao tipo de dor a ser tratada e deve-se sempre observar possíveis reações adversas.[36,37] Dentre os adjuvantes mais comuns no tratamento da dor, podemos destacar os anticonvulsivantes e antidepressivos, que agem nas vias modulatórias da dor e na sensibilização central.

É muito importante que a equipe interdisciplinar tenha definido junto ao paciente suas responsabilidades diante do seu tratamento, principalmente em relação à adesão. Todos da equipe devem ter acesso ao tratamento farmacológico e não farmacológico proposto para que juntos possam compartilhar o desempenho e objetivo do plano de tratamento. O objetivo, além do controle da dor, se eliminá-la nem sempre for possível, é garantir a segurança e cuidado ao paciente diante da terapia farmacológica. Nesse quesito, a enfermagem desempenha um papel bastante importante, pois além de fazer a gestão da prescrição médica, também exerce papel de educador no cuidado à dor.

A seguir, apresento um algoritmo de tratamento da dor (Figura 13.6), resumindo o que foi enfocado.[28,36]

222

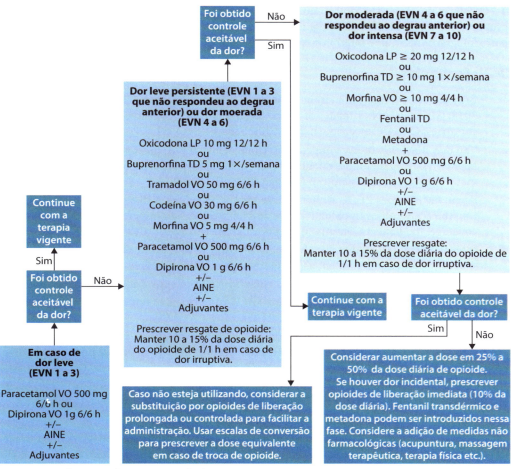

Figura 13.6. Algoritmo de tratamento da dor.

▶ Tratamento Não Farmacológico

Os métodos físicos de controle, mencionados pelo documento da OMS e pelo Instituto Nacional de Câncer (INCA), incluem a estimulação nervosa elétrica transcutânea (TENS) e a manipulação de calor e frio, métodos mecânicos para o controle da dor como a massagem e as atividades físicas. Além de métodos cognitivos existentes para o controle da dor como: Relaxamento, distração dirigida, imaginação dirigida e respiração profunda, *biofeedback*, grupos educativos e o reforço positivo.[38]

Dentre essas medidas, estão inclusas o uso de práticas integrativas e complementares de saúde (PICS), como toque terapêutico, reiki, fitoterapia, terapia floral, acupuntura, terapias corporais oriundas das medicinas orientais e práticas de meditação e relaxamento.[39]

Alguns estudos referem que, no tratamento não farmacológico, estratégias educativas para manejo da dor e a utilização de terapias como fitoterapia, acupuntura, meditação, práticas corporais com massagens e yoga podem contribuir para alivio da dor no câncer.[40]

As práticas integrativas, junto ao tratamento medicamentoso, visam reduzir o sofrimento relacionado e/ou acentuado pela dor e promover a qualidade de vida das pessoas com câncer nas diferentes fases do tratamento.

O enfermeiro deve estar centrando seu cuidado no paciente e seus familiares, para que possa proporcionar um cuidado mais integral e, assim, garantir qualidade na assistência prestada como parte integrante da equipe multiprofissional com segurança.

➤ Referências

1. Bray F, Ferlay J, Soerjomataram I, Siegel RL, Torre LA, Jema A. Global cancer statistics 2018: GLOBOCAN estimates of incidence and mortality worldwide for 36 cancers in 185 countries. CA: A Cancer Journal for Clinicians 2018;0:1-31.

2. Van den Beuken-van Everdingen MH, Hochstenbach LM, Joosten EA, Tjan-Heijnen VC, Janssen DJ. Update on prevalence of pain in patients with cancer: systematic review and meta-analysis. J Pain Symptom Manage. 2016;51:1070-90.

3. Knaul FM, Farmer PE, Krakauer EL, De Lima L, Bhadelia A, Jiang Kwete X et al. Alleviating the access abyss in palliative care and pain relief – an imperative of universal health coverage: the Lancet Commission report. Lancet. 2018;391(10128):1391-454.

4. International Association for the Study of Pain. IASP Terminology (http://www. iasp-pain.org/Education/Content.aspx?ItemNumber=1698, accessed 9 October 2018).

5. Teixeira MJ, Correa CF, Pimenta CA. Dor: Conceitos Gerais. São Paulo: Limay, 1994.

6. Pimenta CAM, Koizume MS, Teixeira MJ. Dor no doente com câncer: características e controle. Rev Bras Cancerol, 1997;43:21-44.

7. Departament of Health and Human Services. Public Health Service Agency for Health Care Policy and Research (US). Guia clínica prática: manejo del dolor por cáncer. 1994.

8. Haun MW, Estel S, Rücker G, Friederich HC, Villalobos M, Thomas M et al. Early palliative care for adults with advanced cancer. Cochrane Database Syst Rev. 2017;(6):CD011129.

9. Morete MC, Minson FP. (2010). Instrumentos para avaliação da dor em pacientes oncológicos. Revista Dor Pesquisa, Clínica e Terapêutica, 11(1), 74-80.

10. WHO guidelines for the pharmacological and radiotherapeutic management of cancer pain in adults and adolescents. Geneva: World Health Organization; 2018.

11. Sutton LM, Porter LS, Keefe FJ. Cancer pain at the end of life: a biopsychosocial perspective. Pain, 2002;99:5-10.

12. Chang VT, Hwang SS, Feuerman M. Validation of the Edmonton Symptom Assessment Scale. Cancer, 2000;88:2164-71.

13. Cleeland CS, Mendoza TR, Wang XS, et al. Assess-ing symptom distress in cancer patients: the M.D. Ander- son Symptom Inventory. Cancer, 2000;89:1634-46.

14. Holland JC, Jacobsen PB, Riba MB. NCCN: distress management. NCCN Fever and Neutropenia Practice Guidelines Panel. Cancer Control, 2001;8:(Suppl2):88-93.

15. Miaskowski C, Cleary J, Burney R, et al. American Pain Society Clinical Practice Guideline Series, N. 3: Guide for the management of cancer pain in adults and children. Glenview IL: American Pain Society, 2005.

16. Portenoy RK, Conn M. Cancer Pain Syndromes. In: Bruera E, Portenoy RK. Cancer Pain: Assessment and Management. Cambridge: Cambridge University Press, 2003;89-108.

17. Portenoy RK, Thaler HT, Kornblith AB, et al. The Memorial Symptom Assessment Scale: an instrument for the evaluation of symptom prevalence, characteris- tics and distress. Eur J Cancer, 1994;30A:1326-1336.

18. Rossato LM, Magaldi FM. Multidimensional tools: application of pain quality cards in children. Rev Lat Am Enfermagem, 2006;14:702-7.

19. Silva JA, Ribeiro-Filho NP. Avaliação e mensuração de dor: pesquisa, teoria e prática. Ribeirão Preto (SP): FUNPEC, 2006.

20. Adaptação cultural e validação da reprodutibilidade da versão em português (Brasil) da escala de dor Pain Assessment in Advanced Dementia. Einstein. 2015;13(1):14-9.

21. Ferreira KA, et al. Validation of brief Pain Inventory to Brazilian patients with pain. Support Care Cancer, 2010. Mar 10.

22. Merskey H, Bogduk N. IASP Task Force on Taxonomy. International Association for the Study of Pain (IASP). Classification of chronic pain, 2nd Edition. Seattle: IASP Press, 1994.

23. Wiermann EG, Diz MPE, Caponero R, Lages PSM, Araújo CZS, Bettega RTC, Souto AKBA. Consenso brasileiro sobre o manejo da dor Oncológica. Rev Bras Oncol Clinic. 2014; Out,Nov,Dez; Ano 10; 38: 131-42.

24. World Health Organization (WHO). Cancer pain relief: with a guide to opioid availability. 2nd edition. Geneva: 1996. p.12-16.

25. Wiermann EG, Diz MPE, Caponero R, Lages PSM, Araújo CZS, Bettega RTC, Souto AKBA. Consenso brasileiro sobre o manejo da dor Oncológica. Rev Bras Oncol Clinic. 2014; Out,Nov,Dez; Ano 10; 38: 131-42.

26. Vargas-Schaffer G. Is the WHO analgesic ladder still valid? Twenty-four years of experience. Can Fam Physician. 2010 Jun; 56(6): 514-7.

27. Mercadante S. Opioid titration in cancer pain: a critical review. Eur J Pain. 2007;11(8):823-30.

28. Sallum AMC, Garcia DM, Sanches M. Dor aguda e crônica: revisão narrativa da literatura. Acta paul. enferm. São Paulo, 2012: vol. 25; no spe1.

29. Walk D, Backonja MM. Painful neuropathies. In: Fishman SM, Ballantyne JC, Rathmell JP. Bonica's management of pain. 4th edition. Baltimore: Lippincott Williams & Wilkins; 2010. p.303-13.

30. NCCN Clinical Practice Guidelines in Oncology (NCCN Guidelines®). Adult Cancer Pain Version 2. 2014.

31. Wiermann EG, Diz MPE, Caponero R, Lages PSM, Araújo CZS, Bettega RTC, Souto AKBA. Consenso brasileiro sobre o manejo da dor Oncológica. Rev Bras Oncol Clinic. 2014; Out,Nov,Dez; Ano 10; 38: 131-42.

32. Macintyre PE, Schug SA, Scott DA, Visser EJ, Walker SM. Australian and New Zealand College of Anaesthetists (ANZCA) and Faculty of Pain Medicine (FPM). Acute pain management: scientific evidence. 3rd edition: Melborne, 2010.

33. Bouhassira D, Attal N, Alchaar H, Boureau F, Brochet B, Bruxelle J, et al. Comparison of pain syndromes associated with nervous or somatic lesions and development of a new neuropathic pain diagnostic questionnaire (DN4). Pain. 2005 Mar; 114(1-2): 29-36.

34. Nalamachu SR. Opioid rotation in clinical practice. Adv Ther. 2012 ;29(10):849-63.

35. Vissers KC, Besse K, Hans G, Devulder J, Morlion B. Opioid rotation in the management of chronic pain: where is the evidence? Pain Pract. 2010;10(2):85-93

36. Portenoy RK, Lesage P. Management of cancer pain. Lancet. 1999;353:1695-00.

37. Maciel MGS. A Dor crônica no contexto dos cuidados paliativos. Prat Hosp. 2004;6(35).

38. Ministério da Saúde - Brasil. Instituto Nacional de Câncer (2001). Cuidados paliativos oncológicos: controle da dor (pp. 70-74). Recuperado em 25 de agosto de 2010, de http://www.inca.gov.br/estimativa/2010/index.asp?link=conteu do_view.asp&ID=2.

39. Salles LF, Ferreira MZJ, Silva MJP. Enfermagem e as práticas complementares em saúde. São Paulo: Yendis, 2011.

40. Pereira RDM, Silva WWO da, Ramos JC, et al. Práticas integrativas e complementares de saúde: revisão integrativa sobre medidas não farmacológicas à dor oncológica. Rev enferm UFPE on line., Recife, 9(2):710-7, 2014.

PARTE III
ASSISTÊNCIA DE ENFERMAGEM EM ONCOLOGIA

14. Sistematização da Assistência de Enfermagem em Oncologia
15. Terapêuticas de Apoio (Principais Cuidados de Enfermagem)
16. Aspectos da Assistência de Enfermagem ao Paciente Onco-Hematológico
17. Emergências Oncológicas
18. Perspectivas de Atuação do Enfermeiro no Contexto Oncológico
19. Autogerenciamento de Sintomas

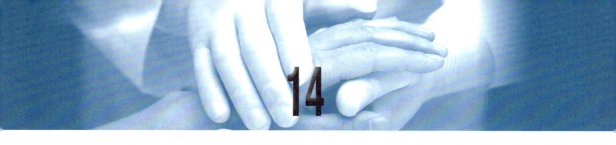

14

Sistematização da Assistência de Enfermagem em Oncologia

14.1

Internados

Luana Laura Sales da Silva • Jéssica Verissimo da Silva

O tratamento dos pacientes com câncer tem evoluído muito nos últimos anos, o avanço da ciência e tecnologia possibilitou a melhoria dos meios diagnósticos e tratamento que culminaram na cura e no aumento da expectativa média de vida.[1]

Com melhores tratamentos, é importante que o cuidado do paciente evolua na mesma proporção. Na era do conhecimento torna-se importante a busca de novas competências, novas maneiras de organizar o trabalho, atitudes profissionais integradas aos sistemas sociais de relações e interações múltiplas, e a atuação da equipe multiprofissional em suas diversas dimensões, abrangências e especificidades. É preciso, também que se estabeleçam novas e sempre mais complexas relações e interações profissionais para apreender o ser humano de modo amplo e integral.[2]

A enfermagem, nesse contexto multiprofissional, é a equipe que está próxima por mais tempo do paciente e seus familiares enquanto internados. Seu trabalho é baseado na identificação de respostas humanas e no estabelecimento de estratégias que proporcionem a recuperação da saúde ou a melhoria do bem-estar individual ou coletivo[3] e, ainda, tem o privilégio de construir pontes entre paciente, família e a equipe multiprofissional. Podem e devem encorajar o paciente a participar do seu cuidado.

O enfermeiro da unidade oncológica precisa estar empoderado de conhecimento clínico, e usar o processo de enfermagem (PE) como ferramenta de trabalho, para dessa maneira organizar ou sistematizar a assistência prestada ao indivíduo, focalizando o holismo e a interação da equipe-paciente-família.[3]

A sistematização da assistência em enfermagem (SAE), conforme art. 11º da lei 7.498/86, que dispõe sobre a regulamentação do exercício da Enfermagem, é atividade privativa do enfermeiro, e estão descritas suas responsabilidades no tocante ao planejamento, organização, coordenação, execução e avaliação dos serviços de assistência de enfermagem, bem como na consulta e na prescrição da assistência de enfermagem.[4] Apesar de ser uma ferramenta de trabalho do enfermeiro constituída em lei, ainda é permeada por diversas dificuldades em seu processo de implantação, dentre elas, encontram-se: a falta de conhecimento por parte do enfermeiro sobre a metodologia

PARTE III | ASSISTÊNCIA DE ENFERMAGEM EM ONCOLOGIA

de assistência, dos modelos teóricos, importantes na aplicação das fases do processo de enferma-gem,[5] o aumento da demanda das atividades burocráticas e administrativas, somada a realidade de algumas instituições na falta de pessoal e de recursos materiais para o cuidado.[6] Devido a esses possíveis fatores citados, gera-se uma desvalorização da aplicação da SAE por parte da própria equipe de enfermagem e, muitas vezes, conduz a prática por meio de concepções do senso comum e por ações fragmentadas e centradas nas tarefas rotineiras, deixando de utilizar princípios da prática baseada em evidências (PBE).[7]

O atendimento ao paciente oncológico é complexo em função de características peculiares do adoecimento, o que requer do enfermeiro competências e conhecimentos técnicos-científicos, além de habilidades no relacionamento interpessoal, essa que é muito peculiar dentro da oncologia. É pela implementação da SAE através do PE que o enfermeiro pode utilizar o raciocínio clínico e julgamento crítico para identificação e levantamento de problemas e ajudar na escolha da melhor decisão de acordo com as necessidades reais biopsicossociais e espirituais dos pacientes e seus familiares.[3]

O processo de enfermagem é dividido em 5 etapas:[8]

1. Investigação (anamnese e exame físico).
2. Diagnósticos de enfermagem.
3. Planejamento dos resultados esperados.
4. Implementação da assistência de enfermagem (prescrição de enfermagem).
5. Avaliação da assistência de enfermagem.

➤ Investigação

Na primeira etapa, o enfermeiro realiza a anamnese e exame físico, coleta informações e discute a respeito da investigação para identificar problemas e necessidades do paciente e assim, determinar seu estado de saúde.[8] O paciente oncológico e seus familiares chegam à unidade de internação de um hospital com sentimentos de medo, angústia, expectativas que precisam ser trabalhadas por meio da comunicação entre paciente e equipe. O relacionamento interpessoal, a capacidade de estabelecer uma boa comunicação é essencial nessa etapa, a linguagem do enfermeiro para com o paciente e família precisa ser adequada de acordo com o entendimento dos mesmos, para que as perguntas e respostas possibilitem a melhor anamnese e determinações de problemas. Nesse momento avaliativo, pode-se utilizar uma escala de *Performance Status,* muito utilizada para pacientes oncológicos e que permitem avaliar como a doença está progredindo, o quanto a doença afeta as habilidades de vida diária do paciente e ainda apoiar na conduta médica e prognóstico. A escala elaborada por Oken et al.,[9] junto ao Eastern Cooperative Oncology Group (ECOG), é uma das mais utilizadas e a pontuação varia de 0 a 5, conforme Tabela 14.1.1.

Tabela 14.1.1. Escala de performance: ECOG.

0	Completamente ativo; capaz de realizar todas as suas atividades sem restrição
1	Restrição a atividades físicas rigorosas; é capaz de trabalhos leves e de natureza sedentária
2	Capaz de realizar todos os autocuidados, mas incapaz de realizar qualquer atividade de trabalho; em pé aproximadamente 50% das horas em que o paciente está acordado
3	Capaz de realizar somente autocuidados limitados, confinado ao leito ou cadeira mais de 50% das horas em que o paciente está acordado
4	Completamente incapaz de realizar autocuidado básico, totalmente confinado ao leito ou à cadeira
5	Morte

➤ Diagnósticos de Enfermagem

Na segunda etapa, o enfermeiro identifica os diagnósticos de enfermagem conforme anamnese e exame físico já realizados. É a partir de conhecimento técnico-científico e julgamento clínico que diagnósticos diários serão determinados. As publicações sobre diagnósticos de enfermagem vieram a ganhar atenção em meados da década de 1990, quando se observa uma preocupação em aperfeiçoar e legitimar os diagnósticos descritos pela Taxonomia da North American Nursing Diagnosis Association (NANDA).[8,10] Neste capítulo, estão elencados alguns dos diagnósticos de enfermagem mais utilizados para o paciente oncológico na Tabela 14.1.2.

➤ Planejamento dos Resultados Esperados

Na terceira etapa, o enfermeiro foca na importância de realizar o planejamento de enfermagem após elaboração do diagnóstico. Por meio dos resultados esperados estabelecidos, serão realizadas prescrições de enfermagem para que a meta proposta seja alcançada. Segundo Tannure et al., o planejamento do cuidado precisa ser claro e conciso, ser centrado no paciente, estar relacionado ao diagnóstico, ser alcançável, conter limite de tempo e ser mensurável.[8] Hoje, hospitais têm trabalhado com metas diárias individuais para os pacientes, que tem o objetivo de envolver também os pacientes em seu cuidado, para que os mesmos participem do planejamento e colaborem com a prescrição do cuidado.

➤ Implementação da Assistência de Enfermagem

Na quarta etapa, é o momento de realizar uma prescrição de enfermagem e implementá-la a fim de atingir a meta proposta. Para apoiar o enfermeiro nas intervenções, há o Nursing Inteventions Clinic (NIC),[11] que relaciona os diagnósticos de enfermagem com as intervenções a serem prescritas. As prescrições de cuidados devem estar bem redigidas e despertar o interesse da equipe de enfermagem, tanto para ler quanto para realizar. De acordo com Pimpão et al., a prescrição de enfermagem é importante para garantir uma assistência de qualidade, precisa ser clara, objetiva e propiciar raciocínio clínico. O déficit de conhecimento da equipe de técnicos de enfermagem sobre o processo da sistematização é um desafio, pode trazer valorização ou não em relação às ações de cuidado prescritas pelo enfermeiro. Sendo assim, torna-se primordial a orientação e treinamento da equipe de enfermagem para a implementação das ações sistematizadas.[8,12]

➤ Avaliação da Assistência de Enfermagem

A quinta etapa consiste em acompanhar as respostas do paciente aos cuidados e avaliar os resultados obtidos através das prescrições de enfermagem. Deve ser realizado diariamente ou a cada novo contato com o paciente, durante o procedimento do exame físico. Assim, será possível detectar cuidados que necessitam ser modificados, os que devem ser mantidos e os que foram finalizados, pois supriram as necessidades do paciente. Ou seja, o enfermeiro avalia o progresso, estabelece medidas corretivas das prescrições, caso seja necessário, e compartilha as evoluções dos diagnósticos com a equipe multiprofissional, para que os mesmos possam intervir de acordo com suas competências.[8]

As profissões necessitam de uma organização do seu conhecimento de maneira consistente e formal, com conceitos e lógicas para que reflitam o seu domínio e competências.[10] Profissionais da área da saúde necessitam conhecer os diagnósticos, pois é essencial para prática clínica; na enfermagem, eles são organizados de maneira a legitimar a prática profissional dessa classe. Na Taxonomia dos diagnósticos de enfermagem da NANDA-I,[10] utiliza-se um gráfico hierárquico para mostrar os domínios e classes, que estão relacionados os diagnósticos de enfermagem, é importante que estes sejam classificados de modo a ter sentido clínico. Neste capítulo, vamos trabalhar com os principais diagnósticos de enfermagem para o paciente oncológico, relacionado aos domínios existentes, de modo que o enfermeiro possa identificar de modo lógico a taxonomia com a clínica.

O tratamento oncológico, seja clínico ou cirúrgico, envolve diversas situações que podem deflagrar diferentes sentimentos nos pacientes. O estado emocional do paciente pode ser afetado pela incerteza do diagnóstico, suspeita ou pela confirmação desse, pelas formas de tratamento, resultado cirúrgico, bem como na preocupação com sua imagem corporal, interferência na sua rotina diária ou simplesmente pelo período de internação que, nesses casos, podem ser longos e frequentes. Os pacientes oncológicos em sua maioria necessitam de um período prolongado de internação hospitalar, seja na preparação para procedimentos cirúrgicos, ou até mesmo para tratamentos clínicos, como quimioterapia e radioterapia. Esse período retira o paciente de seu ambiente familiar e pode trazer sentimentos como raiva, frustração e negação da doença. Essas situações e sentimentos vividos pelos pacientes precisam ser preocupação do enfermeiro e podem ser identificadas e correlacionadas com os domínios: promoção da saúde, autopercepção, papéis e relacionamentos e princípios da vida. Ao relacionar tais domínios, é possível identificar diagnósticos e traçar intervenções, conforme Tabela 14.1.2.[13]

Mesmo hoje com melhores condições de tratamento para o câncer, os pacientes se deparam, com pensamentos de finitude, muitos pacientes experienciam o medo, tristeza e ansiedade relacionada à morte. Com a evolução da doença, o conforto e qualidade de vida do paciente podem ser um problema, associado à hospitalização e a distância do seu contexto familiar e social, levando-o ao isolamento social.[14] Nesse sentido, tornar o ambiente mais harmonioso e amigável, por meio da empatia e acolhimento é uma das ações que competem ao profissional da enfermagem. Segundo Braga et al., os pacientes valorizam a alegria tanto deles quanto dos que convivem com eles, independentemente da fase da doença, o humor é um modo de comunicação espontâneo, que alivia a tensão em um contexto de dor e sofrimento, diminui ansiedade e insegurança, mediante a morte.[15] A percepção de tais problemas de fundo psicológico e/ou dificuldades de lidar com a doença precisam ser preocupação do enfermeiro, devem ser discutidas em reuniões multiprofissionais e ser acionado o serviço de psicologia.

As necessidades psicoespirituais diante do diagnóstico oncológico, muitas vezes, passam a ser identificadas, estudos apontam que os pacientes buscam na espiritualidade a compreensão do sentido da vida. Acreditar em algo e ter esperança pode auxiliá-los a manter suas crenças e continuar motivados para a vida. Mas, para isso os profissionais de enfermagem precisam confrontar os seus próprios medos e atender as necessidades dos pacientes que vivenciam o processo de morrer. Ribeiro et al.[14] destacam, em seu estudo, os diagnósticos relacionados às necessidades psicossociais de pacientes oncológicos identificados nos domínios de autopercepção, enfrentamento/tolerância ao estresse e conforto. Já os diagnósticos referentes às necessidades psicoespirituais são compreendidos no domínio de princípios da vida. Há preocupação dentro dos hospitais em manter um apoio espiritual/religioso para aqueles que têm alguma crença. Faz parte da anamnese do enfermeiro o questionamento sobre a religião do paciente, informação que abre possibilidades de oferecer apoio e acolhimento ao paciente durante sua internação e o serviço de assistência social deve ser envolvido.

As preocupações citadas estão muito relacionadas aos efeitos colaterais do próprio tratamento, mostrado na mídia ou já vivenciado por parentes e conhecidos que passaram pelo mesmo diagnóstico. As toxicidades da quimioterapia são comumente as mais temidas. Segundo o Instituto Nacional de Câncer (INCA) do Ministério da Saúde, essas toxicidades podem ser divididas em doze tipos: toxicidade gastrintestinal, cardiotoxicidade, hepatotoxicidade, toxicidade pulmonar, neurotoxicidade, disfunção reprodutiva, toxicidade vesical e renal, alterações metabólicas, toxicidade dermatológica, reações alérgicas e anafilaxia, fadiga e, a mais letal, a toxicidade hematológica.[16] Pacientes submetidos à quimioterapia necessitam da assistência de enfermagem para auxiliá-los nas atividades de vida básicas, ou então, ajudá-los a adaptar-se às limitações advindas pelo tratamento.[17] Dessas toxicidades citadas, as mais comuns incluem: náuseas, vômitos, xerostomia, neutropenia e redução potencial da quantidade de alimentos ingeridos, o que, muito frequentemente, altera o estado nutricional do paciente com câncer para menos do que suas necessidades metabólicas.[18] Esses problemas estão relacionados aos seguintes domínios da taxonomia da NANDA: promoção da saúde, nutrição, eliminação/troca, atividade/repouso, percepção/cognição e segurança/proteção.

O período de nadir, que é o tempo transcorrido entre a aplicação da droga e a ocorrência do menor valor de contagem hematológica, muitas vezes ocorre quando o paciente já recebeu alta e encontra-se em casa, onde deverá ficar atento ao seu autocuidado. O período de nadir varia de acordo com a droga utilizada (algumas têm período de recuperação medular mais prolongado que outras) entre 7-14 dias; nesse período, o paciente fica susceptível a muitos microrganismos (vírus, fungos e bactérias), inclusive da flora endógena que, se não tratados com rapidez e eficácia, podem levar o paciente a sepse e invariavelmente a morte.[16] Nesse momento, pode ocorrer também a inapetência, mucosite, fadiga, diarreia, constipação. É essencial e indispensável o acompanhamento de exames laboratoriais, como hemograma, tão bem quanto eletrólitos, função renal e hepática, somado ao exame físico, para que a prescrição do cuidado de enfermagem para o paciente oncológico seja efetiva, tanto quanto para que as orientações realizadas sejam compreendidas.

Sinais e sintomas precisam ser monitorados pela equipe de enfermagem. Para isso, a prescrição deve estar estruturada dentro da lógica do raciocínio clínico, de levantamentos de problemas reais para que o cuidado prescrito seja seguido pela equipe técnica, porque de fato houve entendimento dos mesmos. A educação, sensibilização e capacitação da equipe de enfermagem (educação permanente, continuidade em serviço) é responsabilidade do enfermeiro para com seus liderados. A orientação e participação diária do cuidado junto a sua equipe favorecerá a compreensão do papel de cada profissional para a efetiva implantação da prescrição de enfermagem, além de ser consequência para indicador de assistência de qualidade.[12] Além de treinamentos oferecidos pela instituição, a estratégia educacional inclui a orientação e comunicação diária entre o enfermeiro e sua equipe. Envolver o técnico de enfermagem no caso clínico do paciente, explicar os diagnósticos e ouvir o que a equipe tem a dizer são ações estratégicas do enfermeiro, pois conhecimento deve ser mútuo e compartilhado.

Uma das metas e desafios da enfermagem em sua prática é a orientação do paciente, preparar os pacientes para condições ou eventos que tem alta probabilidade de acontecer, mas ainda não existem. Em pacientes oncológicos, por exemplo, prepará-los para a alta probabilidade de ocorrência dos efeitos colaterais do tratamento quimioterápico antes mesmo de iniciar, com o objetivo de preparar o paciente para identificar os sinais e sintomas logo no início e facilitar o manejo dos mesmos.[19]

A orientação ao paciente sobre os cuidados e riscos do tratamento são determinantes para melhor manejo e controle dos sintomas, tanto por parte do paciente, quanto do profissional da saúde. O enfermeiro deve sanar as dúvidas e apoiar o paciente e, ainda, deve procurar apoio multiprofissional para abranger o paciente em todas suas necessidades.

Tabela 14.1.2. Diagnósticos e condutas baseados na NANDA e NIC.

Código	Diagnóstico	Intervenção
Domínio 1: Promoção da saúde		
00078	Proteção ineficaz	Assistência no autocuidado Controle da quimioterapia

(Continua)

PARTE III | ASSISTÊNCIA DE ENFERMAGEM EM ONCOLOGIA

Tabela 14.1.2. Diagnósticos e condutas baseados na NANDA e NIC. (*Continuação*)

Código	Diagnóstico	Intervenção
Domínio 2: Nutrição		
00002	Risco de nutrição desequilibrada: menos do que as necessidades corporais	Controle da nutrição Terapia nutricional
00025	Risco de volume de líquidos desequilibrado	Controle de eletrólitos Controle do peso
00103	Deglutição prejudicada	Aspiração de vias aéreas Posicionamento
00178	Risco de função hepática prejudicada	Controle hidroeletrolítico Controle de infecção
000179	Risco de glicemia instável	Controle da hiperglicemia Controle da hipoglicemia
00195	Risco de desequilíbrio eletrolítico	Controle do vômito Controle da diarreia
Domínio 3: Eliminação e troca		
00011	Risco de constipação	Terapia com exercício: deambulação Controle de medicamentos
00013	Diarreia	Controle da quimioterapia Uso de vaso sanitário
00030	Troca de gases prejudicada	Controle da dor Monitoração acidobásica
00197	Risco de motilidade gastrintestinal disfuncional	Administração de medicamentos Controle de medicamentos
Domínio 4: Atividade e repouso		
00032	Padrão respiratório ineficaz	Oxigenoterapia Redução da ansiedade
00088	Deambulação prejudicada	Prevenção contra quedas Estabelecimento de metas mútuas
00093	Fadiga	Melhora do sono Controle da quimioterapia
00102	Déficit no autocuidado para alimentação	Assistência no autocuidado Posicionamento
00108	Déficit no autocuidado para banho	Prevenção contra quedas Assistência no autocuidado
00109	Déficit no autocuidado para vestir-se	Assistência no autocuidado: vestir/arrumar-se Promoção do exercício
00110	Déficit no autocuidado para higiene íntima	Assistência no autocuidado Supervisão da pele
00198	Distúrbio no padrão do sono	Aumento da segurança Controle do ambiente
Domínio 5: Percepção/cognição		
00173	Risco de confusão aguda	Orientação para a realidade Prevenção contra quedas

(Continua)

234

Tabela 14.1.2. Diagnósticos e condutas baseados na NANDA e NIC. (*Continuação*)

Código	Diagnóstico	Intervenção
Domínio 6: Autopercepção		
00118	Distúrbio na imagem corporal	Cuidados com lesões Escuta ativa
00121	Risco de distúrbios da identidade pessoal	Apoio emocional Assistência no autocuidado
00124	Desesperança	Apoio à tomada de decisão Apoio emocional
00153	Risco de baixa autoestima situacional	Apoio à tomada de decisão Orientação antecipada
Domínio 7: Papéis e relacionamentos		
00061	Tensão no papel de cuidador	Apoio emocional Apoio a tomada de decisão
00060	Processos familiares interrompidos	Aconselhamento Apoio emocional Apoio a tomada de decisão
00052	Interação social prejudicada	Aconselhamento Apoio a tomada de decisão
Domínio 8 : Sexualidade		
00059	Disfunção sexual	Aconselhamento Apoio emocional
00065	Padrão de sexualidade ineficaz	Aconselhamento Apoio emocional Apoio a tomada de decisão
Domínio 9: Enfrentamento/tolerância ao estresse		
00069	Enfrentamento ineficaz	Aconselhamento Apoio emocional
00072	Negação ineficaz	Melhora da autopercepção Dizer a verdade
00114	Risco de síndrome do estresse por mudança	Escuta ativa Assistência no controle da raiva
00125	Sentimento de impotência	Orientação antecipada Apoio à tomada de decisão
00137	Tristeza crônica	Apoio à tomada de decisão Apoio ao cuidador
00146	Ansiedade	Controle do ambiente Terapia com animais
00147	Ansiedade relacionada à morte	Controle da dor Apoio emocional
00148	Medo	Assistência em exames Apoio emocional
00210	Resiliência individual prejudicada	Fortalecimento da autoestima Melhora do enfrentamento

(Continua)

Tabela 14.1.2. Diagnósticos e condutas baseados na NANDA e NIC. (*Continuação*)

Código	Diagnóstico	Intervenção
	Domínio 10: Princípios da vida	
00067	Risco de sofrimento espiritual	Escuta ativa Orientação antecipada
	Domínio 11: Segurança/proteção	
00004	Risco de infecção	Monitoração de sinais vitais Promoção da saúde oral
00007	Hipertermia	Monitoração de sinais vitais Controle de Infecção
00039	Risco de aspiração	Controle do vômito Assistência no autocuidado: alimentação
00045	Mucosa oral prejudicada	Manutenção da saúde oral Promoção da saúde oral
00047	Risco de integridade da pele prejudicada	Cuidado perineal Controle da pressão
00155	Risco de quedas	Identificação de risco Controle da eliminação urinária
00206	Risco de sangramento	Controle da quimioterapia Identificação de risco
00213	Risco de trauma vascular	Controle de dispositivo de acesso venoso central Supervisão da pele
00217	Risco de resposta alérgica	Monitoração respiratória Identificação de risco
	Domínio 12: Conforto	
00054	Risco de solidão	Aconselhamento Apoio emocional
00132	Dor aguda	Controle de medicamentos Controle do ambiente
00133	Dor crônica	Administração de analgésicos Aplicação de calor/frio
00134	Náusea	Controle hidroeletrolítico Controle do vômito
00214	Conforto prejudicado	Controle da quimioterapia Melhora do sono

Fonte: Autoria Própria.

➤ Referências

1. Birner, A. Pharmacology of Oral Chemotherapy Agents. Clin J Oncol Nurs. 2003 nov/dec.; 7(6): 11-19.

2. Keyla Cristiane do Nascimento1, Dirce Stein Backes2, Magda Santos Koerich3, Alacoque Lorenzini Erdmann4. Sistematização da assistência de enfermagem: vislumbrando um cuidado interativo, complementar e multiprofissional. Rev Esc Enferm USP 2008; 42(4):643.

3. Stumm EMF, Leite MT, Maschio G. Vivências de uma equipe de enfermagem no cuidado a pacientes com câncer. Cogitare Enferm. 2008;13(1):75-82.

4. Ministério do Trabalho (BR). Lei nº 7498, de 25 de junho de 1986: dispõe sobre a regulamentação do exercício da enfermagem e dá outras providências [Internet]. Brasília (DF); 1986 [citado 2018 out 23]. Disponível em: http://www.cofen.gov.br/lei-n-749886-de-25-de-junho-de-1986_4161.html.

5. Takahashi AA, Barros ALBL, Michel JLM, Souza MF. Difficulties and facilities pointed out by nurses of a university hospital when applying the nursing process. Acta Paul Enferm. 2008;2(1):32-8.

6. Castilho NC, Ribeiro PC, Chirelli MQ. A implementação da sistematização da assistência de enfermagem no serviço de saúde hospitalar no Brasil. Texto & Contexto Enferm. 2009;18(2):280-9.

7. Alves AR, Lopes CHAF, Jorge MSB. Significado do processo de enfermagem para enfermeiros de uma unidade de terapia intensiva: uma abordagem interacionista. Rev Esc Enferm USP. 2008;42(4):649-55.

8. Tannure, Meire Chucre. Pinheiro, Ana Maria. SAE: Sistematização da assistência de enfermagem: guia prático. 2.ed. Rio de Janeiro: Guanabara Koogan, 2010.

9. Oken MM, Creech RH, Tormey DC, Horton J, Davis TE, McFadden ET, Carbone PP. Toxicity And Response Criteria Of The Eastern Cooperative Oncology Group. Am J Clin Oncol 5:649-655, 1982.

10. Diagnósticos de enfermagem da NANDA: Definições e Classificação 2018-2020. Porto Alegre: Artmed; 2018.

11. https://www.biosanas.com.br/uploads/outros/artigos_cientificos/14/0ac4055be9a07e3df 54c72e9651c589e.pdf/ Acesso em 20/10/2021.

12. Pimpão FD, Filho WDL, Vaghetti HH, Lunardi VL. Cienc Cuid Saude 2010 Jul/Set; 9(3):510-517. Disponível em: Downloads/9336-Texto%20do%20artigo-47686-1-10-20110222.pdf/ Acessao em: 20/10/2021.

13. Santos RR, Piccoli M, Carvalho ARS. Diagnósticos de enfermagem emocionais identificados navisita pré-operatória em pacientes de cirurgia oncológica. Cogitare Enferm 2007 jan/mar; 12(1):52-61.

14. Ribeiro JP, Cardoso LS, Pereira CMS, et al. Assistência de enfermagem ao paciente oncológico hospitalizado: diagnósticos e intervenções relacionadas às necessidades psicossociais e psicoespirituais. J. res.: fundam. care. online 2016. out./dez. 8(4): 5136-514.

15. Braga EM, et al. Cuidados Paliativos: a enfermagem e o doente terminal. 2010.

16. Instituto Nacional de Câncer - INCA. disponível em: https://www.inca.gov.br/sites/ufu.sti.inca.local/files/media/document/manual-oncologia-25a-edicao.pdf/ Acesso em 20/10/2021.

17. Andrade M, Silva SR. Administração de quimioterápicos: uma proposta de protocolo de enfermagem. Rev Bras Enferm. 2007 maiojun; 60(3):331-5.

18. Argilés JM, et al. Consensus on cachexia definitions. J. Am. Med. Assoc., v. 11, n. 4, p. 229-230, 2010.

19. Beaver C, Magnan MA, Henderson D, DeRose P, Carolin K, Bepler G. Standardizing Assesment of Competences and Competencies of Oncology Nurses Working in Ambulatory Care. Journal for Nurses in Professional Development. Vol 32, n 2, 64-73, march/april 2016.

14.2

Ambulatoriais

Giselia Santos Tolent no

➤ Introdução

A assistência do paciente com câncer, em âmbito ambulatorial, é bastante complexa, pois requer tanto o entendimento da amplitude e diversidade da doença e de suas modalidades terapêuticas, quanto de que cada paciente está inserido dentro de um contexto biopsicossocioespiritual e precisa ser instrumentalizado para o autogerenciamento dos cuidados. Nesse cenário, o enfermeiro precisa estar técnica e cientificamente habilitado para identificar as necessidades do paciente e promover educação em saúde, de modo que o paciente, ao deixar o consultório, seja capaz de exercer autocuidado, transformando cuidados diários em cuidados essenciais. Essa compreensão é de extrema importância, para que a assistência seja conduzida de maneira a atingir os objetivos traçados, conforme a finalidade do tratamento proposto.

A principal estratégia para o enfermeiro proporcionar atendimento de qualidade nos diferentes segmentos ambulatoriais (quimioterapia, radioterapia, dor, cuidados paliativos, estomas, transplante de medula óssea (TMO), entre outros) é a consulta de enfermagem. Respaldada legalmente como exercício privativo do enfermeiro, é considerada atividade que utiliza componentes do método científico para identificar situações de saúde/doença, e implementar medidas que contribuam para a promoção e prevenção de doenças, a proteção da saúde e a recuperação e reabilitação do indivíduo.[1]

De acordo com o Conselho Federal de Enfermagem (COFEN), trata-se de uma nomenclatura para definir o Processo de Enfermagem (PE) nos serviços ambulatoriais, ou seja, implica na aplicação do PE como método de sistematização da assistência de enfermagem, propiciando condições de individualizá-la, além de garantir maior integração do enfermeiro com o paciente e sua família.[1]

Dessa maneira, a efetividade da consulta de enfermagem está condicionada à adoção de todas as cinco fases inter-relacionadas do PE: investigação, diagnóstico, planejamento, implementação e avaliação.

Na investigação, ocorrem a coleta e a organização dos dados sobre aspectos físico, emocional, comportamental, social, cultural, intelectual e espiritual do paciente, buscando identificar os problemas reais e potenciais, os fatores de riscos e os pontos fortes. Os dados são obtidos de uma variedade de fontes (prontuário, exame físico e entrevista com paciente/familiar) fundamentais para tomada de decisão nas fases subsequentes. Posteriormente, eles são analisados, e identificam-se os problemas que subsidiam a determinação dos diagnósticos de enfermagem. Na fase de planejamento, o enfermeiro, com participação do paciente e familiar/cuidador, define as prioridades e estabelece as metas a serem alcançadas, por intermédio de intervenções, registrando-as. Já na fase de implementação, coloca-se em prática o plano de ação. Por fim, cumpre-se a etapa de avaliação, momento em que os resultados alcançados – ou não – dão suporte a futuras tomadas de decisão pelo profissional.[2,3]

Tal divisão é meramente didática, pois estas etapas seguem sequência lógica, que permite o ir e vir entre si a qualquer momento. Para atingir sua finalidade, algumas propriedades são necessárias, como ser intencional, ou seja, voltado para uma meta a ser alcançada; sistemático, com abordagem organizada em fases; dinâmico, envolvendo mudanças contínuas, conforme o estado da pessoa; interativo com base nas relações interpessoais (paciente, família e demais membros da equipe); flexível, por meio de sua aplicação em dois contextos (execução e reavaliação concomitante, por exemplo); e baseado em teorias ou modelos teóricos.[2]

Sua realização requer prática, competência clínica e habilidade de pensamento crítico do enfermeiro. Ser competente clinicamente envolve a capacidade de avaliar, planejar, implementar e evoluir o cuidado, por meio de conhecimento técnico-científico, habilidade motora, criatividade, flexibilidade e tomada de decisão com valores éticos.

Trata-se de um processo complexo, mas extremamente compensador, quando bem realizado, porque resulta na mudança de comportamentos, na melhoria da qualidade de vida do paciente e na adesão ao tratamento, resultando no alcance das metas traçadas.

❯ Operacionalizando a Consulta de Enfermagem em Oncologia

O fator primordial para garantir uma assistência efetiva e segura é conhecer as peculiaridades do paciente assistido, possibilitando que o conhecimento tecnicocientífico seja aplicado com base na real necessidade dele.

Desse modo, o levantamento de dados, na consulta de admissão, deve ser realizado de maneira ampla, contemplando o paciente como um todo, para garantir o planejamento de uma assistência adequada e direcionada para a promoção do autocuidado.

É importante caracterizar o paciente (nome, data de nascimento, idade, sexo, nacionalidade, naturalidade, procedência, grau de instrução, religião, ocupação, etnia, estado civil, se possui filhos – quantos e a idade deles); traçar seu perfil de saúde (antecedentes pessoais e cirúrgicos, hábitos que possam repercutir no curso do tratamento e no restabelecimento da saúde); conhecer a herança familiar do câncer; saber se já realizou tratamento prévio da doença e, em caso positivo, as reações adversas, bem como as medidas tomadas e a efetividade das condutas adotadas; verificar o conhecimento prévio do paciente sobre sua condição e do tratamento, bem como tabus e ritos, que possa interferir no autocuidado e auxiliar na prevenção de possíveis complicações ao longo do tratamento; e avaliar aspectos psicossociais (identificar rede de apoio social que auxilie na adesão ao tratamento, meio de locomoção até o centro de atendimento, suporte financeiro, nível de independência e responsabilidade, motivação e habilidade para o autocuidado, as reações perante o diagnóstico e o tratamento, além de mecanismos de enfrentamento utilizados).

Deve-se, também, realizar o exame físico, atentando-se, em especial, para alterações cutâneas e de mucosa oral, órgãos mais suscetíveis às reações adversas com base no regime de tratamento (protocolo de quimioterapia ou área a ser irradiada), presença de estomas, condição venosa periférica e presença de cateteres venosos. O registro das alterações encontradas é fundamental.

Também é imprescindível a checagem de exames laboratoriais e de imagem, que garantam a segurança do procedimento, em especial, no tratamento quimioterápico, cuja conferência de hemograma prévio (quantitativa e qualitativamente) é mandatória para todos os pacientes, bem como ecocardiograma prévio à administração de drogas cardiotóxicas.

Após o levantamento dos problemas reais ou potenciais, o enfermeiro deve determinar os Diagnósticos de Enfermagem e estabelecer as devidas intervenções, em conjunto com o paciente e/ou familiar.

No âmbito das intervenções, considerando que o paciente com câncer requer atendimento multidisciplinar, e que, ao longo da avaliação, o enfermeiro pode identificar situações que exigem avaliação e intervenções de outros profissionais da equipe de saúde (fisioterapia, dentista, psicologia, nutrição, fonoaudiologia, estomaterapia, serviço social, entre outros), faz-se necessário o encaminhamento de acordo com o fluxo da instituição.

Nas consultas posteriores, ou seja, de seguimento, deve-se ter como meta a identificação dos resultados, alcançados ou não, das intervenções implementadas por meio da avaliação do comportamento do paciente diante do tratamento e das possíveis reações adversas, além de sanar dúvidas que possam ter surgido no intervalo entre as consultas. Diante das informações coletadas, o enfermeiro, pode, se necessário, replanejar as ações e, consequentemente, as metas a serem alcançadas, otimizando o tempo destinado ao atendimento e inibindo o registro duplicado de informações no prontuário.

Para facilitar a dinâmica do processo de registro e evolução dos Diagnósticos de Enfermagem, pode-se optar pela adoção de siglas, como: "I" para incluído; "M", mantido; "P", piorado; "Me", melhorado; e "E" para excluído. Isso é válido, especialmente, quando o protocolo de quimioterapia consiste em dias consecutivos de aplicação (p. ex., protocolos com D1-D3 ou D1-D5). O registro da data de avaliação de cada um dos diagnósticos consiste em uma obrigatoriedade e o uso das siglas deve se padronizado no serviço, para facilitar a comunicação entre profissionais e a continuidade do cuidado.

É válido mencionar que as premissas básicas para uma boa consulta de enfermagem devem ser garantidas pelo enfermeiro, como ambiente tranquilo, acolhedor e reservado, tempo adequado para a realização da entrevista, do exame físico, orientações e registro (consulta de admissão com duração de 30-40 minutos e, de seguimento, com duração de 10-20 minutos). Tornar o ambiente mais acolhedor e confortável, é criar o espaço mais adequado para o estabelecimento de boas relações, fator considerado essencial para o sucesso de qualquer assistência.

➤ Ferramentas para o Registro das Informações

Instrumento de Coleta de Dados

Na etapa de investigação, ponto crucial para as próximas etapas do PE, observa-se a existência de inúmeras propostas de instrumentos de coleta de dados, com variações de forma e de conteúdo, visando à obtenção de dados os mais completos possíveis, tanto do ponto de vista da quantidade como da qualidade, de acordo com a clientela assistida. É importante que o instrumento abranja não somente a coleta de dados, mas que contribua na realização das demais etapas do PE, tornando possível documentar as informações de modo objetivo e científico, para garantir assistência de qualidade, uniformização das informações, leitura por outros profissionais de saúde da equipe e continuidade da assistência sistemática, ao fornecer elementos para os próximos atendimentos e contribuir com o desenvolvimento de estudos científicos.

Logo, os registros devem ser, simultaneamente, sucintos e completos, utilizando-se, quando possível, do sistema de checagem, porém disponibilizando campo para descrição livre.

Cabe a ressalva de que o instrumento é um facilitador do processo, mas, por si só, não garante a qualidade da assistência, devendo estar atrelado ao comprometimento e ao conhecimento do enfermeiro, bem como à sua habilidade de comunicação, adaptando a linguagem ao paciente.

Taxonomias

Outro fator que tem contribuído para a identificação do saber-fazer da enfermagem é a padronização de linguagem, por meio dos sistemas de classificação (taxonomias), garantindo a uniformidade do significado dos termos e o processo de comunicação. Associado a estes benefícios, Barros et al. defendem que o bom uso dessa ferramenta garante a autonomia da enfermagem; confere cientificidade ao cuidado e reconhecimento social; permite o desenvolvimento de pesquisas; agiliza o diagnóstico e o tratamento de problemas de saúde reais e potenciais; favorece a elaboração de intervenções para o indivíduo – e não apenas para a doença; cria um plano com eficácia de custos (sofrimento humano e financeiro) e previne erros, omissões e repetições diante do registro das informações.[2]

Escalas de Avaliação e Classificação

No contexto do cuidar oncológico, a toxicidade dos tratamentos afeta sobremaneira a qualidade de vida dos pacientes. No entanto, as reações adversas, alvo de inúmeros estudos, na prática, ainda são negligenciadas e mal avaliadas (frequência e intensidade), fundamentando a importância de se ter um material de apoio ou a descrição das escalas de avaliação, para orientar a ação e o registro do profissional, bem como a padronização do método de avaliação.[4]

Nesse cenário, as escalas de avaliação e classificação são consideradas como taxonomias universais e consistem em ferramentas de apoio importantes para a assistência de enfermagem nas diferentes modalidades terapêuticas. Dentre elas, estão: *East Cooperative Oncology Group* (ECOG) (Tabela 14.2.1), Karnofsky (Tabela 14.2.1), Braden (risco de lesão), Morse (risco de queda), *National Cancer Institute Common Terminology Criteria for Adverse Events* (NCI-CT-CAE), infiltração e flebite, graduação da doença do enxerto contra o hospedeiro (DECH), dor (Figura 14.2.1), náusea e vômito, mucosite oral (Tabela 14.2.2) e neuropatia periférica.

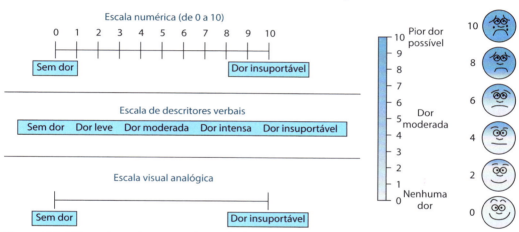

Figura 14.2.1. Tipos de escalas para avaliação da dor: numérica, de descritores verbais, visual analógica e de faces.

Fonte: https://edisciplinas.usp.br/pluginfile.php/432558/mod_resource/content/1/Aula%20AVALIA%C3%87%C3%83O%20DA%20DOR%20AIF%202017.pdf

Diagnósticos de Enfermagem

Consiste "no julgamento clínico das respostas do indivíduo, da família ou da comunidade aos processos vitais ou aos problemas de saúde atuais ou potenciais",[5] permitindo a seleção das intervenções de enfermagem, com meta a atingir resultados pelos quais o enfermeiro é responsável.

O uso de linguagem padronizada permite comunicação clara e efetiva, qualidade dos registros e melhoria contínua dos cuidados prestados. Atualmente, a classificação mais utilizada tem sido a *North American Nursing Diagnosis Association-Internacional* (NANDA-I), cuja atualização ocorre a cada 2 anos, contudo observam-se estudos recentes realizados com a Classificação Internacional para a Prática de Enfermagem (CIPE®).

Na Tabela 14.2.3, é possível visualizar os principais diagnósticos de enfermagem listados em um estudo de construção e validação de um instrumento para consulta de enfermagem em ambulatório de quimioterapia.[6]

PARTE III | ASSISTÊNCIA DE ENFERMAGEM EM ONCOLOGIA

Tabela 14.2.1. *Performance status*: East Cooperative Oncology Group (ECOG) *versus* Karnofsky.

ECOG		Karnofsky	
Pontuação	Nível de atividade	Porcentagem	Nível de atividade
0	Totalmente ativo, capaz de realizar todas as atividades sem restrição	100	Nenhuma queixa; sem evidência da doença
		90	Apto para realizar suas atividades normais, poucos sinais e sintomas da doença
1	Restrito em atividades fisicamente extenuantes, capaz de realizar trabalhos de natureza leve e sedentária. Por exemplo, trabalho doméstico leve e trabalho de escritório	80	Realiza suas atividades normais com esforço; alguns sinais e sintomas da doença
		70	Cuida de si mesmo; inapto para realizar suas atividades normais ou executar trabalho ativo
2	Capaz de realizar autocuidado, mas incapaz de realizar qualquer atividade de trabalho, permanece fora do leito mais de 50% do tempo	60	Requer assistência ocasional, mas está apto para cuidar da maior parte de suas necessidades
		50	Requer assistência considerável e cuidados médicos frequentes
3	Capaz de apenas autocuidado limitado, confinado à cama ou cadeira 50% ou mais do tempo em vigília	40	Incapacitado; requer cuidado especial e assistência
		30	Severamente incapaz; está indicada a hospitalização, porém a morte não é iminente
4	Completamente incapaz de realizar o autocuidado. Totalmente confinado à cama ou cadeira	20	A hospitalização é necessária; muito doente, necessita de tratamento de suporte ativo
		10	Moribundo; processo fatal progredindo rapidamente
5	Morte	0	Morte

ECOG e Karnofsky são escalas de avaliação da capacidade funcional. Fonte: *East Cooperative Oncology Group Performance status*. Disponível em: https://www.mdcalc.com/eastern-cooperative-oncology-group-ecog-performance-status#evidence

Tabela 14.2.2. Escalas de avaliação de mucosite oral.

Escala	Grau 0	Grau 1	Grau 2	Grau 3	Grau 4	Grau 5
WHO*	Sem alteração	Eritema e dor de intensidade moderada, sem alteração na aceitação alimentar	Dor, eritema e/ou úlceras, ingesta alimentar diminuída, porém aceita alimentos sólidos	Dor, edema, eritema e/ou úlceras, não tolera alimentos sólidos, mas tolera dieta líquida	Ulceração severa, necessita de nutrição parenteral ou enteral	–
NCI-CTCAE (versão 3)	Sem alteração	Eritema, dieta sem alteração	Ulcerações irregulares, requer alteração da dieta	Ulcerações confluentes, incapaz alimentar-se e hidratar-se via oral	Necrose, sangramento espontâneo, risco de morte; indicado intervenção imediata	Morte
NCI-CTCAE (versão 5)	Sem alteração	Assintomático ou sintoma leve; intervenção não indicada	Dor moderada ou úlcera que não interfere na ingesta via oral; indicada alteração da dieta	Dor forte; interfere na alimentação	Risco de vida; indicada intervenção imediata	Morte
RTOG†	Sem alteração	Irritação, pode sentir dor, não necessitando de analgésicos	Mucosite irregular, pode produzir secreção de serosa e sangue; dor moderada exigindo analgesia	Úlcera confluentes, mucosite fibrinosa, dor intensa que exige narcótico	Ulceração, hemorragia e necrose	–

* Usualmente utilizada em toxicidade por quimioterapia; † utilizada em toxicidade por radioterapia. WHO: *World Health Organization*; NCI-CTCAE – *National Cancer Institute Common Toxicity Criteria for Adverse Events*; RTOG: *Radiation Therapy Oncology Group*.

Tabela 14.2.3. Diagnósticos de enfermagem identificados para composição de *checklist*, de acordo com o domínio da taxonomia North American Nursing Diagnosis Association-Internacional (NANDA-I) 2015-2017.

Domínio	Diagnóstico de enfermagem
Promoção da Saúde	Proteção ineficaz Falta de adesão Controle ineficaz da saúde Disposição para controle da saúde melhorado
Nutrição	Nutrição desequilibrada: menor do que as necessidades corporais Disposição para nutrição melhorada Risco de desequilíbrio eletrolítico Risco de função hepática prejudicada
Eliminação e Troca	Constipação Risco para constipação Diarreia
Atividade/Repouso	Padrão de sono prejudicado Mobilidade física prejudicada Fadiga Risco de perfusão renal ineficaz Déficit no autocuidado para _____ Disposição para melhora do autocuidado
Percepção/Cognição	Conhecimento deficiente Disposição para conhecimento melhorado Controle emocional instável Memória prejudicada Comunicação verbal prejudicada
Autopercepção	Distúrbio da imagem corporal Desesperança Baixa autoestima (crônica/situacional)
Papéis e relacionamentos	Interação social prejudicada
Sexualidade	Disfunção sexual
Enfrentamento/Tolerância ao estresse	Ansiedade Enfrentamento ineficaz Negação ineficaz Resiliência prejudicada
Princípios da vida	Sofrimento espiritual
Segurança/Proteção	Risco de infecção Risco de choque Dentição prejudicada Risco de mucosa oral prejudicada Mucosa oral prejudicada Risco de quedas Risco de sangramento Integridade da pele prejudicada Hipertermia
Conforto	Dor aguda Dor crônica Náusea Conforto prejudicado

Fonte: Tolentino.[6]

Ferramentas para o Cuidado do Paciente com Doença Oncológica

A prática assistencial de enfermagem, com os avanços tecnológicos e científicos, exige que os enfermeiros se apropriem, de forma consciente, das melhores evidências disponíveis para a tomada de decisão acerca do cuidado dos pacientes, avaliando benefícios, riscos e custos.

Nesse sentido, o termo "prática baseada em evidências" (PBE) emerge como o uso consciencioso e criterioso destas evidências, e sua aplicação na enfermagem consiste em um processo que envolve a definição de um problema, a busca e avaliação crítica das evidências disponíveis, a implementação e avaliação dos resultados obtidos em associação com as habilidades clínicas do profissional (sua *expertise*), e as preferências do paciente (individualização do cuidado).[7]

Buscando sistematizar o conhecimento e oferecer um padrão-ouro de manejo clínico para determinado agravo ou situação clínica, são desenvolvidas diretrizes, por meio da reunião de especialistas no assunto, a exemplo da *Guidelines for the Prevention of Intravascular Catheter-Related Infections*, desenvolvida pelo *Centers for Disease Control and Prevention* (CDC). O uso adequado destas ferramentas requer o entendimento do nível de evidência (Figura 14.2.2) e do Grau (classificação) de Recomendação de conduta, que varia de grau A (altamente recomendável à prática) até grau E (prática claramente contraindicada).

Com o objetivo de promover cuidado de alta qualidade e capacitar a enfermagem em oncologia, a *Oncology Nursing Society* (ONS) disponibiliza, em seu *website*, na seção intitulada *Putting Evidence into Pratice* (PEP), informação educativa em inglês sobre os principais eventos adversos enfrentados pelos pacientes ao longo do tratamento do câncer, indicando, por meio de cores, os níveis de recomendação.

Outras organizações, como *American Association of Critical-Care Nurses* (AACN), *American Society of Clinical Oncology* (ASCO), *Supportive Care Guidelines Development Group of Cancer Care Ontario*, *National Cancer Institute* e Instituto Nacional de Câncer (INCA), fornecem subsídios para a prática do enfermeiro na área.

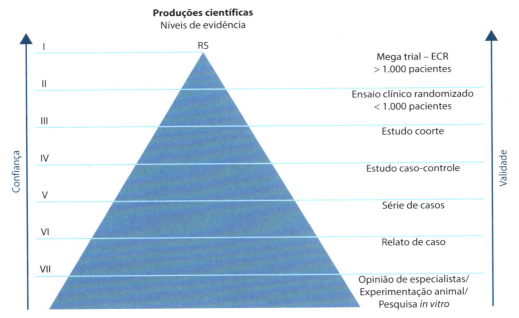

Figura 14.2.2. Níveis de evidência científica.

Fonte: Oliveira DA. Práticas clínicas baseadas em evidências. Disponível em: https://www.nesc.ufg.br/up/19/o/Pr__ticas_cl__nicas_baseadas_em_evid__ncias.pdf

➤ O Papel Educativo do Enfermeiro

O conhecimento do enfermeiro das melhores intervenções, por si só, não resulta em cuidado efetivo no cenário ambulatorial, pois o paciente não permanece sob a tutela integral do profissional. Dessa maneira, pode-se dizer cuidar em enfermagem é estar disponível para compartilhar o saber com o paciente e/ou familiares, sempre que houver interesse e/ou condições para tal.[8] Cabe ao enfermeiro o papel de educador no ensino de habilidades e atitudes, de modo que favoreça a modificação de comportamentos inadequados, porém, aos indivíduos, fica reservado o direito de serem livres para aceitar, utilizar, rejeitar ou obter informações acerca de si mesmos.

Algumas características do enfermeiro podem promover a diferença na aceitação ou não do cuidado, como apresentado em estudo sobre os atributos de uma enfermagem de alta qualidade no tratamento do câncer, cujo resultado foi conhecimento profissional (incluindo aqui a competência técnica), continuidade (a assistência realizada pelo mesmo enfermeiro, o que favorece o bem-estar), atenção (o tempo de que o enfermeiro dispõe para identificar algo errado), coordenação (transmitir as informações para os demais componentes da equipe, sem a necessidade de o paciente repetir, a todo instante, a mesma informação), parceria (quando o paciente/familiar se sente incluso na tomada de decisão), individualização (incluindo o conhecimento de seus familiares e cuidado individualizado, com base em suas percepções, por exemplo), bom relacionamento (sentem-se mais confortáveis para revelar suas vulnerabilidades) e cuidado (enfermeiros que expressam preocupação e se recordam do paciente).[9]

Assim, a consulta de enfermagem é, sem dúvida, uma atividade facilitadora à transformação de atitudes, além de instrumento potencial para a ação educativa, uma vez que o fornecimento de informações adequadas promove redução de ansiedade, aquisição de confiança (enfrentamento eficaz do processo de adoecimento), desmitificação e/ou fortalecimento de crenças e valores culturais, e melhor adesão a orientações/tratamento, qualificando a assistência prestada. Porém, também cabe ao profissional prestar atenção para comportamentos familiares que, ao invés de auxiliar, podem dificultar as ações da equipe de saúde, considerando a existência de diagnósticos e intervenções de enfermagem para tal situação.[3] Compete-lhe, ainda, a responsabilidade de transformar a linguagem técnica dos processos, políticas, práticas, procedimentos, plano terapêutico (cronograma, tipo de tratamento), possíveis eventos adversos a curto, médio e longo prazo, sinais e sintomas que requerem notificação aos profissionais de saúde e como reportá-los em uma linguagem acessível para o entendimento do paciente/familiar/cuidador. Os materiais educativos devem ser apropriados ao grau de instrução do paciente e fornecidos de acordo com as intervenções estabelecidas.

➤ Particularidades da Assistência de Enfermagem em Quimioterapia

O papel do enfermeiro na assistência do tratamento quimioterápico é bem definido na legislação. A Resolução nº 220 determina que compete aos profissionais de nível superior a responsabilidade pela administração dos quimioterápicos, cabendo-lhes, ainda, a avaliação da prescrição médica quanto a viabilidade, interações medicamentosas, medicamentos adjuvantes e de suporte, antes de sua administração.[10] De acordo com o COFEN, compete ao enfermeiro:

- Realização de consulta fundamentada no PE.
- Elaboração de protocolos terapêuticos para prevenção, tratamento e minimização dos efeitos colaterais.
- Administração dos quimioterápicos.

- Registro de informações e dados estatísticos pertinentes à assistência de enfermagem.
- Formulação e implementação de manuais educativos aos clientes e familiares, adequando-os ao contexto social.

Essas determinações também foram preconizadas pela ASCO em conjunto com a ONS, em 2009 e, posteriormente, em 2013.[11,12]

Dentro de um cenário abrangente, vale ressaltar, como especificidades da atuação do enfermeiro, a validação da prescrição médica de quimioterapia, a avaliação do acesso venoso, a prevenção e o manejo dos efeitos colaterais do tratamento, e a atuação diante do extravasamento.

Validação da Prescrição Médica de Quimioterapia

Conforme determinação legal, a prescrição médica de quimioterapia deve ser validada por equipe multiprofissional, formada por enfermeiro e farmacêutico. O profissional deve conferir os dados pertinentes ao paciente (nome, registro hospitalar, idade, peso, altura, superfície corpórea e exames laboratoriais), à doença (diagnóstico e estadiamento), ao protocolo quimioterápico prescrito (ciclo, drogas, alterações decorrentes das condições específicas do paciente e medicamentos de suporte à terapia) e aos medicamentos (dose, tipo de diluente, tempo de administração e tipo de infusão).

No tocante ao protocolo de tratamento, é preciso que a escolha esteja pautada em evidência científica e que conste a referência na prescrição.

Avaliação da Condição Venosa

Compete ao enfermeiro a responsabilidade de determinar, com a equipe médica, o melhor acesso vascular para o paciente, de acordo com sua condição clínica, a apresentação da droga a ser administrada e o tempo estimado de tratamento.

A administração endovenosa dos agentes antineoplásicos nos ambulatórios, ocorre, mais comumente, por meio de acesso venoso periférico ou cateter venoso central totalmente implantado (CVC-TI).

O acesso venoso periférico tende a ser uma opção comum, rápida e econômica, mas requer avaliação criteriosa, pois há maior risco de complicações devido à lesão tecidual gradativa nos vasos sanguíneos em decorrência da composição química, do pH, da osmolaridade e da velocidade de infusão dos agentes antineoplásicos. Estes são fatores que exigem seleção adequada do sítio de punção e do tipo de dispositivo.

O enfermeiro deve avaliar a condição venosa, de maneira minuciosa, nos seguintes aspectos: visibilidade (visível, difícil visualização ou não visível), calibre (pequeno, médio ou grande), palpação (palpável ou não palpável), profundidade (superficial ou profunda), mobilidade (móvel ou fixa), trajeto (retilínea e tortuosa), diâmetro (regular, homogêneo ou irregular e nodular ou valvulada), elasticidade (endurecido ou flexível), facilidade de punção (considerar relato de múltiplas punções) e alterações (hematoma, equimose, flebite, infiltração ou dor). Com relação à escolha do sítio de punção, é recomendado a seguinte ordem: antebraço, dorso da mão e braço. É contraindicada a punção em fossa antecubital para terapia endovenosa de agentes antineoplásicos, e deve-se evitar proximidade a articulações e tendões (exemplo: punho), devido ao risco de maior dano em caso de extravasamento – em especial, na terapia de drogas vesicantes.

No que se refere ao tipo de dispositivo, deve-se utilizar sempre cateter periférico de longa permanência (conhecido como "jelco", "*insyte*" e "íntima"), de menor calibre, preferencialmente, quando do uso de drogas vesicantes. Vale a ressalva de que a escolha do calibre do dispositivo deve ser coerente com o calibre da veia, para prevenir complicações mecânicas, infecciosas e, principalmente, extravasamento.

Outro ponto importante a ser observado são os fatores impeditivos para punção venosa periférica: membro homolateral à mastectomia devido ao risco de linfedema, fragilidade capilar importante porque aumenta o risco de flebite e presença de neuropatia periférica com grande repercussão no membro que será puncionado. Deve-se evitar a punção em membros irradiados, edemaciados, com presença de lesões, metástases e linfedema, múltiplas punções e sítios distais a uma infiltração prévia.

Quanto ao CVC-TI, também conhecido como *port-a-cath*, consiste em uma via de administração mais segura desde que observados a técnica asséptica no momento do implante (procedimento cirúrgico) e os cuidados de manutenção. É indicado para pacientes submetidos a protocolos de quimioterapia extensos (igual ou superior a 6 meses), que requerem acesso venoso frequente e com contraindicação para punção venosa periférica. Suas contraindicações estão relacionadas a fatores impeditivos a um procedimento cirúrgico, como trombocitopenia, queda de estado geral e presença de infecção bacteriana ou fúngica comprovada.

Somente deve ser manuseado por enfermeiros treinados e habilitados, com técnica asséptica. Dentre os cuidados específicos, estão:

- Punção percutânea com agulha *non-coring* ou *Huber point* (Figura 14.2.3), cujo bisel tem corte especial para acessar o reservatório sem danificá-lo, viabilizando maior número de punções.
- Agulhas e extensões devem ser preparadas com solução fisiológica 0,9% (SF 0,9%) previamente ao uso; grampos e torneiras devem estar fechados durante a troca de seringas e infusões, para que não ocorra entrada de ar no sistema.
- Não é permitido o uso de seringas menores de 10 mL, pois elas exercem alta pressão no cateter favorecendo seu rompimento.
- A manutenção (heparinização) deve ocorrer após a infusão ou a cada 30 dias, quando não utilizado de modo contínuo.

Antes de ser manipulado, o profissional deve avaliar a presença de hematomas, equimoses, edema, sinais flogísticos e sensibilidade do portador, que, por sua vez, deve ser orientado quanto aos cuidados com a pele pericateter, bem como sobre a necessidade de procurar um serviço de saúde na presença de febre, tremores, calafrios, rubor, calor ou dor no local do reservatório.

Está atrelado a um alto custo para sua inserção e remoção, por procedimento cirúrgico, bem como por conta da manutenção do cateter. Contudo, os benefícios sobrepõem os riscos e complicações do uso do cateter venoso periférico por longo tempo de tratamento, como presença de flebite química e extravasamento.

Desse modo, a escolha do acesso vascular deve ser inserida no planejamento do tratamento, exigindo comunicação efetiva entre o médico e o enfermeiro. O médico, ao planejar o tratamento, deve encaminhar o paciente, juntamente de um pedido de avaliação da condição venosa, ao enfermeiro do ambulatório de quimioterapia, que deve avaliá-lo conforme parâmetros previamente descritos, e definir e registrar a melhor opção, com base no diagnóstico, nas comorbidades, na condição geral do paciente, em seu histórico prévio de tratamento e no protocolo quimioterápico proposto pela equipe médica.

Em determinadas situações é mandatório o uso de CVC-TI, como a aplicação do protocolo ABVD (adriamicina, bleomicina, vincrista e dacarbazina), utilizado no tratamento de linfoma de Hodgkin, devido a tempo de infusão, uso combinado de drogas vesicantes e tempo de tratamento (6 meses), assim como no tratamento de câncer de mama bilateral, uma vez que a punção venosa, nos membros homolaterais, não é permitida e nem o implante do CVC nas veias de região torácica. O implante deve ocorrer em membro inferior.

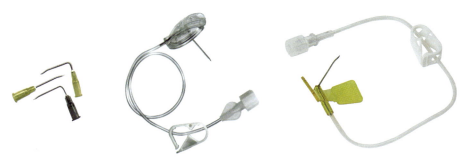

Figura 14.2.3. Tipos de agulha *non-coring*.

Extravasamento

A ocorrência de extravasamento de drogas antineoplásicas é considerada uma das complicações agudas mais severas relacionadas à administração endovenosa. Consiste no escape de drogas do vaso sanguíneo para os tecidos circunjacentes ao vaso puncionado. Suas consequências estão relacionadas ao tipo, quantidade e concentração da droga; localização do extravasamento; e intervalo entre o ocorrido e o tratamento. É importante ter em mente que drogas vesicantes podem provocar lesão grave e necrose nos tecidos, nervo e tendões, enquanto as drogas irritantes podem causar dor e reação inflamatória, sem formação de vesículas e nem necrose tecidual, mesmo quando infundidas adequadamente.

São tidas como medidas preventivas:

- Não realizar infusão prolongada de drogas vesicantes (superior a 30 minutos) em acesso venoso periférico.
- Não utilizar cateter venoso periférico de curta permanência (*scalp*).
- Evitar punção nas condições impeditivas descritas no tópico *Avaliação da Condição Venosa*.
- Não puncionar áreas de articulação (punho e fossa antecubital), pois pode ocasionar prejuízo funcional do membro se o extravasamento ocorrer.
- Realizar punção venosa sem traumas.
- Realizar fixação adequada, permitindo a visualização da inserção do cateter.
- Certificar-se do posicionamento correto do dispositivo com SF 0,9% e do retorno venoso antes da aplicação do agente antineoplásico.
- Testar o retorno venoso a cada 2 mL de droga administrada, em especial quando realizada em *flush*.
- Supervisionar a área puncionada durante a infusão; atentar para os sinais de extravasamento, como redução ou interrupção do fluxo, redução ou ausência de retorno venoso, eritema, edema e queixa de queimação, sensação de agulhada, desconforto local e dor.
- Orientar o paciente a comunicar os sinais ou qualquer desconforto imediatamente.[11]

Na vigência do extravasamento, o enfermeiro deve instituir as seguintes ações:

- Parar imediatamente a infusão e manter a agulha no local.
- Conectar uma seringa ao dispositivo e aspirar a medicação residual.
- Remover a agulha e elevar o membro acima do coração.

- Aplicar intervenção térmica, de acordo com a característica da droga antineoplásica (Tabela 14.2.4), quatro vezes ao dia, durante 15 a 20 minutos, por 48 a 72 horas após o ocorrido.
- Evitar pressão manual no local.
- Fotografar a área para documentação e acompanhamento, se possível.
- Registrar a ocorrência em prontuário ou impresso específico.
- Notificar a ocorrência.
- Encaminhar o paciente para avaliação do cirurgião plástico, grupo de feridas e fisioterapia.

Posteriormente, é necessário orientar o paciente a não utilizar loções, cremes ou outros produtos sem autorização prévia, não se expor ao sol e utilizar o membro normalmente, para não acarretar em distrofia, neuropatia e rigidez.[11]

Na literatura, é possível encontrar a descrição de alguns antídotos para o tratamento do extravasamento, todavia, ainda são um pouco controversos, cumprindo a cada instituição padronizar seu protocolo de tratamento.

Tabela 14.2.4. Recomendações para uso de compressa, de acordo com as características da droga, na vigência de extravasamento.

Compressa quente	Compressa fria
Vimblastina	Todas as demais drogas antineoplásicas
Viinorelbine (Navelbine)	
Vincristina	
Vepeside (Etoposido)	
Teniposido (Vumon)	

Recomenda-se compressa quente somente para drogas derivadas do alcaloide da vinca.

Extravasamento – preencher somente na presença de extravasamento

Local de punção/cateter: _____

Material utilizado para punção: CVP _____ Calibre _____ CVCTI com agulha: ( ) *non coring* ( ) CVP

Medicamento extravasado: _____ ( ) Droga vesicante ( ) Droga irritante

Volume aproximado extravasado: _____ Tipo de infusão: ( ) *Flush* ( ) Gravitacional

Horário de instalação: _____ Horário de extravasamento: _____

Sinais e sintomas apresentados: _____

Ações tomadas: _____
_____
_____

Encaminhado para avaliação com cirurgião vascular: ( ) Não ( ) Sim

Realizado registro fotográfico: ( ) Não ( ) Sim

Avaliação – Escala TCE versão 4.0: ( ) Grau 2 ( ) Grau 3 ( ) Grau 4

Data de retorno para avaliação: ____ /____ /_____

Figura 14.2.4. Dados relevantes no registro de extravasamento.

Fonte: Tolentino.[5]

Manejo dos Efeitos Colaterais

Os efeitos colaterais e sua intensidade variam conforme o tipo e a dose do agente antineoplásico administrado, associado à resposta do organismo do paciente. Deve-se buscar sempre a adoção de medidas preventivas, já que o tratamento dos efeitos colaterais implica em maior sofrimento para o paciente e risco terapêutico, pois as infecções e a intensidade dos sintomas podem corroborar o atraso ou a interrupção da terapia proposta.

Há evidências científicas sobre intervenções de prevenção e de tratamento dos efeitos colaterais, mas é preciso individualizar e compreender que nem sempre a *Evidência de Nível IA* será a mais viável para a realidade de um determinado paciente, por questões emocionais, sociais ou financeiras, cabendo ao enfermeiro buscar medidas passíveis de garantir a segurança da assistência dentro do contexto do paciente/família, bem como buscar meios para garantir a implementação da melhor evidência, com auxílio do serviço social.

Na Tabela 14.2.5, é possível verificar algumas complicações da terapia antineoplásica. A lista configura somente alguns dos efeitos colaterais possíveis, bem como as intervenções passíveis de ação da enfermagem; trata-se de uma síntese. Há intervenções que se aplicam a mais de uma complicação, embora não tenham sido duplicadas na tabela; por exemplo, os cuidados relacionados à higiene oral (prevenção e tratamento de mucosite oral e mielossupressão).

Tabela 14.2.5. Complicações da terapia antineoplásica.

Complicações	Considerações de enfermagem
Alopecia	Orientar sobre a importância de cortar o cabelo ao iniciar a queda do cabelo, para colaborar com a higiene do ambiente. Pode-se sugerir um corte precoce à queda, deixando-o mais curto para melhor adaptação. Não fazer uso de navalha para raspar Orientar para proteger o couro cabeludo ao sair com perucas, lenços, chapéu, boinas, touca. Utilizar fronhas de cetim que ajudam a reduzir atrito ao dormir Orientar uso de protetor solar no couro cabeludo (além das demais áreas corpóreas) Orientar que a alopecia é transitória
Mucosite	Prevenção: • Avaliação odontológica prévia ao tratamento • Orientar a escovação dos dentes com escova de cerdas macia e creme dental com flúor após as refeições e antes de dormir, lembrando da higiene da língua e do uso de fio dental. Não fazer uso de antissépticos bucais que contenham álcool • Orientar remoção e escovação das próteses e enxague em água corrente. As próteses devem se encaixar adequadamente e seu uso deve ser limitado • Inspecionar e orientar a inspeção da cavidade oral, bem como a comunicar qualquer alteração e sinal de sangramento • Orientar a importância de lubrificação da mucosa oral e dos lábios • Pode-se fazer uso de crioterapia pré, durante e após a aplicação de agentes antineoplásicos • Tratamento: • Orientar o uso de anestésicos tópicos antes das refeições e sempre que necessário, para controlar a dor • Orientar o consumo de alimentos liquefeitos ou pastosos, evitando alimentos muito quentes, ácidos e difíceis de mastigar • Estimular a higiene oral e evitar traumas na mucosa oral. Não fazer uso de fio dental • Ingerir água gelada para bochechos, chupar lascas de gelo ou picolés para alívio da dor

(Continua)

Tabela 14.2.5. Complicações da terapia antineoplásica. (*Continuação*)

Complicações	Considerações de enfermagem
Mielossupressão	Orientar a identificar, relatar e procurar pronto-socorro na presença de sinais e sintomas de infecção (elevação de temperatura > 37,8 °C, calafrios, hipotensão, tremores, dor ou ardência ao urinar), sinais de sangramento e de anemia (fadiga, dispneia aos mínimos esforços etc.). Redobrar cuidado ao manipular objetos cortantes e com ponta (faca, tesoura e agulhas, por exemplo) Orientar a evitar aglomerações e contato com pessoas com sintomas respiratórios, com infecção e que receberam vacina de vírus vivo atenuado Orientar a importância de manter rigorosa higiene pessoal, do ambiente e no preparo dos alimentos (evitar consumir alimentos crus). Não retirar cutículas nem cortar as unhas muito curtas Orientar repouso em intervalos regulares na vigência de anemia Orientar hidratação adequada da pele com cremes hipoalérgicos (sem álcool) Conscientizar sobre a importância de higienizar as mãos previamente ao consumo de alimentos (incluindo pré-preparo) e uso do banheiro, bem como após usar o banheiro, tossir, espirrar, tocar superfícies de uso público (caixas eletrônicos, maçanetas etc.). Fazer uso de álcool gel somente na ausência da possibilidade de higienização das mãos com água e sabão Orientar a não realizar limpeza de resíduos de animais domésticos (caixa de areia, gaiolas e tanques). Delegar a tarefa Uso de vacinas somente com autorização médica Orientar a não consumir carnes malcozidas e nem alimentos com presença de mofo ou com validade vencida
Náusea e vômito	Orientar e/ou estimular a ingestão de pequenas porções de alimentos em intervalos menores (seis refeições). Dar preferência a alimentos mornos e frios. Não ingerir grande quantidade de líquidos antes ou durante a refeição Orientar a evitar alimentos com odores fortes, ricos em gordura, condimentados, temperos industrializados e muito doce Orientar a evitar, se possível, a execução de suas refeições. Estimular a aceitar auxílio Estimular hidratação adequada (água, sucos naturais): 2L/dia (se não houver restrição hídrica) Orientar a evitar o consumo dos alimentos prediletos nos dias de quimioterapia para prevenir aversão Certificar-se do uso correto do antiemético prescrito pela equipe médica e avaliar a efetividade em parceria com a equipe
Fadiga	Orientar a causa da fadiga Avaliar a intensidade da fadiga e seu impacto sobre funções cognitivas, como memória e concentração Estimular a prática de atividade física alternada a períodos de repouso. Pode-se indicar fisioterapia para prática de exercícios supervisionados, bem como para terapia ocupacional Auxiliar a identificar atividades prioritárias e eliminar as não essenciais (conservação de energia) Orientar a dormir, no máximo, 1 hora ao longo do dia, para não prejudicar o sono no período noturno Orientar que terapias complementares, como meditação e ioga, ou prática religiosa podem auxiliar
Alterações cutâneas	Orientar a tomar banhos rápidos e mornos e a fazer uso de sabonete neutro. Secar-se com movimentos suaves, sem esfregar a toalha no corpo. Hidratar a pele após o banho (enquanto úmida) com cremes ou loções sem álcool Orientar a evitar exposição solar no período das 10h às 16h e fazer uso de protetor solar (fator 30 ou maior) Orientar a não espremer espinhas e cravos, e a não utilizar as unhas para aliviar prurido corporal Orientar para não fazer uso de bronzeamento artificial e nem de cosméticos que contenham álcool Orientar uso de roupas de algodão (incluindo roupas íntimas) e sapatos confortáveis Orientar a comunicar alterações em pé e mão (atentar para eritrodisestesia palmo-plantar e implementar cuidados)
Ansiedade e depressão	Estimular expressão dos sentimentos e encaminhar para suporte psicológico (terapia individual ou de grupo) Estimular práticas integrativas e complementares em saúde: meditação, ioga, *mindfulness* e musicoterapia Estimular atividade física (se não houver contraindicação clínica)
Diarreia e constipação	Orientar a relatar alterações no hábito intestinal (frequência, característica, presença de sangramento, cólicas etc.) e o uso de medicamentos conforme prescrição médica Orientar quanto às medidas de proteção perineal: higiene após as evacuações, preferencialmente, com compressas embebidas em água morna e uso de sabonete neutro Orientar a importância de ingestão hídrica adequada e da prática de atividade física Orientar quanto à ingesta de fibras: consumir (constipação) e não consumir (diarreia)

Fonte: National Cancer Institute. Support for people with cancer. Chemotherapy and you. Disponível em: https://www.cancer.gov/publications/patient-education/chemotherapy-and-you.pdf

PARTE III | ASSISTÊNCIA DE ENFERMAGEM EM ONCOLOGIA

➤ Particularidades da Assistência de Enfermagem em Radioterapia

A atuação do enfermeiro em serviços de radioterapia, também respaldada legalmente, consiste em planejar, organizar, supervisionar, executar e avaliar todas as atividades de enfermagem; participar de protocolos terapêuticos; assistir de maneira integral aos pacientes e familiares; promover e difundir medidas de saúde preventivas e curativas por meio da educação em saúde; registrar informações e dados estatísticos sobre a assistência de enfermagem; e formular e implementar manuais educativos para os pacientes e familiares.[13]

No contexto da radioterapia, pode-se inferir que uma das peculiaridades da atuação do enfermeiro consiste em minimizar a radiotoxicidade, em especial no que tange às radiodermites, uma vez que atinge cerca de 95% dos pacientes submetidos ao tratamento. As alterações cutâneas podem variar de erupção eritematosa a desenvolvimento de descamação e necrose, enquanto as alterações crônicas, podem aparecer meses a anos após o tratamento e incluem alterações na pigmentação (decorrente da ação nos melanócitos), telangiectasia (devido a danos e alongamento nos capilares), fotossensibilidade, fibrose (causada por depósitos extracelulares excessivos de matriz e colágeno, com alterações nas fases proliferativa e de remodelação tecidual da cicatrização, resultando em redução da amplitude de movimento, estenoses, atrofia e redução da força do tecido), atraso na cicatrização de feridas, deiscência, fístulas, falhas de enxertos de tecidos e outras complicações da cirurgia dentro do campo irradiado.[13,14]

O desenvolvimento e a gravidade da radiodermite estão associados a múltiplos fatores do paciente: genética, alterações cutâneas, áreas de atrito da pele, comorbidades, estado nutricional insatisfatório, idade, etnia, tabagismo, mobilidade, exposição solar e ao calor; e do tratamento, incluindo o tipo e a dose total da radiação, a duração da radioterapia, o tamanho da área irradiada e a terapia concomitante com quimioterapia. Além disto, pode ser um efeito colateral limitante da dose, resultando em atrasos ou na interrupção do tratamento do câncer, além de dor significativa e limitação das Atividades da Vida Diária (AVDs).[14,15]

Muitas das medidas utilizadas atualmente para a prevenção e o tratamento de radiodermites não possuem comprovação científica decorrente da escassez de ensaios clínicos randomizados, destacando a necessidade de pesquisas para orientar a prática nesta área. Isto permite dizer que o cuidado da pele tem sido realizado, em grande parte, por meio de métodos empíricos, preferências institucionais e do paciente, e disponibilidade do produto. Não há um padrão-ouro para a prevenção ou manejo da radiodermite.[14,15]

No entanto, medidas gerais, como lavar a pele com água e sabão neutro, manter a área de tratamento limpa e seca, usar roupas folgadas e proteger a área de substâncias pré-irradiação, foram consideradas eficazes.[13-15]

Atualmente, são consideradas pela ONS medidas recomendadas para a prática: cuidados de higiene com a pele (água e sabão neutro), uso de desodorante sem alumínio em sua composição, uso tópico de calêndula e corticosteroides, e uso de sulfadiazina de prata. Em 2011, o ácido hialurônico foi classificado como intervenção de provável efetividade, porém, em revisão realizada pela própria instituição, passou a incorporar o rol de intervenções classificadas como "efetividade não estabelecida", demonstrando a importância de o enfermeiro assumir o compromisso de atualização constante para oferecer a melhor intervenção ao paciente sob seu cuidado, pois o conhecimento na área de oncologia é dinâmico.[14]

Quanto à avaliação da pele, compete ao enfermeiro realizá-la previamente ao tratamento e, posteriormente, nas consultas de enfermagem semanais, durante o tratamento. Deve-se atentar para alterações de pigmentação, presença de eritema, descamação seca irregular, descamação úmida irregular ou confluente, drenagem, odor, possível infecção e sensações de ressecamento, prurido ou dor (Tabela 14.2.6). Tão importante quanto as alterações observadas, são os sintomas;

252

por este motivo, o sofrimento e o impacto na qualidade de vida, nas AVDs, no autocuidado e no impacto financeiro do cuidado com a pele devem ser inseridos no processo de cuidar do paciente pelo profissional.[15]

Vale a ressalva de que a atuação do enfermeiro tem início no planejamento do tratamento, auxiliando o paciente a compreender toda a dinâmica do processo da terapia para garantir sua assiduidade e adesão às orientações, para a prevenção e o manejo das reações que podem ser desencadeadas (Tabela 14.2.7). Dentre as complicações que podem advir da radioterapia, estão fadiga, depressão da medula óssea, mucosite (com ou sem alteração do paladar, xerostomia, cáries por radiação, osteorradionecrose e infecções oportunistas, que revelam a importância de uma avaliação odontológica prévia [radiação de cabeça e pescoço]), esofagite (radiação de tórax), alopecia (radiação craniana), náuseas, vômitos, diarreia, cistite e disfunção sexual (radiação de abdome e pelve).

Tabela 14.2.6. Escala de avaliação de radiodermite.

Escala	Grau 0	Grau 1	Grau 2	Grau 3	
RTOG (aguda)	Sem alterações	Eritema folicular leve, depilação, descamação seca, redução da transpiração	Eritema suave ou brilhante, descamação úmida irregular, edema moderado	Descamação confluente e úmida, edema	Ulceração, hemorragia e necrose
RTOG (tardia)	Sem alterações	Atrofia leve, alterações de pigmentação leve, perda capilar parcial	Atrofia moderada, telangiectasia moderada, perda capilar	Atrofia acentuada, telangiectasia importante	Ulceração

RTOG: *Radiation Therapy Oncology Group.* Fonte: Cox JD, Stetz J, Pajak TF. Toxicity Criteria of the Radiation Therapy Oncology Group (RTOG) and the European Organization for Research and treatment of cancer (EORTC). Int J Radiation Oncology Biol Phys. 1995;31(5):1341-46.

Tabela 14.2.7. Cuidados para prevenção e manejo da radiodermite.

Na consulta de enfermagem
Inspecionar a pele para sinais de radiodermite e questionar presença de prurido e dor
Orientar o paciente a: ■ Usar roupas de tecido de algodão ■ Não utilizar roupas apertadas, coladas ou sintéticas ■ Não realizar qualquer tipo de depilação na área irradiada ■ Higienizar a pele delicadamente com água e sabonete neutro ■ Não utilizar a força do jato de água diretamente na pele irradiada ■ Utilizar xampu neutro e realizar lavagem suave se estiver recebendo radiação em crânio ■ Utilizar toalha macia para secar com toques suaves a área irradiada, sem causar cisalhamento ■ Não aplicar desodorantes, loções, óleos, géis, hidratantes, cremes ou emulsões tópicas na área irradiada pré-aplicação ■ Não coçar, esfregar ou friccionar a área irradiada ■ Não expor a área irradiada à luz solar e/ou calor ■ Fazer uso de protetor solar ao longo da vida (fator de proteção solar 30 ou superior) ■ Utilizar roupas com proteção solar, se possível ■ Manter higiene íntima rigorosa, caso o campo de radiação for o reto ou o colo do útero ■ Realizar ingesta hídrica adequada para manter hidratação corporal ■ Não nadar em lagos ou piscinas e não usar hidromassagem ou saunas
Orientar hidratação da pele conforme protocolo institucional: ■ Possuem evidência científica, atualmente: creme hidrofílico sem lanolina (interromper com a ruptura da pele); pomada de calêndula para radiação da mama; corticosteroide tópico para coceira ou irritação, mas requer cautela
Na presença de descamação úmida: avalie o uso de curativos para sangramento, exsudato e drenagem

Limitar as práticas de higiene pessoal não é recomendado, pois pode acarretar problemas psicossociais.
Fonte: Adaptada de Cancer Care Ontario. Evidence-Based Series 13-7 IN REVIEW. Disponível em: https://archive.cancercare.on.ca/common/pages/UserFile.aspx?fileId=13932; Instituto Nacional de Câncer (INCA). Ações de enfermagem para controle do câncer. Uma proposta de integração de ensino. 3. ed. Brasília, DF: INCA, 2008. Disponível em: http://bvsms.saude.gov.br/bvs/publicacoes/acoes_enfermagem_controle_cancer.pdf

PARTE III | ASSISTÊNCIA DE ENFERMAGEM EM ONCOLOGIA

➤ Particularidades da Assistência de Enfermagem em Transplante de Medula Óssea

Compete ao enfermeiro que assiste aos pacientes submetidos ao transplante de células progenitoras hematopoiéticas (TCHP) em regime ambulatorial proporcionar assistência em duas etapas: pré e pós-transplante. Na primeira etapa, o profissional é responsável por acolher o paciente e seus familiares, assegurando que eles sejam adequadamente preparados para todo o processo, ou seja, orientando-os sobre o tratamento, as possíveis complicações, as intervenções, os riscos, as alterações necessárias no cuidado pessoal e na rotina do lar após a realização do transplante. Por meio da consulta de enfermagem, realizar avaliação minuciosa, contemplando todas as dimensões: física, funcional, emocional, social e econômica, com inserção da família; avaliar doadores potenciais e encaminhá-los para a coleta de exames de histocompatibilidade. Como membro de uma equipe multidisciplinar, auxiliar a equipe no processo de documentação, como assinatura do Termo de Consentimento Informado pelo paciente e doador, verificar se todos os exames pré-transplante foram solicitados e realizados (tipagem ABO/RH, tipagem HLA, perfil bioquímico, hemograma completo, sorologias para hepatites, citomegalovírus, HIV, vírus do herpes, radiografia de tórax e eletrocardiograma), participar da escolha do CVC a ser implantado após a decisão do tipo de células e da modalidade de doador, transmitir e/ou validar as informações para o enfermeiro da unidade de internação do TMO.

Após a alta hospitalar, o paciente retorna para o ambulatório, para um longo período de acompanhamento, e o enfermeiro volta a assumir o cuidado, com a responsabilidade de dar continuidade na assistência, garantindo, por meio de uma avaliação criteriosa do paciente, a detecção precoce de sinais de complicações (infecção, doença do enxerto contra o hospedeiro), bem como pela orientação do paciente para reportar febre (> 37,8 °C), presença de sangramento, dor, hiperemia, edema e prurido na pele ou na inserção do cateter, alteração no padrão urinário (aumento da frequência, dor ou queimação), alterações no padrão respiratório (tosse, dispneia e desconforto respiratório), alterações visuais (visão turva, queimação, sensibilidade à luz e coceira ou sensação de poeira nos olhos), náusea e vômito, diarreia, lesões em mucosa oral e genital.

Além disso, implementa cuidados de suporte (hemoterapia, coleta de exames laboratoriais), checa a adesão dos medicamentos, em especial os imunossupressores, orienta para cuidados com o cateter de longa permanência, com higiene pessoal (banhos diários com água e sabonete neutro; não compartilhar escova de dentes, toalha, roupas e pentes), higiene oral com escova macia, creme dental e fio dental e evitar uso de soluções antissépticas, utilizar protetor solar (fator 30 ou maior), higiene adequada dos alimentos, prática de atividade física moderada, prática segura de sexo, higiene do ambiente, medidas protetoras (evitar locais aglomerados, contato com animais domésticos, plantas ou flores em vasos com água e pessoas que receberam vacinas de vírus vivo atenuado).

A descrição minuciosa das etapas, o detalhamento das complicações e a amplitude dos cuidados de enfermagem serão tratados no capítulo sobre TCHP.

➤ Peculiaridades da Assistência de Enfermagem em Curativos: Feridas Neoplásicas

A gênese das feridas neoplásicas está no processo de infiltração das células malignas nas estruturas da pele, incluindo vasos sanguíneos e/ou linfáticos, que ocasiona a ruptura da integridade da pele, manifestando-se como ferida evolutivamente exofítica, com alta potencialidade para tornar-se massa necrótica, em decorrência da proliferação celular descontrolada, provocada pelo processo de oncogênese. Apresentam-se como lesões ulceradas, superficiais ou profundas, podendo ou não apresentar crateras e aspecto vegetativo. Evoluem com presença de dor, exsudato, odor, sangramento, infecção local e prurido.[16,17]

Não há dados precisos sobre incidência nem prevalência, mas estima-se que 5% dos pacientes com câncer desenvolvem ferida. Os sítios mais frequentes consistem na mama, pescoço, tórax, extremidades, genitais, cabeça, mas podem acometer outras áreas.[17]

O objetivo do cuidado da ferida é paliativo, ao menos que haja a possibilidade de tratamento da malignidade subjacente de modo efetivo. Assim, busca-se amenizar o impacto dos sintomas: dor, exsudato, odor, sangramento e prurido (Tabelas 14.2.8 e 14.2.9).

Há lacunas no conhecimento, como demonstrado em alguns estudos, que impedem a adequada avaliação, o registro e a intervenção das feridas neoplásicas, exigindo do enfermeiro um novo olhar para o cuidado, pois, além das características distintas, a ferida interfere de maneira significativa na qualidade de vida e na autoestima do paciente, acarretando em carga emocional capaz de promover sentimento de culpa, repulsa, isolamento social e depressão.[16-18]

Tabela 14.2.8. Processo avaliativo para a assistência de enfermagem.

Avaliação do paciente	Avaliação da ferida	Ferramenta de avaliação
<ul><li>Impacto da ferida em termos de funcionamento psicossocial (Consegue olhar para a ferida? Quais os sintomas decorrentes da ferida causam mais sofrimento? Apresenta isolamento social?)</li><li>Impacto da ferida e manejo para o cuidador (Quem presta atendimento? Tempo dedicado? Quais os recursos de apoio são necessários?)</li><li>Tipo de neoplasia</li><li>Localização e aparência da ferida</li><li>Tratamentos prévios e atuais do câncer e da ferida</li><li>Comorbidades (diabetes, doença vascular periférica, imunossupressão etc.)</li><li>Principais sintomas do câncer, da ferida e das comorbidades</li><li>Alergias, sensibilidade à cobertura ou fita adesiva</li><li>Curativos previamente experimentados sem sucesso</li><li>Medicamentos em uso para controle dos sintomas da ferida</li></ul>	<ul><li>Registro fotográfico, com consentimento do paciente, pode auxiliar na avaliação de progressão bem como para o raciocínio da melhor cobertura, frequência de troca e a quantidade de produtos utilizados</li><li>Registrar localização, área de envolvimento, risco de formação de fístulas, hemorragia ou obstrução, sinais de infecção, odor, dor, exsudato, sangramento e prurido</li><li>Mensuração da ferida é inviável</li><li>Gerenciamento dos cuidados do paciente e família</li></ul>	Escalas de classificação

Fonte: Adaptada de EONS.[17]

Tabela 14.2.9. Classificação das feridas neoplásicas.

Classificação	Descrição
Estadiamento 1	<ul><li>Pele íntegra</li><li>Tecido de coloração avermelhada e/ou violácea</li><li>Nódulo visível e delimitado</li><li>Assintomático</li></ul>
Estadiamento 1N	<ul><li>Ferida fechada ou com abertura superficial por orifício de drenagem de exsudato límpido, amarelado ou de aspecto purulento</li><li>Tecido avermelhado ou violáceo, ferida seca ou úmida</li><li>Dor ou prurido ocasionais</li><li>Sem odor</li><li>Configura-se em tunelizações e/ou formação de crateras</li></ul>

(Continua)

PARTE III | ASSISTÊNCIA DE ENFERMAGEM EM ONCOLOGIA

Tabela 14.2.9. Classificação das feridas neoplásicas. (*Continuação*)

Classificação	Descrição
Estadiamento 2	<ul><li>Ferida aberta, envolvendo derme e epiderme</li><li>Ulcerações superficiais, podendo apresentar-se friáveis e sensíveis à manipulação</li><li>Exsudato ausente ou em pouca quantidade (lesões secas ou úmidas)</li><li>Intenso processo inflamatório ao redor, em que o tecido exibe coloração vermelha e/ou violácea</li><li>Dor e odor ocasionais</li><li>Sem tunelizações</li></ul>
Estadiamento 3	<ul><li>Ferida que envolvem derme, epiderme e subcutâneo</li><li>Profundidade regular, com saliência e formação irregular</li><li>Características: friável, ulcerada ou vegetativa, podendo apresentar tecido necrótico liquefeito ou sólido e aderido, odor fétido, exsudato</li><li>Lesões satélites em risco de ruptura iminente</li><li>Tecido de coloração avermelhada, violácea</li><li>Leito da ferida tem coloração predominantemente amarelada</li></ul>
Estadiamento 4	<ul><li>Ferida invadindo profundas estruturas anatômicas</li><li>Profundidade expressiva, por vezes, não se visualiza seu limite</li><li>Exsudato abundante, odor fétido e dor</li><li>Tecido ao redor tem coloração avermelhada, violácea</li><li>Leito da ferida tem coloração predominantemente amarelada</li></ul>

Fonte: adaptada de Osório e Pereira.[16]

Manejo das Feridas Neoplásicas

Cuidar de ferida neoplásica implica tanto em definir o melhor produto a ser utilizado quanto identificar as necessidades educacionais do paciente/cuidador para o autocuidado (Tabela 14.2.10). Além disso, é importante considerar que a manutenção dos curativos exige tempo e recursos financeiros, fatores que se não forem considerados no planejamento da assistência podem inviabilizar o cuidado.

Tabela 14.2.10. Premissas do cuidado da ferida neoplásica.

- Realizar limpeza da ferida para remoção superficial de bactérias, debris e exsudato com solução fisiológica 0,9%
- Conter/absorver o exsudato
- Eliminar o espaço morto (preenchimento com curativo)
- Eliminar a adesão de gaze às bordas
- Manter úmido o leito da ferida
- Promover os curativos simétricos com a aparência do paciente, sempre que possível
- Promover analgesia adequada
- Remover as gazes com irrigação abundante
- Proteger o curativo com plástico durante o banho de aspersão

Fonte: Adaptada de Instituto Nacional do Câncer. Tratamento e controle de feridas tumorais e úlceras por pressão no câncer avançado: série cuidados paliativos. Rio de Janeiro: INCA, 2009. Disponível em: http://bvsms.saude.gov.br/bvs/publicacoes/inca/Feridas_Tumorais.pdf.

Dor

É causada pela compressão do tumor em outras estruturas do corpo, danos aos nervos, edema resultante de drenagem capilar e linfática prejudicada, infecção, exposição das terminações do nervo dérmico e manipulação durante a troca do curativo. Requer avaliação adequada para intervenção efetiva.

Para evitar a dor durante a troca do curativo, recomendam-se realizar analgesia prévia (dose de resgate do analgésico em uso conforme prescrição médica), remoção suave do curativo com uso de irrigação, uso de curativos pouco aderentes, manter o leito da ferida úmido (reduz a aderência do curativo e protege as terminações nervosas expostas). Deve-se observar a necessidade

256

de analgesia após a realização do curativo e avaliar, em conjunto com a equipe médica, a necessidade de outras medidas para controle da dor como radioterapia antiálgica ou cirurgia. Terapias complementares, como relaxamento, também podem ser implementadas.[17]

Exsudato

Sua produção está associada ao catabolismo de tecidos provocado por proteases bacterianas, infecção e alta permeabilidade vascular do tumor. O manejo requer avaliação do volume, viscosidade e etiologia. Para o controle, é necessário o uso de curativos absortivos (carvão ativado, alginato de cálcio) e cobertura secundária (compressa ou gaze). É preciso atentar-se para medidas preventivas de maceração e irritação da pele ao redor da ferida, como uso de barreira (placas de hidrocoloide, por exemplo) e uso de atadura de gaze para fixação do curativo.

Sangramento

Resulta, na maioria das vezes, da friabilidade dos vasos sanguíneos e da diminuição funcional das plaquetas no sítio tumoral, porém pode ser provocado no momento da troca dos curativos (aderência) e baixos níveis de vitamina K.

Para prevenir e controlar o sangramento, sugerem-se uso de curativos não aderentes, que mantenham interface úmida entre o curativo e a ferida, manipulação de cuidados com uso de irrigação com SF 0,9%, curativo hemostático, aplicação de adrenalina tópica nos pontos de sangramento e radioterapia anti-hemostática.[17]

Prurido

Atribui-se ao alongamento da pele, que irrita as terminações nervosas. Pode-se fazer uso de hidrogel, dexametasona creme 0,1% e sulfadiazina de prata 1%, se o prurido for decorrente de candidíase cutânea.[17]

Odor

Acredita-se que seja causado por uma combinação de bactérias, incluindo espécies aeróbicas e anaeróbicas, tecido necrótico, tecido pouco vascularizado e altos níveis de exsudato.

São tidas como condutas para o manejo: gazes em hidróxido de alumínio, sulfadiazina de prata, carvão ativado e metronidazol em gel 0,75%. Observa-se na prática o uso de comprimidos macerados no leito da ferida e, embora existam relatos positivos, esta prática não é regulamentada, e os compostos do revestimento da droga podem atuar como irritantes para a ferida. Já seu uso sistêmico pode ser discutido com a equipe médica, quando não houver melhora do odor no grau III[17] (Tabela 14.2.11).

Tabela 14.2.11. Classificação do odor.

Classificação	Descrição
Grau 0	Sem odor
Grau I	Sentido ao abrir o curativo
Grau II	Sentido ao se aproximar do paciente, sem abrir o curativo
Grau III	Sentido no ambiente, sem abrir o curativo É caracteristicamente forte e/ou nauseante

Fonte: Adaptada de Instituto Nacional do Câncer. Tratamento e controle de feridas tumorais e úlceras por pressão no câncer avançado: série cuidados paliativos. Rio de Janeiro: INCA, 2009. Disponível em: http://bvsms.saude.gov.br/bvs/publicacoes/inca/Feridas_Tumorais.pdf.

Para Refletir: Nossa Prática Contempla o Atendimento Holístico?

Há um discurso ideológico na oncologia de que o paciente com câncer necessita ser atendido em todas suas dimensões. No entanto, estudos têm revelado o despreparo de alguns enfermeiros em lidar com as necessidades emocionais, sociais e espirituais do paciente: 32,5% dos profissionais frequentemente/sempre não oferecem suporte emocional para o paciente e/ou familiar.[4] Esse dado é preocupante, quando se entende que "a emoção permeia a vida do ser humano em todas as situações e se expressa em todo o processo do cuidar".[19] O cuidado representa uma forma de relacionamento com o outro, transcendendo o assistir centrado no fazer, nas técnicas ou nos procedimentos.

Pode-se inferir, diante desse cenário, a inabilidade do profissional para prestar suporte emocional ao paciente e familiar, o despreparo para lidar com suas próprias emoções frente ao sofrimento do outro, a sobrecarga de trabalho (número de profissionais insuficientes *versus* número e demandas de pacientes) ou, ainda, a ausência de conhecimento sobre as implicações emocionais para o paciente com câncer.

Cabe, portanto, ao enfermeiro buscar mecanismos para transpor as barreiras que lhe impedem de atuar de maneira efetiva, tornando-se empático a estas necessidades do paciente, contemplando-as no planejamento da assistência, com o intuito de transformarmos o discurso em prática concreta. Há diagnósticos e intervenções de enfermagem que abrangem tanto a dimensão emocional e social do cuidado quanto a dimensão espiritual, uma vez que a religiosidade, em alguns casos, é utilizada como pilar de sustentação e serenidade.[19]

Considerações Finais

O cuidado ambulatorial do paciente com câncer é complexo e requer do enfermeiro inúmeras habilidades e conhecimento. Não há "receitas prontas" para o cuidado dessa clientela porque cada tipo de neoplasia traz consigo algumas implicações particulares, assim como o paciente tem suas singularidades. Cabe portanto, ao enfermeiro, ter conhecimento para identificá-las e contemplá-las no cuidado.

Para auxiliar o profissional, muitas ferramentas são disponibilizadas e respaldadas legalmente; é preciso somente colocá-las em prática para modificarmos o nosso fazer. Afinal, a qualidade em saúde tornou-se um imperativo e requer a sistematização de suas práticas e seus processos.

É preciso, ainda, valorizar a ação do enfermeiro especialista em oncologia diante do atendimento da população com doenças oncológicas, pois ele representa o elo entre o cuidado, o conforto e a reconstrução da autonomia e recuperação do paciente.

Referências

1. Conselho Federal de Enfermagem (COFEN). Resolução COFEN nº 358, de 15 de outubro de 2009. Dispõe sobre a Sistematização da Assistência de Enfermagem e a implementação do Processo de Enfermagem em ambientes públicos ou privados, em que ocorre o cuidado profissional de Enfermagem e dá outras providências. Rio de Janeiro: COFEN; 2009. Disponível em: http://www.cofen.gov.br/resoluo-cofen-3582009_4384.html. Acesso em 09/09/2021.

2. Barros AL, Sanchez CG, Lopes JL, Dell'Acqua MC, Lopes MH, Silva RC, et al. Processo de Enfermagem: guia para a prática. São Paulo: Conselho Regional de Enfermagem, 2015. Disponível em: http://portal.coren-sp.gov.br/sites/default/files/SAE-web.pdf. Acesso em 09/09/2021.

3. Nascimento LK, Medeiros AT, Saldanha EA, Tourinho FS, Santos VE, Lira AL. [Process standards of nursing care for patients with oncologic conditions: an integrative literature review]. Rev Gaucha Enferm. 2012;33(1):177-85. Portuguese.

4. Papastavrou E, Charalambous A, Vryonides S, Eleftheriou C, Merkouris A. To what extent are patients' needs met on oncology units? The phenomenon of care rationing. Eur J Oncol Nurs. 2016;21:48-56.

5. Herdman TH, Kamitsuri S, org. Diagnósticos de enfermagem da NANDA: definições e classificação 2015-2017 [NANDA International]. Tradução Regina Machado Garcez. Porto Alegre: Artmed, 2015.

6. Tolentino GS. Construção e validação de um instrumento para consulta de enfermagem em ambulatório de quimioterapia. Dissertação. São Paulo: Escola Paulista de Enfermagem da UNIFESP, 2017.

7. Pedrosa KK, Oliveira IC, Feijão AR, Machado RC. Evidence-Based Nursing: characteristics of studies in Brazil. Cogitare Enferm. 2015;20(4):728-35.

8. Randünz V. Cuidando e se cuidando: fortalecendo o "self" do cliente oncológico e o "self" da enfermeira. Dissertação. Florianópolis: Universidade Federal de Santa Catarina, 1994.

9. Radwin L. Oncology patients' perceptions of quality nursing care. Rev Nurs Health. 2000;23:179-90.

10. Agência Nacional de Vigilância Sanitária (Anvisa). Resolução – RDC nº 220, de 21 de setembro de 2004. Aprova o Regulamento Técnico de funcionamento dos Serviços de Terapia Antineoplásica. Brasília, DF: Anvisa, 2004. Disponível em: https://bvsms.saude. gov.br/bvs/saudelegis/anvisa/2004/rdc0220_21_09_2004.html. Acesso em 09/09/2021.

11. Neuss MN, Polovich M, McNiff KK, Esper P, Gilmore TR, LeFebvre KB, et al. 2013 Updated American Society of Clinical Oncology/Oncology Nursing Society Chemotherapy administration safety standards including standards for the safe administration and management of oral chemotherapy. Oncology Nursing Forum. 2013;40(3):225-33.

12. Conselho Federal de Enfermagem (COFEN). Resolução do COFEN nº 210, de 05 de outubro de 1998. Dispõe sobre a atuação dos profissionais de Enfermagem que trabalham com quimioterápicos antineoplásicos. Rio de Janeiro: COFEN, 1998.

13. Souza NR, Santos IC, Bushatsky M, Figueiredo EG, Melo JT, Santos CS. Nurses' role in radiation therapy services. Rev Enferm UERJ 2017;25:e21630.

14. Feight D, Baney T, Bruce S, McQuestion M. Evidence-based interventions for radiation dermatitis. Clin J Oncol Nurs. 2011;15(5):481-92.

15. Schneider F, Danski MT, Vayego SA. [Usage of Calendula officinalis in the prevention and treatment of radiodermatitis: a randomized double-blind controlled clinical trial]. Rev Esc Enferm USP. 2015;49(2):221-8. Portuguese.

16. Osório EG, Pereira SE. O desafio do enfermeiro no cuidado ao portador de ferida oncológica. Revista Hospital Universitário Pedro Ernesto. 2016;15(2):122-8.

17. European Oncology Nursing Society (EONS). Recommendations for the care of patients with malignant fungating wounds. London: EONS, 2015. Disponível em: https://www. nfnn.com.au/wp-content/uploads/2020/01/EONSMalignantFungatingWounds.pdf?__ cf_chl_managed_tk__=pmd_56.67cX9kdzubFF6mdGavkyVfn8QrUpMrqTJWcTCYQI-1633638496-0-gqNtZGzNA2WjcnBszRRR. Acesso em 09/09/2021.

18. Agra G, Medeiros MV, Brito DT, Sousa AT, Formiga NS, Costa MM. [Nurse's knowledge and pratices in caring for patients with malignant tumor wounds]. Rev Cuid. 2017;8(3):1849-62.

19. Recco DC, Luiz CB, Pinto MH. [The care given to the cancer patient: opinion of a nurses group in the context of a big hospital in the countryside of the state of São Paulo]. Arq Ciênc Saúde. 2005;12(2):85-90.

Terapêuticas de Apoio (Principais Cuidados de Enfermagem)

Verônica Paula Torel de Moura • Tamara Otsuru Augustinho Teixeira

➤ Introdução

Orientar o paciente oncológico sobre como manejar os eventos adversos decorrentes de seu tratamento e de sua doença é uma das principais funções do enfermeiro oncológico. Estudos mostram que eventos adversos não controlados afetam diretamente a eficácia do tratamento e a qualidade de vida dos pacientes.[1]

Náusea e vômito, mucosite, diarreia, fadiga, perda óssea, dor, anemia, neutropenia e trombocitopenia são eventos adversos comumente relacionados à terapia antineoplásica. Cabe ao enfermeiro oncológico ter conhecimento sobre o perfil de eventos adversos dos protocolos de tratamento, informar o paciente e seus familiares a respeito destes possíveis eventos e planejar estratégias para um manejo proativo (através de medidas preventivas quando possível e identificação precoce dos sinais e sintomas) e tratamento desses eventos.

Terapêutica de apoio é o suporte utilizado para o manejo dos sintomas da doença e/ou dos eventos adversos decorrentes da terapia antineoplásica. Neste capítulo, abordaremos as terapêuticas de apoio no tratamento de anemia, neutropenia, trombocitopenia, diarreia e perda óssea.

➤ Anemia

Embora as células vermelhas tenham vida mais longa quando comparadas com neutrófilos e plaquetas, nos pacientes oncológicos a vida dessas células tem decréscimo de 120 dias para 60-90 dias. Concomitante a esse fato, a medula óssea sofre os efeitos da ação da terapia antineoplásica, resultando em risco aumentado de anemia nos pacientes em tratamento.

A anemia é por definição uma condição patológica decorrente da diminuição do número de glóbulos vermelhos ou da concentração da hemoglobina (Hb), ocasionando diminuição da oxigenação tecidual. Segundo estimativas, 65% dos pacientes em tratamento antineoplásico desenvolverão anemia em algum momento do tratamento e sua severidade está diretamente relacionada ao antineoplásico, à dose e ao número de ciclos utilizados.[1-3]

Os pacientes devem ser orientados a reportar sinais de cansaço, respiração curta, palpitações e taquicardia, e a repousar até a melhora dos sintomas de fadiga, se necessário. Os pacientes também devem ser estimulados a ter uma alimentação balanceada e rica em ferro.

A avaliação do enfermeiro deve incluir graduação de fadiga, coloração de pele, mucosas e conjuntivas, frequência cardíaca e respiratória e dispneia. Monitorar o nível sérico de hemoglobina, entretanto, ainda é a melhor maneira de avaliar a anemia induzida pelo tratamento antineoplásico.[1]

Quando a anemia é sintomática, induzida pelo tratamento antineoplásico de malignidades não mieloides (quimioterapia ou radioterapia) e atinge valores de hemoglobina < 10 g/dL, é recomendado tratamento com agentes estimulantes da eritropoiese (AEE). Esses agentes aumentam os níveis de hemoglobina e diminuem a fadiga e a necessidade de transfusões sanguíneas, melhorando, assim, a qualidade de vida dos pacientes em tratamento antineoplásico.[1-6]

Os AEE são glicoproteínas glicosiladas e o principal fator modulador da eritropoiese. Agem inibindo a apoptose dos progenitores eritrocitários maduros e estimulando a proliferação e a diferenciação dos eritrócitos na medula óssea. São AEE recomendados: **alfaepoetina na dose de** 150 unidades/kg, 3×/semana ou 40.000 UI, semanalmente por via subcutânea (SC), e **alfadarbepoetina** na dose de 500 mcg, a cada 3 semanas por via SC. O tratamento visa manter os valores de hemoglobina entre 10-12 g/dL.

Recomenda-se monitorar, previamente ao início e durante o tratamento, os valores de hemoglobina, hematócritos, plaquetas e perfil de ferro (atentar para necessidade de suplementação). Possíveis eventos adversos, tais como tromboembolismo (raro), hipertensão arterial, reações alérgicas (dispneia, *rash* e urticária), dores abdominais, febre, artralgia, cefaleia, edema periférico, parestesia e dor leve e transitória no local da aplicação podem ocorrer.[1]

AEE são contraindicados em casos de hipertensão não controlada e deve-se ter cautela na presença de doença hepática e risco ou histórico de trombose. O uso de AEE deve ser reconsiderado em casos de pacientes com risco alto de tromboembolismo. É importante monitorar periodicamente o nível de Hb para avaliar a resposta ao tratamento e ajustar dose ou suspender o tratamento se necessário. Se a Hb não tiver aumento maior que 1 a 2 g/dL ou não diminuir a necessidade de transfusões sanguíneas após 8 semanas, a descontinuação do tratamento deve ser avaliada.

O rodízio dos locais de aplicação de medicamentos por via SC é recomendado com o objetivo de evitar hematomas e endurecimentos decorrentes de repetidas aplicações.

Em pacientes sintomáticos, a transfusão sanguínea pode ser o tratamento de escolha, em detrimento do uso da eritropoetina. Em geral, transfusões são indicadas quando se atinge valores de hemoglobina < 8 g/dL ou quando há a necessidade de um aumento rápido da Hb pois as transfusões sanguíneas fornecem rápido aumento dos níveis de hemoglobina e hematócrito, bem como rápida melhora da fadiga.[5] Entre os riscos envolvidos em transfusões sanguíneas, podem-se citar: reações transfusionais, congestão cardíaca, transmissão de vírus, contaminação bacteriana e sobrecarga de ferro.[1,3,5]

Pacientes que necessitam de repetidas transfusões têm maior risco de desenvolver reações transfusionais, sendo recomendado o uso de componentes irradiados e com filtro de leucócitos. Componentes irradiados diminuem ou inativam os linfócitos T, evitando-se a doença do enxerto *versus* hospedeiro transfusional.[7] Componentes deleucotizados diminuem as reações transfusionais benignas, previnem a infecção por citomegalovírus e diminuem a aloimunização HLA.[1,3,5,7]

Os seguintes cuidados de enfermagem para pacientes com tratamento por transfusão sanguínea são recomendados:[7]

- Conferir presença de Termo de Consentimento Livre e Esclarecido para a coleta da tipagem sanguínea e infusão da transfusão.

- Conferir a prescrição médica com o hemocomponente, tipagem sanguínea e identificação do paciente imediatamente antes do início da administração.
- Controlar e registrar os sinais vitais pré-transfusão, nos primeiros 15 minutos, durante e após o término da transfusão.
- Obter acesso venoso com calibre ≤ 20 *gauge* e controlar a velocidade de infusão de acordo com as condições clínicas do paciente e do tipo de hemocomponente (média de 2 a 4 horas para um concentrado de hemácias). Importante estar atento ao prazo de validade do hemocomponente.
- Orientar o paciente e acompanhante sobre sinais e sintomas da reação transfusional, deixar a campainha ao alcance do paciente e orientá-los a comunicar à equipe qualquer sintoma de mal-estar.

Os cuidados de enfermagem durante a administração de hemocomponentes devem seguir os protocolos de cada instituição.

Cabe ressaltar que o tratamento da anemia através de administração de AEE ou transfusão sanguínea é uma conduta médica e baseia-se na avaliação do risco/benefício de cada tratamento, considerando-se o tipo de tumor e o seu estádio, o grau de anemia, a expectativa de sobrevida e a preferência do paciente. O médico pode ainda manejar a anemia induzida por antineoplásico através do gerenciamento da dose do mesmo a fim de otimizar os resultados do tratamento, caso seja necessário.

➤ Neutropenia

Definida como contagem absoluta de neutrófilos abaixo de 500/mm³ ou 1.000/mm³, com expectativa de queda nas 48 horas seguintes. Trata-se da toxicidade dose-limitante mais comum decorrente do tratamento antineoplásico.[1,8,9]

Neutrófilos são glóbulos brancos com vida média de 6-8 horas que constituem a primeira linha de defesa do organismo contra infecções bacterianas e fúngicas. O período de menor contagem de neutrófilos após o tratamento antineoplásico é chamado de nadir e normalmente ocorre de 7-14 dias após a aplicação, dependendo diretamente do agente antineoplásico utilizado. O valor da queda da contagem absoluta de neutrófilos determina o risco do paciente em contrair infecção, e o maior risco ocorre com contagens de neutrófilos menores que 100/mm.[1,3,9,10]

Pacientes neutropênicos normalmente são assintomáticos, contudo, podem apresentar febre, fadiga ou mal-estar, principalmente quando há infecção associada. Nesses casos, deve-se investigar a ocorrência de neutropenia febril.[11]

Neutropenia febril pode ser definida como presença de febre em pacientes neutropênicos, com temperatura oral > 38,3 °C (ou temperatura axilar > 37,8 °C) ou temperatura oral > 38 °C por mais de 1 hora.[12] Trata-se de emergência oncológica com taxa de mortalidade entre 2% e 21%.[13] (Figuras 15.1 e 15.2.)

Para protocolos antineoplásicos com alto risco de neutropenia febril (≥ 20%), a profilaxia primária com fatores de crescimento (FC) – agentes estimulantes de granulócitos (**G-CSFs**, do inglês *granulocyte colony-stimulating factor*) ou de macrófagos-neutrófilos (**GM-CSF**, do inglês *granulocyte-macrophage colony-stimulating factor*) – é recomendada, pois reduz a duração e a intensidade da neutropenia, diminuindo a incidência de neutropenia febril em até 50%.[14,15]

O uso de FC também é recomendado para protocolos antineoplásicos com risco intermediário de neutropenia febril (10-20%) em pacientes com risco de neutropenia (idade ³ 65 anos, condições preexistentes de neutropenia, cirurgias recentes ou feridas abertas, tratamento prévio – quimioterápico ou radioterápico, baixa *perfomance status* PS [índice de desempenho], função renal comprometida, disfunção hepática com elevação de bilirrubinas).[9,10]

National Comprehensive Cancer Network®

Diretrizes da NCCN versão 2.2018
Fatores de crescimento mieloide

NCCN Guidelines
Índice do Conteúdo
Discussão

EXEMPLOS DE CONFIGURAÇÕES DE DOENÇA E REGIMES DE QUIMIOTERAPIA COM ALTO RISCO PARA NEUTROPENIA FEBRIL (> 20%)[a]

- Essa lista não é compreensiva; existem outros agentes/regimes que apresentam alto risco de desenvolvimento de neutropenia febril. Regimes recomendados no Diretrizes da NCCN para tratamento por local de câncer são considerados ao atualizar essa lista de exemplos.
- O tipo de regime de quimioterapia é apenas um componente da Avaliação de Risco. (Consulte fatores de risco do paciente para desenvolver neutropenia febril, MGF-2.)
- O risco exato inclui o agente, a dose e o ambiente do tratamento (ou seja, pacientes que não receberam tratamento prévio versus pacientes que receberam tratamento intensivo). (Consulte o MGF-1.)

Leucemia linfoblástica aguda (LLA)
- Selecione TODOS os regimes conforme direcionado pelo protocolo de tratamento (Consulte diretrizes da NCCN para TODOS).

Câncer de bexiga
- MVAC de densidade densa[b] (metotrexato, vinblastina, doxorrubicina, cisplatina)[1]

Câncer de Mamas
- AC dose-densa seguida por T[b] (doxorrubicina, ciclofosfamida, paclitaxel)[2]
- TAC (docetaxel, doxorrubicina, ciclofosfamida)
- TC[a,c] (docetaxel, ciclofosfamida)[4]
- TCH[a] (docetaxel, carboplatina, trastuzumabe)[5]

Linfoma de Hodgkin
- BEACOPP escalonado (bleomicina, etoposídeo, doxorrubicina, ciclofosfamida, vincristina, procarbazina, prednisona)

Câncer de rins
- Doxorrubicina/gencitabina.

Linfoma não Hodgkin
- EPOCH dose-ajustada[1] (etoposídeo), prednisona, vincristina, ciclofosfamida, doxorrubicina)[9]
- ICE (ifosfamida, carboplatina, etoposídeo)[a,10,11]
- CHOP-14[a,b] dose densa (ciclofosfamida, doxorrubicina, vincristina, prednisona)[12,13]
- MINE[a] (mesna, ifosfamida, mitoxantrona, etoposídeo)[14]
- DHAP[a] (dexametasona, cisplatina, citarrabina)[15]
- ESHAP[a] (etoposídeo, metilprednisolona, cisplatina, citarabina)[16]
- HyperCVAD[a] (ciclofosfamida, vincristina, doxorrubicina, dexametasona)[17,18]

Melanoma
- Combinação à base de dacarbazina com IL-2, interferon alfa (dacarbazina, cisplatina, vinblastina, IL-2, interferon alfa)[19]

Mieloma múltiplo
- DT-PACE (dexametasona/talidomida/ciplatina/doxorrubicina/ciclofosfamida/etoposídeo)[20] ± bortezomibe (VTD-PACE)[21]

Cancro de Ovário
- Topotecano[a,22]
- Docetaxel[23]

Sarcoma de tecido mole
- MAID (mesna, doxorrubicina, ifosfamida, dacarbazina)[24]
- Doxorrubicina[a,25]
- Ifosfamida/doxorrubicina[26]

Câncer de pulmão de células pequenas
- Topotecano[27]

Câncer de testículo
- VeIP (vinblastina, ifosfamida, cisplatina)[28]
- VIP (etoposídeo, ifosfamida, cisplatina)
- BEP (bleomicina, ifosfamida, cisplatina)[29,30]
- TIP (paclitaxel, ifosfamida, cisplatina)[31]

Consulte configurações da doença e regimes de quimioterapia com risco intermediário de neutropenia febril, MGF-A (2 de 4)

[a] As diretrizes se aplicam a regimes de quimioterapia com ou sem anticorpos monoclonais (p. ex., trastuzumabe e rituxumabe). Existe o potencial de aumento do rico de neutropenia com a adição de anticorpos monoclonais. O rituxumabe foi associado à neutropenia prolongada com ou sem quimioterapia. Para obter detalhes sobre quando os anticorpos monoclonais são recomendados com os regimes listados acima na prática clínica, consulte as Diretrizes da NCCN para tratamento por local de câncer.
[b] Em geral, regimes de alta dose requerem suporte de fator de crescimento para administração de quimioterapia.
[c] O risco de neutropenia febril foi relatado de modo variável como intermediário ou alto, dependendo do estudo.

Nota: Todas as recomendações são da categoria 2A, a menos que indicado de outra forma.
Ensaios clínicos: a NCCN acredita que o melhor manejo de qualquer paciente com câncer é um ensaio clínico. A participação em ensaios clínicos é especialmente encorajada.

MGF-A
1 de 4

Figura 15.1. Regimes quimioterápicos com risco alto de neutropenia febril: > 20%. (NCCN Guidelines Myeloid Growth Factors v.2.2018).

National Comprehensive Cancer Network®

Diretrizes da NCCN versão 2.2018
Fatores de crescimento mieloide

NCCN Guidelines
Índice do Conteúdo
Discussão

EXEMPLOS DE CONFIGURAÇÕES DE DOENÇA E REGIMES DE QUIMIOTERAPIA COM RISCO INTERMEDIÁRIO PARA NEUTROPENIA FEBRIL (10% a 20%)[a]

- Essa lista não é compreensiva; existem outros agentes/regimes que apresentam alto risco de desenvolvimento de neutropenia febril. Regimes recomendados no Diretrizes da NCCN para tratamento por local de câncer são considerados ao atualizar essa lista de exemplos.
- O tipo de regime de quimioterapia é apenas um componente da Avaliação de Risco. (Consulte fatores de risco do paciente para desenvolver neutropenia febril, MGF-2.)
- O risco exato inclui o agente, a dose e o ambiente do tratamento (ou seja, pacientes que não receberam tratamento prévio versus pacientes que receberam tratamento intensivo). (Consulte o MGF-1.)

Adenocarcinoma primário oculto
- Gencitabina/docetaxel[32]

Câncer de Mamas
- Docetaxel[a, 33,34]
- AC (doxorrubicina, ciclofosfamida) + docetaxel sequencial (apenas porção de taxano)[a,35]
- FEC (fluoruracil, epirrubicina, ciclofosfamida) + docetaxel sequencial[a,36]
- Paclitaxel a cada 21 dias[a,37]

Câncer cervical
- Cisplatina/topotecano[38-40]
- Paclitaxel/cisplatina[a,40]
- Topotecano[41]
- Irinotecano[42]

Câncer colorretal
- FOLFOX[a] (fluoruracil, leucovorina, oxaliplatina)[43]

Câncer esofágico e gástrico
- Irinotecano/cisplatina[a,44]
- Epirrubicina/cisplatina/5-fluoruracil[45]
- Epirrubicina/cisplatina/capecitabina[45]

Linfomas não Hodgkin
- GDP (gentabina, dexametasona, cisplatina)[a,46]
- CHOP[a] (ciclofosfamida, doxorrubicina, vincristina, prednisona)[47,48] incluindo regimes com doxorrubicina lipossomal peguilada[49,50]

Câncer de pulmão de células não pequenas
- Cisplatina/paclitaxel[51]
- Cisplatina/vinorelbina[52]
- Cisplatina/docetaxel[51,53]
- Cisplatina/etoposídeo[54]
- Carboplatina/paclitaxel[a,d,55]
- Docetaxel[53]

Cancro de ovário
- Carboplatina/docetaxel[56]

Câncer de pâncreas
- FOLFIRINOX[e]

Câncer de próstata
- Carbazitaxel[f,57]

Câncer de pulmão de células pequenas
- Etoposídeo/cisplatina[58]

Câncer de testículo
- Etoposídeo/cisplatina[59]

Sarcoma uterino
- Docetaxel[60]

---

[a] As diretrizes se aplicam a regimes de quimioterapia com ou sem anticorpos monoclonais (p. ex., trastuzumabe e rituxumabe). Existe o potencial de aumento do rico de neutropenia com a adição de anticorpos monoclonais. O rituxumabe foi associado à neutropenia prolongada com ou sem quimioterapia. Para obter detalhes sobre quando os anticorpos monoclonais são recomendados com os regimes listados acima na prática clínica, consulte as Diretrizes da NCCN para tratamento por local de câncer.

[d] Se a dose de carboplatina for UAC > 6 e/ou o paciente tiver ascendência japonesa.

[e] Um pequeno ensaio clínico retrospectivo teve um risco de 17% de neutropenia febril no cenário neoadjuvante[52] e um ensaio randomizado teve um risco de 5,4% no cenário metastásico (G-CSF foi administrado a 42,5% dos pacientes que receberam FOLFIRINOX).[63] Embora o G-CSF não tenha sido recomendado como profilaxia primária, pode ser considerado em pacientes com características clínicas de alto risco.

[f] Os resultados publicados para cabazitaxel têm uma taxa de neutropenia febril de 8%, mas foram relatadas mortes por neutropenia. A profilaxia primária com G=CSF deve ser considerada em pacientes com características clínicas de alto risco.

Nota: Todas as recomendações são da categoria 2A, a menos que indicado de outra.
Ensaios clínicos: a NCCN acredita que o melhor manejo de qualquer paciente com câncer é um ensaio clínico. A participação em ensaios clínicos é especialmente encorajada.

MGF-A
2 de 4

Figura 15.2 Regimes quimioterápicos com risco intermediário de neutropenia febril: 10 a 20%. (NCCN Guidelines Myeloid Growth Factors v.2.2018).

15 | TERAPÊUTICAS DE APOIO (PRINCIPAIS CUIDADOS DE ENFERMAGEM)

PARTE III | ASSISTÊNCIA DE ENFERMAGEM EM ONCOLOGIA

A profilaxia secundária é recomendada quando a neutropenia febril ocorre no primeiro ciclo sem o uso prévio de FC em profilaxia primária em pacientes em que redução de dose ou atraso no tratamento possa comprometer o seu desfecho.[9,10]

G-CSFs

A filgrastima é uma glicoproteína que age sustentando a sobrevivência e estimulando a proliferação dos precursores dos neutrófilos, bem como promovendo a maturação em neutrófilos maduros. Ocasiona, ainda, liberação precoce de neutrófilos pela medula óssea, aumentando a capacidade fagocitária e, consequentemente, aumentando a morte bacteriana por essas células. A dose diária recomendada é de 5 mcg/kg por via SC, com início em 24-72 horas após o término da quimioterapia (QT), mantendo-se o tratamento até a recuperação da contagem de neutrófilos pós-nadir.[9,10] A administração de filgrastima no mesmo dia da QT não é recomendada.[13-15]

Os eventos adversos mais comuns são dores musculoesqueléticas de intensidade leve a moderada em 10% e de forte intensidade em 3% dos pacientes tratados. Dores ósseas são mais frequentes quando administrado G-CSF em altas doses (20 a 100 mcg/kg) por via endovenosa (EV). Eventos adversos raros podem ocorrer, como a estimulação de psoríase preexistente, dermatite neutrofílica, vasculite cutânea e edema ou infiltrado pulmonar.[14]

A pegfilgrastima é uma forma peguilada da filgrastima. De maior tamanho molecular, possui *clearance* renal diminuído e tempo de ação prolongado. Recomenda-se uma aplicação de 6 mg a cada ciclo de QT com início em 24-72 horas após o término da QT. Uma única dose é suficiente para fornecer suporte de neutrófilos no período de nadir. A administração de pegfilgrastima no mesmo dia da quimioterapia e com menos de 14 dias de intervalo para o próximo ciclo não é recomendada. Eventos adversos são semelhantes aos da filgrastima.[9,14]

GM-CSF

A sargramostima é uma glicoproteína que age estimulando a produção de neutrófilos, monócitos, basófilos e eosinófilos, bem como ativando essas células quando maduras. A dose diária recomendada é de 250 mcg/m²/dia por via endovenosa EV, infusão entre 2-3 horas, com início em 24-72 horas após o término da QT, mantendo-se o tratamento até a recuperação da contagem de neutrófilos pós-nadir.[9,10]

A administração da sargramostima no mesmo dia da quimioterapia não é recomendada. Eventos adversos como retenção hídrica, sequestro de granulócitos na circulação pulmonar, arritmias cardíacas, disfunção hepática e renal, astenia, diarreia e *rash* podem ocorrer.[10]

Os enfermeiros oncológicos devem estar atentos aos sinais e possíveis causas de infecção. A neutropenia febril é uma emergência oncológica – imprescindível que seja reconhecida e tratada rapidamente. Recomenda-se:

- Investigar presença de tosse, dor de garganta, disúria, diarreia, desconforto anal ou perianal ou de qualquer área lesionada.
- Inspecionar lábios e mucosa oral e pele (incluindo regiões de dobra e entre os dedos do pé).
- Realizar ausculta pulmonar, checar acessos venosos e incisões de procedimentos invasivos, áreas avermelhadas ou desconfortáveis.
- Revisar com os pacientes as medicações para uso em domicílio e enfatizar a aderência ao tratamento dos antibióticos profiláticos quando prescritos pelo médico.
- Orientar pacientes neutropênicos a monitorar a temperatura corporal no domicílio, a reconhecer precocemente sinais de infecção e choque.

Trombocitopenia

A trombocitopenia pode ser definida como uma contagem absoluta de plaquetas < 150.000/mm³. Quando a contagem de plaquetas atinge valores < 50.000/mm³, considera-se que o paciente possui risco de sangramento com procedimentos invasivos. Ao se atingir valores < 20.000-15.000/mm³, considera-se que o paciente possui risco de sangramento espontâneo.[1]

A supressão dos megacariócitos e, consequentemente, da produção de plaquetas, ocorre em muitos pacientes em tratamento antineoplásico. A incidência de trombocitopenia pode variar entre 21,9% e 64,2%, de acordo com o protocolo antineoplásico utilizado. A depender do grau de plaquetopenia apresentada pelo paciente, podem ocorrer sangramentos, atrasos no ciclo e redução das doses dos antineoplásicos.[16,17]

Procedimentos invasivos, como coleta de liquor e biópsias, devem ser realizados com contagem de plaquetas ≥ 50.000/mm³.[1]

Deve-se orientar o paciente sobre o potencial de trombocitopenia do seu protocolo de tratamento, limitações de atividades físicas ou cotidianas que predisponham a um risco de sangramento, bem como alertá-lo para o reconhecimento precoce de sinais de sangramentos, lesões e petéquias.[16,19]

São cuidados de enfermagem recomendados:[16,19]

- Investigar qualquer evidência de sangramento: conjuntiva, gengiva, epistaxe, lesões, petéquias, eliminações fisiológicas. Sangramentos prolongados após procedimentos invasivos podem ser indícios de que o paciente esteja trombocitopênico.
- Atentar para alterações no nível de consciência e cefaleias, dores e distensões abdominais.
- Monitorar sinais vitais, investigando taquicardia, taquipneia, hipotensão e pulso fraco.
- Evitar procedimentos como aferição de temperatura retal, uso de supositórios, enemas, aplicações intramusculares e sondagem nasogástrica.
- Em caso de epistaxe, o uso de gelo auxilia no controle do sintoma (aplicar acima do nariz, mantendo a cabeça elevada).
- Ao retirar uma punção venosa, comprimir a incisão por cinco minutos e utilizar crioterapia quando aplicável.
- Evitar a constipação, com uso de laxantes se necessário.
- Em pacientes plaquetopênicos, é contraindicado o uso de ácido acetilsalicílico. Em mulheres em período menstrual com alto fluxo, SN e indicado, poderá ser prescrito tratamento hormonal.

O tratamento da trombocitopenia consiste na transfusão de plaquetas. Transfusões são recomendadas com contagem de plaquetas < 10.000/mm³ ou com valores acima de 10.000/mm³ na vigência de sangramento ativo.[1,7] Transfusões de plaquetaféreses são preferíveis às de plaquetas randômicas, pois são provenientes de um único doador e seu rendimento é maior (uma plaquetaférese equivale a seis a nove unidades de plaquetas randômicas). Recomenda-se como cuidados irradiar e deleucotizar as plaquetas, conforme já anteriormente citado em transfusões de hemácias. Reações transfusionais febris ou alérgicas, transmissão de infecções bacterianas ou virais, sobrecarga de volume, lesão pulmonar aguda e aloimunização podem ocorrer.[7,18] É recomendado pré-medicação com anti-histamínico (difenidramina) e antitérmico (paracetamol) para minimizar o risco de reações transfusionais.

Oprelvekin, um análogo sintético da interleucina 11 humana, é um fator de crescimento que estimula a proliferação de *stem cells* hematopoiéticas e das células progenitoras de megacariócitos e induz a maturação dos megacariócitos, resultando no aumento da produção de plaquetas (Figura 15.3). É indicado para prevenir a trombocitopenia e a necessidade de transfusões de plaquetas após terapia antineoplásica mielossupressiva em pacientes com câncer não mieloide em risco de trombocitopenia grave.[1,17,19] A dose recomendada é de 50 mcg/kg/dia por via SC, iniciando entre 6-24 horas após o término da QT. Recomenda-se manter tratamento com oprelvekin até se obter contagem de plaquetas pós-nadir ≥ 50.000/mm³. O tratamento prolongado por mais de 21 dias não é recomendado.[17,19] Oprelvekin pode ocasionar retenção de fluidos de intensidade leve a moderada, acarretando edema, dispneia, anemia, palpitações e arritmias atriais. Pacientes em uso de oprelvekin devem ser monitorados quanto ao peso, padrão respiratório, aumento da volemia e fadiga.[17] O benefício modesto e perfil de toxicidade limitam o seu uso na prática clínica; Oprelvekin foi descontinuado nos Estados Unidos.

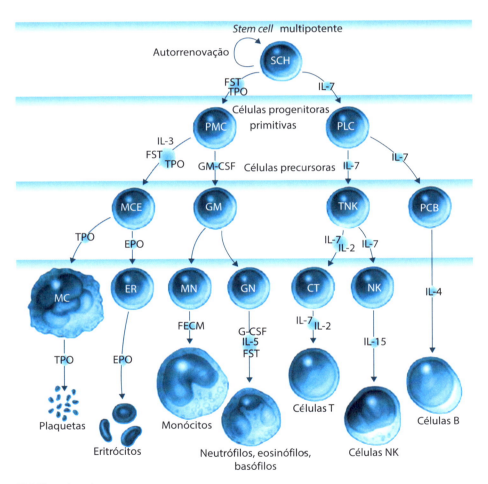

Figura 15.3. Hematopoiese.

Adaptada de: Kaushansky K. N Engl Med. 2006;354:2034-45.
SCH: *stem cell* hematopoiética; FST: fator *stem cell*; TPO: trombopoetina; PMC: progenitor mielo de comum; PLC: progenitor linfoide comum; GM-CSF: fator estimulante de colônias de granulócitos e macrófagos; MCE: megacariócitos e células eritroides; GM: granulócitos e macrófagos; TNK: células T e *natural killer*; PCB: precursor das células B; EPO: eritropoietina; MC: megacariócito; ER: eritrócito; MN: monócito; GN: granulócito; CT: célula T; NK: *natural killer*; FECM: fator estimulante de colônias de macrófagos; G-CSF: fator estimulante de colônias de neutrófilos.

➤ Diarreia

A diarreia induzida pelo tratamento antineoplásico (DITA) é uma toxicidade comum entre os pacientes oncológicos. Alguns protocolos estão relacionados com incidência de 50%-80%, particularmente aqueles baseados em fluorouracil, capecitabina e irinotecano. A diarreia é uma toxicidade dose-limitante e a maior toxicidade de esquemas de tratamento com fluoropirimidinas associadas ao irinotecano. A frequência de diarreia de grau 3-4 segundo o CTCAE do NCI (Critérios Comuns de Terminologia para Eventos Adversos - do inglês *Common Terminology Criteria for Adverse Events* - do Instituto Nacional do Câncer dos Estados Unidos – *do inglês National Cancer Institute])* com esses antineoplásicos varia de 5%-44%, a depender da dose, agente antineoplásico utilizado e esquema de tratamento.[20]

A DITA também é uma toxicidade comum do tratamento com inibidores de tirosina-quinase; 50% dos pacientes tratados com afatinibe, ceritinibe, erlotinibe, lapatinibe, sorafenibe e sunitinibe apresentam diarreia de todos os graus apesar da incidência de diarreia Grau 3-4 ser baixa.[20]

Anticorpos monoclonais anti-EGFR (do inglês *epidermal growth factor receptor*) podem aumentar a incidência da diarreia quando combinados com agentes antineoplásicos citotóxicos como os protocolos de aflibercept em associação com FOLFOX (oxaliplatina, leucovorin e 5-FU em bolus) ou FOLFIRI (irinotecano, leucovorin e 5-FU em bolus).[20]

Agentes imunoterápicos inibidores de *checkpoint* anti-CTLA4 (do inglês *cytotoxic T-lymphocyte–associated antigen 4* - Antígeno 4 Associado com Linfócito T Citotóxico) e anti PD1(do inglês *programmed death 1* - proteína de morte celular programada 1) como os agentes Ipilimumabe, Nivolumabe e Pembrolizumabe podem causar colite imunomediada severa em até 9% dos pacientes tratados em estes imunoterápicos.[20]

A DITA inicia-se tipicamente com um aumento na frequência das fezes e/ou perda da consistência. Flatulência excessiva e cólicas comumente acompanham a DITA. À medida que a DITA progride, pode tornar-se severa com eliminação frequente de fezes líquidas.[20]

A diarreia pode acarretar estresse físico e emocional com diminuição da qualidade de vida do paciente, podendo resultar em desidratação, distúrbios eletrolíticos, risco de sepse em pacientes neutropênicos e hospitalizações. Como consequência, atrasos no tratamento antineoplásico e diminuição da aderência ao tratamento podem ocorrer, comprometendo os desfechos dos pacientes a longo prazo.[20,21] Em casos de diarreia grau 3-4, redução de dose, atraso nos ciclos ou descontinuação da terapia antineoplásica são necessários.[20]

O manejo dos pacientes com DITA baseia-se na severidade da DITA e na presença de fatores de risco. A DITA é classificada em não-complicada e complicada.

DITA não-complicada consiste na diarreia de grau leve a moderado (grau 1-2 segundo CTCAE) na ausência de: cólica abdominal, náusea/vômito grau ≥ 2, baixa PS (*performance status),* febre, sangramento franco ou suspeita de desidratação.

DITA complicada consiste na diarreia de grau 3-4 e grau1-2 na presença de cólica abdominal, náusea/vômito grau ≥ 2, queda de PS (*performance status),* febre, sepse, neutropenia, sangramento franco ou suspeita de desidratação. São consideradas ainda como DITA complicada: diarreia na presença de dor torácica e atendimento médico prévio por DITA como sinais de diarreia potencialmente severa com necessidade de tratamento agressivo.

Pacientes com DITA não-complicada podem ser manejados conservadoramente em domicílio, através de hidratação oral, modificações na dieta e terapia antidiarreica. A terapia recomendada é a loperamida, com dose inicial de 4 mg VO, seguida por 2 mg VO a cada 4 horas ou 2 mg VO após cada episódio de diarreia. A dose de loperamida pode ser aumentada para 2 mg VO a cada 2 horas caso os sintomas persistam (sem piora) após 12-24 horas. Caso os sintomas persistam após 12-24 do início do aumento da dose da loperamida, o paciente deve ser avaliado pelo médico.[20]

Pacientes com DITA complicada: muitos necessitam de atendimento hospitalar para hidratação e eletrólitos EV, avaliação e monitoramento cardiovascular e tratamento com antibióticos se necessário. Entretanto, alguns pacientes selecionados – aqueles com diarreia grau 3 que não foram tratados adequadamente com loperamida, com boa hidratação e que não possuam sinais ou sintomas preocupantes, podem ser tratados inicialmente no domicílio. A terapia antidiarreica recomendada é a loperamida, com dose inicial de 4 mg VO, seguida por 2 mg VO a cada 2 horas.[20]

Para todos os pacientes com DITA refratários à loperamida, o tratamento inicial com octreotida é recomendado. São considerados refratários à loperamida pacientes com DITA persistente apesar de tratados por 24-48 horas com loperamida. A dose inicial de Octreotida é de 100-150 mcg SC três vezes ao dia (ou 50-150 mcg/hora EV). A dose de octreotida deve ser rapidamente aumentada para 500 mcg por via SC ou IV, três vezes ao dia, se doses mais baixas não forem eficazes.[20]

A loperamida é um opioide sintético que se liga aos receptores μu opiáceos na parede intestinal e inibe o peristaltismo pela inibição da liberação de acetilcolina por meio da ativação dos receptores opioides μ. Assim, diminui-se o tempo de trânsito gastrintestinal, havendo mais tempo para a absorção de água no intestino. A inibição da liberação de acetilcolina também leva à atividade antissecretora, porque os receptores muscarínicos de acetilcolina estão presentes nas células epiteliais secretoras na parede intestinal. Como resultado de todas essas ações, a loperamida reduz a perda de líquidos e eletrólitos, diminui o volume fecal e aumenta a consistência das fezes. O principal evento adverso observado em pacientes tratados com loperamida é a constipação. A dose máxima de 16 mg de loperamida em 24 horas não deve ser excedida.[20]

A octreotida é um análogo sintético da somatostatina, eficaz para o controle da diarreia associada a uma série de condições, incluindo síndrome carcinoide, polipeptídio intestinal vasoativo (VIP) - e tumores secretores de gastrina e síndrome do intestino curto. Atua diretamente nas células epiteliais para reduzindo a secreção de hormônios pancreáticos e gastrintestinais, tais como VIP, serotonina, gastrina, secretina e polipeptídio pancreático. Prolonga o tempo de trânsito intestinal, promove a absorção intestinal e diminui a secreção de fluidos e eletrólitos. Eventos adversos como dor local no local da injeção, flatulência, náusea, fadiga, fraqueza e constipação podem ocorrer.[20,21,24]

Pacientes que não apresentem melhora após tratamento com loperamida e octeotida em doses altas devem ser avaliados por um gastroenterologista para investigação.[20]

A interrupção, redução ou descontinuação da dose da terapia antineoplásica pode ser necessária para o manejo da DITA e deve seguir as orientações de segurança específicas de cada antineoplásico de acordo com o grau da DITA segundo os critérios do CTCAE.[20]

Não há consenso sobre o papel do uso de antibióticos em pacientes com DITA sendo a terapia utilizada na presença de febre, neutropenia, hipotensão, sinais peritoneais ou diarreia com sangue. A profilaxia de DITA não é recomendada.[20]

São cuidados de enfermagem recomendados:[24]

- Atentar-se para as prescrições de irinotecano: recomenda-se o uso de atropina, 0,25 mg EV, em bolus pré-infusão do irinotecano para prevenção de diarreia induzida pelo efeito colinérgico do mesmo (contraindicado em pacientes com glaucoma).
- Orientar o paciente sobre o risco de DITA de acordo com o protocolo de tratamento antineoplásico.
- Fazer anamnese alimentar detalhada e orientar paciente a evitar o consumo de alimentos que possam agravar a diarreia, como leite e derivados, alimentos picantes, álcool, produtos que contenham cafeína, sucos ácidos ou alimentos com alto teor de fibras ou gorduras. Encaminhar para o profissional nutricionista.

- Solicitar que o paciente descreva a característica das fezes (diarreia líquida ou pastosa; presença de muco, pus ou sangue; odor fétido) e número de evacuações no período e a procurar a equipe de saúde em caso de diarreia que não melhore após tratamento com seis a oito comprimidos de loperamida em 24 horas, cólicas abdominais ou febre.
- Examinar o paciente, avaliando e identificando sinais de gravidade como desidratação ou choque, níveis de eletrólitos, estado geral e nível de consciência.
- Orientar paciente/familiares quanto aos cuidados com região perineal e perianal após cada episódio de evacuação, utilizando água morna e sabonete neutro. Quando já houver irritação local, associar pomadas que auxiliem na cicatrização e alívio da dor.
- Orientar o uso de medicações para controle da diarreia, quando prescritos.
- Orientar paciente/familiares a não se automedicar. E, em caso de medicação prescrita sem resolução do problema, comunicar equipe médica.

➤ Perda Óssea e Osteoporose

O sistema ósseo é um órgão de sustentação em constante crescimento, remodelando-se e reparando-se a si mesmo. O processo de remodelação é regulado por dois tipos de células: osteoclastos (reabsorvem a matriz óssea) e osteoblastos (sintetizam a massa óssea).[25] Esse processo ocorre sob o controle de citocinas, hormônios como estrogênio, testosterona e paratormônio e substâncias como a vitamina D.[26]

Algumas pessoas podem ter perda óssea, decorrente da idade, do estilo de vida, da doença e da influência do tratamento oncológico sobre a remodelação óssea normal em locais do esqueleto caracterizado por alta proporção de ossos trabeculados (por exemplo, a coluna vertebral e as extremidades proximal e distal dos ossos longos).

A osteoporose é uma doença decorrente da alteração do metabolismo ósseo, caracterizada por perda de massa e deterioração da microarquitetura óssea, seja pelo aumento da atividade dos osteoclastos e/ou diminuição da atividade dos osteoblastos, resultando em fragilidade e alto risco de fraturas.[26]

A doença óssea maligna é uma complicação de metástases provenientes do mieloma múltiplo, do câncer de mama e de próstata e de outros tumores sólidos. Nesse contexto, ocorre produção de citocinas que vão estimular ou inibir os osteoclastos e osteoblastos, criando uma matriz óssea instável, o que pode ocasionar complicações esqueléticas ou eventos ósseos (EOs) como dor, hipercalcemia, fraturas patológicas e compressão da medula espinal.[25]

A profilaxia da perda óssea é indicada para pacientes em tratamentos que aumentam o risco de fraturas, como ablação/supressão ovariana, inibidores da aromatase (tumores de mama), terapia de depleção androgênica (tumores de próstata), uso prolongado de corticosteroides e em casos de baixa densitometria óssea (DMO) ou rápida perda óssea. É necessária a avaliação do risco de fratura e DMO basais, orientar a prática de musculação, cessação do tabagismo e redução do consumo de álcool, e deve-se considerar suplementação de cálcio (1.000 mg VO/dia) e vitamina D (1.000-2.000 U VO/dia).

Para a prevenção de complicações esqueléticas ou EOs em pacientes com metástase óssea decorrente de mieloma múltiplo e tumores de mama ou próstata (sintomáticos ou não) e em tumores de pulmão, rim e outros tumores sólidos (pacientes com risco alto de EO e expectativa de vida > 3 meses), o uso de bisfosfonatos é indicado.[27]

Bisfosfonatos são drogas análogas do pirofosfato que preferencialmente se ligam ao tecido ósseo em áreas de atividade metabólica, diminuindo a atividade e a sobrevida dos osteoclastos. São indicados na prevenção de complicações esqueléticas, pois diminuem a reabsorção óssea e consequentemente normalizam os níveis de cálcio, previnem o desenvolvimento de novas lesões osteolíticas e reduzem a dor óssea e o risco de fraturas.[27,28] São divididos em duas classes de acordo com a estrutura química e o mecanismo de ação: os compostos nitrogenados, de segunda ou terceira geração, são mais eficazes, agem inibindo a ação da enzima farnesil difosfato sintetase, suprimindo a reabsorção óssea mediada pelos osteoclastos; e os compostos não nitrogenados, de primeira geração, menos eficazes, agem induzindo a apoptose dos osteoclastos pela via metabólica dos análogos citotóxicos da adenosina 5-trifosfato.[29]

A profilaxia da perda óssea pode ser realizada através da administração de denosumabe, 60 mg SC, a cada 6 meses OU ácido zoledrônico, 4 mg EV, em 15 min, a cada 6 meses. Já a Prevenção de EOs pode ser realizada através da administração de ácido zoledrônico, 4 mg EV, em 15 min, a cada 4 semanas OU denosumabe, 120 mg SC, a cada 4 semanas OU pamidronato, 90 mg EV, em 2 h a cada 4 semanas. Não há um consenso quanto à duração do tratamento com bisfosfonato e também não há dados sobre esquema intermitente.

Previamente e durante o tratamento com bisfosfonatos, é recomendado monitorar função renal, níveis de cálcio e vitamina D. Bisfosfonatos são bem tolerados, porém disfunção renal e hipocalcemia podem ocorrer.[28,29]

Eventos adversos como febre, mialgia, artralgia, fadiga e náusea (flu like syndrome) podem ocorrer e estão relacionados mais comumente com a primeira infusão.[29] Com o uso prolongado dos bisfosfonatos, a osteonecrose de mandíbula e maxila (ONMM) pode ocorrer.[25,31]

A ONMM pode ser definida por exposição óssea, não vascularizada, sem tendência de cura, dolorosa, frequentemente com presença de mucosite, halitose e abscessos, associada ao tratamento com bisfosfonato oral ou intravenoso, concomitante ou previamente ao aparecimento das lesões.[25,31] Trata-se de complicação grave e de difícil manejo.[25]

A incidência de ONMM tem aumentado, podendo variar de 2% a 13% em mieloma múltiplo, chegando a 6% em câncer de mama e até 6,5% em câncer de próstata.[25] Terapia com bisfosfonatos intravenosos, corticosteroides e/ou antineoplásicos, presença de comorbidades (diabetes, hipertensão arterial), extrações dentárias prévias, traumas secundários ao uso de prótese dentária e infecções peridontais e precária higiene bucal aumentam o risco de ocorrência da ONMM.[25,28,31]

O tratamento deve ser feito pelo oncologista em parceria com o enfermeiro e com o cirurgião-dentista bucomaxilofacial e consiste em bochechos com soluções antissépticas sem álcool, antibióticos intravenosos se necessário, controle adequado da dor e remoção do tecido desvitalizado. A terapia com oxigênio hiperbárico está em estudo e ainda não pode ser recomendada.[25,28,31] A interrupção do tratamento com bisfosfonatos pode ser realizada por seis a oito semanas até a cicatrização oral completa, dependendo do estado de saúde do paciente, e a reintrodução da terapia após a recuperação é seguramente recomendada, com seguimento odontológico periódico.[31]

Medidas preventivas têm se mostrado eficazes em estudos prospectivos de larga escala. Previamente ao início da terapia com bisfosfonatos, os pacientes devem passar por avaliação odontológica qualificada: procedimentos dentários invasivos que sejam necessários devem ser realizados e sua recuperação completa efetivada antes do início do tratamento, contemplando o intervalo recomendado de seis a oito semanas, com exceção de pacientes com tumores ativos induzindo hipercalcemia. Dentes comprometidos devem ser extraídos, a fim de se evitarem procedimentos durante o tratamento com bisfosfonatos. Deve-se avaliar a mucosa oral ao redor de próteses em busca de inflamações e tratá-las.[31]

O paciente deve ser informado sobre os riscos de desenvolvimento da ONMM e seus sinais e sintomas, bem como ser orientado a manter boa higiene oral e acompanhamento odontológico a cada seis meses ou sempre que necessário. Deve-se encorajar o paciente a reportar precocemente à equipe o menor sinal de inflamação ou lesões da mucosa oral, dor na região mandibular ou maxilar, amolecimento ou queda de dentes e/ou halitose.[25,31]

Cabe ao enfermeiro realizar uma anamnese direcionada e avaliar regularmente a mucosa oral dos pacientes, checar se próteses dentárias estão bem ajustadas (particularmente em pacientes com variações importantes no peso devidas à doença ou ao tratamento), monitorando, assim, o aparecimento dos sinais de ONMM. Orientações sobre boa higiene oral e uso de bochechos antissépticos sem álcool devem ser reforçadas aos pacientes.[25,28]

Uma vez iniciada a terapia com bisfosfonatos, problemas dentários devem ser tratados com abordagem conservadora, se possível, e a comunicação entre oncologistas, enfermeiros, cirurgiões e dentistas é essencial para minimizar os riscos de desenvolvimento de ONMM.[25,31] Se necessária intervenção invasiva, essa deve ser realizada por profissionais especializados e experientes, e o uso de antibioticoterapia perioperatória profilática é recomendado.[31]

➤ Referências

1. Oncology Nursing Society. Clinical guide to antineoplastic therapy: a chemotherapy handbook. 2nd ed. Pittsburg: Gullatte; 2007. p. 6-13.

2. Aapro M, Spivak JL. Update on erythropoiesis-stimulating agents and clinical trials in oncology. Oncologist. 2009;14(Suppl 1):6-15.

3. Spivak JL, Gascón P, Ludwig H. Anemia management in oncology and hematology. Oncologist. 2009;14(Suppl 1):43-56.

4. Rizzo JD, Brouwers M, Hurley P, et al. American Society of Clinical Oncology/American Society of Hematology clinical practice guideline update on the use of epoetin and darbepoetin in adult patients with cancer. J Clin Oncol. 2010 Nov 20;28(33):4996-5010. doi: 10.1200/JCO.2010.29.2201.

5. Scrijvers D, Roila F; ESMO Guidelines Working Group. Erythropoiesis-stimulating agents in cancer patients: ESMO recommendations for use. Ann Oncol. 2009 May;20 Suppl 4:159-61. doi: 10.1093/annonc/mdp161.

6. Stupnyckyj C, Smolarek S, Reeves C, et al. Changing blood transfusion policy and practice. Am J Nurs. 2014 Dec;114(12):50-9. doi: 10.1097/01.NAJ.0000457412.68716.3b.

7. The rules of transfusion: Best practices for blood product administration. American Nurse Today 5:4, 2010.

8. Kuderer, Dale DC, Crawford J, et al. Impact of primary prophylaxis with granulocyte colony-stimulating factor on febrile neutropenia and mortality in adult cancer patients receiving chemotherapy: a systematic review. J Clin Oncol. 2007;25(21):3158-67.

9. Smith TJ, Bohlke K, Lyman GH et al. Recommendations for the Use of WBC Growth Factors: American Society of Clinical Oncology Clinical Practice Guideline Update. J Clin Oncol. 2015 Oct 1;33(28):3199-212. doi: 10.1200/JCO.2015.62.3488. Epub 2015 Jul 13.

10. Crawford J, Caserta C, Roila F et al. Hematopoietic growth factors: ESMO recommendations for the applications. Ann Oncol. 2009 May;20 Suppl 4:162-5. doi: 10.1093/annonc/mdp162.

11. Buzaid AC, Maluf FC, Lima CMR. Manual de Oncologia Clínica do Brasil. 8ª ed. São Paulo: Dendrix; 2010. I, IV, V.

12. Wingard JR. Treatment of neutropenic fever syndromes in adults with hematologic malignancies and hematopoietic cell transplant recipients (high-risk patients). UpToDate 2018. Disponível em: https://www.uptodate.com/contents/treatment-of-neutropenic--fever-syndromes-in-adults-with-hematologic-malignancies-and-hematopoietic-cell--transplant-recipients-high-risk-patients >. Acesso em29 novembro, 2018.

13. Herbst C, Naumann F, Kruse EB, et al. Prophylactic antibiotics or G-CSF for the prevention of infections and improvement of survival in cancer patients undergoing chemotherapy. Cochrane Database Syst Rev. 2009;(1):CD007107.

14. Renwick W, Pettengell R, Green M. Use of filgrastim and pegfilgrastim to support delivery of chemotherapy – twenty years of clinical experience. BioDrugs. 2009;23(3):175-86.

15. Kaushansky K. Lineage-specific hematopoietic growth factors. N Engl J Med. 2006;354(19):2034-45.

16. Wright A. Maintaining safety during blood transfusions. Nurs N Z. 2010 Nov;16(10):16-8.

17. Kaye JA. FDA licensure of NEUMEGA to prevent severe chemotherapy-induced thrombocytopenia. Stem Cells. 1998;16(Suppl 2):207-23.

18. Schiffer CA, Bohlke K, Delaney M et al. Platelet Transfusion for Patients With Cancer: American Society of Clinical Oncology Clinical Practice Guideline Update. J Clin Oncol. 2018 Jan 20;36(3):283-299. doi: 10.1200/JCO.2017.76.1734. Epub 2017 Nov 28.

19. The rules of transfusion: Best practices for blood product administration. American Nurse Today 5:6, 2010

20. Krishnamurthi SS; Macaron C. Management of acute chemotherapy-related diarrhea. UpToDate 2018. Disponível em: https://www.uptodate.com/contents/management--of-acute-chemotherapy-related-diarrhea?search=chemotherapy%20induced%20 diarrhea&source=search_result&selectedTitle=1~14&usage_type=default&display_ rank=1>. Acesso em 29 novembro, 2018

21. Wasserman EI, Hidalgo M, Hornedo J, et al. Octreotide (SMS 201-995) for hematopoietic support-dependent high-dose chemotherapy (HSD-HDC) – related diarrhea: dose finding study and evaluation of efficacy. Bone Marrow Transplant. 1997;20:711-4.

22. Benson AB 3rd, Ajani JA, Catalano RB, et al. Recommended guidelines for the treatment of cancer treatment-induced diarrhea. J Clin Oncol. 2004;22(14):2918-26.

23. Kulke MH. Clinical presentation and management of carcinoid tumors. Hematol Oncol Clin North Am. 2007;21(3):433-55.

24. Paula M. Muehlbauer PA, Thorpe D, Davis A, et al. Putting Evidence Into Practice: Evidence-Based Interventions to Prevent, Manage, and Treat Chemotherapy- and Radiotherapy-Induced Diarrhea. CJON 2009, 13(3), 336-341 DOI: 10.1188/09.CJON.336-341.

25. Morris M, Cruickshank S. Bisphosphonate-related osteonecrosis of the jaw in cancer patients: implications for nurses. Eur J Clin Nurs. 2010,14(3):205-10.

26. Frost HM. Bone biodynamics. Boston: Little, Brown; 1964. p. 315.

27. Polascik TJ. Bisphosphonates in oncology: evidence for the prevention of skeletal events in patients with bone metastases. Drug Des Devel Ther. 2009;3):27-40.

28. Moura VPT, Fonseca SM, Gutiérrez MGR. Cuidando de paciente com câncer de mama e osteonecrose mandibular induzida por bisfosfonato: relato de experiência. Acta Paul Enferm. 2008;22(1):89-92.

29. Gralow JR, Biermann JS, Farooki A, et al. NCCN task force report: bone health in cancer care. J Natl Compr Canc Netw. 2009;7(Suppl 3):S1-32.

30. Hillner BE, Ingle JN, Chlebowski RT, et al. American Society of Clinical Oncology 2003 Update on the role of bisphosphonates and bone health issues in women with breast cancer. J Clin Oncol. 2003;21(21):4042-57.

31. Fehm T, Felsenberg D, Krimmel M, et al. Bisphosphonates-associated osteonecrosis of the jaw in breast cancer patients: recommendations for prevention and treatment. Breast. 2009;18:213-7.

16

Aspectos da Assistência de Enfermagem ao Paciente Onco-Hematológico

Letícia Natália Lucchesi

➤ Introdução

Os pacientes oncológicos requerem cuidados específicos de diversas especialidades e cada profissional da equipe multiprofissional deve desempenhar suas funções com base em conhecimento técnico e científico, com segurança e eficácia, sempre tendo como objetivo o sucesso em todas as fases do tratamento oncológico e/ou a promoção da qualidade de vida do paciente.

As modalidades de tratamento do paciente onco-hematológico abrangem a quimioterapia, a radioterapia, o transplante de medula óssea, a cirurgia, a imunoterapia e as terapias celulares.

O enfermeiro e sua equipe têm papel fundamental em todas as fases do tratamento oncológico, como orientadores do paciente e da família, monitorando e identificando precocemente sinais e/ou sintomas que precisem de manejo para minimizar os agravos a saúde.

O enfermeiro na oncologia deve conhecer os diagnósticos, as modalidades e protocolos de tratamento, os eventos adversos esperados e as complicações possíveis para realizar um atendimento individualizado, seguro e de qualidade.

O primeiro contato do enfermeiro deve ter caráter investigativo sobre a condição de saúde ao diagnóstico, o nível de compreensão do paciente e do cuidador sobre o tratamento proposto, se já existem sinais e sintomas de debilidade física, doenças crônicas preexistentes e uso de medicamentos.

A quimioterapia é a principal modalidade terapêutica das neoplasias hematológicas.

A quimioterapia convencional sistêmica é incapaz de distinguir as células neoplásicas das normais, por isso desencadeia uma série de eventos adversos, como toxicidades hematológicas, gastrintestinais, cutâneo mucosas, pulmonares, fadiga e disfunção reprodutiva. Atualmente, com o advento das imunoterapias e das terapias celulares novos eventos adversos relacionados a disfunções imunológicas têm sido observados, com manifestações agudas ou tardias. Os eventos adversos, dependendo de sua gravidade, podem resultar em atrasos dos próximos ciclos, ajustes de doses subsequentes ou até mesmo a interrupção do tratamento.

➤ Toxicidades Hematológicas

A medula óssea é o local no qual as células-tronco se diferenciam e permitem a formação de eritrócitos, leucócitos e plaquetas, de modo que os componentes celulares do sangue estão sendo constantemente renovados. Em situação de normalidade, à medida que uma célula morre, ela é substituída por outra. Tanto as doenças oncológicas quanto às drogas utilizadas nos tratamentos, podem levar ao desequilíbrio da homeostasia.

➤ Anemia

A anemia é a diminuição da massa de eritrócitos, a qual pode ser medida pelo volume de eritrócitos expresso como porcentagem do volume sanguíneo, o hematócrito, ou pela concentração plasmática de hemoglobina.[1] Os valores de referência para adultos por sexo estão apresentados na Tabela 15.1.

Tabela 15.1. Valores normais de hematócrito e hemoglobina em adultos por sexo.

	Hematócrito (%)	Hemoglobina (g/dL)
Feminino	36-41	12-15,6
Masculino	41-47	13,5-17,5

Fonte: Sandes AF, Yamamoto M. Hemograma completo. In: Guias de Medicina Ambulatorial e Hospitalar da UNIFESP – EPM HEMATOLOGIA. Figueiredo MS, Kerbauy J, Lourenço DM. Barueri: Manole, 2011; 609.

A anemia no paciente com câncer é multifatorial. Ela pode estar relacionada a comorbidades subjacentes como sangramento, hemólise, deficiência nutricional, doença hereditária, insuficiência renal, disfunção hormonal ou a combinação desses fatores. Além disso, o próprio desenvolvimento da neoplasia pode suprimir diretamente a hematopoiese através da infiltração da medula óssea. Os tumores também podem produzir citocinas que levam ao sequestro de ferro, o que diminui a produção de eritrócitos e até encurtam a sobrevida dos eritrócitos. Efeitos indiretos que podem contribuir para a anemia nesses pacientes são deficiências nutricionais causadas por inapetência, hemólise pela produção de anticorpos imunomediados ou alterações na capacidade da coagulação.[1]

Alguns quimioterápicos e a radioterapia por seu efeito mielossupressor também contribuem para a anemia.[1]

Os pacientes em uso de imunoterapia com anticorpos anti-PD-1 (p. ex., nivolumabe e pembrolizumabe) e/ou anti-CTLA-4 (p. ex., ipilimumabe) tem um risco aumentado para desenvolvimento de anemia hemolítica autoimune.[2]

As principais queixas referentes à anemia são decorrentes da diminuição da capacidade de oxigenação tecidual (Tabela 15.2) e os principais sinais de anemia são a palidez cutâneo mucosa seguida de taquicardia.

Tabela 15.2 . Principais queixas de pacientes com anemia.

Fadiga
Dispneia
Palpitação
Intolerância aos exercícios
Dificuldade de concentração

Os principais sinais e sintomas são corrigidos com hemoglobina entre 11-12 g/dL. O tratamento das anemias em pacientes onco-hematológicos depende dos fatores causais. Assim, devem ser identificados e controlados as deficiências nutricionais, os sangramentos, os distúrbios autoimunes, além do controle do câncer.

O enfermeiro deve estar apto a identificar os sinais e sintomas, monitorar os exames laboratoriais, garantir cuidados requeridos para uma transfusão segura quando indicada e atuar junto a equipe multiprofissional.

➤ Neutropenia

Os leucócitos são responsáveis pelas atividades inflamatórias e imunológicas, com papel fundamental contra microrganismos.

Os neutrófilos são os leucócitos circulantes em maior número e são responsáveis por proteger o organismo contra infecções. Neutropenia é o principal indicador de risco para infecção em pacientes com câncer. Desse modo, a contagem dos neutrófilos realizada pelo hemograma pode indicar o risco de infecção em um paciente em tratamento oncológico (Tabela 15.3).

Tabela 15.3. Risco de infecção em indivíduos com câncer relacionado ao número de neutrófilos.

Neutrófilo	Risco
> 1.500	Normal
< 1.000	Moderado
< 500	Severo
< 100	Extremo

Fonte: Bonassa EMA, Santana TR. Enfermagem em terapêutica oncológica. São Paulo: Atheneu, 2005.

A neutropenia pode ser decorrente da doença de base ou do tratamento oncológico. Nos tratamentos quimioterápicos, ela está relacionada ao tipo de droga e sua dose, ao passo que a neutropenia decorrente da radioterapia depende da intensidade da dose aplicada e da extensão da área irradiada (sendo mais frequente quando a irradiação se dá nas regiões pélvica e torácica).

O paciente deve ser considerado neutropênico quando a contagem absoluta de neutrófilos circulantes mostrar-se < 1.500/mm³.

Os pacientes neutropênicos devem ser alertados quanto aos riscos de agravos a saúde neste período por estarem mais propensos a adquirir infecções. Eles devem ser orientados, também, quanto aos cuidados com a higiene corporal e oral rigorosa, à lavagem das mãos, ao consumo de alimentos de preferência cozidos ou assados, a manterem-se longe de locais fechados, com pouca ventilação ou mesmo receber visitas de pessoas doentes, com febre ou gripe, a não frequentar ambientes com animais domésticos nesse período.

O enfermeiro, no cuidado do paciente neutropênico, deve monitorá-lo quanto a queixas, sinais e sintomas que possam sugerir infecção (febre, calafrios, tremores, dispneia, tosse, instabilidade hemodinâmica, alteração do nível de consciência, disúria, alteração no padrão de eliminação intestinal, diarreias, dor abdominal, inapetência), avaliar integridade cutâneo mucosa e a área de inserção de cateteres periféricos e centrais ou outros dispositivos procurando por sinais insipientes de flogose.

Apesar de todos os avanços do tratamento onco-hematológico, a neutropenia febril (instabilidade com suspeita de sepse ou febre persistente por > 1 hora em paciente com neutrófilos < 500/mm³) persiste ainda como uma condição associada à alta taxa de mortalidade (até 11% em neoplasias hematológicas). Nem todos os pacientes apresentam o mesmo risco para a neutropenia febril. Os principais fatores de risco estão listados na Tabela 15.4. Essa condição requer sua imediata identificação para iniciar a antibioticoterapia com ou sem utilização de fator de crescimento de granulócitos e investigação de foco e/ou agente causador mediante avaliação clínica e exames de imagem e de laboratório preconizados na instituição de saúde.[3]

Tabela 15.4. Os principais fatores de risco para a neutropenia febril.

Doença avançada
Comprometimento da medula óssea
Leucopenia preexistente
História prévia de neutropenia com drogas similares
Tipo de quimioterapia
Idade maior que 65 anos
Sexo feminino
Estado nutricional deficiente
Função imune comprometida
Lesões abertas
Comorbidades: *diabetes mellitus*, doença pulmonar obstrutiva e doença hepática

Fonte: Lyman GH, Abella E, Pettengell R. Risk factors for febrile neutropenia among patients with cancer receiving chemotherapy: A systematic review. Crit Rev Oncol Hematol. 2014;90(3):190-9.

➤ Trombocitopenia

A hemostasia normal é proveniente de dois sistemas interligados de coagulação, um solúvel (composto por um conjunto de proteínas pró e anticoagulantes) e um celular (composto pelas plaquetas). As plaquetas são derivadas dos megacariócitos da medula óssea e têm papel fundamental na hemostasia primária.

Trombocitopenia é a diminuição no número de plaquetas no sangue. Os pacientes com doenças onco-hematológicas podem apresentar trombocitopenia decorrente de doença de base e/ou como complicação do tratamento oncológico.

A principal preocupação em pacientes com plaquetopenia deve ser sempre diminuir o risco de sangramentos graves, principalmente intracraniano.

Nem todos os pacientes com plaquetopenia requerem suporte transfusional. O Ministério da Saúde preconiza que pacientes em aplasia de medula pós-quimioterapia ou radioterapia devem receber transfusão de plaquetas de maneira profilática se a contagem de plaquetas for < 10.000/µl ou < 50.000/µl, antes de ser submetido a procedimentos invasivos. Já aqueles pacientes que apresentam febre, risco aumentado para hemorragia e uso de antibióticos ou antifúngicos podem ter indicação para receber transfusão profilática de plaquetas com contagens entre 15.000/µl e 20.000/µl.[4]

O enfermeiro deve monitorizar as contagens plaquetárias, identificar sinais/sintomas de sangramentos e reportar ao médico responsável; orientar o repouso adequado no período de trombocitopenia em que exista o risco iminente de sangramento; restringir o uso de instrumentos cortantes como aparelho de barbear; evitar a administração de medicamentos por via intramuscular, além de garantir os cuidados requeridos para uma hemotransfusão segura quando indicada.

➤ Toxicidade Gastrintestinal

Pacientes onco-hematológicos recebendo tratamentos quimioterápicos e/ou radioterápicos frequentemente apresentam complicações gastrintestinais. Essas complicações são decorrentes da ação direta das drogas, comprometendo a integridade cutâneo mucosa, levando à mucosite oral e do trato gastrintestinal, propiciando meio para translocação bacteriana. Náuseas, vômitos e alterações da permeabilidade da mucosa podem causar diarreia e desidratação, bem como desnutrição. Algumas drogas também são neurotóxicas e comprometem a motilidade do trato gastrintestinal, ocasionando quadros de constipação. Esses distúrbios são a grande causa de morbidade para os pacientes e podem ser de extrema gravidade, levando até mesmo ao óbito.

Mucosite

A mucosite é um processo inflamatório e ulcerativo na mucosa oral e no trato gastrintestinal, decorrente da toxicidade direta do tratamento antineoplásico que leva à diminuição na produção e diferenciação celular desse tecido. Esse processo fragiliza a mucosa, predispondo à descamação do epitélio, gerando meio vulnerável à ação de agentes microbianos, com desenvolvimentos de quadros infecciosos.[5]

A mucosite apresenta-se em quatro fases interdependentes:

- **Fase inflamatória/vascular:** a mucosa apresenta eritema decorrente do aumento da vascularização por processo inflamatório.
- **Fase epitelial:** a mucosa apresenta-se pálida e delgada, podendo existir ruptura da mucosa decorrente da ação dos agentes que limitam a renovação celular.
- **Fase ulcerativa/bacteriológica:** a mucosa está danificada, ulcerada e dolorosa, propiciando a colonização por agentes bacterianos no período pós-quimioterapia, associado, às vezes, com o período de maior neutropenia, geralmente próximo ao 10° dia.
- **Fase de reparação:** as células voltam a proliferar-se, de modo que a integridade da mucosa é restabelecida.

Nem todos os pacientes apresentam o mesmo risco para o desenvolvimento de quadros graves de mucosite. Os principais fatores de risco estão listados na Tabela 15.5, na Tabela 15.6 constam as principais drogas associadas à mucosite e, na Tabela 15.7, consta a mais recente classificação quanto a severidade da mucosite.

Tabela 15.5. Principais fatores de risco para mucosite grave.

Idade mais jovem
Condição prévia de saúde bucal
Droga (tipo, frequência e dose)
Tratamento concomitante (associação de drogas com ou sem radioterapia)
Uso de próteses dentárias inadequadas
Ingesta de alimentos ácidos, quentes, condimentados e de consistência endurecida
Hábitos de higiene bucal inadequados
Desidratação
Desnutrição

Fonte: Bonassa EMA, Santana TR. Enfermagem em terapêutica oncológica. São Paulo: Atheneu, 2005.

PARTE III | ASSISTÊNCIA DE ENFERMAGEM EM ONCOLOGIA

Tabela 15.6 . Principais drogas associadas à mucosite.

Bleomicina
Daunorrubicina
Doxorrubicina
5-Fluorouracil
Metotrexato
Citarabina
Etoposide
Mercaptopurina
Mitoxantrona
Tioguanina
Vinblastina
Vincristina
Ciclofosfamida
Hidroxiureia
Procarbazina
Bussulfano
Melfalano
Vinorelbina Fludarabina

Fonte: Bonassa EMA, Santana TR. Enfermagem em terapêutica oncológica. São Paulo: Atheneu, 2005.

Tabela 15.7 . Classificação da mucosite quanto a severidade (CTCAE V 5.0).

Grau 0:	ausência de mucosite
Grau 1:	assintomática ou sintomas leves, não requer intervenção
Grau 2:	dor moderada, ou úlcera que não interfere na ingesta oral, requer modificação na dieta
Grau 3:	dor intensa que interfere na ingesta oral
Grau 4:	complicações com risco a vida, requer intervenções imediatas

Fonte: Common Terminology Criteria for Advserse Events (CTCAE) Version 5.0. Published: November, 27, 2017. U.S. Department of Health and Human Services. National Institutes of Health. National Câncer Institute.

As mucosites de grau 3 e 4 são encontradas, mais comumente, nos pacientes submetidos a tratamentos de quimioterapia intensiva com altas doses, quando são associadas modalidades terapêuticas (p. ex., quimioterapia e radioterapia) e em condicionamentos para transplante de células-tronco hematopoiéticas.

O enfermeiro atua na prevenção de complicações e tratamento da mucosite e seus sintomas. Ele orienta o paciente a consultar o dentista e a realizar, se possível, em vista da urgência do quadro oncológico, o tratamento odontológico. O enfermeiro deverá também educar o paciente quanto a fazer higiene oral rigorosa, a usar escovas de cerdas macias, cremes dentais não abrasivos e enxaguantes bucais sem álcool e a remover próteses dentárias ao sinal do menor desconforto.

280

É papel do enfermeiro implementar medidas que mantenham o paciente hidratado; garantir que a dieta oferecida esteja em temperatura, quantidade e consistência adequadas; avaliar se a analgesia prescrita está eficaz; examinar a cavidade oral diariamente; sugerir medidas que minimizem o desconforto (substituir a escova de dente por espátula com gaze, não utilizar fio ou fita dental temporariamente, ofertar bochechos com água gelada).

Os tratamentos indicados para pacientes com mucosite incluem:

- **Solução bicarbonatada:** causa sensação de frescor e alívio, pois auxilia na remoção de tecidos desvitalizados.
- **Solução à base de clorexidina e flúor sem álcool:** indicada para a prevenção de infecções orais bacterianas e fúngicas.
- **Soluções à base de nistatina:** podem ser utilizadas quando forem identificadas placas esbranquiçadas sugestivas de infecções fúngicas.
- **Lubrificantes de lábio:** utilizados para manter os lábios umedecidos na tentativa de evitar rupturas.
- **Saliva artificial:** tem como objetivo proporcionar ao paciente maior conforto, diminuindo a sensação de boca seca.
- **Glutamina:** é um aminoácido que pode contribuir na regeneração celular.
- **Laser de baixa intensidade:** tem como objetivo amenizar a dor.

Náusea e vômito

Náuseas e vômitos são os eventos adversos mais frequentes nos pacientes onco-hematológicos durante o tratamento oncológico, podendo ocorrer em até 80% dos casos.

Náusea consiste na sensação de indisposição e desconforto abdominal localizado ou difuso. Já o vômito é a expulsão do conteúdo gástrico ou das primeiras porções do intestino delgado pela boca e nariz.

A náusea e o vômito induzidos pela quimioterapia podem ser classificados quanto ao tempo de ocorrência como:

- **Antecipatórios:** dias ou horas antes de receber a quimioterapia.
- **Agudos:** durante as primeiras 24 horas após término da quimioterapia.
- **Tardios:** (Tabela 15.8) iniciam-se após 24 horas do término da quimioterapia.[6]

Tabela 15.8 . Classificação das náuseas e vômitos quanto ao tempo de ocorrência.

Classificação	Definição
Antecipatórios	Iniciam-se dias ou horas antes da administração da droga.
Agudos	Iniciam-se em até 2 horas após a administração da droga e são resolvidos em até 24 horas.
Tardios	Aquelas que persistem por mais de 24 horas.

Fonte: Baseada em Bonassa EMA, Santana TR. Enfermagem em terapêutica oncológica. São Paulo: Atheneu, 2005.

A administração dos antieméticos, às vezes combinados, podem melhorar o controle dos sinais e sintomas.

Nem todos os pacientes em tratamento onco-hematológico apresentarão náusea ou vômitos. A ocorrência e a severidade desse quadro são dependentes de:

- Potencial emetogênico da droga: a cisplatina e a mecloretamina provocam náuseas ou vômitos em mais de 90% dos pacientes, ao passo que o clorambucil e a vincristina, em menos de 10%.
- Via de administração: administrações de uma droga via oral em geral são mais emetogênicas do que por via parenteral, e as administrações arteriais são menos emetogênicas que as endovenosas.
- Velocidade de administração: algumas medicações são muito emetogênicas quando infundidas rapidamente, mas não quando infundidas lentamente, p. ex., fluorouracil.
- Dose: para algumas drogas, doses maiores têm maior potencial emetogênico, p. ex., citarabina).
- Combinação de múltiplos quimioterápicos.
- Predisposição individual.

Os quadros de náuseas e vômitos podem variar de leves até quadros graves, com complicações importantes que podem levar a desidratação, alterações eletrolíticas, distúrbios do equilíbrio acidobásico, risco aumentado de aspiração pulmonar do conteúdo gastrintestinal e morte. O Instituto Nacional do Câncer dos Estados Unidos classificou quanto à severidade os quadros de náusea e vômitos em cinco graus (Tabela 15.9).

Tabela 15.9. Classificação quanto à severidade dos quadros de náusea e vômitos (CTCAE V5.0).

	Grau 1	Grau 2	Grau 3	Grau 4	Grau 5
Náusea	Perda de apetite sem alteração dos hábitos alimentares	Diminuição da ingesta oral sem perda de peso, desidratação ou má nutrição, fluidos EV indicados por < 24 horas	Inadequada ingesta calórica ou de líquidos por via oral; ou indicação de NPP	–	–
Vômito	Quadros qie não requer itervenção	Quadros que requerem intervenção médica, hidratação endovenosa ambulatorial	Quadros que requerem nutrição enteral ou parenteral ou hospitalização	Complicações que oferecem risco de vida	Morte

Fonte: Baseada em Common terminology criteria for advserse events (CTCAE) Version 5.0. Published: November, 27, 2017. U.S. Department of Health and Human Services. National Institutes of Health. National Câncer Institute.

O enfermeiro precisa primeiramente informar ao paciente e familiar que náusea e vômito são muito frequentes e esperados na grande maioria dos pacientes sob tratamento quimioterápico e/ou radioterápico, sendo necessária observação rigorosa da intensidade e do momento em que se manifesta, antes, durante ou após o término do recebimento da droga. Depois, devem ser implementadas estratégias para o manejo desse quadro, por meio de orientações sobre dieta, administração de antieméticos e aprazamento correto, investigar o uso de outros medicamentos que podem favorecer a persistência de náuseas e vômitos. Conhecer fatores de predisposição a náuseas e vômitos podem contribuir favoravelmente na prescrição e manejo adequado desses eventos.

O enfermeiro deve orientar o cuidador e o paciente quanto a: preferir o consumo de alimentos mais secos, frios ou em temperatura ambiente, alimentos calóricos e ricos em minerais; alimentar-se em pequenas porções, não se esquecendo dos líquidos, evitar alimentos gordurosos, com muito tempero; não preparar o seu próprio alimento caso tenha um odor forte; não deitar após a refeição; estar em um ambiente tranquilo; comer sempre sentado; se possível deambular após a refeição; realizar higiene oral após episódios de êmese para não causar dano à mucosa oral; reforçar sempre de não tocar no vômito com as mãos sem proteção, pois ele contém excretas de quimioterápicos.

Os antieméticos administrados devem ser combinados com outros medicamentos sempre que necessário, para melhor controle desses eventos, sendo necessário comunicar o médico diariamente da efetividade dos medicamentos como estão prescritos.

Para cada ciclo subsequente de quimioterapia, o enfermeiro deve perguntar ao paciente sobre o início e tempo de duração de náuseas e vômitos nos ciclos anteriores, se houve necessidade de internação para hidratação, se há relato de diarreia e fadiga frequentes e sua intensidade, como foi a aceitação alimentar no período, se houve alteração no paladar e perda de peso.

O enfermeiro deve comunicar à equipe médica se necessário para ajustar a dose dos antineoplásicos e documentar o grau dessas toxicidades. Quanto as orientações para os próximos ciclos, deve considerar todas as queixas do paciente para adequar os cuidados.

Diarreia

Diarreia é o aumento da eliminação (volume/massa) de fezes, na maioria das vezes líquidas. Pode-se considerar como diarreia, para a maioria dos casos, mais de duas ou três evacuações líquidas por dia.

Agentes infecciosos e drogas são as causas mais comuns de diarreia, podendo causar lesão direta do epitélio intestinal (por exemplo, diarreias decorrentes de infecções, medicações, radiação ou lesão enxerto *versus* hospedeiro), alterações de sua permeabilidade (pela presença de substância de grande osmolaridade ou pela secreção de toxinas) ou aumento da velocidade do trânsito intestinal. Pacientes onco-hematológicos podem também apresentar diarreia por infiltração neoplásica do trato gastrintestinal. Todos esses fatores prejudicam a capacidade de absorção intestinal (Tabela 15.10).

Os principais fatores de risco para diarreia induzida por quimioterapia são: idade > 65 anos, sexo feminino, ECOG > 2, doença intestinal associada (principalmente neoplasia intestinal, obstrução biliar), esquemas terapêuticos com fluorouracil ou irinotecano, infusões semanais ou que envolvam ou tenham envolvido irradiação abdominal-pélvica.

As principais drogas quimioterápicas utilizadas em onco-hematologia que estão associadas com diarreia são: ciclofosfamida, citarabina, daunorrubicina, doxorrubicina, idarrubicina, metotrexato e ácido folínico.

Tabela 15.10 . Classificação da diarreia quanto a severidade (CTCAE V 5.0).

Grau 1: aumento da frequência em até três episódios por dia a partir do basal
Grau 2: quatro a seis episódios por dia a partir do basal, interferindo nas atividades diárias
Grau 3: sete episódios por dia, requer hospitalização para intervenção, prejuízo no auto-cuidado
Grau 4: intervenção urgente indicada, risco de vida
Grau 5: morte

Fonte: Baseada em Common Terminology Criteria for Advserse Events (CTCAE) Version 5.0. Published: November, 27, 2017. U.S. Department of Health and Human Services. National Institutes of Health. National Câncer Institute.

O enfermeiro, no manejo dos pacientes com diarreia, deve observar e questionar o paciente sobre as alterações nos hábitos intestinais após a administração dos medicamentos, quanto à consistência, à frequência e à quantidade. Também deve avaliar diariamente débito urinário, peso corporal, relatos de dores abdominais, presença de náusea e vômito, inapetência, baixa ingesta hídrica, sensação de cansaço, febre, alteração de mucosa oral e perianal, turgor de pele, hipotensão, análise de exames laboratoriais que possam evidenciar distúrbios eletrolíticos.

Os pacientes e familiares devem ser instruídos pelo enfermeiro quanto às terapias farmacológicas implementadas pela equipe médica e às medidas não farmacológicas existentes, como hidratação via oral adequada, ingerir ao menos 3 litros de líquido por dia, evitando-se ingesta de cafeína, leite e seus derivados, bem como alimentos gordurosos e ricos em fibra; o cuidado com a higiene perianal com água e sabão neutro após cada evacuação, prevenindo irritação local, fissuras, infecção local e dor devidos ao número de evacuações aumentado. Deve-se avisar o paciente de que se trata de um evento transitório, mas também de alto risco para complicações, favorecendo quadros de infecções importantes por alterar a mucosa gastrintestinal.

O enfermeiro deve solicitar uma intervenção da equipe multiprofissional para adequação da dieta, atuar em conjunto com a equipe médica informando a evolução do paciente sobre as manifestações de diarreia, orientar o paciente sobre os medicamentos para controle da diarreia prescritos, os intervalos e as doses.

Constipação

Constipação é uma complicação frequente do tratamento de pacientes onco-hematológicos e caracteriza-se pelo trânsito lento do bolo alimentar através do tubo digestivo, resultando em aumento do intervalo entre as evacuações, acompanhado muitas vezes de distensão abdominal e dor para eliminar fezes secas e endurecidas. Constipações graves podem acarretar náuseas e vômitos.

A constipação é mais comum em mulheres e idosos, e sua principal causa é a ingesta insuficiente de líquidos e fibras. A constipação também pode ser causada por distúrbios funcionais (p. ex., inapetência e imobilidade), sistêmicos endócrinos (p. ex., hipotireoidismo, hiperparatireoidismo e *diabetes mellitus*), metabólicos (p. ex., hipercalcemia e hipercalemia), neurológicos (p. ex., esclerose múltipla, doença de Parkinson, entre outros), por anormalidades estruturais do trato gastrintestinal e pelo uso de medicações constipantes (p. ex., opioides, antieméticos e anticonvulsivantes). A neurotoxicidade causada por alguns medicamentos quimioterápicos (principalmente dos alcaloides da vinca e da talidomida) é a principal causa de constipação em pacientes onco-hematológicos em tratamento.

O enfermeiro deve identificar a presença de fatores contribuintes e examinar o paciente com relato de ausência de evacuação, procurando por distensão abdominal, ruídos hidroaéreos diminuídos, fecaloma e dor.

Os pacientes devem ser instruídos quanto à importância da dieta rica em fibras, à necessidade de ingerir no mínimo 2 a 3 litros de líquidos por dia e de realizar exercícios leves como caminhadas, para melhorar o funcionamento intestinal e a formação do bolo fecal, evitando, assim, esforços na evacuação.

O médico deve ser avisado quanto ao menor indício de constipação, para adequar a prescrição, retirando os medicamentos contribuintes quando possível e prescrevendo laxantes. Procedimentos invasivos como *fleet* enema ou clíster deverão ser evitados, principalmente em pacientes com neutropenia e plaquetopenia, pois favorecem infecções graves por translocação bacteriana e sangramentos.

➤ Toxicidade Cutaneomucosa

Diversas alterações cutâneo mucosas ocorrem durante tratamentos onco-hematológicos. Entre as mais comuns, estão a alopecia e a alteração de unhas.

Alopecia

A alopecia, ausência parcial ou completa de pêlos de qualquer área do corpo, é um evento adverso frequente do tratamento antineoplásico que pode ter grande impacto psicológico negativo no paciente. Tristeza, recuo social, vergonha, raiva e o olhar de curiosidade de outras pessoas são alguns dos sentimentos e desconfortos encontrados nesses pacientes.

A alopecia ocorre porque a quimioterapia danifica principalmente o folículo capilar, formado por um tecido de alto metabolismo e altas taxas de mitose, causando sua atrofia e queda total do cabelo ou o enfraquecimento do fio em determinados pontos.

A alopecia induzida por quimioterapia é mais proeminente no couro cabeludo. A alopecia total do couro cabeludo é mais comum, mas a perda de cabelo pode ser difusa ou irregular.

A intensidade e a cronologia da alopecia dependerão de:

1. Droga quimioterápica utilizada (Tabela 15.11).
2. Dose.
3. Via e velocidade de administração.

O papel do enfermeiro quanto a esse evento adverso consiste em informar ao paciente que existe a possibilidade de alopecia causada pelo tratamento oncológico; explicar que não há medida eficaz de profilaxia para pacientes com neoplasia hematológica; recomendar o uso de protetor solar, lenço, peruca ou chapéu para a proteção contra os efeitos do sol durante e após o tratamento; explicar que, geralmente, o crescimento do cabelo volta ao normal poucos meses após o término do tratamento.

Tabela 15.11. Drogas mais comumente associadas à alopecia utilizadas nos tratamentos onco-hematológicos.

Ciclofosfamida
Vincristina
Daunorrubicina
Idarrubicina
Mecloretamina
Etoposide
Citarabina
Metotrexato
Vinorelbine
Mitoxantrona

Fonte: Baseada em Bonassa EMA, Santana TR. Enfermagem em terapêutica oncológica. São Paulo: Atheneu, 2005.

Alteração de Unhas

Drogas quimioterápicas podem causar distrofia, alterações de cor ou até mesmo descolamento da unha do leito ungueal. Essas alterações, na maioria dos casos, são normalizadas algumas semanas ou meses após a interrupção do tratamento, mas ocasionalmente podem persistir por anos.

Alterações de cor são causadas pelo uso dos antracíclicos, bleomicina, bussulfano, ciclofosfamida e hidroxiureia.

Enfraquecimento das unhas é causado pelo uso da hidroxiureia, vincristina e etoposide.

Descolamento do leito ungueal é causado pelo uso da gencitabina, ciclofosfamida, bleomicina e vinblastina.

É papel do enfermeiro examinar as unhas do paciente em busca dessas alterações e informar ao médico, orientar o paciente que essas alterações são decorrentes do tratamento e provavelmente revertidas após o seu término e que ele deverá evitar lixar as unhas com frequência, evitar unhas postiças e não usar produtos (cosméticos ou acetona) que ressecam as unhas.

➤ Fadiga

Fadiga é uma queixa muito frequente no paciente oncológico. Os pacientes descrevem a fadiga como cansaço, desânimo, ou mesmo falta de energia para realizar as atividades diárias. Os fatores mais importantes que contribuem para a fadiga relacionada ao câncer são crescimento progressivo do tumor, tratamento com quimioterapia citotóxica, modificadores da resposta biológica, terapia molecularmente direcionada (particularmente os inibidores de tirosina quinase moleculares e anticorpos monoclonais terapêuticos direcionados ao fator de crescimento endotelial vascular [VEGF]) e receptor do fator de crescimento epidérmico (EGFR) ou radioterapia, anemia, dor, estresse emocional, distúrbios do sono e má nutrição.

O sucesso nas intervenções quanto à queixa de fadiga dependerá do levantamento prévio da queixa do paciente. Saber há quanto tempo apresenta o sintoma, a duração do sintoma ao longo do dia e quais as interferências nas atividades diárias. Conhecer melhor a intensidade, a duração e os fatores que agravam a fadiga podem nos permitir cuidar melhor do paciente ao longo de todo o tratamento.[7,8]

O manejo da fadiga relacionada ao câncer envolve tratamento específico para causas potencialmente reversíveis, como o tratamento da anemia ou anormalidades metabólicas ou endócrinas, o controle da dor, insônia, depressão ou ansiedade. Medidas de tratamento não específicas, baseadas em sintomas, incluem a educação, aconselhamento e administração de medicamentos, p. ex., os psicoestimulantes para fadigas severas, bem como medidas não farmacológicas, como estimular a realização de exercícios físicos conforme tolerância, ioga e acupuntura.

Pacientes em uso de antidepressivos e opioides podem relatar fadiga em maior intensidade. A equipe multiprofissional deve avaliar o efeito farmacológico desses agentes como fator agravante dos relatos de fadiga.

A abordagem do paciente com fadiga deve incluir sempre uma equipe multiprofissional, pois é muito subjetiva e os fatores causais podem ser diversos.

➤ Disfunção Reprodutiva

Algumas quimioterapias comumente os agentes alquilantes causam alterações de ordem endócrina, menopausa precoce, efeitos teratogênicos e alterações reprodutivas, modificando o funcionamento ovariano e testicular.[9]

As drogas mais prejudiciais incluem ciclofosfamida, mecloretamina, melfalano, bussulfano e procarbazina.

Os efeitos dessas drogas sobre as gônadas podem ser temporários ou irreversíveis. Cada vez mais esses efeitos tornam-se prejudiciais e comprometem a fertilidade, pois a implementação de protocolos de quimioterapia cada vez mais agressivos, usando drogas em altas doses ou drogas combinadas, principalmente nos pacientes mais jovens, está cada vez mais comum.

Observam-se também diminuição da libido e disfunção erétil por diversos fatores, tanto físicos como por fadiga e desequilíbrios hormonais decorrentes da própria quimioterapia, ou mesmo pela ansiedade quanto ao tratamento.

As orientações a esses pacientes são no intuito de preservar a fertilidade deles antes de iniciarem o tratamento quimioterápico e/ou radioterápico. Para os pacientes do sexo masculino, deve ser feito o encaminhamento ao banco de sêmen para criopreservação e posterior inseminação artificial.

A orientação para as pacientes do sexo feminino é um assunto mais delicado, porque ainda não foi estabelecido um método seguro e eficaz de fertilização pós-tratamento de quimioterapia. Sendo assim, é importante que cada mulher consulte uma equipe médica com experiência e, após avaliação individual, opte por um método, considerando o tratamento de quimioterapia proposto pelo seu médico.

Todo paciente que for submetido à quimioterapia e à radioterapia deve ser orientado a usar métodos contraceptivos, pois a maioria das drogas tem efeitos teratogênicos. A escolha do método contraceptivo deve ter monitorização médica e acompanhamento. A opção do uso de preservativos deve ser considerada, pois o sêmen e a secreção vaginal contêm metabólitos dos quimioterápicos, os quais podem ser transmitidos ao(a) companheiro(a).

Em geral, orienta-se que os pacientes que terminarem o tratamento evitem até por dois anos a gestação.

O enfermeiro, atuando como educador durante todo o período do tratamento, deve cuidar para que o paciente tenha sua saúde restabelecida e uma sexualidade saudável preservada, além de intermediar em conjunto com equipe multiprofissional sobre outras dúvidas que possam ser apresentadas pelo paciente e seu(sua) companheiro(a).

➤ Referências

1. Prchal JT. Clinical manifestations and classification of erythrocyte disorders. In: Kaushansky K, Lichtman MA, Buetler E, et al. Willams Hematology. 8TH ed. NovaIorque: McGraw Hill Medical; 2010; p.45-462.

2. Tanios GE, Doley PB, Munker R. Autoimmune hemolytic anemia associated with the use of immune checkpoint inhibitors for cancer: 68 cases from de Food and Drug Administration database and review. Eur J Haematol. 2018 Oct 22. Doi: 10.1111/ejh.13187.

3. De Naurois J, Novitzky-Basso I, Gill MJ, et al. Management of febrile neutropenia: ESMO Clinical Practice Guidelines. Ann Oncol. 2010;21 Suppl 5:v252-6.

4. Agência Nacional de Vigilância Sanitária. Ministério da Saúde. Resolução RDC nº 129, de 24 de maio de 2004.

5. Volpato LER, Thiago Cruvinel Silva, Thaís Marchini Oliveir, et al. Mucosite bucal rádio e quimioinduzida. Rev Bras Otorrinolaringol. 2007;73(4).

6. Rudd JA, Andrews PLR. Mechanisms of acute, delayed, and anticipatory emesis induced by anticancer therapies. In: Hesketh PJ (Ed). Management of nausea and vomiting in cancer and cancer treatment. Sudbury: Jones and Bartlett Publishers; 2005; p.15.

7. Hilarius DL, Paul H. Kloeg, Elsken van der Wall, et al. Cancer-related fatigue: clinical practice versus practice guidelines. Support Care Cancer. 2011;19(4):531-8.

8. Purcell A, Fleming J, Bennett S, et al. Determining the minimal clinically important difference criteria for the Multidimensional Fatigue Inventory in a radiotherapy population. Support Care Cancer. 2010;18:307-15.

9. Pentheroudakis G, Pavlidis N, Castiglione M. Cancer, fertility and pregnancy: ESMO Clinical Recommendations for diagnosis, treatment and follow-up. Ann Oncol. 2009;20:178-81.

Emergências Oncológicas

Eliton Paulo Lourenço • José Antonio Gonçalves Silva

➤ Síndrome da Veia Cava Superior

A síndrome da veia cava superior (SVCS) é a expressão clínica da obstrução do fluxo sanguíneo da veia cava por compressão, invasão ou trombose ocasionada por presença de cateteres venosos centrais, marca-passo, aneurisma, tumores do pulmão, estruturas mediastinais ou gânglios linfáticos.

As causas mais comumente associadas à SVCS são as neoplasias (83%). Entre as neoplasias, as mais comuns são: câncer de pulmão (60 a 86% dos casos) e linfoma mediastino (8%). Entre os cânceres de pulmão, os mais prevalentes são câncer de pulmão de pequenas células (38%), carcinoma espinocelular (26%), adenocarcinoma (14%) e carcinoma de pulmão de grandes células (12%), metastático de mama (11%) e 40% de outras etiologias.

Os pacientes com câncer de pulmão desenvolvem SVCS em 4,2% dos casos, sendo a maioria desses originada no pulmão direito. Entre os linfomas, 4% apresentam SVCS. Devem ainda ser lembradas outras neoplasias primárias, como o timoma e o tumor de células germinativas de mediastino. O câncer de mama é a neoplasia metastática mais comumente associada à SVCS.

Os sinais e sintomas mais comuns da SVCS estão descritos na Tabela 17.1.

Tabela 17.1. Sinais e sintomas na SVCS.

Sintomas	Pacientes %	Sinais	Pacientes %
Dispneia	63	Distensão da veia jugular	66
Edema facial	50	Distensão das veias do tórax	54
Tosse	24	Edema facial	46
Edema de MMSS	18	Cianose	20
Dor torácica	15	Pletora facial	19
Disfagia	9	Edema de MMSS	18

PARTE III | ASSISTÊNCIA DE ENFERMAGEM EM ONCOLOGIA

O diagnóstico é feito baseado nos sinais e sintomas apresentados e achados radiográficos. Os principais achados em radiografias de tórax são: alargamento de mediastino superior (64%), derrame pleural (26%) e massa no hilo pulmonar direito (12%). Angiotomografia e antirressonância fornecem imagens detalhadas do local e da extensão da compressão, do grau de obstrução, da causa da obstrução (intrínseca ou extrínseca) e da obstrução de outras estruturas torácicas críticas como brônquios e outros vasos.

O diagnóstico histológico é obrigatório para direcionar o tratamento e pode ser conseguido por meio de mediastinoscopia, broncoscopia, Pet-CT, biopsia e mesmo toracotomia, que podem ser realizados com segurança no contexto de SVCS (Tabela 17.2).

Tabela 17.2. Procedimentos diagnósticos utilizados em casos de SVCS.

Procedimento	Porcentagem
Toracotomia/toracoscopia	98%
Mediastinoscopia	90%
Biópsia por agulha fina guiada por tomografia	75%
Citologia do líquido pleural (toracocentese)	71%
Biópsia de linfonodo palpável	67%
Broncoscopia	52%
Citologia do escarro	49%

A escolha do procedimento diagnóstico é baseada na condição clínica do paciente.

➤ Manejo da SVCS

Medidas gerais para controle de sintomas incluem repouso, elevação da cabeceira e administração de oxigênio.

O uso de diuréticos para alívio dos sintomas não possui evidências comprovadas, exceto nos casos de linfomas, nos quais os corticoides são considerados medidas terapêuticas específicas.

O tratamento da SVCS deve ser direcionado à causa de base. O objetivo é aliviar os sintomas e curá-los quando possível. Nesse sentido, todo esforço deve ser feito para a realização do diagnóstico histológico e o estadiamento da doença antes da terapia definitiva. A SVCS isoladamente não constitui uma emergência, contudo geralmente pode ser sinal precoce da obstrução de outras estruturas nobres do tórax. Em casos de extrema urgência, como edema cerebral, edema laríngeo secundário à SVCS e compressão concomitante de traqueia/brônquio, está indicado o tratamento com radioterapia e corticoterapia sem prévio diagnóstico histológico. Quando a SVCS está relacionada ao cateter venoso central a remoção deve ser combinada com anticoagualção para evitar embolização.

Em câncer de pulmão de pequena célula com doença limitada do tórax, a abordagem deve ser feita com quimioterapia e radioterapia, com taxas de resposta entre 80% e 90% (sendo 50% a 60% de resposta completa). A adição da radioterapia à quimioterapia confere melhora da sobrevida em dois anos de 15% para 20%. A melhora dos sintomas inicia-se entre sete e dez dias.

Nos pacientes com câncer de pulmão não pequenas células que apresentam SVCS, o tratamento é controverso. Podem ser usadas quimioterapia e radioterapia isoladas, ou em combinação. Para pacientes que muitas vezes não podem receber radioterapia e para pacientes refratários à quimioterapia, indica-se uso de *stents*.

290

A terapêutica com *stent* endovasculares é muito promissora. Os *stents* apresentam maior eficácia (90% a 100%), melhora mais rápida (48 horas) dos sintomas e maior tempo de duração da terapêutica (90% permanecem livres de sintomas de compressão de veia cava até a morte, em comparação com 12% nos pacientes com radioterapia isolada). Geralmente, a trombólise faz parte do tratamento, visto que em muitos casos os trombos são componentes da obstrução e necessitam de trombólise para a passagem do fio-guia. A oclusão da veia cava não é contraindicação ao procedimento e, nesses casos, chances de sucesso de 85% foram descritas.

Os riscos do procedimento são raros e incluem sangramentos, reoclusão, migração dos *stents* e embolia pulmonar. Atualmente, tem-se dado preferência à colocação primária dos *stents* de veia cava, pois eles são eficazes no controle dos sintomas da SVCS e não interferem no tratamento com radioterapia e/ou quimioterapia.

➤ Neutropenia Febril

Desde o advento da quimioterapia citotóxica, no final da década de 1950, o prognóstico de pacientes com neoplasia melhorou, mas o aparecimento de neutropenia, que é muitas vezes o marcador de eficácia do tratamento quimioterápico, e sua relação com o risco de infecção, se tornaram claros.

A definição de febre é temperatura oral acima de 38,3 °C (ou temperatura axilar maior que 37,8 °C) ou persistência de temperatura entre 38 e 38,3 °C por mais de 1 hora.

A neutropenia é definida por contagem de neutrófilos < 500/mm³ ou entre 500-1.000/mm³ e com tendência à queda.

Se na entrada no serviço de saúde o paciente não possui resultados de hemograma para confirmação da neutropenia, ou se após a coleta existe previsão de demora de mais de 30 minutos na obtenção do resultado, o paciente deve ser considerado neutropênico se estiver entre o 10° e o 20° dia após a administração da quimioterapia, pois a maioria dos esquemas quimioterápicos utilizados atualmente induz à neutropenia.

➤ Etiologia

Estando o paciente neutropênico e com suas barreiras danificadas pelo tratamento, torna-se fácil para agentes infecciosos ultrapassar as barreiras em direção ao sangue e provocar infecção.

A prevalência é maior dos Gram-positivos nas hemoculturas, porém são os Gram-negativos que geram a maioria dos quadros de sepse grave e choque séptico de maior repercussão clínica. Os pacientes neutropênicos podem apresentarem infecções urinarias e infecções pulmonares sem infiltrados (Tabela 17.3).

Tabela 17.3. Germes mais frequentes.

Gram-positivos	Gram-negativos
Staphylococcus coagulase + e -	Escherichia coli
Streptococcus	Klebsiella
Enterococcus fecalis/faecium	Pseudomonas
Corynebacterium	

➤ Quadro Clínico

A principal queixa é febre com temperatura axilar maior que 37,8 °C. Em virtude desse fato, o exame clínico deve ser muito minucioso, pesquisando edemas e lesões de mucosas: pele, cavidade oral, pulmão, peritônio, sítio de inserção de cateter, fundo de olho e região perianal. Sinais de dor e vermelhidão, mesmo que discretos, devem ser valorizados e considerados como provável celulite, assim como infecção urinária pode ocorrer sem piúria. A região perianal deve ser inspecionada e apalpada cuidadosamente.

Apesar da procura de foco infeccioso, de 45% a 50% dos pacientes ficam sem definição da etiologia infecciosa, o que levou alguns autores a questionarem a etiologia infecciosa de parte desses quadros. Hoje, porém, se sabe que pelo menos metade dos pacientes tem infecção oculta e mais de 20% apresentam bacteremia. Outros estudos demonstram ainda que cerca de 40% dos pacientes com neutropenia febril e raio X de tórax normal, quando realizada tomografia de tórax com cortes finos, apresentam infiltrado pneumônico.

➤ Exames Complementares

Na abordagem inicial desses pacientes, além da procura de foco infeccioso, é importante a classificação da gravidade que apresentam, que é realizada por meio de parâmetros de exame físico e exames complementares (Tabela 17.4).

A determinação do risco de evolução do paciente para desfechos graves constitui importante arma para manejo clínico e modifica a conduta, apontando para a necessidade ou não do uso de antibioticoterapia parenteral e de internação hospitalar ou ambulatorial (Tabelas 17.5 a 17.7).

Tabela 17.4. Parâmetros dos exames complementares.

Hemoculturas	Deve ser colhido um par de cada via do cateter central e um par de vaso periférico. Deve ser feita também, quando suspeitados, pesquisa para fungos.
Hemograma	Diário – acompanhamento hematológico.
Bioquímica	Eletrólitos e função hepática e renal devem ser acessados com vistas à abordagem medicamentosa e ao início da monitorização do paciente grave.
Urocultura	Recomendada coleta, principalmente se houver queixa ou uso de sonda vesical de demora (SVD).
Raio X de tórax	Deve ser feito de rotina.
Tomografia de tórax	Em casos de broncopneumonia em mais de 40% dos pacientes com raio X normal.

Tabela 17.5. Escore de risco MASCC (Multinational Association of Supportive Care in Cancer).

Características	Pontos
Intensidade dos sintomas – Assintomático	5
Sintomas leves	5
Sintomas moderados ou graves	3
Ausência de hipotensão	5
Ausência de doença pulmonar obstrutiva crônica	4
Portador de tumor sólido ou ausência de infecção fúngica	4
Ausência de desidratação	3
Não hospitalização ao aparecimento da febre	3

Resultado: > 21 = baixo risco; < 21 = alto risco.

17 | EMERGÊNCIAS ONCOLÓGICAS

Tabela 17.6. Exames recomendados para manejo de neutropenia.

Gluconato de cálcio 10% em 100 mL de solução fisiológica; correr em 20 minutos	O objetivo da medicação é estabilizar a transmissão de impulsos e diminuir a excitabilidade do miocárdio, de modo a prevenir arritmias; a duração do efeito é de apenas 30 a 60 minutos, de modo que outras medidas devem ser realizadas nesse intervalo.
Sorcal 30 g diluído em 100 mL de manitol 10%	O uso de resinas de troca iônica é uma medida que pode diminuir os níveis de potássio corpóreo, portanto com efeito mais prolongado.
Bicarbonato de sódio 8,4% 100 mL IV em 1 hora	A solução a 8,4% corresponde a 1 mEq/mL; nesse paciente, presumivelmente há acidose metabólica, e o uso de bicarbonato de sódio pode ajudar a melhorar os níveis de potássio.
Solução polarizante de insulina regular 5 unidades em SG 5% 500 mL ou idealmente em SG 50% 50 mL	A dose de insulina é de 5 a 10 unidades em 50 g de glicose; considerando que o paciente está hipervolêmico, prefere-se usar a menor quantidade de volume possível, lembrando que o efeito da solução polarizante dura de 4 a 6 horas e outras medidas também devem ser realizadas.
Fenoterol ou salbutamo – 10 gotas em 3 mL de SF, inalar a cada 4 horas	A inalação com beta-agonista transloca o potássio do meio extracelular para o meio intracelular, sendo útil em casos moderados a graves.
Furosemida 2 ampolas IV no momento e a critério médico	Paciente em quadro de hipervolemia e com níveis de potássio aumentado pode se beneficiar com uso de diurético; pode-se aumentar a dose se a resposta for inadequada.
Jejum	Risco de intubação – ou arritmia fatal.

Tabela 17.7. Tratamento da sepse – *Surviving Sepsis Campaign* – Diretrizes Revisadas.

Pacote de 6 horas	Pacote de 24 horas
Diagnóstico	Corticoide
Coleta de lactato	Proteína C reativa
Hemocultura com antibiograma em 1 hora	Controle de glicemia
Reposição volêmica	Pressão platô abaixo de 35 cm/H_2O
Uso de vasopressor se pressão arterial média abaixo de 65 mmHg	

Pacientes com diagnóstico de SIRS + infecção + disfunção orgânica devem ser conduzidos à unidade de terapia intensiva (UTI) ou, numa fase inicial, para unidades de emergência adequadas para o seu cuidado, com monitorização eletrocardiográfica e de oximetria de pulso. Seu manejo clínico deve, de modo geral, ser norteado pelos princípios que se seguem:

- Medida de lactato sérico deve ser obtida em todos os pacientes sépticos (ou com suspeita). Pacientes com lactato sérico > 4 mmol/L (> 36 mg/dL) devem ser inclusos na terapia precoce guiada e baseada em metas (PVC e SvO_2).
- Culturas apropriadas devem ser sempre obtidas antes do início da terapia antimicrobiana. Focos passíveis de controle devem ser exaustivamente procurados e controlados nas primeiras horas do atendimento.
- Antibioticoterapia endovenosa de amplo espectro deve ser iniciada na primeira hora do reconhecimento da sepse grave, após coleta de culturas apropriadas.

Durante as primeiras 6 horas da ressuscitação, os objetivos devem incluir:

- PVC: 8-12 mmHg.
- PAM: ≥ 65 mmHg.

293

PARTE III | ASSISTÊNCIA DE ENFERMAGEM EM ONCOLOGIA

- Diurese > 0,5 mL/k/h.
- $SVcO_2 \geq 70\%$ ou $SVO_2 \geq 65\%$.
  - Nos pacientes apresentando hipotensão ou lactato > 4 mmol/L (36 mg/dL): infundir inicialmente pelo menos 20 mL/kg de cristaloide (ou equivalente em coloide).
  - Quando a ressuscitação volêmica adequada falha em restabelecer a pressão arterial em pacientes hipotensos que não responderam à ressuscitação volêmica inicial, com intuito de manter a pressão arterial média (PAM) > 65 mmHg, iniciar a noradrenalina ou dopamina, vasopressores de primeira escolha para corrigir a hipotensão no choque séptico.

Pacote de manutenção *bundle* 24 horas:

- Baixa dose de corticosteroides.
- Controle glicêmico.
- Estratégia de ventilação protetora.
- Proteína C ativada (PCR).
  - O uso de hidrocortisona intravenosa deve ser feito apenas em adultos com choque séptico que apresentem resposta inadequada à terapia vasopressora após ressuscitação volêmica adequada.
  - A utilização de volume corrente limitado (6 mL/kg-peso ideal) em pacientes com lesão pulmonar aguda e pressão de *plateau* seja medida em pacientes com ALI/ARDS. Valores de 30 cm H_2O são adequados para ser utilizados como possível meta.
  - Após estabilização inicial, recomenda-se que pacientes com sepse grave/choque séptico e níveis glicêmicos acima de < 150 mg/dL recebam terapia insulínica para redução dos níveis de glicemia.
  - O uso de proteína C ativada recombinante é recomendado para pacientes de alto risco de morte, devido à disfunção orgânica induzida pela sepse desde que não haja contraindicações. Avaliações completas diárias para identificar as possíveis complicações podem salvar vidas.

➤ Hipercalcemia da Malignidade

É relativamente comum em pacientes com câncer, ocorrendo em cerca de 20% a 30% dos casos. É a causa mais comum de hipercalcemia em ambiente hospitalar. Ela ocorre tanto em pacientes com os tumores sólidos, como os que tem neoplasias hematológicas. Os cânceres mais comuns associados com hipercalcemia são de mama e de pulmão e mieloma múltiplo.

Hipercalcemia em pacientes com câncer é principalmente devida ao aumento da reabsorção óssea e liberação de cálcio dos ossos. Existem três principais mecanismos pelos quais isso pode ocorrer: metástases osteolíticas com a liberação local de citocinas (incluindo fatores de ativação dos osteoclastos), secreção de proteínas de tumor relacionado ao paratormônio (PTHrP) e produção tumoral de 1,25-di-hidroxivitamina D (calcitriol).

Os sintomas relacionados à hipercalcemia dependem do nível sérico de cálcio, do tempo de evolução da elevação do cálcio e da idade do paciente. Podem se encontrar alteração mental, coma, desidratação, constipação, poliúria, polidipsia, fraqueza muscular, azotemia e dor óssea, principalmente se houver metástase óssea.

➤ Manejo da Hipercalcemia

Inicialmente, deve-se remover o aporte de cálcio do paciente, mediante a remoção do cálcio de nutrientes parenterais ou enterais e descontinuação do uso de medicações (lítio, calcitriol, vitamina D, tiazídicos), quando possível, aumentar a mobilidade do paciente, se possível, e descontinuar o uso de sedativos para favorecer a mobilidade e o nível de consciência.

Também deve ser dada atenção à função cardiovascular, à função renal e à hidratação adequada.

➤ Compressão da Medula Espinhal

A compressão da medula espinhal (CME) é a compressão do saco dural por tumor no espaço epidural, tanto no nível da medula-espinhal quanto no nível da cauda equina. Compressão da medula é uma complicação comum de câncer que pode causar dor e perda potencialmente irreversível da função neurológica.

➤ Epidemiologia

Muitos pacientes com câncer têm CME assintomáticos ou não reconhecidos. Por essa razão, a incidência dessa complicação só pôde ser estimada na probabilidade de um paciente com câncer sofrer a compressão da medula nos cinco anos antes da morte e foi de 2,5%, variando de 0,2% no câncer pancreático para 7,9% em mieloma.

Qualquer tumor metastático pode produzir CME. O mais comum é o câncer de próstata, o câncer de mama e o câncer de pulmão, cada qual responsável por cerca de 20% dos casos. A localização mais comum é na coluna torácica. Aproximadamente, 70% dos casos ocorrem na coluna torácica, 20% na coluna lombo sacral e 10% na coluna cervical, mama 20%, próstata 7%, linfoma 9%.

➤ Diagnóstico

A dor é geralmente o primeiro sintoma da CME, estando presente em 83% a 95% dos pacientes no momento do diagnóstico. Os pacientes afetados geralmente notam uma forte dor local nas costas, que aumenta progressivamente em intensidade. A dor local pode ser devida ao rompimento do periósteo ou nervos da dura-máter, medula espinhal ou tecidos moles para vertebrais.

A fraqueza está presente em 60% a 85% dos pacientes com CME no momento do diagnóstico. A progressão dos resultados do motor antes do diagnóstico geralmente consiste de fraqueza crescente seguida sequencialmente por perda da função de marcha e paralisia. A bexiga e disfunção intestinal devida a CME são geralmente achados tardios que podem estar presentes em até metade dos pacientes.

O diagnóstico de CME depende da demonstração de uma massa neoplásica extrínseca que comprime o saco tecal. A ressonância magnética é padrão de referência para o diagnóstico e o planejamento terapêutico, com alta sensibilidade (97,6%) e especificidade (100%).

As potenciais vantagens da RM, em comparação com outras modalidades de imagem, incluem a produção de imagem anatomicamente fiel da medula espinhal e patologia intramedular. Outros exames podem auxiliar nos diagnostico: cintilografia óssea, a tomografia intratecal e a mielografia podem ajudar quando não temos a ressonância magnética, pet-CT, lembrando que sem diagnóstico de neoplasia = fazer biópsia.

➤ Manejo da Síndrome de Compressão Medular

O tratamento geralmente é paliativo, com objetivo direcionado a manter o paciente deambulando, diminuir a massa tumoral e aliviar a dor. Pode ser feito com sintomáticos, cirurgia, radioterapia e quimioterapia.

PARTE III | ASSISTÊNCIA DE ENFERMAGEM EM ONCOLOGIA

Manter a função intestinal adequada, utilizando laxativos e estimulantes, é essencial. A estabilidade da coluna deve ser mantida com fisioterapia, coletes e orientação do paciente quanto ao manejo, transporte e locomoção. O controle da dor deve ser feito com a combinação de opioides e adjuvantes. Anti-inflamatórios não esteroides também são usados para alívio da dor.

Quando se utiliza corticoides, é importante ter em mente suas principais complicações – úlceras gástricas, psicose, diabetes –, que foram significativamente maiores nos pacientes que usaram altas doses.

A radioterapia não pode ser postergada deve ser realizada rapidamente de modo concomitante ao uso de corticoides. Nos pacientes apenas com dor, os corticoides devem ser evitados.

A radioterapia é usada para tratamento das compressões medulares, reduzindo as massas. Normalmente, os pontos de radiação compreendem um dos corpos vertebrais, devendo-se, porém, tomar cuidado para não provocar mielossupressão. A rádio cirurgia parece bastante promissora, visto que podem ser utilizadas doses únicas, poupando estruturas nobres.

A cirurgia tem papel importante no manejo das compressões medulares. Suas indicações são: compressão medular, instabilidade da coluna, situações que exigem descompressão rápida e tumores resistentes à radioterapia. A mortalidade e a morbidade são de 13% e 54%, respectivamente, e devem ser levadas em consideração quando indicadas.

A quimioterapia é eficaz nos pacientes com tumores sensíveis a essa modalidade terapêutica, quais sejam: doença de Hodgkin, linfomas não Hodgkin, tumores de células germinativas ou neuro blastomas.

➤ Síndrome de Lise Tumoral

A síndrome de lise tumoral (SLT) é uma emergência oncológica, sendo causada por lise maciça de células tumorais com a liberação de grandes quantidades de potássio, fosfato e ácidos nucleicos para a circulação sistêmica. Catabolismo dos ácidos nucleicos para ácido úrico leva à hiperuricemia, e aumento significativo na excreção de ácido úrico pode provocar a precipitação de ácido úrico nos túbulos renais e insuficiência renal aguda. A hiperfosfatemia com deposição de fosfato de cálcio nos túbulos renais também pode causar insuficiência renal.

A SLT, na maioria das vezes, ocorre após o início da terapia citotóxica em pacientes com linfoma de alto grau e leucemia linfoide aguda. No entanto, a SLT pode ocorrer espontaneamente e com outros tipos de tumores que têm alta taxa de proliferação e grande carga tumoral, ou alta sensibilidade à terapia citotóxica.

Patogênese

No cenário de uma possível neoplasia com alta taxa proliferativa, grande carga tumoral e/ou alta sensibilidade ao tratamento, o início da quimioterapia citotóxica, terapia de anticorpos citotóxicos, radioterapia ou terapia glicocorticoide, muitas vezes só pode resultar na rápida lise das células tumorais.

Isso libera enormes quantidades de conteúdo intracelular (fosfato, potássio e ácidos nucleicos, que podem ser metabolizados em ácido úrico) para a circulação sistêmica.

As consequências metabólicas são hipercalemia, hiperfosfatemia, hipocalcemia secundária, hiperuricemia e insuficiência renal aguda.

As manifestações clínicas são náusea, vômito, diarreia, anorexia, letargia, hematúria, insuficiência cardíaca, arritmia cardíaca, convulsões, câimbras, musculares, tetania, síncope e morte súbita.

A SLT está associada a uma alta taxa de mortalidade, de 0,9% a 17,5%, porém, se tratada adequadamente, pode-se ter sucesso na maioria dos casos. As neoplasias mieloproliferativa quimiossensível, com alta taxa de crescimento celular como: doença "bulky", as grandes leucocitoses e outros casos – mieloproliferativos como, leucemias agudas, LNH alto grau (Burkitt), são as que tem maior risco de evoluir com síndrome de lise tumoral.

➤ Manejo de Síndrome de Lise Tumoral

O melhor tratamento da SLT é sua prevenção ou, quando já presente, a prevenção de suas complicações. Para tanto, é necessário que o médico solicite exames iniciais (creatinina, ureia, DHL, cálcio, fósforo e potássio e ácido úrico) para avaliação do risco para o desenvolvimento da SLT (Tabela 17.8).

Tabela 17.8. Classificação Cairo-Bishop para risco de SLT.

Elemento	Valor	%
Ácido úrico	8 mg/dl	25
Potássio	6 mg/dl	25
Fósforo	4,5 mg/dl	25
Cálcio	7 mg/dl	25

A hidratação vigorosa é a medida isolada mais importante a ser feita. Para tanto, são imperativos a monitorização do débito urinário e o balanço hídrico rigoroso.

A hipercalemia deve ser tratada precoce e agressivamente, mesmo quando assintomática. As resinas de troca devem ser usadas por via oral ou retal. Devem ser tomados cuidados em pacientes obstipados.

As manifestações clínicas da hipercalemia são inespecíficas, como fraqueza muscular, adinamia e arritmias cardíacas. O eletrocardiograma é fundamental na monitoração do paciente com hipercalemia, e as alterações incluem, na ordem de aparecimento:

- Onda T apiculada ("em tenda").
- Achatamento da onda P.
- Prolongamento do intervalo PR.
- Alargamento do intervalo QRS.
- Ritmo idioventricular.
- Formação de onda sinusoidal.
- Fibrilação ventricular ou assistolia.

Tratamento

A hiperfosfatemia deve ser manejada com a diminuição ou retirada de fósforo/fosfato da dieta e dos fluidos endovenosos. Os quelantes orais de fosfato e a diurese salina também podem ser usados para diminuir o fosfato sérico. Nos casos em que a hiperfosfatemia for grave, e sem respostas às outras medidas, pode-se tentar a hemodiálise convencional ou a hemodiálise contínua. A hiperuricemia é há muito tempo tratada com o uso de alopurinol, oral ou endovenoso. A formulação endovenosa tem custo elevado e pode ter reações alérgicas associadas.

➤ Enfermagem nas Emergências Oncológicas

Emergências oncológicas são condições agudas causadas pelo câncer ou pelo seu tratamento, que requerem rápida intervenção por envolverem risco de vida ou um dano irreversível. Porém com os avanços tecnológicos e mais opções terapêuticas tivemos grande aumento da sobrevida dos pacientes com câncer na população.

O enfermeiro com conhecimento se torna um protagonista em situações emergenciais oncológicas, principalmente os atuantes em clínicas/enfermarias hospitalares uma vez que a enfermagem é que sempre toma ações iniciais até a chegada do prescritor. É sabido que uma ação errada ou tardia pode ocasionar resultados irreversíveis para doente oncológico.

➤ Infecções/Inflamatórias

- **Neutropenia febril:** a maioria dos quimioterápicos afetam a medula óssea, diminuindo assim os elementos do sangue (neutrófilos), que são responsáveis por combater os invasores. Aumentando as chances de um quadro séptico. Daí importância da equipe multidisciplinar na observância dos sinais e sintomas, resultados dos exames, vigilância diária dos cateteres e principalmente alterações do nível se consciência. Lembrando que os fatores causadores mais comuns são: quimioterapias, radioterapia, leucemia, linfoma, metástases.
- **Cistite actínica ou hemorrágica:** a irradiação nos tumores pode causar lesões irreversível principalmente os de origem pélvicos. Podendo ser identificado entre 4 a 6 semanas com surgimento de inflamações de mucosas após termino da terapia. Um dos sinais: edema, hiperemia, dor na bexiga, disúria severa, hematúria persistente seguido de quadros anêmicos. Fatores são: radioterapia, quimioterapia, CA de colo uterino, próstata.
- **Cistite actínica:** a irradiação nos tumores retais pode causar lesões irreversíveis, principalmente nos de origem pélvica. Podendo ser identificado até dois anos após o término da terapia. Alguns dos sinais são diarreias, sangramentos, dor anal, nas mulheres ulceras e fissuras retrovaginais. Os fatores são: radioterapia, câncer de bexiga, reto, próstata, testículos e ginecológicos.

➤ Origens Metabólicas

- **Lise tumoral de origem:** nesse caso, o tratamento de quimioterapia se torna mais sensível, devido ao crescimento rápido celular e liberação na corrente sanguínea de eletrólitos como: fósforo, potássio e ácido nucleico (ácido úrico -responsáveis pela obstrução dos túbulos renais), além de afetarem as articulações (gota) e coração (arritmias). Um dos sinais são: hipercalemia, hipocalcemia, anuria, oliguria, dor, dispneia, arritmias e parada respiratória. Fatores: quimioterapia, linfomas, leucemias.
- **Hipercalcemia maligna:** a reabsorção do cálcio pelos ossos e pelos túbulos renais está relacionada pela presença de tumor de peptídeo (paratormônio-PTH-rP), atingido em 80% dos casos. Nas neoplasias hematológicas, esse acometimento pode ocorrer na superprodução de vitamina D. É de suma importância a vigilância nos exames laboratoriais, obstipação, letargia, dor abdominal, náuseas e vômitos, poliúria, sinais de desidratação e arritmias. Causa comuns: mielomas, câncer de mama, pulmão, rim, cabeça e pescoço.
- **Secreção inapropriada de ADH:** esta é uma síndrome hiponatrêmica que se relaciona pela produção inadequada do hormônio ADH (vasopressina) que, com isso, aumenta a osmolaridade da urina em relação ao plasma, diminuição do sódio, prejudicando o debito urinário. Sinais e sintomas: fadiga, anorexia, mialgia, oliguria, convulsões, psicose, coma e até morte. Fatores causadores: câncer de pulmão, próstata, gastrintestinais, timoma, linfomas, quimioterapia.

➤ Origens Hematológicas

- **Hiperviscosidade sanguínea:** se caracteriza por qualquer alteração da concentração do sangue, diminuído o fluxo sanguíneo. Os marcadores IgM, IgG ou IgA são componentes plasmático e estão associados ao câncer. O IgM tem alto poder molecular. Um dos sintomas são: letargia, cefaleia, ataxia, parestesia, alterações visuais, sangramento (gastrintestinal, nasal, gengival ou uterino), insuficiência cardíaca e renal. As causas são: mieloma múltiplo, leucemias, macroglobulinemia de Waldenstrom.

- **Coagulação intravascular disseminada:** a cascata de coagulação leva a falência pelo consumo e depleção dos fatores de coagulação e plaquetas, levando a manifestação de hemorragias. Sinais e sintomas: sangramento em vários locais, equimoses, petéquias, dispneia e dor torácica e até choque. Causas: Adenocarcinoma, câncer de próstata, pulmão, gastrintestinais, leucemias e quimioterapia.

- **Trombose/embolia:** é um estado pré-trombotico por distúrbios na hemóstase que ocasiona em hipercoagulabilidade, causadas pelas células malignas. Devido uma reação em cadeia transforma a protrombina em trombina e sobre a atuação do fibrinogênio gera a fibrina para a formação do coagulo. Podendo causar: edemas, aumento da temperatura local, dificuldade de locomoção, varizes e nódulos dolorosos. Ao acometer o pulmão pode evoluir com hemoptise, taquicardia, tromboembolismo pulmonar, hipotensão e choque. Todos os tipos de câncer, quimioterapia, radioterapia, terapia hormonal, imobilidade são causas mais comuns.

➤ Origens Mecânicas

- **Compressão medular:** ocorre edema vaso gênico intramedular que compromete a perfusão e causa necrose. sintomas: dor radicular ou local, fraqueza muscular, parestesia, impotência, retenção urinaria, incontinência e constipação intestinal decorrente de Câncer de mama, pulmão, linfoma e mieloma múltiplo.

- **Compressão da veia cava superior:** a obstrução pode ocorrer pela compressão do tumor ou linfonodos aumentados, trombose intraluminal. Com isso se conta indica drenagem, devido os riscos de anoxia cerebral e obstrução brônquica. Causas são: câncer de pulmão, mama, linfoma de Hodgkin e não Hodgkin e timoma.

- **Hipertensão intracraniana:** a massa tumoral pode aumentar a pressão cerebral, o sangramento intratumoral bloqueia a circulação liquórica seguido de hidrocefalia. Sinais e sintomas: cefaleia persistente, náuseas e vômitos, alterações neuro-cognitivas e convulsões podem gerar mau epiléticos. Causados por metástase cerebrais, câncer de pulmão, mama e melanoma.

- **Tamponamento cardíaco:** ocorre pelo acumulo de liquido no saco pericárdico, que comprimi o coração dificultando seu movimento de enchimento com isso diminuição do debito cardíaco. O acumulo de liquido pode levar ao tamponamento cardíaco. Causas: metástase por CA de mama, esôfago, leucemias, mesotelinoma, sarcoma, quimio e radioterapia.

- **Obstruções:** os mais graves são os localizados nas vias aéreas impedindo a passagem do ar. Outras são as das vias biliares, ocasionadas pela presença do tumor que impedem o fluxo da bílis pelos ductos de drenagem, com isso aumentando os níveis de bilirrubina na circulação sanguínea. sinais e sintomas e causas estão associados à: vias aéreas; trato urinário, intestinal, biliares.

PARTE III | ASSISTÊNCIA DE ENFERMAGEM EM ONCOLOGIA

➤ Atuação do Enfermeiro em Situações de Emergência

Uma adaptação das emergências oncológicas às prioridades do ABCDE, servindo para estabelecer diretrizes no atendimento e lembrar o enfermeiro que, independentemente da doença-base, a conduta inicial passará sempre pela estabilização do paciente, garantindo:

- A (*Airway*): a desobstrução das vias aéreas e o controle cervical.
  - Agravos: Obstruções mecânicas das vias aéreas causadas por tumores localizados na região da cabeça, pescoço e tórax. Vômitos incoercíveis podem obstruir as vias aéreas, comuns nos casos de lise tumoral, hipercalcemia, secreção inapropriada de ADH, hipertensão intracraniana, sepse, obstruções do T. urinário e intestinal. Síndrome da compressão medular.
  - Intervenções: medir sinais vitais, saturação oxigênio, iniciar oxigenoterapia, administrar medicações relaxantes de vias aéreas, encaminhar para exames de imagem, casos severos, encaminhar para cirurgia de cricostomia ou traqueostomia; aspirar orofaringe, elevar e lateralizar cabeça, passar sonda nasogástrica aberta, imobilizar coluna, administrar medicação para controle de dor e inflamação.
- B (*Breathing*): a boa ventilação.
  - Agravos: dispneia surge nos casos de sepse, lise tumoral, tamponamento cardíaco, embolia pulmonar, coagulação intravascular disseminada, compressão da veia cava superior e obstrução de vias aéreas.
  - Intervenções: ofertar oxigênio através de cateter nasal, até 5L ou máscara de reservatório até 15 L, consoante necessidade; monitorizar com oxímetro de pulso, gasometria, monitor cardíaco.
  - Encaminhar para exames de imagem e colher exames laboratoriais.
- C (*Circulation*): a boa circulação e o controle de hemorragias.
  - Agravos: circulação fica prejudicada ou ocorrem hemorragias na cistite e retite actínica, coagulação intravascular disseminada, trombose, síndrome de hiperviscosidade sanguínea e choque séptico.
  - Intervenções: conter hemorragia: compressão direta, tampões de adrenalina e administração de medicações anti-hemorrágicas; iniciar balanço hídrico; colher tipagem sanguínea puncionar 2 acessos calibrosos e fazer reposição volêmica com soro ringer lactato, soro fisiológico 0,9% e hemoconcentrados (quando indicado).
- D (*Desabilitie*): a avaliação do nível de consciência, défice neurológico.
  - Agravos: Alterações neurológicas podem estar relacionadas à sepse, hipercalcemia maligna, hipertensão intracraniana, lise tumoral, hiperviscosidade sanguínea, compressão da veia cava, compressão medular, secreção inapropriada de ADH e obstruções.
  - Intervenções: Aplicar escala de coma de Glasgow.
- E (*Exposition*): a exposição para exame físico investigatório.
  - Agravos: Despir o paciente permitirá investigar a presença de feridas infectadas e petéquias, localizar tumores e edemas, verificar a coloração e temperatura de membros, avaliar a simetria e expansibilidade torácica, dilatação de veias, distensão abdominal, presença de ascite, etc.
  - Intervenções: Exame físico minucioso.

➤ Diagnósticos e Intervenções de Enfermagem

Sistematização da Assistência de Enfermagem (SAE) é uma atividade privativa do enfermeiro, regulamentada pelo conselho de classe, que utiliza método e estratégia de trabalho científico para a identificação de situações de saúde/doença, subsidiando as ações de assistência de enfermagem (Resolução COFEN nº 272/2002) que são implementadas por toda a equipe. A SAE utiliza uma ferramenta metodológica, denominada "Processo de Enfermagem" (PE), que é aplicada, de maneira sequencial e organizada, às ações de enfermagem, com o objetivo de nortear o raciocínio crítico, ajudar o enfermeiro a tomar decisões, prever e avaliar consequências, oferecendo maior autonomia à profissão. PE divide-se didaticamente em 5 fases ou etapas:

- Histórico de Enfermagem.
- Diagnóstico de Enfermagem.
- Planejamento de Enfermagem.
- Implementação de Enfermagem.
- Avaliação ou Evolução de Enfermagem.

Os principais diagnósticos de enfermagem passíveis de serem encontrados nas emergências oncológicas, utilizando-se o sistema de classificação da North American Nursing Diagnosis Association (NANDA), são:

- Padrão respiratório ineficaz.
- Desobstrução ineficaz das vias aéreas.
- Risco de aspiração.
- Risco de sangramento.
- Risco de choque.
- Risco de confusão aguda.
- Risco de queda.
- Risco de infecção.
- Desequilíbrio da temperatura corporal.
- Dor Aguda/crônica.
- Eliminação urinaria prejudicada.
- Desequilíbrio eletrolítico.
- Mucosa oral prejudicada.
- Deglutição prejudicada.
- Mobilidade física prejudicada.
- Intolerância à atividade/fadiga.
- Perfusão tissular periférica ineficaz.
- Perfusão tissular cardíaca ineficaz.
- Perfusão tissular cerebral ineficaz.

➤ Referências

1. Annane D, Bellissant E, Cavaillon JM. Septic shock. Lancet. 2005;365:63.
2. Cairo MS, Bishop M. Tumour lysis syndrome: new therapeutic strategies and classification. Br J Haematol. 2004;127:3
3. Camargos MG, et al. Atuação do Enfermeiro Frente às Principais Emergências Oncológicas. In: XV Encontro Latino Americano de Iniciação Científica e XI Encontro Latino Americano de Pós-Graduação. Universidade do Vale da Paraíba. São Paulo, 2011. Disponível em: www.inicepg.univap.br/cd/INIC_2011/ anais/arquivos/RE_0622_0710_01.pdf. Acesso em: 10/12/2019.

4. Campos, MGV. Neutropenia: o que ocorre quando faltam células da sua primeira linha de defesa? Instituto Goiano de Oncologia e Hematologia. 2017. Disponível em: https://ingoh.com.br/.../neutropenia-o-que-ocorre-quando-faltam-celulas-da-sua-prim.... Acesso em: 10/10/2019.

5. Drews RE, et al. Malignancy-related superior vena cava syndrome. Disponível em: www.update. com. Acesso em: 18 /3/2010.

6. Gaidzinski RR, et al. Diagnóstico de enfermagem na prática clínica. Porto Alegre: Artmed, 2008.

7. García Mónaco R, Bertoni H, Pallota G, et al. Use of self-expanding vascular endoprostheses in superior vena cava syndrome. Eur J Cardiothorac Surg. 2003;24:208.

8. Halfdanarson TR, Hogan WJ, Moyni-han TJ. Oncologic Emergencies:Diag-nosis and Treatment. Mayo Clin Proc June 2006;81(6):835-48.

9. Kumar A, Roberts D, Wood KE, et al. Duration of hypotension before initiation of effective antimicrobial therapy is the critical determinant of survival in human septic shock. Crit Care Med. 2006;34(6):1589-96.

10. Larson RA, et al. Tumor lysis syndrome. Disponível em: www.update.com. Acesso em: 18/3/2010.

11. Loblaw DA, Laperriere NJ, Mackillop WJ. A population-based study of malignant spinal cord compression in Ontario. Clin Oncol (R Coll Radiol). 2003;15(4):211-7.

12. Loblaw DA, Laperriere NJ. Emergency treatment of malignant extradural spinal cord compression: an evidence-based guideline. J Clin Oncol. 1998;16:1613.

13. Manzi, NM, et al. Nursing interventions related to the treatment of syndromic oncologic emergencies. Journal of Nursing UFPE on line, Universidade Federal de Pernambuco, v. 6, n. 9, p.2307-2311, set. 2012. Disponível em: https://www.researchgate.net/.../267639117_NURSING_INTERVENTIONS_RELATED.... Acesso em: 09/11/2019.

14. North American Nursing Diagnosis Association (Org.). Diagnósticos de enfermagem de NANDA: Indefinições e classificação 2018-2020. Porto Alegre: 11º Edição - Ed. Artmed.

15. Pittet D, Li N, Woolson RF, et al. Microbiological factors influencing the outcome of nosocomial bloodstream infections: a 6-year validated, population-based model. Clin Infect Dis. 1997;24:1068.

16. Schiff D. Treatment and prognosis of neoplastic epidural spinal cord compression, including cauda equina syndrome. Disponível em: www.update.com. Acesso em: 18/3/2010.

17. Seymour JF, Gagel RF. Calcitriol: the major humoral mediator of hypercalcemia in Hodgkin's disease and non-Hodgkin's lymphomas. Blood. 1993;82:1383.

18. Stewart AF. Clinical practice. Hypercalcemia associated with cancer. N Engl J Med. 2005;35 2:373.

19. White BD, et al. Guidelines, Diagnosis and management of Patients at Risk of or with metastatic spinal cord compression: Summary of NICE Gui-dance. BMJ | 6 December 2008 | Vol 337.

20. Wilson LD, Detterbeck FC, Yahalom J. Clinical practice. Superior vena cava syndrome with malignant causes. N Engl J Med. 2007;356:1862.

18

Perspectivas de Atuação do Enfermeiro no Contexto Oncológico

Verônica Paula Torel de Moura • Gislene Padilha

Nos últimos anos, a enfermagem oncológica está enfrentando novas pressões para se adaptar à crescente demanda por serviços oncológicos. O câncer sendo reconhecido como uma doença crônica, impondo aos profissionais o desafio de uma atualização constante e a necessidade de transferência acelerada de conhecimento para a prática.

A cada ano, o número de casos de pessoas diagnosticadas com câncer aumenta de maneira acelerada e constante. Segundo a Organização Mundial de Saúde (OMS), em 2018 estimou-se mais 18,1 milhões de novos casos no mundo. No Brasil, esse número é de 600 mil, segundo o Instituto Nacional do Câncer (INCA). Em consequência disso, houve um aumento do número de pessoas em tratamento oncológico, nas mais diversas modalidades, estabelecendo ajustes às necessidades desses pacientes em todo o mundo. Independentemente da região ou do país, os enfermeiros constituem a espinha dorsal do sistema de saúde, mas precisam estar adequadamente preparados para atender às crescentes necessidades de cuidado dos indivíduos em risco ou diagnosticados com câncer. E nós, enfermeiros, estaremos prontos a curto, médio e longo prazo para atender essa necessidade crescente?

A enfermagem, como profissão, é chamada a liderar a mudança e o avanço da saúde. Para enfrentar esse desafio, os enfermeiros devem praticar um compromisso com a aprendizagem ao longo da vida. Isso significa que esse conhecimento deve ser contínuo durante a vida acadêmica e perdurar até o final da carreira. A aprendizagem ocorre em uma variedade de métodos e em múltiplas configurações, incluindo, mas não se limitando à graduação, pós-graduação *lato senso* ou *strictu senso*, como também à educação continuada formal e informal, entre outros tipos de aprendizado.

O conhecimento de enfermagem é derivado de ciências biológicas, sociais, comportamentais e físicas. O conhecimento é avançado por meio de resultados de pesquisas e da integração de modelos teóricos aplicados à prática de enfermagem. Pesquisa e utilização do processo de enfermagem suportam a tomada de decisão clínica. As intervenções e interações de enfermagem são direcionadas para influenciar uma mudança no estado de saúde e na qualidade de vida. Enfermeiros desenvolvem a capacidade de fornecer intervenções terapêuticas de enfermagem através de educação formal combinada com experiência clínica guiada.

Os enfermeiros podem se preparar em uma variedade de níveis educacionais como: bacharelado, mestrado e doutorado. Entretanto, a preparação no nível de bacharelado é básica e geral, e não prepara os enfermeiros para serem especialistas em cuidados oncológicos. A educação deve ser ampla e contínua. Os estudantes em seu programa de educação básica, em geral, têm exposição limitada à disciplina oncologia, isso se dá pelo fato da necessidade da existência de docentes com formação e experiência em oncologia dedicados à carreira acadêmica.

Desde o final do século XX, o papel da enfermagem está passando por transformações constantes e muito se desenvolveu no mundo ocidental. Porém, em muitos outros países do mundo, esse processo ainda está em desenvolvimento, mas vem avançando desde o início do século XXI. No entanto, internacionalmente, um dos principais problemas é a variação na definição do que geralmente pode ser entendido pelo termo enfermeiro especialista.

Em 1975, foi fundada a Sociedade de Enfermagem Oncológica dos Estados Unidos (Oncology Nursing Society - ONS) e, a partir daí, a especialidade da enfermagem oncológica começou a ser definida. Desde então, funções especializadas se desenvolveram para garantir que as pessoas diagnosticadas com câncer tenham orientação em todas as fases da trajetória da doença e seu tratamento.

Para este capítulo, procuramos rever as influências na evolução do papel do enfermeiro, buscando mostrar a importância dos processos e delineamento de novos papéis da enfermeira oncológica no contexto geral.

➤ Atuação do Enfermeiro Oncológico

Enfermeiros oncológicos atuam em uma variedade de organizações, incluindo hospitais, clínicas de quimioterapia ambulatorial, unidades de radioterapia, domicílio e unidades comunitárias, podendo também atuar em associação com várias disciplinas oncológicas. A maioria dos enfermeiros oncológicos está envolvida na assistência direta ao paciente e na prática em nível geral.

À medida que o sistema de prestação de cuidados de saúde muda e novas descobertas científicas são integradas no tratamento do câncer, o papel do enfermeiro em oncologia continuará a evoluir. Hoje em dia, enfermeiros oncológicos atuam em uma variedade de funções até então inexistentes. Conseguem trabalhar com esses pacientes nos mais diferentes cenários do tratamento do câncer, atuando desde a triagem, manejo de eventos adversos e terminalidade. Após o desenvolvimento na área da genética do câncer, alguns enfermeiros, denominados enfermeiros de prática avançada, atuam na prestação de aconselhamento genético e na avaliação de risco do câncer. Além disso, enfermeiros oncológicos executam funções de liderança nas mais diversas instituições de saúde.

➤ Avaliação e Educação do Paciente

A enfermeira oncológica revisa o plano de tratamento com o médico oncologista, e está ciente dos resultados esperados e possíveis complicações, e avalia de modo independente o estado físico e emocional geral do paciente. É essencial que um histórico detalhado de enfermagem e um exame físico sejam concluídos. É fundamental uma avaliação do entendimento do paciente sobre a doença e o tratamento proposto, o que reduz a ansiedade do paciente e auxilia a formulação de um plano de cuidados pelo enfermeiro.

O enfermeiro, em geral, consegue uma melhor interação com o paciente e família em comparação com qualquer outro membro da equipe, o que facilita a comunicação e educação em saúde. A educação do paciente e da família começa antes da instituição do plano terapêutico e é contínua e progressiva até o seu fim, tendo como objetivo assegurar o sucesso do tratamento.

➤ Coordenação de Cuidado

O enfermeiro oncológico desempenha um papel fundamental na coordenação das múltiplas e complexas tecnologias atualmente empregadas no diagnóstico e tratamento do câncer. Isto engloba o cuidado direto ao paciente; documentação no prontuário médico; participação em terapia; manejo dos sintomas; organização de encaminhamentos para outros profissionais de saúde; educação do paciente e da família; bem como aconselhamento durante todo o diagnóstico, tratamento e seguimento. O enfermeiro é visto como a principal referência de comunicação do paciente. Idealmente, o paciente e a família devem se sentir à vontade para entrar em contato com a enfermeira oncológica durante todo o tratamento. Esse profissional deve permitir a comunicação contínua do paciente, podendo reconhecer precocemente as emergências e dar suporte e direcionamento ao paciente, diminuindo os retornos ao consultório médico ou aos serviços de emergência. No entanto, é importante que o enfermeiro reúna informações suficientes para determinar o manejo do paciente. Muitas instituições desenvolveram diretrizes para a triagem das queixas dos pacientes. O tratamento oncológico envolve equipe multiprofissional, sendo a comunicação efetiva um instrumento essencial para o cuidado seguro e adequado do paciente, esta comunicação e coordenação que o enfermeiro em oncologia pode oferecer representa um serviço inestimável para pacientes que podem estar confusos e assustados.

➤ Certificação

Em consequência dos avanços científicos e tecnológicos no tratamento do câncer, os enfermeiros devem manter o conhecimento atualizado e altamente especializado para oferecer atendimento de qualidade. A certificação em enfermagem oncológica fornece validação do conhecimento especializado e da experiência necessária para um desempenho competente.

O Conselho Americano de Especialidades em Enfermagem (2017) definiu a certificação de enfermagem como o reconhecimento formal do conhecimento, habilidades e experiência especializados demonstrados pelo alcance de padrões identificados por uma especialidade de enfermagem para promover ótimos resultados de saúde. A Oncology Nursing Certification Corporation (ONCC) desenvolve e administra programas de certificação que provê evidências de que o enfermeiro tem o conhecimento necessário para realmente fornecer assistência a pacientes que experimentam os complexos problemas associados ao diagnóstico de câncer durante todas as etapas da doença.

A certificação em enfermagem oncológica fornecida pela ONCC é sólida e benéfica para os pacientes e para a sociedade em geral. Esses programas de certificação da ONCC são rigorosos e atendem a padrões reconhecidos nacionalmente pelos EUA, são medidas confiáveis e legais do conhecimento em enfermagem em oncologia.

Independentemente do ambiente de saúde, a certificação beneficia os pacientes e suas famílias, enfermeiros e empregadores. A certificação de enfermagem em oncologia confirma que os enfermeiros cumpriram rigorosos requisitos de conhecimento e experiência e estão qualificados para prestar cuidados oncológicos competentes

A obtenção da certificação de enfermagem em oncologia indica que o enfermeiro possui o conhecimento e a perícia para cuidar de maneira competente de pacientes com diagnóstico real ou potencial de câncer. O crescente reconhecimento institucional e apoio financeiro podem melhorar as taxas de certificação de enfermeiros e, em última instância, podem resultar em melhor atendimento ao paciente.

Associação de enfermeiros oncológicos do Canadá (CANO) identificou três categorias de enfermagem oncológica: enfermeiro generalista, enfermeiro especialista em oncologia e enfermeira oncológica avançada ou de prática avançada. O Colégio Real Britânico de Enfermagem (RCN) Cancer Nursing Society (1996) desenvolveu uma estrutura para serviços de enfermagem oncológica. O RCN destacou que menos de 1% dos enfermeiros registrados têm formação especializada em câncer e que há necessidade de enfermeiros adequadamente treinados não apenas para prestar cuidados, mas para liderar os serviços no futuro. Foi proposto que os enfermeiros especialistas concluíssem com sucesso os programas de nível educacional superior e avançado, a fim de possuir conhecimentos e habilidades aprofundados e específicos.

A ONS criou um processo de certificação para enfermeiras registradas nos EUA para confirmar seus conhecimentos em oncologia. Ao cumprir os critérios e ser aprovado na avaliação final, os enfermeiros podem adquirir um certificado em oncologia (OCN). O ONS recomenda que os enfermeiros que trabalham com pacientes com câncer devem atingir essa certificação, e muitos empregadores reconhecem essa certificação.

A ONS ampliou sua perspectiva sobre os níveis de enfermagem em oncologia, publicando a Declaração sobre o Âmbito e Padrões de Prática Avançada em Enfermagem, adotando a abordagem de delinear a Prática Avançada em Oncologia. Vários autores delinearam as características, competências e utilização de papéis de prática avançada nos EUA e no Canadá. A CANO trabalhou em conjunto com a Canadian Nurses Association (CNA) para desenvolver a oncologia como uma prática de especialidade dentro da enfermagem. Os enfermeiros da CANO desenvolveram competências que criaram o plano para o teste de certificação. No final da década de 1990, enfermeiros em todo o Canadá começaram a buscar a certificação preenchendo os critérios para se candidatar a um exame nacional. Enfermeiros aprovados neste processo obtém o Certificado em Enfermagem Oncológica (Canadá).

➤ Enfermeiro Oncológico Generalista

É um enfermeiro bacharelado em enfermagem oncológica, com conhecimento básico específico do câncer e experiência clínica demonstrada no tratamento do câncer. Ele deve ter conhecimentos sobre a biologia do câncer, seus regimes de tratamento complexos e o manejo abrangente dos sintomas. Suas habilidades envolvem o cuidado e a manutenção de dispositivos de acesso venoso, manejo dos pacientes em tratamento com quimioterapia, bioterapia e radioterapia.

As competências do enfermeiro generalista em oncologia foram desenvolvidas para delinear competências específicas relacionadas ao cuidado de pacientes com câncer. Após conhecimentos básicos de enfermagem e experiência de um a dois anos na prática da oncologia, essas habilidades e competências são conquistadas.

➤ Enfermeira Navegadora em Oncologia

O conceito de navegador em câncer surgiu em 1990, quando Harold Freeman implementou o programa de navegação no Harlem Hospital Center em Nova York, com o objetivo de eliminar barreiras para o diagnóstico e tratamento do câncer. A partir de então, descobriu-se a necessidade de estabelecer estratégias para melhorar a educação e orientação em relação ao diagnóstico e tratamento. O papel da enfermeira navegadora é relativamente novo, especialmente no Brasil. A posição do ONS sobre o papel e as qualificações do Oncology Nurse Navigator (ONN) destaca que esse profissional desempenha um papel de apoiador às estratégias organizacionais em toda a trajetória do câncer, o que se faz necessário um domínio no conhecimento, habilidades e tarefas que lhe permite influenciar o sistema de cuidados.

Em 2017, a ONS redefiniu o papel e as principais competências do enfermeiro navegador em oncologia (ENO), as quais correspondem às habilidades e conhecimentos necessários para coordenar o cuidado de pacientes com um passado, atual ou potencial diagnóstico de câncer; ajudar pacientes com câncer, famílias e cuidadores para superar as barreiras do sistema de saúde; educar e fornecer subsídios para facilitar a tomada de decisão e acesso oportuno aos serviços de saúde e psicossociais de qualidade.

O impacto do diagnóstico e do tratamento com câncer é algo temeroso e depende de muitas variáveis para o seu enfrentamento. Dentro desse contexto, é fundamental que o paciente conheça e seja orientado sobre todas as etapas e os procedimentos que envolvem o seu tratamento oncológico, tais como consultas, exames, quimioterapia, radioterapia, cirurgia, negociação com a fonte pagadora, transporte, estadia e outros que poderão surgir no seguimento do tratamento. O enfermeiro é o profissional mais adequado para a condução do paciente nas diferentes etapas desse tratamento e consegue tornar essa experiência menos complexa e dolorosa.

Sendo assim, o enfermeiro navegador desempenha um papel primordial nesse acompanhamento e é visto como uma referência para o paciente e equipe, servindo como um elo de ligação entre eles, compartilhando preocupações e decisões a serem tomadas. Para estabelecer regras e definir os papéis de enfermeira navegadora em oncologia, uma equipe da ONS se reuniu em 2012 e começou esse processo da enfermeira navegadora em oncologia. Além do suporte à família, o enfermeiro navegador em oncologia também pode encaminhar os pacientes para os outros serviços que oferecem o tratamento oncológico de suporte como nutricionistas, medicina integrativa, preservação de fertilidade, cuidados paliativos, entre outros. Em alguns serviços, outras tarefas podem ser atribuídas, tais como preparação de casos clínicos para discussão em reuniões multidisciplinares, identificando os pacientes que são candidatos para ensaios clínicos ou aconselhamento genético, além da coordenação de grupos de apoio para pacientes.

O enfermeiro navegador possibilita ao paciente um melhor entendimento do seu tratamento e da sua trajetória dentro da instituição, possibilitando um melhor enfrentamento e maior sucesso no tratamento.

A elaboração da navegação de enfermagem pode ser vista como a construção do valor fundamental, funções e habilidades dos enfermeiros do último século para abordar e conhecer os novos desafios do enfermeiro no cuidado oncológico.

❯ Enfermeiro de Prática Avançada

Profissionais de prática avançada em oncologia, chamados de *nurse practitioner* nos Estados Unidos, são enfermeiros com pós-graduação com conhecimentos e habilidades de alto nível em oncologia. Devido aos desafios nos programas educacionais e à variabilidade no escopo da prática no nível regional (estados) e institucional, muitos *nurses practitioners* são desafiados a praticar até o limite de sua educação, certificação e licenciamento.

No Brasil, inicialmente, foi instituída pela Presidência do Conselho Federal de Enfermagem (COFEn) por meio da Portaria Nº 379 de 11 de março de 2016, a Comissão de Práticas Avançadas em Enfermagem, com as seguintes atividades propostas: o Conselho Internacional de Enfermeiras (CIE), assim conceitua Práticas Avançadas em Enfermagem: "[...] enfermeiros que adquiriram a base de conhecimento especializado, capacidade de tomar decisões complexas e competências clínicas para a prática expandida, cujas características são moldadas pelo contexto ou país em que eles são credenciados para atuar. O título de mestre é recomendado para inclusão neste nível."

Em 2016, foi criada a Comissão de Práticas Avançadas de Enfermagem (Portaria do COFEN, nº 379 de 11 de março de 2016). Essa comissão passa a discutir o tema e desenvolver o debate no interior da corporação de enfermagem. O objetivo geral dessa comissão é analisar as práticas dos enfermeiros no cotidiano do trabalho na estratégia da saúde da família no âmbito da Atenção Básica à saúde à luz do conceito de práticas avançadas em enfermagem, identificando as diferentes práticas num contexto de mudanças estruturais do exercício profissional, praticado no Brasil.

Os enfermeiros de prática avançada são essenciais para a prestação de cuidados de alta qualidade. Esforços para promover a sua prática em toda a extensão da licença e em várias configurações de cuidados de câncer são imperativos. Os recursos devem ser dedicados à educação e integração para garantir que eles não apenas sejam capazes de se integrar efetivamente ao sistema de saúde, mas também se estabeleçam como líderes da equipe interprofissional. A ONS liderou esforços para apoiar e promover a prática da *nurse practitioner* e continua comprometida com o crescimento da profissão.

➤ Conclusão

Os tempos atuais trarão novos desafios e oportunidades para enfermeiros educadores em oncologia desenvolverem abordagens inovadoras preparando enfermeiros oncológicos para serem prestadores de cuidados de saúde eficazes e valorizados. A prática de enfermagem em oncologia evoluiu para atender às necessidades do paciente em toda a experiência do câncer e, agora, incluem papéis na promoção e proteção à saúde, bem como a prevenção do câncer e o gerenciamento dos aspectos físicos, psicossociais e espirituais que envolvem o câncer e seu tratamento.

Essa evolução do sistema de saúde e das novas tecnologias exige novas abordagens para a educação em enfermagem oncológica e exige uma revisão contínua do conteúdo especializado. É necessário que haja um foco maior nas diversas áreas específicas do câncer como: genética, prevenção, cuidados paliativos, sobrevivência pós tratamento, aconselhamento psicossocial e intervenções em enfermagem. A chave para a preparação educacional de enfermeiros oncológicos está na habilidade de entender, usar e aplicar uma base de conhecimento em constante evolução. Além dessas habilidades de aplicação do conhecimento, os enfermeiros oncológicos precisam aumentar o conhecimento e a competência para influenciar a direção dos cuidados.

Os enfermeiros compõem o maior segmento individual da força de trabalho em saúde e, além disso, também passam a maior parte do tempo prestando assistência ao paciente como profissão. Enfermeiros, portanto, têm ideias valiosas e habilidades únicas para contribuir como parceiros com outros profissionais de saúde na melhoria da qualidade e segurança dos cuidados, como previsto no *Affordable Care Act* (ACA), os enfermeiros devem estar totalmente envolvidos com outros profissionais de saúde e assumir papéis de liderança no redesenho do atendimento ao paciente. Para garantir que seus membros estejam bem preparados, a profissão deve instituir um treinamento de residência para enfermeiros, aumentar a porcentagem de enfermeiros que chegam até o nível de pós-graduação (mestrado e doutorado). Além disso, os obstáculos regulatórios e institucionais, incluindo limites no escopo da prática dos enfermeiros, devem ser removidos para que o sistema de saúde possa colher o benefício total do treinamento, das habilidades e do conhecimento do enfermeiro no atendimento ao paciente.

➤ Referências

1. Kadmon I. The Various Roles of Oncology Nurse Specialists: An International Perspective. Asia Pac J Oncol Nurs. 2017 Apr-Jun;4(2):89-90. doi: 10.4103/apjon.apjon_16_17. PMID: 28503636; PMCID: PMC5412158.

2. Pautasso FF, Zelmanowicz AM, Flores CD, Caregnato RCA. Atuação do Nurse Navigator: revisão integrativa. Rev Gaúcha Enferm. 2018;39:e2017-0102. doi: https://doi.org/10.1590/1983- 1447.2018.2017-0102.

3. Buchanan LM. Therapeutic nursing intervention knowledge development and outcome measures for advanced practice. Nursing & health care: official publication of the National League for Nursing, 1994 15(4), 190-195.

4. Mooney KH. Oncology nursing education: peril and opportunities in the new century. Semin Oncol Nurs. 2000;16(1):25-34.

5. Bialous SA. Vision of Professional Development of Oncology Nursing in the World. Asia Pac J Oncol Nurs. 2016 Jan-Mar;3(1):25-27. doi: 10.4103/2347-5625.178164. PMID: 27981131; PMCID: PMC5123530.

6. WHO GLOBOCAN. International Agency for Research on Cancer. Globocan 2012. Disponível em: http://globocan.iarc.fr/Default.aspx. Acesso em 15/9/2021.

7. Yates P, Aranda S. 40 years of cancer nursing in Australia: The emergence of a specialty. Cancer Forum 37(1):35-38. March 2013.

8. Institute of Medicine (US). The Future of Nursing Leading Change, Advancing Health; Committee on the Robert Wood Johnson Foundation Initiative on the Future of Nursing, at the Institute of Medicine.Washington (DC): National Academies Press (US); 2011.

9. Lifelong Learning for Professional Oncology Nurses Oncology Nursing Society Nurse Education ONF 2012, 39(2), 127.

10. Cassiani SHDB, Zug KE. Promovendo o papel da Prática Avançada de Enfermagem na América Latina. Rev Bras Enferm. 2014;67(5):673-4.

11. Peduzzi M. Editorial. Enfermeira de prática avançada na atenção básica. Rev baiana de enfermagem. 2017.

12. Oncology Nursing Society. Demographics report, as of October 1, 2002. Pittsburgh, PA: Oncology Nursing Society; 2002.

13. Kufe DW, Pollock RE, Weichselbaum RR, et al., editors.Hamilton (ON): BC Decker; 2003.

14. Camp-Sorrell D. Chemotherapy: toxicity management. In: Yarbro CH, Frogge MH, Goodman M, editors. Cancer nursing: principles and practice, 5th ed. Sudbury, MA: Jones and Bartlett; 2000. p. 444-86.

15. Condo J. Statement on the Scope and Standards of Oncology Nursing Practice: Generalist and Advanced Practice. Published By: Oncology Nursing Society, 2013.

16. Murphy CM, et al. The Value of Oncology Nursing Certification Carlton G. Brown Nurse Education CJON 2010, 14(6)

17. Oncology Nurse Navigator Core Competencies 2017. Oncology Nurse Practitioner Role: Recommendations From the Oncology Nursing Society's Nurse Practitioner Summit, CJON 2018.

18. Mackey H, et al.Oncology Nurse Practitioner Role: Recommendations From the Oncology Nursing Society's Nurse Practitioner Summit. Clin J Oncol Nurs. 2018 Oct 1;22(5):516-22. doi: 10.1188/18.CJON.516-522.

Autogerenciamento dos Sintomas

Bruna Tirapelli Gonçalves • Selma Montosa da Fonseca

A partir de 2012, no universo mundial, a teoria da transição epidemiológica, iniciada em 1971, se concretizou evidenciando complexas mudanças dos padrões saúde-doença e nas interações entre esses padrões, seus determinantes demográficos, econômicos e sociais, e suas consequências. Assim, pode-se destacar a existência de um processo longo de mudanças nos padrões de mortalidade e adoecimento, em que as pandemias por doenças infecciosas são gradativamente substituídas pelas doenças degenerativas e agravos produzidos pelo homem; durante essa transição, as mais profundas mudanças nos padrões de saúde-doença ocorrem nas crianças e nas mulheres jovens; as mudanças que caracterizam a transição epidemiológica são fortemente associadas às transições demográfica e socioeconômica que constituem o complexo da modernização.[1]

No Brasil, o fenômeno da transição demográfica e epidemiológica, entre 1950 e 2010, destaca os diferenciais frente a um modelo teórico de transição, de uma sociedade rural e tradicional para uma sociedade urbana e moderna, com quedas das taxas de natalidade e mortalidade.[2]

O processo de urbanização acompanhou-se de importantes mudanças sociais, como nas formas de inserção da mulher na sociedade, rearranjos familiares, incrementos tecnológicos, entre outras. O padrão demográfico alterou-se. A forte queda na fecundidade e o aumento da longevidade impulsionaram um envelhecimento acelerado da população brasileira. Em anos recentes, observam-se tendências de crescimento baixo ou mesmo negativo da população jovem, desaceleração do crescimento da população em idade ativa e grande crescimento do contingente de idosos.[3]

A mortalidade por doenças infecciosas e parasitárias (DIP) vem declinando desde a década de 1940. Entre 2000 e 2010, a mortalidade proporcional por DIP caiu de 4,7 para 4,3%. Observa-se a persistência de doenças associadas à miséria e exclusão social, a exemplo da tuberculose e a hanseníase; a alta incidência da malária na região da Amazônia e as recorrentes epidemias da dengue. A emergência de novas DIP, bem como as novas formas de transmissão de antigas DIP, aportam complexidade a esse cenário.[4,5]

O envelhecimento, a urbanização, as mudanças sociais e econômicas e a globalização impactaram o modo de viver, trabalhar e se alimentar dos brasileiros. Como consequência, tem

PARTE III | ASSISTÊNCIA DE ENFERMAGEM EM ONCOLOGIA

crescido a prevalência de fatores como a obesidade e o sedentarismo, concorrentes diretos para o desenvolvimento das doenças crônicas não transmissíveis (DCNT). Em 2011, quase a metade dos adultos (≥ 18 anos de idade) em capitais brasileiras relataram excesso de peso (48,5%), 17,0% referiram consumo abusivo de álcool, 20,0% consumiam frutas e hortaliças em quantidade insuficiente e 14,0% eram inativos fisicamente. Não é de se surpreender que, em 2010, as DCNT responderam por 73,9% dos óbitos no Brasil, dos quais 80,1% foram devido a doença cardiovascular, câncer, doença respiratória crônica ou diabetes. Esses dados reafirmam a relevância das DCNT nesse momento de transição epidemiológica do Brasil.[5]

Setenta e cinco por cento dos crescentes custos de saúde podem ser atribuídos a doenças crônicas, prevenção e gestão de condições crônicas, assim, uma das maiores prioridades de saúde é autogestão colaborativa do paciente na atenção primária que tem sido repetidamente demonstrado ser eficaz tanto na redução dos sintomas como no aumento da qualidade de vida, ainda que não há consenso sobre o quê, como, quando e quais programas de autogestão são melhor implementados.[6]

Não se pode desconsiderar, também, que o crescimento da violência representa um dos maiores e mais difíceis desafios do novo perfil epidemiológico do Brasil. Em 2010, ocorreram 143 mil (12,5%) óbitos devidos as causas externas. O aumento da mortalidade por causas externas, observado a partir da década de 1980, deve-se principalmente aos homicídios (com 52 mil óbitos em 2010) e aos acidentes de transporte terrestre (com 42,5 mil óbitos em 2010), com destaque em grandes centros urbanos. Transições demográficas rápidas em contextos históricos complexos e de grandes desigualdades sociais alimentam a violência e dificultam as soluções para esse problema.[7]

Frente a esse cenário, na atualidade, o câncer se mantém como segunda causa de morte por doença no país, ainda que muitas melhorias nas modalidades dos tratamentos estão sendo verificadas. Destaca-se que os tratamentos em geral são demorados, realizados em esquema ambulatorial o que requer que o paciente e sua família participem ativamente do processo de cuidado para garantir a eficiência dos mesmos. Tal demanda aponta para a necessidade de incluir na assistência de enfermagem em oncologia, ações educativas de orientações personalizadas e que considere seu perfil de doença e tratamento, que auxiliem os pacientes a passarem por esta fase com a melhor qualidade de vida possível.

➤ A Importância do Autogerenciamento

No Brasil, a partir de 2013, a Política Nacional para Prevenção e Controle do Câncer na Rede de Atenção à Saúde das Pessoas com Doenças Crônicas no âmbito do Sistema Único de Saúde (SUS), aponta para a necessidade de intervenções multiprofissionais que permitam gerenciar e controlar os sintomas dos pacientes em tratamento, com eficácia, economia e contribuindo para a melhoria da qualidade de vida dos mesmos.[8]

Para tanto, os programas baseados na promoção do autogerenciamento partem da definição conceitual de que o autogerenciamento está focado no ensinamento de habilidades para solução de problemas. O ensino de habilidades para a solução de problemas é voltado para os próprios portadores da doença crônica ou seus cuidadores e enfoca aspectos de diferentes naturezas: biológica, social e afetiva.[9]

Intervenções de autogestão se baseiam em cinco ações centrais:

1. Ativar a motivação para mudança.
2. Aplicar informações específicas de domínio da educação e automonitoramento.
3. Desenvolver habilidades.
4. Adquirir recursos ambientais.
5. Construir apoio social.

Uma gama de ações como disponibilizar veículos, intervenções em grupo, prestadores de cuidados primários e tecnologia, são descritos e avaliados em termos de metas de difusão e de contenção de custos que favoreçam os programas.[6]

Assim, para desenvolver o autogerenciamento nos pacientes oncológicos, é necessário que a equipe multiprofissional desenvolva competências que lhe capacite para:

- Auxiliar, educar e apoiar o paciente de modo que ele se sinta capaz e confiante para cuidar--se integralmente.
- Ensinar habilidades para o automonitoramento.
- Favorecer no paciente/família a efetiva capacidade de tomada de decisões no processo saúde-doença-cuidado.[9]

Nesse sentido, existem publicações que mostram ações realizadas para paciente com doenças hematológicas específicas, como leucemia mieloide aguda (LMA), aguardando transplante de células-tronco hematopoiéticas alogênicas, para quem foi implementado protocolo para cuidados orais. Assim, os pacientes foram treinados para higienização oral efetiva, orientados para fazerem autoavaliação de seu estado oral diariamente, classificando seu maior nível de dor nas últimas 24 horas e a dor que apresentavam ao engolir, beber, comer, falar ou dormir, receberam um guia para a escolha do enxaguante oral de acordo com as avaliações diárias e pode-se observar que a intervenção foi promissora, já que conseguiu atrasar e reduzir a candidíase oral nestes pacientes.

Controle da progressão da doença, preservação da autonomia no autocuidado e a manutenção da qualidade de vida, são atividades desafiadoras para os pacientes executarem em sua vida diária. No entanto, ainda há poucas evidências para apoiar as mudanças na prática clínica de enfermagem que visam melhorar o desenvolvimento de autogestão.[10]

Existem, na atualidade, esquemas de quimioterapia oral que implicam a autoadministração por pacientes ou cuidadores em ambiente domiciliar. Esses são novos desafios em termos de monitoramento, interações medicamentosas e adesão, onde o impacto nos resultados terapêuticos e nos erros de medicação certamente serão alterados com a implantação de intervenções para o autogerenciamento. O não controle da adesão e dos efeitos colaterais, implicará em falha do tratamento e gasto desnecessário de recursos. Daí a importância e necessidade de autogestão.

As ações para a implementação de autogerenciamento também terão efeito positivo com os sobreviventes de câncer, para avaliar alteração de autoimagem; com adolescentes, jovens, mulheres, no sentido de oferecer cuidados de apoio, bem como com os sobreviventes após o transplante de medula óssea, onde cuidados contínuos e multidimensionais são fundamentais para lhes favorecer a autonomia, qualidade de vida e bem-estar.[11]

É fundamental o aspecto educativo para implementação de autogerenciamento, já que é necessário, uma avaliação que permita diagnosticar demandas dos pacientes e seus familiares por meio do uso de escalas validadas e fáceis de serem aplicadas, além de que o conhecimento dos diagnósticos do cliente por todos membros da equipe, seja garantido por meio de comunicação efetiva e segura, tendo em vista que o foco da educação para o autogerenciamento é capacitar paciente e família para tomada segura de decisões.

Um estudo de pesquisa-ação participativa foi realizado em um departamento de internação de ambulatório de um Hospital Português. A amostra foi composta por 52 enfermeiros e 99. Foram identificadas medidas na prática clínica que tornariam o processo de autogerenciamento mais efetivo. As diretrizes específicas, o fornecimento de material para apoiar a tomada de decisões e a otimização do compartilhamento de informações entre profissionais, influenciou positivamente o processo de mudança. Essa mudança melhorou o desenvolvimento de habilidades e consciência de autogerenciamento, melhorando comportamentos relacionados à saúde e os resultados clínicos. Os autores concluíram que para apoiar as habilidades de autogerenciamento, uma mudança efetiva na prática clínica da enfermagem é necessária. Esse estudo demonstrou a relevância de um portfólio de técnicas e ferramentas para ajudar os pacientes a adotarem comportamentos saudáveis.[12]

Os estudos sobre a autorregulação emergiram na década de 80 e têm como questões centrais a proatividade pessoal, a perseverança e a habilidade de adaptação. O processo de autorregulação está intimamente relacionado a três subprocessos denominados auto-observação, autojulgamento e autorreação. Auto-observação fornece informações relevantes sobre o que o sujeito sabe e se o que ele sabe atende ou não às necessidades e expectativas da situação. O autojulgamento é o subprocesso através do qual o indivíduo avalia seu próprio comportamento em função de padrões e comportamentos referenciais que tem como fonte de comparação padrões normativos sociais, pessoais e coletivos. Cada paciente seleciona, resgata e utiliza diferentes referências, que são construídas em suas trajetórias de troca social e comportamental e personalizadas como padrões pessoais com os profissionais de saúde com quem interagem. O terceiro subprocesso, denominado autorreação, é responsável pela mudança do comportamento a partir das reações de autossatisfação, autoinsatisfação ou autocrítica. Desse modo, quando o sujeito julga que seu comportamento produziu uma resposta favorável, tende a sentir-se gratificado e motivado em empenhar esforços para produzir resultados similares. Por outro lado, os resultados insatisfatórios ou insuficientes também podem servir como fonte de motivação para mudanças no comportamento, na medida em que o sujeito acredita que pode alcançar resultados melhores do que os que alcançou. Nesse sentido, o ambiente interfere e colabora para o desenvolvimento da auto-observação, do autojulgamento e da autorreação, fornecendo elementos para a construção dos padrões internos.[13]

Em áreas importantes para a Oncologia, como o cuidado com ostomias, o autogerenciamento foi estudado dentro de um programa de capacitação para a auto-gestão do cuidado de estomas, enfatizando a resolução de problemas, autoeficácia, ressignificação cognitiva e estabelecimento de metas. A partir do desenvolvimento de metas sobre as necessidades para trabalhar a autogestão nesse grupo de pacientes, as mesmas foram classificadas seguindo um modelo de qualidade de vida a pacientes crônicos, considerando as esferas aspectos físicos, psicológicos, efeitos sociais e espirituais relacionados à ostomia. Oitenta e sete metas consideradas foram no âmbito físico, relacionados ao cuidado da pele, colocação da bolsa e gestão de vazamentos, 26 eram metas do âmbito social, que abordavam o engajamento em papéis sociais ou recreativos e atividades diárias e 5 eram objetivos psicológicos, relacionados à confiança e ao controle do pensamento negativo. Esse estudo concluiu que, embora os objetivos dos sobreviventes de câncer com estomia possam ser variáveis, os fatores relacionados à autogestão dos problemas nos aspectos físicos, são os objetivos mais comumente desejável no treinamento de autogerenciamento no ponto de vista desses indivíduos.[14]

Estudos realizados com pacientes participantes de um *Programa de Extensão – Acolhe-Onco da Universidade Federal de São Paulo*, nos ambulatórios do Hospital São Paulo, que utiliza o autogerenciamento em suas atividades e encontrou médias altas relacionadas com satisfação relacionada ao domínio técnico profissional e a confiança.[15]

Uma importante tendência para implementação de autogerenciamento é o Telessaúde, modalidade assistencial que permite interação entre os profissionais de saúde e desses com os pacientes e sua família. Essa modalidade vem se expandindo, pois o telefone é utilizado como método de apoio para diminuir os custos referentes a diminuição da necessidade de internações para o controle dos principais efeitos adversos dos tratamentos para o câncer, como baixa de imunidade, fadiga, neurotoxicidade, apoio emocional, estresse do cuidador. Sendo assim, há aumento da satisfação e da qualidade de vida dos pacientes.[16,17]

Assim, finalizamos com a certeza da necessidade de incluir o desenvolvimento do autogerenciamento nas unidades que atendem clientes oncológicos e a sua família, com vistas a prestar assistência segura, econômica e de qualidade aos clientes oncológicos, sendo imprescindível que a formação do enfermeiro seja condizente com o desenvolvimento das competências e habilidades que se relacionem com esse perfil profissional do enfermeiro.

➤ Referências

1. Omran A. The epidemiologic transition: a theory of the epidemiology of population change. Milbank Quarterly. 2005; 83(4):731-57.

2. Vasconcelos AMN, Gomes MMF. Transição demográfica: a experiência brasileira. Epidemiologia e Serviços de Saúde. 2012; 21(4):10.

3. Rede Interagencial de Informações para Saúde. Demografia e Saúde: contribuições para análise da situação e tendências. Brasília. Organização Pan-americana da Saúde. 2009. (Série G. Estatística e Informação em Saúde). (Série Informe de Situação e Tendências).

4. Conselho Nacional de Secretários de Saúde. Vigilância em Saúde - Parte 1/. Brasília: Conselho Nacional de Secretários de Saúde; 2011. (Coleção Para Entender a Gestão do SUS).

5. Ministério da Saúde. Saúde Brasil 2011: uma análise da situação de saúde e a vigilância da saúde da mulher. Brasília: Ministério da Saúde. 2012.

6. Rotheram-Borus, et al. Prim Care. 2012 December; 39(4): 649-60. doi:10.1016/j.pop.2012.08.006.

7. Duarte CD, Barreto, SM. Transição demográfica e epidemiológica: a Epidemiologia e Serviços de Saúde revisita e atualiza o tema. Epidemiol. Serv. Saúde v.21 n.4 Brasília dez. 2012.

8. Ministério da Saúde (BR). Portaria 874, de 16 de maio de 2013: institui a Política Nacional para Prevenção e Controle do Câncer na Rede de Atenção à Saúde das Pessoas com Doenças Crônicas no âmbito do Sistema Unico de Saúde (SUS). Diário Oficial da União da república federativa do Brasil. 2013 mai 17; 949seçãoI): 129-32.

9. Walker C, Swerissen H, Belfrage J. Australian Health Review 2003; 26(3): 34-42. Nascimento LS, Gutierrez MGR, De Domenico EBL.Programas educativos baseados no autogerenciamento: uma revisão integrativa. Rev Gaucha Enfermagem/submetidoLorig K. Self-management: context, definition, and outcomes anmechanisms. Acessado em: URL: www.optmizinghealth.org/index.php/site/content/download/92/370/file/lorig.pdf.

10. Nordhturft V, Schneider JM, Hebert P, Bradham DD, Bryant M, Phillips M, et al. Chronic disease selfmanagement: improving health outcomes. Nurs Clin North Am. 2000 June; 35(2): 507-17.

11. Padilha JM, De Sousa PAF, Pereira FMS. (2017) Nursing clinical practice changes to improve self-management in chronic obstructive pulmonary disease. International Nursing Review 00.

12. N Engl J Med 2015; 373:2499-2511 DOI: 10.1056/NEJMoa1505949.

13. Ercolano E, et al. Chronic Care Model for Self-Management of Ostomies. Clinical Journal of Oncology Nursing • Volume 20, Number 3.

14. Nascimento LS, Gutierrez MGR, De Domenico EBL. Programas educativos baseados no autogerenciamento: uma revisão integrativa. Rev Gaúcha Enferm., Porto Alegre (RS) 2010 jun;31(2):375-82.

15. Ferreira DAV, Silva AP, Silva KXR. Ensino de oncologia na graduação médica e autorregulação da aprendizagem. Vol. 14 (Supl 1). Controle do câncer: novos horizontes.

16. Santos AES, et al. Satisfação do paciente oncológico com atividades de enfermagem empreendidas por um programa de extensão universitária. Revista conexão UEPG v. 15, n. 1 (2019).

PARTE IV
ONCOPEDIATRIA

20. Principais Tipos de Câncer na Infância e Seus Tratamentos
21. A Criança com Câncer e a Sua Família
22. Comunicação com a Criança e Sua Família

Principais Tipos de Câncer na Infância e Seus Tratamentos

Ana Lygia Pires Melaragno

➤ Introdução

Neste capítulo, vamos abordar os principais tipos câncer na infância e adolescência, que compreende a faixa etária entre zero e dezenove anos. Nessa idade, o câncer é uma doença rara, correspondendo a 2%-3% de todos os tumores malignos. No Brasil, a última estimativa de câncer para esta população foi de 12.600 casos novos para o ano de 2017. No mundo todos os anos, mais de 250.000 crianças e adolescentes com menos de 20 anos são diagnosticados com câncer. 90.000 não sobrevivem.

O câncer na infância e adolescência é um grupo de várias doenças que se caracterizam por intensa proliferação celular. Hoje, é a primeira causa de morte por doença na população de zero a dezenove anos, ocupando o segundo lugar nos casos de mortalidade infanto juvenil, superada apenas por acidentes e mortes violentas.

Os índices de cura melhoraram significativamente nos últimos 50 anos, porém a sobrevida estimada nessa faixa etária no Brasil é de 64%. Um estudo divulgado pelo Ministério da Saúde em 2017 aponta que a sobrevida das crianças brasileiras varia de acordo com a região em que nasceram, os melhores índices de cura estão concentrados nas regiões Sul e Sudeste, que alcançam respectivamente 75% e 70%, seguidas pela região Centro Oeste com 65%, Nordeste com 60% e Norte com 50%. Esses dados são alarmantes, pois ao contrário do que se pensa, ainda temos crianças morrendo por serem brasileiras e morarem em regiões onde há menos acesso ao diagnóstico precoce e acesso ao tratamento adequado.

➤ Diferente do Câncer do Adulto

O câncer na infância e adolescência é diferente do câncer do adulto. Essas diferenças estão caracterizadas nos aspectos morfológicos e comportamento clinico, pois cresce rapidamente nas suas localizações primárias. Nessa faixa etária, o câncer afeta as células do sangue e dos tecidos de sustentação como ossos e músculos. Os tumores na criança crescem mais rapidamente que os do adulto e tornam-se invasivos, porém são mais sensíveis a quimioterapia.

Fatores de Risco

As crianças e adolescentes raramente apresentam alterações genéticas relacionadas ao aparecimento do câncer. A exposição a fatores de risco causados por hábitos adotados como estilo de vida, p. ex., álcool e tabagismo, não ocorrem nessa população. Isso nos alerta para o fato de que o câncer na infância e adolescência não é passível de prevenção.

Diagnóstico Precoce

A grande chance de cura está no diagnóstico precoce e acesso rápido aos serviços habilitados para tratamento, que envolverá o uso de quimioterapia, cirurgias de risco como nos casos de tumores cerebrais, radioterapia e, em alguns casos, o transplante de células-tronco hematopoiéticas (TCTH), além de tratamentos de suporte com acesso a Unidade de Terapia Intensiva (UTI), antibióticos de última geração e banco de sangue.

Nesse cenário, é importante destacar a atuação do enfermeiro durante a consulta de enfermagem, em especial na Atenção Básica, pois as crianças passam nos dois primeiros anos de vida por cerca de 15 atendimentos. Durante a consulta de enfermagem é importante estar alerta para os sinais e sintomas do câncer, pois poderá contribuir para o diagnóstico precoce e consequentemente para a sobrevida destas crianças. Atualmente no Brasil, iniciativas como as do Instituto Ronald Mcdonald e Instituto Desiderata, no Rio de Janeiro, têm desenvolvido programas de capacitação sobre os principais sinais e sintomas e fluxos de encaminhamento das crianças e adolescentes e suas famílias em um tempo reduzido. Essas iniciativas são baseadas em programas de capacitação para as equipes da atenção básica sobre os principais sinais e sintomas e estabelecem fluxos rápidos de encaminhamento dos casos suspeitos. Na Tabela 20.1, um podemos observar os principais sinais e sintomas e seu diagnóstico diferencial.

Tabela 20.1. Principais sinais e sintomas do câncer na infância e adolescência.

Sinais e Sintomas	Tipo de câncer	Diagnostico diferencial
Febre recorrente e sem foco	Leucemias e linfomas	Infecção
Vômitos e ou vômitos matinais	Massas abdominais e tumores de sistema nervoso central	Infecção e refluxo gastresofágico
Constipação	Massa abdominal	Erro alimentar
Tosse seca	Massa mediastinal	Infecção no trato respiratório, pneumonia
Dor óssea ou muscular	Leucemia, tumor ósseo, neuroblastoma	Lesão musculoesquelética, infecção viral
Cefaleia	Tumor cerebral	Cefaleia de tensão, enxaqueca, infecção
Linfadenectomia > 2 cm	Leucemias, linfomas, doença metastática	Linfadenite, doenças do colágeno e outras
Hematúria	Tumor de Wilms	Infecção do trato urinário, glomerulonefrite
Disúria	Rabdomiossarcoma	Anomalias do trato urinário
Hematomas, petéquias, sangramentos, palidez, fadiga, dor óssea e ou articular generalizada, hepatoesplenomegalia, linfadenectomia generalizada	Leucemias	Alterações de coagulação, traumas

Fonte: Autoria própria.

É importante que o enfermeiro valorize as informações, queixas, sinais e sintomas e esteja atento ao número de vezes que a criança retorna com as mesmas queixas. Interaja com outros profissionais, acompanhe o agendamento dos exames e consultas solicitados. Participe do encaminhamento do paciente e sua família ao serviço especializado. Durante o tratamento é importante que profissionais da atenção básica acompanhem a família e interajam com a equipe, pois dessa maneira poderão dar o suporte com os recursos disponíveis.

➤ Campanha

O Dia Internacional do Câncer na Infância (ICCD, na sigla em inglês), fundado em 2002 pela Childhood Câncer International (CCI), é celebrado em todo o mundo a cada ano no dia 15 de fevereiro. A campanha do ICCD 2019 se concentra em "Sem mais dor" e "Sem mais perdas" para crianças com câncer e suas famílias, além disso, atingir 60% de cura em todo o mundo até o ano de 2030, salvando um milhão de crianças na próxima década. No Brasil, a Sociedade Brasileira de Oncologia Pediátrica (SOBOPE) fixou o dia 23 de novembro como o dia Nacional do Câncer Infantil e a Confederação Nacional das Instituições de Apoio e Assistência à Criança e ao Adolescente com Câncer (CONIACC) lançou a campanha do Setembro Dourado como o mês da conscientização sobre os sinais e sintomas.

➤ Tipos de Câncer

Este capitulo abordara por ordem de incidência os tipos mais comuns de câncer na infância. As três doenças com maior incidência serão abordadas com mais detalhes de acordo com o título do capítulo.

Por ordem de incidência, temos a seguinte disposição:

- Leucemias: corresponde a 30% dos casos.
- Tumores de sistema nervoso central: tumor sólido mais frequente e responsável por 15% dos casos.
- Linfomas: incidência de 15%.
- Neuroblastoma: incidência de 3%.
- Tumor de Wilms: tumor renal responsável por 5 a 10% dos casos.
- Sarcomas de partes moles: responsáveis por 4 a 8% dos casos.
- Tumores ósseos: correspondem a 7% dos casos.
- Retino blastoma: tumor ocular da infância, responsável por 2 a 4% dos casos.
- Tumores de células germinativas: correspondem a 2 a 4% da incidência.
- Tumores hepáticos: correspondem a 1% dos casos.

➤ Leucemias

As leucemias correspondem a 30% dos casos de câncer em crianças e adolescentes com menos de 15 anos de idade e compreendem a leucemia linfoide aguda (LLA), leucemia mieloide aguda (LMA) e leucemia mieloide crônica (LMC).

A LLA é a mais frequente e corresponde a 75% dos casos. São causadas por alterações malignas de um precursor hematopoiético da linhagem linfoide, ou seja, se origina na medula óssea, e seu pico de incidência é ao redor de 3 a 5 anos de idade, sendo mais comum em meninos. Nas crianças a medula ativa é encontrada em praticamente todos os ossos, enquanto nos adolescentes ela está principalmente nos ossos planos ou chatos (crânio, omoplatas, costelas, esterno e pelve) e nas vértebras.

Algumas doenças genéticas como a anemia de Fanconi, síndrome de Klinefelter e a síndrome de Down, entre outras, estão associadas a um maior risco de desenvolvimento das leucemias. No caso de crianças com síndrome de Down, elas têm 15 vezes mais chance de apresentar a doença, quando comparadas com crianças sem a síndrome. Também se sabe que, nos casos em que um irmão desenvolve a doença, há risco de que os outros também venham a desenvolver, e nos casos de gêmeos idênticos essa possibilidade é 20% maior. Em indivíduos que fazem uso de imunossupressores, também se tem observado que há um maior risco para as leucemias.

Sinais e Sintomas

Os sinais e sintomas mais frequente são: febre em 50 a 60% dos casos; sangramentos e hematomas 38 a 48% (Figura 20.1A), dores ósseas 25 a 40%, adenopatias 50% (Figura 20.1B e 20.1C), esplenomegalia 60 a 65% e hepatoesplenomegalia 60 a 70% das vezes.

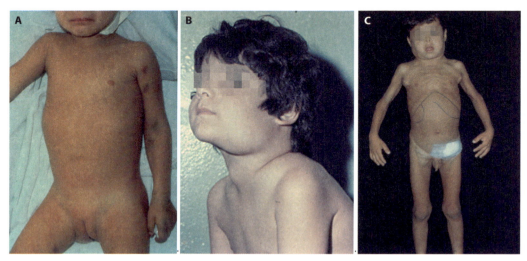

Figura 20.1. (A) Hematomas; (B) Linfadenomegalia e (C) Linfadenomegalia.
Acervo do autor.

Exames de Diagnóstico

- Hemograma completo e estudo do sangue periférico: avaliam os diferentes tipos de células do sangue e alterações nas quantidades.
- Exames de coagulação e bioquímica sanguínea: embora esses exames não sejam utilizados para diagnosticar a leucemia, são fundamentais para identificar alterações hepáticas e renais causados pelas células leucêmicas e que podem interferir no tratamento quimioterápico.
- Citoquímica: é a aplicação de corantes bioquímicos às células do sangue e medula óssea, de maneira a mostrar sua composição sem modificar apreciavelmente sua morfologia.
- Citometria de fluxo e imuno-histoquímica: exame realizado com o auxílio do citometro de fluxo, que consegue fazer medidas individuais de milhares de células, numa contagem exata.
- Citogenética: nesse exame, os cromossomos das células leucêmicas são analisados para detectar qualquer anormalidade. Em alguns casos de leucemia, as células apresentam alterações cromossômicas visíveis ao microscópio.
- Hibridização fluorescente *in situ* (FISH): detecta a maioria das alterações cromossômicas visíveis ao microscópio em exames citogenéticos, bem como alterações pequenas não visualizadas em exames de citogenética. Pode ser utilizado nos exames de sangue ou em amostras da medula óssea.

- Reação em cadeia da polimerase: é um exame de DNA que permite detectar cromossomos pequenos, não visíveis ao microscópio, mesmo quando poucas células leucêmicas estejam presentes na amostra.
- Coleta de líquor: permite identificar a infiltração de células leucêmicas no sistema nervoso central (SNC) e esse é um dado importante para o estadiamento.

  Geralmente, essa coleta ocorre na presença do enfermeiro, que deve estar atento ao procedimento que deve ser realizado por profissionais médicos experientes para evitar que haja acidentes e ou contaminação, pois isso vai determinar o número de quimioterapia intratecal que a criança será submetida. É indicada a sedação para a coleta desse exame, para diminuir e ou evitar a ocorrência de acidentes.
- Coleta de medula óssea: pode ser através de biopsia ou aspiração é a remoção do líquido e das células pela inserção de uma agulha na medula óssea. Revela quais células estão presentes e a sua morfologia.
- A biópsia de fragmento de medula óssea: remoção de um pedaço intacto da medula óssea com a utilização de agulhas especificas para essa finalidade, vai revelar quão cheia essa medula está. Geralmente, são coletados de crista ilíaca e, em crianças muito pequenas, podem ser coletados da tíbia.

A coleta de exames é uma etapa muito importante, pois vai definir o diagnóstico e determinar o início do tratamento. O enfermeiro é o responsável pelo preparo do paciente, dos materiais necessários e encaminhamento das amostras. O cumprimento da meta um que assegura a identificação do paciente e dos tubos e lâminas coletadas é um cuidado importante, além disso, deve a agilidade para assegurar o encaminhamento dos materiais aos locais adequados garantindo a sua conservação e chegada ao destino correto.

Tipos de leucemia na infância:

- Leucemia linfoide aguda (LLA).
- Leucemia mieloide aguda (LMA).
- Leucemia mieloide crônica (LMC).
- Leucemia linfoide crônica (LLC – só em adultos).

Classificação de Risco

As classificações de risco podem variar de um protocolo de tratamento para outro. Porém os fatores determinantes para um bom prognostico são: idade maior que um ano e menor que 10 anos, as leucemias pré-B, sistema nervoso central negativo, ser hiperdiploide e alterações cromossômicas 12:21 e boa resposta a indução. Para o mal prognostico, a idade menor que 1 ano e maior que 10 anos, as Leucemias pró-B e LLA T, sistema nervoso central positivo, hipodiploide, translocação do cromossomo 9:22 Philadelphia positivo e t4:11, hipercelularidade e mal respondedor a indução.

Tratamento

O tratamento das leucemias é realizado com o uso de poliquimioterapia em intervalos regulares e pode ser necessário o uso de Methotrexate em altas doses, o que significa que a toxicidade hematológica é um risco para esses pacientes.

Fase de Indução

Essa é a primeira fase do tratamento e tem uma duração aproximada de quatro a seis semanas e consiste no uso de quimioterapia antineoplásica. O objetivo é levar ao desaparecimento dos sinais e sintomas associados a doença. Atualmente, 98% das crianças alcançam a remissão nessa fase.

Nessa fase, o tratamento vai consistir no uso de glicocorticoide (dexametazona ou prednisona), vincristina e L-asparaginase e um antracíclicos, nos casos de pacientes classificados como alto risco. Nos casos de LLA T, pode ser associado a ciclofosfamida.

Fase de Consolidação

Ocorre após a remissão clinica completa (RCC) e tem como objetivo maximizar a precoce destruição das células leucêmicas. Inclui o uso do metotrexate e aracytin, geralmente dura alguns meses.

Fase de Manutenção

É menos intensiva e dura cerca de dezoito meses. É baseada na administração semanal de metotrexate e 6 mercaptopurina. O uso prolongado dessas drogas permite a eliminação dos blastos residuais de divisão lenta.

➤ Tratamento do Sistema Nervoso

É realizado com a utilização de quimioterápicos como o metotrexate e aracytin, via intratecal, onde se administra uma dose mais concentrada e com poucos efeitos colaterais. A administração por esta via é necessária, pois quando utilizada por via intravenosa não é capaz de ultrapassar a barreira hematoliquórica, transformando o sistema nervoso central em um santuário leucêmico. O número de aplicações e o intervalo de tempo entre elas estará estabelecido no protocolo de escolha e na classificação de risco.

Prognóstico

Atualmente, os índices de cura da LLA chegam a 80% quando as crianças são tratadas por protocolos consolidados em centros especializados por uma equipe interdisciplinar.

➤ Tumores do Sistema Nervoso Central

Introdução

Os tumores primários do sistema nervoso central são os tumores sólidos mais comuns na infância, com uma incidência de 0,6 casos por 100.000 crianças a cada ano.

Tipos mais Frequentes

São vários os tumores primários que acometem a criança e o adolescente. Ao contrário do adulto, em que a maioria dos tumores acomete os hemisférios cerebrais e estruturas supratentoriais, na criança a metade dos tumores são infratentoriais, acometendo as estruturas da fossa posterior, cerebelo, tronco cerebral e quarto ventrículo.

Os tumores mais frequentes na infância são:

- Meduloblastoma: 20% de todos os tumores do SNC.
- Astrocitoma pilocítico: 10% de todos os tumores do SNC.
- Ependimoma: 10 % de todos os tumores do SNC.

- Gliomas do tronco cerebral: entre 10 e 15% de todos os tumores do SNC.
- Outros tumores: tumor teratoide rabdoide atípico, gliomas de baixo grau de malignidades, gliomas de alto grau de malignidade, pinealoblastoma.
- Tumores germinativos: tumores do plexo coroide, glioma de vias ópticas, craneofaringeomas.

Quadro Clínico

Nos tumores cerebrais, a sintomatologia está relacionada à localização do tumor e não no tipo histológico. Os sintomas, na maioria desses tumores, são a cefaleia, em geral matutina, dificuldade de marcha, ataxia ou marcha parética (com lado meio que paralisado), além de náuseas e vômitos matutinos. Em fases mais avançadas, há dificuldade de movimentação dos olhos para cima (síndrome de Parinaud), ou olhar de sol poente, são os principais sintomas denotando lesões nas vias de coordenação, movimentação ou de drenagem de líquor.

Podem ser causados diretamente por infiltração ou compressão ou indiretamente por obstrução do fluxo liquórico e aumento da pressão intracraniana (PIC), levando a cefaleia matutina, vômitos e letargia (tríade clássica).

Tumores localizados fora da fossa posterior, em região suprasselar, os craniofaringiomas, os gliomas de nervo óptico e os germinomas se apresentam clinicamente com alterações visuais e hormonais. Em região pineal, os tumores de células germinativas e os pinealoblastomas se manifestam com paralisia ou paresia do olhar, nistagmo, pupilas pouco responsivas à luz e retração de pálpebra, caracterizando a síndrome de Parinaud. Diagnósticos mais tardios são observados em pacientes menores, pela incapacidade de descreverem sintomas como cefaleia ou diplopia.

Tratamento

A cirurgia, na maioria dos casos, é a principal abordagem, nos tumores de baixo grau de malignidade, tais como os astrocitomas cerebelares, gliomas de baixo grau, ependimomas grau I e II de malignidade e craniofaringioma; a cirurgia com ressecção total da lesão é a única abordagem necessária no tratamento dessas neoplasias. Tumores com maior malignidade, como meduloblastoma, pinealobastoma, tumores germinativos, tumor teratoide rabdoide atípico, ependimoma grau III e IV e gliomas de alto grau, além da cirurgia com a maior ressecção possível, deve ser acompanhada de quimioterapia e/ou radioterapia, para que se ofereça a maior possibilidade de cura.

Nos tumores do tronco cerebral, que em geral acometem de modo difuso a região da ponte do tronco cerebral, sendo impossível a abordagem cirúrgica, o tratamento o clássico é a radioterapia, a quimioterapia não oferece nenhum benefício aos pacientes portadores desta neoplasia, que continuam tendo prognostico muito ruim.

➤ Linfomas

Introdução

Linfomas são neoplasias malignas originadas no sistema linforreticular e constituem um grupo heterogêneo de doenças que correspondem a cerca de 10% a 15% de todos os cânceres na criança e adolescentes. A classificação é bastante complexa e a Organização Mundial da Saúde desenvolveu uma classificação de consenso, ficando conhecida como classificação dos tumores dos tecidos hematopoiéticos e l linfoides da WHO (Organização Mundial da Saúde).

São divididos em 2 grupos:

- Linfoma de Hodgkin.
- Linfoma Não Hodgkin.

➤ Linfoma de Hodgkin

Foi descrito por Tomas Hodgkin, em 1832, como uma doença que se caracterizava por um crescimento indolor e progressivo dos linfonodos, acometendo as cadeias linfonodais contiguas. Essa descrição, com mais de 180 anos, define exatamente a característica clínica do Linfoma de Hodgkin, uma doença dos linfonodos, indolente, que se dissemina pelos linfáticos acometendo as cadeias linfonodais vizinhas. Órgãos extra nodais podem ser acometidos em estágios avançados da doença.

Histologicamente, caracteriza-se pela presença da célula de Reed-Sternberg (RS), uma célula grande, com citoplasma abundante e bi ou multilobulação do núcleo.

Incidência

Existe predominância no sexo masculino (60% dos casos) e é raro abaixo dos cinco anos de idade, com marcado aumento de incidência no adolescente e adulto jovem e um segundo pico de incidência após a quinta década de vida.

Manifestação Clínica

A linfoadenopatia ocorre em mais de 90% dos casos, sendo a região cervical acometida em 60 a 80% dos pacientes seguido pelo mediastino, fossa supraclavicular, região auxiliar, retroperitônio e inguinal. Os lindonodos são indolores, de consistência elástica ou levemente endurecida. Origina-se em uma cadeia linfonodal isolada, progredindo por via linfática para cadeias contíguas, obedecendo à anatomia do sistema linfático em mais de 90% dos casos.

Em raros casos, pode ocorrer acometimento da cadeia cervical baixa ou fossa supraclavicular esquerda sem acometimento mediastinal, decorrente da disseminação neoplásica via ducto toráxico. Já o acometimento dos linfonodos supraclaviculares direito o acometimento mediastinal ocorre em mais de 25% dos casos. O acometimento mediastinal pode ser assintomático, ou se manifestar apenas por uma tosse seca persistente e, em casos mais avançados, causar a compressão mecânica das estruturas mediastinais. A compressão das estruturas mediastinais em especial a cava, é conhecida como Síndrome da veia cava superior.

A veia cava, por ter parede fina e baixa pressão sanguínea, sofre compressão precocemente, ocorrendo diminuição do fluxo sanguíneo, estase venosa e consequente ingurgitamento dos vasos cervicais, edema facial e diminuição do débito cardíaco e compressão significativa das vias respiratórias. Ocorre, além da tosse seca, dispneia e rouquidão. Todo esse quadro se agrava com o decúbito dorsal, melhorando quando a criança adota a postura de prece maometana.

Outras manifestações clínicas decorrentes de compressão de estruturas por linfonodos aumentados podem ocorrer, como a compressão medular e a icterícia obstrutiva.

Cerca de 30% dos pacientes portadores de Linfoma de Hodgkin apresentam sintomas sistêmicos, sendo os principais a febre intermitente e, em geral, vespertina (febre de Pel-Ebstein), emagrecimento e prurido, conhecidos como sintomas B, que caracterizam uma doença mais agressiva.

Estadiamento

Além da biópsia de um linfonodo clinicamente significativo que fornecerá o diagnóstico exato da neoplasia e do seu subtipo, são necessários:

- Avaliação do local primário com tomografia computadorizada; na região cervical, a ultrassonografia pode ser suficiente.
- Tomografia computadorizada de tórax, abdome e pélvis, sempre.
- Cintilografia de corpo inteiro com Gálio.

Pacientes com sintomas B, ou com alteração de alguma série do hemograma ou doença avançada, estádio III ou IV, devem ser submetidos à biopsia de medula óssea em dois locais diferentes, pois a infiltração da medula pelo linfoma de Hodgkin costuma ser focal.

Classificação Histológica dos Linfomas de Hodgkin

A classificação dos tumores dos tecidos hematopoiéticos e linfoides da WHO reconhece a existência dos linfomas de Hodgkin clássico, dividido em cinco subtipos:

- Linfoma de Hodgkin com predominância linfocitária nodular: em geral, manifesta-se como doença localizada na região cervical de evolução indolente, raro em crianças.
- Linfoma de Hodgkin clássico com esclerose nodular: acomete mais frequentemente o mediastino ocorre em adolescentes do sexo feminino.
- Linfoma de Hodgkin clássico rico em linfócitos: em geral, manifesta-se como doença localizada na região cervical, acometendo cadeias contíguas.
- Linfoma de Hodgkin clássico com celularidade mista: mais frequente no Brasil que em países desenvolvidos.
- Linfoma de Hodgkin clássico com depleção linfocítica: raro nas crianças, tende a se manifestar como doença disseminada com comprometimento de linfonodos retroperitoneais, medula óssea e sintomas B.

Estádios Clínicos do Linfoma de Hodgkin

- Estádio I: comprometimento de uma única cadeia linfonodal, ou comprometimento localizado de um único órgão ou de localização extralinfática (IE).
- Estádio II: comprometimento de duas ou mais cadeias linfonodais do mesmo lado do diafragma, ou comprometimento localizado de um único órgão ou local extra linfático e seu(s) linfonodo(s) regional(ais), com ou sem comprometimento de outras cadeias linfonodais do mesmo lado do diafragma (II E).
- Estádio III: comprometimento de cadeias linfonodais em ambos os lados do diafragma (III), que pode também ser acompanhado pelo comprometimento localizado de um órgão ou local extra linfático (IIIE), ou comprometimento do baço (IIIs), ou de ambos (IIIE+S).
- Estádio IV: comprometimento difuso (multifocal) de um ou mais órgãos extralinfáticos, com ou sem comprometimento linfonodal associado; entende-se como órgão extra linfático tudo que não seja linfonodos, timo, baço, anel de Waldeyer e placas de Payer. Acometimento de medula óssea e/ou fígado são os mais frequentes.

Fatores Prognósticos

Sintomas sistêmicos, como febre (acima de 38 °C), emagrecimento (superior a 10% do peso em 6 meses) e sudorese abundante, conhecidos como sintomas B, refletem uma doença mais agressiva e de pior prognóstico; estágios iniciais (I e II) têm melhor prognóstico que doença avançada (III e IV); o volume tumoral, principalmente quando ocorre acometimento mediastinal, também se correlaciona com pior prognóstico.

Os subtipos histológicos, embora tenham agressividades diferentes, com a terapia moderna, a sobrevida é semelhante entre eles, exceto o subtipo depleção linfocitária ainda apresenta um pior prognóstico, e o subtipo predominância linfocitária nodular tem excelente prognóstico.

A terapia moderna utiliza esses fatores prognósticos para garantir um tratamento adequado para cada situação, oferecendo a maior possibilidade de cura com a menor toxicidade possível.

Tratamento

O linfoma de Hodgkin foi uma das primeiras neoplasias a apresentar elevadas taxas de cura, já que o tratamento existe há várias décadas, porém, com efeitos colaterais gravíssimos decorrentes das altas doses de irradiação utilizadas na época, assim como de quimioterápicos não mais utilizados atualmente, como a mostarda nitrogenada, que acarretava em um risco altíssimo de leucemia secundária. A terapia moderna deve ser adaptada aos fatores de risco do paciente.

O tratamento atual utiliza a associação de poliquimioterapia com irradiação em doses baixas nas áreas envolvidas. São várias as drogas efetivas no tratamento do linfoma de Hodgkin, utilizadas em diferentes associações, todas altamente efetivas. Exemplos de dois esquemas dos mais conhecidos: COPP (ciclofosfamida, vincristina, procardazina e prednisona) e ABVD (adriblastina, bleomicina, vinblastina e DTIC).

Sabe-se que a irradiação pode ser reduzida até 15 Gy contra os 40 Gy utilizados antigamente, o que diminui muito os efeitos colaterais sem comprometer a sobrevida. Protocolos modernos já não utilizam a irradiação em pacientes com estagio em inicial e bons respondedores aos primeiros ciclos de quimioterapia.

Pacientes de baixo risco, estádio clínico I ou II, sem sintomas B e sem volume tumoral devem receber uma terapia reduzida com dois a quatro ciclos de quimioterapia com ou sem irradiação das áreas envolvidas com baixas doses.

Pacientes de risco intermediário (estádios iniciais com algum sintoma B), ou estádio III sem sintomas B, têm melhor prognóstico quando recebem tratamento mais agressivo; isso também vale para os pacientes de alto risco (IIIB, IV A ou B). Esses pacientes são tratados com mais de um esquema de quimioterapia que não tenham resistência cruzada, ou esquemas mais agressivos, por seis a oito meses, e também radioterapia nas áreas envolvidas, sendo que nas áreas de grande volume tumoral, principalmente mediastino, a dose de radioterapia deve ser ainda mais elevada.

Prognóstico

Hoje, com a terapia moderna adaptada aos fatores de risco, as curvas de sobrevida das crianças e adolescentes portadores de linfoma de Hodgkin são elevadíssimas: para pacientes classificados como de baixo risco, há a possibilidade de cura de aproximadamente 100%, enquanto para pacientes classificados como de alto risco, a sobrevida é superior a 85%.

Nos raros casos de recorrência, novas drogas, como os anticorpos monoclonais, drogas quimioterápicas alternativas e, nos casos de pior prognóstico, o transplante autólogo de medula óssea, oferecem uma significativa possibilidade de cura mesmo após a recaída.

➤ Linfoma não Hodgkin

Os linfomas não Hodgkin (LNH) são um grupo diverso de neoplasias linfoides com patologia variada, células de origem, história natural e resposta ao tratamento.

Na classificação dos tumores dos tecidos hematopoiéticos e linfoides da WHO, os LNH pediátricos foram classificados dentro de três grandes subtipos de linfomas não Hodgkin (LNH) da infância e adolescência, como mostra a Tabela 20.1.

Mais de 80% dos casos estão incluídos nos grupos dos linfomas frequentes e têm como característica serem de alto grau de malignidade e extremamente agressivos, devendo ser considerados como uma emergência médica, pois as complicações potencialmente fatais podem ocorrer em poucos dias ou mesmo em horas.

Tabela 20.1. Subtipos de linfomas não Hodgkin.

1) Linfomas frequentes
Linhagem B
- Linfoma de Burkitt
- Linfoma linfoblástico pré B/LLA
- Linfoma difuso de grandes células B
- Linfoma de grandes células B mediastinal

Linhagem T
- Linfoma linfoblastico da célula T precursora/LLA
- Linfoma de grandes células anaplásico
- Linfoma de células T periférico, não especificado

2) Linfomas incomuns
- Linfoma folicular (grau 1, 2 e 3)
- Linfoma hepatoesplênico de células T
- Linfoma MALT (linfoma de zona marginal extranodal do tecido linfoide associado à mucosa)

3) Linfomas raros
- Micose fungoide
- Linfoma T subcutâneo do tipo paniculite
- Linfoma/leucemia de células T tipo adulto
- Doenças linfo proliferativas de células T CD30+, primário de pele
- Linfoma extra nodal de células *natural killer*/T

Fonte: Autoria própria.

Estadiamento

Existem vários estadiamentos utilizados para determinar a extensão do LNH. A classificação do Hospital St. Jude, elaborada por Murphy et al., embora antiga, ainda é bastante utilizada:

- **Estádio I:** tumor único extra nodal ou uma área linfonodal, exceto mediastino e abdome.
- **Estádio II:** tumor único extra nodal com comprometimento ganglionar regional; duas ou mais áreas linfonodais do mesmo lado do diafragma; dois tumores extra nodais com ou sem comprometimento linfonodal, do mesmo lado do diafragma; tumor intestinal ressecável, com ou sem envolvimento linfonodal mesenterial local.
- **Estádio III:** dois tumores extra nodais em ambos os lados do diafragma; duas ou mais áreas linfonodais em ambos os lados do diafragma; qualquer tumor mediastinal, para espinal ou com comprometimento extenso do abdome.
- **Estadio IV:** qualquer tumor que apresente comprometimento de SNC ou medula óssea (até 25% de células neoplásicas).

Além do estadiamento clínico descrito, outros fatores são utilizados para determinação da melhor terapêutica; entre eles, o aumento da enzima desidrogenase lática sérica (DHL) acima de duas vezes ou mais do seu valor normal, denota uma neoplasia de comportamento mais agressivo, merecendo tratamento mais intenso. Manifestações clínicas todos os LNH pediátricos têm como característica comum o rápido crescimento tumoral, podendo haver aumento do volume tumoral ou surgimento das cadeias ganglionares patológicas em poucos dias.

A sintomatologia é variável, de acordo com o tipo histológico. O linfoma de Burkitt manifesta-se em cerca de 80% dos casos como uma massa abdominal e, no restante dos casos, com comprometimento da maxila ou mandíbula, levando ao amolecimento e deslocamento dos dentes, bastante característico dessa neoplasia. O linfoma linfoblástico apresenta-se com alargamento mediastinal em 50 a 70% dos casos e, nos restantes, como linfoadenopatias periféricas. Já os linfomas de grandes células podem se apresentar com uma das características anteriores.

Linfoma de Burkitt

Acomete mais frequentemente a criança com menos de dez anos de idade. O comprometimento extranodal, intra-abdominal, ocorre em 80% dos casos, comprometendo o trato gastrintestinal, em especial a região ileocecal e cólon, ou difusamente todo o abdome, incluindo o trato gastrintestinal, linfonodos mesentéricos e retroperitoneais.

A manifestação clínica é inespecífica, com dor abdominal recorrente, com ou sem alteração do hábito intestinal, obstipação ou episódios de diarreia e vômitos eventuais. O mais frequente é o surgimento de uma massa palpável, em geral de crescimento rápido (Figura 20.2). Em raros casos, a manifestação inicial é de uma intuscepção e consequente obstrução intestinal, sendo necessária cirurgia de urgência. Nesses casos, em geral o tumor é diagnosticado em estágio inicial.

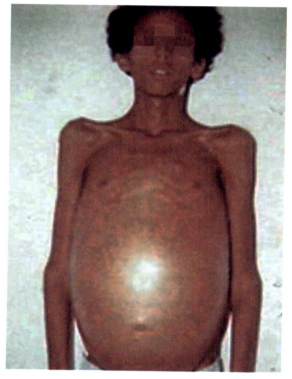

Figura 20.2. Linfoma de Burkitt abdominal.
Acervo do autor.

O acometimento da cabeça e pescoço pode ocorrer nesse tipo de linfoma (Figura 20.3), comprometendo principalmente a maxilar ou mandíbula, quando leva caracteristicamente ao amolecimento ou até à queda de dentes.

O linfoma de Burkitt pode causar compressão das vias urinárias ou mesmo infiltração renal e consequente insuficiência renal aguda, agravando o quadro de alteração metabólica que frequentemente acompanha esse subtipo de linfoma não Hodgkin, decorrente da rápida proliferação e morte celular caracterizada por hiperuricemia, hiperfosfatemia e hipocalcemia que, quando não tratada adequadamente, evolui com insuficiência renal aguda, hiperpotassemia, arritmia cardíaca e óbito.

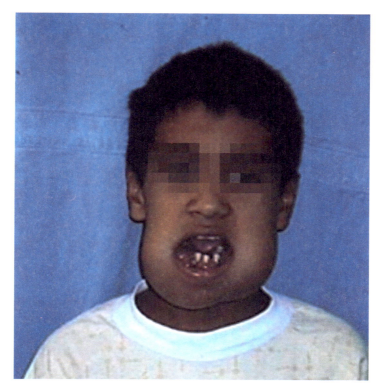

Figura 20.3. Linfoma de Burkitt.
Acervo do autor.

➤ Linfoma Linfoblástico T ou B

O LNH linfoblástico acomete mais frequentemente a criança acima de 10 anos de idade, sendo o mediastino acometido em 50% a 70% dos casos, associado ou não ao derrame pleural. A manifestação clínica é a tosse seca, que rapidamente evolui com dispneia, podendo haver sinais de compressão da veia cava superior caracterizada por ingurgitamento dos vasos cervicais, pletora e edema facial, dispneia importante que piora com o decúbito dorsal, sendo uma emergência médica, já que rapidamente, em questão de poucos dias ou horas, pode evoluir com grave insuficiência respiratória e/ou baixo débito cardíaco, consequentemente a compressão traqueal e de vasos da base e parada cardiorrespiratória.

O linfoma linfoblástico pode também acometer os linfonodos periféricos, manifestando-se por linfonodomegalia de crescimento rápido, coalescentes indolores que podem acometer uma ou mais cadeias ganglionares periféricas, mediastinais ou retroperitoneais. É uma doença que rapidamente acomete a medula óssea, sendo indistinguível, nessa situação, da infiltração medular por leucemia linfática aguda.

➤ Linfomas Difusos de Grandes Células B

São mais frequentes no adolescente e podem acometer o mediastino, linfonodos ou abdome, como no linfoma linfoblástico e de Burkitt. A presença de febre e o emagrecimento semelhante ao linfoma de Hodgkin também podem surgir como sintomas desses linfomas.

PARTE IV | ONCOPEDIATRIA

Tratamento

No tratamento moderno dos LNH pediátricos, a cirurgia só tem papel para o diagnóstico; grandes ressecções não devem ser realizadas.

A radioterapia, que durante muitos anos foi utilizada de rotina no tratamento, atualmente ainda é utilizada em alguns serviços apenas em casos de urgência compressiva, porém, associada à quimioterapia.

A quimioterapia é a principal arma no tratamento do LNH pediátrico e transformou em altamente curável uma doença que há algumas décadas era quase sempre fatal. A combinação de drogas deve ser específica para cada subtipo de linfoma e de acordo com o estádio.

Para os linfomas derivados da célula B madura (Burkitt e grandes células B), a quimioterapia baseia-se em ciclos curtos de altas doses de alquilantes e antimetabólitos, entre os quais a ciclofosfamida, arac e methotrexate. O número de ciclos e a intensidade variarão de acordo com a extensão da doença.

Já o linfoma derivado da célula T ou pré B, cuja a imunofenotipagem é a mesma da leucemia linfática aguda, tem sido tratado como tal, tendo como base antracíclicos, alquilantes e antimetabólitos, por tempo mais prolongado, com manutenção por cerca de dois anos.

Mais recentemente, foram desenvolvidos anticorpos monoclonais específicos para diversos tipos de cânceres. No caso do linfoma, o Rituximab, específico para o linfócito B que tenha no imunofenótipo o CD20+, em especial no caso dos linfomas de grandes células, trouxe um significativo aumento da sobrevida em adultos. A utilização em pediatria também tem mostrado excelentes benefícios, e o Rituximab possivelmente será incorporado como tratamento de primeira linha nas crianças e adolescentes portadores de LNH que sejam CD20+.

Prognóstico

Com o tratamento moderno e adequado, a possibilidade de cura das crianças e adolescentes portadores dessa neoplasia é excelente. Para pacientes com linfoma em estágio inicial (estádio I e II), a possibilidade de cura é superior a 90%, independente do subtipo histológico. Pacientes com estádios mais avançados também são altamente curáveis, existindo, no entanto, variações de acordo com o subtipo histológico.

O linfoma de Burkitt nos estádios clínicos III e IV apresenta possibilidade de cura de 75 a 90% e 60 a 90%, respectivamente, de acordo com o protocolo terapêutico utilizado e experiência do serviço no manejo dessa neoplasia.

Pacientes portadores de linfomas linfoblásticos avançados também têm possibilidades de cura variando entre 60 e 80%. Os linfomas de grandes células, com os novos tratamentos incluindo os anticorpos monoclonais, também têm possibilidades de cura semelhantes aos anteriores.

Outras patologias

Vamos abordar brevemente as outras patologias, porém todas tem o mesmo grau de importância, neste capítulo detalhamos as três mais incidentes nessa faixa etária.

- Neuroblastoma: ocorre em crianças menores de 10 anos, incluindo os recém-nascidos e lactentes. Tem início em geral nas glândulas adrenais e leva normalmente ao aumento do tamanho do abdome. Pode surgir em outras localizações, como na região paravertebral, podendo causar fraquezas em membros. Algumas vezes a doença pode estar disseminada ao diagnóstico, levando a um quadro de emagrecimento, irritabilidade, palidez, febre e dor óssea.

- **Retinoblastoma:** é o tumor intraocular mais comum e tem um pico de incidência ao redor dos 22 meses de idade. A principal manifestação é a leucocoria e pode estar acompanhada de estrabismo, dor e edema ocular e perda da visão.
- **Tumores renais:** o tumor de Wilms ou nefroblastoma é o mais comum, costuma ser identificado uma massa palpável no abdome ou apresentar outros sintomas associados, como infecção urinária, hematúria, hipertensão arterial e dor abdominal. Na maioria das vezes, o estado geral da criança com Tumor de Wilms é bom. Em casos mais graves, podem ocorrer metástases principalmente para o pulmão.
- **Tumores hepáticos:** o hepatoblastoma é o mais comum, acomete crianças menores de três anos, sendo raro após o quinto ano de idade. É mais comum no sexo masculino. Com o tratamento atual, cerca de 70-80% das crianças podem ser curadas. Os avanços se devem a métodos de imagem modernos, técnicas cirúrgicas sofisticadas, incluindo o transplante hepático e o uso eficiente de regimes de quimioterapia.
- **Tumores ósseos:** Podemos classificar em dois grandes grupos: o osteossarcoma e o Sarcoma de Ewing.

O osteossarcoma é o tumor maligno ósseo mais frequente na infância e adolescência. Tem como principais sintomas a dor local podendo ter aumento das partes moles também. Tem predominância nos ossos longos, especialmente terço distal do fêmur e proximal da tíbia e úmero. Seu tratamento curso com quimioterapia, cirurgia para colocação de endoprotese, removendo o osso acometido e ou amputação dependendo da resposta ao tratamento quimioterápico. Pode acometer o pulmão com metástases e, nesse caso, haverá necessidade de toracotomia. Seu tratamento atual, incluindo quimioterapia em altas doses melhorou muito a curva de sobrevida dos pacientes, chegando a 70% para os casos em que não há metástase ao diagnóstico. Porém, esse número é bem inferior aos metastáticos.

O sarcoma de Ewing é o segundo tumor ósseo mais frequente na infância e adolescência e é altamente agressivo também pode acometer partes moles como músculos e cartilagens. Os avanços no tratamento levaram a uma melhora significativa dos resultados. Pacientes com doença localizada têm sobrevida em torno de 70-80% e os metastáticos é em torno de 30%. Os sinais e sintomas são dor óssea, inchaço, febre, perda de peso e fadiga. Também pode infiltrar a medula óssea nos casos mais graves, sendo indicado o TCTH.

- **Sarcomas de partes moles ou rabdomiossarcoma:** surge em células responsáveis pelo desenvolvimento de músculos. Tem predominância na cabeça e pescoço, sistema urinário e extremidades. Pode apresentar metástases e os locais mais frequentes são pulmão, medula óssea, linfonodos e ossos. Os sintomas são relacionados ao local de acometimento, mas normalmente aparece uma massa indolor, com crescimento progressivo, sem história de trauma, aderidos na musculatura, medindo mais do que 2 cm. Nos casos de cabeça e pescoço pode ser proptose ocular, obstrução nasal, obstrução do conduto auditivo médio com eliminação de pólipos ou secreção com sangue, retenção de urina e/ou hematúria quando localizados na bexiga ou próstata, aumento do volume da bolsa escrotal/testicular ou secreção vaginal com sangramento.
- **Tumores de células germinativas:** são derivados das células germinativas, que dão origem aos espermatozoides e óvulos. Podem ocorrer dentro das gônadas e ou fora delas e, nesse caso, são denominados extragonadais. Os tipos mais comuns são: sacrococcígeo, retroperitônio, mediastino e sistema nervoso central. As taxas de cura chegam a 90%. Os sintomas podem ser: dor abdominal que pode ser crônica ou aguda, mimetizando um quadro de abdome agudo; distensão abdominal; massa palpável e sinais de puberdade precoce.

PARTE IV | ONCOPEDIATRIA

➤ Referências

1. Organização Pan-Americana da Saúde. Manual AIEPI. Washington: OPAS, 2014.

2. Sociedade Brasileira de Oncologia Pediátrica. SOBOPE. [site]. [2016]. Disponível em: www.sobope.org.br/. Acesso em: 20/1/2019.

3. Dia Internacional do Câncer na Infância: "sem mais dor" e "sem mais perdas" é o tema 2019. Publicado: 14 de Fevereiro de 2019.

4. Vecchi V, Burnelli R, Pileri S, Rosito P, Sabattini E, Civino A, et al. Anaplastic Large cell lymphoma (K1+/CD30+) in childhood. Med Pediatr Oncol. 1993;21:402-10.

5. O diagnostic precoce do cancer infant juvenile e a atenção básica: estratégias e desafios para aumentar as chances de cura/org.Instituo Ronald McDonald. 3.ed, rev. e ampl. Rio de Janeiro: Instituto Ronald MacDonald, 2018.

6. Oncologia pediátrica: diagnostic e tratamento/editors Renato Melaragno, Beatriz de Camargo. São Paulo: Editora Atheneu, 2013.

7. Oncologia no adolescente/editor Sidney Epelman. São Paulo: Editora Atheneu, 2014. (Série câncer/coord., Carlos Gil Moreira Ferreira).

A Criança com Câncer e a Sua Família

Daniela Doulavince Amador • Myriam Aparecida Mandetta Pettengill

➤ Introdução

O diagnóstico de câncer infantil representa um momento particularmente difícil e amedrontador na vida da criança e de sua família. O início do tratamento oncológico é, geralmente, acompanhado de alterações físicas e emocionais, pois a terapêutica é agressiva, causa sérios efeitos colaterais, separa os membros da família, interrompe as atividades cotidianas, provoca desfiguração, dependência e em muitos casos a perda da autoestima.[1,2]

Dessa maneira a criança e sua família atravessam um período de adaptação à nova realidade, que envolve um grande número de informações novas e complexas sobre o diagnóstico e o tratamento. Ela passa a ter necessidades especiais de saúde, o que implica rearranjo em seu cotidiano, tanto por causa do curso da doença quanto do tratamento. Durante esse período, vários exames são realizados e, muitas vezes, são necessárias internações hospitalares prolongadas ou, ainda, procedimentos que podem provocar limitações e incapacidades físicas e psicológicas.[2,3]

As idas e vindas aos centros especializados, seja para internação ou tratamento ambulatorial, expõem a criança à dor e ao sofrimento, provocam interrupções na escolarização, afastam-na do convívio social e familiar e interferem, inclusive, em sua capacidade e no desejo de brincar. Nessa experiência, crianças e adolescentes convivem também com sentimentos de tristeza, medo, raiva, ansiedade e depressão.[4]

Diante desse contexto, entende-se que a assistência à criança com câncer não deve, unicamente, visar à recuperação de suas condições clínicas, mas também ser pensada de uma maneira integral, enfocando seu bem-estar, a qualidade de sua vida, o ambiente ao seu redor e a maneira como os profissionais estão realizando o cuidado.[3,5]

Embora, algumas vezes, a criança com câncer esteja debilitada pela doença e pelo tratamento, geralmente mantém sua capacidade cognitiva preservada, atenta a toda a situação vivenciada e percebe as mudanças que estão ocorrendo em sua vida. A compreensão acerca do que está vivenciando e os significados atribuídos a essa experiência serão de acordo com sua idade, seu nível de desenvolvimento e o contexto em que está inserida. Por isso precisa de recursos para lidar com a situação e com os sentimentos que advêm dela.

PARTE IV | ONCOPEDIATRIA

Uma adaptação bem-sucedida requer que a criança consiga acessar seus recursos cognitivos, ambientais e afetivos, além de gerir, de modo eficaz, suas emoções e comportamentos, para que seja capaz de lidar com os eventos estressores.

O Instituto Nacional de Câncer – INCA denomina o câncer como um "conjunto de mais de 100 doenças, tendo em comum o crescimento desordenado de células, que tendem a invadir tecidos e órgãos vizinhos".[6] Esta doença é caracterizada por ser dolorosa não apenas para os diagnosticados, mas também para os familiares e/ou cuidadores que vivenciam o processo de adoecimento. Em crianças/adolescentes, essa abordagem se torna ainda mais complexa, devido aos períodos prolongados e frequentes de hospitalização, o que pode gerar interrupções das atividades rotineiras.[7]

O ato de cuidar constitui-se em uma difícil tarefa para cuidadores que precisarão de apoio para o enfrentamento das novas mudanças determinadas pelo diagnóstico de câncer. A família que vivencia uma doença oncológica necessita de atenção integral, em razão da sobrecarga dos cuidados que deverão ser prestados ao doente.[7]

O câncer é uma doença que envolve significativas repercussões, tanto na vida da pessoa que adoece quanto na dos familiares que acompanham todo o processo desde o diagnóstico, passando pelo tratamento e recuperação, demandando a atuação de uma equipe multiprofissional de saúde no que tange à avaliação e ao suporte à pessoa e sua família.[8]

Os impactos causados pelo câncer envolvem aspectos físicos, psicossociais e financeiros sobre a vida do paciente e seus familiares. Frequentemente é a mãe quem acompanha o processo de hospitalização da criança que, apesar dos sentimentos de ansiedade, emoção, angústia e depressão, se submete a mudanças em seu estilo de vida.[8]

➤ O Impacto do Diagnóstico de Câncer Infantil

|A família como um todo sofre com o diagnóstico de câncer em um de seus membros. As mães ficam vulneráveis diante de momentos de temor, incertezas, ansiedades e acabam por abdicar de seu convívio social para viver uma nova rotina que inclui o tratamento de seu filho, aceitando ficar longe de seu domicílio, com pessoas estranhas a sua família ou amigos

É importante mencionar a dificuldade vivenciada pela família pela demora do diagnóstico e ausência de uma rede de assistência à saúde próxima de sua moradia, que garanta a acessibilidade da criança. Essa falta de resolutividade também foi apontada em outro estudo, mostrando que o diagnóstico de câncer da criança não foi imediato, o que levou à peregrinação exaustiva das famílias.[8,9]

Ao observar os caminhos das políticas de atendimento na área oncológica, percebem-se lacunas a serem preenchidas, a fim de garantir a dignidade dessas crianças que vivenciam este processo. Embora existam normativas que garantam o acesso equitativo à saúde, encontram-se defasadas principalmente por problemas estruturais que merecem uma maior atenção. A consolidação das redes de atenção à saúde é uma proposta incvadora do Sistema Único de Saúde (SUS), e poderiam corrigir as lacunas existentes no atendimento inicial da criança com câncer, com resolutividade e articulação efetivas entre as instituições de saúde em nível primário, secundário e terciário e o reconhecimento dos demais órgãos e serviços de apoio social.[8]

A vivência da família com uma criança com câncer tem caráter único, e os dilemas existenciais desse processo abarcam uma experiência de dor e tristeza que se configura solitária para quem a vivencia, mesmo que esses membros estejam rodeados por muitas pessoas. Isso acontece porque a família percebe a situação como se poucas pessoas no mundo tivessem capacidade para compreender o que ela está passando, ou então, entendem que ninguém pode livrá-las desse processo.[8-11]

336

A família atingida pelo impacto do câncer infantil precisa inicialmente ter consciência do que está ocorrendo. Ao se deparar com a sobrecarga trazida pelo câncer, geralmente o medo da perda se sobressai a outras preocupações e a incerteza passa a fazer parte do cotidiano dessas famílias. Daí surge a necessidade de reestruturar a vivência e iniciar um processo de adaptação diante da doença.[10]

A incerteza decorrente do câncer gera no núcleo familiar a impotência diante do sofrimento do filho, reflexo dos anseios de não conseguir mudar a situação da criança. A dor exaltada como grande algoz das pessoas acometidas pelo câncer se revela como motivo desencadeante do sentimento de impotência da família. Apesar do avanço tecnológico e farmacêutico, a evolução da criança, muitas vezes, independe do protocolo de cuidados ou da atuação dos profissionais, leva a família a conviver com momentos desgastantes para ela e para o filho relacionados às consequências da doença e dos efeitos colaterais dos medicamentos.[9,11]

Além do desconhecimento sobre a doença, a incerteza do diagnóstico e do prognóstico proporciona sentimentos como indecisão, dúvida e insegurança ao longo do processo. A incerteza, somada à convicção de que é preciso fazer o que estiver ao alcance para proteger a vida da criança, configura-se como o contexto experiencial no qual as necessidades se manifestam.[10]

➤ As Repercussões do Câncer Infantil na Estrutura Familiar

Diante do sofrimento advindo da doença, o relacionamento familiar é modificado a ponto de transformar a unidade familiar, aprofundando, ampliando ou rompendo os laços existentes. Ao longo do processo da doença, o cuidador e a criança enfrentam problemas como reinternações frequentes, terapêuticas agressivas, dificuldades de separação dos membros da família, alteração no cotidiano, limitações na compreensão do diagnóstico, desajuste financeiro, angústia, dor, sofrimento e medo constante da morte.[9-11]

As transformações ocasionadas na dinâmica familiar envolvem aspectos físicos, psicossociais e financeiros sobre a vida do paciente e seus familiares, causando transtornos que são gerados não só pela doença, mas também pela sobrecarga aos cuidadores, gerando desequilíbrio no convívio social e familiar. Diante dessa realidade, ocorre um processo de adaptação familiar composto por cinco fases: enfrentamento do tratamento; manutenção da integridade familiar; estabelecimento de suporte; manutenção do bem-estar emocional; e busca de mais significado espiritual. Porém, quando essa adaptação não é atingida, ocorre o desequilíbrio nos alicerces familiares.[9-11]

Os papéis familiares necessitam ser redefinidos e seus membros passam a viver o tempo da criança. A família passa a viver um tempo de temor, que representa um tempo de escuridão, e o que está por acontecer no momento torna-se uma dúvida. Arriscar-se com o tratamento representa para o contexto familiar uma sensação de impotência por vivenciar o sofrimento da criança e perceber que o alívio desse não está ao seu alcance. O câncer passa a ser vivenciado como uma questão familiar e novos papéis precisam ser construídos e reconstruídos em função do inesperado. Ao receber o diagnóstico, a vida perde o sentido, tudo parece irreal e inacreditável e, por isso, a doença passa a ser negada. Porém, é chegado o momento em que é preciso reagir, ser forte e adaptar-se à nova realidade.[10-12]

Grande parte dos familiares sofre alterações nas rotinas domésticas devido à hospitalização e ao sofrimento gerado pela convivência limitada, ocasionando a desestruturação familiar. O adoecer é um processo difícil e que impõe ao paciente diversas mudanças, devido a sua gravidade, perdas e ou afastamento das rotinas, que, por vezes, geram conflitos no ambiente familiar.[7]

A sensação de abandono é recorrente, tanto no que se refere a sentirem-se sozinhas, desamparadas, quanto à culpa de terem que abandonar suas casas, maridos e outros filhos. De um modo geral, o adoecimento altera o padrão do funcionamento familiar. Contudo, a mãe, frequentemente, se sente na obrigação de prestar o cuidado integral ao filho.[7]

Estudos abordam que a relação conjugal, por vezes, modifica-se, pois menos atenção é fornecida ao companheiro, o que gera a intensificação, as cobranças e os conflitos. As relações sexuais também se tornam menos frequentes, tendo como consequência a separação para alguns casais que não superam esse momento.[7,13]

A dificuldade financeira emerge como um importante fator vivenciado por algumas cuidadoras desta pesquisa, já que muitas destas têm que deixar o emprego ou outras atividades remuneradas para cuidar das crianças ou dos adolescentes que vivenciam a situação oncológica, passando a depender da ajuda e/ou benefício do governo, ajuda da família, dos amigos e da comunidade para sobreviver.[7]

O transporte é outra dificuldade vivenciada, pois para a realização do tratamento, os pacientes e suas cuidadoras necessitavam se deslocar de cidade. A Portaria Ministerial n. 55 de 24 de fevereiro de 1999 dispõe sobre a obrigatoriedade que o Município/Estado possui em custear o tratamento de indivíduos que não possuem condições de realizá-lo.[14] No entanto, evidencia-se, em um estudo que nem todos os municípios têm garantido plenamente esse direito para a população.[7]

Além disso, as diversas atribuições exigidas para os cuidadores repercutem nos aspectos da sua vida, tanto no âmbito pessoal, familiar e laboral quanto no social, o que poderá levá-los a conflitos no seu cotidiano, refletindo na sua qualidade de vida. Por mais que as dificuldades influenciem na vida das cuidadoras, estas fazem o possível para superá-las e conseguir adaptar-se ao novo, buscando vencer as barreiras impostas pela condição do adoecimento.[7]

A mãe assume o pilar central da estrutura familiar, e é sob a sua administração que estão a criação e a educação dos filhos, o cuidado com a casa e com a saúde dos integrantes da família. A atribuição de cuidadora é uma perspectiva que se tem dela e que ela tem de si mesma. Para desempenhar esta atribuição, a mãe acaba criando meios, como o ajustamento do horário de trabalho e a renúncia do emprego em favor das rotinas domésticas e das demandas dos filhos.[8]

A sensação de abandono é bastante recorrente, tanto no aspecto de que as mães se sentem sozinhas, desamparadas, quanto no sentido em que se mescla a culpa de terem de deixar suas casas, cônjuges e outros filhos. Cabe ressaltar que a condição oncológica do filho abrange várias perspectivas da vida da mãe e se define como sobrecarga, pois requer que ela coloque, a si mesma, em segundo plano e assuma um papel complementar àqueles já executados. Existem fatores que aumentam a sobrecarga de cuidados, como: ausência de informações sobre o diagnóstico da patologia e o tratamento, apoio inadequado dos profissionais de saúde e dos serviços de saúde e as estratégias de enfrentamento inadequadas.[8,13]

Assim, faz-se necessário o fortalecimento das redes afetivas e sociais da mãe e da criança com câncer, composta por amigos, familiares, instituições e serviços de saúde, como estratégia para assegurar as condições mínimas para a mãe obter o tratamento da criança, com suporte para minimização dos sentimentos traumáticos, diante do adoecimento do filho.[8]

A intensificação de relações afetivas familiares é fundamental e constitui uma estratégia de enfrentamento eficaz do câncer infantil, pois possibilita conforto, alívio para o sofrimento e é um indicativo para a superação de problemas, pois há uma percepção do valor e da capacidade para enfrentar e superar qualquer obstáculo na luta pela vida do filho.[8,12,13]

A dificuldade vivenciada pelas mães, durante o tratamento, é percebida nessa fase, por uma série de dificuldades, tais como: abandono de emprego e, consequentemente, a perda de autonomia financeira. As mães priorizam as necessidades dos filhos com câncer, cabendo a elas, em algumas situações, a renúncia do emprego para dedicar-se aos cuidados requeridos pela criança com câncer. Essa alteração na prática familiar gera restrição do orçamento, podendo aumentar os níveis de estresse no relacionamento da família. Ademais, as precárias condições e/ou ausência do transporte municipal, somada a carência de recursos financeiros para suprir os gastos com alimentação e moradia, intensificaram o desgaste emocional dessas mães.[8]

Em alguns casos, a doença faz com que a família se aproxime, promovendo e mantendo a inter-relação com a criança, fundamental no contexto da hospitalização. Essa apreensão da realidade geralmente ocorre após o impacto do diagnóstico, quando a família entende que é preciso unir forçar para se sustentar. No entanto, embora o câncer seja um fator articulador na dinâmica familiar, pode ser também responsável pela sua desagregação já que a reação das pessoas está, muitas vezes, relacionada ao contexto familiar anterior à doença.[9,10]

A aceitação da doença, após o diagnóstico, é de fundamental importância para o tratamento adequado e cura da criança. A família representa a força e a estrutura que a criança precisa para enfrentar o sofrimento, já que, embora desejem, os familiares não podem assumir as dores e o sofrimento provocados pelo câncer na criança. A interação criança-família pode ser capaz de formar fortes vínculos afetivos, aproximar os membros distantes e reafirmar os sentimentos esquecidos no cotidiano.[9,10]

❯ Sentimentos que Permeiam o Cotidiano do Cuidador Familiar

Percebe-se que o desespero é um sentimento que se encontra no processo de enfrentamento do câncer desde sua descoberta, especialmente quando se trata de patologia com vários relatos negativos e marcado por inúmeras histórias pessoais, familiares e culturais movidas pela tristeza, solidão e sensação de fracasso. Durante o processo de enfrentamento do câncer, os sentimentos mais comuns vivenciados pelos familiares estão relacionados com o choque, o desespero, o susto, a revolta e a angústia, responsáveis por gerar modificações na vida dos cuidadores dos pacientes com câncer. Entretanto, as vivências espirituais se relacionam com a procura de respostas para o sofrimento e questionamentos existenciais da doença. Desse modo, incentivam o cuidador e a criança a focalizarem a atenção na esperança, despertando neles coragem para lidar e conviver com os problemas relacionados com a patologia.[7,13]

Ao vivenciar a confirmação do diagnóstico de câncer do filho, a mãe sofre com o impacto da notícia, emergindo sentimentos de desespero, aflição, angústia, medo, tristeza, choque e incertezas que as colocam em situações limite para encarar as peculiaridades que envolvem o diagnóstico do câncer infantil.[8]

A percepção do cuidador sobre o processo de cuidar da criança com câncer é demarcada pelas mudanças que ocorrem em diferentes esferas: ambiente, pessoas e relações, permeada por incertezas, medo, desesperança e instabilidade. No entanto, as mudanças ocorridas no contexto do cuidador lhes proporcionam aprendizado, fé, autoconfiança, dedicação e autoconhecimento.[14]

Os sentimentos vivenciados pelos cuidadores de crianças com câncer são reflexos do ônus que as atividades e os cuidados diários ininterruptos acarretam. O papel dos cuidadores nessa vivência é complexo, pois envolve os sentimentos negativos e a angústia que a dor e o impacto do diagnóstico trazem consigo, além da sobrecarga física e emocional que a família precisa suportar.

O cuidador além de se perceber fragilizado, precisa reunir forças para apoiar a criança e toda a sua família. O ser que cuida, mesmo envolto a uma diversidade de sentimentos que sobrecarregam, angustiam e, muitas vezes, os fazem pensar em desistir, precisa ser a "mola" que impulsiona os demais membros.[14]

A compreensão da complexidade e das consequências de cuidar de uma criança com câncer precisa influenciar a percepção da equipe de saúde para que o cuidador seja acolhido e assistido de modo integral. Os sentimentos vivenciados precisam ser respeitados e o enfermeiro deve estabelecer um elo com a díade criança-família, que auxilie na sustentação e estruturação desses seres já tão fragilizados. Além da compreensão dos sentimentos vivenciados pelo cuidador, é fundamental ao enfermeiro conviver junto deste familiar, muitas vezes esquecido por um sistema que apreende apenas o ser doente.

PARTE IV | ONCOPEDIATRIA

➤ Manifestações Físicas e Psicológicas do Cuidador Familiar

Cuidar de uma criança com câncer exige tempo e dedicação, e o esforço dispensado para esse cuidado reflete diretamente na condição de saúde do cuidador, implicando muitas vezes em sérios prejuízos físicos e psicológicos.

As mudanças impostas pelo câncer e as preocupações que envolvem o universo do cuidador refletem em desgaste físico e mental, não só pelas atividades desempenhadas e pelo tempo despendido nessas atividades, mas também pela sobrecarga imposta pelo estigma do câncer. Fatores como a duração do cuidado, a preocupação com a desorganização na estrutura familiar e o fato de não aceitar que outra pessoa assuma o seu papel, são determinantes nas implicações para a saúde de quem cuida.[14]

As manifestações psicossomáticas e emocionais são decorrentes do acúmulo de atividades e da exacerbação de sentimentos vivenciados pelo cuidador. Nessa perspectiva, a enfermagem precisa trabalhar baseada em um cuidado centrado na criança e na sua família. O fortalecimento da família e as ações de promoção da saúde direcionadas ao cuidador familiar podem contribuir para que essa vivência seja menos traumática.

➤ O Impacto Financeiro do Câncer Infantil na Vida do Cuidador

O câncer infantil traz consigo inúmeras implicações para a vida da criança e do cuidador. Dentre essas, destaca-se o impacto financeiro. Um estudo[15] avaliou o impacto que o câncer acarreta para os pais em relação ao aspecto financeiro, familiar/social, tensão pessoal e os mecanismos de enfrentamento. Dentre esses, o de maior relevância para os cuidadores foi o impacto financeiro, no qual 74% dos pais relataram um alto ou moderado grau de dificuldades econômicas após o diagnóstico do câncer na criança. Além de todas as despesas referentes ao tratamento e as despesas adicionais, a diferença financeira ocorre também pelo fato de pelo menos um dos pais sair do emprego para se dedicar integralmente ao filho.[15]

O medo de perder o emprego e o fato de não poder mais ajudar na renda familiar, no momento em que os gastos da família aumentaram representam uma das principais fontes de preocupação do cuidador.[14,15]

A falta do sistema de apoio aos cuidadores que necessitam abdicar do emprego em prol dos cuidados à criança representa uma das fragilidades do sistema de saúde. O financiamento público ainda limitado garante apenas benefícios que auxiliam, mas não solucionam o impacto financeiro que o câncer acarreta. Além disso, as dificuldades no provimento de recursos necessários significam o aumento da sobrecarga emocional do cuidador que vivencia também essa responsabilidade.[14]

Auxiliar a família no enfrentamento desse tipo de dificuldade não implica unicamente no provimento de recursos, mas também na orientação sobre os benefícios que lhes são de direito e no direcionamento sobre as maneiras de se obter. Lidar com a necessidade de apoio financeiro é um dos aspectos mais difíceis de ser vivenciado pelo enfermeiro que se percebe incapaz de oferecer o auxílio que gostaria.

➤ Processo de Adaptação e Estratégias de Enfrentamento Utilizadas pela Família diante da Doença

Os cuidadores necessitam de uma rede de apoio social que os auxiliem no enfrentamento da doença do filho e que os considere também usuários do serviço de saúde.

O impacto que o diagnóstico de câncer traz para as famílias de crianças com câncer a necessidade de apoio que lhes permita orientar-se ao longo do caminho, e manter o ânimo e a esperança dentro dessa difícil realidade. Famílias referem a necessidade de apoio informativo, espiritual, emocional e material, no entanto, os profissionais de saúde negligenciam informações e os amigos e familiares se distanciam durante essa vivência.[9,16,17]

Nesse sentido, sabe-se que o enfrentamento do diagnóstico e de todas as peculiaridades do câncer infantil depende de diversos fatores, sendo a cognição individual dos cuidadores um deles. O esclarecimento sobre os diversos aspectos da doença permite uma melhor elaboração acerca dos problemas e, para tanto, é necessário que o diálogo alcance a compreensão daqueles que cuidam.[9,16] O diálogo, a informação e a educação podem ser importantes aliados na desmistificação do câncer e na construção de novas representações pelas famílias, mas é imprescindível que os profissionais tenham consciência de que mais importante do que a quantidade de informação é a qualidade, a compreensão e a acessibilidade das mesmas.

A família da criança com câncer encontra-se fragilizada e com diversas necessidades ao longo do processo da doença. Estar atento a essas necessidades é fundamental aos profissionais de saúde, com destaque para o enfermeiro que poderá direcionar o seu cuidado de maneira mais efetiva. O apoio social é um recurso que pode auxiliar a família e o cuidador, sendo a identificação da rede social com potencialidade de fornecer apoio social fundamental para direcionar esse cuidado.

A comunicação ineficiente representa um eixo frágil do cuidado da equipe de saúde com a família, pois as informações oferecidas à família geralmente não são claras para todos os membros. Na verdade, muitas vezes o diálogo é referido apenas como um simples recurso de obtenção de informações. Neste caso, é fundamental que haja um compartilhamento de saberes, uma familiarização com o cuidado existente, uma apropriação do cuidador sobre àquilo que é relevante para ele e não com conteúdos julgados importantes pela equipe de saúde.[9,16]

O diálogo representa um modo eficiente e horizontal de comunicação e amenização dos anseios do cuidador que se sente muito mais envolvido no processo de cuidar. Incluir o familiar no plano de cuidados implica proporcionar que os mesmos se sintam competentes para o cuidar, por meio do compartilhamento do conhecimento e das habilidades necessárias para a tomada de decisão. Esse direcionamento do cuidado promove o empoderamento da família e do cuidador que se percebe sujeito ativo e participativo no cuidado à criança.

➤ A Informação enquanto Estratégia de Enfrentamento do Câncer Infantil

Dentre as diversas necessidades da família, a comunicação se evidencia na oncologia pediátrica pela própria incerteza que o câncer traz consigo. Os pais necessitam de informações sobre a doença, as reais condições da criança, o plano terapêutico e o prognóstico. As informações fornecidas pela equipe de saúde são importantes para fortalecer e preparar a família para o cuidado, mas precisam ser bem trabalhadas e claras, de modo que o familiar possa confiar na equipe e lidar com os eventos inesperados e a incerteza do câncer.[9,16]

A necessidade de informação revela-se como um elemento fundamental para a mãe durante a hospitalização da criança. Embora a fase inicial da doença represente uma realidade impactante para a família, que a princípio utiliza como alternativa o recurso da negação, a aceitação da doença, após o diagnóstico, é de fundamental importância para o tratamento adequado e cura do indivíduo.[9,16,17] No momento em que a mãe age como um ser ativo nesse contexto, buscando informações, questionando a equipe, solicitando ajuda e preparando-se para ser informada sobre o estado da criança, a incerteza emerge em contraponto à segurança, esta considerada pela mãe como algo fundamental para assumir o tratamento junto ao filho e todas as suas demandas.[18]

Um aspecto importante a ser considerado é a maneira como cada família percebe as informações fornecidas, pois não existe um modelo único de funcionamento que sirva para todos. Dessa forma, torna-se importante que o enfermeiro entenda o processo de transição vivenciado pela criança e sua família. A presença da família ao lado da criança, transmitindo-lhe força e segurança é fundamental para que ela possa enfrentar a doença e não se entregar, e cultivar a esperança de que tudo vai dar certo. Para tanto, é preciso fortalecer e ajudar também a família a se sentir preparada para a difícil situação vivida.

➤ Apoio Espiritual

Mesmo em meio as dificuldades e sofrimento proporcionados pela doença, a família obtêm na espiritualidade o apoio necessário para continuar na busca da recuperação e reabilitação da criança/adolescente. A espiritualidade proporciona força para superar, dá coragem, minimiza o sofrimento, além de ajudar na adaptação e adesão ao tratamento. Assim, faz-se necessária a existência de suporte local, garantido a sua manutenção pelo Estado/Município, por meio de equipe multiprofissional, tanto para o paciente diagnosticado com câncer, como para as cuidadoras que vivenciam mudanças em suas atividades diárias da vida, devido às diversas repercussões que são experenciadas com a nova condição imposta pelas circunstâncias da vida, principalmente para aquelas que já estão no processo de cuidar a mais tempo.[7]

É evidenciado, na literatura, que a fé e a crença religiosa e espiritual constituem um elemento de fortalecimento interior, possibilitando conforto e apoio diante do enfrentamento do processo de adoecimento e morte[9] do filho. No entanto, essas questões precisam assumir corpo na condução da prática clínica, cabendo ao enfermeiro o desafio de ressignificar as diversas expressões humanas que, aliadas ao tratamento convencional, possam favorecer a produção de cuidados promotores da saúde integral e holística. O contexto da assistência à criança com câncer, permeado pela imprevisibilidade e sofrimento silencioso, requer que os enfermeiros estejam sensíveis e abertos para atender às necessidades das mães, inclusive em sua dimensão emocional e espiritual, de modo a atribuir uma perspectiva positiva diante da assistência de enfermagem e a instauração de um ambiente acolhedor e de bem-estar.[8]

Diante dos sentimentos vivenciados pela família constata-se a presença da morte como sendo um dos principais sentimentos vivenciados durante o processo do adoecimento decorrente do câncer. O fato de conviver com a eminência da morte os expõe aos mais diversos sentimentos.[7]

Esses sentimentos estão relacionados com o fato de o diagnóstico de câncer estar fortemente ligado com a situação de morte. A palavra câncer apresenta o estigma e a ameaça de uma morte antecipada, o que resulta em um intenso sofrimento por parte das pessoas envolvidas.[8]

➤ Subsídios para a Assistência de Enfermagem

Sabe-se que o processo de hospitalização é muito doloroso, tanto para a mãe como para o filho, pois está relacionado a lugares, pessoas e situações desconhecidas. Esse sofrimento é intensificado, quando se relaciona ao tratamento de um filho com diagnóstico de câncer, doença que envolve procedimentos diagnósticos e terapêuticos muitas vezes dolorosos e com efeitos colaterais que podem resultar em elevados níveis de estresse e exposição a sintomas de ansiedade.[19]

Assim, faz-se necessário que o enfermeiro amplie as possibilidades de cuidar da criança com câncer, para além da implementação de protocolos de tratamento, percebendo a rede afetiva e social da criança e os desejos e expectativas da mãe cuidadora que contribuam na minimização da dor, do medo e da desesperança. Quanto ao relacionamento com os profissionais de saúde, as mães desvelam sentidos divergentes, ora convivem com profissionais sensíveis, acolhedores que dialogam e as escutam, ora se deparam com a indiferença de outros, sentindo-se ignoradas e sozinhas, já que muitos deles são os únicos presentes na rede de apoio dessa mãe. Desse modo, o estudo revela que, no contexto do câncer infantil, as mães também requerem cuidados, diante do impacto físico e psicológico presente.[8,19]

A respeito do relacionamento com os profissionais de saúde do serviço hospitalar, as mães destacaram a importância do apoio do serviço e o desejo do fortalecimento de relações mais afetivas, durante o período de tratamento da criança. A perspectiva do cuidado nesse ambiente envolve, além da presença física da mãe ao lado da criança, a percepção das vulnerabilidades, a confiança na equipe de saúde atuante e sentir-se incorporada a essa equipe, sendo aceita e respeitada pelos profissionais.[8,9]

A criança e a estrutura familiar encontram-se fragilizadas no processo de adoecer, e quando esse é representado pela sobrecarga que acompanha o câncer, torna-se ainda mais angustiante para ambos. Ao adentrar no universo familiar e nos seus diversos aspectos que caracterizam o contexto da criança com câncer, percebe-se que existe uma relação que se sobressai: o relacionamento criança/cuidador.

➤ Considerações Finais

A doença oncológica interfere de maneira significativa na qualidade de vida das famílias, sendo necessário acompanhamento contínuo durante o processo de diagnóstico, tratamento e reabilitação, visto que as fragilidades e inseguranças das famílias irão refletir na experiência de doença das crianças e dos adolescentes.

Como meio de alcançar a superação do sofrimento, imposto pelo processo de adoecimento, muitas vezes, a família encontra no diálogo, na espiritualidade e no compartilhamento de informações o suporte para vivenciar esse processo.

Portanto, faz-se necessário realizar abordagem pela equipe multidisciplinar, a fim de garantir para as famílias sejam compreendidas em relação aos seus sentimentos e repercussões que a doença lhes impõe, compreendendo que essa família está inserida em um contexto social e precisa ser vista em sua totalidade e integralidade, com seus medos, incertezas, dúvidas e sentimentos.

O que se almeja é uma abordagem que apreenda as necessidades de assistência da criança e da família, de acordo com a singularidade de cada caso. É preciso compreender e compartilhar a vivência da família, entender o curso de vida dos indivíduos que compõe essa conjuntura e incluir como unidade de cuidado todos os membros envolvidos no processo saúde/doença, caracterizando o cuidado centrado na família.

➤ Referências

1. Mansano-Schlosser TC, Ceolim MF. Qualidade de vida de pacientes com câncer no período de quimioterapia. Texto e Contexto Enferm. 2012; 21(3): 600-7.

2. Gomes IP, Lima KA, Rodrigues LV, Lima RAG, Collet N. Do diagnóstico à sobrevivência do câncer infantil: perspectiva de crianças. Texto Contexto Enferm 2013;22(3):671-9.

3. Sohn IJ, Han JW, Hahn SM, Song DH, Lyu CJ, Cheon KA. Factors Associated with Emotional Distress in Children and Adolescents during Early Treatment for Cancer. Yonsei Med J. 2017;58(4):816-822.

4. Pagung LB, Canal CPP, Missawa DDA, Motta AB. Estratégias de Enfrentamento e Otimismo de Crianças com Câncer e Crianças sem Câncer. Rev Psicol Saúde 2017;9(3):33-46.

5. Souza MLXF, Reichert APS, Sá LD, Assolini EP, Collet N. Adentrando em um novo mundo: significado do adoecer para a criança com câncer. Texto Contexto Enferm 2014;23(2):391-9.

6. Brasil. Ministério da Saúde. Instituto Nacional de Câncer. Diagnóstico precoce do câncer na criança e no adolescente. / Instituto Nacional de Câncer, Instituto Ronald Mcdonald, Rio de Janeiro: INCA, 2017.

7. Oliveira JS, Cunha DO, Santos CS, Morais RLGL. Repercussões na vida de cuidadores de crianças e adolescentes com doença oncológica. Cogitare Enferm 2018; (23)2: 515-89.

8. Santos AF, Guedes MS, Tavares RC, Silva JMB, Brandao Neto W et al. Vivencias de madres con niños internos con diagnóstico de câncer. Rev Eletron Enfermeira Actual 2018; 34(1).

9. Amador DD, Marcilio AC, Soares JSS, Marques FRB, Duarte AM, Mandetta MA. A força da informação sobre retinoblastoma para a família da criança. Acta Paul Enferm. 2018;31(1):87-94.

10. Amador DD, Reichert AP, Lima RA, Collet N. Concepções de cuidado e sentimentos do cuidador de crianças com câncer. Acta Paul Enferm. 2013; 26(6):542-6.

11. Cunha MLR. Incerteza e sacrifício: o sofrimento na vida familiar invadida pelo câncer da criança. 2009. 123p. Tese (Doutorado). São Paulo: Escola de Enfermagem da Universidade de São Paulo, 2009.

12. Moreira PL, Angelo M. Tornar-se mãe de criança com câncer: construindo a parentalidade. Rev Latino-Am Enferm 2008; 16(3).

13. Alves KMC, Comassetto I, de Almeida TG, Trezza MCSF, de Oliveira e Silva JM, de Magalhães APN. A vivência dos pais da criança com câncer na condição de impossibilidade terapêutica. Texto contexto – enferm. [Internet] 2016;25(2).

14. Ministério da Saúde. Portaria no 55, de 24 de fevereiro de 1999. Dispõe sobre a rotina do Tratamento Fora de Domicilio no Sistema Único de Saúde - SUS, com inclusão dos procedimentos específicos na tabela de procedimentos do Sistema de Informações Ambulatoriais do SIA/SUS e dá outras providências. Diário Oficial da União, 11 dez 1998; Seção 1.

15. Amador DD, Gomes IP, Reichert AP, Collet N. Impact of childhood cancer for family caregivers: integrative review. Rev Bras Enferm. 2013; 66(2):267-70.

16. Heath JA et al. Childhood cancer: its impact and financial costs for australian families. Pediatric Hematology and Oncology 2006; 23: 439-48.

17. Amador DD, Rodrigues LA, Mandetta MA. É melhor contar do que esconder": a informação como um direito da criança com câncer. Rev. Soc. Bras. Enferm. Ped. 2016; 16(1): 28-35.

18. Duarte AM, Mandetta MA. Development and Testing off the TMO-App Application for Families of Children/Adolescents with câncer receiving hematopoieitic stem cell transplatation. Biology of blood and marrow transplatation 2018; 24: s481-s481.

19. Angelo M, Moreira PL, Rodrigues LM. Uncertainties in the childhood cancer: understanding the mother's needs. Esc Anna Nery Rev Enferm. 2010; 14(2): 301-8.

20. Oliveira KM. Estresse e ansiedade percebidos por pais de crianças com câncer. Dissertação (Mestrado). São Paulo: Escola Paulista de Enfermagem da Universidade Federal de São Paulo, 2016.

Comunicação com a Criança e a Sua Família

Daniele Porto Barros

➤ A Comunicação como Segurança do Paciente

A palavra comunicação tem origem no latim *comunicare, e* traz como significado *pôr em comum*. Portanto, implica na compreensão e posterior entendimento das partes envolvidas.[1]

Quando nos aproximamos do paciente, para passar informações, efetivamente, precisamos ser coerentes no uso das palavras, no controle de nossas emoções e no domínio daquilo que queremos comunicar. Desse modo, o profissional de saúde necessita ser empático a ponto de perceber o outro sob a sua perspectiva.[2]

A Política Nacional de Humanização enfatiza a importância da valorização dos usuários no processo de produção de saúde, possibilitando a esses maior autonomia, com ampliação da sua capacidade de transformar a realidade em que vive, através da responsabilidade compartilhada, da criação de vínculos e da participação no processo de saúde. Estimula, ainda, a comunicação para construção de processos coletivos de enfrentamento de relações de poder, trabalho e afeto e a corresponsabilidade dos profissionais de saúde e dos usuários do cuidado.[3]

A finalidade é contribuir para uma abordagem clínica do adoecimento e do sofrimento, que considere a singularidade do sujeito e a complexidade do processo saúde-doença. Utilizando recursos adequados que permitam a qualificação do diálogo, objetiva possibilitar decisões compartilhadas e compromissadas com a autonomia e qualidade da assistência.

O Programa Nacional de Segurança do Paciente, instituído em 2013 pelo Ministério da Saúde, surgiu com o objetivo de apresentar diretrizes para a construção de um cuidado seguro e de qualidade para a população no cenário brasileiro,[4] visto que o tema vem gerando preocupação e mobilização internacional no intuito de obter subsídios que respaldem o cuidado em saúde para as especialidades e, em particular, no que diz respeito à criança e sua família.[5]

Pesquisas recentes identificam avanços na construção da cultura da segurança do paciente na atenção à saúde da criança hospitalizada, bem como nas recomendações de estratégias para a promoção do cuidado seguro, fato esse que favorece a efetividade dos cuidados de enfermagem e o seu gerenciamento de modo seguro, contribuindo para a identificação de riscos e divulgação das práticas baseadas em evidências.[6-8]

PARTE IV | ONCOPEDIATRIA

A comunicação, fenômeno complexo, pode ser realizada conforme o contexto social, situação clínica, desenvolvimento neuropsicomotor do paciente e por fatores idiossincráticos. Por isso, necessita ser flexível, estimulada pelo profissional de saúde e norteada pela interação entre os envolvidos. Atrelado a isso, o enfermeiro deve reconhecer as necessidades, preferências, linguagem adequada e momento apropriado para colocar em prática a transmissão das informações com qualidade ao paciente e sua família.

Processo ativo, a comunicação é um método de envolvimento que é estabelecida, entre outros meios, através de um diálogo entre pessoas, de atenção e escuta, buscando estabelecer vínculo, expressar pensamentos, sentimentos e expectativas. Constitui, ainda, uma relação de confiança entre paciente e profissional.

➤ Comunicação e Criança Hospitalizada: Linguagem e Ferramentas

Na infância, a doença crônica pode gerar um impacto funcional e prejudicar o seu desenvolvimento. Essas crianças, geralmente, passam por longos períodos em tratamento e, em muitos desses, hospitalizadas. O Conselho Nacional de Defesa dos Direitos da Criança e do Adolescente (CONANDA), no que se refere aos Direitos da Criança e do Adolescente Hospitalizado, Lei N° 8.069 de 13 de julho de 1990 que dispõe sobre o Estatuto da Criança e do Adolescente e dá outras providências, estabelece que a criança e o adolescente têm "direito a ter conhecimento adequado de sua enfermidade, dos cuidados a serem utilizados, do prognóstico, respeitando sua fase cognitiva".[9]

A doença crônica na infância apresenta implicações para o desenvolvimento da criança e de seu convívio familiar. O entendimento que a criança tem sobre saúde e causalidade da doença emerge certa dificuldade em exercer comunicação efetiva entre enfermeiro, paciente e família. Portanto, a reeducação contínua na interação familiar é fundamental para auxiliar na compreensão do seu tratamento.

Adicionalmente, a cultura familiar, determinada pelo conjunto de princípios que norteiam os indivíduos na sua concepção de mundo, ocasionam repercussões emocionais em todos que estão envolvidos, devido à possibilidade de agravamentos da condição clínica do paciente, com risco de morte. Nesse sentido, assimilar as consequências da hospitalização da criança e família, através da comunicação efetiva e sólida, representa uma habilidade a ser desenvolvida pela equipe de saúde para que possibilite oferecer uma assistência adequada às necessidades de cada família.

Através do processo de comunicação, individualizado, complexo, construtivo e seguro, o enfermeiro oferece à criança estímulos e motivação para que esta se adeque às capacidades próprias de sua fase de desenvolvimento e participe de experiências que estimulem o seu crescimento. São diversas as possibilidades de trabalhar comunicação com a criança e essas surgirão conforme o relacionamento tríade enfermeiro-paciente-família se fortalecer e o vínculo for consolidado.

A qualidade da informação compartilhada pelo profissional de saúde, no contexto pediátrico, facilita a adaptação dos pais ao tratamento, bem como garante a qualidade dos cuidados aos pacientes, constituindo elemento imprescindível para um processo terapêutico eficiente. Aliado a isso, favorece a adesão ao autocuidado, compreensão sobre diagnóstico e tratamento, apreensões sobre a dinâmica familiar e assuntos psicossociais. É importante destacar a necessidade de incluir o paciente pediátrico no processo comunicativo, a fim de garantir sua autonomia, amadurecimento e maior desenvolvimento psíquico.

Na assistência à criança hospitalizada, o enfermeiro deve possuir competência específica de comunicação, com linguagem apropriada, para que a comunicação se ajuste ao nível de desenvolvimento do paciente. Deve-se permitir à criança, em conjunto com a família, a participação em sua terapêutica, bem como na tomada de decisões.

O profissional precisa aprender a ouvir a si próprio e ao paciente, possibilitando diagnosticar a situação vivenciada. Posteriormente, pode identificar as diversas necessidades emergentes na ocasião, com discernimento e clareza.[10] Recomenda-se, ainda, avaliar as possibilidades e limitações da criança e familiares e executar a valorização do paciente na realização de seus desejos e no exercício de seus direitos.

A comunicação é ferramenta capaz de mudar uma situação, seja o resultado configurado como benéfico ou não. Além disso, torna-se indispensável para a sustentação do vínculo da tríade profissional-paciente-família, quando sua significação revela a conscientização de mudanças transitórias ou definitivas na qualidade de vida e/ou no estabelecimento dessa.

Estratégias de comunicação na pediatria objetivam estruturar a informação oferecida à criança. Em oncologia, os aspectos psicossociais dos pais e cuidadores sofrem forte influência do conceito arraigado de uma doença sem volta e, consequentemente, a perda do filho, apesar do panorama promissor proporcionado pelos sucessivos progressos da especialidade terapêutica. Dessa maneira, é importante lembrar que o cuidado envolve ações interativas, dinâmicas assistenciais e práticas do cuidar, a partir de uma visão holística, baseadas no respeito e conhecimento dos valores do binômio paciente-família, que está sendo assistido.

Para a criança, o processo de comunicação com o enfermeiro é percebido como uma preocupação, acolhimento, aconchego e disponibilidade. Por conseguinte, é essencial que os profissionais estabeleçam um relacionamento honesto e horizontal com a criança, buscando compreender suas angústias e dúvidas, conhecer sua experiência e desenvolver o cuidado com carinho, atenção e sensibilidade.

A comunicação em saúde permite, portanto, utilizar princípios relacionados ao respeito e valorização do discurso do outro, verificar a construção de relações baseadas no afeto e na confiança, influenciar nas ações técnicas dos profissionais e nos níveis de sofrimento da família, bem como possibilitar o compartilhamento de informações referentes às possibilidades de tratamento da criança hospitalizada.

➤ A Comunicação e a Criança com Câncer: Desafios e Conquistas

Cuidar da criança com câncer é envolver-se em um processo misto e complexo de emoções, envolto de paradigmas de incertezas, insegurança, impotência e medo da morte.

Uma interação comunicativa eficiente em contextos pediátricos deve ser pautada tanto em aspectos técnico-instrumentais quanto afetivo-emocionais, que abrange fatores relativos a orientações, construção de interação interpessoal, troca de informações entre os participantes e negociação sobre decisões pertinentes ao tratamento de maneira colaborativa e compartilhada.[11]

Explorar e assimilar o comportamento da população pediátrica, no contexto saúde-doença crônica, pode estimular intervenções mais eficientes e adequações significativas na qualidade de vida dessa população e de familiares envolvidos.

O câncer infantil corresponde à multiplicação desordenada de células disfuncionais, de etiologia multifatorial, cujo tratamento propicia desafios para crianças e familiares, como ansiedade pela resposta clínica, desorganização da dinâmica familiar, repetidos procedimentos invasivos, efeitos colaterais da medicação, interrupção da rotina escolar, limitação de atividades de lazer, modificação da dieta, mudanças na autoimagem e autoconceito, incertezas, dor e perdas que acarretam prejuízos na manutenção de relacionamentos pessoais e sociais.[12]

Aliado a isso, presume-se que a dificuldade da comunicação entre o profissional de saúde e o paciente e familiares, no contexto do tratamento, deva-se, muito provavelmente, pela repulsa à terapêutica, que causa dúvidas, angústias e incertezas, bem como pelo estresse e o sofrimento causados pelos procedimentos. Comunicar-se com qualidade, portanto, no contexto do câncer na infância, é um fator preditivo ao sucesso terapêutico, tanto quanto à aderência ao tratamento.

Tendo o enfermeiro papel fundamental enquanto agente facilitador para ações de conforto e saúde, o diálogo aparece como ferramenta essencial nas ações do cuidado à criança hospitalizada e sua família. A família, pelo processo vivenciado, pode apresentar dificuldades no reconhecimento das necessidades terapêuticas da criança, visto que a hospitalização infantil acarreta, muitas vezes, uma fragilidade na estrutura da rotina e do ambiente familiar, pois a saúde e o bem-estar da criança despendem tempo, dedicação, preocupação, tornando-se prioridade aos membros da família.

Para os familiares, que vivenciam a problemática da hospitalização, surge a necessidade de adaptação às imposições provocadas pelo diagnóstico e condições da terapêutica. Desse modo, surge a necessidade de atenção e de inclusão de cuidados a estes, na perspectiva da atenção à saúde, através de estratégias que fortaleçam o vínculo, a segurança e a autonomia dos sujeitos envolvidos. O diálogo interativo fortalece as relações humanas e o enfrentamento da situação de doença e hospitalização em unidades de internação pediátrica, favorecendo a adaptação da família a essa situação e, consequentemente, promovendo segurança para uma melhor recuperação da saúde da criança.[13]

Com o advento inúmeras alternativas de tratamento, combinado à prática clínica e o avanço tecnológico, surgiram dificuldades na comunicação, principalmente no que diz respeito a más notícias. Tais acontecimentos apontam para o fato de que, muitas vezes, a comunicação ocorre sem o respaldo de evidências científicas, o que pode comprometer a qualidade da assistência prestada e ruptura de segurança e vínculo, tantas vezes, tão dificilmente conquistadas.

No campo da Enfermagem, a comunicação é ferramenta extremamente importante na prestação de cuidados, especialmente quando o paciente é uma criança com câncer. Uma comunicação eficiente é considerada essencial para prestação de cuidados integrais e humanizados, porque através dessa pode-se estabelecer o vínculo e abraçar as necessidades do paciente e sua família.

Quando é apoiado por um relacionamento caracterizado por sentimentos, atitude, cooperação e sensibilidade, essa ferramenta ajuda a impulsionar o relacionamento entre o enfermeiro e a criança com câncer, baseado na humanização, na escuta atenta, contato visual e atitude. Nesse processo de compartilhamento de informações, há interação, troca de ideias e conhecimentos que geram uma nova consciência, capaz de produzir mudanças na criança e em seu mundo, por hora tão desestruturado.

A comunicação da tríade enfermeiro-criança oncológica-família pode ser considerada um diálogo de compromisso, no qual gera-se uma expectativa de oferecer e receber cuidado.

Comunicação funciona como veículo para estabelecer uma relação de confiança na assistência ao paciente, permitindo que esse e sua família sintam-se fortalecidos diante de sentimentos como perda, incapacidade, angústia e incerteza. Esse recurso poderoso e simples é capaz de amenizar o ciclo de sentimentos e conflitos gerados pelo diagnóstico e terapêutica.

Assim, investir na melhoria da interação comunicativa entre equipe e família da criança oncológica envolve torná-la horizontalizada, bem como proporcionar autonomia aos sujeitos envolvidos, fundamentada na troca de saberes, experiências e informações, a partir de ações direcionadas tanto à interação com os cuidadores quanto à participação do paciente pediátrico em seu próprio tratamento.[14]

O atendimento humanizado, utilizando como estratégia a comunicação, é uma maneira de estabelecer laços com a criança para que o cuidado adquira uma dimensão significativa através da troca e partilha de emoções e sentimentos. Assim, a assistência prestada pelos enfermeiros em oncologia pediátrica deve se concentrar em fundamentos que possibilitem o bem-estar, permitindo que essas crianças tenham seu sofrimento atenuado.

Além disso, sendo o enfermeiro o profissional que mais despende tempo com o paciente e sua família, pode reforçar a importância da comunicação como estratégia para humanizar cuidado, respeitando o tempo da criança e contribuindo para a criação de um espaço para interação. Além disso, o estabelecimento de vínculos, associado às necessidades da criança, pode ser uma maneira de facilitar a adesão ao tratamento.

A Comunicação de Más Notícias: Diagnóstico de Câncer, Recidiva e Impossibilidade de Cura

O diagnóstico de câncer na infância provoca mudança repentina e drástica na rotina de vida, desde o diagnóstico até o desfecho imprevisível da cura ou impossibilidade dessa. A família se depara com a necessidade de se readequar para enfrentar os desafios resultantes da doença, da desestruturação econômica familiar, da representação social negativa do câncer, da insegurança de prognóstico e da incerteza relacionada ao sucesso terapêutico. Todo esse processo causa sofrimento à criança e à sua família.

O câncer requer tratamento diversificado, que acarreta ao paciente e família o enfrentamento de desafios, decisões estressantes e reações emocionais inesperadas, vinculadas a um processo árduo e exaustivo.[15]

Tal processo se intensifica quando associado ao tratamento da criança hospitalizada. Nesse contexto, o enfermeiro torna-se aliado na luta diária ao sofrimento, angústias e dúvidas, bem como na identificação de problemas e planejamento de possíveis soluções.

Dentre essas experiências, destacam-se o enfrentamento ao momento do diagnóstico de câncer na criança, até então, saudável, na recidiva da doença e na impossibilidade de cura. A aceitação da terapêutica por parte do paciente e família torna-se mais resolutiva com a comunicação efetiva, eficiente, sólida e fortificada pelo vínculo. Nessas fases, como em todas as outras, o enfermeiro é o profissional de referência para o suporte às necessidades dos pais e crianças.

Considera-se más notícias toda e qualquer informação que acomete de maneira intransigente a perspectiva de futuro daquele que as recebe. Portanto, pode-se afirmar que, em oncologia pediátrica, informações complexas são frequentemente transmitidas, seja na fase inicial de revelação da doença, durante o tratamento e prognóstico, como no estágio de finitude da vida, demandando do enfermeiro o desenvolvimento de habilidades direcionadas para a comunicação.

Na oncologia pediátrica, as dificuldades de comunicação podem ocorrer em qualquer situação relacional, agravadas não apenas pelo simbolismo da palavra câncer, mas também pelo comedimento de ordem pessoal e pela falta de reflexão e capacitação do profissional designado para a realização dessa tarefa, bem como pela imaturidade ou despreparo psicossocial daqueles que a recebem, nesse caso a criança e seus familiares.

Beauchamp (2016) contempla que virtudes como sinceridade e honestidade são consideradas de alto valor no caráter dos profissionais da saúde. Somado a isso, para que o paciente e sua família consigam participar ativamente das tomadas de decisões a respeito do tratamento, faz-se imperioso que esses estejam cientes do percurso da doença, evolução e prognóstico, bem como os benefícios ou nocividade da terapêutica realizada.[16]

O cuidado é, também, um processo de construção de relações mútuas entre os seres humanos. A comunicação nessa relação é um eixo para a seu desenvolvimento, concebido pelos enfermeiros como um dos instrumentos mais relevantes na assistência. É um processo que respeita a singularidade de cada um na relação que envolve o cuidado, baseado na demonstração de afeto, atenção e sensibilidade. Nesse sentido, têm-se a comunicação como instrumento terapêutico entre profissional de saúde e criança, visto que auxilia na compreensão da doença e no controle sobre a situação vivenciada. A comunicação entre o enfermeiro e a criança, bem como com todos os envolvidos no processo de cuidado, configura-se como elemento eficiente na assistência prestada à criança que vivencia o processo de finitude de vida provocada por doença crônica e é essencial para promover um cuidado humanizado.

PARTE IV | ONCOPEDIATRIA

➤ A Esperança: Comunicação como Ferramenta de Cuidado

A assistência do enfermeiro frente à criança com câncer e sua família, deve ser personalizada, embasada em habilidades humanísticas, de relacionamento interpessoal e de suporte para o enfrentamento do medo e da ansiedade pela criança, causado pelas adversidades da hospitalização.

Assim sendo, cabe ao profissional estabelecer uma relação de ajuda ao paciente e família, por meio da comunicação efetiva, controle dos sintomas, medidas para alívio do sofrimento e apoio aos familiares frente à perda e finitude de vida.

Apesar do crescente reconhecimento acerca da importância da comunicação enquanto ferramenta da assistência no campo da saúde, ainda hoje permanecem lacunas na produção de evidências, como a identificação do padrão de comunicação das tríades em diferentes níveis assistenciais.

Na assistência à criança, os profissionais devem possuir competências específicas, realizando a comunicação de acordo com o nível de desenvolvimento do paciente, a criticidade clínica e às demandas familiares. Em oncologia pediátrica, este processo é essencial tanto para o processo como para o resultado do tratamento do câncer, que inclui informações verdadeiras, emoções e valores daqueles que nela estão inseridos.

Oferecer ambiente adequado e acolhedor para que a criança se comunique sobre o que o aflige, para além dos aspectos físicos da doença, faz com que a experiência do câncer ganhe um novo sentido, menos aterrorizador. É dando oportunidade à palavra, ao lúdico, à escuta e à interação que se oferece alívio ao sujeito angustiado e a proporciona possibilidade de crescimento psíquico.

O modo como cada pessoa enfrenta a doença depende dos recursos de que dispõe para obter conhecimento sobre sua patologia e sua experiência de hospitalização e, assim, enfrentar os conflitos gerados. A construção da vivência, pela criança, permite expressar os seus sentimentos em relação a experiências vividas e sentimentos provados. Na relação entre o profissional e o paciente, existe a necessidade de sensibilidade para o estabelecimento de uma comunicação terapêutica, fundamentado em empatia, envolvimento e confiança.

A criança possui características peculiares, visto que está em processo de desenvolvimento cognitivo, social e psicológico. Somado a isso está a família, com preocupações, angústias e dúvidas a respeito do processo terapêutico. A comunicação efetiva da tríade enfermeiro-criança-família favorece o enfrentamento dos problemas, proporciona a autonomia da criança sobre o seu próprio cuidado e permite a compreensão dos aspectos do tratamento e suas repercussões.

Diversos estudos demonstraram que pacientes com câncer desejam uma comunicação eficaz com seus profissionais de saúde. A comunicação eficaz está associada à melhoria da qualidade de vida e é essencial para promover e facilitar a tomada de decisão compartilhada entre profissionais de saúde, pacientes e familiares. Acrescenta-se o fato de que o compartilhamento de informações de maneira eficaz é um dos principais meios através dos quais as relações terapêuticas são estabelecidas e desenvolvidas.[17]

Após a revelação do diagnóstico de câncer na criança, os profissionais de saúde devem abordar as maneiras pelas quais a doença pode afetá-la, incluindo a probabilidade de cura e possíveis complicações relacionadas à terapêutica. Tais informações podem gerar ansiedade e apreensão aos pacientes e familiares.

O enfermeiro deve envidar todos os esforços para atenuar os medos através de comunicação e informações claras. Essa abordagem parece atenuar a luta e os conflitos que o paciente e família enfrentam na tentativa de conciliar suas esperanças de cura com a possível realidade da doença incurável.

Cuidar de uma criança oncológica e de sua família é uma experiência árdua que requer otimizar o conforto por meio do gerenciamento eficaz da comunicação, oferecer informações clínicas e prognósticas atualizadas e proporcionar atendimento empático e centrado no binômio.

Determinar como e quando envolver pacientes pediátricos em informações referentes ao seu tratamento e prognóstico, embora desafiador, requer excelentes habilidades de comunicação, estabelecimento de vínculo com os pais e uma compreensão completa das estratégias de comunicação adequadas ao desenvolvimento deste processo.

O atendimento integral aos pacientes oncológicos pediátricos e suas famílias, no moderno sistema de saúde, se estende além das capacidades clínicas. A complexidade das necessidades do paciente é espelhada por linhas de comunicação multifacetadas e sobrepostas entre a criança, sua família e todos os profissionais de saúde envolvidos.

O domínio da condução da comunicação eficaz como ferramenta do cuidado, em oncologia pediátrica, permite que os profissionais de saúde facilitem o desenvolvimento da conscientização sobre o prognóstico, avancem nas discussões de planejamento, identifiquem metas de cuidado e forneçam conforto no processo de finitude da vida.

No desenvolvimento da assistência ao paciente portador de câncer na infância, tendo a comunicação como instrumento de cuidado, o enfermeiro deve valorizar o estado de saúde e a individualidade, queixas e necessidades da criança, ressaltar a importância da terapêutica, fortalecendo o vínculo fundamentado em uma relação de confiança. Envolver a família no contexto de cuidado e no processo de comunicação facilita o estabelecimento de um plano de ação adequado, permite uma relação de interação através de um olhar verdadeiro, caracterizando uma intervenção absoluta e acolhedora.

Por fim, o uso da linguagem, seja ela verbal ou não-verbal, no atendimento ao portador de câncer infantil, sustenta uma relação de interação permeada por afeto e em elementos constituintes da assistência de enfermagem. Desse modo, o processo da comunicação da tríade enfermeiro-paciente-família, em sua definição plena, ocorre durante todo o contexto assistencial, estabelecido com a pessoa da criança como sujeito de ação e atenção.

➤ Referências

1. Silva MJP. Comunicação tem remédio: a comunicação nas relações interpessoais em saúde. São Paulo: Gente, 1996.

2. Silva MJP. O papel da comunicação na humanização da atenção à saúde. Bioética 2002 - vol. 10, n. 2.

3. Brasil. Ministério da Saúde. Secretaria de Assistência à Saúde Programa Nacional de Humanização da Assistência Hospitalar/Ministério da Saúde, Secretaria de Assistência à Saúde. Brasília: Ministério da Saúde.

4. Brasil. Ministério da Saúde, Fundação Oswaldo Cruz, Agência Nacional de Vigilância Sanitária. Documento de referência para o Programa Nacional de Segurança do Paciente. Brasília: Ministério da Saúde, 2014. Disponível em:

5. http://bvsms.saude.gov.br/bvs/publicacoes/documento_referencia_programa_nacional_ seguranca.pdf. Acesso em 12/9/2021.

6. Wegner W, Silva MUM, Peres MA, et al. Segurança do paciente no cuidado à criança hospitalizada: evidências para enfermagem pediátrica. Rev Gaúcha Enferm. 2017 mar;38(1):e68020.

7. Wegner W, Pedro ENR. Patient safety in care circumstances: prevention of adverse events in the hospitalization of children Rev Latino-Am Enfermagem. 2012;20(3):427-34.

8. Mason JJ, Roberts-Turner R, Amendola V, et al. Patient safety, error reduction, and pediatric nurses's perceptions of smart pump technology. J Pediatr Nurs. 2014;29:143-51.

9. Oliveira RM, Leitão IMTA, Silva LMS, et al. Strategies for promoting patient safety: from the identification of the risks to the evidence-based practices. Esc Anna Nery. 2014;18(1):122-9.

10. Lei N° 8.069. Dispõe sobre o Estatuto da Criança e do Adolescente e dá outras providências. Disponível em http://www.planalto.gov.br/ccivil_03/leis/l8069.htm. Acesso em 19/9/2021.

11. Balint, KE, Bilandzic H. Health Communication through Media Narratives: Factors, Processes and Effects — Introduction. **International Journal of Communication**, [S.l.], v. 11, p. 7, nov. 2017.

12. Sobo EJ. Good communication in pediatric cancer care: A culturally-informed research agenda. J Pediatr Oncol Nurs, 2004, 21(3), 150-4.

13. McGrath P, Paton MA, Huff N. Beginning treatment for pediatric acute myeloid leukemia: The family connection. Issues in Comprehensive Pediatric Nursing, 2005, 28(2), 97-114.

14. Rodrigues PF, Amador DD, Silva KL, et al. Interação entre equipe de enfermagem e família na percepção dos familiares de crianças com doenças crônicas. Esc Anna Nery (impr.) 2013; 17 (4): 781-7.

15. Moreira MDS, Gaiva MAM. Comunicação do enfermeiro com a mãe / família na consulta de enfermagem à criança. Cienc Cuid Saude 2016; 15(4): 677-84.

16. Pham AK, Bauer MT, Balan S. Closing the patient-oncologist Communication Gap: a review of historic and current efforts. Journal of Cancer Education, 2014, 29, 106-113.

17. Beauchamp TL. Principlism in Bioethics. In: Serna P., Seoane JA. (eds) Bioethical Decision Making and Argumentation. International Library of Ethics, Law, and the New Medicine,2016, vol 70.

18. Blazin LJ, Cecchini C, Habashy C, et al. Communicating Effectively in Pediatric Cancer Care: Translating Evidence into Practice. Children 2018, 5, 40.

PARTE V
ASPECTOS ADMINISTRATIVOS EM ONCOLOGIA

23. Biossegurança em Oncologia
24. Controle de Infecção Hospitalar em Unidades Oncológicas
25. Preparo e Dispensação de Quimioterápicos – Farmácia Clínica
26. Gerenciamento em Oncologia
27. Atendimento Domiciliar em Oncologia
28. Enfermagem Oncológica: Oncogenética

23

Biossegurança em Oncologia

Selma Montosa da Fonseca

Biossegurança é um tema que desperta o interesse de trabalhadores e seus gestores, mediante política que promova o bem-estar e a qualidade de vida em ambientes onde situações de risco permeiam atividades desenvolvidas cotidianamente.

A exigência em relação ao nível de excelência dos serviços de saúde é que sua prática assistencial e níveis de planejamento enfoquem o aspecto profilático e terapêutico, de modo a permitir a continuidade de práticas baseadas em evidências, requerendo a crescente e evidente modernização dos serviços de saúde e dos profissionais comprometidos com boas e seguras práticas.

Atitudes assertivas em ambientes de trabalho corroboram a excelência da qualidade assistencial almejada especialmente em serviços de saúde, no entanto, ao tratar de biossegurança, requerem atualização constante em relação às Normas Regulamentadoras estabelecidas pelo Ministério da Saúde, Ministério do Trabalho e CDC (*Centers for Disease Control and Prevention*), hoje considerado a base para o estabelecimento de normas e rotinas nos principais serviços de saúde, a fim de promover ambiente adequado para o desempenho de atividades assistenciais, especialmente em unidades destinadas ao atendimento de pacientes com diagnóstico oncológico. As diferentes especialidades da saúde possuem particularidades, entretanto o paciente oncológico requer envolvimento multi e interdisciplinar, considerando suas necessidades em âmbito holístico.

Para tal, abordaremos neste capítulo os itens que subsidiem a prática assistencial no atendimento aos pacientes oncológicos, visando à saúde dos profissionais de enfermagem e à tomada de decisões de seus gestores, desde a profilaxia até o âmbito terapêutico.

➤ Introdução

No Brasil, a biossegurança é um tema relativamente novo, considerado desafiador em distintos níveis de atuação e pouco conhecido por profissionais que o requerem para o desempenho de suas atividades. Sua legalização foi veiculada pela Lei nº 11.105, de 25 de março de 2005, que dispõe sobre a Política Nacional de Biossegurança. A Fundação Oswaldo Cruz conceitua-a como:

> *[...] conjunto de medidas voltadas para a prevenção, a minimização ou a eliminação de riscos inerentes às atividades de pesquisa, produção, ensino, desenvolvimento tecnológico e prestação de serviços, que podem comprometer a saúde do homem, dos animais, do meio ambiente ou a qualidade dos trabalhos desenvolvidos.*

No âmbito hospitalar, a biossegurança não atingiu níveis satisfatórios, o que se relaciona com a deficiência da atenção política, culminando na escassez de investimento, seja estrutural e/ou intelectual. É perceptível a ausência de padronização no foco teórico e prático, considerando que a biossegurança tem sua inserção entre diferentes profissionais da saúde. Durante os procedimentos realizados nem sempre são aplicados os métodos preconizados, mesmo entre aqueles que detêm o conhecimento acerca do assunto. Sabe-se que a mudança cultural e sua própria inserção prática requer tempo, sendo um processo contínuo, que necessita de profissionais capacitados a fim de qualificar a equipe e prover assistência adequada, uma vez que a biossegurança envolve a saúde dos profissionais, pacientes e familiares.

A relevância da biossegurança justifica-se em diversas práticas cotidianas, entre as quais podemos citar a lavagem adequada das mãos e o descarte de materiais perfurocortantes e/ou contaminados com resíduos biológicos que, realizados incorretamente, podem culminar na instalação de riscos à saúde. Entre as razões para a prática discrepante de normas básicas de biossegurança, relatadas à Adélia Marçal, gerente de investigação e prevenção de infecções e dos Eventos Adversos da Anvisa, os profissionais apegam-se ao curto período que possuem para a realização de suas atividades assistenciais. Assim, conclui-se que um dos motivos para a deficiência na biossegurança é o comportamento dos profissionais e não em novas tecnologias para a minimização de riscos, pois o profissional é o agente conhecedor dos riscos e, consequentemente, dos seus métodos de controle.

Os CDC estabelecem que trabalhadores em saúde são aqueles que desempenham atividades que envolvem contato com pacientes ou com sangue ou com fluidos corporais de pacientes internados, em laboratório ou em vigilância sanitária. Cabe, então, o conceito de serviços de saúde, que, segundo a NR 32, são:

> *[...] qualquer edificação destinada à prestação de assistência à saúde da população, e todas as ações de promoção, recuperação, assistência, pesquisa e ensino em saúde em qualquer nível de complexidade.*

Estudos destacam a questão comportamental dos profissionais que, em sua maioria, subestimam os riscos inerentes a sua prática profissional, o que acarreta exposição devida à falha humana, à falta de cultura à segurança e ao sistema de educação e orientação deficientes. Os riscos aos quais a equipe de enfermagem está exposta refletem as atividades desempenhadas em seu cotidiano, podendo ser citados entre eles os riscos ocupacionais: físico, ergonômico, químico, biológico e psicossocial. Entre os precursores desses eventos, temos o retorno da AIDS, microrganismos resistentes às drogas e novas técnicas terapêuticas e diagnósticas, o que caracteriza o risco biológico, a exposição mais preocupante em meio a esses profissionais.

Segundo a NR 32, os agentes biológicos classificam-se em: microrganismos, culturas de células, parasitas, toxinas e príons.

Neste capítulo, visamos subsidiar a tomada de decisões acerca de processos relacionados aos riscos inerentes ao profissional de enfermagem e a tomada de decisão de seus gestores, focando na assistência acerca do paciente oncológico.

➤ Biossegurança e Profissionais de Enfermagem

Os profissionais de enfermagem assistem pacientes em seus diversos níveis de complexidade e dependência. Os riscos ocupacionais relacionam-se diretamente com a quantidade de procedimentos realizados, o número de pacientes sob responsabilidade dos profissionais de enfermagem, os níveis de estresse do ambiente de trabalho, o número de horas trabalhadas, o horário de trabalho, o tempo de experiência profissional, entre outras variantes. Todos estes aparecem em pesquisas realizadas a fim de identificar as razões pelas quais a equipe de enfermagem é a classe com maior índice de exposição ocupacional; além disso, há o grande contingente e o período em que são desempenhadas as atividades.

É preciso que o profissional se conscientize sobre a diferença entre o cuidado ao paciente e o autocuidado, tendo em vista que, em situações que requerem cuidados imediatos, o profissional, por vezes, dispensa requisitos mínimos de prevenção, por exemplo, o uso de luvas, máscaras adequadas e proteção para face e tronco.

Esses fatores nem sempre envolvem apenas questões educacionais, mas deve-se considerar a disponibilidade desses recursos e sua inserção e localização no ambiente de trabalho.

Incansáveis medidas de esforços vêm sendo empregadas na intenção de diminuir as ocorrências de transmissão de doenças não passíveis de prevenção por métodos imunológicos (AIDS e hepatite C, por exemplo), entretanto, para melhores resultados nessa prática, vislumbra-se a atuação contínua da Educação Permanente e Medicina do Trabalho, com consequente conscientização acerca dos riscos inerentes aos profissionais nos cuidados aos pacientes, a fim de evitar a exposição e a disseminação de microrganismos.

➤ Equipe de Enfermagem e Legislação

Na ocorrência de exposição ocupacional, antigamente a preocupação era com as consequências e agravos do acidente, e não com a adoção de medidas profiláticas para minimizar essas ocorrências, culminando especialmente na qualidade de vida dos trabalhadores.

Ainda nos dias atuais, os profissionais têm medo de notificar a exposição ocupacional, devido a sentimentos de subestimação ao risco, desconhecimento da legislação, preconceito em ambiente de trabalho e familiar, perda do emprego, falta de orientação em relação aos protocolos de profilaxia e fluxograma perante um acidente com material biológico.

Os profissionais, de modo geral, estão resguardados em caso de acidente de trabalho, desde 1919, pela instituição do seguro de acidentes de trabalho. No ano de 1988 se dá a promulgação da Constituição, que estabelece o Sistema Único de Saúde (SUS), com consequente divisão da saúde e da previdência, a última se responsabilizando por concessões e gerenciamento de aposentadorias, pensões e seguros de acidente de trabalho. Estabelecem-se leis que expressam a preocupação do SUS com a saúde de seus trabalhadores. A Lei Orgânica do SUS informa que, por meio de vigilância epidemiológica e sanitária, o trabalhador terá a manutenção do seu estado de saúde, protegendo-a e promovendo-a, e, se necessário, sua recuperação e reabilitação.

A preocupação dos profissionais em relação à aquisição de doenças advindas da exposição a material biológico foca-se no HIV, pois muitos desconhecem a possibilidade de outros patógenos, entre os quais as hepatites e a tuberculose. Além disso, o comportamento pode ser responsável pela propagação da infecção entre pacientes quando se deixa de praticar gestos simples e rápidos como a lavagem das mãos. É importante considerar todo paciente como fonte contaminante potencial, dessa maneira pode-se intervir profilaticamente.

O Ministério do Trabalho e Emprego determina que é obrigação dos empregadores a implantação de medidas preventivas com a finalidade de preservar a saúde e a integridade dos trabalhadores, pela antecipação, o reconhecimento, a avaliação e o consequente controle da ocorrência de riscos ambientais factíveis ou prováveis no ambiente de trabalho.

A subnotificação é um agravo para a saúde pública, pois não permite que se aborde de modo significativo a ocorrência da exposição dos trabalhadores de saúde aos acidentes com material biológico, no entanto é importante esclarecer que o trabalhador exposto ao risco é assegurado por lei e continuará exercendo suas atividades sem sofrer qualquer dano. E, caso ocorra algum dano, poderão ser tomadas medidas embasadas em conceitos éticos estabelecidos pelas instituições de saúde e resguardando seus colaboradores em relação à manutenção de sua saúde e dos pacientes assistidos.

❯ Equipamentos de Proteção Individual

Define-se como EPI (equipamento de proteção individual) todo dispositivo de uso individual destinado a proteger a saúde e a integridade física do trabalhador. Existem diferentes tipos de EPI, dependendo da atividade a ser desenvolvida e da parte do corpo – cabeça, tronco, membros superiores e inferiores, pele e aparelho respiratório – a ser protegida de possíveis exposições. São EPI: protetores faciais, óculos de segurança, luvas, aventais de mangas longas, entre outros.

À equipe de enfermagem cabe as seguintes responsabilidades: usar os equipamentos apenas para a finalidade à qual se destina; guardá-los e conservá-los, não os portando fora da área técnica; avisar o empregador sobre qualquer alteração que impossibilite seu uso adequado, considerando que os equipamentos entregues aos profissionais devem ter formato e qualidade adequada para o desempenho das atividades.

Os serviços de saúde têm obrigação de prover os equipamentos à equipe, para que, assim, possam exercer o cuidado de forma a manter sua saúde, a do paciente e a dos demais membros da equipe multiprofissional.

Estudos realizados mostraram que, em sua maioria, a equipe de enfermagem faz uso de luvas e avental, no entanto requer a reafirmação da importância da lavagem das mãos e/ou antissepsia com álcool gel. Os profissionais com maior tempo de atuação demonstram falta de credibilidade na eficácia das medidas de proteção. A lavagem das mãos constitui-se em um ato simples e rápido da profilaxia da infecção hospitalar. O talco usado nas luvas pode potencializar lesões previamente existentes. O empregador deve ter ciência dos membros da equipe que possuem alergias ao látex e às luvas comuns, disponibilizando o material necessário para suas atividades.

Os serviços de saúde onde houver risco de contaminação com materiais químicos, como é o caso das unidades de atendimento ao paciente oncológico em tratamento quimioterápico, deve deixar à disposição dos seus colaboradores chuveiro e lava-olhos.

Os procedimentos listados a seguir são aqueles com maior ocorrência de acidentes com exposição a material biológico: higiene, punção, sondagens, aspiração, curativos, administração de medicamentos, atividades que requeiram a utilização de materiais perfurocortantes e nível de dependência, com consequente esforço do funcionário; quanto maior o número de pacientes e procedimentos, maior será o risco existente.

Entretanto, salienta-se que o uso adequado dos EPI, pode minimizar ou impedir a exposição, porém verifica-se que eles não são usados por uma população considerável de profissionais de enfermagem.

Entre os motivos da não adesão dos trabalhadores aos EPI, verificou-se: desconhecimento sobre o contágio das doenças infectocontagiosas, falta de disponibilização dos equipamentos, subestimação do risco, baixa confiabilidade, desconhecimento do uso correto, baixa qualidade da matéria-prima, falta de estímulo para o uso, desinteresse no autocuidado, excesso de atividades, inadequação anatômica dos materiais, condições impróprias de trabalho e descaso das autoridades institucionais.

➤ A Importância da Vacinação

A vacinação propriamente dita não é um equipamento de proteção, no entanto, é um método profilático de doenças passíveis de imunização, entre elas a hepatite B. Outras medidas são apresentadas pela CIPA (Comissão Interna de Prevenção de Acidentes) e pelo Serviço de Saúde e Segurança do Trabalhador, podendo ocorrer alterações de nomenclatura de acordo com os serviços de saúde que, sendo atuantes, ressaltam sua função orientadora e normativa. Segue a Tabela 23.1 com a vacinação preconizada aos trabalhadores de saúde, conforme Cassettari et al.

Tabela 23.1. Vacinação preconizada aos trabalhadores da saúde.

Vacina	Doses	Indicação	Observações
SCR (sarampo, caxumba e rubéola)	Dose única	Todos os profissionais que circulam pelo hospital (independentemente de sua função)	Contraindicada para gestantes e imunodeprimidos.
Dt (difteria e tétano)	3 doses + reforço a cada 10 anos	Todos os profissionais que circulam pelo hospital (independentemente de sua função)	Não é necessário reiniciar o esquema para pessoas que comprovem 1 ou 2 doses. Deve-se apenas completar o esquema.
Varicela	2 doses	Todos os profissionais que circulam pelo hospital (independentemente de sua função) e que não tenham história prévia de varicela	Contraindicada para gestantes e imunodeprimidos.
Influenza	1 dose anual	Todos os profissionais que circulam pelo hospital (independentemente de sua função)	
Hepatite B	3 doses	Todos os profissionais que têm contato direto com o paciente, ou risco de contato direto com sangue e secreções de pacientes	

➤ Gerenciamento de Resíduos

Ao longo da reflexão acerca dos materiais utilizados para o cuidado aos pacientes, surge uma questão: qual o destino desses resíduos? Assim, destaca-se o Gerenciamento de Resíduos como item relevante na questão dos Indicadores de Saúde.

Gerenciamento dos Resíduos de Serviços de Saúde é uma série de procedimentos de gestão embasados em pesquisas científicas, técnicas, normativas e legais, planejados e implantados com a finalidade de diminuir a produção de resíduos, promovendo seu encaminhamento e destino seguros, de modo eficiente, protegendo os trabalhadores e preservando a saúde pública, o meio ambiente e os recursos naturais. Se ocorrer inadequadamente, acarreta danos ambientais, proliferação de vetores e danos funcionais e/ou psicossociais aos profissionais acometidos pela incorreta administração, sendo a infraestrutura essencial um dos subsídios para o gerenciamento.

De acordo com o IBGE, 14,74% dos municípios brasileiros dispensam os resíduos a céu aberto; 57% separam os dejetos nos hospitais e 14% das prefeituras gerenciam adequadamente os resíduos dos serviços de saúde. A Agência Nacional de Vigilância Sanitária (Anvisa) estabelece a classificação dos materiais de acordo com o Conselho Nacional do Meio Ambiente (Conama), a partir da Resolução RDC nº 33/20037, caracterizando os seguintes grupos:

- Grupo A: potencialmente infectantes.
- Grupo B: químicos.
- Grupo C: rejeitos radioativos.
- Grupo D: resíduos comuns.
- Grupo E: perfurocortantes.

PARTE V | ASPECTOS ADMINISTRATIVOS EM ONCOLOGIA

Os agentes biológicos foram classificados pela NR 32, portanto é primordial a leitura complementar da mesma, na qual consta listagem completa com a classificação destes agentes.

Medidas simples e consideradas preventivas são indícios fortes de atenuantes para a exposição acidental a material biológico: o descarte de materiais perfurocortantes deve respeitar os limites previamente estabelecidos nos recipientes destinados a esse fim. Salienta-se que sua localização está intimamente relacionada ao seu uso e ao índice de acidentes com perfurocortantes. A altura do recipiente deve ser adequada para a visualização da abertura e ele deve ser colocado em suporte exclusivo. Os resíduos descartados em sacos plásticos devem preencher até dois terços do seu limite e fechados de modo a não permitir o escape do seu conteúdo, o que acarretaria uma possível exposição acidental.

➤ Isolamentos e Sua Evolução

Essa prática iniciou-se em 1863, com Florence Nightingale, determinando ações sistematizadas que se referem ao cuidado do paciente e priorizando a limpeza do ambiente hospitalar. A cultura disseminada por Florence abrangia a transmissão de doenças por substâncias do corpo e suas ações, nomeada hoje como cuidados de enfermagem, e embasava-se no ambiente de internação, propiciando: ar puro, luz, calor, limpeza e, essencialmente, a separação dos doentes infectados dos não infectados.

De 1877 a 1897, Pasteur e Koch determinaram medidas de causa microbiológica da doença, propiciando novas ações e intervenções no controle de doenças infecciosas. Uma das contribuições marcantes foi a descoberta do processo denominado "cadeia do processo infeccioso", que define os modos de transmissão. Em 1890, no Hospital Emílio Ribas, surge o primeiro hospital de isolamento. Seu princípio era condizente com uma medida denominada cordão hospitalar, em que os pacientes advindos da comunidade eram separados de acordo com o diagnóstico. Fato que contribuiu para o surgimento de um grande hospital de isolamento foi que o grande número de pacientes internados em hospitais gerais caracterizados como fonte contaminante potencial excedia o número de leitos existentes, acarretando danos ao atendimento.

Em 1987, os CDC estabelecem as Precauções Universais, considerando o desconhecimento acerca do tema como fator limitante.

Percebe-se ainda hoje o desconforto de alguns pacientes que ficam internados em leitos de isolamento nos hospitais gerais e especializados, preconceito advindo desde a Antiguidade, quando o diagnóstico da lepra, por exemplo, ainda não era compatível com a vida e a permanência em sociedade. Os mesmos expressam sentimentos de solidão, receio de causar doenças em seus familiares, questionamentos sobre a morte e falta de informação sobre o motivo por que eles foram destinados a esses leitos, fato que confronta o desconhecimento ou a falta de esclarecimento por parte da equipe multiprofissional, amenizando fatores como estresse e ansiedade. São fatores que colaboram para o desconforto, a própria nomenclatura: isolamento, a aparência dos profissionais ao realizar os cuidados, com máscaras e demais equipamentos, entre outros.

As normas dos CDC são revisadas periodicamente e suas atualizações contribuem para a assistência adequada nos serviços de saúde. O termo "precauções universais" foi alvo de constantes revisões, dada a nomenclatura e a concepção dos profissionais. O exame físico e a anamnese não são suficientes para diagnosticar doenças infectocontagiosas. Houve o acréscimo de uma categoria denominada ISC (isolamento de substâncias corpóreas), classificando como agentes potencialmente contaminantes: sangue, fezes, urina, escarro, saliva, drenagem de feridas e demais fluidos corpóreos.

No Brasil, em 1985, por intermédio do Ministério da Saúde, surgiu o Manual de Controle de Infecção Hospitalar, baseado nas recomendações do CDC e contemplando: isolamento total ou

360

estrito; respiratório; reverso ou protetor; precauções entéricas, com pele/feridas, com sangue e com secreções/excreções.

O Ministério da Saúde, por meio da Portaria nº 2616/98, conceitua infecção hospitalar como:

> [...] Aquela adquirida após admissão do paciente e que se manifesta durante a internação ou após a alta, quando puder ser relacionada com a internação ou procedimentos hospitalares. Também aquelas manifestadas antes de 72 horas de internação quando associadas a procedimentos diagnósticos e/ou terapêuticos.

As atividades referentes às ações que promoviam o isolamento dos pacientes refletiam sua complexidade, porém detectou-se a ausência de medidas relacionadas à transmissão de doenças veiculadas no ar. Nessa época, após revisão, o CDC nomeia o tópico: Precaução-Padrão, ampliando as recomendações anteriores. Situação semelhante acomete pacientes com doenças infecciosas comprovadas, surgem assim as precauções baseadas na transmissão (considerando pacientes suspeitos), como: precauções aéreas, precauções por gotículas e precauções por contato.

Os serviços de saúde, especialmente os oncológicos, têm pontos discordantes ao citarem "isolamento reverso", que é aquele destinado a pacientes pancitopênicos, com a finalidade de protegê-los de infecções advindas de visitantes e profissionais. Desse modo, é reservado um leito isolado, no qual o paciente usará máscara comum na presença de pessoas, não dispensando as outras precauções-padrão. Esse procedimento é controverso entre alguns oncologistas, que não requerem esse tipo de isolamento para todos os pacientes com alterações no hemograma, orientando quando na permanência em outro leito a lavagem rigorosa das mãos para os procedimentos, número limitado de visitas e uso controverso de máscara comum. Sabe-se que as unidades de transplante de medula óssea (TMO), obrigatoriamente, requerem o isolamento dos pacientes e o uso de máscaras, dada a complexidade do tratamento que, dependendo do transplante realizado, requer sessões de quimioterapia e/ou radioterapia, para interromper a produção de células pela medula óssea.

Ao isolamento preconizado para pacientes diagnosticados com tuberculose, houve pouca adesão da grande maioria dos hospitais brasileiros, considerando o alto custo requerido para o seguimento das normas estabelecidas pelo CDC, entre elas o sistema de ventilação especial (filtro HEPA), havendo a predominância do uso das máscaras N95 entre os profissionais. Caso seja feito o transporte desse paciente, ele deverá utilizar máscara cirúrgica para a contenção das partículas.

É importante rever o período de transmissibilidade da tuberculose, para evitar procedimentos desnecessários e considerados constrangedores por muitos dos pacientes, havendo a dispensa da máscara N95 em determinados períodos em que a transmissão não ocorre. A mesma rotina deve ser observada para doenças com transmissão por gotícula e as demais por aerossóis.

As precauções-padrão devem ser destinadas ao atendimento de todos os pacientes, porém os equipamentos serão designados a partir do procedimento realizado, sendo eles: luvas, avental, máscara e óculos.

Precaução por gotículas correspondem às doenças com eliminação de gotículas > 5 micras, que acontece durante a fala, respiração, tosse e aspiração. Para tanto, preconiza-se o uso de máscara cirúrgica e quarto privativo. São exemplos a rubéola e a doença meningocócica, fatores importantes a considerar frente aos pacientes oncológicos, que em períodos de supressão medular ou redução podem adquirir essas doenças.

As doenças passíveis de transmissão por aerossóis requerem o uso de máscara N95 e quarto privativo e com ventilação externa e porta fechada. Uma questão relevante e também discordante entre os serviços de saúde é sobre a durabilidade das máscaras N95. Alguns serviços orientam que seu descarte seja feito apenas quando existir algum dano que prejudique sua eficácia e outros protocolos determinam a troca a cada 7 ou 14 dias. Ressalta-se que, para sua eficácia ser garantida, ela não pode estar danificada, com áreas amassadas, ou sua adaptação não ser completa e adequada na face do trabalhador. Exemplos de doenças: vírus do sarampo, varicela-zóster, tuberculose.

Os isolamentos de contato são destinados a pacientes colonizados com microrganismos transmitidos por contato ou doenças afins. Indica-se quarto privativo. O uso de luvas e avental privativo é indispensável. Os equipamentos devem ser de uso único.

➤ Acidentes com Material Biológico

A preocupação e a consequente tomada de decisão em relação aos profissionais expostos continuamente a riscos biológicos eclodem na década de 1970. Atualmente se conta com notificações que remetem aos dados epidemiológicos de tais ocorrências, pois os acidentes com materiais biológicos são considerados como agravo de notificação compulsória. O Comunicado de Acidente de Trabalho (CAT) surge como documento que protege o funcionário além de suas implicações trabalhistas.

Acidentes com material biológico são considerados situações emergenciais, pois, para o alcance de um tratamento efetivo, as intervenções profiláticas para infecções ocasionadas pelo HIV e hepatite B devem iniciar-se precocemente.

Constatada a exposição, o trabalhador envolvido deve lavar a mão abundantemente com água e sabão; o ato de realizar a expressão do local é discutível por não haver comprovação de sua eficácia em relação à diminuição dos riscos. Deverá ser feita a coleta de sangue do paciente fonte, com a autorização dele para o procedimento, que pode ser verbal ou em termo de consentimento a ser definido pelo serviço de saúde, para realização do teste rápido. Será preenchido o CAT e encaminhado para o serviço de Medicina do Trabalho e/ou de referência, onde será avaliada a necessidade da quimioprofilaxia e consequente acompanhamento ambulatorial. Esse documento deve constar de alguns requisitos mínimos, como a identificação do trabalhador, a data do ocorrido, o setor em que ele se acidentou, a descrição do acidente – sendo recomendável a comprovação testemunhal –, o local afetado e a conduta seguida, com devida identificação dos profissionais envolvidos no atendimento.

No que tange à probabilidade de infecção mediante a exposição acidental a material biológico, surgem os seguintes percentuais: na hepatite B com presença de HBe AG (antígeno "e" do vírus da hepatite B), o risco da hepatite clínica varia de 22% a 31%. Caso só apresente o HBsAG (antígeno "s" do vírus da hepatite B – HBeAG negativo), o risco de hepatite clínica varia de 1% a 6% e a soroconversão, de 23% a 37%. A hepatite C, não passível de imunização, possui incidência média de soroconversão de 1,8%, podendo sofrer variação de 0% a 7%. Considerando que não existe quimioprofilaxia, o acompanhamento é feito por dosagens séricas de transaminases e sorologia para anticorpos anti-HCV no ato e seis meses após o acidente.

Os trabalhadores imunizados para hepatite B não necessitam de acompanhamento laboratorial. A vacinação assegura ao profissional cerca de 90% a 95% de imunização. Esquemas incompletos ou com resposta insatisfatória (após seis doses), em casos de acidente com materiais perfurocortantes, são orientados em relação à quimioprofilaxia, correspondendo a imunoglobulina hiperimune contra hepatite B (IGHAHB), com imunidade por até seis meses após a exposição. A hepatite B é a mais frequente forma de hepatite infecciosa. O HBV permanece no sangue durante os últimos estágios de um período de incubação prolongado (4 a 26 semanas) e durante episódios agudos de hepatite aguda e crônica, encontrando-se presente em todos os líquidos corporais fisiológicos e patológicos, e sua ocorrência é mais comum em profissionais de saúde do que na população em geral.

A quimioprofilaxia para HIV costumeiramente é prescrita quando o paciente fonte tem sorologia positiva. Seu início não pode ultrapassar 72 horas. Considerando-se a hora do ocorrido, idealiza-se o início das medicações num período de 24 horas. O acompanhamento laboratorial ocorre no ato do acidente, após seis semanas e três, seis e 12 meses a partir do evento (Tabela 23.2 e 23.3).

Tabela 23.2. Conduta profilática para HBV, listada por Cassettari, et al.

Profissional exposto	Fonte AgHBs+ ou alto risco não testado*	Fonte AgHBs desconhecido ou não testado e baixo risco	Fonte AgHBs-
Não vacinado	HBIG e iniciar vacinação	Iniciar vacinação	Iniciar vacinação
Vacinação incompleta	HBIG e completar vacinação	Completar vacinação	Completar vacinação
Vacinado e anti-HBs+	Sem terapia	Sem terapia	Sem terapia
Vacinado e anti-HBs-	HBIG e reiniciar vacinação	Reiniciar vacinação	Reiniciar vacinação
Vacinado e com resposta sorológica desconhecida	Testar anti-HBs para definir conduta	Testar anti-HBs para definir conduta	Testar anti-HBs para definir conduta

* Fontes de alto risco: pacientes politransfundidos, cirróticos, em hemodiálise, HIV-positivo, usuários de drogas injetáveis, contatos domiciliares e sexuais de portadores do vírus da hepatite B (VHB), com história de doença sexualmente transmissível (DST), provenientes de regiões ou instituições de alta endemicidade.

Tabela 23.3. Conduta profilática para HIV.

Categoria de exposição	Fonte HIV-	Fonte HIV+ e carga viral baixa, CD4 alto	Fonte HIV+ e carga viral alta, CD4 baixo (ou CV e CD4 desconhecidos)	Fonte de acidente desconhecida ou sorologia indisponível
CE1	Sem profilaxia	Sem profilaxia ou considerar AZT/3TC	AZT/3TC	*Sem profilaxia
CE2	Sem profilaxia	AZT/3TC	AZT/3TC Lopinavir/Ritonavir	*Sem profilaxia
CE3	Sem profilaxia	AZT/3TC Lopinavir/Ritonavir	AZT/3TC Lopinavir/Ritonavir	*Sem profilaxia

* Nos casos em que a fonte for desconhecida, porém de alto risco (p. ex.: ferimento com perfurocortante jogado no lixo de quarto onde há pacientes sabidamente HIV+), deve ser considerada a realização de profilaxia com antirretrovirais

➤ Assistência em Oncologia e Biossegurança

O Instituto Nacional de Câncer (Inca) remete a dados alarmantes sobre a estimativa de câncer a cada ano. Tais informações são reflexo de mudanças no estilo de vida, exposição a agentes agressivos, aumento da população idosa, entre outras causas, no entanto consequentemente o número de pacientes a receberem tratamento ambulatorial e/ou em unidade de internação é grandioso, entre hospitais gerais, clínicas e serviços especializados. O paciente oncológico, assim como das demais especialidades, requer cuidado especializado, devidamente qualificado, considerando os inúmeros tratamentos específicos para o câncer, pois o desconhecimento pode acarretar exposições desnecessárias, com consequências imediatas e tardias.

Os tratamentos específicos abordados em oncologia são em modalidade sistêmica: quimioterapia, hormonoterapia, imunoterapia, geneterapia e modificadores de resposta biológica e locorregional – radioterapia e cirurgia. A opção considera variáveis a partir do estadiamento e câncer diagnosticado.

Apesar dos efeitos terapêuticos, as drogas antineoplásicas apresentam propriedades mutagênicas, teratogênicas ou carcinogênicas. Como consequência, vem existindo a preocupação sobre a potencial exposição e efeitos sobre a saúde do trabalhador da área da saúde que lidam com drogas citotóxicas. O risco de danos para os trabalhadores da saúde está relacionado diretamente à toxicidade inerente a droga e o nível de exposição.

Há interesse em realizar o monitoramento da genotoxicidade, especialmente na medida em que a exposição a agentes cancerígenos/ mutagênicos vem sendo a causa do aumento do risco em desenvolver neoplasias. Esse é o caso da exposição a drogas antineoplásicas em profissionais de saúde, pois já se sabe que estas substâncias são agentes cancerígenos/mutagênicos para os seres humanos, e que profissionais devem assumir medidas de proteção individual e ambiental para minimizar tais efeitos.

A equipe de enfermagem se constitui, dentre os profissionais de saúde que estão envolvidos no atendimento dos pacientes oncológicos, a que se expõe a maiores riscos ocupacionais por estar diretamente envolvida nos processos de manipulação e administração dos agentes quimioterápicos, bem como das secreções por onde são eliminados do organismo humano.

Sabe-se que alguns serviços de saúde ainda têm enfermeiros atuantes no preparo de antineoplásicos, apesar de ser preconizado que todo serviço de oncologia deve contar com uma Equipe Multiprofissional de Terapia Antineoplásica, sendo o preparo destinado ao farmacêutico.

O paciente elegível ao tratamento com agentes antineoplásicos pode realizá-lo ambulatorialmente ou em regime de internação. A maior fonte de contaminação do ambiente de unidades de internação onde as drogas antineoplásicas são administradas, mesmo que seja mantido um manuseio seguro, é o banheiro do paciente, considerado altamente contaminado sendo compatível com locais onde ocorrem derramamentos. Este fato ocorre devido à presença de grande quantidade das drogas antineoplásicas excretadas na urina sem ser metabolizadas.

Sabendo-se que as excretas dos pacientes são consideradas altamente contaminadas com drogas antineoplásicas, pois essas são excretas em altos níveis, devemos fazer uso de luvas, máscara, avental de manga longa quando no possível contato com as excretas, como no momento de dar banho, desprezar diurese, realizar higiene íntima, trocar as roupas de cama, entre outras atividades junto ao paciente

Recomenda-se implementar práticas de manuseio seguro em todas as alas do hospital que mantenham contato direto com pacientes sob tratamento antineoplásico, visando a diminuição dos riscos eminentes a prática de trabalho dos profissionais envolvidos nestes cuidados.

Nosso foco será para a atenção ao paciente internado, porém, alguns itens a serem abordados competem a ambos os regimes (ambulatoriais também).

Os antineoplásicos constituem riscos ocupacionais aos que o preparam, administram e descartam, por causa da absorção por vias aéreas, mucosas e cutâneas.

Segundo a NR 32, o preparo deve ser feito em Cabine de Segurança Biológica Classe II B2, sistema de filtro, fluxo laminar, com eliminação para o exterior. As gestantes e nutrizes devem ser afastadas das atividades. Estabelece-se como acidente com agentes antineoplásicos: contaminação gerada por contato ou inalação dos medicamentos antiblásticos em qualquer das etapas do processo.

Nas salas de preparo, os trabalhadores não podem usar adornos, cosméticos e maquiagens em geral, pelo risco de agregação de partículas, e é proibida a alimentação. A técnica é asséptica. As luvas cirúrgicas devem ser trocadas sempre que houver contaminação, porém as recomendações podem sofrer variações, visto que algumas orientam o uso de dois pares de luvas e/ou troca de luva a cada hora. O avental deve ser longo, fechado na parte anterior e impermeável. É obrigatório o uso de gorros, óculos de proteção e máscaras impermeáveis.

Havendo necessidade de transporte do agente antineoplásico, ele deve ser realizado em caixas resistentes, preferencialmente térmicos para evitar variações de temperatura e que permitam a higienização diária. Os profissionais devem usar luvas para retirar as drogas de dentro da caixa e devem levar junto a eles um *kit* de derramamento pensando que existe a possibilidade de ocorrer um derramamento durante o transporte e esse deve estar preparado para agir de maneira segura nesse evento.

O *kit* derramamento deve dispor, minimamente, de luvas de procedimento, avental impermeável, compressas absorventes, proteção respiratória, proteção ocular, sabão, recipiente identificado para recolhimento de resíduos e descrição do procedimento. O *kit* deve estar disposto, também, em áreas estratégicas, correspondendo às áreas de preparo, administração e guarda de drogas antineoplásicas.

A administração de um agente antineoplásico deverá ser rigorosamente feita por um trabalhador qualificado, considerando sua complexidade, riscos ao paciente e exposição ocupacional. A paramentação exigida para tal são: óculos de proteção, avental de manga longa impermeável, luvas de procedimento, máscara cirúrgica, sapatos impermeáveis com proteção total dos pés. Alguns serviços de saúde preconizam a utilização de máscara N95 durante a administração.

O descarte é realizado em sacos com identificação de substância tóxica. Os procedimentos sofrem variações de acordo com protocolos distintos em alguns serviços de saúde, de acordo com experiências locais vivenciadas. Com relação às excretas, existem linhas que estabelecem que no prazo de 48 horas devem ser isoladas em contêiner especial com identificação de resíduo tóxico; outras linhas, mais usuais, estabelecem que o trabalhador deve estar provido de máscara N95 para essa prática e ainda que deverá dispor de luvas e óculos, por causa do risco de respingos, e máscara cirúrgica, devendo dispensar as excretas em vaso sanitário, com descargas consecutivas.

Os frascos vazios de quimioterapia podem ser colocados em sacos comuns pequenos e fechados para depois serem descartados em saco maior com a identificação de substância tóxica, evitando-se, assim, uma provável exposição desnecessária até o seu preenchimento. Seringas e agulhas contaminadas com resíduos de quimioterápicos devem ser desprezadas em recipiente próprio para material perfurocortante.

A técnica de limpeza foi um dos critérios analisados em alguns estudos sobre contaminação por quimioterápicos e foram avaliados níveis de contaminação do mobiliário na sala de manipulação e administração, banheiro e leito do paciente. Pode-se concluir que onde era utilizado água ou álcool os níveis de contaminação por drogas antineoplásicas mantinham-se elevados mesmo após a realização da higienização. Assim, o uso de solução contendo hipoclorito de sódio a 5% sugeriu uma melhor técnica para diminuir os níveis de contaminação dos ambientes envolvidos direta e indiretamente no cuidado de pacientes em uso de drogas citotóxicas.

Conforme já mencionado, os pacientes oncológicos dispõem de outras modalidades terapêuticas, que podem envolver riscos de exposição aos trabalhadores, como a exposição a materiais radioativos. Esses casos ocorrem quando há pacientes em iodoterapia ou braquiterapia, como procedimentos diagnósticos. Determinadas modalidades cirúrgicas, ainda consideradas novas e com abrangência reduzida, envolvem a exposição aos agentes antineoplásicos, como o caso de cirurgias somadas à quimioterapia intracavitária e procedimentos menores como a pleurodese.

Pacientes submetidos ao tratamento de iodoterapia recebem orientação antecipatória e permanente durante seu período de internação, pois eles devem evitar trazer muitos objetos de sua residência, ter quantidade reduzida de roupas, não sendo permitida a permanência de acompanhantes, entre outras particularidades. Algumas instituições contam com um biombo blindado, com o qual é possível entrar no quarto, mantendo distância previamente estabelecida para a execução de cuidados. A rede de esgotos deveria ser diferenciada. Os talheres são descartáveis e têm destino especial, não sendo considerados como resíduos comuns. No Inca, os quartos possuem sistema de monitoramento que permite à equipe de enfermagem acompanhar as necessidades do paciente em período integral. A necessidade de procedimentos que requerem maior aproximação entre o paciente fonte e o trabalhador envolve riscos ocupacionais, por isso esses funcionários possuem carga horária diferenciada, acompanhamento feito pela Medicina do Trabalho, que solicita periodicamente exames de urina, hemograma e bioquímica, objetivando detectar alterações

PARTE V | ASPECTOS ADMINISTRATIVOS EM ONCOLOGIA

hematológicas, hepáticas e renais precocemente, incluindo também os trabalhadores da área de quimioterapia.

Existem pontos discordantes no aspecto do tratamento com a quimioterapia intracavitária. Essa modalidade diz respeito à introdução de quimioterapia na cavidade abdominal, p. ex., durante o ato cirúrgico, sendo em alguns casos realizada com temperatura considerável, mais elevada que o habitual, pois estudos indicam sua melhor adequabilidade (quimioterapia hipertérmica). Ela permanecerá na cavidade por um período previamente estabelecido, será drenada pelo cirurgião e, em seguida, a cavidade será irrigada com uma quantidade abundante de solução fisiológica. Ao término do procedimento, são inseridos drenos cirúrgicos. O grande questionamento é sobre quais cuidados deve-se ter para o descarte desses resíduos. Não há estudos que mensurem a quantidade de resíduos quimioterápicos nessas drenagens, mas alguns serviços adotam como medida profilática a utilização de luvas de procedimento, óculos de proteção, avental e máscaras N95 para o descarte, entretanto outras práticas são feitas substituindo-se a máscara N95 pela máscara comum, embasado no fato de que a cavidade é abundantemente irrigada com solução fisiológica, não acarretando riscos ocupacionais.

Os trabalhadores devem ser orientados em relação à existência da quimioterapia oral e, quando procederem à administração desses medicamentos, assim como dos demais, não devem permitir o contato com a pele, considerando que, na impossibilidade de deglutição, não podem ser macerados, portanto requerem atenção diferenciada em comparação aos demais medicamentos orais.

A instilação de agentes antineoplásicos via cateter vesical de demora é comum em pacientes com diagnóstico de câncer na bexiga. Nessa hipótese, o trabalhador seguirá técnica asséptica como é preconizado para o cateterismo vesical, no entanto deve estar paramentado com avental impermeável de manga longa, óculos de proteção e máscara (de acordo com a instituição, será a comum ou a N95). Após o cateterismo, que utiliza cateter de três vias, será infundida a quimioterapia e fechado o cateter para que a droga possa agir na parede vesical. De acordo com o protocolo, o procedimento durará cerca de 1 hora, realizando-se mudanças de decúbito no paciente a cada 15 minutos para total alcance do agente antineoplásico; após isso se procederá à abertura da pinça, por onde será drenado o conteúdo vesical, por pelo menos 15 minutos, só então o cateter será removido. Para a remoção do cateter, será utilizada a mesma paramentação, no entanto o sistema de drenagem deverá ser descartado em saco com identificação de substância tóxica.

As particularidades citadas são algumas das vivenciadas com frequência em unidades de oncologia, o que reforça a exigência de trabalhadores qualificados e treinados de modo permanente, minimizando-se, assim, a exposição a agentes que causam prejuízos em seu aspecto biopsicossocial, trazendo consequências para a qualidade de vida e agravos a sua saúde. Há ganhos incontáveis quando os gestores atuam profilaticamente e conhecem a natureza dos eventos adversos, podendo-se atuar de maneira assertiva, com consequente conscientização da equipe de enfermagem em relação aos riscos inerentes à nossa profissão, que exerce o cuidado almejando sua excelência.

➤ Referências

1. Agência Nacional de Vigilância Sanitária – Anvisa. Biossegurança. Rev Saude Publica. 2005;39(1):989-91. Disponível em: http:// www.anvisa.gov.br. Acesso em: 12 ago. 2010.

2. Almeida ANG, Tipple AFV, Souza ACS, et al. Risco biológico entre os trabalhadores de enfermagem. Rev Enferm UERJ. 2009;17(4):595-600.

3. Alves SSM, Passos JP, Tocantins FR. Acidentes com perfurocortantes em trabalhadores de enfermagem: uma questão de biossegurança. Rev Enferm UERJ. 2009;17(3):373-7.

4. Barros IM. Biossegurança em quimioterapia antineoplásica. Quimioterapia Antineoplásica – Riscos Ocupacionais. Disponível em: http://www.biossegurançahospitalar.com.br/bhcursos/moodle. Acesso em: 12 ago. 2010.

5. Brasil. Ministério da Saúde. Instituto Nacional de Câncer. Estimativa 2010: incidência de câncer no Brasil. Rio de Janeiro: Inca, 2010. Disponível em: http://www.inca.gov.br/estimativa/2008/. Acesso em: 9 ago. 2010.

6. Cassettari VC, Balsamo AC, Silveira IR. Manual para prevenção das infecções hospitalares 2009. Hospital Universitário da Universidade de São Paulo, São Paulo, 2009. Disponível em: http://www.hu.usp.br/arquivos/Manualccih_2005.pdf. Acesso em: 9 ago. 2010.

7. Gir E, Takahashi RF, Oliveira MAC, et al. Biossegurança em DST/AIDS: condicionantes da adesão do trabalhador de enfermagem às precauções. Rev Esc Enferm USP. 2004;38(3):245-53.

8. Governo do Estado do Rio de Janeiro. Subsecretaria Estadual de Saúde. Superintendência de Saúde. Núcleo de Biossegurança Hospitalar. Disponível em: http://www.proac.uff.br/biossegurança/sites/default/files/NUCLEO_BIOSSEGURANC7A_HOSPITALAR.pdf. Acesso em: 2 ago. 2010.

9. Ministério do Trabalho e Emprego. Secretaria de Segurança e Medicina do Trabalho. Norma Regulamentadora 32. Segurança e Saúde no trabalho em serviços de saúde. Disponível em: http://www.mte.gov.br/legislacao/normas_regulamentadoras/nr_32.pdf. Acesso em: 12 ago. 2010.

10. Monteiro ABC, Nicolete MGP. Manuseio e preparo de quimioterápicos: uma colaboração ao processo reflexivo da conduta da enfermagem. Rev Latinoam Enfermagem. 1999;7(5):129-31.

11. Nichiata LYI, Gir E, Takahashi RF, et al. Evolução dos isolamentos em doenças transmissíveis: os saberes na prática contemporânea. Rev Esc Enferm USP. 2004;38(1):61-70.

12. The National Institute for Occupational Safety and Health (NIOSH). http://www.cdc.gov/niosh/docs/2010 0167/pdfs/2010-167.pdf. Acesso em: 01 mai. 2011.

13. Oliveira BAC, Kluthcovsky ACGC, Kluthcovsky FA. Estudo sobre a ocorrência de acidentes de trabalho com material biológico em profissionais de enfermagem de um hospital. Cogitare Enferm. 2008;13(2):194-205.

14. Oppermann M, Pires LC. Manual de biossegurança para serviços de saúde. Porto Alegre: PMPA/SMS/CGVS; 2003. 80p., il. Disponível em: http://www.cepis.ops-oms.org/bvsacd/cd49/manualbiosseguranca.pdf. Acesso em: 7 ago.2010.

15. Paulino DCR, Lopes MVO, Rolim ILTP. Biossegurança e acidentes de trabalho com perfurocortantes entre os profissionais de enfermagem de um hospital universitário de Fortaleza - CE. Cogitare Enferm. 2008;13(4):507-13.

16. Sabino B, Tirapelli B, Fonseca SM. Biosegurança em enfermagem oncológica: uma revisão integrativa. RECIEN, v. 5, p. 29-43, 2015.

17. Silveira D. Câncer e Biossegurança. Disponível em: http://www.sbcc.com.br/revistas_pdfs/Ed%2021/21ArtigoTecnico_CancerBioseguranca.pdf. Acesso em: 6 ago. 2010.

Controle de Infecção Hospitalar em Unidades Oncológicas

Paula Zanelatto • Priscila Dantas

As infecções constituem uma das principais causas de morbidade e mortalidade em pacientes imunossuprimidos. Esses pacientes apresentam disfunções dos mecanismos de defesa do organismo, que podem envolver pele e membranas mucosas, a atividade fagocítica, o sistema complemento (componentes inespecíficos) e a imunidade humoral e celular (componentes específicos).

Os efeitos do uso dos quimioterápicos e irradiações, bem como a própria doença de base, são fatores que determinam a natureza e a extensão dos defeitos no sistema imune, aumentando o risco para a ocorrência de infecções. Considerando a incidência das infecções documentadas em pacientes oncológicos, de acordo com a doença de base e a quimioterapia indicada, pode-se relacionar fatores de risco chaves e, a partir de sua identificação, implementar estratégias de prevenção e manejo dessas complicações.

➤ Neutropenia

A contagem de neutrófilos abaixo de 500 células/mm³ é considerada um dos fatores de risco mais significativo para o desenvolvimento de infecções bacterianas e fúngicas invasivas nos pacientes em tratamento de neoplasias. Essa redução de neutrófilos pode ocorrer mais frequentemente devido ao efeito citotóxico das quimioterapias, mas também ocorre em consequência das neoplasias hematológicas, infecções pelo HIV ou infiltração medular pela neoplasia de base. O risco para infecções depende da severidade da neutropenia, sendo inversamente proporcional à contagem absoluta dos neutrófilos (< 100 células/mm³ risco elevado) e da duração da neutropenia, havendo maior risco quanto mais tempo persistir a baixa contagem dessas células. Os tratamentos para tumores sólidos ou linfomas são associados a períodos mais curtos de neutropenia, entre alguns dias a uma semana, enquanto os tratamentos das leucemias mieloides agudas (LMA) podem levar a várias semanas de neutropenia, aumentando o risco para a ocorrência de infecções bacterianas da corrente sanguínea, pneumonias e infecções invasivas por fungos filamentosos (> 14 dias de neutropenia). Evidências apontam ainda que há aumento do risco infeccioso se a queda do número de neutrófilos ocorrer de maneira rápida, principalmente em níveis entre 500 e 1000 células/mm³. As maiores taxas de infecção ocorrem após quimioterapias de alta intensidade e são mais baixas após a terapia de manutenção. Os episódios febris costumam ocorrer logo após os primeiros dias de início da neutropenia.

➤ Mucosite

A pele e as mucosas constituem barreiras físicas do sistema de defesa do organismo. Juntamente com a neutropenia, as lesões na barreira mucosa permitem que patógenos oportunistas atinjam o paciente, causando infecções. Em doentes submetidos a transplante de células tronco hematopoiéticas, a ocorrência de febre é diretamente associada à severidade da lesão da barreira mucosa, que permite que patógenos colonizantes entrem na corrente sanguínea e rapidamente provoquem infecções graves.

➤ Drogas Imunossupressoras

Os agentes imunossupressores utilizados para tratamento de neoplasias podem predispor a determinadas infecções de acordo com o seu alvo no sistema imune. Algumas dessas drogas podem ter efeitos amplos na atividade imune, aumentando a gama de prováveis agentes infecciosos relacionados. Entre os quimioterápicos utilizados e os patógenos mais frequentes, destacam-se:

- Corticosteroides: bactérias gram-positivas e gram-negativas; fungos; reativação de hepatites B, C e herpes vírus; hiperinfecção por *Strongiloides stercoralis*.
- Agentes quimioterápicos citotóxicos – ciclofosfamida, citarabina, daunorubicina: bactérias gram-positivas e gram-negativas; fungos; reativações do vírus Varicella zoster (VZV) e citomegalovírus (CMV).
- Ciclosporina: reativações de CMV, Epstein Barr vírus (EBV), hepatite B; *Legionella* spp., *Pneumocystis jirovecii*, micobactérias, *Listeria* spp., e *Salmonella* spp.
- Anticorpos monoclonais: bactérias e fungos diversos; reativação de tuberculose, CMV, vírus herpes simples, VZV, adenovírus, coxsackievírus, parvovírus, EBV, herpesvírus humano 6 (HHV-6), hepatite B.

➤ Colonização e Infecção

Diante da ampla gama de potenciais agentes infecciosos em pacientes imunossuprimidos, verifica-se que muitos desses microrganismos são sabidamente parte da microbiota do organismo. Dessa maneira, diferenciar colonização de infecção é essencial para a tomada de decisões, mas muitas vezes constitui um desafio em relação aos pacientes oncológicos.

Nesse sentido, é importante compreender que, desde o nascimento, o corpo humano é colonizado por microrganismos, incluindo toda a superfície corporal, até a pele e mucosas da orofaringe, nasofaringe, trato intestinal e genital, que podem conter até trilhões de bactérias, que juntas formam o que chamamos microbiota. Essas células microbianas se relacionam constantemente com as células e sistemas humanos por meio de mecanismos genéticos, constituindo o chamado microbioma, cuja maior massa biológica é encontrada no intestino. As alterações imunes do hospedeiro ou a aquisição de microrganismos mais virulentos podem levar a um desequilíbrio, que resulta em infecções.

Pacientes colonizados por microrganismos podem transmiti-los a outras pessoas, porém não apresentam manifestações clínicas ou resposta imunológica. Essa colonização pode persistir por um longo período e pode ser influenciada ou alterada pela resposta imune do organismo, pela competição local de outros microrganismos e pelo uso de antimicrobianos. A infecção ocorre quando o microrganismo presente causa danos aos tecidos corporais, o que induz a uma resposta imunológica, podendo ser identificadas manifestações clínicas.

Tendo em vista que a maioria dos microrganismos é de fonte endógena, observa-se que a ocorrência de infecção em pacientes imunossuprimidos durante a internação hospitalar não pode ser considerada como necessariamente resultante de má prática clínica.

➤ Práticas de Controle de Infecção Hospitalar

Pacientes oncológicos frequentemente passam longos períodos em assistência, internados ou em acompanhamento ambulatorial, o que aumenta o risco à exposição a microrganismos e ocorrência de infecções. Um bom programa de prevenção de infecções é extremamente importante para reduzir os riscos de infecções relacionadas à assistência à saúde (IRAS). Em vista disso, é recomendado a todas as instituições de saúde a adoção de um Programa de Controle de Infecções (PCI) elaborado por uma equipe exclusiva e treinada para essas atividades, que constitui o Serviço de Controle de Infecção Hospitalar (SCIH). O PCI deve estar baseado em princípios fundamentais:

- Protocolos baseados em evidências: desenvolvimento e implementação de protocolos que visem à redução de IRAS e bactérias multirresistentes (BMR), baseados em evidências científicas e adaptados às características institucionais.
- Educação e treinamento: as orientações de protocolos e boas práticas devem chegar ao conhecimento de todos os colaboradores, utilizando-se para isso estratégias com tarefas comunicativas que envolvam a participação ativa do profissional, incluindo treinamentos beira-leito e simulações.
- Vigilância: deve ser realizada para orientar as medidas de prevenção do PCI e detectar surtos, e inclui a vigilância de BMR com *feedback* para os profissionais de saúde e alta gestão.
- Estratégias multimodais: diversos componentes implementados de maneira integrada para melhoria de processos e mudanças de comportamento. Incluem ferramentas como *bundles* (ou pacotes de medidas) e *cheklists* desenvolvidos de maneira multidisciplinar, considerando a realidade local.
- Monitoramento, auditoria e *feedback*: utilizados como ferramentas para mudanças de comportamento e modificações dos processos assistenciais. Inclui a participação dos times ou comitês para monitoramento individual ou por unidades, elaboração de indicadores e divulgação às equipes.
- Dimensionamento de pessoal: as equipes assistenciais devem estar adequadas ao número e especificidade dos pacientes internados nas unidades hospitalares, diminuindo o risco de transmissão de patógenos e ocorrência de IRAS.
- Estrutura, materiais e equipamentos: garantir estrutura adequada para higienização das mãos, processamento de materiais, limpeza de ambientes, descarte de resíduos, proteção de colaboradores.

Medidas básicas como higiene das mãos, precauções baseadas no potencial de transmissão, higiene ambiental, técnicas assépticas, programas de profilaxia antimicrobiana, além de otimização da vacinação, são componentes essenciais. Neste capítulo, vamos nos concentrar em medidas de prevenção de infecção aplicadas a pacientes, profissionais de saúde e visitantes no cenário das unidades oncológicas, compreendendo também o ambiente ambulatorial.

➤ Medidas de Prevenção Gerais

Higiene das Mãos

Desde 1846, quando o médico húngaro Ignaz Philip Semmelweis, comprovou a íntima relação da febre puerperal com os cuidados médicos, a medida mais simples, a higienização das mãos (HM) apropriada, é considerada a mais importante para reduzir a transmissão de infecções nos serviços de saúde. Em 2004, a Organização Mundial da Saúde (OMS), lançou a HM como primeiro desafio global da Aliança Mundial para a Segurança do Paciente com o objetivo de despertar a consciência profissional e o comprometimento político para uma melhor segurança na assistência à saúde.

Embora a ação seja simples, a não-observância entre os prestadores de assistência à saúde é um problema em todo o mundo. O termo higiene das mãos engloba a higiene simples, a higiene antisséptica e a antissepsia cirúrgica ou preparo pré-operatório das mãos. Além da técnica com água e sabão, a fricção com álcool gel tem sido indicada em situações e locais onde a pia, o sabão e a água não estejam prontamente disponíveis. Além disso, embora não remova sujidades, o produto alcoólico tem sido mais efetivo que a água e sabão, além de aumentar a adesão dos profissionais à Precaução Padrão.

Os produtos que podem ser utilizados, considerando modo de ação, ação antimicrobiana e problemas decorrentes do seu uso, para higienização das mãos são: sabonete comum e os antissépticos (álcool, clorexidina, iodo/iodóforos e triclosan).

Sabendo que patógenos podem ser recuperados a partir de feridas infectadas, das áreas colonizadas de pele intacta e do ambiente circundante do paciente, a HM deve estar na linha de frente nos cuidados de saúde em pacientes que vivem com câncer, sendo primordial nas atividades da precaução baseada na transmissão para evitar a disseminação de patógenos e consequentes infecções.

A HM elimina microbiota transitória e reduz a microbiota permanente e deve ser realizada conforme orientação da OMS em 5 momentos da assistência (Figura 24.1), sendo eles:

- Antes do contato com o paciente.
- Após contato com o paciente.
- Antes de realizar procedimentos assépticos e na mudança de sítio de manipulação ou procedimento no mesmo paciente.
- Após o contato ou risco de contato com sangue ou fluídos corpóreos.
- Na manipulação de equipamentos, mobiliários e artigos contaminados ou sob suspeita de contaminação.

É imprescindível a relação entre a técnica correta, procedimento eficaz e adesão da equipe assistencial (Figura 24.2).

O uso de luvas não substitui a necessidade de higiene das mãos. Independentemente do produto utilizado, água e sabão ou álcool gel, a higiene das mãos deve ser realizada por pacientes, visitantes e profissionais de saúde.

Além da higiene rigorosa das mãos, os profissionais de saúde de unidades oncológicas devem evitar o uso de unhas artificiais ou extensores, porque esses têm sido associados à transmissão de patógenos.

➤ Medidas de Prevenção do Paciente

Higiene

A higiene adequada é importante na prevenção de infecções em todos os pacientes, especialmente aqueles com imunossupressão profunda. A inspeção da pele deve ser feita rotineiramente com atenção aos locais com alto risco de infecção (p. ex., pontos de inserção de cateteres e drenos, períneo, mucosas). Além disto, as medidas preventivas incluem evitar o uso de tampões menstruais em pacientes submetidos a transplante de células-tronco hematopoiéticas (TCTH), bem como evitar exames retais digitais, termômetros retais, enemas e supositórios durante períodos de neutropenia, para evitar a lesão da mucosa. O banho diário com gluconato de clorexidina tem sido adotado com muita frequência para reduzir infecções por microrganismos multirresistentes em unidades oncológicas, todavia ainda não é uma medida resolvida na literatura.

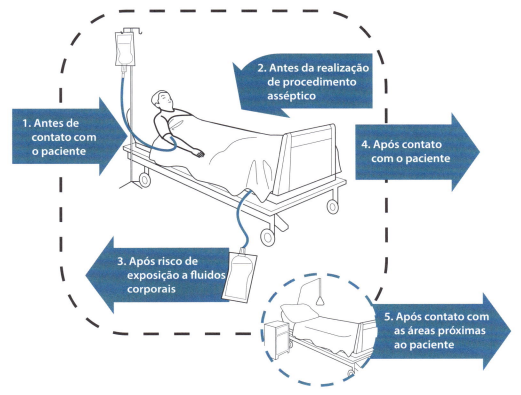

Figura 24.1. Os cinco momentos para higiene das mãos em serviços de saúde.
Fonte: OPAS-OMS, ANVISA 2009.

➤ Mucosite

A avaliação do grau de mucosite permite o planejamento mais eficiente da assistência direcionada para as reais necessidades do paciente. Com objetivo de minimizar o desenvolvimento da mucosite, diminuir a dor, aumentar a ingesta alimentar e prevenir o desenvolvimento de infecção associada à mucosite, podem ser adotadas as seguintes medidas preventivas:

- Orientar, auxiliar ou realizar boa higiene oral, utilizando escova de cerdas macias e creme dental não abrasivo, após cada refeição.
- Fornecer a solução, orientar ou auxiliar bochecho com gluconato de clorexidina a 0,12%, sem álcool, após cada refeição.
- Fornecer a solução, orientar ou auxiliar enxague da cavidade oral, a cada duas horas, com solução de bicarbonato de sódio a 3%.
- Oferecer água, promovendo aumento da ingesta hídrica.
- Oferecer dieta, promovendo a ingesta alimentar e evitando jejum prolongado.
- Oferecer solução de Hidróxido de Alumínio + Lidocaína antes das refeições. Orientar, auxiliar ou retirar próteses dentárias.
- Orientar, auxiliar ou realizar a limpeza correta das escovas de dentes, 30 min em solução de hipoclorito de sódio 0,5%.
- Discutir com a equipe multiprofissional a instalação do cateter nasoenteral em caso de impossibilidade de deglutição e prescrição de dieta enteral.

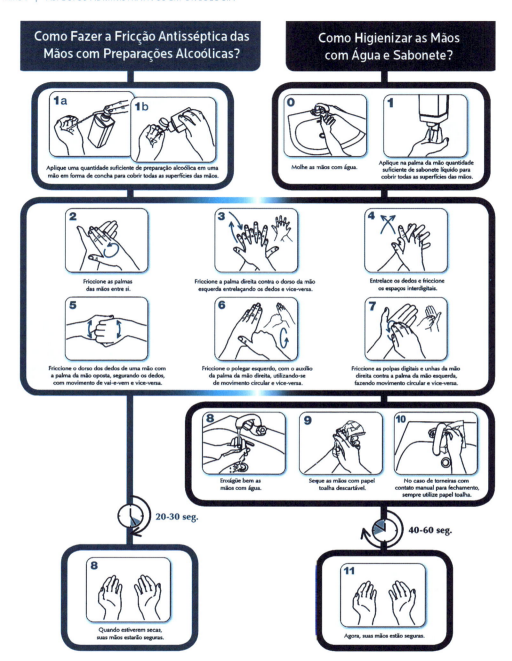

Figura 24.2. Técnica de higienização das mãos.
Fonte: OPAS-OMS, ANVISA 2009.

➢ Dieta

Não há evidências claras de que restrições alimentares rigorosas estejam associadas a um menor risco de complicações infecciosas; todavia, reduzir a exposição a microrganismos em alimentos deve ser considerado, principalmente nos pacientes severamente imunossuprimidos e receptores de TCTH.

As orientações se baseiam em evitar frutas e legumes não lavados, bem como carnes mal cozidas, frutos do mar e ovos, além de leite e queijos não pasteurizados e água de poços privados ou públicos. As recomendações do Departamento de Agricultura dos Estados Unidos para a segurança alimentar de pacientes com câncer incluem:

1. Consumo de apenas sucos pasteurizados e produtos lácteos.
2. Lavar as mãos com água morna e sabão antes de manusear, preparar e comer alimentos.
3. consumir alimentos que não tenham passado a data de validade.
4. Armazenar carne crua, peixe e frango cuidadosamente em recipientes embrulhados para evitar derramamento de suco em outros alimentos.

No caso de ocorrência de surtos de *Legionella no* hospital, os receptores de TCTH devem receber água esterilizada para beber, higiene oral e lavagem de sonda nasogástrica, até que os sistemas de água sejam desinfetados.

➤ Medidas de Prevenção dos Profissionais de Saúde

Gerenciamento de Antimicrobianos

O uso excessivo de antimicrobianos em todo o mundo tem levado inevitavelmente ao aumento da resistência bacteriana a essas drogas, configurando um problema de saúde pública global que impacta diretamente a prática clínica. O tempo de internação prolongado, o estado de imunossupressão e a exposição prolongada aos antimicrobianos, tornam os pacientes oncológicos, especialmente os submetidos a TCTH, suscetíveis ao desenvolvimento de infecções por microrganismos multirresistentes. Programas de gerenciamento do uso antimicrobianos são particularmente importantes nessa população, pois podem diminuir o risco de infecções e garantir que essas drogas sejam administradas na dose correta e apenas durante o tempo necessário para cada situação, garantindo a segurança do paciente. Dessa maneira, diversas estratégias podem ser utilizadas de acordo com as especificidades de cada serviço, objetivando garantir a máxima eficácia da droga, diminuir a ocorrência de efeitos adversos, prevenir a seleção de bactérias multirresistentes e reduzir os custos assistenciais. Essas estratégias coordenadas envolvem o engajamento de uma equipe multiprofissional, que executa e monitora ações relacionadas ao diagnóstico da infecção, administração correta da antibioticoterapia e educação de profissionais e pacientes, como parte do chamado Programa de *Stewardship* (sem tradução específica) de antimicrobianos (PSA).

A ANVISA orienta a divisão de responsabilidades no PSA, por meio da nomeação de um time gestor responsável pela definição das políticas e normativas a serem adotadas, com a participação de representantes da alta gestão institucional, CCIH, equipe médica e de enfermagem, farmácia clínica, laboratório de microbiologia, tecnologia da informação e coordenadores de setores assistenciais, de apoio e núcleo de qualidade. Além disso, um time operacional deverá ser responsável por elaborar, executar e monitorar as ações do PSA, sendo formado preferencialmente por infectologista ou médico com experiência em doenças infecciosas, farmacêutico clínico preferencialmente com experiência em uso de antimicrobianos, enfermeiro da CCIH e microbiologista clínico.

Diversas estratégias podem ser utilizadas de acordo com as especificidades de cada serviço, englobando medidas educativas e até restritivas para a otimização do uso de antimicrobianos, como a elaboração de protocolos de tratamento para as principais síndromes clínicas baseados na epidemiologia local, boas práticas de prescrição (documentação de dose, duração e indicação) de antimicrobianos, auditoria prospectiva das prescrições (incluindo revisão pelo prescritor em 48-72h), adequação da terapia aos resultados microbiológicos, restrição por meio de formulário terapêutico e pré-autorização de uso dos antimicrobianos.

PARTE V | ASPECTOS ADMINISTRATIVOS EM ONCOLOGIA

Adicionalmente, no contexto dos pacientes imunossuprimidos, o diagnóstico microbiológico rápido e a instituição precoce de antimicrobianos terapêuticos e profiláticos adquirem importância estratégica. Estudos demonstraram que a implementação de protocolos específicos para o manejo de pacientes onco-hematológicos com neutropenia febril diminui o consumo empírico de antimicrobianos e teve impacto significativo na mortalidade entre esses pacientes. Dessa maneira, as instituições são incentivadas a elaborar e implementar protocolos específicos, considerando o risco para neutropenia febril relacionado ao tipo de câncer e terapias relacionadas. As profilaxias antimicrobiana com fluorquinolonas, e antifúngica com triazólicos ou equinocandinas, são recomendadas para pacientes com risco elevado para neutropenia prolongada, como os onco-hematológicos, não sendo comumente indicadas para pacientes com tumores sólidos. Para que essas condutas sejam implementadas, é necessária a ampla discussão com as equipes médicas envolvidas, alta gestão e CCIH. Além disso, destaca-se atualmente o papel da equipe de enfermagem no PSA, uma vez que acompanham os pacientes desde admissão hospitalar até a alta, tendo por isso oportunidades de participar de todas as etapas dos processos que envolvem o diagnóstico e o tratamento dos doentes, como documentação de históricos de tratamentos e alergias, coleta adequada de materiais para culturas (coletar antes da administração dos antimicrobianos, evitar coletas desnecessárias), administração de antimicrobianos no tempo adequado (horário e velocidade de infusão), auxiliar no acompanhamento da duração da antibioticoterapia e antibioticoprofilaxia cirúrgica, monitoramento da evolução clínica e eventos adversos, e orientação de cuidados na alta hospitalar.

➤ Prevenção das Infecções da Corrente Sanguínea (ICS) Relacionadas a Cateteres Centrais (ICSRC)

Cateteres intravasculares, particularmente cateteres tunelizados ou semi-implantáveis e totalmente implantáveis são usados com mais frequência em pacientes oncológicos, pois fornecem acesso de longo prazo para coleta de sangue, infusão de quimioterapia, além de hemocomponentes, nutrição parenteral total, antimicrobianos e contraste. Podem permanecer por meses ou anos, expondo os pacientes ao risco particular de complicações relacionadas ao cateter, incluindo infecções.

Os fatores de risco para infecção relatados para pacientes com câncer incluem trombose, dificuldade durante o procedimento de inserção, nutrição parenteral total, neutropenia, idade, neoplasias hematológicas e TCTH.

Estratégias "em conjunto", também conhecidas como "*bundles*", visando à prevenção das ICSRC, deve-se garantir técnicas assépticas durante a inserção de cateteres, equipes especializadas e cuidados pós-inserção. Entre as medidas adotadas estão:

- Higienizar as mãos antes e após a inserção e para qualquer tipo de manipulação do cateter.
- Avaliação do local de inserção. Em termos de localização dos cateteres, são mais propensos a infecções as inserções nas veias femorais e, provavelmente em menor grau, nas veias jugulares internas em comparação com as veias subclávias. No caso de cateteres totalmente implantáveis inseridos em uma loja subcutânea, geralmente na região peitoral entre o esterno e o mamilo, escolher veia subclávia jugular ou cefálica.
- Considerar equipes, times de implantação, avaliação e cuidados com cateteres vasculares.
- Estabelecer *kits* de inserção de cateter que contenham todos os insumos necessários. Utilizar *checklist* de inserção de cateter central para assegurar as práticas de prevenção de ICSRC.
- Utilizar técnicas asséptica para instalação de acessos intravasculares e realização de curativo do sítio de inserção. Utilizar barreira máxima estéril no momento da inserção dos cateteres centrais. Todos os profissionais envolvidos na inserção devem utilizar gorro, máscara,

avental estéril de manga longa, luvas estéreis. Utilizar também óculos de proteção. Utilizar campo estéril ampliado, de modo a cobrir o corpo todo do paciente (cabeça aos pés). A fixação do cateter deve ser realizada, evitando tração ou mobilização. Essas mesmas medidas devem ser aplicadas na troca do cateter por fio guia.

- Realizar o preparo da pele com solução alcóolica de gluconato de clorexidina 0,5%. Tempo de aplicação da clorexidina é de 30 segundos e deve ser realizada por meio de movimentos de vai e vem. Aguardar a secagem espontânea do antisséptico antes de proceder à punção. A degermação prévia à antissepsia da pele não é recomendada rotineiramente, estando reservada para casos onde exista sujidade visível.

- Cateteres inseridos em situação de emergência ou sem a utilização de barreira máxima devem ser trocados para outro sítio assim que possível, não ultrapassando 48 horas.

- Usar cobertura transparente semipermeável estéril ou gaze e fita adesiva estéril para cobrir o sítio de inserção. Em caso de sangramento ou diaforese excessivos, preferir gaze e fita adesiva estéril a coberturas transparentes. Realizar a troca da cobertura com gaze e fita adesiva estéril a cada 48 horas e a troca com a cobertura estéril transparente a cada sete dias. Qualquer tipo de cobertura deve ser trocada imediatamente, independente do prazo, se estiver suja, solta ou úmida.

- As coberturas, cateteres e conexões devem ser protegidos com plástico ou outro material impermeável durante o banho.

- Na manipulação, aplicar estratégias de prevenção de coágulos, e reavaliação contínua da necessidade do cateter, além do uso de uma tampa de barreira antisséptica.

- Realizar desinfecção das conexões, conectores valvulados e *ports* de adição de medicamentos com solução antisséptica a base de álcool, com movimentos aplicados de maneira a gerar fricção mecânica, de 5 a 15 segundos.

- Evitar manipulação do sistema de infusão. Não utilizar agulhas para aeração de frascos de soro (respiro).

- Manutenção da infusão da mesma solução para o uso endovenoso prescrita por período máximo de 24 horas após a instalação.

- Os cateteres semi-implantáveis ou tunelizados devem ser inseridos cirurgicamente em ambiente controlado, como, centro cirúrgico e sala de hemodinâmica. Após a cicatrização (em média 2-4 semanas) pode-se manter o sítio de inserção descoberto.

- No caso dos cateteres totalmente implantáveis a punção do reservatório (*port*) deve ser realizada com agulha angulada, própria para uso na membrana do reservatório (agulha tipo Huber). Não utilizar agulha hipodérmica ou dispositivo com asas e cânula metálica (escalpe). Durante a punção, utilizar máscara cirúrgica (profissional e paciente), e luvas estéreis, obedecendo à técnica asséptica. Realizar antissepsia da pele com gluconato de clorexidina alcóolica 0,5% antes de puncionar o reservatório. Manter a agulha por até sete dias, protegida por cobertura estéril. Garantir estabilização da fixação, evitando mobilização da agulha tipo Huber.

- O uso de *lock* com substâncias contendo propriedades antimicrobianas em substituição a outros produtos desprovidos dessa ação (heparina e soro fisiológico 0,9%) para cateteres de longa permanência (PICC, cateteres semi-implantáveis e totalmente implantáveis) que possam permanecer fechados é recomendado na população adulta e pediátrica submetida à quimioterapia e a uso de nutrição parenteral.

- A escolha por um produto com propriedades antimicrobianas que não pertença à classe de antibióticos/antifúngicos (etanol ou taurolidina) como agente preferencial para *lock* é recomendada. Não existem evidências para se definir tempo mínimo de *lock* que deva ser mantido nas vias do cateter para garantir eficácia da estratégia.

- Recomenda-se o uso de conectores sem agulhas no lugar de dânulas (torneirinhas de três vias). Trocar os conectores em intervalos não inferiores a 96 horas ou de acordo com a recomendação do fabricante. Os conectores devem ser trocados imediatamente em caso de desconexão do cateter ou sistema de infusão, presença de sangue ou outra sujidade.
- A troca dos equipos e dispositivos complementares é baseada em alguns fatores, como tipo de solução utilizada, frequência da infusão (contínuo ou intermitente), suspeita de contaminação ou quando a integridade do produto ou do sistema estiver comprometida.
- Os equipos e dispositivos complementares devem ser trocados sempre nas trocas dos cateteres venosos (periférico ou centrais).
- Os equipos e dispositivos complementares devem ser do tipo *luer lock,* para garantir injeção segurar e evitar desconexões.
- Minimizar o uso de equipos e extensões com vias adicionais. Cada via é um potencial fonte de contaminação.
- Equipos de infusão contínua não devem ser trocados em intervalos inferiores a 96 horas.
- Trocar equipos de administração intermitente a cada 24 horas. Proteja a ponta do equipo de modo asséptico, com uma capa protetora estéril, de uso único, caso haja necessidade de desconexão. Não utilize agulhas para proteção.
- Trocar o equipo e dispositivo complementar de nutrição parenteral a cada bolsa.
- Trocar o equipo e dispositivo complementar de infusões lipídicas a cada 12 horas.
- Trocar o equipo e dispositivo complementar utilizado para administrar o propofol (juntamente com o frasco do medicamento) de 6-12 horas (de acordo com a recomendação do fabricante.
- Trocar o equipo e dispositivo complementar de administração de hemocomponente a cada bolsa.
- Trocar equipos de sistema fechado de monitorização hemodinâmica e pressão arterial invasiva a cada 96 horas.
- Eduque o paciente e/ou família quanto aos procedimentos de cuidados com cateteres.
- Assegurar equipe treinada e recursos que garantam a vigilância do uso do cateter e de suas complicações: considerando a frequência do uso de cateteres e os riscos potenciais – monitorar cateter/dia e densidade de ICSCRC.

A educação continuada e a capacitação dos profissionais de saúde, as auditorias regulares da implantação do *bundle* e o envolvimento dos pacientes e cuidadores são fundamentais para a prevenção de longo prazo da ICSCRC.

➤ Prevenção das Infecções do Trato Urinário Relacionadas à Assistência a Cateter Vesical (ITU-AC)

Muitos pacientes oncológicos são submetidos ao cateterismo vesical, de alívio ou de demora, em algum momento de sua hospitalização, muitas vezes sob indicação clínica equivocada ou inexistente e até mesmo sem conhecimento médico.

A problemática continua quando muitos pacientes permanecem com o dispositivo além do necessário, apesar das complicações infecciosas (locais e sistêmicas) e não infecciosas (desconforto para o paciente, restrição da mobilidade, traumas uretrais por tração), e dos custos hospitalares com prejuízos ao sistema de saúde público e privado.

Entende-se que o tempo de permanência da cateterização vesical é o fator crucial para colonização e infecção (bacteriana e fúngica). O crescimento bacteriano inicia-se após a instalação do cateter, numa proporção de 5-10% ao dia, e estará presente em todos os pacientes ao final de quatro semanas. O potencial risco para ITU associado ao cateter intermitente é menor, sendo de 3,1% e quando na ausência de cateter vesical de 1,4%. Em uma parcela de indivíduos a manifestação de bacteriúria clinicamente significativa, porém transitória, desaparece após a remoção do cateter, contudo poderá ocorrer septicemia com alta letalidade em alguns casos específicos relacionados também ao hospedeiro.

As medidas de prevenção, podendo ser aplicadas em "*bundles*", devem ser implantadas a partir de protocolos de uso, inserção com técnica asséptica e manutenção do cateter, e incluem:

- Higienizar as mãos antes e após a inserção e para qualquer tipo de manipulação do cateter e todo o sistema.
- Não usar cateter urinário, exceto nas seguintes situações: pacientes com impossibilidade de micção espontânea; paciente instável hemodinamicamente com necessidade de monitorização de débito urinário; pós-operatório, pelo menor tempo possível, com tempo máximo recomendável de até 24 horas, exceto para cirurgias urológicas específicas; tratamento de pacientes do sexo feminino com úlcera por pressão grau IV com cicatrização comprometida pelo contato pela urina.
- Desenvolver protocolo de manejo de retenção urinária no pós-operatório, incluindo cateterização intermitente e ultrassonografia de bexiga, com medida do resíduo pós-miccional.
- A inserção do cateter urinário deve ser realizada apenas por profissionais capacitados e treinados através de técnica asséptica; a bolsa coletora deve estar conectada à sonda antes da introdução do meato urinário; após a inserção, fixar o cateter de modo seguro e que não permita tração ou movimentação.
- Implantar visita diária com médico e enfermeiro revisando a necessidade da manutenção do cateter, com remoção oportuna do cateter vesical.
- Lembretes padrão distribuídos no prontuário escrito ou eletrônico; com as alternativas à cateterização (cateter vesical intermitente; condom); não trocar cateteres rotineiramente.
- Manutenção do cateter urinário: manter o sistema de drenagem fechado e estéril; trocar todo o sistema quando ocorrer desconexão, quebra da técnica asséptica ou vazamento; manter o fluxo de urina desobstruído; esvaziar a bolsa coletora regularmente, utilizando recipiente coletor individual e evitar contato do tubo de drenagem com o recipiente coletor; manter sempre a bolsa coletora abaixo do nível da bexiga; não realizar irrigação do cateter com antimicrobianos nem usar de antissépticos tópicos ou antibióticos aplicados ao cateter, uretra ou meato uretral.
- Realizar a higiene rotineira do meato e sempre que necessário.
- Para exame de urina, coletar pequena amostra através de aspiração de urina com agulha estéril após desinfecção do dispositivo de coleta; levar a amostra imediatamente ao laboratório para cultura.
- Assegurar equipe treinada e recursos que garantam a vigilância do uso do cateter e de suas complicações: considerando a frequência do uso de cateteres e os riscos potenciais – monitorar cateter/dia e densidade de ITU-AC.

➤ Prevenção das Pneumonias Associadas à Ventilação Mecânica (PAV)

As neoplasias, o uso de drogas imunossupressoras e o uso de próteses traqueais estão correlacionadas com a diminuição da defesa pulmonar. O risco elevado de ter as vias aéreas inoculadas com grande quantidade de material contaminado exerce um papel central na fisiopatologia da pneumonia relacionada à assistência à saúde.

Em pacientes intubados, a aspiração e a retenção de secreção das vias aéreas superiores, na região acima do balonete do tubo traqueal, podem penetrar pela traqueia quando o balonete é desinflado ou atravessando o espaço entre o balonete e a parede da traqueia, ocorrendo a inoculação de microrganismos; além disto a contaminação na traqueia pode ocorrer por meio de nebulizações, inalações ou aspirações traqueais realizadas com material contaminado. A utilização de bloqueadores dos receptores de histamina para prevenção de úlcera gástrica altera o pH do suco gástrico, o que facilita a colonização por microrganismos patogênicos, além da presença da sonda nasogástrica que facilita o refluxo das bactérias do estômago.

A pneumonia relacionada a assistência à saúde pode trazer grave repercussão para o paciente, é uma grave infecção que apresenta múltiplas causas e tem grande impacto nas taxas de morbimortalidade, tempo de internação hospitalar e aumento dos custos assistenciais.

As medidas de prevenção para PAV, podendo ser aplicadas em "*bundles*", devem ser implantadas a partir de protocolos, e incluem:

- Higienizar as mãos antes e após a inserção e para qualquer tipo de manipulação do cateter traqueal, sistemas ventilatórios e equipamentos.
- Preferência pela intubação orotraqueal à nasotraqueal.
- Realizar aspiração traqueal com técnica asséptica, e protetoras (uso de máscara cirúrgica e óculos).
- Aspirar a secreção subglótica rotineiramente.
- Manipular e fixar a cânula endotraqueal para evitar tração ou mobilização, e deslocamento do conteúdo acumulado acima do balonete do *cuff*.
- Manter decúbito elevado (30-45°).
- Realizar a higiene oral, preferencialmente com clorexidina 0,12%, ou solução padronizada antisséptica, ou ainda com pasta de dente e escova macia, no mínimo uma vez por plantão.
- A troca do circuito respiratório e umidificadores deve ser realizada apenas se o mesmo estiver visivelmente sujo ou com mau funcionamento.
- Recomenda-se a troca dos umidificadores passivos ou filtros trocadores de calor e umidade - *Heat and Moisture Exchangers* (HME) a partir de 48 horas, podendo ser utilizado no máximo até 7 dias.
- No caso do sistema fechado de aspiração, recomenda-se a troca a cada 72 horas ou quando houver sujidade ou mau funcionamento.
- Recomenda-se a troca a cada 24 horas de inaladores, nebulizadores, tendas e reservatórios. Devem ser submetidos a limpeza e, no mínimo, desinfecção de nível intermediário.
- Evitar extubação não programada (acidental) e reintubação; a utilização de protocolos de sedação, aceleração do desmame e ventilação não invasiva auxiliam na decisão, na condução e na melhoria do atendimento. A monitoramento da frequência de extubações acidentais (eventos/100 dias de tubo traqueal) permite mensurar a qualidade da assistência e a orientar os programas de educação continuada.
- Assegurar que a sonda enteral permaneça na posição gástrica ou pós-pilórica, para evitar refluxo gastroesofágico e consequente colonização de vias áreas inferiores.
- Manter a pressão do cuff entre 18 a 22 mmHg ou 25 a 30 cmH2O (quando utilizado medidor de cuff). Excessiva pressão pode comprometer a microcirculação da mucosa traqueal e causar lesões isquêmicas, porém se a pressão for insuficiente, pode haver dificuldade na ventilação com pressão positiva e passagem da secreção subglótica por entre o tubo e a traqueia (microaspiração).

- A utilização de água e medicamentos estéreis, a cada inalação e nebulização, impede a contaminação do líquido pela *Legionella spp*, que é uma das preocupações nos pacientes imunossuprimidos.
- Respirômetros, sensores de oxigênio, manuvacuômetro, ventilômetros e outros dispositivos devem ser limpos e desinfetados a cada paciente.
- Os inspirômetros podem ser utilizados pelo mesmo paciente enquanto esse possuir indicação de uso. Após isso, os mesmos devem ser descartados.
- Cuidados odontológicos rotineiros, com a aplicação de profissional especializado.

➤ Infecções de Sítio Cirúrgico (ISC)

Pacientes oncológicos frequentemente passam por procedimentos cirúrgicos e estão sujeitos a ISC. A utilização de protocolos baseados em evidências científicas deve permear estratégias de prevenção e "*bundles*", além do estabelecimento de *checklists* para a redução das taxas de ISC.

As principais práticas incluem suporte nutricional aprimorado; banhos pré-operatórios; descolonização com pomada de mupirocina com ou sem banho com clorexidina para portadores nasais de *Staphylococcus aureus* resistente à meticilina (MRSA); preparação do local cirúrgico com soluções antissépticas à base de álcool que contenham gluconato de clorexidina; e, principalmente, interrupção após 24 horas da profilaxia antimicrobiana perioperatória adequada.

➤ Infecções Virais

Dados os potenciais resultados adversos e a relativa facilidade de disseminação da infecção por vírus respiratórios comuns na comunidade entre pacientes com câncer, especialmente receptores de TCTH, a transmissão associada a cuidados de saúde e ao núcleo familiar é uma preocupação séria. Esforços significativos para prevenir e controlar a disseminação dessas infecções devem ser feitos.

As infecções respiratórias virais agudas são mais comumente causadas pelo vírus sincicial respiratório, vírus influenza, rinovírus, vírus parainfluenza, metapneumovírus humanos, coronavírus e adenovírus.

Uma estratégia eficaz de prevenção de infecção inclui a vacinação (influenza); vigilância de surtos comunitários; vigilância para surtos de transmissão hospitalar; educação de pacientes, acompanhantes, e profissionais em relação ao reconhecimento de doenças, estratégias de prevenção e modos de transmissão; e diagnóstico rápido com isolamento precoce para casos suspeitos e confirmados. No caso de pacientes imunossuprimidos, pessoas com sintomas virais devem ser restringidas de qualquer contato, incluindo profissionais de qualquer categoria.

Sempre que possível, todos os pacientes que apresentarem sintomas respiratórios agudos (rinorreia, congestão nasal, faringite, tosse e febre) devem ser colocados em precauções de contato e gotículas até que o diagnóstico seja realizado. Testes moleculares por PCR multiplex são recomendados para comparação com abordagens diagnósticas alternativas. Se uma etiologia específica é determinada, precauções de isolamento podem ser orientadas para cada vírus específico.

Considerar o período prolongado de transmissibilidade de vírus respiratórios em um hospedeiro imunocomprometido no ambiente hospitalar e ambulatorial para limitar as transmissões.

As infecções virais gastrintestinais, também são um importante foco de surtos hospitalares, e foram associadas a norovírus e rotavírus em unidades de oncologia pediátrica em associação com brinquedos compartilhados. Esses organismos podem sobreviver em superfícies não porosas por vários dias e exigir precauções rigorosas no controle de infecções, incluindo precauções de contato e limpeza ambiental. No caso de norovírus, sabão e água são necessários para a higiene das mãos, e o hipoclorito de sódio é necessário para a limpeza ambiental.

➤ Ambiente Protetor

O ambiente protetor, representado por um conjunto de ações, é mais uma tentativa de minimizar a exposição dos pacientes severamente imunossuprimidos às infecções.

Recomendações da Sociedade Brasileira de Transplante de Medula Óssea (SBTMO) sugerem sistemas de ventilação especializados para pacientes submetidos a TCTH alogênico devido ao risco aumentado de infecções por fungos filamentosos veiculados pelo ar. Para pacientes submetidos a TCTH autólogo o ambiente protegido deverá ser considerado em situações muito especiais, quando houver expectativa de neutropenia prolongada. A diretriz inclui o uso de unidades de fluxo de ar laminar com capacidade para 12 trocas de ar por hora e filtros de ar particulado de alta eficiência (HEPA - *High Efficiency Particulate Arrestance*). Esses filtros mantêm a qualidade do ar interno compatível ao filtrar 99,99% das partículas e tem capacidade para remover partículas maiores que 0,3 mm. Além da filtração HEPA, as salas também devem direcionar o fluxo de ar e a pressão de ar positiva em relação ao corredor, ser bem vedadas e ser projetadas para minimizar a poeira (ou seja, evitar tapetes e estofados). Um objetivo principal dos filtros HEPA e do fluxo laminar é reduzir o risco de aspergilose (comumente a pneumonia fúngica) em pacientes de alto risco (aqueles com leucemia e aqueles submetidos a TCTH), uma vez que o *Aspergillus* é onipresente no ambiente, a infecção ocorre principalmente por inalação de conídios.

Não há recomendação oficial do uso do filtro HEPA no cenário endêmico de aspergilose. Atualmente tem sido mais importante a profilaxia anti-*Aspergillus, e* estratégias preventivas de detecção (monitoramento de antígeno, tomografia computadorizada de tórax).

O ambiente protetor vai além da utilização de filtro HEPA; outros patógenos e medidas devem ser considerados, e atenção especial devem ser concentradas em atividades que geram poeira e nas fontes de água.

Um plano hospitalar deve ser feito durante todos os períodos de construção, reformas e reparos estruturais nos ambientes próximos as unidades oncológicas para evitar exposições patogênica geradas ou liberadas no ar, incluindo a montagem temporária de uma barreira impermeável entre as áreas de construção e de atendimento ao paciente; monitoramento da qualidade do ar, e cumprimento pelos empreiteiros e executores do projeto de utilização de equipamentos para conter e limpar poeira e partículas dentro e ao redor da área de trabalho, incluindo canteiro de obras e equipamentos, incluindo esfregões, aspiradores com filtro HEPA e panos limpos.

Os sistemas de fontes de água são frequentemente identificados como pontos de infecções, especialmente em indivíduos imunocomprometidos. Recomenda-se controles que incluam a manutenção de um sistema hídrico de qualidade, coleta e amostragem de água atendendo aos padrões de normalidade, além de vigilância de IRAS fortemente correlacionadas de fontes de água (por exemplo, infecções por *Pseudomonas*, legionelose, criptosporidiose e infecções micobacterianas atípicas). Rotinas de inspeção, higienização e desinfecção de chuveiros, duchas higiênicas, torneiras de todo o quarto devem ser consideradas.

Recomenda-se que os receptores de TCTH e outros pacientes severamente imunossuprimidos não sejam expostos a flores secas e frescas, bem como plantas em vasos, pois já foram isoladas espécies de *Aspergillus* nesses itens. Além dessas medidas, pacientes internados em quarto com filtro HEPA devem usar máscara tipo N95 (filtração de alta eficiência) sempre que saírem do quarto.

➤ Limpeza Ambiental

Evidências recentes demonstraram que o ambiente contribui decisivamente para a ocorrência de surtos e IRAS. Microrganismos, incluindo bactérias gram-negativas multirresistentes, podem contaminar superfícies ambientais por meio de secreções ou mãos contaminadas e permanecer nesses ambientes por até meses. Essas superfícies podem ou não entrar em contato direto com os pacientes, como equipamentos médicos (bombas de infusão, monitores cardíacos e outros) e superfícies de limpeza (pisos, paredes, mesas). A limpeza apropriada garante a redução da transmissão de microrganismos multirresistentes, e deve ser realizada utilizando produtos desinfetantes apropriados. Produtos à base de álcool isopropílico, hipoclorito de sódio e quaternário de amônio são efetivos contra os patógenos mais frequentes no ambiente hospitalar, podendo ser utilizados desde que registrados na Agência Nacional de Vigilância Sanitária (ANVISA), com diluição preferencialmente automática, de acordo com as recomendações do fabricante.

Os processos que envolvem a higiene das superfícies ambientais devem ser bem definidos para garantir sua execução eficiente. Dessa maneira, é essencial determinar as responsabilidades das equipes de higiene e enfermagem, capacitar os profissionais sobre os procedimentos envolvidos, incluindo técnicas de limpeza, precauções de contato e higiene das mãos.

➤ Precauções e Isolamentos

O objetivo básico da adoção de um sistema de precauções ou isolamentos é a prevenção da transmissão de infecção entre pacientes internados colonizados ou infectados ou entre pacientes e profissionais da saúde. Deve-se considerar maneiras de sinalização padronizadas que alertem e orientem todos os profissionais, assistenciais ou não, quanto à necessidade de cuidados específicos. Uma prática adotada é a identificação e diferenciação por cores, conforme o tipo de precaução, tanto para a área individual do paciente (com indicação na porta do quarto ou beira-leito) quanto no prontuário.

As precauções baseadas no modo de transmissão podem ser implementadas isoladamente ou associadas, caso a doença tenha mais de uma via de transmissão. É possível realizar coorte, compartilhar o ambiente com os pacientes com o mesmo microrganismo e susceptibilidade.

As precauções padrão devem ser aplicadas sistematicamente a todos os pacientes, e precauções especiais devem ser adicionadas às medidas padrão quando indicado. O planejamento e as estratégias para a adoção das precauções devem ser desenvolvidos considerando-se o alto custo, a necessidade de esforço consistente e o número de funcionários.

➤ Precauções Padrão

Compreendem um conjunto de medidas que devem ser aplicadas no cuidado a todos os pacientes, independentemente do seu diagnóstico ou estado infeccioso, unidade de internamento e condições clínicas. São indicadas também quando houver risco de contato com sangues e fluídos corpóreos, pele não íntegra e mucosas, a fim de impedir a transmissão de microrganismos de um paciente a outro. As medidas de precauções padrão incluem:

- Higienização das mãos: a utilização do álcool gel deve ser encorajada exceto quando as mãos estiverem visivelmente sujas ou depois de cuidar de pacientes com suspeita ou infecção por exemplo, por *Clostridium difficile* e norovírus. Obrigatória antes da colocação e imediatamente após a retirada dos Equipamentos de Proteção Individual (EPI).
- Luvas de procedimento: devem ser calçadas antes do cuidado a ser executado, evitando contaminação prévia e retirada imediatamente após o seu uso, antes de tocar qualquer superfície. A luva não substitui a higienização das mãos e deve ser trocada entre cuidados em pacientes diferentes, entre procedimentos em diferentes sítios em um mesmo paciente. Usar luvas que se ajustam adequadamente ao tamanho da mão.
- Avental de manga longa não estéril: devem ser utilizados para evitar a contaminação de roupas e superfícies corpóreas, emitidos geralmente por jatos ou respingos. Devem ser colocados imediatamente antes de entrar no quarto do paciente e a retirada, antes de sair do quarto, com posterior descarte adequado e higienização das mãos.

- Máscara, protetor ocular ou protetor facial: devem ser utilizados para evitar a contaminação de mucosas da face (boca, nariz e olhos), emitidos por respingos durante procedimentos. Devem ser retirados pelas hastes laterais, e no caso dos óculos, proceder a limpeza e desinfeção imediatamente após o uso. Utilizar esse EPI ao colocar um cateter ou injetar material em no canal espinhal ou espaço subdural (para proteger os pacientes da exposição a agentes infecciosos provenientes da boca ou nariz do pessoal de saúde). Usar máscara para realizar quimioterapia intratecal.
- Desinfecção e/ou esterilização de artigos e equipamentos de cuidado ao paciente: todos os artigos e equipamentos que foram utilizados na assistência devem ser manuseados com cuidado e sua reutilização em outro paciente precedida por limpeza seguida de desinfecção ou esterilização, conforme embasamento científico e protocolo institucional (por exemplo, manguito do esfigmomanômetro, estetoscópio, nebulizador, entre outros).
- Prevenção de acidentes com materiais perfuro cortantes: agulhas, lâminas e outros materiais que apresentam punctura devem ser descartados em recipientes rígidos e apropriados, acomodados em suportes localizados o mais próximo possível do local de utilização; respeitar as orientações de utilização como a linha de limite de preenchimento.
- Descontaminação de superfícies e ambientes: deve ser realizada, caso haja presença de sangue ou fluídos corpóreos, conforme padronização institucional, validado pela Comissão de Controle de Infeção. Deve ocorrer limpeza e desinfecção diária, com foco nas superfícies mais tocadas (bancadas, portas, lavatórios) e equipamentos utilizados na assistência ao paciente (bomba de infusão, respirador, suporte de soro, incubadora).
- Manuseio de roupas usadas: devem ser manipuladas com cuidado e mínimo de agitação, e acondicionadas em sacos apropriados para prevenir exposição.
- Higiene respiratória e etiqueta de tosse: cobrir a boca e o nariz utilizando lenço descartável quando tossir ou espirrar, realizando o descarte correto após o uso; e na impossibilidade de utilizar o lenço cobrir com o braço; fazer a higiene das mãos após o contato com o aparelho respiratório; fornecer máscaras para todas as pessoas que estão tossindo e tem sintomas de infecção respiratória; sempre que possível, e o mais rápido, colocar o paciente tossindo em uma sala com porta fechada. Manter os ambientes bem ventilados. Não compartilhar objetos de uso pessoal sem antes realizar higiene e/ou desinfecção adequada (como talheres, pratos, copos ou garrafas).
- Injeções seguras: usar técnicas assépticas ao preparar e administrar infusões de quimioterapia ou outros tratamentos parenterais. Limpar as tampas de vedação de borracha dos frascos de medicação com álcool a 70% e deixar secar antes de inserir a agulha. Sempre que possível, utilizar seringas pré-carregadas preparadas em farmácia (por exemplo heparina). Evitar o preenchimento e o armazenamento de seringas preparadas em lote, exceto de acordo com os padrões de farmácia. Não desembrulhar as seringas antes do tempo de uso. Nunca administrar medicamentos utilizando a mesma seringa para vários pacientes, mesmo que a agulha seja trocada. Não administrar medicamentos a partir do mesmo frasco de dose unitária ou frascos descartáveis, ampolas, equipos ou frascos de solução intravenosa para mais de um paciente (por exemplo, não use um frasco de solução salina como fonte comum para vários pacientes). Os frascos multidoses devem ser utilizados para o mesmo paciente, sempre que possível; porém, se utilizados para mais de um paciente, deverão ficar restritos à área de preparo, evitando-se as áreas de contato com pacientes (por exemplo, salas de exame e quimioterapia). Descartar as seringas e agulhas em recipientes adequados, resistentes a perfurações e vazamentos. Usar dispositivos de punção digital descartáveis (por exemplo, lancetas) e descartá-los após cada uso. Usar máscara para realização de punção lombar, mielograma, colocação de cateter ou injeção de solução no espaço intervertebral ou articular.

Todos os EPI devem ser retirados antes de sair do ambiente do paciente, exceto respiradores que devem ser removidos depois de sair. Remover os EPI de maneira que evite a contaminação de roupas e superfícies.

➤ Precauções de Contato

Precaução utilizada para a contenção de patógenos epidemiologicamente importantes, transmitidos por contato direto (pele a pele) ou indireto (contato com superfícies ou itens do paciente). Indicado também nas seguintes situações: presença de incontinência fecal (incluir doentes com norovírus, rotavírus ou *Clostridium difficile*); feridas de drenagem, secreções não controladas, como por exemplo, úlceras de pressão ou presença de ostomia tubos e/ou sacos de drenagem de fluidos corporais; presença de erupção generalizada ou exantemas. O paciente em precaução de contato deve ser identificado adequadamente por meio de placas indicativas no leito ou porta do quarto, bem como no prontuário físico ou eletrônico, a fim de minimizar os riscos de transmissão. Aplicar medidas de Precaução Padrão e incluir:

- Quarto privativo sempre que possível e na impossibilidade, realizar coorte, ou seja, oportunizar o mesmo ambiente entre pacientes com o mesmo microrganismo.
- Higienização das mãos: utilizar produtos com propriedade antisséptica (sabonetes com clorexidina, produtos alcoólicos).
- Luvas: calçar ao entrar no quarto, para qualquer contato com o paciente. Trocar se manipulação de sítios anatômicos diferentes e contato com material biológico. O uso de luvas não dispensa a higienização das mãos.
- Avental: utilizar o avental ao entrar no quarto do paciente, quando se prevê um contato direto com o paciente e superfícies próximas.
- Transporte do paciente: a transferência do paciente do leito para o meio de transporte deve ser feita utilizando avental e luvas, que devem ser descartados em seguida. Os profissionais devem utilizar luvas no trajeto do transporte somente no momento de contato com o paciente (auxiliar a sentar e levantar, por exemplo). A saída do paciente do quarto só deve ocorrer quando realmente necessário.
- Entrada de visitantes: deve ser restrita e os visitantes devem ser orientados quanto aos cuidados padronizados antes de entrar no quarto. Não é indicado o uso de aventais, luvas ou máscaras para visitantes de pacientes em precaução de contato.

➤ Bactérias Multirresistentes (BMR)

Nos últimos anos, o aumento da resistência bacteriana aos antimicrobianos tem chamado a atenção de autoridades em todo o mundo, levando a Organização Mundial da Saúde (OMS) a classificar as BMR como uma grave ameaça à saúde pública. No Brasil, no período de 2009 a 2014, foi registrado um aumento significativo de BMR como causa de IRAS, principalmente *Acinetobacter baumannii*, *Enterococcus faecium*, *Staphylococcus aureus* e enterobactérias como *Klebsiella pneumoniae*. Entre os principais mecanismos de resistência nesses isolados, está a produção de enzimas que podem hidrolisar as principais classes de antimicrobianos, como as betalactamases de espectro estendido (ESBL) e as cabarpenemases (KPC, NDM, OXA), conferindo resistência às amplamente utilizadas cefalosporinas e aos carbapenêmicos.

Dessa maneira, um aspecto relevante no manejo de pacientes oncológicos é o reconhecimento de taxas mais altas de colonização e infecções por MR como *Enterococcus* spp. resistente à vancomicina (VRE), *S. aureus* resistente à meticilina (MRSA), bacilos gram-negativos multirresistentes (BGN-MDR) e *Clostridium difficile* em comparação com a população geral de pacientes, que podem levar a taxas de mortalidade acima de 40%.

A aquisição de BMR está fortemente relacionada a internações em unidade de terapia intensiva, uso prévio de antimicrobianos e uso de cateteres. Pacientes com neoplasias hematológicas (leucemias agudas em particular) ou receptores de TCTH, que apresentam períodos prolongados de neutropenia, correm maior risco de complicações por BMR e apresentam uma alta taxa de mortalidade.

Uma vez que as BMR sejam detectadas, um conjunto de melhores práticas devem ser implantadas, incluindo higienização das mãos, triagem ativa de pacientes com coleta de *swabs* para cultura, precauções de contato, limpeza ambiental aprimorada e manejo antimicrobiano.

Embora o papel das culturas de vigilância para as BMR ainda não tenha sido bem definido nas unidades oncológicas, o *Centers for Disease Control and Prevention* (CDC) inclui em suas orientações precauções de contato e triagem de pacientes em risco. As diretrizes da *Society for Health Care Epidemiology of America* (SHEA) destacam os benefícios da triagem para colonização por VRE; consequentemente, diversas instituições realizam triagem por meio de culturas de *swab* retal nos serviços hematológicos, tanto na admissão hospitalar quanto uma vez por semana durante a internação, sendo considerada uma importante estratégia de prevenção das infecções e da disseminação hospitalar por esse patógeno. O conhecimento da epidemiologia local de cada instituição ajuda a orientar as decisões para realização a vigilância ativa, incluindo quais microrganismos serão monitorados e, uma vez identificados, instituídas as precauções de contato ao paciente.

Os receptores TCTH, particularmente no cenário de doença do enxerto contra o hospedeiro, dado o potencial de dano à mucosa luminal intestinal e a necessidade de imunossupressão adicional, apresentam taxas mais altas de infecção por *C. difficile*. A contaminação ambiental por esporos do *C. difficile* desempenha um papel importante na transmissão horizontal para pacientes e infecções subsequentes. Portanto, pacientes com *C. difficile* devem ser colocados sob precauções de contato e todos os profissionais orientados a usar aventais e luvas ao entrar no quarto, mesmo que não toquem no ambiente do paciente. A higienização das mãos com água e sabão e a limpeza cuidadosa de todas as superfícies potencialmente contaminadas com uma diluição 1:10 de hipoclorito de sódio concentrado são recomendadas e podem reduzir a carga ambiental de *C. difficile*. A maioria dos centros de câncer mantém os pacientes em isolamento até a resolução dos sintomas gastrintestinais, e poucos centros mantém durante toda a duração da hospitalização.

➤ Precauções Respiratórias para Gotículas

Precaução utilizada para a contenção de patógenos transmitidos por gotículas de tamanho superior a 5 micras, geradas durante tosse, espirro, conversação ou realização de procedimentos. Geralmente, permanecem por tempos e distância limitados. Indicadas nas seguintes situações: colonização e/ou infecção (suspeita ou confirmada) por microrganismos transmissíveis por gotículas, como por exemplo coqueluche, caxumba, rubéola, meningite por *Haemophilus influenzae* e *Neisseria meningitidis*. Aplicar as medidas de Precaução Padrão e incluir:

- Quarto privativo sempre que possível e na impossibilidade, realizar coorte, ou seja, oportunizar o mesmo ambiente entre pacientes com o mesmo microrganismo, respeitando a distância mínima de 1,0 m entre os leitos.
- Uso de máscara: é indicada a utilização de máscara cirúrgica simples para entrar no quarto, e a retirada só deve ocorrer após a saída do quarto.
- Transporte do paciente: o paciente deve usar máscara cirúrgica simples. A saída do paciente do quarto só deve ocorrer quando realmente necessário.
- Entrada de visitantes: deve ser restrita e os visitantes devem ser orientados quanto aos cuidados padronizados antes de entrar no quarto.

▶ Precauções Respiratórias para Aerossóis

Precaução utilizada para a contenção de patógenos transmitidos por aerossóis (partículas de tamanho igual ou inferior a 5 micras) que ressecam e permanecem em suspensão no ar, podendo ser dispersadas a longas distâncias. Indicadas nas seguintes situações: colonização e/ou infecção (suspeita ou confirmada) por microrganismos transmissíveis por aerossóis, como por exemplo tuberculose, sarampo, varicela e herpes zoster disseminado ou localizado em imunodeprimidos. Aplicar as medidas de Precaução Padrão e incluir:

- Quarto privativo com a porta fechada, que tenha pressão negativa em relação à área comum, com troca mínima de 6 volumes do ambiente por hora e filtros de ar de alta eficiência (HEPA).
- Uso de máscara: é indicada a utilização de máscara com filtro N95 ou PFF-2 para entrar no quarto, e a retirada só deve ocorrer após a saída do quarto.
- Transporte do paciente: o paciente deve usar máscara cirúrgica simples. A saída do paciente do quarto só deve ocorrer quando realmente necessário.
- Entrada de visitantes: deve ser restrita e os visitantes devem ser orientados quanto aos cuidados padronizados antes de entrar no quarto.

▶ Precauções Empíricas

São precauções baseadas em sinais e sintomas que devem ser instituídas logo que identificadas situações de alto risco de transmissão de possíveis patógenos, até que a presença dos mesmos seja confirmada por exames laboratoriais específicos. A Tabela 24.1 apresenta os sinais e sintomas mais frequentes e possíveis patógenos envolvidos.

Tabela 24.1. Indicações para a instituição de precauções empíricas.

Sinais/sintomas	Patógenos potenciais	Precauções empíricas
Diarreia:		
▪ Aguda, por provável transmissão de paciente incontinente ou que use fraldas.	Patógenos entéricos	Contato
▪ Em adultos com uso prévio prolongado de antimicrobianos de amplo espectro.	*Clostridium difficile*	Contato
Meningite:		
▪ Pacientes com queixa de cefaleia, vômitos, febre e rigidez de nuca.	*Neisseria meningitidis*	Gotículas
Erupção ou exantemas generalizados de origem desconhecida:		
▪ Petequial/equimótico com febre	*Neisseria meningitidis*	Gotículas
▪ Vesicular	Varicela	Aerossol e contato
▪ Maculopapular com febre e coriza	Sarampo	Aerossol
Infecções respiratórias:		
▪ Tosse paroxística o persistente e grave em época de coqueluche	*Bordetella pertussis*	Gotículas
▪ Infecção respiratória, especialmente bronquiolite e epiglotite em lactentes/crianças pequenas	Vírus Sincicial Respiratório ou Parainfluenza	Contato
Microrganismos multirresistentes (MR):		
▪ História de infecção ou colonização por MR	Bactérias MR	Contato
▪ Infecção de pele/ferida/ITU em paciente recém hospitalizado ou em instituição de retaguarda com MR prevalentes	Bactérias MR	Contato
▪ Paciente internado há mais de 24h em outro hospital e que tenha "portas de saída"	Bactérias MR	Contato
Infecção de pele ou ferida:		
▪ Abscesso ou ferida com secreção que não pode ser coberta	*Staphylococcus aureus* MR	Contato

Adaptada de Precauções e Isolamento, APECIH 2012:82-83.

PARTE V | ASPECTOS ADMINISTRATIVOS EM ONCOLOGIA

➤ Imunização

Os programas de imunização são imprescindíveis no contexto dos pacientes oncológicos e devem considerar o paciente, familiares, contactantes e profissionais de saúde.

A imunização do paciente não é uma medida apenas para seu próprio benefício; do ponto de vista epidemiológico, também evita a ocorrência de nichos de pacientes susceptíveis, o que pode favorecer a ocorrência de surtos. O grau de imunossupressão do paciente e a vacina utilizada vai determinar a resposta à vacinação, e de modo geral é menor que a resposta de imunocompetentes. Assim, nesses pacientes é importante garantir a "imunidade de rebanho" (*herd immunity*), ou seja, a proteção de familiares e contactantes domiciliares do paciente, bem como dos profissionais de saúde. Para esses contactantes estão indicadas as vacinas de influenza anualmente, e a vacina de varicela (naqueles sem história pregressa de varicela).

Os receptores de TCTH alogênicos e autólogos perdem a imunidade a infecções adquiridas ao longo da vida e às vacinas recebidas antes do transplante. Portanto, um programa de revacinação pós-transplante precisa ser instituído de maneira efetiva. No Brasil, os pacientes imunocomprometidos tem acesso a um generoso programa gratuito de vacinas que se estende também a doadores de transplante e familiares que vivem com o paciente. Esse programa é gerenciado pelo Ministério da Saúde através dos Centros de Referência em Imunobiológicos Especiais (CRIEs), distribuídos regionalmente por todo o país. Apesar da excelência do programa, muitos pacientes têm atrasos no calendário de vacinas ou não são revacinados, ou recebem inadvertidamente vacinas que não estão indicadas naquela fase do TCTH. Essas falhas são esperadas dada a complexidade do calendário recomendado que, para ter sucesso, depende da adesão do paciente, do correto encaminhamento do paciente pelo centro de TCTH e finalmente, do atendimento adequado do paciente no CRIE ou unidade básica de saúde. Com relação ao centro transplantador, a doença do enxerto contra o hospedeiro (DECH) é a principal justificativa para o atraso, uma vez que vacinas vivas não devem ser administradas nesses casos, bem como durante a imunossupressão.

Merece menção especial sobre a imunização, o uso de vacinas vivas atenuadas em pessoas que cuidam ou estão em contato próximo com pacientes imunossuprimidos, devido ao risco teórico de transmissão dos patógenos da cepa vacinal. A cepa vacinal na vacina oral contra pólio tem o potencial de transmissão de pessoa para pessoa e é absolutamente contraindicada em profissionais de saúde, familiares e outros cuidadores desses pacientes. No espectro oposto, não há evidência de que os vírus da cepa na vacina do sarampo-caxumba-rubéola sejam transmitidos de pessoa para pessoa, e essa vacina é geralmente considerada segura para todos os profissionais de saúde imunocompetentes.

De particular interesse nas unidades oncológicas é o risco de transmissão do vírus das vacinas contra a gripe e varicela vivas atenuadas. Apesar de rara e nunca documentada em ambiente de cuidados da saúde, a transmissão de pessoa para pessoa da cepa vacinal da gripe é teoricamente possível. Assim, o CDC recomenda não ter contato próximo com pacientes receptores de TCTH recentes.

Algumas vacinas, como as contra hepatite A, febre amarela e raiva, são consideradas opcionais devido à limitação de dados sobre sua segurança e eficácia em pacientes imunossuprimidos, devendo sua indicação ser avaliada caso-a-caso por profissional especializado, considerando-se criteriosamente o risco-benefício, com base no tipo de imunossupressão, medicamentos utilizados e doença de base.

➤ Medidas de Prevenção dos Visitantes

Pacientes com leucemia e receptores de TCTH podem ter um grande número de visitantes, tanto no hospital quanto em casa, embora ainda profundamente imunossuprimidos. Todos os visitantes devem ser instruídos sobre prevenção básica de infecção, incluindo técnicas de higiene das mãos e procedimentos de isolamento. No hospital, deve ser estabelecido um sistema através do qual todos os visitantes possam ser rastreados para potenciais doenças transmissíveis. O CDC recomenda que qualquer visitante com uma infecção do trato respiratório superior, uma doença semelhante à gripe, uma erupção cutânea de herpes zoster (coberta ou não) ou exposição recente conhecida a qualquer doença transmissível não deve ter acesso à unidade ou deve pelo menos ser restrito de visitar pacientes gravemente imunossuprimidos. Da mesma maneira, os visitantes devem ser questionados sobre vacinações recentes.

➤ Medidas de Prevenção Ambulatorial

O CDC recomenda que todos os centros de oncologia ambulatoriais tenham um programa formal de prevenção de infecção, bem como um profissional treinado e responsável em disseminar essas práticas. O estabelecimento de políticas e procedimentos de prevenção de infecção (ou seja, higiene das mãos, precauções-padrão, uso de equipamentos de proteção individual, segurança de medicação e limpeza ambiental), bem como a provisão dos suprimentos apropriados necessários para a adesão às precauções padrão são recomendados.

Os pacientes e seus familiares devem ser educados sobre maneiras de diminuir o risco de transmissão e infecção por microrganismos fora do ambiente de saúde. Entre as principais orientações estão: higiene das mãos; evitar o contato com pessoas com sintomas virais respiratórios; evitar locais lotados (ou usar máscara cirúrgica); manter a limpeza das áreas de preparação de alimentos e utensílios compartilhados; manusear carnes cruas separadamente a fim de evitar a contaminação cruzada entre alimentos; evitar alimentos de alto risco e cozinhar carnes adequadamente; evitar beber água de fontes de poços, dar preferência para ferver a água ou usar água engarrafada ou adequadamente filtrada; evitar práticas sexuais que resultem em exposição oral a fezes; evitar jardinagem ou contato direto com o solo ou plantas; limitar o contato com animais domésticos na presença de endemias zoonóticas e manter a saúde dos animais de estimação; evitar o contato com animais exóticos e silvestres; consultar a equipe de saúde antes de viajar para países em desenvolvimento.

Entre mais orientações para pacientes em tratamento ambulatorial, principalmente mais imunossuprimidos, estão as medidas quanto às atividades aquáticas: portadores de cateter venoso de longa permanência semi-implantado não devem submergir o cateter e não podem participar de atividades aquáticas; não mergulhar, nadar ou brincar em águas (mares, rios, lagoas ou lagos) que possam estar contaminados com esgoto ou excretas de animais ou humanos; evitar os banhos em piscinas (especialmente de águas mornas), banheiras de hidromassagem, spas, fontes de águas termais e semelhantes.

Além disso, no ambiente ambulatorial, recomenda-se gerenciar o acesso de visitantes durante a estação de maior incidência de infecções respiratórias (geralmente durante o inverno), rastreando doenças respiratórias no ponto de entrada, alertando sobre a higiene das mãos e da tosse e estimulando a vacinação contra influenza. Práticas semelhantes devem ser mantidas para os profissionais de saúde, particularmente a etiqueta de tosse e o recebimento da vacinação contra influenza. Pacientes ambulatoriais, sob imunossupressão intensa, devem utilizar máscara cirúrgica quando for necessária a presença em locais com grande quantidade de pessoas.

➤ Considerações

O controle e prevenção de IRAS têm um papel vital no progresso dos tratamentos contra o câncer, de tal modo que tem sido uma exigência aos serviços de saúde, contribuindo para que os pacientes tenham maior sobrevida e possam ser submetidos a novas terapias com segurança. A aplicação das recomendações atuais requer uma equipe multinível, incluindo o paciente, o ambiente de assistência à saúde, a comunidade e os profissionais de saúde.

A equipe de enfermagem mantém contato permanente com o paciente e o enfermeiro participa ativamente no gerenciamento do cuidado, através de uma abordagem estruturada, sendo essencial para agilizar os processos, desempenhando papel importante no desenvolvimento e aplicação do programa de controle e prevenção das IRAS para proporcionar segurança ao paciente e reduzir riscos de exposição.

É provável que haja uma variação significativa nas políticas entre instituições. No entanto, mesmo em serviços diferentes, a implementação de qualquer prática deve ser acompanhada por vigilância, controle e prevenção em nível institucional das IRAS para monitorar a eficácia de cada intervenção.

Também é notório perceber que as práticas de prevenção são importantes no ambiente ambulatorial, uma vez que as modernas terapias têm aumentado a sobrevida dos pacientes, transferindo proporções crescentes de cuidados do ambiente de internação para o ambulatorial.

Por fim, o envolvimento da equipe multidisciplinar, aliado ao apoio da alta gestão, é essencial para a implantação efetiva de um programa de controle de infecção efetivo em minimizar os elevados riscos em pacientes oncológicos.

➤ Referências

1. Anderson DJ, jPodgorny K, Berríos-Torres SI, DW, et al. Strategies to prevent surgical site infections in acute care hospitals: 2014 update. Infect Control Hosp Epidemiol 2014;35(6):605-27.

2. Association for Professionals in Infection Control and Epidemiology. Guide to preventing central line-bloodstream infections. Washington (DC); 2015.

3. Kalil AC, Metersky ML, Klompas M, Muscedere J, Sweeney DA, Palmer LB, et al. Management of adults with hospital-acquired and ventilador-associated pneumonia: 2016 Clinical practice guidelines by the Infectious Diseases Society of America and the American Thoracic Society. Clin Infect Dis 2016;63(5):e61-e111.

4. Barlam TF, Cosgrove SE, Abbo LM, MacDougall C, Schuetz AN, Septimus EJ, et al. Implementing an antibiotic stewardship program: Guidelines by the Infectious Diseases Society of America and the Society for Healthcare Epidemiology of America. Clin Infect Dis. 2016;62(10):e51-77.

5. Agência Nacional de Vigilância Sanitária (BR). Segurança do paciente em serviços de saúde – Higienização das Mãos. Brasília (DF); 2009.

6. Agência Nacional de Vigilância Sanitária (BR). RDC n°. 42, de 25 de outubro de 2010. Dispõe sobre a obrigatoriedade de disponibilização de preparação alcoólica para fricção antisséptica das mãos, pelos serviços de saúde do país e dá outras providências. Diário Oficial da União. 26 out 2010.

7. Agência Nacional de Vigilância Sanitária (BR). Medidas de prevenção de infecção relacionada à assistência à saúde. Brasília (DF); 2017.

8. Agência Nacional de Vigilância Sanitária (BR). Diretriz nacional para elaboração de Programa de gerenciamento do uso de antimicrobianos em serviços de saúde. Brasília; 2017.

9. Centers for Disease Control and Prevention. Basic infection control and prevention plan for outpatient oncology settings. Atlanta (GA); 2011.

10. Costa LSS, Neves VM, Marra AR, Camargo TZS, Cardoso FSM, Victor ES, et al. Measuring hand hygiene compliance in a hematology-oncology unit: A comparative study of methodologies. Am J Infect Control. 2013;41(11):997-1000.

11. Ariza-Heredia EJ, Chemaly RF. Update on infection control practices in cancer hospitals. CA Cancer J Clin 2018;68(5):340-55.

12. Centers for Disease Control and Prevention.Guideline for prevention of catheter-associated urinary tract infections 2009. Atlanta (GA); 2009.

13. Norris LB, Kablaoui F, Brilhart KM, Bookstaver PB. Systematic review of antimicrobial lock therapy for prevention of central-line-associated bloodstream infections in adult and pediatric cancer patients. Int J Antimicrob Agents. 2017;50(3):308-17.

14. Organização Mundial da Saúde. Guia para a implementação da estratégia multimodal da OMS para a melhoria da higiene das mãos. Tradução de Organização Pan-Americana da Saúde. Brasília, 2009.

15. Price L, Melonea L, McLarnon N, Bunyan D, Kilpatrick C, et al. A systematic review to evaluate the evidence base for the World Health Organization's adopted hand hygiene technique for reducing the microbial load on the hands of healthcare workers. Am J Infect Control. 2018;46(7):814-23.

16. Sociedade Brasileira de Transplante de Medula Óssea. Manejo de infecções em transplantes de células tronco-hematopoiéticas. Rio de Janeiro (RJ); 2015.

17. Thom KA, Kleinberg M, Roghmann MC. Infection prevention in the cancer center. 2013;57(4):579-85.

25

Preparo e Dispensação de Quimioterápicos – Farmácia Clínica

Jefferson Martins

➤ Breve Histórico Mundial

Em 1970, nos EUA, a Occupational Safety and Healthy Administration (OSHA) definiu normas que garantissem a segurança ocupacional e ambiental. Sem dúvidas, foi um marco na sociedade mundial e na saúde ocupacional.[1]

Em 1986, foi publicado "*Technical Manual: controlling occupational exposure to hazardous drugs*", sendo a Cabine de Segurança Biológica (CSB) o mais importante elemento de proteção. Até então, a comunidade científica da época não discutia com grande intensidade maneiras de proteção a exposição de substâncias e medicamentos perigosos. A Cabine de Segurança Biológica é um item fundamental em um serviço oncológico que realiza o preparo de quimioterápicos.[2]

Em 1990, a American Society of Hospital Pharmacists (ASHP) elaborou o informativo "*ASHP technical assistance buletin on handling cytotoxic and hazardous drugs*". Essa é a primeira vez em que foi utilizado o termo "medicamentos perigosos", os quais deveriam ser manipulados em Cabine de Segurança Biológica (CSB).[2]

As recomendações do manual técnico foram revisadas em 1999, momento em que foram incluídos na lista novos medicamentos citotóxicos como ganciclovir, pentamidina, ribavirina, entre outros.

Em 2004, a National Institute for Occupational Safety and Health (NIOSH) emitiu um alerta por meio do documento "*Preventing occupational exposures to antineoplasic and other hazardous drugs in healthy care settings*". Um importante *guideline* que trata do tema medicamentos perigosos e risco ocupacional, com o intuito de conscientizar profissionais de saúde e empregadores que lidam com estas substâncias em suas rotinas de trabalho, fornecendo-lhes medidas para proteção e preservação da saúde.[3]

Esse mesmo órgão, NIOSH, lança um informe bienal contendo todos os medicamentos com riscos ocupacionais, entre eles antineoplásicos, chamado de "*List of Antineoplastic and Other Hazardous Drugs in Healthcare Settings*".[3]

A NIOSH leva em conta os seguintes critérios para definir um medicamento como potencialmente "perigoso":

- Carcinogenicidade.
- Teratogenicidade ou outra toxicidade no desenvolvimento gestacional.
- Toxicidade reprodutiva.
- Toxicidade em órgãos, em vigência de baixas doses do medicamento.
- Genotoxicidade.
- Perfis de estrutura e toxicidade de novos fármacos que assemelham aos fármacos já existentes e listados na NIOSH.

Os medicamentos listados na NIOSH podem necessitar de preparo em cabine de fluxo laminar classe IIB2 ou cabine de segurança biológica classe IIB2, como os antineoplásicos e o antiviral ganciclovir, entre muitos outros medicamentos.[3] Tais medicamentos devem ser obrigatoriamente preparados em um CSB IIB2 por um profissional farmacêutico especialista em oncologia, no Brasil conforme disposto na Resolução 565/12 do Conselho Federal de Farmácia (CFF), atualizada pela resolução CFF 640/17.

Outros medicamentos listados na NIOSH necessitam de proteção como luvas e máscara para o preparo, como no caso de solução extemporânea do medicamento pazopanibe, porém não obrigatoriamente deve ser preparado em CSB IIB2, conforme última atualização da NIOSH. Mesmo não necessitando o preparo em área classificada, muitos serviços hospitalares alinham com a farmácia da oncologia o preparo desses medicamentos, visto que já possuem expertise necessária de boas práticas de manipulação (BPM), reduzindo riscos inerentes ao processo, garantindo a segurança e melhorando a experiência do paciente na Instituição de Saúde.

➤ Breve Histórico no Brasil

A Resolução CFF 288/96 estabelece como privativa a manipulação de medicamentos citotóxicos pelo farmacêutico. Antes dessa portaria, era comum em serviços de oncologia a manipulação de QT no posto de enfermagem, realizada por técnicos de enfermagem e enfermeiros – risco ocupacional por exposição a agentes antineoplásicos. Há relatos de muitos profissionais enfermeiros e técnicos de enfermagem que tiveram ampla exposição a quimioterápicos e desenvolveram algum tipo de neoplasia e/ou outra doença devido a exposição crônica sem proteção a quimioterápicos.[4]

Já a Portaria MS 3535/98 regulamenta a manipulação de antineoplásicos em área classificada, que entre uma série de requisitos, deve contar com: Cabine de Segurança Biológica (CSB) – Classe II B2 e Sala exclusiva com pelo menos 5m² por CSB destinada a manipulação de quimioterápicos e medicamentos biológicos. Esta RDC determina que todo serviço de alta complexidade com manipulação de quimioterapia deve possuir farmacêutico.[5]

A RDC 50/2002 regulamenta a farmácia como Unidade Funcional Apoio Técnico/Farmácia nos centros oncológicos brasileiros e reafirma os requisitos mínimos exigidos em área de preparo de quimioterápicos.[6]

A RDC 220/2004 estabelece a Equipe Multiprofissional em Terapia Antineoplásica (EMTA): médico, farmacêutico e enfermeiro. Desde esta resolução, qualquer serviço oncológico em território brasileiro deve possuir no mínimo estes três profissionais, que são responsáveis por prescrever, manipular e dispensar, administrar os quimioterápicos/medicamentos de suporte, respectivamente. Essa RDC reforça que a responsabilidade da manipulação de quimioterapia é pelo farmacêutico, bem como a gestão de estoque e Boas Práticas de Manipulação.[7]

Os serviços oncológicos estão estruturados baseados na RDC 220/04 envolvendo o trabalho em conjunto entre o médico, enfermeiro e farmacêutico especialistas em oncologia, compondo a Equipe Multiprofissional em Terapia Antineoplásico.[7]

Na Figura 25.1, temos um esquema representativo simplificado do processo envolvido desde a prescrição médica de quimioterapia via oral, processo de validação da prescrição médica e dispensação de medicamentos pelo farmacêutico e cuidados de enfermagem direcionados ao paciente realizado pelo enfermeiro oncologista.

Prescrição de medicamentos quimioterápicos orais

Médico Oncologista

Farmacêutico Oncologista — Paciente — Efermeiro Oncologista

Dispensação de quimioterápico oral
- Orientação sobre o uso
- Seguimento farmacoterapêutico
- Notificação de reações adversas a medicamentos
- Intervenção farmacêutiva
- Descarte de quimioterápicos
- Armazenamento

Uso racional de medicamentos
Adesão à terapia medicamentosa
Acesso ao medicamento
- Público: coberto pelo SUS
- Privado: rol das ANS
- Particular
- Importado
- Secretaria de Saúde

Cuidados de enfermagem
- Monitoramento de reações adversas e toxicidade
- Orientação e administração de medicamentos
- Acolhimento

Figura 25.1. Esquema representativo simplificado do fluxo de Quimioterápicos Orais em um serviço oncológico envolvendo o paciente, médico, farmacêutico e enfermeiro.

Na Figura 25.2, temos um esquema simplificado das atribuições do enfermeiro e farmacêutico oncologista quando em atendimento do paciente oncológico em vigência de quimioterapia intravenosa.

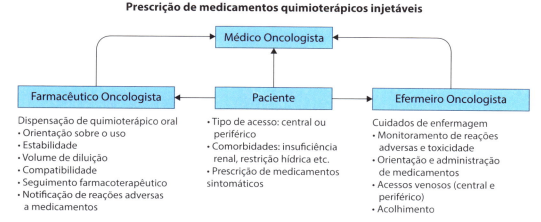

Prescrição de medicamentos quimioterápicos injetáveis

Médico Oncologista

Farmacêutico Oncologista — Paciente — Efermeiro Oncologista

Dispensação de quimioterápico oral
- Orientação sobre o uso
- Estabilidade
- Volume de diluição
- Compatibilidade
- Seguimento farmacoterapêutico
- Notificação de reações adversas a medicamentos

- Tipo de acesso: central ou periférico
- Comorbidades: insuficiência renal, restrição hídrica etc.
- Prescrição de medicamentos sintomáticos

Cuidados de enfermagem
- Monitoramento de reações adversas e toxicidade
- Orientação e administração de medicamentos
- Acessos venosos (central e periférico)
- Acolhimento

Figura 25.2. Esquema representativo simplificado do fluxo de Quimioterápicos Injetáveis em um serviço oncológico envolvendo o paciente, médico, farmacêutico e enfermeiro.

O trabalho entre o médico, enfermeiro e farmacêutico é fundamental durante o tratamento do paciente oncológico, sendo que paciente e sua rede de cuidadores e familiares também devem estar envolvidos e engajados no plano de cuidado. Isto gera melhores resultados e satisfação do cliente e equipes de saúde.

A RDC 67/07 dispõe sobre *Boas Práticas de Manipulação de Preparações Magistrais e Oficinais para Uso Humano em farmácias* é utilizada amplamente nos serviços farmacêuticos em oncologia que realizam o preparo de medicamento. As Boas Práticas de Manipulação garantem que o produto tenha eficácia e segurança tanto do ponto de vista estabilidade físico química e microbiológica, quanto de dose, volume, tempo de infusão e dispositivo adequado (por exemplo, equipo de bomba com filtro em bolsa de soro fisiológico isenta de PVC).[8]

A Resolução 565/12 do Conselho Federal de Farmácia (CFF), atualizada pela resolução CFF 640/17, dispõe sobre a titulação mínima do farmacêutico para atuação em oncologia, sendo ponto de destaque a obrigatoriedade de experiência de pelo menos 3 anos em oncologia, realização de curso de pós-graduação *lato sensu* em oncologia (incluindo programas de residência uni ou multiprofissional em oncologia) ou título de especialista pela Sociedade Brasileira de Farmacêuticos em Oncologia (SOBRAFO).[9,10]

Por fim, a legislação dá suporte legal a diminuição dos riscos de exposição a quimioterápicos e permite maior rigor nos estabelecimentos oncológicos que detém registro para preparo e dispensação de quimioterápicos.

➤ Farmácia Hospitalar em Oncologia

A Farmácia Hospitalar é uma área crucial nas atividades hospitalares, pois é responsável pelo abastecimento de um dos principais insumos de um serviço de saúde, o medicamento. Está organizada tecnicamente e administrativamente sob gestão de farmacêutico responsável, correspondsável e farmacêuticos clínicos e assistenciais que compõem o corpo de trabalho de uma farmácia hospitalar, além de técnicos e auxiliares de farmácia, auxiliares administrativos e integração com outros setores e profissionais de saúde.

- Seleção, padronização e aquisição de medicamentos e materiais (Comissão de Farmácia e Terapêutica/Departamento de Compras).
- Setor de farmacovigilância e tecnovigilância.
- Informações sobre medicamentos (estabilidade, compatibilidade e interações medicamentosas).
- Medicamentos de alto custo.
- Alta complexidade.
- Atualizações científicas e conhecimentos técnicos.
- Manipulação (antineoplásicos, listados na NIOSH e medicamentos de suporte).
- Análise e validação da prescrição médica.
- Gerenciamento de resíduos em serviços de saúde.
- Gestão de risco e segurança ao paciente.
- Qualificação de fornecedores.
- Farmacoeconomia.
- Pesquisa clínica.
- Recursos humanos.

A farmácia hospitalar em oncologia é uma vertente da farmácia hospitalar, que possui algumas peculiaridades, como a necessidade de área classificada para preparo de quimioterápicos, gestão de estoque de alto valor agregado, incorporação de novas tecnologias, entre outras. Geralmente, está organizada em vertentes assistencial e clínica, a primeira responsável pelo suprimento, preparo e dispensação de quimioterápicos; a segunda, responsável pelo acompanhamento farmacoterapêutico do paciente oncológico, análise e validação da prescrição médica, intervenções farmacêuticas pertinentes, orientação sobre o uso de medicamentos, dispensação de quimioterápicos orais, entre outras atividades pertinentes.

➤ Comissão de Farmácia e Terapêutica (CFT)

A Comissão de Farmácia Terapêutica é formada por uma equipe multiprofissional, composta geralmente por médicos, enfermeiros, farmacêuticos e gestores de um serviço de saúde. Dentro das atividades realizadas pela CFT, destacamos:

- Padronização de medicamentos no estoque de um hospital ou clínica.
- Despadronização de medicamentos com baixo consumo e/ou não mais estratégico.
- Responsável pela avaliação do uso clínico dos medicamentos, desenvolvendo políticas para gerenciar o uso, a administração e o sistema de seleção.
- Avaliar a utilização de medicamentos para avaliar problemas potenciais do uso.
- Promover e realizar intervenções efetivas para melhorar a utilização de medicamentos.
- Gerenciamento de sistemas de detecção e prevenção de RAMs.
- Gerenciamento de sistemas de detecção e prevenção de erros de uso de medicamentos.
- Promoção de controle de infecção hospitalar.

➤ Aquisição de Medicamentos

Uma das áreas mais importantes dentro de um serviço de saúde é o setor de aquisição de medicamentos, geralmente conhecido por Compras. O medicamento é o principal insumo consumido em um hospital, juntamente a materiais e recursos humanos.

- Responsável pelo suprimento de medicamentos antineoplásicos e de suporte.
- Gestão de recursos, estoque, organização e inventário de medicamentos das curvas A, B, C.

➤ Farmácia Clínica e Cuidados Farmacêuticos em Oncologia

Segundo a Política Nacional de Assistência Farmacêutica, dentro das atividades do profissional farmacêutico, podemos destacar a interação direta do farmacêutico com o paciente, visando uma farmacoterapia racional, baseada em planos de ação e busca por resultados definidos e mensuráveis, voltados para a melhoria da qualidade de vida do paciente no estado saúde doença.[11]

Assim, no centro de oncologia, o serviço de farmácia clínica composto por farmacêuticos clínicos especialistas realiza atendimento individualizado e humano aos pacientes em tratamento.

Faz parte dos cuidados farmacêuticos em oncologia, sobretudo no ambulatório de oncologia:

- Anamnese farmacêutica.
- Análise e validação da prescrição médica – pré-quimioterapia, quimioterapia e medicamentos de suporte.
- Acompanhamento de exames laboratoriais.
- Reconciliação medicamentosa.
- Orientação sobre o uso correto de medicamentos (quimioterapia oral, medicamentos de uso regular do paciente, medicamentos de suporte como laxantes, antieméticos, protetores gástricos, entre outros).
- Identificação de interações medicamentosas (medicamento-medicamento e medicamento-alimento).

- Cuidados farmacêuticos e orientação no uso de medicamentos por dispositivos de sonda enteral.
- Seguimento farmacoterapêutico.
- Detecção e sugestão de manejo de reações adversas a medicamentos juntamente a equipe médica e multiprofissional.
- Farmacovigilância de novas drogas e medicamentos já consolidados no mercado.

➤ Anamnese Farmacêutica

- Coletar e organizar os dados do paciente (motivo da visita farmacêutica, dados específicos do paciente, história clínica, medicamentos em uso, comorbidades, tratamentos prévios em outros serviços, alergias, reações adversas a medicamentos).
- Identificar problemas potenciais e existentes relacionados a farmacoterapia (Análise geral, revisão da farmacoterapia vigente, sugestões de ajuste perante a equipe médica).
- Elaboração de plano de cuidado ao paciente oncológico (definir metas terapêuticas, ainda que em um ambiente ambulatorial; intervenções farmacêuticas ao paciente e equipes médica e multiprofissional).
- Realização de seguimento farmacoterapêutico individualizado (resultados e progresso do paciente, alcance das metas propostas, identificação de novos problemas em curso na ótica do tratamento medicamentoso).
- Conhecer bem o paciente para cuidar.

➤ Reconciliação Medicamentosa

O farmacêutico ao realizar o levantamento dos medicamentos em uso pelo paciente por meio de trabalho em conjunto com a equipe de enfermagem, prontuário eletrônico e com o próprio paciente, na necessidade de o paciente fazer uso de medicamentos de uso habitual em sua permanência no ambulatório de oncologia, fará uma ponte entre o paciente e médico da equipe ou plantonista, para verificação da necessidade de prescrição do medicamento e uso pelo paciente.

Em visita farmacêutica à beira leito, além de deixar o serviço de farmácia clínica a disposição nós orientamos o paciente que em caso de coincidir horários de uso de medicamentos habituais com a sua permanência no centro de oncologia, que nos comuniquem para que possamos fazer contato com a equipe médica e, assim, garantir o cuidado do paciente estar atendido plenamente em sua terapia medicamentosa.

➤ Análise e Validação da Prescrição Médica

A utilização de sistema informatizado em oncologia permite maior segurança nos processos envolvidos na prescrição e validação de quimioterápicos e medicamentos biológicos. Minimiza riscos ao paciente e aumenta a segurança e efetividade das atividades desenvolvidas.[12]

No processo de análise e validação da prescrição médica, o profissional farmacêutico deve estar atento:

- Protocolo de quimioterapia vigente, indicação de acordo com o diagnóstico médico, doses, ordem e tempo de infusão dos medicamentos, presença de medicamentos pré-QT.
- Peso, altura e superfície corpórea atual do paciente.
- Sinais vitais do paciente e performance status.
- Via de administração (acesso venoso: periférico, central, subcutâneo, intramuscular, via oral).

- Presença de reações adversas a medicamentos, segundo preconizado na CTCAE 4.0, em ciclos anteriores a data de avaliação da prescrição (para pacientes que já fizeram pelo menos um dia de quimioterapia).[13]

Acompanhamento de Exames Laboratoriais

- Monitoramento de função renal (Creatinina sérica, ureia, cálculo do *clearance* de creatinina).
- Monitoramento de função hepática (TGO, TGP, bilirrubina, desidrogenase láctica, fosfatase alcalina).
- Monitoramento de função hematológica (hemograma, plaquetas).
- Monitoramento de eletrólitos (sódio, potássio, magnésio, cálcio ionizado e total, fósforo).
- Monitoramento de função cardíaca, principalmente quando em vigência de uso de medicamentos potencialmente cardiotóxicos (antracíclicos como a doxorrubicina, daunorrubicina; trastuzumabe). Pode ser acompanhado por meio de Eletrocardiograma (ECG).

Orientação sobre o Uso de Medicamentos

- Como utilizar os medicamentos.
- Reforço verbal e escrito para o paciente e cuidador.
- Disponibilidade de telefone para contato em caso de dúvidas sobre o uso do medicamento.

Cuidados Farmacêuticos e Orientação no Uso de Medicamentos por Dispositivos de Sonda Enteral

O farmacêutico clínico deve estar atento aos pacientes em uso de dispositivos de sonda enteral para que então seja feito possíveis ajustes nas formas farmacêuticas utilizadas.

Checar nos bancos de dados existentes e literatura a possibilidade de fazer soluções farmacêuticas a partir de formulações sólidas como comprimidos, para que daí então possa ser administrado via sonda, sempre que possível.

Nem todas formas farmacêuticas sólidas são passíveis de serem manipuladas em soluções e utilizadas em dispositivos de sonda enteral, como o caso de omeprazol – cujos *pellets* podem entupir o dispositivo e causar danos ao paciente – e formulações de liberação controlada, em que a maceração do comprimido pode resultar em alterações farmacocinéticas do medicamento e diminuição de eficácia terapêutica.

Estratificação das Populações de Pacientes Oncológicos

Um dos grandes desafios da oncologia se dá pela estratificação das populações de pacientes oncológicos, como pela faixa etária. A consolidação de serviços oncológicos pediátricos, adulto jovem, adulto, idosos, dificuldade enfrentada diariamente em oncologia.

Central de Preparo de Quimioterápicos

A central de preparo de quimioterápicos ou central de quimioterapia é o local destinado à manipulação de medicamentos antineoplásicos e todos aqueles listados na NIOSH, vinculada a um serviço de atendimento a pacientes com câncer (ambulatorial ou hospitalar).

Todo medicamento com potencial citotóxico, carcinogênico, mutagênico ou teratogênico deve ser manipulado na central de quimioterapia por um farmacêutico (Figuras 25.3 e 25.4).

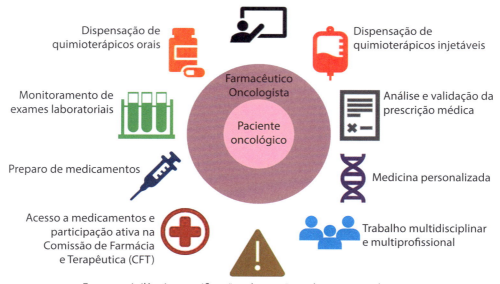

Figura 25.3. Esquema representativos das diferentes atribuições e interfaces de trabalho do farmacêutico oncologista no cuidado focado ao paciente.

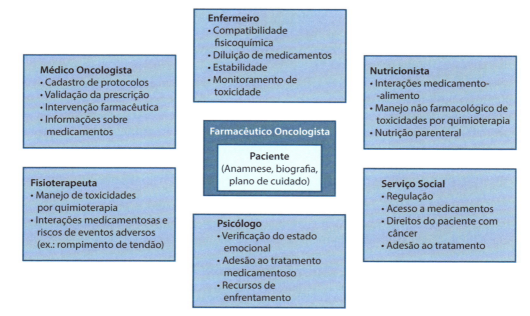

Figura 25.4. Esquema representativo no trabalho da equipe multiprofissional no cuidado focado ao paciente oncológico.

➤ Preparo de Quimioterápicos

O preparo e dispensação de quimioterápicos é uma etapa fundamental no cuidado ao paciente oncológico. A manipulação de antineoplásicos se dá geralmente pela equipe de farmacêuticos especialistas em oncologia em área destinada para este fim, seguindo as boas práticas de manipulação.

Os medicamentos antineoplásicos possuem risco ocupacional e a manipulação em áreas classificadas tem por objetivo reduzir os riscos de exposição destes medicamentos aos profissionais de saúde, familiares e outros indivíduos envolvidos no processo de administração do medicamento, além de garantir segurança ao paciente pela manipulação correta e segura – dose certa, diluição certa, tempo de infusão correto e dispositivos infusionais adequados (equipo comum ou equipo de bomba, por exemplo).

A manipulação de quimioterápicos e/ou medicamentos biológicos em área limpa, permite redução expressiva no risco de contaminação microbiológica, desde que se mantenha as BPMs, além da não exposição ocupacional direta aos colaboradores envolvidos no processo de preparo.[14]

Drogas de risco biológico, como o Bacilo Calmette-Guerin (BCG), popularmente conhecida como ImunoBCG, utilizada no tratamento de adenocarcinoma de bexiga, é um exemplo de medicamento de risco biológico, contém o microrganismo atenuado.

A maneira de verificarmos se uma droga é de risco biológico pode ser por ser a presença de microrganismos viáveis com potencial para causar infecções em humanos. Todos os medicamentos de risco biológico são considerados drogas perigosas.

Quando necessário produzir no fluxo laminar determinada preparação contendo ImunoBCG, para evitar qualquer tipo de contaminação cruzada, a cabine de fluxo laminar deve ser limpa antes e após o preparo.

Todos os profissionais de saúde e hospitalidade que trabalham em oncologia, devem ter compreensão a respeito dos antineoplásicos, seus riscos e orientação de uso e descarte, quando pertinente, como para os pacientes em uso de antineoplásicos orais. Além disto, hospitais e centros oncológicos devem possuir política de gerenciamento de resíduos em serviços de saúde, tanto no descarte de embalagens primárias e secundárias, bem como no descarte de bolsas contendo quimioterápicos ou medicamento biológico ao término da infusão, ou ainda nos casos de extravasamento e/ou perfuração de bag pelo equipo ou mal manuseio do sistema bolsa + equipo.

➤ Questões Técnicas Relacionadas ao Preparo e Diluição

Os medicamentos quimioterápicos devem ser manipulados em áreas específicas, que atendam aos critérios da legislação vigente e estejam adequadas as boas práticas de manipulação, bem como possam proporcionar a segurança ao paciente e rastreabilidade do medicamento em todos os processos envolvidos.

Os serviços oncológicos podem contar com uma farmácia da oncologia especializada na manipulação de medicamentos antineoplásicos, com equipe treinada inclusive para manipulação de novos medicamentos disponíveis no mercado mundial da oncologia. Deve prezar a segurança de todos os processos realizados, destacando-se nossos processos no preparo e administração de medicamentos. Os processos possuem barreiras de segurança para minimização de eventos adversos. As nossas barreiras de segurança são:

- Avaliação farmacêutica da prescrição de medicamentos em sistema informatizado.
- Rastreabilidade dos processos e dos materiais e medicamentos utilizados.
- Checagem dos itens separados no estoque com os itens contidos na prescrição médica.
- Higienização dos medicamentos e conferência com os rótulos emitidos.

- Análise da prescrição médica e ordem de produção de medicamentos.
- Dispensação de medicamentos: conferência dos medicamentos produzidos com relação a prescrição médica e ordem de produção.

A farmácia deve contar com uma área de estoque, independente das áreas de higienização, manipulação e conferência de medicamentos, todas estas conectadas por meio de *pass through*.

A farmácia de oncologia deve ser equipada com as seguintes estruturas:

- Estoque.
- Área de higienização.
- Área de preparo de medicamentos não quimioterápicos.
- Área de preparo de medicamentos quimioterápicos.
- Área de conferência e dispensação de medicamentos.

➤ Dispensação de Quimioterápicos

A dispensação de quimioterápicos é realizada pela equipe de farmácia em unidade de atendimento oncológico. A dispensação pode ser diretamente realizada ao paciente, nos casos de dispensação de quimioterápicos via oral e/ou dispensados à equipe de enfermagem oncológica, quando injetáveis e/ou quimioterápicos orais a serem administrados em regime ambulatorial ou hospitalar.

Por definição, dispensação não se restringe ao ato de entregar o medicamento ao paciente e/ou profissional de saúde. A dispensação é a entrega do medicamento somada a orientação ao paciente e/ou equipe multiprofissional de saúde. É papel do farmacêutico expandir o conhecimento da equipe e dos pacientes, por meio de treinamentos, oficinas e orientação de uso de medicamentos.

➤ Acesso a Medicamentos

O avanço da biologia molecular associada as técnicas de genômica, proteômica, lipidômica e conhecimentos específicos do comportamento celular, molecular e bioquímico das células tumorais, bem como a redução de custo do emprego destas técnicas, tem permitido o desenvolvimento de medicamentos personalizados – terapia alvo em oncologia.

Porém, este avanço traz consigo um problema em sistemas públicos e privados em todo o mundo, o aumento do custo do tratamento do paciente oncológico.

Uma tendência nos países europeus é a negociação direta de governos com grandes laboratórios farmacêuticos na redução dos preços de aquisição de medicamentos e, com isto, com uma mesma receita otimizar recursos para o atendimento de um maior número de segurados e/ou permitir divisões da receita para destino de tratamento de outras patologias. Todos ganham, mesmo o laboratório reduzindo o preço do medicamento e, por conseguinte, seus lucros, consegue manter um cliente ativo em aquisições como os governos, fonte de receita garantida.

➤ Custos Relacionados à Terapia

Hoje no Brasil e no Mundo, cada dia que passa novos medicamentos são lançados na terapia antineoplásica, cada vez mais personalizada e individualizada.

Os avanços da biologia molecular e dos conhecimentos em genômica, proteômica e lipidômica tem permitido o desenvolvimento de medicamentos cada vez mais seletivos, que compõem a chamada terapia alvo.

Com a advinda dos anticorpos monoclonais e inibidores de tirosina quinase, os custos relacionados a terapia antineoplásica tiveram aumentos expressivos tanto para os serviços públicos de saúde e medicina complementar.

Para se ter ideia, os custos relacionados as terapias biológicas têm aumentado e sobrecarregado os sistemas públicos e privados de saúde.

Nos EUA, de 224.390 pacientes diagnosticados com câncer de pulmão, aproximadamente 33.500 (14,9%) dos pacientes possuem mutação no EGFR, sendo responsivos a terapia medicamentosa com inibidores de tirosina quinase de EGFR.[15,16]

➤ Aquisição e Acesso a Medicamentos (Importação, Secretaria da Saúde, Liminar)

Segundo preconizado na Resolução nº 338/2004, que dispõe da Política Nacional de Assistência Farmacêutica, o acesso e uso racional dos medicamentos é uma premissa da assistência farmacêutica, que compreende um conjunto de ações voltadas a promoção, proteção e recuperação da saúde.[11]

O farmacêutico é um profissional geralmente consultado por equipes médicas e pacientes sobre a aquisição de medicamentos importados e/ou por meio de secretaria de saúde (medicamentos excepcionais). Desse modo, deve estar sempre em contato com lançamento e aprovação de novos medicamentos (no Brasil e no mundo), para que desde modo possa fazer a correta orientação de aquisição do medicamento.

Promover a correta consultoria e informação necessárias para acesso a medicamentos pelo paciente é um dos papéis cada vez mais frequentes nos centros de oncologia de todo o país.

Hoje na saúde complementar, os pacientes que necessitam de acesso a medicamentos podem adquiri-los por meio de liminar judicial contra as operadoras de saúde, contra o Estado ou por meio de programas de medicamentos excepcionais e estratégicos, disponíveis por meio das Secretarias de Saúde, sempre que o medicamento não fizer parte da política de medicamentos antineoplásicos.

➤ Referências

1. Occupational Safety and Healthy Administration (OSHA). About OSHA. Disponível em: https://www.osha.gov/about.html. Acesso em: 23/08/2018.

2. American Society of Hospital Pharmacists (ASHP). Technical Manual: controlling occupational exposure to hazardous drugs. Disponível em: https://www.ashp.org/. Acesso em: 23/08/2018.

3. National Institute for Occupational Safety and Health (NIOSH) - "Preventing occupational exposures to antineoplasic and other hazardous drugs in healthy care settings". Centers for Disease Control and Prevention (CDC). Disponível em: https://www.cdc.gov/niosh/docs/2004-165/pdfs/2004-165.pdf?id=10.26616/NIOSHPUB2004165. Acesso em: 23/08/2018.

4. Conselho Federal de Farmácia. Resolução 288/96. Dispõe sobre a competência legal para o exercício da manipulação de drogas antineoplásicas pelo farmacêutico. Diário Oficial [da] República Federativa do Brasil, Poder Executivo, Brasília, 17 mai. 1996.

5. Brasil. Ministério da Saúde. Portaria 3535/98. Estabelece critérios para cadastramento de centros de atendimento em oncologia. Diário Oficial [da] República Federativa do Brasil, Poder Executivo, Brasília, 02 set. 1998.

6. BRASIL. Ministério da Saúde. Agência Nacional de Vigilância Sanitária. RDC nº 50, de 21 de fevereiro de 2002. Dispõe sobre o Regulamento Técnico para planejamento, pro-

PARTE V | ASPECTOS ADMINISTRATIVOS EM ONCOLOGIA

gramação, elaboração e avaliação de projetos físicos de estabelecimentos assistenciais de saúde. Diário Oficial [da] República Federativa do Brasil, Poder Executivo, Brasília, 21 fev. 2002.

7. BRASIL. Ministério da Saúde. Agência Nacional de Vigilância Sanitária. RDC nº 220, de 21 de setembro de 2004. Aprova o Regulamento Técnico de funcionamento dos Serviços de Terapia Antineoplásica. Diário Oficial [da] República Federativa do Brasil, Poder Executivo, Brasília, 23 set. 2004.

8. BRASIL. Ministério da Saúde. Agência Nacional de Vigilância Sanitária. RDC nº 67 de 8 de outubro de 2007. Aprovar o Regulamento Técnico sobre Boas Práticas de Manipulação de Preparações Magistrais e Oficinais para Uso Humano em farmácias e seus Anexos. Diário Oficial [da] República Federativa do Brasil, Poder Executivo, Brasília, 09 out. 2007.

9. Conselho Federal de Farmácia. Resolução 565/2012. Dispõe sobre a competência legal para atuação do farmacêutico nos serviços de oncologia. Diário Oficial [da] República Federativa do Brasil, Poder Executivo, Brasília, 06 dez. 2012.

10. Conselho Federal de Farmácia. Resolução 640/2017. Estabelece titulação mínima para a atuação do farmacêutico em oncologia. Diário Oficial [da] República Federativa do Brasil, Poder Executivo, Brasília, 08 mai. 2017.

11. BRASIL. Ministério da Saúde. Resolução nº 338 de 06 de maio de 2004. Dispõe sobre a Política Nacional de Assistência Farmacêutica. Diário Oficial [da] República Federativa do Brasil, Poder Executivo, Brasília, 06 mai. 2004.

12. Bernabeu-Martınez MA, Ramos Merino M, Santos Gago JM, Alvarez Sabucedo LM, Wanden-Berghe C, Sanz-Valero J (2018) Guidelines for safe handling of hazardous drugs: A systematic review. PLoS ONE 13(5): e0197172. https://doi.org/10.1371/journal.pone.0197172.

26

Gerenciamento em Oncologia

Selma Montosa da Fonseca • Sonia Regina Pereira

➤ Introdução

A formação do enfermeiro é centrada no cuidar, que será realizado para o ser humano em suas diversas fases de desenvolvimento e também nas alternâncias entre períodos de saúde e doença, desde o início da vida até a morte. A atuação desse profissional ocorre na assistência direta, no ensino ou na pesquisa, no entanto é inegável que no mercado de trabalho é mais comumente absorvido nas instituições de saúde com vistas a executar o gerenciamento das atividades relacionadas à assistência de enfermagem.

Os estudiosos da área de administração definem o gerenciamento como sendo ação do gerente e capacidade de gerar serviços produtivos e eficazes e a gestão como sendo a ação ou efeito de gerir (propor, acompanhar, avaliar).

Na moderna administração em enfermagem, observa-se que a gestão deve ser descentralizada, baseada nas competências e habilidades do profissional enfermeiro, e que há pontos principais a serem desenvolvidos nessa área: a gestão de pessoas e de qualidade e a observação da segurança do paciente, entre outros.

Chamam-se competência o conhecimento e a experiência que uma pessoa demonstra possuir na execução de determinada tarefa. Habilidade é a capacidade de realizar adequadamente a tarefa, considerando-se os aspectos técnicos, relacionais e científicos da mesma. À competência e à habilidade, junta-se a atitude, para que se tenha um profissional que possa exercer liderança no grupo que coordena.

Atualmente, a manutenção da qualidade da assistência prestada deve ser buscada nas instituições, uma vez que as necessidades dos clientes mudaram ao longo do tempo devido a educação, economia, tecnologia e cultura. Para tanto, a gestão de pessoas é uma ferramenta importante para manter o desenvolvimento pessoal e profissional dos colaboradores de uma empresa, ainda que se ressalte que o desenvolvimento de uma profissão também se relaciona às condições de trabalho, saúde e segurança de profissionais e clientes.

A Organização Mundial da Saúde (OMS) definiu qualidade nos serviços de saúde como sendo: alto nível de excelência profissional; uso eficiente de recursos; mínimo de risco e alto grau de satisfação dos clientes; impacto positivo final da assistência prestada pela equipe de saúde, na qualidade de vida dos pacientes. Nessa perspectiva, a importância das ações que têm por objetivo zelar pela segurança dos pacientes é muito grande e mostra que, quando a formação do profissional é deficitária, a insegurança dele acaba por ameaçar a segurança do paciente.

De acordo com Gastal (1992), zelar pela segurança do paciente não tem a ver com acreditar que nunca haverá erros, mas sim com buscar instrumentalizar a organização de saúde de tal modo que seja assegurado ao cliente que toda ação nela realizada estará voltada para maximizar os cuidados e benefícios e minimizar os riscos inerentes à ação médico-terapêutica.[1]

Donabedian (1992) desenvolveu um quadro conceitual fundamental de avaliação de qualidade em saúde, com base em conceitos de estrutura, processo e resultados, considerados uma tríade que corresponde a uma teoria geral de sistemas, na qual a estrutura refere-se a recursos físicos, humanos, materiais e financeiros necessários para assistência médica, incluindo a disponibilidade de mão de obra qualificada. O processo reflete o fluxo de atendimento, ou seja, as atividades que envolvem profissionais de saúde e pacientes, com base em padrões aceitáveis sob o ponto de vista técnico e administrativo, que permitam visualizar os procedimentos operacionais relacionados aos protocolos de atendimento da instituição. Os resultados refletem o produto final da assistência prestada, por meio da expressão da satisfação do cliente com a cura, o controle da doença, a minimização de agravos de saúde relacionados aos tratamentos estabelecidos ou mesmo a qualidade de vida proporcionada àqueles que evoluirão para a terminalidade.[3]

A gerência, vista pelo ângulo da qualidade, refere-se à ação que torna viável o melhor uso dos recursos para atingir os objetivos sociais perseguidos, mediante processo de tomada de decisão que se fundamente na definição e análise dos problemas e alocação de recursos para sua superação e controle, de modo que as decisões se convertam em ações efetivas.

Assim, para estabelecimento de centros de quimioterapia e radioterapia, no que tange às condições estruturais, existem normas regulamentadoras (NR) e resoluções (RDC) que norteiam as condições mínimas a serem contempladas em busca de garantia de qualidade no atendimento oferecido nesses setores.

As NR regulamentam e fornecem orientações sobre os procedimentos obrigatórios relacionados à segurança e medicina do trabalho no Brasil. Entre elas, as de números 7, 15, 32, NA 3, entre outras, trazem pontos fundamentais a serem atendidos nos serviços de saúde ligados à Oncologia.

As resoluções são determinações, no caso da Agência Nacional de Vigilância Sanitária (Anvisa), que também vão auxiliar o gerente, na medida em que mostram condições sem as quais os serviços não poderão prestar atendimento. Dentre elas, destaca-se a RDC nº 220, de setembro de 2004, que estabelece o regulamento técnico para funcionamento de centros de terapia antineoplásica.

No que diz respeito especificamente aos centros de radioterapia, a Comissão Nacional de Energia Nuclear (CNEN) é uma autarquia federal brasileira, criada em 1956, vinculada ao Ministério de Ciência e Tecnologia, que funciona como órgão superior de planejamento, orientação, supervisão e fiscalização das normas e regulamentos estabelecidos sobre radioproteção e demais atividades nucleares no Brasil. Entre essas normas, a NE 3.06 dispõe sobre requisitos de radioproteção e segurança para serviços de radioterapia.

Outro fator importante a ser lembrado é que, sem contar com um dimensionamento adequado de colaboradores, não se garantirá que a assistência prestada seja de qualidade e realizada a partir de ações que visem à proteção dos pacientes. Os autores mais solicitados para ajudar nas questões de dimensionamento na Oncologia têm sido Alcalá e Torres, que propõem fórmulas de dimensionamento de pessoal de enfermagem, baseadas nos pressupostos de Fugullin, cujos cálculos consideram o grau de dependência e de gravidade dos clientes, conforme recomendações do Conselho Federal de Enfermagem (Cofen) para esse assunto. Torres (2001) mostrou de maneira efetiva a complexidade de necessidades de o paciente oncológico ser avaliado como crítico ou semicrítico e Alcalá (1998) propôs uma fórmula para cálculo de pessoal de enfermagem para atuar em serviços de quimioterapia, que pode ser utilizada, com as devidas adequações a outras realidades (radioterapia, unidades de internação e de transplante de medula óssea, de cuidados paliativos, entre outras) em que será utilizada, conforme segue:

$$\frac{DA \times TME \times DS}{JTS \text{ (em minutos)}} = +30\%^*$$

MDA: média diária de atendimento; TME: tempo médio de enfermagem; DS: dias da semana; JTS: jornada de trabalho semanal;* Índice de segurança técnica.

Ao aplicar a fórmula, chegar-se-á a um número total, que deverá ser distribuído ao longo dos plantões que o serviço de saúde possuir, e à proporção entre enfermeiros, técnicos e auxiliares de enfermagem numa equipe.[4] O gerente de enfermagem deve levar em consideração as seguintes ponderações para sua tomada de decisão:

- O grau de complexidade dos clientes oncológicos (mesmo os de atendimento ambulatorial, como é o caso da QT e da radioterapia) costuma ser ao menos semicrítico, por causa da agressividade dos tratamentos a que são submetidos, aos efeitos adversos e aos agravos a saúde que poderão desencadear.
- Na RDC nº 220 está estabelecido que a responsabilidade técnica pela enfermagem que atua com pacientes oncológicos, em instituições de saúde, deve ser exercida por enfermeiro com no mínimo título de especialista em enfermagem oncológica.
- A Resolução nº 210/198 dispõe sobre a atuação do enfermeiro que trabalha com quimioterapia antineoplásica e regulamenta a atuação dos profissionais de enfermagem, atribuindo como competência exclusiva do enfermeiro a realização da sistematização de enfermagem (entre elas as consultas pré-QT e RTX, a orientação de pacientes e familiares e a avaliação de exames laboratoriais para liberação para tratamentos oncológicos) e a administração dos antineoplásicos, por serem atividades de alta complexidade.
- No artigo 13 do Decreto nº 94.406/87, que regulamenta a Lei nº 7.498/86, está determinado que os auxiliares e técnicos de enfermagem somente poderão exercer atividades que forem delegadas a eles por enfermeiro que os supervisione diretamente.[1]
- As ações de maior complexidade, prestadas a pacientes críticos, devem ser delegadas preferencialmente aos técnicos de enfermagem.
- A manipulação de cateteres centrais, totalmente implantados (comumente encontrados nos clientes oncológicos), segundo Resolução Cofen nº 257/2001, por ser procedimento de alta complexidade, deve ser realizada por enfermeiro habilitado para tal.
- A Resolução Cofen nº 306/2006 normatiza a atuação do enfermeiro em hemoterapia e determina que esse profissional deverá instalar a infusão do hemocomponente ou delegar essa função aos técnicos de enfermagem sob sua supervisão direta, por tratar-se de procedimento de alta complexidade.

No que diz respeito aos processos, é importante que se diga que as inovações tecnológicas e científicas no campo da oncologia indicam inúmeras drogas novas, além dos quimioterápicos, que precisam ser conhecidas, inclusive com relação aos eventos adversos que possam provocar, com vistas a manter atualizados os colaboradores que estiverem assistindo esses doentes. Na prática, observa-se que as intervenções a serem utilizadas com o cliente oncológico dependem de domínio do colaborador em executá-las e, para tanto, as ações de educação continuada

407

são fundamentais nesse cenário. Para que se tente garantir uniformidade na assistência prestada, sugere-se que exista na instituição a descrição de protocolos de atendimento e a descrição dos procedimentos operacionais padrão (POP) relacionados a eles. Com isso, fica mais fácil manter os treinamentos indispensáveis para quem vier a assistir os clientes oncológicos na instituição.

Outro fator importante em processos é a manutenção de foco de atenção, voltado para que se cuide de quem cuida. Nessa perspectiva, são necessários cuidados tanto para familiares como para profissionais da saúde, que costumam se desgastar ao acompanharem, por vezes durante períodos longos, a evolução clínica dos pacientes com câncer, visto que, ainda que haja melhores taxas de sobrevida na atualidade, grande parte dos indivíduos que desenvolvem a doença serão cuidados paliativamente ou mesmo evoluirão para morte.

A adoção de medidas preventivas que possam colaborar com a diminuição do estresse nos profissionais de saúde é algo a ser destacado, uma vez que a taxa de absenteísmo e de rotatividade nas unidades oncológicas tem se mostrado grande e com a predominância de doenças do tipo depressão e *bournout,* observadas principalmente entre os profissionais de enfermagem.

No que diz respeito aos resultados, há necessidade de se conhecer a satisfação do cliente com o atendimento recebido, mas também se pode buscar esses resultados expressos nos indicadores da qualidade da assistência.

A Comissão Qualidade Hospitalar (CQH) é um programa de adesão voluntária, cujo objetivo é contribuir para a melhoria contínua da qualidade hospitalar, estimulando a participação e a autoavaliação e contém um componente educacional muito importante, que é o incentivo à mudança de atitudes e de comportamentos. Incentiva o trabalho coletivo, principalmente o de grupos multidisciplinares, no aprimoramento dos processos de atendimento.

Ao participar, a instituição passa a ter um modelo de gestão para qualidade e consegue realizar *benchmarking* com pelo menos 100 hospitais do estado de São Paulo. O Núcleo de Apoio à Gestão Hospitalar é parte integrante do CQH, tem carácter multiprofissional e tem se ocupado em desenvolver indicadores para os principais eventos que comprometem a qualidade do serviço prestado, como índice de extubação acidental, desenvolvimento de úlcera por pressão, quedas, entre outros. Esse grupo, então, tem se ocupado de identificar os indicadores que façam maior sentido para identificar resultados da assistência de enfermagem prestada nas instituições de saúde onde se encontre doente oncológico.

Assim, os índices de radiodermite e de extravasamento parecem ser apontados como os mais importantes na oncologia, visto que o primeiro pode ser minimizado por meio das orientações educativas feitas no início do tratamento e que, se seguidas, vão evitar a interrupção dele por esse agravo de saúde. Já o extravasamento, dentro da oncologia e, em especial, em relação aos pacientes em tratamento quimioterápico, constitui-se de evento adverso severo que precisa ser evitado, uma vez que sua ocorrência acarreta desconforto, agravo de saúde e limitações físicas crônicas para os pacientes.

Além de servir como avaliação de resultados dos clientes oncológicos tratados com quimioterapia, do ponto de vista gerencial e administrativo, é preciso que na instituição se tenha discutido o protocolo de intervenção nos casos de ocorrência desse evento adverso. Outra maneira de avaliação de resultados está expressa no aprimoramento da consulta de enfermagem: utilização de escalas para avaliação e controle dos sinais e sintomas apresentados pelos pacientes oncológicos, como uma maneira de tornar mais consistente a avaliação dos resultados das intervenções de enfermagem.

Finalizando, pode-se dizer que o compromisso com a qualidade hospitalar facilita, para o responsável pelo gerenciamento das unidades oncológicas, a tomada de decisão para chegar a condutas alinhadas com uma prática hospitalar voltada para a qualidade e para segurança.

➤ Referências

1. Conselho Federal de Enfermagem. Resolução nº 189/96. Estabelece parâmetros para dimensionamento do quadro de profissionais de enfermagem nas instituições de saúde. Documentos básicos de enfermagem: enfermeiros, técnicos e auxiliares. São Paulo; 2001. p. 144-51.

2. Conselho Regional de Enfermagem de São Paulo. Disponível em: www.coren.gov.br. Acesso em: 20 jun. 2012.

3. Donabedian A. Quality assurance in health care: consumers hole. Qual Health Care. 1992;1(4):247-51. Fugulin FM. Dimensionamento de pessoal de enfermagem: avaliação do quadro de pessoal das unidades de internação de um hospital de ensino [dissertação]. São Paulo (SP): USP, 2002.

4. Manual de Enfermagem Oncológica. São Paulo: Fundação Oncocentro de São Paulo, 1996. Organização Nacional de Acreditação. Manual das Organizações aos prestadores de serviços hospitalares. Brasília: ONA, 2006. p. 224.

Atendimento Domiciliar em Oncologia

Flávio Blecha

➤ Introdução

O atendimento domiciliar é uma prática que tem sua origem e discrição nos Estados Unidos no século XIX, como serviço informal realizado por cuidadores para pacientes nos domicílios com agravos de saúde sem perspectiva de cura ou melhora do quadro clínico, inicialmente sem conhecimento científico ou formação para lidar com paciente.

A partir dos anos 1960, nos Estados Unidos, essa prática se consolidou devido à necessidade atendimento a doenças mais graves e aumento de demanda por leitos hospitalares. Mas, nos anos 1970, a redução de custos por gestores de saúde foi fundamental para tornar o atendimento domiciliar uma alternativa aos cuidados de pacientes.

No Brasil, a Lei nº 8.080 de 19 de setembro de 1990 cita atendimento à saúde no Título I Artigo 2, segundo parágrafo: "O dever do Estado não exclui o das pessoas, da família, das empresas e da sociedade.", mas em 2014 a Resolução do Cofen nº 0464/2014 – Normatiza a atuação da equipe de enfermagem na atenção domiciliar, o Conselho Federal de Medicina também criou resolução nº 1668/2003 sobre normas técnicas a assistência domiciliar de paciente e a interface multiprofissional de serviços.

➤ Atendimento Domiciliar Multidisciplinar

O atendimento domiciliar busca desenvolver ações destinadas à família, cuidadores e profissionais de enfermagem dentro do domicílio de maneira coordenada, educativa, científica e direcionada, com a finalidade de proporcionar uma assistência de cuidados nas condições de vida direcionadas ao paciente.

As ações desenvolvidas em domicílio podem compreender o atendimento domiciliar, visita domiciliar e internação domiciliar.

A visita domiciliar destina-se ao atendimento pontual, realizado para avaliação das demandas do cliente e familiares, com finalidade educativa, orientação a dúvidas, adaptação do ambiente domiciliar, potencial risco de nova internação. A participação da equipe multiprofissional é extremamente importante na realização de ações conjuntas, com a comunicação da equipe sobre necessidades identificadas.

O atendimento domiciliar consiste em ações diretas no restabelecimento e melhoria da condição clínica desenvolvidos pelos profissionais de saúde. Podemos citar a realização de curativos, administração de medicamentos, treinamento com dispositivos, aspiração de secreção, reabilitação respiratória e motora, treinamento e exercícios deglutição, realização ou solicitação de exames, intervenção terapêutica direta com o objetivo da recuperação clínica. A periodicidade do atendimento dependerá da complexidade, objetivo definido com posterior seguimento ambulatorial ao cliente que tem condição de deslocamento.

A internação domiciliar delibera maiores ações assistenciais com recursos humanos, materiais e equipamentos, pois cria no domicílio um ambiente hospitalar para suprir demandas clínicas. Sendo necessária equipe de enfermagem habilitada às condições clínicas, visitas mais frequentes de medico e enfermeiro, suporte de fisioterapia, nutricionista e fonoaudiologia conforme demanda clínica.

A participação no atendimento domiciliar de equipe multidisciplinar é de extrema relevância, pois cada profissional pode exercer seu papel no restabelecimento clínico do cliente.

O médico exerce atividade direta com ações e intervenções para recuperação, reabilitação e manutenção da saúde do cliente. O fisioterapeuta promove e desenvolve a capacidade física e motora à condição clínica do cliente, além da melhora na capacidade respiratória. A nutricionista promove a melhora na qualidade da dieta e suprimentos energéticos para o cliente. A fonoaudióloga contribui na motricidade orofacial e terapias alternativas na recuperação da deglutição e linguagem, quando possuem indicação. Serviço social auxilia o cliente no acesso à cidadania e recursos disponíveis aos familiares e ao doente.

O enfermeiro exerce ação importante no atendimento domiciliar, pois é o primeiro profissional na abordagem da família e do cliente, que pode ocorrer durante a internação hospitalar e no retorno ao domicilio.

Compete ao enfermeiro coordenar a equipe de enfermagem no planejamento, organização, avaliação e supervisionamento da assistência de enfermagem, direcionar ações nos cuidados para evitar internação, estabelecer relação confiança com a família, a equipe de enfermagem e demais profissionais.

Ao enfermeiro, no atendimento domiciliar, cabe realizar e executar a Sistematização da Assistência de Enfermagem baseado em normas, rotinas e protocolos dentro do Processo de Enfermagem, consistindo no histórico de enfermagem (coleta de dados), diagnóstico de enfermagem, planejamento de enfermagem, implementação e avaliação resultados para qualidade de assistência segura e direcionada.

❯ Atendimento Domiciliar em Oncologia

Hoje, o atendimento domiciliar em oncologia está atrelado às equipes de cuidados paliativos, que tem como objetivo promover uma qualidade de vida a cliente e familiares com ações de prevenção e alívio de sofrimentos relacionados aos sintomas físicos, sociais, emocionais e espirituais, na medida em que se pode antecipar e promover ações antes do avanço da doença.

A formação de equipe multiprofissionais (médicos, enfermeiros, fisioterapeutas, nutricionistas, assistente social, fonoaudiólogos, farmacêuticos e psicólogos), com esse foco, contribui diretamente para o vínculo profissional, humanização, integração, qualidade da assistência e sucesso nas ações da equipe, ajudando na promoção de autocuidado, autonomia, treinamento de cuidadores e familiares para conseguir administrar as necessidade de paciente no seu domicilio frente à nova realidade trazida por uma doença crônica. Essa visão de atendimento no domicílio, no Brasil, vem sendo construída há quase três décadas, mas precisa de apoio da rede pública e privada, com estrutura e capacitação profissional das equipes multiprofissionais.

➤ Sistema de Avaliação

Existe tabelas disponíveis que podem ser aplicadas para avaliação, desenvolvimento e planejamento da atenção domiciliar, instrumento que auxilia para analisar, além de dispor de variáveis para definir o perfil clínico do paciente, direcionando o plano de cuidados para a implantação e desenvolvimento da assistência domiciliar.

Duas tabelas podem sem aplicadas por equipes de saúde durante todo o processo assistencial, utilizando um escore por sistema de pontuação, auxiliando a equipe na avaliação de complexidade do cliente, além de auxiliar no tratamento, procedimento e atividade direcionadas a atingir melhora na condição clínica.

Entre essas escalas, estão a Tabela NEAD (Núcleo Nacional de Empresas de Assistência Domiciliar) e a Tabela Abemid (Associação Brasileira das Empresas de Medicina Domiciliar), ferramentas importantes no desenvolvimento e programa de atenção domiciliar.

Em oncologia, a escala de Performance Status (PS) é um importante instrumento, utilizado para estimar atividade de vida diária e grau de dependência do paciente oncológico.

➤ Desospitalização

O atendimento domiciliar (*home care*) tem se monstrado como uma alternativa para famílias, profissionais e planos de saúde, com finalidade de reduzir desgastes familiares, melhorar a qualidade de vida e a autoestima de pacientes e familiares, auxiliar no tratamento e reabilitação do paciente, aproximação e contato do paciente com a sua família e convívio social, contribuir na redução nos índices de internação prolongada e risco de infecção hospitalar, melhorias no tratamentos paliativos e suporte clínico no domicilio, redução de custos para planos de saúde e liberação de leitos hospitalares.

➤ Prontuário

É importante ressaltar a necessidade de documentação organizada e concisa para registro dos profissionais nas atividades e ações referente ao cliente, através de prontuário físico e/ou digital (se disponível), conforme determina resolução CFM nº 1.639/2002 e Cofen nº 191/1996. Garante registro e descrição de todas ações e cuidados prestados, observando e registrando sinais e sintomas, checando a prescrição médica e enfermagem, registrando intercorrências durante o período de atendimento domiciliar ao cliente.

Material educativo e informativos devem ser deixados para a família e equipe, além de contatos telefônicos da equipe multiprofissional em caso de dúvidas ou intercorrências.

➤ Referências

1. Otto SE. Oncology Nursing. 4ª ed. Home Care, Alternative Care Settings, and Cancer Resources, 2001. p. 802-42.
2. Kaye LW, Davitt JK. Current pratices in high-tech home care. New York: Springer, 1999.
3. Resolução Cofen nº 0464/2014. Normatiza a atuação da equipe de enfermagem na atenção domiciliar, publicada em 20 out. 2014.

4. Resolução CFM nº 1.668/2003. Dispõe sobre normas técnicas necessárias a assistência domiciliar de paciente, definindo as responsabilidades do médico, hospital, empresas públicas e privadas e a interface multiprofissional nesse tipo de assistência. Publicada em 03 jun. 2003, seção I, pg. 84.

5. Gaidzinski RR, Dal bem LW. Sistema de classificação de pacientes em assistência domiciliária. Acta Paul Enferm 2006; 19(1): 100-8.

6. Oliveira MBP, Souza NR, Bushasky M, et al. Atendimento domiciliar oncológico: percepção de familiares/cuidadores sobre cuidados paliativos. Esc. Anna Ner 2017; 21(2): e20170030.

7. Atty ATM, Tomazelli JG. Cuidados paliativos na atenção domiciliar para pacientes oncológicos no Brasil. Saúde Debate 2018, 42(116): 225-36.

8. Resolução CFF nº 386. Dispõe sobre as atribuições do farmacêutico no âmbito da assistência domiciliar em equipes multidisciplinares. Publicada em 12 nov. 2002.

9. Gomes B, Calanzani N, Curiale V, et al. Effectiveness and cost-effectiveness of home palliative care services for adults with advanced illness and their caregivers. Cochrabe database of systematic reviews 2013, issue6.

10. Resolução CFM nº 1.639/2002. Normas técnicas para uso de sistemas informatizados para a guarda e manuseio do prontuário médico. Publicada em 10 jul. 2002.

11. Resolução Cofen nº 191/1996. Dispõe sobre a forma de anotação e o uso do número de inscrição ou autorização, pelo pessoal da enfermagem. Publicada em 31 mar. 1996.

12. Silva KL, Sena RR, Leite JC, et al. Internação domiciliar no Sistema Único de Saúde. Rev. Saúde Pública 2005. jun: 39(3): 391-7.

13. Ferraz AF, Oliveira CM, et al. O domicílio como cenário alternativo de apoio ao paciente oncológico. Rev. Min. Enf. 2006, 10(4): 440-7.

14. West H, Jin JO. Performance status in patients with cancer. JAMA Oncology, 2015. V 1 (7): 998.

28

Enfermagem Oncológica: Oncogenética

Silvana Soares dos Santos • Amanda Aparecida França de Nóbrega

➤ Introdução e Conceitos

Segundo dados do GLOBOCAN,[1] foram 14,1 milhões de novos casos de câncer no mundo a cada ano e 8,2 milhões de mortes por neoplasia maligna (uma estimativa de 13% de todas as mortes no mundo). Há uma previsão de aumento de 70,0% de casos nas próximas décadas em todo o mundo, chegando a 21,4 milhões em 2032. De acordo com o Instituto Nacional do Câncer,[2] a estimativa de casos no Brasil deve passar de 1,2 milhão nos próximos dois anos, sendo 31,7% para a próstata em homens e 29,5% de mama para mulheres. Sabe-se que a maioria das neoplasias seja resultado de interações complexas entre o componente genético e fatores de risco que o indivíduo esteve exposto, um percentual de casos decorre principalmente de alterações herdadas que conferem uma maior predisposição ao desenvolvimento de tumores. Atualmente, estima-se que cerca de 5% a 10% de muitos cânceres estejam associados à predisposição hereditária.

Os conhecimentos em Genética e Genômica impactam diretamente no atendimento a pacientes em todo o mundo. O uso dessas informações torna-se, cada vez mais, base essencial dos cuidados personalizados ou medicina personalizada.[3] O aumento da compreensão das doenças em nível genômico contribui, progressivamente, para melhor esclarecimento de fatores causais, identificação de tratamentos, reconhecimento de indivíduos de risco (e estratégias de redução do mesmo), triagem aprimorada de pacientes (exemplo, triagem neonatal), clareza na tomada de decisão, explicação para diferenças de resposta a medicamentos etc.

➤ Aconselhamento Genético em Câncer

O escopo do aconselhamento genético é, além de comunicar: ajudar o indivíduo e/ou família a compreender a condição genética; compreender o padrão de herança envolvido e a ocorrência do risco; conhecer as opções disponíveis, decidindo o melhor caminho para si ou família; a possibilidade de realizar os ajustes necessários para a condição em estudo.[4] A informação acerca do risco genético engloba possíveis tratamentos, manejo de complicações, prevenção de doenças (e rastreamento para elas), decisões reprodutivas, aumento do risco para as crianças da família, necessidade de contato com familiares distantes (afetivamente), peso da responsabilidade em comunicar o risco *versus* o direito dos outros familiares de saberem do mesmo.

A identificação de indivíduos sob risco de câncer hereditário é importante, porque:

- Indivíduos afetados apresentam risco cumulativo vital muito superior ao da população em geral para o desenvolvimento de tumores primários.
- Familiares desses indivíduos podem também estar sob risco, já que a maioria das síndromes de predisposição ao câncer hereditário segue um padrão de herança autossômica dominante (50,0% dos irmãos e 50,0% dos filhos de um afetado podem ser portadores da mesma mutação).
- Medidas de rastreamento intensivo mostram-se eficazes em permitir diagnósticos mais precoces nesses indivíduos.
- Estratégias de redução de risco podem ser delineadas, como mudança de hábitos de vida, quimioprevenção e cirurgias profiláticas.

O processo de aconselhamento genético envolve:[4]

- Anamnese detalhada, onde será coletada a história de doenças prévias.
- Elaboração de heredograma com pelo menos três gerações, com posterior confirmação das informações fornecidas por meio de atestado de óbito ou histopatologia dos tumores referidos na família.
- Diagnóstico: importante para traçar uma estratégia de acompanhamento, a definição do diagnóstico é fundamental para conhecer o prognóstico (evolução natural, definição de riscos, estabelecimento de condutas e indicação de teste genético).
- Estimativa de risco: a definição dos riscos associados ao desenvolvimento da doença, assim como riscos reprodutivos, isso é, associação à transmissão da mutação.
- Conduta: Passar as informações relevantes sobre as síndromes, transmissão, condutas de vigilância e redução de risco.
- Teste genético: Deve ser realizado após aconselhamento genético pré-teste, para confirmação do diagnóstico clínico.
- Avaliação psicológica: deve ser realizada antes e após a realização do teste genético (Quadro 28.1).
- Seguimento: orientação antecipatória, encaminhamento a grupos de pacientes, estratégias de seguimento.

Quadro 28.1. Avaliação psicológica e suporte em aconselhamento genético.[5]

Avaliação psicológica	Suporte em aconselhamento genético

1. Reconhecer fatores que podem afetar a interação no aconselhamento
2. Avaliação do paciente e/ou família
  • Reações emocionais
  • Mecanismos de suporte
  • Mecanismos de defesa e estratégias de enfrentamento
  • Crenças e valores culturais/religiosos/espirituais
3. Avaliação social e psicológica
4. Avaliar as necessidades psicossociais do cliente e reconhecer a necessidade de encaminhamento
	1. Dirigir-se ao cliente com emoções e/ou comportamentos:
	  • Empatia
	  • Afirmações dirigidas
	  • Questionamentos
	  • Técnicas emocionais específicas
	2. Utilizar-se de reformulações de conceitos para ampliar as percepções do cliente
	3. Empregar orientação antecipatória
	4. Utilizar técnicas de aconselhamento intercultural
	5. Promover competência e autonomia com declarações diretas e de apoio
	6. Resolver problemas de comunicação familiares
	7. Facilitar a tomada de decisão
	8. Promover o enfrentamento e ajuste

Anamnese e Heredograma

Pesquisas publicadas subsequentemente confirmaram que existem muitas barreiras para a coleta da história da família, incluindo o tempo necessário para coletar a história, o processo de coleta e, para alguns clínicos, quais perguntas fazer em primeiro lugar. No entanto, a história familiar continua sendo um ponto de partida para determinar se um indivíduo se beneficiaria de uma consulta genética, apesar da incapacidade de identificar todas as famílias com transtornos hereditários.[4,6]

Um objetivo de obter um histórico familiar é identificar indivíduos ou famílias em risco e determinar se o paciente se beneficiaria de encaminhamento para um serviço genético. Informações médicas de parentes de sangue nos lados materno e paterno da família devem ser incluídas, juntamente com as causas de morte e/ou informações prévias de testes. O paciente deve estar ciente de que, para fins de aconselhamento genético, a história não inclui parentes por adoção ou casamento.[6]

Quando um possível padrão de doença é observado, perguntas mais focadas são solicitadas para avaliar as características das síndromes relevantes e direcionar a avaliação. A revisão dos registros médicos dos membros da família pode confirmar os diagnósticos quando houver incerteza ou resolver imprecisões se os membros da família fornecerem informações diferentes. A história familiar deve estar clara e completamente documentada no prontuário, seja ela coletada durante a sessão ou como parte de um formulário preenchido pelo paciente. Uma ferramenta importante para avaliação da história familiar é *pedigree* ou árvore genealógica ou heredograma. Um exemplo de um pedigree está na Figura 28.1, que descreve a família de Napoleão Bonaparte; ele, seu pai, seu avô paterno, um irmão e quatro irmãs faleceram com câncer gástrico.[7]

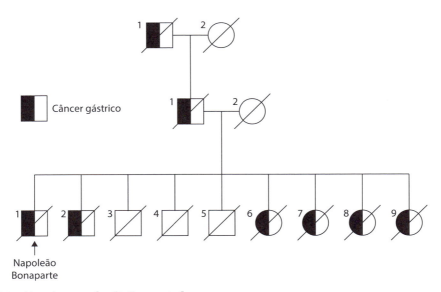

Figura 28.1. Heredograma família Bonaparte.[7]

Os principais fatores que sugerem a presença de distúrbio genético incluem:[4,8]

- Múltiplos indivíduos afetados em várias gerações de ambos os lados da família do indivíduo.
- Ocorrência da doença em uma idade mais precoce do que o habitual.

- Grau íntimo de parentesco (isso é, parente de primeiro ou segundo grau) entre parentes afetados e o indivíduo.
- Presença de condições associadas na família. Exemplos incluem câncer de mama e ovário ou câncer colorretal e endometrial.
- Apresentações atípicas de condições comuns. Frequentemente, isso envolve maior gravidade do que comumente visto, como câncer de mama bilateral ou câncer de mama em um parente do sexo masculino.
- Presença de consanguinidade. As condições causadas por mutações recessivas raras são mais comuns em famílias em que indivíduos relacionados, como primos em primeiro grau que decidem ter filhos.

Nesse contexto, o heredograma é fundamental para compilar as informações de maneira completa e fidedigna, facilitando a interpretação clínica e a indicação do teste. Nele, são incluídas informações como: os membros da família, quantidade de parentes acometidos por câncer, idade de diagnóstico e tipo de câncer. Isso propicia ao geneticista uma melhor interpretação final de cada caso.[9]

Teste Genético

O teste genético tem se tornando muito importante na realização de uma medicina personalizada ou de precisão. A seleção adequada dos testes e a compreensão das limitações/desafios das abordagens disponíveis são cruciais para o uso bem-sucedido da genética na melhoria da saúde e da qualidade de vida. O teste apropriado depende da indicação e dos testes disponíveis para a condição suspeita.[5]

É importante ressaltar que o teste genético pode ser solicitado na prática clínica, a partir de um rigoroso critério de seleção, e aconselhamento genético pré e pós teste. Isso porque muitas vezes o impacto desses resultados na prática é limitado. Além disso, o resultado do teste deve ser interpretado por profissional capacitado que forneça aconselhamento adequado. No aconselhamento, o profissional geneticista é responsável por identificar e diferenciar os indivíduos de alto e moderado risco e aqueles que têm um risco como o da população geral.[5]

Esses variam desde a análise de um único gene, um painel de genes ou todo o exoma ou genoma:[9]

- Análise de gene único: envolve a avaliação de um gene apenas para alterações potencialmente deletérias. Esses podem incluir mutações pontuais (Quadro 28.2), *nonsense*, *frameshift*, deleções ou inserções na região codificante do gene.
- Genotipagem: envolve a determinação da combinação de alelos em um *locus* de gene específico ou par de bases. Isso é especialmente importante quando é necessário determinar se um indivíduo é heterozigótico, homozigótico ou composto heterozigótico para uma variante ou variantes associadas ao aumento do risco de doença.
- Painéis multigenes: são usados para avaliar possíveis alterações em um conjunto de genes que foram implicados em uma doença ou doença específica. Esses painéis são especialmente úteis quando há uma forte suspeita de uma etiologia genética na apresentação de um paciente, mas o número de genes a ser avaliado é maior que um ou dois (denominado heterogeneidade genética).
- O sequenciamento do genoma (em oposição ao sequenciamento do gene): refere-se ao sequenciamento do exoma inteiro de um indivíduo (regiões codificadoras de todos os genes)

ou do genoma completo (regiões codificadoras e não codificadoras/reguladoras de todos os genes). Ele usa técnicas avançadas de sequenciamento coletivamente chamadas de sequenciamento de "próxima geração" (NGS). Essa abordagem fornece informações de sequência sobre a variação genética em todo o genoma de um indivíduo, em vez de um gene específico da doença.

- *Microarrays*, hibridização fluorescente *in situ* (FISH) e análise cromossômica de alta resolução são usados para determinar mudanças genéticas no nível de variantes de número de cópias ou no nível de um cromossomo ou segmento cromossômico inteiro, em vez de em um único nível genético. Exemplos incluem a detecção de aneuploidias, translocações de genes e deleções de regiões cromossômicas.

Quadro 28.2. Tipos de mutações.

Sequência normal (aminoácidos)	A C C treosina	G C C alanina	U A U tirosina	C A A glutamina	C G U arginina	U G A stop códon
Mutação silenciosa sem impacto	A C **A** treosina	G C C alanina	U A U tirosina	C A A glutamina	C G U arginina	U G A stop códon
Mutação *nonsense* Produz códon de parada	A C C **treosina**	G C C alanina	U A **A** **stop códon**			
Mutação *missense* Produz alteração do aminoácido	A C C treosina	G C C alanina	**C** A U **histidina**	C A A glutamina	C G U arginina	U G A stop códon
Mutação *frameshift* Altera a ordem de leitura da matriz de códons	**G A** A **Ácido glutâmico**	C C G **prolina**	C C U **prolina**	A U C **isoleucina**	A A C **aspargina**	G U U **valina**

Fonte: Autores.

Interpretação de resultados

Os resultados dos testes podem ser positivos, negativos ou inconclusivos. Um resultado positivo significa que uma mutação deletéria (ou seja, patogênica ou prejudicial) foi identificada em um gene, por exemplo, BRCA1 ou BRCA2. A maioria dessas mutações é truncada em proteínas, enquanto outras podem resultar em uma quantidade ou conformação anormal do produto gênico (proteína). Um verdadeiro resultado negativo significa que uma mutação familiar foi descartada no indivíduo testado.[10]

Existem dois tipos de resultados não informativos. O primeiro ocorre quando os resultados dos testes genéticos não indicam a presença de uma mutação deletéria ou patogênica e não há mutação conhecida de suscetibilidade ao câncer na família. No segundo caso, quando uma mutação é identificada, mas seu significado clínico não é claro, isso é denominado uma variante de significância incerta (VUS). Não está claro se a variante é uma mutação deletéria indefinida, um polimorfismo benigno (ou seja, uma alteração normal no gene), ou uma variante com um risco intermediário de câncer. Tal resultado também é considerado não informativo. Estudos funcionais, epidemiológicos e clínicos são usados para determinar se uma VUS pode ser reclassificada como benigna ou patogênica.[10]

PARTE V | ASPECTOS ADMINISTRATIVOS EM ONCOLOGIA

Principais Genes (Quadro 28.3)

Quadro 28.3. Principais genes, tumores associados e síndromes descritas.[12,13]

Síndromes	Tumores associados	Genes associados
Câncer de mama e ovário hereditários (HBOC)	Mama, ovário, próstata	BRCA1, BRCA2
Li Fraumeni (LFS)	SPM, SO, mama, SNC, ADR, CCR	TP53
Câncer colorretal hereditário não-polipose (HNPCC) ou Lynch	CCR, endométrio, estômago, delgado, ovário, vias urinárias, mama	MLH1, MSH2, MSH6, PMS2
Melanoma familiar	Melanoma, pâncreas	CDKN2A
Polipose adenomatosa familial (FAP)	CCR, tumor desmoide, tireoide	APC
Cowden	Mama, tireoide, endométrio, renal	PTEN
Peutz-Jeghers	Gastrintestinais	STK11
Câncer gástrico familial	Estômago, lobular de mama	CDH1
Neoplasia endócrina múltipla tipo 2	Carcinoma medular de tireoide, feocromocitoma	RET
Doença de Von Hippel-Lindau	Renal, SNC	VHL
Retinoblastoma hereditário	Retinoblastoma, SO	RB
Mama coló n	Mama, CCR	CHEK2

Consentimento Informado

O consentimento informado é a base para a natureza voluntária dos testes genéticos. Significa que o paciente entende e concorda plenamente com o procedimento. O consentimento envolve mais do que apenas a assinatura de um documento; requer discussão que inclua os detalhes do teste e seus riscos, benefícios e limitações, incluindo a sensibilidade e especificidade de diferentes testes genéticos.

Segundo a Resolução 466,[11] o consentimento livre e esclarecido consiste na obtenção da anuência do participante e/ou de seu representante legal, "livre de vícios (simulação, fraude ou erro), dependência, subordinação ou intimidação", após esclarecimento pormenorizado sobre a natureza do procedimento, seus objetivos, métodos, benefícios previstos, potenciais riscos e o incômodo que esse possa acarretar.

Papel da Equipe Multidisciplinar

Apoiar o paciente na tomada de decisões e no enfrentamento são componentes essenciais do aconselhamento genético. Assegurar que o paciente tenha apoio suficiente para tomar decisões é vital para manter a autonomia do paciente, que é um princípio central. Entender as possíveis respostas a notícias difíceis ou inesperadas e ser capaz de responder de maneira produtiva é essencial para a aceitação de longo prazo da informação genética e das opções de manejo.[5]

O apoio psicossocial pode assumir muitas formas, dependendo das necessidades do paciente. Isso é facilitado pelo fornecimento de informações precisas e apropriadas em um ambiente empático. Além disso, outros profissionais afiliados ao centro, como enfermeiros, nutricionistas, assistentes sociais, ou pesquisadores, podem fornecer apoio adicional. Informações sobre grupos de apoio também podem ser uma consideração importante para indivíduos e famílias afetados.[5]

No Brasil, o primeiro profissional enfermeiro começou a atuar em Aconselhamento Genético na década de 1980. Segundo Flória-Santos et al.,[6] o Conselho Regional de Enfermagem do Estado de São Paulo já se posicionou favoravelmente à atuação do enfermeiro como conselheiro genético (parecer 03/10/2001, com bases na Lei nº 7.498 e seu Decreto nº 94.406, de 08/06/87), considerando que se trata de atividade de educação em saúde; o diagnóstico clínico é responsabilidade do médico geneticista.

Faz parte do escopo de atuação do enfermeiro em aconselhamento genético:[6]

- Educação: conceitos básicos em genética e genômica, câncer, hereditariedade, fatores de riscos ambientais, estratégias de prevenção e diagnóstico precoce, tomada de decisões, etc.
- Aconselhamento: consultas de enfermagem para coleta de história pessoal e familiar, dinâmica e estrutura familiar, sistemas de apoio, valorese crenças fatores ambientais e econômicos; sobre riscos potenciais e reais, benefícios e prejuízos na tomada de decisão, assinatura do termo de consentimento para teste genético, suporte e apoio a pacientes e familiares.
  - "Bandeiras Vermelhas: (a) idade jovem ao diagnóstico (em geral inferior a 50 anos); (b) tumores bilaterais em órgãos pares; (c) presença de múltiplos tumores distintos em um mesmo órgão; (d) múltiplos tumores primários no mesmo indivíduo; (e) presença de tumores em dois ou mais parentes de primeiro ou segundo grau; (f) "constelação" de tumores em um sujeito ou sua família, reconhecidos como parte de uma síndrome neoplásica hereditária já descrita na literatura; e (g) associações de câncer com lesões benignas".[6]
- Construção de heredograma.
- Orientação de acordo com o teste genético prescrito pelo médico.
- Seguimento: evolução e reorientação, checagem de adesão aos programas de rastreamento, novos casos na família.

➤ Principais Síndromes de Predisposição ao Câncer

Síndrome Mama-Ovário Hereditários (SMOH)

A maioria das mulheres com câncer de mama ou de ovário tem câncer esporádico em vez de hereditário. Cerca de 10-20% das mulheres com câncer de mama tem um ou mais parentes de primeiro grau que também são afetados pelo câncer de mama. Enquanto apenas 5-10% das mulheres têm uma forma hereditária, até 20% das mulheres com histórico familiar de câncer de mama tem mutação, mais frequentemente mutações germinativas no gene supressor de tumor BRCA (*breast cancer*) tipo 1 e 2 (BRCA1 e BRCA2). Com menor frequência, os cânceres de mama ou de ovário podem estar associados a outras síndromes de risco familiar, incluindo as síndromes de Li-Fraumeni e Cowden.[12]

O câncer hereditário de mama e ovário (Síndrome mama-ovário hereditário, SMOH) atribuível às mutações BRCA é caracterizado por um padrão autossômico dominante de herança, suscetibilidade marcadamente aumentada ao câncer de mama e de ovário, com um início especialmente precoce do câncer de mama, e um aumento na incidência de tumores de outros órgãos, como as trompas de falópio, próstata, mama masculina e pâncreas. No entanto, nem todos os pacientes com histórico familiar de câncer de mama e/ou ovário apresentam uma base hereditária.[12]

Portadores de mutação germinativa em BRCA1 têm um risco cumulativo vital aumentado de desenvolver câncer de mama e ovário, câncer de trompa de falópio, câncer de próstata e tumor de Wilms; em relação ao gene BRCA2, observa-se um maior risco para câncer de mama em homens, câncer de próstata, pâncreas, estômago, vias biliares e melanoma, além de mama e ovário.[10]

PARTE V | ASPECTOS ADMINISTRATIVOS EM ONCOLOGIA

Indicação de Teste Genético

Segundo o *guideline* da NCCN,[12] tem indicação de testagem genética os casos:

- Mulher com câncer de mama diagnosticado ≤ 50 anos.
- Câncer de mama Triplo Negativo diagnosticado ≤ 60 anos.
- Dois ou mais cânceres de mama primários na mesma pessoa.
- Câncer de ovário ou de tubas uterinas, ou câncer primário de peritônio.
- Câncer de mama masculino.
- Qualquer dos outros cânceres associados à SMOH, independentemente da idade ao diagnóstico, e ascendência Judia Ashkenazi.
- Pacientes com familiares de primeiro, segundo ou terceiro graus com:
  - Câncer de mama diagnosticado ≤ 50 anos em um ou mais familiares.
  - Câncer de ovário ou de tubas uterinas, ou câncer primário de peritônio, em um ou mais familiares.
  - Câncer de mama, próstata e/ou pâncreas, em qualquer idade, em dois ou mais familiares.

Rastreamento

O exame clínico das mamas deve iniciar aos 25 anos de idade (semestral ou anual), mas o autoexame deve ser estimulado a partir dos 18 anos em mulheres; em homens, autoexame e exame clínico devem ser iniciados aos 35 anos, com frequência anual. O rastreamento visando diagnóstico precoce deve ser realizado em pacientes com alto risco para câncer de mama, considerando (Quadro 28.4):[14]

Quadro 28.4. Recomendações do Colégio Brasileiro de Radiologia (CBR) e diagnóstico por imagem, da Sociedade Brasileira de Mastologia (SBM) e da Federação Brasileira das Associações de Ginecologia e Obstetrícia (Febrasgo) para o rastreamento do câncer de mama.[14]

- **Categoria A** – Recomendação baseada em fortes evidências científicas, com consenso uniforme entre o CBR, a SBM e a Febrasgo para que essa recomendação seja apoiada vigorosamente.
- **Categoria B** – Recomendação baseada em razoáveis evidências científicas, com consenso uniforme entre o CBR, a SBM e a Febrasgo para que essa recomendação seja apoiada vigorosamente.
- **Categoria C** – Recomendação baseada em poucas evidências científicas, mas com consenso entre o CBR, a SBM e a Febrasgo para que essa recomendação seja apoiada vigorosamente.
- **Categoria D** – Recomendação baseada em consenso de especialistas entre o CBR, a SBM e a Febrasgo para que essa recomendação seja apoiada.

- Mamografia
  - Mulheres com mutação dos genes BRCA1 ou BRCA2, ou com parentes de 1° grau com mutação provada, devem realizar o rastreamento anual com mamografia a partir dos 30 anos de idade (categoria B).
  - Mulheres com risco ≥ 20% ao longo da vida, calculado por um dos modelos matemáticos baseados na história familiar, devem realizar rastreamento anual com mamografia iniciando 10 anos antes da idade do diagnóstico do parente mais jovem (não antes dos 30 anos) (categoria B).
  - Mulheres com história de terem sido submetidas a irradiação no tórax entre os 10 e 30 anos de idade devem realizar rastreamento anual com mamografia a partir do 8° ano após o tratamento radioterápico (não antes dos 30 anos) (categoria C).
  - Mulheres com diagnóstico de síndromes genéticas que aumentam o risco de câncer de mama (como Li-Fraumeni, Cowden e outras) ou parentes de 1° grau acometidos devem

realizar rastreamento anual com mamografia a partir do diagnóstico (não antes dos 30 anos) (categoria D).

– Mulheres com história pessoal de hiperplasia lobular atípica, carcinoma lobular *in situ*, hiperplasia ductal atípica, carcinoma ductal *in situ* e carcinoma invasor de mama devem realizar rastreamento anual com mamografia a partir do diagnóstico (categoria C).

- **Ressonância magnética**
  – Mulheres com mutação dos genes BRCA1 ou BRCA2, ou com parentes de 1° grau com mutação provada, devem realizar rastreamento anual com ressonância magnética a partir dos 25 anos de idade (categoria A).
  – Mulheres com risco ≥ 20% ao longo da vida, calculado por um dos modelos matemáticos baseados na história familiar, devem realizar rastreamento anual com ressonância magnética iniciando 10 anos antes da idade do diagnóstico do parente mais jovem (não antes dos 25 anos) (categoria A).
  – Mulheres com história de irradiação no tórax entre os 10 e 30 anos de idade devem realizar rastreamento anual com ressonância magnética a partir do 8° ano após o tratamento radioterápico (não antes dos 25 anos) (categoria C).
  – Mulheres com diagnóstico de síndromes genéticas que aumentam o risco de câncer de mama (como Li-Fraumeni, Cowden e outras) ou parentes de 1° grau acometidos devem realizar rastreamento anual com ressonância magnética a partir do diagnóstico (não antes dos 25 anos) (categoria D).
  – Mulheres com história pessoal de hiperplasia lobular atípica, carcinoma lobular *in situ*, hiperplasia ductal atípica, carcinoma ductal *in situ* e carcinoma invasor de mama devem realizar rastreamento anual com ressonância magnética a partir do diagnóstico (categoria C).

- **Ultrassonografia**
  – Deve ser utilizada como substituta da ressonância magnética para as mulheres que não puderem realizá-la por qualquer motivo (categoria B).

- **Tomossíntese**
  – Recomenda-se que a tomossíntese seja considerada em associação à mamografia digital (COMBO ou sintetizada) no rastreamento, quando disponível (categoria B).

Mulheres acima dos 74 anos devem ser incluídas na intensificação do rastreamento desde que tenham uma expectativa de vida superior a sete anos; caso contrário, deve-se ser considerado caso a caso, de acordo com as necessidades e risco individualizado. Essas recomendações para rastreamento aplicam-se a todas as mulheres com alto risco para câncer de mama, independente da Síndrome envolvida.[14]

Para ovário, recomenda-se ultrassonografia transvaginal e dosagem de CA125 a cada seis meses a partir dos 30 anos de idade ou cinco a dez anos antes da idade do primeiro diagnóstico de câncer de ovário na família (exemplo, se ocorreu aos 45 anos, inicia-se por volta dos 35-40 anos). Homens devem iniciar o rastreamento para câncer de próstata a partir dos 40 anos se portadores de BRCA2 e deve-se considerar realizar nessa idade para portadores de mutação em BRCA1.[14]

Recomendações para rastreamento de demais cânceres não são consenso; porém para melanoma, câncer de cólon ou câncer de pâncreas, deve-se considerar a história da família.

Estratégias para Redução de Risco

Para mulheres sem uma história pessoal de câncer nas quais uma mutação BRCA é identificada, as diretrizes recomendam a salpingo-ooforectomia bilateral (SOB) para redução de risco entre as idades de 35 e 40 anos, ou quando a gravidez não for mais desejada. Recomendações específicas para o gerenciamento de risco de câncer de mama incluem rastreamento intensivo, bem como a consideração de uso de hormônios e cirurgias profilática. Além da mastectomia bilateral, as mulheres na pré-menopausa devem ser informadas de que a realização da SOB em idade recomendada pode reduzir significativamente o risco de câncer de mama. Para os homens, o rastreamento para o câncer de mama e da próstata são geralmente recomendados.[12]

Embora a cirurgia profilática seja eficaz na redução do risco de câncer, as mulheres devem ser aconselhadas sobre a potencial morbidade de tais procedimentos e a possibilidade de a cirurgia afetar a libido, o funcionamento sexual e a imagem corporal. A ooforectomia em mulheres na pré-menopausa pode estar associada a riscos aumentados de doenças ósseas e cardíacas, e levanta preocupações sobre como administrar a menopausa cirúrgica e a necessidade de terapia hormonal.[12]

Estratégias de quimioprevenção para reduzir o risco de câncer de mama tem se concentrado exclusivamente em mulheres de alto risco, envolvendo o uso de moduladores seletivos do receptor de estrogênio e inibidores de aromatase. Há também uma quantidade significativa de dados sobre o papel dos contraceptivos orais na redução do risco de câncer de ovário hereditário. Considera-se o tamoxifeno/raloxifeno para a redução de risco para mulheres que optam por mastectomias, especialmente se forem portadoras de mutação BRCA2; entretanto, a opção pela mastectomia profilática deve ser rediscutida periodicamente com os pacientes, pois a quimioprevenção é menos efetiva que a mastectomia profilática.[12]

Já o uso de contraceptivos orais em mulheres com uma mutação conhecida de BRCA não é contraindicado; no entanto, embora possa reduzir o risco de câncer de ovário, pode aumentar o risco de câncer de mama. Embora o tamoxifeno seja usado para tratar alguns homens com câncer de mama receptor hormonal positivo, ele não é recomendado para uso como quimioprevenção em portadores de BRCA, cujo risco geral é baixo. Dado o alto risco de câncer de próstata em portadores de BRCA do sexo masculino, especialmente em portadores de BRCA2, a questão tem sido levantada sobre se eles podem ser bons candidatos para a quimioprevenção com agentes como os inibidores da 5-alfa-redutase. No entanto, não há dados sobre a eficácia em portadores masculinos e, portanto, não há recomendações específicas a respeito.[12]

Impacto em Qualidade de Vida

Pacientes relatam os desafios após a identificação de um risco aumentado para câncer: as implicações na saúde física e psicossocial devido à decisão por estratégias de redução do risco (se houver) e detecção precoce; o estresse intenso pelo câncer tornar-se uma preocupação permanente; o desconforto relacionada à necessidade de exames de imagem constantes, uso de medicamentos para quimioprevenção (exemplo: tamoxifeno) + sintomas vasomotores e alteração de libido relacionados ao medicamento, alterações na autoimagem/sexualidade por conta da mastectomia profilática (se essa for a decisão, soma-se dor da recuperação operatória). Além disso, questões importantes como: redefinição de si mesmo, através da experiência familiar e contato com profissionais de saúde; a reflexão eterna do "e se eu não estiver aqui para ver ou fazer"; relembrar constante da experiência do familiar com câncer; a necessidade de cuidar de si, para poder cuidar da família; sentir o apoio ou não dos especialistas; e o processo de aconselhamento genético em si.[4,5,9]

Mutações em genes de câncer de mama, incluindo, mas não se limitando a BRCA, são herdadas em um padrão autossômico dominante, significando que há uma chance de 50% de que filhos de portadores de BRCA tenham herdado a mutação de predisposição ao câncer. Aconselhamento reprodutivo de portadores de mutação BRCA inclui educação sobre diagnóstico pré-natal e reprodução assistida. Uma opção é o diagnóstico genético pré-implantacional, que é usado para analisar embriões (obtidos por fertilização *in vitro*) geneticamente antes da sua transferência para o útero.[9]

Síndrome de Lynch

O câncer colorretal (CCR) teve sua incidência aumentada nos últimos anos, principalmente em áreas consideradas de baixo risco (países em desenvolvimento). Aproximadamente 80% dos pacientes desenvolvem o câncer colorretal (CCR) de maneira esporádica, enquanto em 20% há uma suscetibilidade hereditária à neoplasia. Das formas hereditárias, o câncer colorretal hereditário não polipose (HNPCC) é a mais comum, sendo responsável por 20-30% desses, o que equivale a 3% a 5% de todas as neoplasias colorretais.[15]

Também conhecida como síndrome de Lynch, apresenta o caráter autossômico dominante e é decorrente de mutação do gene responsável pelo sistema de reparo de DNA. CCR ocorre geralmente em idade precoce ($\approx$ 44 anos), com predomínio do lado direito ($\approx$ 70% proximal à flexura esplênica), há uma ocorrência significativa de lesões sincrônicas e metacrônicas e cânceres extracolônicos, o mais comum é o carcinoma de endométrio, seguido por câncer de ovário, estomago, intestino delgado, pâncreas, carcinoma urotelial, cérebro, trato hepatobiliar. Algumas famílias apresentam manifestações fenotípicas como adenomas sebáceos e ou carcinomas sebáceos encontrada na variante síndrome de Muir-Torre.[15]

Para identificar famílias supostamente em risco, em 1990, o Grupo Colaborativo Internacional (ICG) em HNPCC criou os critérios de Amsterdam I. Esses critérios de Amsterdam I eram restritivos, pois excluíam membros da família que apresentavam tumores extracolônicos, eles foram então expandidos, dando origem aos critérios de Amsterdan II (ver Quadro 28.5).[13,15]

Quadro 28.5. Critérios de Amsterdam I e II para diagnóstico de Síndrome de Lynch.

Critérios de Amsterdam I
▪ Pelo menos três familiares acometidos com CCR
▪ Um dos membros acometidos ser parente de 1º grau
▪ Ter pelo menos duas gerações acometidas
▪ Pelo menos um dos membros com CCR antes dos 50 anos
▪ Exclusão de polipose adenomatosa familiar

Critérios de Amsterdam II
▪ Três membros ou mais da mesma família com CCR, ou tumores típicos da síndrome (adenocarcinoma de endométrio ou carcinoma de células transicionais de vias excretoras renais ou adenocarcinoma de intestino delgado)
▪ Um dos membros ser parente de 1º grau dos outros dois
▪ Pelo menos duas gerações acometidas
▪ Pelo menos um dos membros com CCR e idade menor que 50 anos
▪ Exclusão de polipose adenomatosa familiar

Recentemente, testes genéticos que identificam os portadores de HNPCC tornaram-se disponíveis, o que permite o diagnóstico da síndrome independentemente da história familiar. A fim de identificar indivíduos com maior probabilidade de HNPCC, novos critérios foram desenvolvidos, denominados critérios de Bethesda. O objetivo dessas diretrizes não foi o diagnóstico clínico da síndrome, mas a identificação de aqueles pacientes que devem ser submetidos a uma investigação laboratorial mais detalhada. Em 2004, os critérios de Bethesda foram revisados, aumentando ainda mais sua sensibilidade (ver Quadro 28.6).[15]

As mutações genéticas que causam HNPCC estão no DNA dos genes da classe MMR (*Mismatch Repair gene* – reparadores de emparelhamento) que corrigem erros durante a replicação do DNA. Os genes mais comumente afetados são hMLH1 (cromossomo 3p21-3) e hMSH2 (2p22-p21), responsáveis por 90% das mutações detectadas na síndrome. Mutações do hMSH6 (2p16) foram encontradas em algumas famílias e raras mutações no hPMS1 (2q31-33) e hPMS2 (7p22) foram descritas.[13]

425

PARTE V | ASPECTOS ADMINISTRATIVOS EM ONCOLOGIA

Quadro 28.6. Critérios de Bethesda e Bethesda revisado para diagnóstico de Síndrome de Lynch.

Critérios de Bethesda
• Indivíduos que preencham os critérios de Amsterdã
• Indivíduos com dois tumores relacionados à síndrome de Lynch, incluindo CCR sincrônico ou metacrônico, ou tumores extracolônicos
• Indivíduos com CCR, e um parente em 1º grau com CCR e/ou tumor extracolônico relacionado à síndrome, e/ou adenoma colorretal, um dos tumores diagnosticado antes dos 45 anos, e adenoma antes dos 40 anos
• Indivíduos com CCR, ou câncer endometrial diagnosticado antes de 45 anos
• Indivíduos com câncer de cólon direito, com padrão histológico indiferenciado (sólido/cribriforme), antes dos 45 anos
• Indivíduos com CCR, com células em anel de sinete, diagnosticado antes dos 45
• anos

Critérios de Bethesda revisados
• CCR diagnosticado em paciente com menos de 50 anos
• Presença de CCR sincrônico ou metacrônico, ou outro tumor extracolônico associado à síndrome, independentemente da idade
• CCR com histologia sugerindo instabilidade de microssatélites, diagnosticado em pacientes com menos de 60 anos
• CCR em um ou mais membros de 1º grau, com tumor relacionado à síndrome com um dos tumores tendo sido diagnosticado antes dos 50 anos
• CCR diagnosticado em um ou mais membros de 1º ou 2º grau, com tumores relacionados à síndrome, independentemente da idade

Dados Moleculares

Cerca de 90% dos indivíduos portadores da síndrome de Lynch apresentam instabilidade de microssatélite (MSI) no tecido tumoral. Essa instabilidade ocorre devido à deficiência dos genes de reparo, o que caracteriza esses tumores como positivos para erros de replicação. Alterações nas sequencias microssatélites resultam em mutações dos genes que funcionam na regulação do crescimento celular. A pesquisa da expressão é realizada através de imuno-histoquímica, principalmente nas proteínas MLH1 e MSH2, no tecido tumoral de pacientes com suspeita de síndrome de Lynch, tem se mostrado eficaz como exame de rastreamento e na indicação do sequenciamento genético.[13]

Tratamento

O tratamento e seguimento de portadores da síndrome de Lynch é complexo devido ao número de genes envolvidos, e a variação da expressão clínica. O esquema de tratamento é baseado na divisão dos pacientes em três grupos:[15]

1. Pacientes com diagnóstico de HNPCC confirmado que apresentam câncer colorretal, deve ser considerada a colectomia total com reconstrução por meio de anastomose ileorretal, devido a incidência de tumores CCR metacrônicos.
2. Pacientes com HNPCC confirmado, mas sem câncer, há divergências sobre a realização da colectomia total profilática, pois a penetrância do gene é de 80%, portanto 20% seriam expostos a cirurgias desnecessariamente, sem contar com outros riscos relacionados a cirurgias de grande porte. A conduta mais aceita é o seguimento rigoroso com exames de rastreamento.
3. Pacientes de risco para HNPCC, mas que não têm condições de realizar a testagem genética, não deve ser indicado cirurgias profiláticas, e sim seguimento rigoroso com exames periódicos, sendo todos eles considerados como potenciais portadores de HNPCC até a realização do teste.

Vigilância

O acompanhamento de pacientes e familiares portadores da SL é fundamental para estabelecer medidas preventivas e ou detecção precoce no desenvolvimento do câncer. Famílias que preenchem pelo menos dois dos critérios de Bethesda e que não tenham realizado teste molecular, devem ser rastreadas. O início dos exames é, geralmente, definido como 10 anos antes da idade do diagnóstico do tumor na família. O ICG-HNPCC[15] recomenda colonoscopias anualmente ou a cada 2 anos começando aos 25 anos (ou a cada 5 anos antes da idade de aparecimento de CCR no indivíduo afetado mais jovem da família) para parentes de primeiro grau do HNPCC (ver Quadro 28.7).

Quadro 28.7. Rastreamento para Lynch.[15]

Órgão	Exame	Idade (Início)	Frequência
Colón e reto	Colonoscopia	20 a 25 anos	A cada 2 anos
Endométrio	US pélvico transvaginal e exame ginecológico de rotina	30 a 35 anos	1-2 anos
Ovário	US pélvico, CA 125	30 a 35 anos	1-2 anos
Trato urinário	US de abdome total, Urina I, citologia urinária.	30 a 35 anos	2 a 3 anos
Estômago	Endoscopia digestiva alta	30 a 35 anos	1 a 2 anos

Polipose Adenomatosa Familiar

A polipose adenomatosa familiar (FAP) é uma doença autossômica dominante causada por mutações no gene da *polipose adenomatosa coli (APC)*. A FAP clássica é caracterizada pela presença de 100 ou mais pólipos colorretais adenomatosos. Quando totalmente desenvolvidos, os pacientes podem ter até milhares de adenomas colorretais e um risco de 100% de câncer colorretal (CRC). Uma forma atenuada de FAP é caracterizada por poucos adenomas colorretais com uma idade mais tardia de início e um risco de CRC de 80% ao longo da vida. Pacientes com FAP também estão em risco de várias malignidades extracolônicas: pólipos ocorrem no trato gastrintestinal superior em 30 a 100 por cento dos pacientes com FAP.[16]

Adenomas colorretais múltiplos também podem ser observados em indivíduos com polipose associada a MUTYH (MAP). Outras causas raras incluem a síndrome de polipose associada à revisão de polimerase (PPAP) ou polipose hereditária mista. A triagem de tumores associados à FAP deve ser realizada em indivíduos com uma mutação patogênica da polipose adenomatosa coli; também deve ser realizada em indivíduos em risco de FAP que não tenham sido submetidos à avaliação genética ou que tenham resultados indeterminados nos testes genéticos. O rastreamento do câncer colorretal e de outros cânceres associados à FAP nesses pacientes deve ser individualizado com base em sua história pessoal e familiar de adenomas e câncer.[16]

Indivíduos em risco para FAP incluem: parentes de primeiro grau daqueles com FAP; indivíduos com > 10 a 20 adenomas colorretais cumulativos ou adenomas colorretais em combinação com características extracolônicas associadas à FAP (por exemplo, adenomas duodenais/ampulares, tumores desmoides, câncer papilar de tireoide, hipertrofia congênita do epitélio pigmentar da retina, cistos epidérmicos ou osteomas).[16]

Variantes de FAP

A Síndrome de Gardner foi um termo usado originalmente para descrever famílias com polipose colônica e manifestações extracolônicas. Essas manifestações extraintestinais incluem tumores desmoides, cistos sebáceos ou epidermoides, lipomas, osteomas (especialmente da mandíbula), fibromas, dentes supranumerários, pólipos de glândula fúndica gástrica, angiofibromas nasofaríngeos juvenis e hipertrofia epitelial do pigmento da retina congênita. Como a síndrome

427

PARTE V | ASPECTOS ADMINISTRATIVOS EM ONCOLOGIA

de Gardner também é causada por uma mutação de APC subjacente e a maioria dos indivíduos com FAP exibe invariavelmente algumas características extracolônicas, a distinção entre síndrome de FAP e Gardner é semântica.[16,17]

A síndrome de Turcot, também conhecida como síndrome do tumor cerebral-polipose, é um termo histórico que originalmente descreveu a associação do câncer de cólon familiar com tumores cerebrais (principalmente meduloblastomas e gliomas). Esses termos também foram aplicados a pacientes com síndrome de Lynch que desenvolvem tumores cerebrais (astrocitoma ou glioblastoma), apesar da clara diferença na genética subjacente.[17]

Diagnóstico

O diagnóstico de polipose adenomatosa familiar deve ser suspeitado em qualquer paciente que tenha 10 ou mais adenomas colorretais cumulativos. Também deve-se suspeitar se um indivíduo tem uma história de adenomas em combinação com características extracolônicas da FAP, como adenomas duodenais/ampulares, tumores desmoides, câncer papilar de tireoide, hipertrofia epitelial do pigmento da retina congênita, cistos epidérmicos ou osteomas, mesmo se o número absoluto de adenomas for mais baixo.[13]

Em algumas circunstâncias, o diagnóstico clínico de FAP é prontamente aparente pela herança autossômica dominante de polipose colônica difusa e características extracolônicas clássicas. Uma mutação germinativa no gene APC estabelece um diagnóstico de FAP. Realiza-se testes genéticos para polipose associada à FAP e MUTYH (MAP) em indivíduos com 10 adenomas devido à sobreposição de características clínicas entre FAP e MAP. O teste de painel multigênicos mais amplo é agora uma opção, e esses painéis normalmente incluem outros genes associados à polipose.[13]

Rastreamento

Em indivíduos com risco para FAP clássica, triagem de CRC deve começar por volta dos 10 a 12 anos de idade, com sigmoidoscopia flexível ou colonoscopia. Se adenomas colorretais forem detectados, uma colonoscopia completa deve ser realizada. O número, tamanho e distribuição dos pólipos devem ser anotados durante a colonoscopia para definir a extensão da polipose e o plano para colectomia. Vários pólipos também devem ser amostrados para confirmar histologia. Os pacientes devem continuar a vigilância anual do CCR com colonoscopia enquanto aguardam colectomia.[13]

Mesmo na ausência de adenomas colorretais, a triagem de CRC deve ser repetida anualmente. O rastreio deve ser continuado ao longo da vida em portadores de mutação *Adenomatous Polyposis Coli* (APC). Entretanto, em parentes de primeiro grau de indivíduos afetados de famílias sem uma mutação patogênica identificada de APC, a triagem intensiva pode ser descontinuada aos 40 anos se nenhum adenoma for detectado em exames prévios.[13]

Em contraste com a FAP clássica, a FAP atenuada (AFAP) apresenta-se mais tardiamente e com lesões mais proximais. Devido ao maior risco de lesões proximais com preservação distal, a colonoscopia é a modalidade de rastreamento de CCR preferida em AFAP, e deve ser realizada a cada um a dois anos em indivíduos de risco a partir dos 25 anos de idade. Pacientes com pólipos colorretais devem ser submetidos à ressecção endoscópica de todos os pólipos detectáveis, quando possível, seguido de colonoscopia anual para vigilância. Pacientes com adenomas muito numerosos para limpar endoscopicamente, ou nos quais a vigilância endoscópica não é tecnicamente viável, devem ser submetidos à colectomia.[17]

A colectomia é recomendada para pacientes com FAP clássica, pois o risco de desenvolver CCR é considerado de 100%, e o alto número de pólipos torna o controle endoscópico irrealista. Em pacientes com AFAP nos quais o controle endoscópico é viável, a vigilância pode evitar ou retardar a necessidade de colectomia. Para tireoide, ultrassonografia anual em pacientes com polipose adenomatosa familiar (FAP) começando no final da adolescência. O exame físico sozinho é insuficiente para detectar malignidade.[13]

O rastreamento para hepatoblastoma é controverso devido ao baixo risco e à eficácia incerta do rastreamento. Se houver história familiar de hepatoblastoma, sugere-se testes genéticos para polipose adenomatosa familiar durante a infância e rastreamento de crianças afetadas com alfa-fetoproteína sérica e ultrassons a cada seis meses, desde a infância até 5 a 10 anos de idade. A alfa-fetoproteína sérica está elevada em aproximadamente dois terços dos pacientes com hepatoblastoma.[17]

Pacientes com FAP apresentam risco para outros tumores extraintestinais (por exemplo, adenomas adrenais, tumores desmoides) e lesões extraintestinais benignas (por exemplo, osteomas, cistos epidermoides, fibromas). No entanto, a triagem para esses não é rotineiramente recomendada. Para tumores desmoides, realiza-se uma tomografia computadorizada abdominal para avaliação dos seguintes pacientes: antes da colectomia em pacientes com risco aumentado para desmoides (história pessoal ou familiar de desmoides ou uma mutação APC); massa abdominal palpável ao exame físico; sintomas sugestivos de obstrução do órgão abdominal.[13]

A prevalência ao longo da vida dos tumores adrenais é de 7-13% em indivíduos com FAP. Os tumores raramente são malignos e a vigilância de rotina não é recomendada. Massas suprarrenais são frequentemente detectadas incidentalmente em estudos de imagem realizados por outras razões.[17]

Redução de Risco

As indicações para colectomia em pacientes com FAP incluem: câncer colorretal documentado ou suspeito; sintomas graves relacionados à neoplasia do cólon (p. ex., sangramento gastrintestinal grave), adenomas com displasia de alto grau ou múltiplos adenomas maiores que 6 mm, marcado aumento no número de pólipos em exames consecutivos, incapacidade de examinar adequadamente o cólon por causa de múltiplos pólipos diminutivos. Opções cirúrgicas para pacientes com FAP incluem proctocolectomia total com ileostomia final, proctocolectomia total com anastomose anal com bolsa ileal ou colectomia subtotal com anastomose ileorretal. Ao escolher a extensão da ressecção do cólon, o efeito preventivo é pesado contra o impacto na qualidade de vida pós-operatória.[17]

O papel dos agentes quimiopreventivos em pacientes com FAP é controverso, dada a sua eficácia incerta na prevenção do câncer:[13]

- Aspirina e anti-inflamatórios não-esteróides: Sulindac tem sido usado em alguns centros para reduzir a carga de pólipos retais após a cirurgia e como um complemento à vigilância endoscópica. Embora possa causar regressão dos adenomas colorretais, a regressão é incompleta e o grau de proteção do desenvolvimento do câncer colorretal é desconhecido. Sulindac é ineficaz em retardar o tempo de desenvolvimento inicial de adenomas. A aspirina não demonstrou prevenir a progressão do adenoma.
- Erlotinib: um inibidor do fator de crescimento epidérmico, foi avaliado para determinar seu efeito na regressão do adenoma duodenal em pacientes com FAP. O uso de sulindac e erlotinib resultou em uma carga de pólipos duodenais e colorretais significativamente menor em comparação com o placebo. Porém, estudos adicionais são necessários para avaliar a eficácia do erlotinib isolado e determinar o papel do erlotinib na prevenção primária e no manejo de pólipos.
- Inibidores da COX-2: o celecoxib também demonstrou reduzir modestamente o número de adenomas colônicos e duodenais em pacientes com FAP. No entanto, seu uso tem sido limitado pelo aumento do risco de doença cardiovascular.

PARTE V | ASPECTOS ADMINISTRATIVOS EM ONCOLOGIA

Síndrome de Li Fraumeni

A síndrome de Li Fraumeni está entre as síndromes de predisposição ao câncer mais agressivas, caracterizadas por um risco elevado e precoce de câncer. Os pacientes com essa síndrome apresentam 50% de chance de desenvolver tumores antes dos 30 anos de idade, comparados a 1% na população geral, e 90% dos portadores podem desenvolver câncer até os 60 anos de idade. Portadores que desenvolveram tumor na infância são mais suscetíveis ao desenvolvimento de múltiplos tumores primários.[12]

O espectro de tumor é amplo e inclui tumores cerebrais, carcinoma adrenocortical, sarcomas de partes moles e sarcomas ósseos, câncer de mama (geralmente em idade jovem), e outros tipos de câncer, incluindo pulmão, pele, trato gastrintestinal, neoplasias hematológicas, rim, tireoide.[12] Algumas famílias não apresentam a expressão completa do fenótipo clássico da LFS, por isso são classificadas como Li Fraumeni Like (LFL).

Gene TP53

O gene TP53 é um gene supressor de tumor localizado no braço curto do cromossomo 17 (17p13.1) composto por 11 éxons. Ele é responsável pela regulação do ciclo celular e sua participação direta no controle da apoptose são determinantes, sendo denominado como o "guardião do genoma". O gene codifica a proteína p53, que atua como um sensor de danos no DNA e auxilia o sistema de reparo, utilizando os momentos de parada do ciclo celular para possibilitar o reparo ou, caso esse não possa ocorrer, a indução á apoptose, prevenindo assim a proliferação de células com o DNA mutado.[18]

Mutações germinativas no gene TP53 foram descritas como a alteração molecular responsável pela ocorrência da síndrome de Li-Fraumeni que é transmitida às gerações de forma autossômica dominante.[18]

Diagnóstico Clínico e Molecular na LFS

O diagnóstico da síndrome inicialmente é clínico, realizado a partir da observação e anotação dos diversos casos relatados pelas famílias avaliadas. Cerca de 50% os indivíduos portadores de mutações no TP53 irão desenvolver câncer com a idade de 30 anos, com risco vitalício de 70% em homens e quase 100% em mulheres. Devido a esse alto risco de câncer, associado morbidade e mortalidade, existe uma necessidade para um melhor reconhecimento clínico dessas síndromes.[12]

A identificação de mutações da linha germinativa TP53 em pacientes que não cumprem a definição original da síndrome levou a atualizações periódicas dos critérios operacionais do LFS, designou os "Critérios Chompret", para descrever quatro situações clínicas diferentes com uma alta probabilidade de ser causada por uma mutação subjacente TP53, onde o aconselhamento genético e testes genéticos devem ser fortemente considerados e oferecidos.[18]

O critério de *Chompret* foi revisto,[18] sendo denominado critério de *Chompret* modificado versão 2009 (ver Tabela 28.1). Após a definição dos critérios clínicos, é indicada a realização do teste genético para comprovação da LFS. O teste genético é feito através do sequenciamento do gene TP53, para pacientes que preencham critérios para a síndrome. O SUS ainda não contempla esse teste, coberto apenas pelos planos de saúde. Pacientes com histórias sugestivas da síndrome devem ser acompanhados como medida preventiva.

Com a detecção da mutação, será possível a busca da mesma alteração em familiares assintomáticos que apresentam risco aumentado para o desenvolvimento de neoplasias malignas e logo o rastreamento precoce de tumores. O aconselhamento genético tem uma grande importância nesse contexto para proporcionar ao paciente uma melhor compreensão das características da doença, padrão de transmissão, prognóstico e medidas de redução de risco.[9]

430

Tabela 28.1. Critérios clínicos para síndromes de Li-Fraumeni e Li-Fraumeni Like.[12]

Critérios clínicos	Descrição
LFS Clássico	▪ Sarcoma diagnosticado na infância ou idade jovem (< 45 anos) ▪ Parente de primeiro grau com qualquer tipo de câncer em idade jovem (< 45 anos) ▪ Parente de primeiro ou segundo grau com diagnóstico de câncer em idade jovem ou (< 45 anos) ou sarcoma em qualquer idade
LFL-Birch	▪ Câncer na infância ou sarcoma, tumor de sistema nervoso central (SNC), ou câncer de adrenocortical (< 45 anos) ▪ Parente de primeiro ou segundo grau com câncer típico da síndrome (sarcoma, câncer de mama, SNC, câncer adrenocortical ou leucemia) em qualquer idade ▪ Parente de primeiro ou segundo grau com qualquer câncer antes dos 60 anos
LFL-Eeles 1 e 2	▪ Eeles 1: presença de dois parentes de primeiro ou segundo grau com tumores do espectro LFS (sarcoma, câncer de mama, SNC, câncer adrenocortical, leucemia, melanoma, câncer de próstata, câncer de pâncreas) em qualquer idade ▪ Eeles 2: sarcoma diagnosticado em qualquer idade e; pelo menos dois outros tumores diagnosticados em um ou mais parentes de primeiro ou segundo grau: Câncer de mama (< 50 anos) e/ou câncer típico da LFS (< 60 anos) ou sarcoma em qualquer idade
LFL – Chompret	▪ Diagnóstico de sarcoma, tumor de SNC, câncer de mama, câncer de adrenocortical (< 36 anos) ▪ Parentes de primeiro ou segundo grau ▪ Múltiplos tumores primários, incluindo dois tumores que sejam do tipo sarcoma, tumor SNC, câncer de mama ou câncer adrenocortical, com primeiro tumor diagnosticado antes dos 36 anos, independente da história familiar ▪ Câncer adrenocortical em qualquer idade e independente da história familiar
LFL – Chompret modificado	▪ Probando com câncer do espectro da LFS (sarcoma, câncer de mama, tumor SNC, câncer adrenocortical, leucemia, carcinoma bronquíolo alveolar) antes (< 46 anos) ▪ Parente de primeiro ou segundo grau com câncer do espectro da LFS antes dos (< 50 anos) exceto câncer de mama se o probando também tiver câncer de mama ou múltiplos tumores ▪ Probando com múltiplos tumores, e dois parentes com tumores do espectro da LFS, sendo o primeiro antes (< 46 anos) ▪ Câncer adrenocortical ou carcinoma plexo coroide em qualquer idade ou câncer de mama (< 36 anos) sem mutação no BRCA 1 e 2

Rastreamento

A viabilização de um rastreamento sistemático e precoce para esses indivíduos é um dos maiores desafios devido a multiplicidade de sítios onde podem ocorrer neoplasias. O objetivo do rastreamento de tumores é detectar o câncer em um estádio inicial quando ainda pode ser tratável e curável. A Vigilância intensiva tem se mostrado benéfica para crianças e adultos com LFS na detecção precoce de tumores. A Associação Americana de Pesquisa do Câncer (AACR) realizou, em outubro de 2016, um encontro com especialistas internacionais em LFS, onde foi recomendado um consenso de vigilância baseado em dados existentes na literatura. Indica-se a adoção do "Protocolo de Toronto" em uma versão modificada, que inclui exame físico, laboratoriais, imagem[19] (ver Tabela 28.2 e 28.3).

Melanoma Familiar

O melanoma é um dos cânceres de pele mais agressivos, responsável por cerca de 75% das mortes por câncer de pele no mundo. Seu desenvolvimento está normalmente associado a um conjunto de fatores, como a exposição à radiação ultravioleta ao longo da vida e história de queimadura solar na infância e na adolescência. Além disso, fatores de risco intrínseco podem favorecer o surgimento do melanoma. Características fenotípicas individuais como cabelos ruivos ou loiros, olhos verdes ou azuis, pouca capacidade de se bronzear e sardas estão associadas ao risco aumentado para o desenvolvimento do melanoma; assim como, história pessoal prévia de melanoma e história da doença na família.[20,21]

PARTE V | ASPECTOS ADMINISTRATIVOS EM ONCOLOGIA

Tabela 28.2. Protocolo de rastreamento recomendado para LFS (baseado no protocolo de Toronto) – para crianças.[19]

Crianças	
Avaliação geral	▪ Exame físico completo a cada 3-4 meses, incluindo pressão arterial, medições antropométricas baseadas em uma curva de crescimento (com atenção à aceleração rápida em peso ou altura), aparência Cushingoide (pelos pubianos, sudorese axilar, odor corporal adulto, queda de cabelo, clitoromegalia ou crescimento peniano) e avaliação neurológica completa ▪ Avaliação imediata com pediatra para qualquer emergência médica
Carcinoma adrenocortical	▪ Ultrassonografia de abdome e pelve a cada 3-4 meses ▪ Em caso de alteração na ultrassonografia, o teste de sangue pode ser realizado a cada 3-4 meses: testosterona total, sulfato de desidroepiandrosterona e androstenediona
Tumor cerebral	▪ Ressonância magnética de crânio anual (primeira RM com contraste; se RM anterior normal, não utilizar contraste) ▪ Sarcoma de partes moles e sarcomas ósseos ▪ Ressonância magnética do corpo inteiro, incluindo extremidades inferiores

RM: ressonância magnética.

Tabela 28.3. Protocolo de rastreamento recomendado para LFS (baseado no protocolo de Toronto) – para adultos.[19]

Adultos	
Avaliação geral	▪ Exame físico completo a cada 6 meses ▪ Avaliação imediata com médico em caso de alterações
Câncer de mama	▪ Autoexame das mamas (a partir 18 anos) ▪ Avaliação imediata com mastologista em caso de alterações ▪ Exame clínico das mamas duas vezes por ano (a partir 20 anos) ▪ Ressonância magnética da mama anual (entre 20 e 75 anos) ▪ Considerar a adenomastectomia bilateral redutora de risco. Tumor cerebral (a partir 18 anos) ▪ Ressonância magnética de crânio anual (primeira RM com contraste; se RM anterior normal, não utilizar contraste) ▪ Sarcoma de partes mole e sarcoma ósseo (a partir 18 anos). ▪ Ressonância magnética de corpo inteiro anual. ▪ Ultrassonografia de abdome e pelve a cada 12 meses
Câncer gastrintestinal (a partir 25 anos)	▪ Endoscopia digestiva alta e colonoscopia a cada 2-5 anos
Melanoma (a partir 18 anos)	▪ Exame dermatológico anual Abreviação: RM – Ressonância magnética

Em cerca de 5% a 10% dos casos, o melanoma está inserido no contexto de melanoma familial ou hereditário. Desses, cerca de 45% podem ser relacionados às mutações em genes de alta penetrância e que conferem predisposição ao surgimento do câncer. Com relação aos outros 55%, acredita-se que possam estar relacionados às mutações em genes de baixa penetrância associados aos seus polimorfismos e fatores ambientais como história de queimadura solar ao longo da vida (uma vez que o dano causado ao DNA pela radiação ultravioleta é cumulativo).[20,21]

A síndrome do melanoma familial pode ser clinicamente caracterizada por melanoma primário em dois ou mais parentes (1º ou 2º grau) do mesmo lado da família, melanomas múltiplos primários, acometimento em idade jovem e padrão multigeracional de segregação. É importante ressaltar que além do melanoma, outros cânceres estão relacionados de maneira coadjuvante à síndrome. Como é o caso do câncer de pâncreas, que pode estar presente em indivíduos com mutação germinativa detectada no gene supressor de tumor CDKN2A, pertencentes às famílias com a síndrome do melanoma familial. Estudos apontam um risco para o desenvolvimento de câncer de pâncreas de 38 vezes mais para aqueles com mutação em CDKN2A.[20,21]

432

Da mesma maneira, o melanoma está inserido no contexto de outras síndromes hereditárias de predisposição ao câncer. Como na Síndrome de Cowden, Síndrome de Li Fraumeni, Síndrome mama-ovário e, inclusive, nas chamadas síndromes mistas de câncer (onde existe uma história importante de vários tipos de câncer em parentes da mesma ramificação da família). Nesses casos, os genes relacionados aos outros tipos de câncer atuam como um gene de baixa penetrância para o surgimento do melanoma na síndrome em questão.[20,21]

Genes Relacionados à Síndrome do Melanoma Familial

- **Genes de alto risco:**[20,21] aqueles que quando estão mutados em um indivíduo conferem alto risco para o desenvolvimento do câncer relacionado.
  - CDKN2A (*cyclin dependent kinase inhibitor* 2A): é um dos genes mais estudados no melanoma familial. Codifica duas proteínas, o p16 e o p14, ambas envolvidas no controle do ciclo celular e com a função de supressão tumoral. Esse gene é responsável pela susceptibilidade em cerca de 30 a 40% dos casos, nas famílias com 3 ou mais melanomas. A probabilidade de detecção de mutação aumenta de acordo com o número de melanomas no indivíduo.
  - CDK4 (*cyclin depent kinase* 4): esse é um oncogene que codifica uma proteína também relacionada ao controle da progressão do ciclo celular. Até o momento, apenas 17 famílias foram identificadas como portadoras de mutação nesse gene.
  - BAP1 (*breast cancer associated protein* 1): é um gene supressor tumoral. Tem papel importante no processo de divisão celular, expressão gênica, regulação do mecanismo de reparo do DNA, entre várias outras coisas. Em vários estudos foram observadas mutações germinativas nesse gene que favoreciam a susceptibilidade para o desenvolvimento de melanoma cutâneo, melanoma uveal, mesotelioma, carcinoma de células renais e carcinomas basocelulares, tumor de Spitz atípico e tumor intradérmico atípico (conhecido com MBAITs), que se apresentam como lesões do tipo pápulas, cor da pele ou marrom-avermelhadas, bem delimitadas.

Trabalhos recentes estudam outros genes que possam favorecer o desenvolvimento do melanoma. A maior parte desses genes está relacionada à manutenção do telômero. Os telômeros são sequências de nucleotídeos localizadas na porção final dos cromossomos. Além da enzima telomerase, fazem parte desses arranjos várias outras proteínas e o complexo protetor de proteína. São responsáveis pela proteção dos cromossomos e manutenção da sua integridade. Mutações germinativas foram identificadas em alguns desses genes, são eles TERT, POT1, ACD, TERF21P, e podem ser relacionadas à cerca de 1% dos casos de melanoma familial.[20,21]

- **Genes de moderado risco:**[20,21] podem apresentar variantes que influenciam moderadamente no surgimento do câncer, e também são capazes de modular o efeito das mutações em genes de alto risco.
  - MC1R (*melanocortin 1 receptor*): é um gene altamente polimórfico, até hoje já foram descritas mais de 100 variantes. Esse gene é parcialmente responsável pela regulação da eumelanina (pigmentação escura) e feomelanina (pigmenta amarela e vermelha). Algumas variantes estão associadas ao fenótipo que chamamos de RHC (*red hair color phenotype*), ou seja, cabelos ruivos, pele clara, efélides e pouca habilidade para se bronzear e são as mais relacionadas a um maior risco para o desenvolvimento do melanoma. As células que contêm mutação nesse gene podem apresentar defeito no mecanismo de reparo de DNA e dificuldade no manejo do estresse oxidativo após exposição à radiação ultravioleta.

PARTE V | ASPECTOS ADMINISTRATIVOS EM ONCOLOGIA

– MITF (*microphthalmia-associated transcription factor gene*): responsável pela regulação da transcrição de vários genes envolvidos na melanogênese. É capaz de atuar de diversas maneiras, mediando a diferenciação, proliferação e sobrevivência dos melanócitos. A variante mais descrita e estudada nesse gene é a E318K; a qual, além do melanoma, pode favorecer o desenvolvimento do Carcinoma de Células Renais. E foi também associada a características fenotípicas como múltiplos nevos, pele clara e olhos diferentes da cor azul.

Manejo dos Indivíduos com Melanoma Familial

O manejo dos indivíduos com a Síndrome do Melanoma Familial baseia-se na prevenção e diagnóstico precoce, ou seja, vigilância e programas de educação que visam proteção solar segura.[22]

Indivíduos com história pessoal de melanoma ou com mutação em CDKN2A (mesmo sem história pessoal de melanoma) devem ser examinados com dermatoscópio a cada 6 meses, o mapeamento corporal total (fotos de todos os seguimentos corporais) também deve ser incluído na rotina de vigilância. Familiares sem história pessoal de melanoma também devem participar de programas de vigilância e educação para exposição solar segura, e também serem examinados anualmente em serviço dermatológico especializado. Além disso, aqueles com mutação detectada em CDKN2A devem fazer rastreamento para o câncer de pâncreas a partir dos 50 anos de idade.[22]

Estudo publicado recentemente por grupo brasileiro evidenciou 15 novos melanomas diagnosticados durante o seguimento de pacientes do grupo de melanoma familial; sendo que 7 deles eram *in situ* e 8, melanomas finos. Todas as lesões eram menos espessas do que os melanomas diagnosticados anteriormente nesses indivíduos, mostrando a importância do acompanhamento, vigilância e educação continuada do paciente.[22]

Até o momento, não existem diretrizes específicas para o seguimento das famílias de alto risco para o desenvolvimento do melanoma. A indicação do aconselhamento genético e do teste genético para mutação em CDKN2A deve se basear:[23]

1. Na localização geográfica do indivíduo (região de alta ou baixa incidência de melanoma).
2. Número de casos de melanoma.

Localizações consideradas de moderada a alta incidência (p. ex., Sul do Brasil, Sul dos Estados Unidos, Austrália) indica-se o teste para aqueles com 3 ou mais melanomas invasivos primários, ou ainda para os que têm ao menos 3 parentes de primeiro ou segundo grau acometidos por melanoma ou câncer de pâncreas. Já nos locais de baixa incidência de melanoma o teste pode ser indicado para aqueles com 2 ou mais melanomas invasivos primários, ou para os indivíduos com 2 parentes de primeiro ou segundo grau acometidos por melanoma ou câncer de pâncreas. Em estudo brasileiro de 2014, de Ávila et al., utilizaram o critério de 2 casos; dos 59 indivíduos que realizaram o teste genético para CDKN2A, CDK4 e MC1R, 8 tiveram mutação detectada em CDKN2A. Não foi encontrada nenhuma mutação em CDK4 e vários participantes foram identificados como portadores de polimorfismos diversos no MC1R.[22]

Estudos mais recentes sugerem que, talvez, com um critério mais rígido possamos encontrar mais casos influenciados pela genética, por exemplo, 3 melanomas diagnosticados antes dos 40 anos. Isso porque não é infrequente encontrarmos indivíduos com foto dano importante e que apresentem 2 ou 3 melanomas ao longo da vida, uma vez que o dano solar celular é cumulativo.[22]

Outras Síndromes

Na Síndrome Mama-Cólon Hereditários, mutações germinativas de baixa penetrância no gene CHEK2 são o destaque; o CHEK2 codifica uma proteína quinase envolvida no controle

434

dos pontos de checagem do ciclo celular. O alerta aqui será casos de câncer de mama e cólon em familiares de primeiro e segundo graus, especialmente < 50 anos de idade.[8]

Cerca de 10% dos casos de retinoblastoma (tumor das células de retina, que ocorre em crianças abaixo dos cinco anos de idade) são hereditários. Nesse caso, ocorre perda de ambos os alelos do gene RB1, supressor tumoral. No geral, quando hereditário, há um aumento de casos bilaterais. A ausência de história familiar não descarta hereditariedade, já que é frequente os casos *de novo* (mutação hereditária iniciada naquele indivíduo).[8]

A doença de Von Hippel-Lindau é de apresentação clínica variada, caracterizada pela ocorrência de múltiplos tumores benignos e malignos em diversos órgãos, causada por mutações no gene VHL. Cerca de 80% dos casos com doença de VHL são familiares, os demais casos (cerca de 20%) são associados a mutações de novo. Devem ser investigados: hemangioblastoma ou angioma de retina; hemangioblastoma do sistema nervoso central; carcinoma renal ou feocromocitoma ou tumor do saco endolinfático.[8]

A Neoplasia Endócrina Múltipla é síndrome genética com transmissão autossômica dominante, composta por dois grupos de ocorrências e mutações: NEM1 e NEM2. Quando relacionada ao gene MEN1 (chamada de NEM1), é caracterizada pelo aumento de risco de desenvolvimento de hiperparatireoidismo primário; tumores neuroendócrinos do pâncreas e duodeno; gastrinoma e insulinoma; tumores hipofisários; tumores carcinoides raros (timo, pulmão, estômago e duodeno); outros tumores: angiofibromas, colagenomas e lipomas cutâneos; lesões no sistema nervoso central e outras neoplasias raras incluem adenomas de tireoide, somatotropinomas e neoplasias adrenocorticais. Quando relacionada ao gene ao proto-oncogene RET, é subdivida em:[8]

- MEN2A (carcinoma medular de tireoide 95%; feocromocitoma 30%-50%; e hiperparatireoidismo 10%-20%).
- MEN2B (carcinoma medular de tireoide 90%; feocromocitoma 45%; ganglioneuromatose 100%; e hábito marfanoide 65%).
- Carcinoma medular de tireoide familiar (presença isolada carcinoma em, pelo menos, quatro membros da família).

Mutações germinativas em PTEN são encontradas em muitos pacientes com Síndrome de Cowden. Estimativas mais recentes são de que as mutações da PTEN germinativa são encontradas em aproximadamente 20 a 34% dos indivíduos que preenchem os critérios clínicos para a síndrome de Cowden ou que atendem aos critérios para o teste genético. A maioria das mutações é única para uma determinada família (Quadro 28.8).

A anemia de Fanconi é uma doença multissistêmica de causa genética caracterizada por um padrão variável de defeitos congênitos, predisposição a distúrbios hematológicos específicos (anemia aplásica ou doença mielodisplásica), câncer em idade precoce (especialmente de Cabeça e Pescoço), além de recorrência familiar nos pais dos afetados. Cerca de 30% dos afetados não apresentam alterações congênitas, sendo, portanto, diagnosticados tardiamente na vigência dos distúrbios hematológicos específicos ou câncer em idade precoce.[8]

A neurofibromatose tipo 1 é uma doença multissistêmica caracterizada por comprometimento neuroectodérmico e esquelético, causada por mutações em heterozigose no gene NF1, localizado na região cromossômica 17q11.2. A penetrância é praticamente completa em adultos. Já a expressividade é extremamente variável, mesmo intrafamiliar.[8]

As manchas café-com-leite e os neurofibromas cutâneos são observados em quase todos os adultos portadores. As manchas são observadas em 95% dos pacientes e costumam aparecer no início da infância. outras alterações de pigmentação incluem as efélides ou sardas, "que podem ser difusas sobre o tronco e extremidades proximais, mas normalmente aparecem em regiões

PARTE V | ASPECTOS ADMINISTRATIVOS EM ONCOLOGIA

intertriginosas e de sobreposição de pele, como as axilas, virilhas e sulco inframamário, surgindo geralmente na infância tardia". Os neurofibromas cutâneos costumam aparecer entre 10 e 20 anos. Outras manifestações observadas na NF1 são macrocefalia, baixa estatura, hipertensão essencial ou associada a feocromocitoma ou estenose da artéria renal. Portadores de NF1 têm risco aumentado de desenvolvimento de alguns tumores. Os mais frequentes são os tumores malignos da bainha do nervo periférico, também conhecidos como neurofibrossarcomas.[8]

Quadro 28.8. Critérios para diagnóstico de Síndrome de Cowden e indicação de teste genético.[11]

Critérios Maiores	Critérios Menores
• Câncer de mama • Câncer de endométrio • Câncer de tireoide (folicular) • Hamartomas gastrintestinais (incluindo ganglioneuromas, mas excluindo pólipos hiperplásicos; [3] 3) • Doença de Lhermitte-Duclos (LDD) • Macrocefalia: 58 cm para mulheres, 60 cm para homens) • Pigmentação macular da glande do pênis • Múltiplas lesões cutâneas: múltiplos triquilemomas ([3] 3, [3] 1 retirado por biópsia), queratoses acrais ([3] 3 pits palmares e/ou pápulas queratínicas acrais, neuromas mucocutâneos ([3] 3), papilomas orais	Disordem do espectro autista • Acantose glicogênica esofágica ([3] 3) • Lipomas ([3] 3) • Deficiência intelectual • Carcinoma de células renais • Lipomatose testicular • Câncer tireoide (papilífero ou folicular) • Lesões estruturais da tireoide • Anormalidades vasculares (incluindo múltiplas anomalias venosas intracranianas
Diagnóstico	
• Três ou mais critérios maiores, mas pelo menos um deve incluir macrocefalia, LDD ou hamartomas gatrintestinais • Dois critérios maiores e três menores	

➤ Referências

1. International Agency for Research on Cancer. Globocan. Globocan. [Online] IARC, 2012. [Cited: 08 10, 2018.] http://globocan.iarc.fr/Pages/fact_sheets_population.aspx.

2. INCA - Instituto Nacional do Câncer. Estimativas 2018 - Incidência de Câncer no Brasil. INCA. [Online] INCA, 2018. [Citado em: 10 de 08 de 2018.] http://www.inca.gov.br/estimativa/2018/casos- taxas-brasil.asp.

3. Calzone KA, et al. National nursing workforce survey of nursing attitudes, knowledge and practice in genomics. Per Med. 10, 2013, Vol. 7.

4. Wiseman M, Dancyger C, Michie S. Communicating genetic risk information within families: a review. Familial Cancer 2010. 2010, Vol. 9.

5. Hampel H, Grubs RE, Walton CS, et al. Genetic counseling practice analysis. 18, 2009.

6. Flória-Santos M, Santos EMM, Nascimento LC, et al. Atuação do enfermeiro em oncologia na perspectiva da genética e genômica. Texto contexto - enferm. 2, 2013, Vol. 22, Florianópolis Apr./June.

7. Cutait R, Garicochea B, Cotti G. Diagnóstico e manejo do câncer gástrico familiar. Rev. Col. Bras. Cir. [Internet]. 28, 2001, Vol. 4.

8. Brasil – Ministério da Saúde. Rede Nacional de Câncer Familar. Manual Operacional. [Online] 2009. [Citado em: 10/08/2018.] http://bvsms.saude.gov.br/bvs/publicacoes/rede_nacional_cancer_manual.pdf.

9. Riley BD, Culver JO, Skrzynia C, et al. Essential elements of genetic cancer risk assessment, counseling, and testing: updated recommendations of the National Society of Genetic Counselors. J Genet Couns. 2, 2012 Apr, Vol. 21, 151-61. doi: 10.1007/s10897-011-9462-x. Epub 2011 Dec 2.

10. Maistro S, Teixeira N, Encinas G, et al. Germline mutations in BRCA1 and BRCA2 in epithelial ovarian cancer patients in Brazil. BMC Cancer. 16, 2016, Vol. 1.

11. National Comprehensive Cancer Network (NCCN). NCCN Guidelines. Genetic/Familial High-Risk Assessment: Breast and Ovarian Version 2.2019. [Online] 30 de 07 de 2018a. [Citado em: 10/08/2018.] https://www.nccn.org/professionals/physician_gls/pdf/genetics_screening.pdf.

12. National Comprehensive Cancer Network (NCCN).. NCCN Guidelines. Genetic/Familial High-Risk Assessment: Colorectal Version 1.2018. [Online] 12 de 07 de 2018b. [Citado em: 10/08/2018.] https://www.nccn.org/professionals/physician_gls/pdf/genetics_colon.pdf.

13. Brasil – Ministério da Saúde - Conselho Nacional de Saúde. RESOLUÇÃO Nº 466. [Online] 12 de 12 de 2012. [Citado em: 10 de 08 de 2018.] http://bvsms.saude.gov.br/bvs/saudelegis/cns/2013/res0466_12_12_2012.html.

14. Urban LABD, Chala LF, Bauab SP, et al. Recomendações do Colégio Brasileiro de Radiologia e Diagnóstico por Imagem, da Sociedade Brasileira de Mastologia e da Federação Brasileira das Associações de Ginecologia e Obstetrícia para o rastreamento do câncer de mama. Radiol Bras. 4, 2017 Jul/ Ago, Vol. 50, 244-49.

15. ICG-HNPCC. Guidelines for management recommended by ICG-HNPCC.

16. [Online] 2004. [Citado em: 10 de 08 de 2018.] www.nfdht.nl.

17. Vasen HF, Tomlinson I, Castells A. Clinical management of hereditary colorectal cancer syndromes. Nat Rev Gastroenterol Hepatol. 2, 2015, Vol. 12, Epub 2015 Jan 13.

18. Leoz ML, Carballal S, Moreira L, et al. The genetic basis of familial adenomatous polyposis and its implications for clinical practice and risk management. Appl Clin Gene. 95, 2015, Vol. 8.

19. Tinat J, Bougeard G, Baert-Desurmont S, et al. 2009 version of the Chompret criteria for Li Fraumeni syndrome. J Clin Oncol. 27, 2009, e108-9.

20. Kratz CP, Achatz MI, Brugières L, et al. Cancer Screening Recommendations for Individuals with Li-Fraumeni Syndrome. Clin Cancer Res. 11, 2017 Jun 1, Vol. 23, e38-e45. doi:10.1158/1078-0432.CCR-17-0408. Review. PubMed PMID: 28572266.

21. Puig S, Potrony M, Cuellar F, et al. Characterization of individuals at high risk of developing melanoma in Latin America: bases for genetic counseling in melanoma. Genet Med. 7, 2016 jul, Vol. 18, 727-36. doi: 10.1038/gim.2015.160.

22. Sá BCS, Moredo LF, Gomes EE, et al. Hereditary melanoma: a five-year study of Brazilian patients in a cancer referral center - phenotypic characteristics of probands and pathological features of primary tumors. An Bras Dermatol. 2018 jun.

23. de Ávila AL, Krepischi AC, Moredo LF, et al. Germline CDKN2A mutations in Brazilian patients of hereditary cutaneous melanoma. Fam Cancer. 4, 2014 Dec, Vol. 13, 645-9. doi: 10.

PARTE VI
TERAPIAS DE APOIO E EQUIPE MULTIDISCIPLINAR

29. Nutrição
30. Psicologia como Suporte ao Paciente, à Família e à Equipe em Oncologia
31. Fisioterapia: Abordagens no Atendimento ao Paciente Oncológico
32. Serviço Social: Atuação do Assistente Social no Atendimento ao Paciente Oncológico – Inserção na Rede SUS

Nutrição

Eliane Marly Latini

➤ Introdução

O câncer é uma enfermidade que se caracteriza pelo crescimento descontrolado, rápido e invasivo de células, com alteração em seu material genético. Muitos fatores influenciam o desenvolvimento do câncer, tanto os de causas externas (meio ambiente, hábitos ou costumes próprios de um ambiente social e cultural) como os de causas internas (geneticamente predeterminadas), que resultam de eventos responsáveis por gerar mutações sucessivas no material genético das células, processo que pode ocorrer ao longo de décadas, em múltiplos estágios.[1,2]

A Organização Mundial da Saúde (OMS) estimou que, em 2030, podem-se esperar 27 milhões de novos casos de câncer e 75 milhões de pessoas vivendo com a doença. No Brasil, a estimativa para o biênio de 2016-2017 aponta a ocorrência de aproximadamente 600 mil casos novos de câncer em cada um desses anos, incluindo os casos de pele não melanoma, o que reforça a magnitude do problema no país (INCA, 2016).

Pacientes com câncer, geralmente, apresentam-se desnutridos por causa de fatores direta ou indiretamente relacionados ao tumor, efeitos negativos da cirurgia, radiação ou quimioterapia, além do isolamento social e fatores psicológicos. O processo fisiopatológico da doença, associado aos tratamentos antineoplásicos, pode resultar em grave desnutrição energético-proteica (DEP), elevando a morbidade e a mortalidade desses pacientes.[3]

A desnutrição do paciente oncológico adulto normalmente ocorre por contínua e inadequada ingestão, aumento das necessidades ou perdas, prejuízos na absorção e/ou utilização de nutrientes. Além da perda de peso crônica, os pacientes apresentam uma resposta imunoinflamatória que aumenta o metabolismo, gerando um estado inflamatório hipercatabólico, decorrente do trauma agudo ou do próprio tumor.[2-4]

Estudos demonstraram que a desnutrição interfere no prognóstico dos pacientes com câncer, com aumento do tempo de hospitalização e alto risco de complicações infecciosas e mortalidade intra ou pós-operatória.[3]

A anorexia, perda do apetite ou desejo voluntário para alimentar-se, é um sintoma comum nos pacientes oncológicos, associado inicialmente ao processo natural da doença ou, mais tardiamente, ao crescimento tumoral e presença de metástases. A anorexia constitui principal causa da ingestão alimentar deficiente, conduzindo à progressiva inanição e desnutrição desses pacientes.[3]

Caquexia, síndrome clínica evidenciada por intenso desgaste muscular e adiposo, fraqueza e progressiva perda de peso, geralmente ocorre associada à anorexia, mas pode desenvolver-se em indivíduos com adequada ingestão de energia e proteína, na presença de má absorção intestinal importante.[3]

Dados sobre gasto energético basal (GEB) em pacientes com câncer são contraditórios. Observam-se intolerância à glicose, aumento da depleção do tecido adiposo e catabolismo proteico relacionados com extensão do tumor e, quando ocorre associação com a desnutrição, verifica-se que esses pacientes são incapazes de conservar energia, por causa das alterações do metabolismo mediadas por hormônios (glicocorticoides, catecolaminas e glucagon), citocinas (TFN, IL-1, IL-6) e fatores de crescimento (fator de crescimento semelhante à insulina).[3] Essa alteração hormonal característica do período pós-estresse estimula processos de glicogenólise, gliconeogênese, oxidação de ácidos graxos e catabolismo proteico para promover substratos para gliconeogênese. A resposta metabólica inicial ocorre por causa do mecanismo de proteção do organismo contra o dano tecidual. No entanto, se o mecanismo se prolonga, verifica-se ativação de eventos metabólicos que conduzem à significativa perda de massa magra corpórea, com consequente balanço nitrogenado negativo (BN-).[3]

A desnutrição promove alterações morfológicas e funcionais. No pulmão, podem surgir atelectasias e pneumonias decorrentes da redução da massa muscular diafragmática e da redução dos níveis de concentração de lecitina nos alvéolos pulmonares em pacientes desnutridos. A desnutrição também modifica a morfologia hepática, provoca edema e atrofia dos hepatócitos, esteatose hepática, degeneração mitocondrial e dos microssomos e compromete as funções hepáticas, restringindo a capacidade de depuração dos fármacos e a síntese de albumina e peptídeos. A desnutrição pode, ainda, afetar as funções gastrintestinais, provocando síndrome de má absorção, translocação intestinal de microrganismos, hipocloridria por diminuição de enzimas intestinais, perda de gordura e adelgaçamento da parede intestinal, atrofia das mucosas gástrica e intestinal, diminuição das microvilosidades e diminuição da massa celular do tecido linfático associado ao intestino.[4]

O sistema imune também fica prejudicado no paciente desnutrido, por causa da diminuição na produção de imunoglobulinas, da redução na atividade do sistema complemento, do número de linfócitos T e CD4, do arrefecimento do poder bactericida dos neutrófilos, o qual propicia o aumento da suscetibilidade às infecções de feridas, de sepse abdominal e de pneumonia pós-operatória.[4] Sabe-se que os pacientes com câncer que mantêm o peso corporal e as reservas de nutrientes são mais capazes de tolerar os sintomas do tratamento e se recuperar mais rapidamente da terapia. Além disso, experimentam uma qualidade de vida melhor.

➤ Como a Alimentação Pode Prevenir o Câncer

Algumas mudanças nos hábitos alimentares podem ajudar a reduzir os riscos de desenvolver câncer. A adição de alimentação saudável contribui não só para a prevenção do câncer, mas também das doenças cardíacas, obesidade e outras enfermidades crônicas como diabetes.[5,6]

Os agrotóxicos utilizados na produção da maioria dos alimentos no Brasil causam danos ao meio ambiente e à saúde do produtor rural e do consumidor. Os agrotóxicos são produtos utilizados na agricultura para eliminar insetos ou ervas daninhas nas plantações. Também são chamados de defensivos agrícolas ou agroquímicos.[5,6]

Estudos nacionais e internacionais não deixam dúvidas sobre os danos causados por esses produtos na população, principalmente nos trabalhadores e comunidades rurais, e no meio ambiente. Além da contaminação dos alimentos, da terra, das águas – que, em algumas, situações torna-se imprópria para o consumo humano – temos a intoxicação de seres vivos, como os mamíferos (incluindo o homem), peixes, aves e insetos. Regiões com alto uso de agrotóxicos apresentam incidência de câncer bem acima da média nacional e mundial. Cabe destacar que, desde 2009, o Brasil é o maior consumidor mundial desses produtos. Além dos alimentos in natura ou minimamente processados, como frutas, legumes, verduras, cereais integrais, castanhas e outras oleaginosas, ovos, leite e carnes frescas, é importante destacar que os resíduos dos agrotóxicos também podem estar presentes nos alimentos ultraprocessados como biscoitos, salgadinhos, pães, cereais matinais, lasanhas e pizzas, entre outros, que têm como ingredientes o trigo, o milho, a cana-de-açúcar e a soja, por exemplo. Sempre que possível, consumir alimentos orgânicos, pois além de serem mais saudáveis, contribuem para a preservação do meio ambiente e para a agricultura familiar.[5,6]

Frutas, verduras, legumes e cereais integrais contêm nutrientes, tais como vitaminas, fibras e outros compostos, que auxiliam as defesas naturais do corpo a destruírem os carcinógenos antes que eles causem sérios danos às células portanto devem ser consumidos com frequência.[5,6]

A recomendação é consumir, no mínimo, cinco porções (400 g) por dia de frutas e vegetais sem amido, como espinafre, bertalha, agrião, tomate, cenoura, couve-flor, beterraba, chuchu, quiabo e abobrinha, sendo duas porções de frutas e três de vegetais sem amido. Cada porção equivale a uma quantidade que caiba na palma da sua mão, do produto picado ou inteiro, totalizando 80 g.[5,6]

Hoje, já está estabelecido que a alimentação rica nesses alimentos ajuda a diminuir o risco de câncer de pulmão, cólon, reto, estômago, boca, faringe e esôfago. Provavelmente, reduz também o risco de câncer de mama, bexiga e pâncreas e, possivelmente, de ovário, endométrio, colo do útero, tireoide, fígado, próstata e rim. As fibras, apesar de não serem digeridas pelo organismo, ajudam a regularizar o funcionamento do intestino, reduzindo o tempo de contato de substâncias cancerígenas com a parede do intestino grosso.[5,6]

A tendência cada vez maior da ingestão de vitaminas em comprimidos não substitui uma boa alimentação. Os nutrientes protetores só funcionam quando consumidos nos alimentos. O uso de vitaminas e outros nutrientes isolados na forma de suplementos não é recomendável para a prevenção do câncer. Vale a pena frisar que a alimentação saudável somente funcionará como fator protetor, quando adotada constantemente no decorrer da vida. No Brasil há uma enorme diversidade de frutas: açaí, cupuaçu, caju, seriguela, graviola, jabuticaba, murici, jenipapo, abacate, banana, jaca, goiaba, pitanga e uva etc. Elas são ótimas opções para lanches, sobremesas e ainda podem ser combinadas com preparações salgadas.[5,6]

Arroz com feijão é uma combinação saudável, tipicamente brasileira, acessível, gostosa e traz à mesa uma mistura essencial de proteínas, fibras, vitaminas e minerais. Existem diversos tipos de feijão, como carioquinha, preto, manteiga e de corda, e outros grãos, como lentilha, ervilha e grão-de-bico. Além do arroz, outros cereais comuns no nosso país são: aveia, trigo e milho.[5,6]

Nozes verdadeiras como avelãs, castanhas, castanhas-de-caju, castanhas-do-pará, macadâmias, nozes, pistaches e amêndoas, também possuem nutrientes importantes na prevenção de câncer. Sementes como de girassol, abóbora, gergelim, amendoim, amêndoa de baru também fazem parte desse grupo de alimentos protetores.[5,6]

Comer um tipo de carne vermelha nas refeições principais é costume da maioria das famílias brasileiras. As carnes contêm proteínas, ferro, zinco e vitamina B. No entanto, quando consumidas em excesso, podem facilitar o desenvolvimento de câncer no intestino (cólon e reto), uma vez que possuem grandes quantidades de ferro heme, nutriente essencial ao corpo, mas que, em excesso, pode ter efeito tóxico sobre as células. Por isso, o seu consumo deve ser limitado. O consumo de carnes vermelhas, como de boi, porco, cordeiro e bode, entre outras, deve ser inferior a 500 gramas de carne cozida por semana.

443

Carne processada é qualquer tipo de carne que tenha sido transformada por salga, cura, fermentação, defumação e outros processos para realçar sabor ou melhorar a preservação. As substâncias presentes na fumaça do processo de defumação, os conservantes (como os nitritos e nitratos) e o sal podem provocar o surgimento de cânceres de estômago e intestino (cólon e reto). O consumo desses produtos, como por exemplo, frios em geral, embutidos, carnes secas e defumadas, deve ser evitado.[5,6]

O consumo frequente de adoçantes artificiais adicionados a bebidas e alimentos ou presentes em produtos light, diet ou zero, pode causar algumas doenças como o câncer. Os edulcorantes, conhecidos como adoçantes, mais utilizados são: estévia, sorbitol, aspartame, ciclamato, sucralose e sacarina. Apesar de terem sido produzidos originalmente para pessoas com diabetes, que tem restrição de ingestão de açúcar, atualmente são substâncias usadas em vários produtos e consumidas por muitas pessoas. Quando consumidos em excesso, os edulcorantes podem causar efeitos colaterais, como dor de cabeça, mal-estar, alterações de humor e diarreia. Além disso, estudos experimentais, realizados em animais, revelam o potencial de determinados adoçantes artificiais, como o aspartame, ciclamato de sódio e sacarina sódica, para desenvolvimento de câncer. Por causa dos efeitos colaterais, a Organização Mundial da Saúde (OMS) e a Agência Nacional de Vigilância Sanitária (Anvisa) estabelecem limites para a ingestão diária de adoçantes artificiais. Entretanto, há grandes dificuldades em quantificar o real consumo dessas substâncias, uma vez que elas estão presentes em vários alimentos ultraprocessados, como aqueles prontos para consumir ou aquecer, sem a indicação da sua quantidade.[5,6]

Alimentos do tipo fast-food, como hambúrguer, pizza e cachorro-quente e produtos prontos para consumir ou aquecer, como lasanhas, salgadinhos e biscoitos, contêm grande quantidade de gorduras e açúcares e, portanto, alta concentração de calorias.[5,6]

As bebidas açucaradas (bebidas não alcoólicas, normalmente vendidas em latas, caixas ou garrafas), ou seja, refrigerantes, chás, sucos industrializados etc., também possuem alto teor calórico. Além disso, fornecem poucas fibras, vitaminas e minerais. Consumi-los pode levar ao aumento do peso corporal, resultando em sobrepeso e obesidade.[5,6]

O consumo de alimentos e bebidas com alto teor calórico, do tipo fast-food e industrializados, devem ser evitados, pois promovem o excesso de peso que aumenta a chance de desenvolver câncer.[5,6]

➤ Avaliação Nutricional

A desnutrição, que frequentemente está presente no paciente oncológico, é um fator preditor de morbimortalidade, assim, avaliar o estado nutricional do paciente oncológico em quimio e radioterapia é fundamental para a conduta terapêutica e para a qualidade de vida do paciente.[7]

Fatores como localização do tumor, perda de peso involuntária e disfunção do trato gastrintestinal em decorrência dos tratamentos quimio e radioterápico devem ser considerados no momento da triagem de risco nutricional. Tumores de cabeça e pescoço, pulmão, esôfago, fígado, pâncreas e, também, leucemia e sarcoma, são os que apresentam mais riscos de desnutrição.[8] Dependendo do tipo de tumor e da fase da doença, a perda de peso pode chegar a 30% e, em mais de 80% dos pacientes, essa perda é grave, sendo, na maioria das vezes, o primeiro sinal de desnutrição em pacientes com câncer.[9] Há evidências claras de que a triagem nutricional com ferramentas de rastreio adequadas pode identificar precocemente o risco de desnutrição.

A avaliação nutricional do paciente oncológico é de extrema importância, uma vez que a desnutrição tem influência direta na resposta ao tratamento e na qualidade de vida do paciente, além de ser uma das causas importantes de óbito neste grupo.[10]

A avaliação de risco ou estado nutricional deve ser realizada tão logo seja feito o diagnóstico da doença, para que possa ser instituída a terapia nutricional adequada, evitando-se, desse modo, o aparecimento ou a progressão da desnutrição.[10]

A prescrição dietética deve ser sempre individualizada, levando-se em consideração o requerimento nutricional, as preferências alimentares, as condições fisiológicas do trato gastrintestinal, adequando-se a consistência da dieta de acordo com as necessidades de cada paciente. A dieta pode ser fornecida pelas vias oral, enteral e parenteral. Independentemente da via utilizada, é necessário que a dieta seja hiperproteica e hipercalórica, para suprir as necessidades nutricionais do paciente. Muitas vezes, a inclusão de suplementos nutricionais orais é necessária para atingir as quantidades de calorias e proteínas da dieta.[10]

➤ Efeitos Nutricionais do Tratamento do Câncer

O tratamento do câncer inclui quimioterapia, radioterapia, cirurgia ou imunoterapia, ou diferentes associações entre eles. Algumas neoplasias malignas hematológicas são tratadas com transplante de medula óssea. Todas essas modalidades terapêuticas contribuem para as alterações nutricionais dos pacientes com câncer, reduzindo as ingestões alimentares, diminuindo a absorção dos nutrientes ou alterando o metabolismo.[11]

➤ Quimioterapia

A ação dos agentes quimioterapêuticos não se limita ao tecido maligno, atingindo também as células sadias que, uma vez afetadas, evidenciam grandes toxicidades orgânicas e contribuem para a depleção nutricional destes doentes. A ingestão alimentar é prejudicada por mucosite, queilose, glossite, estomatite e esofagite, causadas por várias drogas. Náuseas e vômitos ocorrem com praticamente todas essas drogas neoplásicas. Alterações no paladar, frequentemente, levam à anorexia e à oligofagia (comer pouco). Podem ocorrer diarreia, constipação ou íleo dinâmico (inibição da motilidade intestinal). Os sintomas de toxicidade gastrintestinal geralmente não são duradouros, porém alguns programas quimioterápicos levam a alterações gastrintestinais graves e prolongadas. Alguns agentes, especialmente os corticosteroides, causam depleção muscular, com perdas urinárias excessivas de proteína, potássio e cálcio. A mucosa intestinal e os processos digestivos são afetados, levando a vários graus de má absorção. Os metabolismos proteico, energético e vitamínico podem ser prejudicados, embora suas consequências não sejam bem conhecidas. O número total de linfócitos está diminuído, deixando de refletir acuradamente o estado nutricional desses pacientes quando são administrados agentes neoplásicos.[11]

➤ Radioterapia

Os efeitos da radiação variam com a dose e a região irradiada. Radiação da cabeça e pescoço pode causar vários problemas de ingestão alimentar, incluindo odinofagia, mucosite, xerostomia (boca seca), destruição intensa dos dentes e gengivas e alterações no paladar e olfato.[12] A anorexia é frequente e a perda de peso é um problema grave. Radiação do tórax leva à esofagite e consequente disfagia. Por vezes, pode ocorrer até estenose esofágica, levando à obstrução completa do órgão. Radiação abdominal pode levar à gastrite ou enterite aguda com náuseas, vômitos, diarreia e anorexia; lesão gastrintestinal grave é acompanhada pela má absorção de glicose, lactose, lipídeos e eletrólitos. Radiação por enterite pode evoluir para formas crônicas, com sintomas de ulceração ou obstrução, agravando o risco de desnutrição. Radiação de toda a superfície corpórea pode levar a todos os sintomas referidos em diferentes níveis. Assim como a quimioterapia, a radioterapia deprime a função imunológica, tornando esses parâmetros inadequados para avaliação nutricional desses enfermos.[11]

❯ Imunoterapia

Agentes biológicos são produtos naturais produzidos em quantidades, por meio de clone e engenharia genética. Usados diretamente como agentes citotóxicos ou indiretamente como estimuladores das defesas próprias naturais do paciente, os agentes biológicos podem matar a célula tumoral. Anticorpos monoclonais produzem remissão completa ou parcial em pacientes com linfoma, câncer gastrintestinal e neuroblastoma. Interferon-alfa é usado no tratamento de leucemia das células capilares. Testes clínicos estão em progresso com TNF, fatores estimulantes das colônias e interleucina 2 (IL-2).[11]

❯ Transplante de Medula Óssea

O transplante de medula óssea é indicado em algumas neoplasias malignas hematológicas, como leucemia, linfoma e, ocasionalmente, tumores sólidos. O regime preparatório inclui quimioterapia citotóxica e irradiação ou não da superfície corpórea, a fim de erradicar as células malignas e suprimir a reatividade imunológica. Segue-se a infiltração endovenosa de células de medula óssea de doador compatível. A reação tóxica aguda, como náuseas, vômitos e diarreia, diminui 24 a 48 horas após a terapia pré-condicionante. Nos dois primeiros meses pós-transplante, podem ocorrer mucosite, estomatite, esofagite, alterações no paladar e danos na mucosa intestinal. Durante os primeiros 30 dias pós-transplante, os pacientes se mantêm praticamente em jejum, devendo, então, receber nutrição enteral e parenteral.[11]

A doença do enxerto versus hospedeiro (GVHD) é uma complicação grave, traduzida pela reação das células medulares do receptor contra os tecidos "estranhos" transplantados. As funções de vários órgãos-alvo (pele, fígado, intestino e células linfoides) ficam comprometidas, com alta suscetibilidade a infecções. A GVHD do fígado, evidenciada por icterícia e testes da função hepática alterados, acompanha frequentemente a GVHD gastrintestinal, complicando, assim, a conduta nutricional.[11]

Os sintomas do GVHD gastrintestinais são graves. O volume de diarreia secretória, em geral, excede 3 litros por dia. A alimentação oral começa com bebidas iso-osmóticas, pouco gordurosas e livres de lactose, pela perda das enzimas intestinais por causa da vilosidade intestinal e alterações da mucosa. Tão logo essas bebidas são toleradas, sólidos com as mesmas características são introduzidos individualmente. Restrições dietéticas são progressivamente reduzidas enquanto os alimentos são introduzidos gradativamente e os sintomas vão desaparecendo. A doença venoclusiva hepática (VOD) é caracterizada por obstrução das vênulas dos órgãos, induzida pelos quimioterápicos. Pode ocorrer de uma a três semanas pós-transplante, resultando em hepatomegalia, ascite, icterícia, carência hepática e encefalopatia, representando situação de difícil controle clínico e nutricional.[13] Outras complicações do transplante de medula óssea incluem doenças pulmonares e carência orgânica múltipla. Os efeitos colaterais da terapia do câncer que podem causar problemas nutricionais são resumidos na Tabela 29.1 a seguir.

A mucosite é uma intercorrência frequente e muitas vezes debilitante em pacientes submetidos a quimioterapia e radioterapia para tratamento de diversas neoplasias. Com o aumento do uso de regimes terapêuticos agressivos, a importância da mucosite como toxicidade limitante vem aumentando, tornando seu controle uma prioridade na oncologia clínica. As últimas décadas trouxeram avanços no conhecimento da fisiopatologia dessa alteração, entretanto ainda não existe consenso acerca da efetividade dos diversos agentes sugeridos para a prevenção e tratamento da mucosite bucal. Assim, faz-se necessária a realização de novos estudos clínicos bem estruturados, objetivando a definição de uma terapêutica-padrão para o manejo da mucosite, aliviando a dor do paciente oncológico, bem como favorecendo a sua nutrição, visando proporcionar melhoria em sua qualidade de vida.[5,6,10]

Tabela 29.1. Efeitos colaterais da terapia do câncer que podem causar problemas nutricionais.[5]

Radioterapia
Náuseas, vômitos e perda do apetite
Alterações do paladar e do olfato
Problemas dentários
Mucosite e xerostomia (boca seca)
Constrição esofágica de radiação para o tórax
Diarreia e má absorção resultante de danos intestinais
Função imune deprimida
Quimioterapia
Anormalidades do paladar
Mucosite, queilose, glossite, estomatite e esofagite
Diarreia e má absorção de toxicidade intestinal
Náusea, anorexia e vômitos
Anemias
Função imune deprimida
Imunoterapia
Febre
Náusea e vômitos
Estimulação imunológica, incluindo reversão da neutropenia
Perda de peso
Transplante de medula óssea
Mucosite, estomatite, esofagite
Alterações do paladar e do olfato
Diarreia e má absorção resultante dos danos intestinais
Doença do enxerto versus hospedeiro crônica e aguda
Doença venoclusiva
Doenças pulmonares
Doenças renais

➤ Cuidados Paliativos

Segundo a Organização Mundial de Saúde (OMS), em conceito definido em 1990 e atualizado em 2002, "cuidados paliativos consistem na assistência promovida por uma equipe multidisciplinar, que objetiva a melhoria da qualidade de vida do paciente e seus familiares, diante de uma doença que ameace a vida, por meio da prevenção e alívio do sofrimento, da identificação precoce, avaliação impecável e tratamento de dor e demais sintomas físicos, sociais, psicológicos e espirituais".

Um dos objetivos dos cuidados nessa fase é reduzir o impacto causado pela presença de sintomas, que, quando não controlados, influenciam negativamente a qualidade de vida, alterando as atividades cotidianas, a ingestão alimentar e o estado nutricional, além de prejudicar substancialmente as relações psicossociais e familiares.[14,15]

A nutrição possui papel preventivo, buscando assegurar as necessidades nutricionais na tentativa de preservar o peso e a composição corporal e retardar o desenvolvimento da caquexia. Além disso, auxilia o controle de sintomas e a manutenção da hidratação satisfatória e atua ressignificando o alimento, possibilitando a redução da ansiedade e o aumento da autoestima e do prazer.[16,17]

PARTE VI | TERAPIAS DE APOIO E EQUIPE MULTIDISCIPLINAR

➤ Orientações Nutricionais para Sinais e Sintomas Causados pela Terapia Tumoral[5]

Anorexia (Falta de Apetite)

- Conscientizar o paciente da necessidade de comer, apesar da inapetência.
- Ajustar a ingestão atual para a ideal.
- Modificar a consistência da dieta conforme a aceitação do paciente.
- Fracionar a dieta e reduzir o volume (seis a oito refeições/dia) por refeição.
- Aumentar a densidade calórica das refeições.
- Quando necessário, utilizar complementos hiperproteicos e/ou hipercalóricos.

Orientar o paciente a:

- Dar preferência a alimentos umedecidos.
- Adicionar caldos e molhos às preparações.
- Aumentar a variedade de legumes e carnes nas preparações.
- Utilizar temperos naturais nas preparações.

Disgeusia (Alteração do Paladar) e Disosmia (Diminuição do Olfato)

- Conscientizar o paciente da necessidade de comer, apesar da disgeusia e da disosmia.
- Estimular a ingestão de alimentos prazerosos.
- Fracionar a dieta (seis a oito refeições/dia) e diminuir o volume por refeição.
- Modificar a consistência dos alimentos conforme aceitação, liquidificando-os quando necessário.
- Quando necessário, utilizar complementos nutricionais com flavorizantes e aromas.

Orientar o paciente a:

- Preparar pratos visualmente agradáveis e coloridos.
- Lembrar do sabor dos alimentos antes de ingeri-los.
- Dar preferência a alimentos com sabores mais fortes.
- Utilizar ervas aromáticas e condimentos nas preparações.

Náuseas e Vômitos

- Conscientizar o paciente da necessidade de comer, apesar das náuseas e vômitos.
- Fracionar a dieta (seis a oito refeições/dia) e diminuir o volume por refeição.
- Dar preferência a alimentos mais secos.
- Dar preferência a alimentos de consistência branda.

Orientar o paciente a:

- Preparar pratos visualmente agradáveis e coloridos.
- Evitar jejuns prolongados.
- Mastigar ou chupar gelo 40 minutos antes das refeições.

- Evitar preparações que contenham frituras e alimentos gordurosos.
- Evitar preparações com temperaturas extremas.
- Evitar preparações e alimentos muito doces.
- Evitar beber líquidos durante as refeições, utilizando-os em pequenas quantidades nos intervalos.
- Manter a cabeceira elevada (45 graus) durante e após as refeições.
- Realizar as refeições em locais arejados, evitando locais que tenham odores fortes.

Xerostomia (Boca Seca)

- Conscientizar o paciente da necessidade de comer, apesar da xerostomia.
- Estimular a ingestão de alimentos mais prazerosos.
- Adequar os alimentos conforme aceitação, ajustando a consistência.
- Quando necessário, utilizar complementos nutricionais industrializados com flavorizantes cítricos.

Orientar o paciente a:

- Dar preferência a alimentos umedecidos.
- Preparar pratos usualmente agradáveis e coloridos.
- Utilizar gotas de limão nas saladas e bebidas.
- Ingerir líquidos com as refeições para facilitar a deglutição.
- Adicionar caldos e molhos às preparações.
- Usar ervas aromáticas como tempero nas preparações, evitando sal e condimentos em excesso.
- Mastigar e chupar gelo feito de água, água de coco e suco de frutas adoçado.

Mucosite (Inflamação da Mucosa) e Úlceras Orais

- Conscientizar o paciente da necessidade de comer, apesar dos sintomas.
- Modificar a consistência da dieta de acordo com o grau da mucosite (grau I, II, III).

Orientar o paciente a:

- Evitar alimentos secos, duros ou picantes.
- Utilizar alimentos à temperatura ambiente, fria ou gelada.
- Diminuir o sal das preparações.
- Consumir alimentos mais macios e pastosos.
- Evitar vegetais frescos crus.
- Evitar líquidos e temperos abrasivos.

Disfagia (Dificuldade de Deglutição)

- Conscientizar o paciente de comer, apesar da disfagia.
- Modificar a consistência da dieta conforme aceitação, de acordo com as orientações do fonoaudiólogo e capacidade do paciente.
- Em caso de disfagia a alimentos sólidos, orientar o paciente a ingerir pequenos volumes de líquidos com as refeições para facilitar a mastigação e a deglutição.

Orientar o paciente a:

- Evitar alimentos secos.
- Dar preferência a alimentos umedecidos.
- Usar preparações de fácil mastigação e deglutição, conforme tolerância.

Odinofagia (Dor de Garganta)

- Conscientizar o paciente da necessidade de comer, apesar da odinofagia.
- Modificar a consistência da dieta de acordo com a aceitação do paciente (intensidade da dor).
- Fracionar a dieta (seis a oito refeições/dia) e diminuir o volume por refeição.
- Quando necessário, utilizar complementos nutricionais não cítricos.

Orientar o paciente a:

- Evitar alimentos secos.
- Utilizar alimentos em temperatura ambiente; utilizar dieta hipolipídica.
- Diminuir o sal das preparações;
- Dar preferência a alimentos na consistência pastosa (carnes macias, bem cozidas, picadas desfiadas ou moídas) ou liquidificados.
- Usar papas de frutas e sucos e mastigar bem os alimentos evitando a aerofagia.
- Evitar condimentos ácidos que possam irritar a mucosa.

Esofagite (Inflamação do Esôfago)

- Modificar a consistência da dieta de acordo com a aceitação do paciente (intensidade da dor).
- Fracionar a dieta (seis a oito vezes/dia) e diminuir o volume por refeição.
- Quando necessário, utilizar complementos nutricionais com flavorizantes não cítricos.

Orientar o paciente a:

- Evitar alimentos secos e duros.
- Utilizar dieta hipolipídica e pobre em fibras insolúveis.
- Diminuir o sal das preparações.
- Dar preferência a alimentos na consistência (carnes macias, bem cozidas, picadas, desfiadas ou moídas) ou liquidificados.
- Usar papas de frutas e sucos não ácidos.
- Mastigar bem os alimentos evitando aerofagia.
- Manter a cabeceira elevada (45 graus) durante e após as refeições.
- Evitar a ingestão de café, bebidas alcoólicas, refrigerantes ou qualquer bebida gaseificada.
- Evitar condimentos ácidos que possam irritar a mucosa.

Saciedade Precoce

- Conscientizar o paciente de comer, apesar da saciedade precoce.
- Modificar a consistência da dieta, se necessário, dando preferência a alimentos abrandados.

- Fracionar a dieta (seis a oito refeições/dia) e diminuir o volume por refeição.
- Aumentar a densidade calórica das refeições.

Orientar o paciente a:

- Dar preferência à ingestão de legumes cozidos e frutas sem casca e bagaço.
- Priorizar sucos mistos de legumes com frutas, em vez de ingerir separadamente na forma *in natura*.
- Dar preferência à ingestão de grãos em geral liquidificados ou somente o caldo da preparação deles.
- Não ingerir líquidos durante as refeições.
- Utilizar ervas aromáticas e condimentos nas preparações.
- Utilizar carnes magras, cozidas, picadas desfiadas e moídas.
- Evitar alimentos hiperlipídicos.
- Manter a cabeceira elevada (45 graus) durante e após as refeições.
- Evitar a ingestão de café, bebidas alcoólicas, refrigerantes ou qualquer bebida gaseificada.

Trismo (Cerração Involuntária da Boca)

- Conscientizar o paciente da necessidade de comer, apesar do trismo.
- Adequar a consistência dos alimentos de acordo com a aceitação.
- Utilizar artifícios para facilitar a ingestão (canudos, seringas, squeezes – garrafas tipo atleta).

Enterite (Inflamação da Mucosa Intestinal)

- Conscientizar o paciente da necessidade de comer, apesar da enterite.
- Fracionar a dieta (seis a oito vezes/dia) e diminuir o volume por refeição.
- Progredir a consistência e o conteúdo da dieta conforme melhora clínica do paciente.
- Quando necessário, utilizar complementos nutricionais com fórmula pobre em resíduo, isenta de glúten, lactose e sacarose.

Orientar o paciente a:

- Utilizar dieta pobre em resíduo, glúten e sacarose.
- Utilizar dieta isenta de lactose, teína e cafeína.
- Utilizar dieta pobre em fibras insolúveis e adequadas em fibras solúveis.

Diarreia

- Conscientizar o paciente de comer, apesar da diarreia.
- Fracionar a dieta (seis a oito refeições/dia) e reduzir o volume por refeição.
- Avaliar a necessidade de restrição de lactose, sacarose, glúten e cafeína.
- Considerar o uso de probiótico, prebiótico ou simbiótico.

Orientar o paciente a:

- Evitar alimentos flatulentos e hiperosmolares.
- Utilizar dieta pobre em fibras insolúveis e adequada em fibras solúveis.
- Ingerir líquidos isotônicos entre as refeições, em volumes proporcionais às perdas.

Constipação Intestinal

- Conscientizar o paciente de comer, apesar da constipação intestinal.
- Orientar a ingestão de alimentos ricos em fibras e com características laxativas.
- Considerar o uso de pré-biótico, probiótico ou simbiótico.
- Considerar a utilização de módulo de fibra dietética mista.
- Estimular a ingestão hídrica conforme recomendação.

Neutropenia

Neutropenia Moderada (neutrófilos entre 500 e 1.500 células/mm)

- Não se recomenda o uso de probióticos.

Orientar o paciente a:

- Higienizar frutas e verduras com sanitizantes.
- Utilizar água potável filtrada e fervida.
- Ingerir apenas frutas de casca grossa, consumindo apenas a polpa.
- Ingerir frutas de casca fina somente cozidas.
- Ingerir vegetais, condimentos, oleaginosas e grãos somente coccionados.
- Ingerir leites e derivados somente pasteurizados.
- Ingerir carnes e ovos bem coccionados.
- Utilizar preparações produzidas por estabelecimentos que tenham todos os cuidados adequados à segurança alimentar.

Neutropenia Grave (neutrófilos abaixo de 500 mm)

- Orientar a utilização de dieta "baixa bactéria" (alimentos bem coccionados).
- Não se recomenda o uso de probióticos.

Orientar o paciente a:

- Ingerir alimentos processados em embalagens individuais.
- Utilizar preparações produzidas por estabelecimentos que tenham todos os cuidados adequados para a segurança alimentar.

Cada corpo prefere e se sente melhor com certos tipos de alimento. No caso do tratamento de câncer, a dieta tem de ser pensada sob medida. Ninguém melhor do que o médico e o nutricionista para indicar uma dieta específica, já que cada caso exige um tipo de regime alimentar.

Dietas especiais são importantes, pois corrigem problemas alimentares que surgem durante os tratamentos. Algumas são bem balanceadas e podem ser adotadas por longos períodos; outras talvez não forneçam os nutrientes necessários em longo prazo e devem se restringir a poucos dias. Portanto, só o médico e o nutricionista devem decidir se o paciente precisa de um regime específico e por quanto tempo.

➤ Referências

1. Arab L, Steck-Scott S. Cancer and diet. In: Gibney MJ, Margetts B, Arab L, et al. (Eds.). Public health nutrition. Oxford: Blackwell Science; 2004. p. 341-56.

2. Erson AE, Petty EM. Molecular and genetic events in neoplastic transformation. In: Schottenfeld D, Fraumeni JF (Eds.). Cancer epidemiology and prevention. Oxford: Oxford University Press; 2006. p. 47-64.

3. Waitzberg DL, Alves CC, Torrinhas RSMM, et al. Alterações metabólicas no câncer. In: Waitzberg LD. Dieta, nutrição e câncer. 1ª ed. rev. São Paulo: Atheneu, 2004. Cap. 33, p. 277-88.

4. Moreira JC, Waitzberg DL. Consequências funcionais da desnutrição. In: Moreira JC, Waitzberg DL. Nutrição oral, enteral e parenteral na prática clínica. São Paulo: Atheneu, 2000. p. 399-410.

5. Ministério da Saúde, Instituto Nacional de Câncer. Consenso Nacional de Nutrição Oncológica/Instituto Nacional de Câncer. Rio de Janeiro: Inca; 2009.

6. http://www2.inca.gov.br/wps/wcm/connect/cancer/site/prevencao-fatores-de-risco/alimentacao/carnes_vermelhas.

7. Ottosson S, et al. Weight loss in patients with head and neck cancer during and after conventional and accelerated radiotherapy. Acta oncologica, Stockholm, v. 52, n. 4, p. 711-18, may 2013.

8. Coronha AL, Camilo LE, Ravasco P. The relevance of body composition in cancer patients: what is the evidence? Acta Medica Portuguesa, Lisboa, v. 24, p. 769-78, dec. 2011. Supl 4.

9. Bozzetti F, et al. ESPEN Guidelines on Parenteral Nutrition: non-surgical oncology. Clinical nutrition, Edinburgh, Aug. 2009, v. 28, n. 4, p. 445-54.

10. Instituto Nacional de Câncer José Alencar Gomes da Silva. Estimativa 2016: incidência de câncer no Brasil. Rio de Janeiro, 2016.

11. Mahan LK, Arlin TM. Krause: alimentos, nutrição e dietoterapia. 8ª ed. São Paulo: Roca, 1994. Cap. 36.

12. Schubert MM, Izutsu KT. Iatrogenic causes of salivary gland dysfunction. J Dent Res. 1987; 66:680.

13. McDonald GB, et al. The clinical course of 53 patients with venocclusive disease of the liver after marrow transplantation. Transplantation. 1985; 39:603.

14. Fuhrman MP, Herrmann VM. Bridging the continuum: nutrition support in palliative and hospice care. Nutrition in Clinical Practice, Baltimore, Apr. 2006, v. 21, n. 2, p. 134-41.

15. Lis CG, et al. Role of nutritional status in predicting quality of life outcomes in cancer - a systematic review of the epidemiological literature. Nutrition Journal, London, Apr. 2012, v. 11, p. 01-18.

16. Acreman S. Nutrition in palliative care. British Journal of Community Nursing, London, 2009, v. 14, n.10, p. 427-31.

17. Benarroz MO, Faillace GBD, Barbosa LA. Bioética e nutrição em Cuidados Paliativos oncológicos em adultos. Cadernos de Saúde Pública, Rio de Janeiro, Sep. 2009, v. 25, n. 9, p. 1875-82.

30

Psicologia como Suporte ao Paciente, à Família e à Equipe em Oncologia

Sandra Mara Cavasini • Andréia Costacurta Brandi

➤ Introdução

Os avanços das tecnologias em saúde têm propiciado melhores índices de cura do câncer, maior resolutividade nos tratamentos, diminuição dos efeitos colaterais e maior controle dos sintomas físicos, mas em geral não minimizam o sofrimento psíquico decorrente do processo do adoecimento.

Ao contrário, os altos investimentos em tecnologias podem levar à cronificação da doença. Assim também o longo período de convivência com o adoecimento e as diversas intervenções terapêuticas podem favorecer o desencadeamento de reações emocionais ligadas ao estresse proveniente de tais condições, tanto para o paciente como para a família e a equipe.

Essa perspectiva é particularmente verdadeira nas doenças crônicas e degenerativas como o câncer, por se tratar de uma enfermidade que traz repercussões para além dos sintomas físicos.

O cuidado destinado ao paciente com câncer exige ações multiprofissionais que podem contribuir para a adoção de uma postura emocional favorável à adesão ao tratamento, visando à cura ou ao enfrentamento de situações críticas.

A assistência ao paciente oncológico é complexa, porque envolve diversos aspectos da vida humana. O câncer afeta as diferentes dimensões da vida de uma pessoa, nos aspectos psíquicos, socioculturais e relacionais, permeadas por estigma, preconceito e como sinônimo de sofrimento e morte.

Os valores pessoais, as crenças e as relações interpessoais passam a ser objetos de reflexão e questionamentos.

As ameaças advindas do medo da morte, da mutilação, das perdas nos convívios pessoais e das mudanças na vida produtiva e econômica são fatores que podem desencadear reações disfuncionais, que devem ser compreendidas e manejadas pela equipe que presta serviços e cuidados em saúde.

Nosso objetivo neste momento é refletir sobre alguns aspectos acerca da tarefa do psicólogo no âmbito hospitalar e sua inserção na equipe multiprofissional, assim como sobre o impacto da doença, que pode repercutir de maneira conflitiva, dificultando a comunicação e a provisão do suporte de cuidado mais abrangente e integrado. Interessa-nos também oferecer subsídios para o profissional de Enfermagem, dada a intensidade do vínculo estabelecido entre esse profissional e o paciente e a família.

➤ Psicologia e Oncologia

Historicamente, a presença do psicólogo na área da saúde advém do início do século. A sua inserção, em equipes multiprofissionais na área de oncologia, passa a ser obrigatória nos serviços de suporte, assim como um dos critérios para credenciamento de serviços de saúde em oncologia no Sistema Único de Saúde (SUS), a partir da publicação da Portaria nº 3.535, em 1998.[17]

O reconhecimento por parte da Associação Americana de Psicologia (APA), em 1970, da área de Psicologia da Saúde contribuiu para o crescimento e o desenvolvimento da psicologia em oncologia no Brasil e no mundo.

Hoje, a necessidade do profissional de saúde mental em serviços de oncologia é clara e crescente, sendo seu trabalho destinado aos pacientes, às famílias e também aos profissionais envolvidos no tratamento e cuidados dessa população.

O termo "câncer" é utilizado genericamente para representar um conjunto de mais de 100 doenças, incluindo tumores malignos de diferentes localizações. É uma importante causa de doença e morte no Brasil e, desde 2003, as neoplasias malignas constituem-se na segunda causa de morte na população, representando quase 17% dos óbitos de causa conhecida, notificados em 2007 no Sistema de Informações sobre Mortalidade. E a estimativa para o surgimento de casos novos, para o ano de 2010, é de 489.270 para cada 100.000 habitantes.[7]

Por outro lado, sabe-se que 60% das doenças oncológicas são previsíveis, o que torna os investimentos em prevenção cada vez mais uma questão importante nos planejamentos de ações em saúde pública.

Daí a necessidade de se pensar o trabalho do profissional de saúde mental voltado ao paciente com câncer, desde intervenções dirigidas à prevenção de fatores de riscos associados ao aparecimento do câncer até a conscientização da população sobre a importância da melhoria dos hábitos de vida, a educação da comunidade para lidar com o estresse da vida diária de maneira que se identifique quando o nível de estresse está afetando sua qualidade de vida e a promoção de campanhas de prevenção e esclarecimentos sobre a doença. Nesse sentido, o paciente, a família e a equipe podem funcionar como multiplicadores de informação e promoção de saúde.

A atuação do psicólogo na área da oncologia visa: auxiliar a equipe, o paciente e a família também no momento do recebimento do diagnóstico; contribuir no esclarecimento da doença, do(s) tratamento(s), dos possíveis efeitos colaterais, bem como da maneira de lidar com eles; ajudar o paciente a enfrentar a doença utilizando técnicas psicoterápicas para a adesão e a participação ativa do paciente e da família; e no plano educativo, facilitar a informação e a conscientização sobre seus direitos como sujeitos autônomos.

Com relação à família, o psicólogo atua no sentido de: prepará-la para lidar com possíveis modificações no comportamento do paciente, incluindo dificuldades físicas, emocionais e sociais; facilitar a comunicação com o paciente, a equipe e as pessoas com quem convivem; orientar a respeito das emoções do paciente desencadeadas pela doença; ajudar a família e o paciente a compartilharem seus medos, expectativas e emoções, visando à melhor comunicação; auxiliar em todas as etapas da doença, seja no tratamento curativo, no pós-tratamento ou nos cuidados paliativos.

O trabalho desse profissional, seja no campo preventivo, clínico, educativo, de aconselhamento ou de reabilitação, deve favorecer a adesão aos tratamentos e o alívio dos sintomas decorrentes da doença ou dos efeitos colaterais do tratamento. A obtenção de melhor qualidade de vida pode facilitar a mobilização de recursos internos e externos de enfrentamento das crises e favorecer uma melhor convivência com a doença. A qualidade de morte e do morrer quando o paciente se encontra sem possibilidade de cura é parte fundamental do apoio da equipe em saúde.

Cabe destacar que, ao se falar de adesão, se pode pensar de maneira mais ampliada nas consequências do câncer na vida e no contexto sociocultural em que se encontra esse sujeito.

Em países desenvolvidos, a aderência a terapias de longo prazo na população geral está em torno de 50%, sendo muito mais baixa em países em desenvolvimento. O impacto da baixa aderência cresce com o aumento da carga de doenças crônicas. Nesse sentido, os pobres são proporcionalmente afetados, conforme citação do Secretário-Geral da Organização das Nações Unidas, Kofi Annam, em 2001:

> [...] quando estamos doentes, trabalhar é difícil e aprender é mais difícil ainda. A doença embota nossa criatividade, corta nossas oportunidades. Antes mesmo de as consequências das doenças serem prevenidas, ou pelo menos minimizadas, as doenças solapam o povo e o conduzem ao sofrimento, desespero e pobreza.[4]

➤ O Acolhimento

De modo geral, o hospital retira o indivíduo de seu contexto cotidiano, dos hábitos, costumes, vida produtiva, convivência social e familiar, além de muitas vezes propiciar a perda da autonomia, da individualidade e da privacidade do sujeito.

O modo com que o paciente é recebido e acolhido pela equipe é determinante para o sucesso do tratamento como um todo. Na medida em que esse sujeito é atendido em suas necessidades biopsicossociais e espirituais, cria-se uma relação de confiança, ficando assegurado, assim, que ele pode recorrer à equipe quando necessitar.

A atenção com o acolhimento não diz respeito apenas ao momento do ingresso do paciente ao serviço de saúde, mas sim ao seu dia a dia na internação. Identificar os fatores estressores para o paciente, a família e a equipe tornam-se condição essencial para a melhora das condições de humanização do ambiente hospitalar.

Segundo Nogueira-Martins e Macedo (2008), intervenções de humanização na assistência hospitalar têm sido descritas há muitos anos e, como ação programática, alcançou maior destaque no ano de 2000, quando o Ministério da Saúde lançou o Programa Nacional de Humanização da Assistência Hospitalar (PNHAH), com o objetivo de promover uma nova cultura de atendimento à saúde.

Pensar o acolhimento como parte fundamental da humanização hospitalar implica repensar nossas ações particulares e as maneiras de atendimento compatíveis com a realidade da gestão em saúde pública e com a subjetividade dos sujeitos envolvidos.

Barros e Cypriano (2008) afirmam que a humanização diz respeito à possibilidade de se estabelecer uma nova ordem relacional, pautada no reconhecimento da alteridade e no diálogo.

A equipe multiprofissional em saúde desempenha um importante papel quando atua como elemento facilitador, que se dispõe a pensar sua atuação e reconhece e identifica a necessidade de particularizar o cuidado destinado a cada paciente e família. Consequentemente, resgata o verdadeiro sentido do cuidar, não apenas como direito, mas como um espaço de construção de cidadania.

➤ O Enfrentamento

Segundo Peçanha (2008), a pessoa com câncer necessita mobilizar recursos psicossociais num esforço adaptativo para lidar com o estresse decorrente dessa enfermidade. A esse processo de mobilização emocional, comportamental e cognitiva visando a adaptação a situações que mudam em cada etapa da doença, dá-se o nome de enfrentamento.

Cada pessoa reage de modo particular à experiência do câncer, assim como cada tipo de câncer apresenta peculiaridades que fazem diferir as respostas emocionais de cada paciente e os meios de enfrentamento.

Na prática hospitalar, muitas vezes o profissional de saúde mental é chamado para intervir caso o paciente seja definido como de difícil manejo, ou seja, aquele que chora, que recusa o tratamento e que rejeita medicação, procedimentos e exames.

É possível enumerar várias condições que podem dificultar a adaptação do paciente e da família e podem ser desencadeantes de condições emocionais adversas como a tristeza, a raiva, a irritabilidade, a depressão, a ansiedade e a falta de motivação.

Existem muitos mitos em relação à maneira como o paciente enfrenta a enfermidade. Um desses mitos é que toda pessoa com câncer está deprimida e que isso é normal. A tristeza é uma reação esperada, derivada da crise pela perda da saúde e não deve ser confundida com depressão. Os estudos das variáveis relacionadas à depressão e câncer têm sido um desafio para os pesquisadores, pois em muitos casos o diagnóstico de depressão se confunde com os sintomas desencadeados pela própria doença, pelos efeitos colaterais do tratamento e pelas próprias vivências de dor e sofrimento.

A relação entre transtornos de humor e câncer tem sido descrita na literatura e, em geral, está associada ao insucesso na evolução clínica ou à diminuição da qualidade de vida.

Estudos na área de psiquiatria discutem a prevalência da depressão, que é o transtorno mais frequente entre os pacientes oncológicos. Citero et al. (2001) apresentam uma revisão ampla dos principais estudos apresentados sobre transtornos psiquiátricos na clínica oncológica. Esses estudos mostraram que quase 50% dos pacientes com câncer desenvolvem algum transtorno psiquiátrico, principalmente depressivo e de ajustamento. As causas apontadas para o aumento de prevalência da depressão nesses pacientes são a angústia gerada pelo diagnóstico oncológico, o sofrimento imposto pelo tratamento e a dor física. No entanto, permanecem dúvidas sobre a associação entre a gravidade e o tipo da doença oncológica no aumento da prevalência de transtorno psiquiátrico. Os estudos revisados sugerem que o câncer propicia o aumento da morbidade psiquiátrica, principalmente de quadros depressivos e de ajustamento, porém nenhum deles foi conclusivo a esse respeito.

Tofani (2004) afirma que os pacientes com câncer apresentam incidência de depressão maior do que a população geral. A autora adota como referência os critérios do DSM-IV (Manual de Diagnóstico e Estatístico de Transtornos Mentais – 4ª edição), mas com algumas adaptações. Os sintomas perda de peso, distúrbios de sono, fadiga ou perda de energia e diminuição da habilidade de pensar ou de se concentrar perdem a especificidade nos pacientes com câncer, pois eles podem ser desencadeados por outras causas relacionadas à doença, e não à depressão. A autora comenta que nesses pacientes: a perda de peso deve ser substituída pela presença de aspecto deprimido; a insônia pode ser substituída pela diminuição dos contatos sociais; a fadiga pode substituída por sentimentos de autopiedade ou pessimismo e, ainda, a diminuição de concentração ou habilidade de pensar pode ser substituída por perda de reatividade e dificuldade de se animar. A dor é um elemento a ser considerado ao se fazer diagnóstico psiquiátrico e é sempre recomendável que a dor seja removida antes de firmar esse tipo de diagnóstico. Alguns pacientes podem apresentar quadro de depressão por causa dos próprios tratamentos quimioterápicos ou com corticosteroides. Pacientes com câncer que apresentam depressões frequentes têm maior possibilidade de terem tido episódios depressivos na juventude. Outro ponto destacado pela autora quanto à instalação da depressão ou seu agravamento é a fragilidade de uma rede social de apoio, já que pessoas com estrutura psíquica frágil, em geral, têm dificuldade em estabelecer uma rede de apoio significativa.

As condições ambientais dos serviços de saúde também podem favorecer o desencadeamento de sintomas psíquicos, como a falta de privacidade durante os cuidados corporais e higiênicos, os procedimentos vinculados ao tratamento, por exemplo, o exame físico e curativos, os ruídos nos corredores, alarmes de equipamentos, a falta de estímulos visuais como as cores monocromáticas, odores, ventilação e iluminação. São fatores que muitas vezes passam despercebidos e banalizados na rotina hospitalar, por causa da grande demanda de atribuições nas tarefas diárias e das condições deficitárias de trabalho a que é exposta toda equipe.

Outro aspecto de difícil compreensão e manejo pela equipe é a questão da dor, que contempla aspectos físicos, emocionais, sociais, culturais e espirituais. Ela pode ter origem física e se localizar em uma ou mais partes do corpo, mas o seu significado varia de pessoa para pessoa e depende dos aspectos psíquicos, de personalidade, da representação da dor na vida, assim como da maneira de enfrentar as situações críticas e de conflito, da fase do ciclo vital e de como a dor influi na vida produtiva social e ocupacional do sujeito enfermo.

Olhar para a dor do outro, na perspectiva humanista, significa reconhecer sua subjetividade, que é uma experiência de sofrimento individual e que seu limiar e intensidade dependem de vários fatores que vão além da explicação física e medicamentosa.

Por outro lado, a despeito dos grandes avanços em termos terapêuticos, o câncer traz em seu significado representações mentais e sociais de destruição, associado a punição, castigo e culpa.

Gimenes (1998) destaca que significados e interpretações acerca do câncer e das situações que lhe estão associadas interferem no processo de enfrentamento e na adaptação às diferentes fases do desenvolvimento e tratamento da doença.

O câncer carrega estereótipos culturais, sexuais e de gênero, e as respostas emocionais variam de acordo com o processo de adaptação em cada fase da doença.

A precocidade do diagnóstico, o tipo de câncer e as possibilidades de tratamento, a maneira como o paciente e a família entendem o significado do câncer, assim como o grau de sofrimento advindo da própria doença ou de suas consequências, vão determinar as abordagens multiprofissionais, nos âmbitos físico, emocional e espiritual.

Considerar a fase do ciclo vital em que o paciente se encontra é importante para compreender as nuances e peculiaridades do enfrentamento da doença pela criança, pelo adolescente, pelo jovem adulto, pelo adulto de meia-idade e na velhice. Portanto, não existe uma definição única de conduta a ser adotada pela equipe.

As reações emocionais advindas do estresse podem ser entendidas como crise que desestabiliza o sujeito, a família e a equipe, mas também podem ser consideradas como oportunidade de crescimento pessoal e possibilidade de superação de dificuldades familiares e relacionais.

O foco vai depender de como o processo do adoecimento é construído na tríade paciente, família e equipe. Investir nos recursos de enfrentamento, em estratégias terapêuticas para o manejo da ansiedade e da depressão, na ressignificação da doença, na qualidade de vida, no autocuidado e no apoio social torna-se fundamental para o provimento do bem-estar e o surgimento de novos comportamentos e sentimentos com relação ao câncer.

O enfrentamento engloba mecanismos de enfrentamento que podem ser de grande valia para a equipe multiprofissional que deseja auxiliar o paciente oncológico.

Do ponto de vista psicodinâmico, é importante compreender, de maneira breve, que tais mecanismos são importantes para a adesão e o enfrentamento do câncer, pois funcionam como protetores do psiquismo em determinados momentos e, portanto, devem ser considerados como tal. Não se trata de confrontar ou tentar retirar tais recursos no momento do sofrimento, e sim compreendê-los.

Kluber-Ross (1987), em sua obra *Sobre a morte e o morrer*, descreve os estágios emocionais do final da vida de uma pessoa enferma e traz uma grande contribuição para pensarmos o enfrentamento do indivíduo com câncer. Os estágios descritos pela autora referem-se à negação, raiva, barganha, depressão e aceitação.

Um exemplo de negação diz respeito a como as pacientes com câncer de mama utilizam-se de tais mecanismos, como tentativas de lidar com as angústias, bem como com as modificações corporais, as quais desencadeiam em suas vidas, e as repercussões no tratamento. A perda parcial ou total da mama é uma das possibilidades de tratamento desse tipo de câncer, mas que contrariamente também provoca reações psicológicas negativas importantes para a vida da mulher.

O seio ocupa lugar especial no universo de representações femininas e, por causa da alta incidência de câncer de mama, são muitos os efeitos psicológicos relacionados à subjetividade na sexualidade, na autoestima e nas relações com o próprio corpo e esquema corporal.

O câncer de mama tem se tornado um sério problema de saúde pública, pois vem aumentando tanto na incidência de casos novos como no número de mortes. Uma das justificativas para tal incidência está na demora em procurar o atendimento médico. O medo vinculado à possibilidade de mutilação, dor física, sofrimento e morte faz com que as mulheres neguem a doença, retardando o diagnóstico.

Promover espaços para expressão de conflitos, medos, dúvidas, assim como usar estratégias de comunicação efetiva como o saber ouvir e interpretar a comunicação verbal e não verbal, pode fazer muita diferença nas estratégias do cuidado.

Uma das possibilidades de atuação da equipe multidisciplinar é a identificação desses mecanismos, no sentido de propor melhor adequação de conforto e qualidade de vida ao paciente, família e equipe.

➤ Comunicação

A comunicação é essencial, pois permite identificar o significado que o paciente atribui à doença, à hospitalização e ao tratamento. A boa comunicação proporciona melhor cuidado, despertando sentimentos de confiança e segurança, podendo ocorrer mudanças de hábito, além de proporcionar maior adesão ao tratamento.

Pensar em comunicação nos remete a um caso atendido no ambulatório de oncologia do Hospital São Paulo. Um senhor de 65 anos é internado para investigação diagnóstica, pois vem apresentando cansaço, perda de peso e falta de ar. Após alguns dias de internação, descobre-se que ele tem leucemia, e a família (esposa e filhas) fica muito chocada e pede aos médicos que não comuniquem a ele o verdadeiro diagnóstico, pois ele ficará muito deprimido e não lutará contra a doença. Nesse momento, os médicos acolhem o pedido da família e não falam ao paciente.

Passados alguns meses, o paciente fica resfriado e vai a um médico clínico, e este lhe pergunta se ele sabia que tinha câncer. O paciente responde: "Não doutor, eu não sabia, mas que bom que me contou, pois agora sei realmente qual é a minha doença e posso me cuidar". A sua filha também estava presente e disse que sentira raiva do médico naquele momento, mas depois sentiu alívio.

Esse caso ilustra como a comunicação pode interferir no cuidado, na adesão e no tratamento de uma doença, podendo permitir ao profissional de saúde refletir sobre a importância da comunicação e o seu papel.

Há alguns anos, a comunicação entre médico, paciente e família se dava de maneira paternalista, focada no médico, que tomava as decisões e direcionava os procedimentos e o tratamento. Felizmente, nas últimas décadas isso tem mudado e, hoje, é evidente a importância do cuidado integrado, levando em conta os aspectos biopsicossociais, podendo tornar a comunicação entre profissionais de saúde e paciente mais efetiva. Desse modo, o paciente e os familiares passam a ter maior autonomia em relação às decisões, procedimentos e tratamentos necessários.

Apesar das mudanças na postura de profissionais de saúde, ainda se nota que a maneira de se comunicar pode trazer repercussões na decisão, adesão e tratamento de uma doença, pois o cuidar não envolve apenas habilidade técnico-instrumental, mas sim contato com o outro, permitindo o estabelecimento de um vínculo.

A comunicação pode se dar por meio da linguagem verbal (fala), mas também ocorre de modo não verbal, com gestos, expressões faciais, postura corporal e silêncio. A comunicação não verbal é extremamente importante pois, muitas vezes, ao perguntarmos ao paciente se está tudo bem ele diz que sim, mas seu olhar está entristecido e os olhos estão marejados. Tentando manter distantes as suas emoções, ele acaba demonstrando-as pela linguagem não verbal. Daí a necessidade de os profissionais de saúde estarem atentos às expressões do paciente, notando se a linguagem não verbal condiz com a sua linguagem verbal.

O adoecer provoca despersonalização e o paciente passa a frequentar mais o hospital, ficando exposto a procedimentos desconhecidos, novas rotinas, mudanças de hábitos, interrupção de projetos, fantasias e medo da morte. Portanto, a troca de informação na relação entre a equipe de saúde e o paciente não é apenas um procedimento, mas o início de um processo.[12]

Segundo Pinto (2001), ao comunicar o paciente, a realidade pode ser menos assustadora, havendo maior adesão ao tratamento e desenvolvimento de novos significados para a vida. Logo, o paciente passa a ter maior autonomia com relação ao tratamento e aos seus desejos, como no caso ilustrado anteriormente, no qual o não comunicar pode trazer fantasias, prejuízos na adesão e impossibilidade de reorganização da vida.

A família que escolhe não comunicar o diagnóstico ou que não fala sobre a doença com o paciente apresenta maior sobrecarga emocional, pois não falar pode gerar angústia e sofrimento para ambos. Falar sobre a doença pode inicialmente parecer ameaçador para a família, no entanto a experiência tem mostrado que, quando essa comunicação acontece de maneira verdadeira, em um contexto afetivo, ela pode favorecer a resolução de conflitos e a reorganização da vida dos atores envolvidos.

Os profissionais de saúde devem ficar atentos ao nível de compreensão que o paciente e os familiares têm da doença, observando os tipos de sentimentos presentes diante de uma má notícia, informando o tipo de procedimento que será realizado, fornecendo informações claras e com vocabulário de fácil entendimento. Portanto, é imprescindível o papel do profissional de enfermagem na comunicação, pois são eles que estão em contato direto e mais frequente com o paciente, podendo proporcionar melhor qualidade no cuidado e na comunicação.

Assim, cabe ao profissional de saúde mental o papel de facilitador da comunicação entre paciente, família e equipe de saúde.

➤ Família

Segundo Mioto (1997), a família pode ser definida como um núcleo de pessoas que convivem em determinado lugar, durante um lapso de tempo mais ou menos longo e que se acham unidas (ou não) por laços consanguíneos. Ela tem como tarefa primordial o cuidado e a proteção de seus membros e se encontra dialeticamente articulada com a estrutura social na qual está inserida.

Receber o diagnóstico de uma doença crônica como o câncer, que acarreta tanto sofrimento, dor e preocupação, sem dúvida é uma situação desestruturante tanto para quem é acometido quanto para os familiares.

O adoecimento de um dos membros da família traz alterações na rotina, despesas adicionais, contato mais frequente com médicos, hospitais e internações. Além de trazer alterações na dinâmica familiar, geralmente o cuidador terá que proporcionar apoio, cuidado e conforto ao doente, gerando nesse familiar impaciência, estresse, angústia e cansaço físico.

Nesse momento, os membros poderão vivenciar um momento de crise, que é um período de mudanças eminentes, um ponto em que qualquer situação poderá melhorar ou piorar, mas inevitavelmente se alterará. Com a crise, as pessoas podem se fortalecer, trazendo melhor saúde e maturidade para a vida, considerando-a positiva. Porém, a crise pode reduzir a capacidade do indivíduo de enfrentar efetivamente os problemas, conforme descreve Silva.[14]

O abalo de um diagnóstico de câncer traz mudanças de papéis e necessidade de adaptação no ciclo familiar. Em algumas famílias o precário poder aquisitivo ficará ainda mais comprometido, especialmente quando o paciente e/ou seu cuidador são os provedores do lar.

Diante de um diagnóstico de câncer, os membros familiares poderão se unir e se aproximar, mas em alguns casos o paciente se sentirá abandonado, por causa do distanciamento da família. A maneira como a família enfrentará a doença está relacionada com a sua história de vida, com a maneira como vivenciou experiências e conflitos anteriores.

O diagnóstico de câncer é representado como algo negativo, traumatizante, que remete ao medo da morte, levando ao sofrimento do paciente e do familiar. Porém, as famílias que possuem maior capacidade de resolução de conflitos e facilidade de comunicação terão maior capacidade de reorganização e enfrentarão com maior facilidade esse momento de angústia, podendo também proporcionar ao paciente maior confiança, conforto e amparo.

❯ Intervenção Grupal com Familiares de Pacientes Hospitalizados

Cuidar de pessoas internadas ou acometidas por uma doença crônica e acompanhá-las é uma situação em que, frequentemente, está presente estresse físico e emocional.

Muitos pacientes internados requerem a presença constante e/ou obrigatória de acompanhantes, que em geral permanecem longos períodos no hospital, submetidos a condições desconfortáveis tanto no plano material quanto no plano emocional, tendo seu cotidiano e sua qualidade de vida comprometidos pela hospitalização.

A proposta de intervenção psicossocial grupal com acompanhantes acontece a partir das necessidades levantadas pelo Serviço de Atenção Psicossocial (SAPIS) do Hospital São Paulo, que visa incrementar a qualidade assistencial de modo a propiciar intervenções que favoreçam *insights* e que possam ressignificar de maneira positiva a experiência do desamparo, da solidão, dos medos e das angústias em busca de maneiras positivas de enfrentamento.

As atividades grupais têm como finalidade criar um espaço no qual os acompanhantes/familiares possam falar de suas vivências relacionadas ao adoecimento e à hospitalização.

Trata-se de intervenções com familiares/cuidadores que podem ser realizadas sob a coordenação do profissional de saúde mental em conjunto com outros elementos da equipe multiprofissional, como enfermeiros, médicos, fisioterapeutas, entre outros.

É um campo de reflexão e de troca de experiências com outros acompanhantes e equipe, acerca dos fatores estressores relacionados aos diferentes momentos do processo do adoecer e suas repercussões psicológicas e sociais para as suas vidas dentro e fora do hospital.

A intervenção grupal tem também como objetivo auxiliar os acompanhantes a ocuparem um lugar ativo de participação no cuidado de si e do paciente, assim como facilitar a comunicação entre equipe, família e paciente.

Nesses encontros, são oferecidas atividades que promovem discussões de cunho existencial, sobre valores, aspirações pessoais, mudanças, tempo, ritual, crenças, relacionamento interpessoal e o cuidado de si.

As metas são atingidas com atividades terapêuticas grupais e dinâmicas de grupo, técnicas de sensibilização e técnicas de solução de problemas.

As questões mais frequentes que surgem são temas ligados à morte, em que os familiares explanam o medo diante da doença e da gravidade, pois vivenciam a possibilidade de perda do ente querido.

É marcante o conflito entre esperança e aceitação da realidade, pela incerteza sobre se há algo ainda por ser feito pelo paciente. A angústia de não controlar os sintomas do paciente é frequente entre os familiares.

Com o adoecimento de um dos membros, os familiares ficam em contato direto com os hospitais e internações, esquecendo-se de si, e totalmente voltados ao paciente. Com isso, mostram-se ansiosos e sobrecarregados, fato que faz com que muitos cuidadores adoeçam física e emocionalmente durante o processo de doença do familiar.

A perda de autonomia do paciente em muitos casos faz com que ele se comporte de maneira infantilizada e regredida, tornando-se dependente de um cuidador.

Familiares cuidadores, frequentemente, relatam a necessidade de adaptação diante de uma doença crônica e a dificuldade na comunicação de más notícias, demonstrando a necessidade de apoio constante dos profissionais de saúde.

Assim, o grupo pode ser um espaço no qual os profissionais de saúde podem ser esclarecedores do prognóstico, possibilitando que a família expresse suas angústias, podendo facilitar a comunicação e as tomadas de decisões de ambos (paciente e família), e no qual os familiares se sintam acolhidos pela equipe.

Intervenções grupais podem ser uma estratégia de ação importante no sentido de possibilitar o acolhimento e a reflexão de que, mesmo diante da dor e do sofrimento, é possível haver mudanças e readaptações, com novos sentidos para a vida.

➤ Considerações Finais

A contribuição da psicologia como suporte e apoio ao paciente, à família e à equipe multidisciplinar tem como finalidade contribuir para o entendimento das possíveis causas dos fatores estressantes que envolvem o processo do adoecer.

A ação psicoterapêutica, individual e ou grupal, com paciente e a família, possibilitará que os envolvidos elaborem e ressignifiquem a realidade do adoecimento, antes e durante o diagnóstico, na progressão da doença e na possibilidade de enfrentamento da morte, potencializando capacidades para que eles possam desenvolver estratégias de enfrentamentos mais positivas para tais situações. Cabe, também, oferecer subsídios de capacitação para a equipe multiprofissional lidar com esses comportamentos advindos de tais circunstâncias, visto que ela pode oferecer ajuda nas angústias, estresse e demais situações de crise que possam interferir no trabalho da equipe com o paciente.

O profissional de saúde mental deve ajudar a equipe diante de situações de difícil manejo, assim como favorecer condições de enfrentamento para que as situações de estresse vividos na área do cuidado em saúde não interfiram na saúde emocional do profissional.

Pacientes oncológicos são doentes crônicos e que enfrentam uma gravidade e prognóstico reservado. O benefício do apoio psicológico no contexto multidisciplinar tem se mostrado efetivo na prática hospitalar.

➤ Referências

1. Barros CG, Cypriano AS. Humanização como um indicador de qualidade. In: Knobel E, Andreolli PBA, Erlichman MR. Psicologia e humanização: assistência aos pacientes graves. São Paulo: Atheneu, 2008.

2. Carvalho CSU. A necessária atenção à família do paciente oncológico. Rev Bras Cancerol. 2008;54(1):87-96.

3. Citero VA, Andreolli SB, Martins LAN, et al. Consultation-liaison psychiatry and oncology: a review. Psiquiatria na Prática Médica. 2001;34(4).

4. Dal-Fabbro AL. Adherence to long term therapies: evidence for action. World Health Organiza tion. Geneva: World Health Organization, 2003.

5. De Marco MA (Org.). A face humana da medicina: do modelo bioético ao modelo biopsicossocial. São Paulo: Casa do Psicólogo, 2003.

6. Gimenes MG. A pesquisa do enfrentamento na prática psico-oncológica. In: Carvalho MMJ (Org.). Psico-oncologia no Brasil: resgatando o viver psico-oncologia. São Paulo: Summus, 1998. p. 232-46.

7. Instituto Nacional Câncer (Inca). Estimativa 2010: incidência do câncer no Brasil. Rio de Janeiro, 2010.

8. Mello JF, Burd M. Doença e família. São Paulo: Casa do Psicólogo, 2006.

9. Mioto RCT. Família e serviço social: contribuições para o debate. Revista Serviço Social e Sociedade; 1997.

10. Nogueira-Martins MCF, Macedo PCM. Programa de Humanização da Assistência em Hospitais. In: Knobel E, Andreolli PBA, Erlichman MR. Psicologia e Humanização: assistência aos pacientes graves. São Paulo: Atheneu, 2008.

11. Peçanha DLN. Câncer: recursos de enfrentamento na trajetória da doença. In: Carvalho VA, Franco MH, Kóvacs, MJ, et al. (Org.). Temas em psico-oncologia. São Paulo: Summus, 2008.

12. Pinto RN. A comunicação do diagnóstico em pacientes com câncer [tese]. São Paulo: Universidade Federal de São Paulo, 2001.

13. Inaba LC, Silva MJ, Telles SCR. Paciente crítico e comunicação: visão de familiares sobre a sua adequação pela equipe de enfermagem. Rev Esc Enferm USP. 2005;39(4).

14. Silva CN. Como o câncer (des)estrutura a família. São Paulo: Annablume, 2002.

15. Tavares JSC. Metáforas e significados do câncer de mama na perspectiva de cinco famílias afetadas. Cad Saúde Pública, 2005.

16. Tofani ACA, Vaz CE. Câncer de próstata, sentimento de impotência e fracassos ante os cartões IV e VI do Rorschach. Interam J Psychol. 2007;41(2):197-204.

17. Yamagushi N. O câncer na visão da oncologia. In: Carvalho MM (Org.). Introdução à psiconcologia. Campinas, SP: Psy, 1994.

18. Zago MMF, Casagrande LDR. A comunicação do enfermeiro cirúrgico na orientação do pacien te: a influência cultural. Rev Lat Am Enferm. 1997.

31

Fisioterapia: Abordagens no Atendimento ao Paciente Oncológico

Jaqueline Munaretto Timm Baiocchi

➤ Fisioterapia nas Disfunções Causadas pela Quimioterapia, Hormonoterapia e Radioterapia

A neurotoxicidade ao tratamento quimioterápico é um evento que merece especial atenção no manejo clínico do paciente com câncer, pois pode provocar atrasos, redução de dose ou mesmo a interrupção do tratamento oncológico; e as sequelas ou disfunções podem acarretar grande queda na qualidade de vida do paciente. Os sinais e sintomas dependerão do tipo e dose de quimioterápico administrado. Já na hormonoterapia, os efeitos observados serão os decorrentes da privação do hormônio no corpo do paciente. Todos os sintomas da menopausa e andropausa, como fogachos, alterações tegumentares, atrofia de mucosas, diminuição da autoestima e libido, artralgia, fenômenos tromboembólicos, osteopenias e osteoartrose são comuns. O tratamento fisioterapêutico deverá ser voltado para a sintomatologia apresentada pelo paciente uma vez que a maioria dos sintomas só cessarão com o fim do tratamento oncológico. Os pacientes poderão beneficiar-se da acupuntura, eletroterapia, termoterapia, massoterapia, alongamentos e treino muscular.

Neuropatia Periférica Induzida pela Quimioterapia

A neuropatia periférica induzida pela quimioterapia (NPIQ) é uma condição definida pela degeneração ou disfunção dos nervos periféricos em seu trajeto da medula espinhal até a periferia, podendo ocasionar alterações motoras, sensitivas ou autonômicas. Os sintomas são caracterizados por formigamento, adormecimento, dor nas mãos e nos pés, alterações motoras finas, dificuldade de andar, mialgias e artralgias transitórias. Alguns pacientes podem, também, apresentar alterações na propriocepção com risco aumentado de quedas. Os reflexos profundos costumam estar diminuídos ou abolidos.

A prevalência de neuropatia induzida por quimioterapia é de 68% quando medida no primeiro mês após a quimioterapia; e 30,0% aos 6 meses ou mais.

Ainda não existe um método padrão-ouro para a avaliação da NPIQ. A eletroneuromiografia e outros estudos de condução nervosa são métodos quantitativos objetivos, porém o diagnóstico é realizado através da anamnese e exame físico.

Também não existe nenhum consenso para a conduta fisioterapêutica no caso de NPIQ. O uso de eletroterapia tem sido preconizado por alguns autores. O uso do TENS VIF tem se mostrado uma boa opção. Existem equipamentos disponíveis que já vem com a meia ou chinelo acoplado ao aparelho de eletroterapia. O uso de laserterapia de baixa potência (660-904 nm) pode ser associado para estimulação de reparo tecidual, regeneração nervosa e analgesia (Figura 31.1).

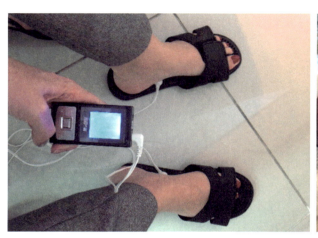
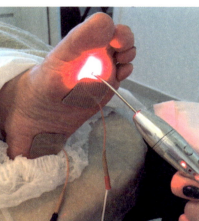

Figura 31.1. Uso de eletroterapia e laserterapia na NPIQ.
Fonte: acervo da Autora.

Síndrome da Fadiga Oncológica

De acordo com o Instituto Nacional de Câncer dos Estados Unidos, 72% a 95% dos pacientes tratamento oncológico apresentam aumento nos níveis de fadiga resultando em diminuição significativa na capacidade funcional levando-os a uma perda muito grande da qualidade de vida.

A fadiga oncológica trata-se de uma condição de origem multifatorial e sua fisiopatologia ainda não é de todo conhecida. A fadiga do doente com câncer, geralmente, é crônica e o estresse prolongado e as metástases podem ser a principal causa. As modificações metabólicas, a depressão psicológica e a diminuição no apetite são fatores que levam os pacientes a iniciarem um ciclo vicioso de perda de massa muscular, diminuição nos níveis de atividade física, resultando em um estado de astenia.

A fadiga interfere na capacidade de realizar atividades de vida diária como tomar banho, vestir-se, limpar a casa, fazer compras, subir escadas e nas atividades de trabalho normais, alterando a capacidade de concentração, a relação com outros e o humor.

O tratamento da fadiga oncológica tem por objetivo melhorar a capacidade cardiovascular, diminuir a gordura corporal em excesso, aumentar a resistência muscular, a força e a flexibilidade.

O manejo da fadiga oncológica compreende ações que visam manter ou aumentar os níveis de energia dos pacientes. Estratégias como a organização do sono, realização de exercícios, técnicas de relaxamento, boa alimentação e atividades de lazer devem ser instituídos.

A programação fisioterapêutica deve ser personalizada e norteada pela avaliação inicial. A recomendação de tratamento preconizado atualmente é o *guideline* da ASCO (American Society of Clinical Oncology) sobre fadiga em pacientes oncológicos publicado em 2014 e as diretrizes da

Associação Brasileira de Medicina Física e Reabilitação e da Sociedade Brasileira de Ortopedia e Traumatologia, publicada em 2012.

Os protocolos descritos incluem exercícios supervisionados alternando alta intensidade, treinamento cardiovascular e trabalho de resistência, com baixa intensidade, relaxamento e massagem, completando nove horas por semana, por pelo menos seis semanas. O treino de alta intensidade deve ser realizado três vezes por semana, sendo, trinta minutos de aquecimento, quarenta e cinco minutos de treino resistido e quinze minutos de treino cardiovascular alternados com exercícios de baixa intensidade, duas vezes por semana com trinta minutos de relaxamento, exercícios de consciência corporal e trinta minutos de massagem.

Como estratégia de exercício domiciliar, o paciente deverá ser encorajado sempre que possível realizar caminhadas de baixa a moderada intensidade.

Existem ainda evidências científicas mostrando que abordagens alternativas como ioga, acupuntura, massagem, musicoterapia, relaxamento e *reiki* podem reduzir a fadiga em sobreviventes de câncer.

Fisioterapia nas Disfunções Causadas pela Radioterapia

O objetivo da radioterapia moderna é alcançar uma resposta terapêutica favorável, levando as células malignas à falência reprodutiva e induzindo a apoptose ao mesmo tempo em que são preservados, ao máximo, os tecidos normais. Apesar dos avanços, os efeitos adversos ainda são observados durante e após o tratamento radioterápico.

A pele é o primeiro tecido a manifestar as reações adversas à radiação ionizante. A toxicidade imposta pelo tratamento está diretamente relacionada ao dano celular dos tecidos normais e pode manifestar-se até anos após o término da radioterapia.

As radiodermatites ou radiodermites, seguida da síndrome da fibrose radioinduzida são os efeitos mais comuns e podem ter intervenção direta do fisioterapeuta. Elas serão melhor detalhadas a seguir.

Radiodermites

A radiodermite, também denominada como radiodermatite, é uma lesão cutânea, aguda e localizada resultante do excesso de exposição à radiação ionizante e é considerada uma queimadura complexa. Desenvolve-se em poucos dias ou até semanas após a irradiação e assemelham-se a queimaduras, apresentando quadro de hiperemia, formação bolhosa, áreas de despigmentação e hiperpigmentação e, por último, necrose.

A intensidade das lesões causadas pela toxicidade cutânea da radiação está na dependência do volume tecidual irradiado, da dose por fração, da dose total, do esquema de fracionamento de dose, da distribuição de dose no tecido a ser irradiado e de alguns fatores individuais de sensibilidade, como patologias concomitantes, fumo, alcoolismo e volume corporal do paciente. A prevenção e tratamento da radiodermite deverá ser feito em conjunto com o médico e a equipe de enfermagem.

A fisioterapia dispõe de recursos valiosos no manejo das queimaduras da radioterapia.

A literatura traz o uso do equipamento de alta frequência que tem função vasodilatadora, sedante e antisséptica e a fotobiomodulação de baixa potência (660 nm) com doses de 2 a 4 joules/cm² por ponto, a serem aplicados sobre a região irradiada. Estudos recentes têm apontado que o uso do laser e do LED tratam e previnem as radiodermites.

O fisioterapeuta deve estar atento, pois muitas vezes os pacientes em vigência de radioterapia estão realizando exercícios e drenagem linfática. Desse modo, cremes tópicos que contenham metais, minerais ou derivados de petróleo devem ser proibidos pois aumentam a absorção da

PARTE VI | TERAPIAS DE APOIO E EQUIPE MULTIDISCIPLINAR

dose de radiação na pele piorando a radiodermite. Já existem cosméticos e cremes específicos para uso durante a radioterapia.

Síndrome da Fibrose Radioinduzida

A radioterapia causa uma obliteração da microcirculação tecidual, propiciando lesões inflamatórias na pele que podem ser substituídas por tecido fibroso através do processo de reparo tecidual. Esse processo acarreta má nutrição tecidual, com prejuízo na elasticidade e contratilidade tecidual e muscular, levando a retrações teciduais e encurtamentos musculares muitas vezes severos. Podem afetar nervos, músculos, tendões, ligamentos, pele, ossos e tecido linfático. Esse processo todo pode levar de 6 meses a 2 anos.

As principais sequelas associadas a fibrose são: as cicatrizes hipertróficas, rigidez articular, contraturas de tecidos moles e/ou articulares, aderência dos tecidos vizinhos, retração e contratura do tecido cicatricial, amplitude de movimento diminuída, áreas avermelhadas e elevadas e desconforto da pele esticada, isso deve-se à tendência do colágeno de se contrair e de reter seu menor comprimento possível.

O tratamento das fibroses radio induzidas são feitos através de técnicas de alongamento muscular passivo, ativoassistido e ativos, buscando ganho de amplitude de movimento e de massoterapia com manobras desfibrosantes. O uso de endermoterapia/vacuoterapia com baixas pressões de sucção podem ser utilizado como coadjuvante à massoterapia. Tensões mecânicas aplicadas ao tecido em cicatrização promovem uma organização dos feixes de colágeno de uma maneira mais natural, com mais elasticidade que quando não aplicada tensão, nesse pensamento o uso de bandagens funcionais ou *kinesio taping* podem apresentar bons resultados.

Estudos mostram que a laserterapia de baixa potência e eletroterapia podem ser associados ao tratamento da fibrose pois abreviam a fase inflamatória e favorecerem a cicatrização e atuam sobre a fase de remodelação tecidual, propiciando aumento de qualidade do tecido após a cicatrização.

➤ Fisioterapia no Câncer de Cabeça e Pescoço

A maioria das sequelas em tumores de cabeça e pescoço decorre do procedimento cirúrgico de esvaziamento cervical. Além das estruturas linfáticas, são removidas também outras estruturas anatômicas, como o músculo esternocleidomastóideo, a veia jugular interna, o nervo espinhal acessório, o plexo cervical superficial e a glândula submandibular.

A face pode ser amplamente acometida no pós-operatório de cirurgias de cabeça e pescoço, devendo ser motivo de atenção pela deformidade que traduz, tanto do ponto de vista físico quanto psicológico. Algumas disfunções, como edema, alterações de sensibilidade e da mímica facial, instalam-se imediatamente no pós-operatório de cirurgias de cabeça e pescoço, podendo evoluir indesejavelmente quando não tratadas.

O edema no pós-operatório de cabeça e pescoço é consequência da obstrução linfática e venosa devido à ligadura de seus vasos no transcurso da cirurgia, ou da compressão mecânica produzida por hematomas. O edema poderá tornar-se localizado e organizado, propiciando o aparecimento de tecido fibroso. Poderá aparecer linfedema se forem retiradas as cadeias ganglionares ou se houver lesão linfática pela radioterapia. A radiação ionizante sobre os tecidos da região da cabeça e pescoço também podem causar reações adversas como: mucosite, radiodermite, xerostomia, fibrose e trismo. A seguir será abordado as principais disfunções.

Paralisia Facial

É decorrente da lesão do nervo facial. Depois da lesão nervosa diferentes manifestações podem ocorrer e dois momentos podem ser identificados:

- Fase flácida: pouco ou nenhum movimento é observado.
- Fase das sequelas: após a reinervação, aparecem movimento secundários associados (sincinesias) ou hipertonia.

Avaliação fisioterapêutica tem como objetivo identificar a musculatura envolvida. Além da observação das estruturas no repouso, identifica-se a posição da pálpebra inferior, a continuidade de rugas na testa, o desvio de filtro labial, o apagamento da rima nasolabial, queda de asa nasal e comissura labial, bem como os movimentos envolvidos na avaliação, a saber: elevação e contração da testa, fechamento natural e forçado dos olhos, elevação do nariz, protrusão e retração labial, competência para o fechamento labial e de sucção. Outras queixas associadas à paralisia facial são: ardor do olho, lacrimejamento ou a sua ausência, otalgia, rima labial desviada impossibilitando sugar no canudo ou manter o alimento na boca.

A fisioterapia dispõe de recursos para intervir com o objetivo principal de restabelecer a função e o trofismo muscular.

Os principais procedimentos utilizados no tratamento fisioterapêutico da paralisia facial consistem em massoterapia de relaxamento na hemiface não comprometida, manobras de estimulação na hemiface paralisada, crioterapia cinesioterapia (exercícios), massagem endobucal e eletroterapia.

Na fase flácida, é indicado a aplicação de *kinesio taping* ou esparadrapo antialérgico para permitir uma melhor oclusão do olho e auxiliar na queda da rima labial.

Trismo

Trismo é definido como abertura bucal menor ou igual a 35 mm, independente da condição dentária e do gênero.

A musculatura mastigatória quando afetada pela radioterapia reage inicialmente através de uma proliferação anormal de fibroblastos que acentuam a síntese de colágeno levando a formação de tecido fibroso espesso, que limita a mobilidade mandibular. O surgimento de trismo aumenta proporcionalmente ao aumento da dosagem de irradiação tendo pico de incidência entre 6 e 9 meses e após o término do tratamento radioterápico.

A mensuração da abertura bucal pode ser realizada com régua milimétrica, paquímetro ou com os próprios dedos do paciente, onde pela simetria corporal 3 dedos significaria uma abertura bucal funcional (Figura 31.2).

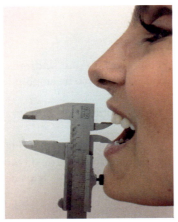
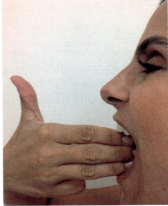

Figura 31.2. Avaliação da abertura de boca com paquímetro e manual.

O tratamento fisioterapêutico do trismo inclui técnicas de massoterapia, alongamentos passivos e ativos, movimentos da articulação temporomandibular (ATM) e uso de dispositivos terapêuticos com o objetivo de liberar aderências e aumentar a amplitude de movimento.

Os dispositivos mais comumente utilizados são:

- Abaixadores de língua: as espátulas de madeira são empilhadas e inseridas entre os dentes nas laterais da boca do paciente, abaixadores adicionais são então introduzidos para o meio da pilha forçando a abertura da boca (Figura 31.3).
- *Therabite Jaw Motion Rehabilitation System*™: é um dispositivo de plástico que é colocado na boca e atua com a aplicação de força manual através de alavancas de plástico. A força de abertura é proporcional ao quão rígidas as alavancas do dispositivo são apertadas (Figura 31.4).
- *Pat-bite*: dispositivo criado com uma seringa e abaixadores para fazer alavanca de abertura da boca.

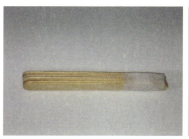 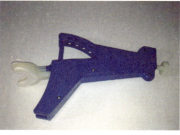 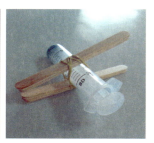

Figura 31.3. Abaixadores de língua, Therabite e Pat-bite.
Fonte: acervo da Autora.

Hipossalivação ou Xerostomia

Hipossalivação é redução do fluxo salivar. A partir da segunda semana de tratamento radioterápico, os pacientes já podem apresentar hipossalivação, interferindo na mastigação, deglutição e fala.

A fisioterapia utiliza a eletroestimulação, a fotobiomodulação e acupuntura para aumentar o fluxo salivar. Esses recursos são aplicados diretamente sobre as glândulas salivares e região de parótidas.

Lesão do Nervo Espinhal Acessório

Essa disfunção é conhecida como "síndrome do ombro caído" ou "síndrome do ombro doloroso" e consiste em dor e queda do ombro, escápula alada, restrição na amplitude de movimento, principalmente da abdução ativa de ombro.

A Síndrome do Ombro Caído resulta da lesão nervo espinhal acessório levando à atrofia do músculo trapézio.

A avaliação é baseada na inspeção postural e nos testes de força muscular (Figura 31.5 e 31.6).

A fisioterapia trabalha os grupos musculares que garantem a simetria da movimentação dos ombros e dos membros superiores, por meio de um programa de exercícios de fortalecimento, exercícios posturais corretivos e alongamentos.

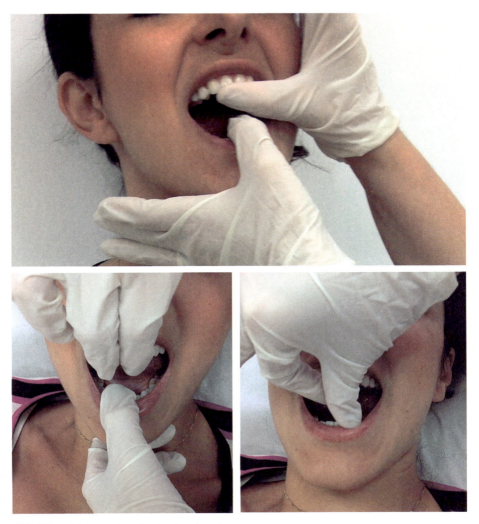

Figura 31.4. Exercícios passivos de abertura bucal.
Fonte: acervo da Autora.

➤ Fisioterapia no Câncer de Mama

A fisioterapia desempenha um papel imprescindível na abordagem das pacientes mastectomizadas. Independentemente do tipo de cirurgia de mama, a fisioterapia precoce tem como objetivos prevenir complicações, promover adequada recuperação funcional e, consequentemente, propiciar melhor qualidade de vida às mulheres submetidas à cirurgia para tratamento de câncer de mama. O programa de fisioterapia deve ser realizado em todas as fases do câncer da mama: pré-tratamento (diagnóstico e avaliação); durante o tratamento (quimioterapia, radioterapia, cirurgia e hormonoterapia); após o tratamento (período de seguimento) e na recidiva da doença.

PARTE VI | TERAPIAS DE APOIO E EQUIPE MULTIDISCIPLINAR

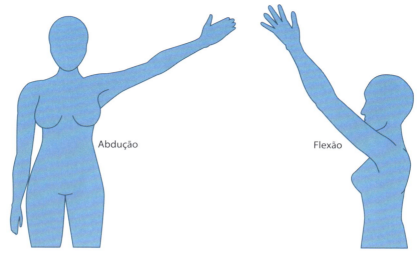

Figura 31.5. Teste de abdução e flexão de ombro.
Fonte: acervo da Autora.

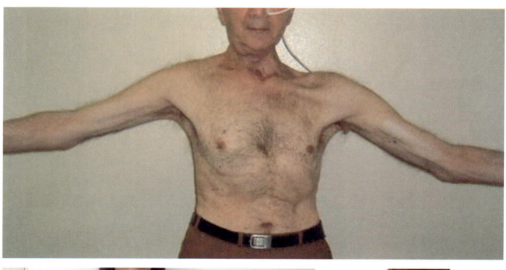

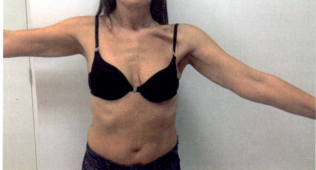
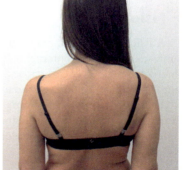

Figura 31.6. Presença de ombro caído e alteração postural.
Fonte: acervo da Autora.

A cirurgia do câncer de mama pode acarretar inúmeras consequências físicas e emocionais à paciente. A saber: dor, seroma, necrose de tecido, deiscência de feridas, paresia, parestesias, infecções, complicações respiratórias e circulatórias e problemas de cicatrização e outras que podem advir no pós-operatório tardio, como disfunção do ombro e cintura escapular, retrações e aderências, linfedema, síndromes nervosas, dor persistente, mama fantasma e alterações posturais. A fisioterapia assume um papel fundamental na prevenção, diminuição e resolução dessas complicações.

O medo de movimentar o membro e a inatividade no pós-operatório levam ao comprometimento gradual da força muscular e da flexibilidade com prejuízo da amplitude de movimento. A restrição prolongada de movimentos e o encurtamento muscular aumentam o risco de desenvolver problemas mais sérios no ombro, como capsulite adesiva ou síndrome do impacto.

Fisioterapia no Pós-Operatório de Câncer de Mama

O pós-operatório imediato é o período logo após o término da cirurgia, nessa fase objetiva-se identificar alterações neurológicas ocorridas durante o ato operatório, presença de sintomatologias álgicas, edema precoce e alterações na dinâmica respiratória.

Alguns estudos liberam a amplitude total no limite da dor da paciente e defendem o retorno precoce das atividades. A liberação da movimentação do braço acima de 90° não prejudica a cicatrização, não aumenta o risco para o desenvolvimento do linfedema e nem de deiscências.

A fisioterapia pós-mastectomia é baseada na cinesioterapia, com alongamentos e movimentos livres e de fortalecimento muscular. Existem inúmeros estudos científicos que mostram possibilidades e protocolos de reabilitação dos movimentos do ombro e melhora da postura. Muitos serviços contam com manuais de exercícios para serem realizados em domicílio. Terapia em grupos são bastante motivadoras e de grande valia (Figura 31.7).

Fisioterapia na Reconstrução de Mama

Em cirurgias reparadoras com colocação de próteses de silicone ou expansores, o músculo peitoral pode evoluir com perda de força muscular, devido a lesão direta do músculo ou do nervo durante a cirurgia e ainda a sua possível desinserção no ato cirúrgico. O mesmo pode acontecer com músculo reto abdominal ou grande dorsal. Não existem diretrizes para atuação da fisioterapia na reconstrução de mama. Para as pacientes submetidas à reconstrução com retalho miocutâneo do músculo reto abdominal, o posicionamento no leito deverá ser com cabeceira elevada e semiflexão de joelhos.

Geralmente não é liberado flexão e abdução de ombro acima de 90 graus nos primeiros 30 dias, para evitar deiscência, seroma e deslocamento da prótese. Os cuidados pós operatórios são os mesmos descritos na atuação fisioterapêutica na mastectomia.

No retalho miocutâneo com reto abdominal, as pacientes são orientadas a não realizar contração abdominal para prevenir formação de hérnia incisional. Os déficits são menos observados no retalho grande dorsal que no reto abdominal Exercícios isométricos assim como drenagem linfática manual são permitidos.

O fisioterapeuta deve monitorizar constantemente o retalho afim de identificar necrose tecidual, que é uma das complicações mais frequente nas reconstruções de mama (Figura 31.8).

Manual de exercícios pós-câncer de mama
Realizar 10 vezes cada exercício

Após a cirurgia do câncer de mama, algumas complicações como dor, dificuldades para movimentação, inchaços e alteração da sensibilidade podem surgir no braço do lado em que foi operada a mama. A fisioterapia, quando iniciada precocemente, desempenha um papel importante na prevenção dessas complicações, favorecendo o retorno às atividades de vida diária e melhorando a sua qualidade de vida.

Pensando em você, o Oncofisio criou com muito carinho esse manual de exercícios pós cirurgia do câncer de mama. Os exercícios devem ser iniciados após o fechamento dos pontos ou de acordo com a orientação do seu médico e/ou fisioterapeuta. O ideal é fazê-los 3 vezes ao dia, lentamente e dentro do seu limite começando pelos exercícios sem carga e com o passar do tempo ir progredindo para os exercícios com carga. No início pode ser mais difícil, mas a medida que você for fazendo irá notar melhora no alongamento, força e mobilidade do braço.

Não faça movimentos bruscos e rápidos e no caso de dúvidas procure sempre um fisioterapeuta!

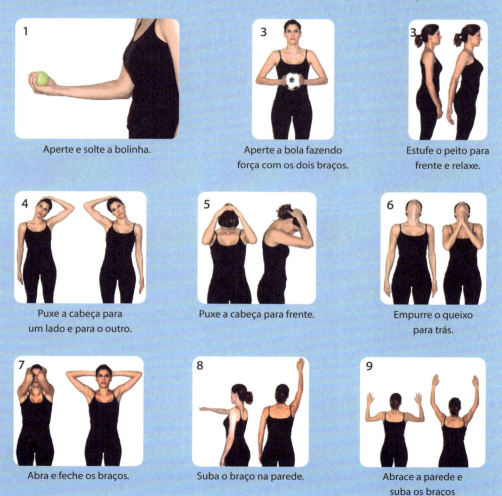

1. Aperte e solte a bolinha.
3. Aperte a bola fazendo força com os dois braços.
3. Estufe o peito para frente e relaxe.
4. Puxe a cabeça para um lado e para o outro.
5. Puxe a cabeça para frente.
6. Empurre o queixo para trás.
7. Abra e feche os braços.
8. Suba o braço na parede.
9. Abrace a parede e suba os braços

Figura 31.7. Cartilha de fisioterapia para pacientes mastectomizadas. (*Continua*)

31 | FISIOTERAPIA: ABORDAGENS NO ATENDIMENTO AO PACIENTE ONCOLÓGICO

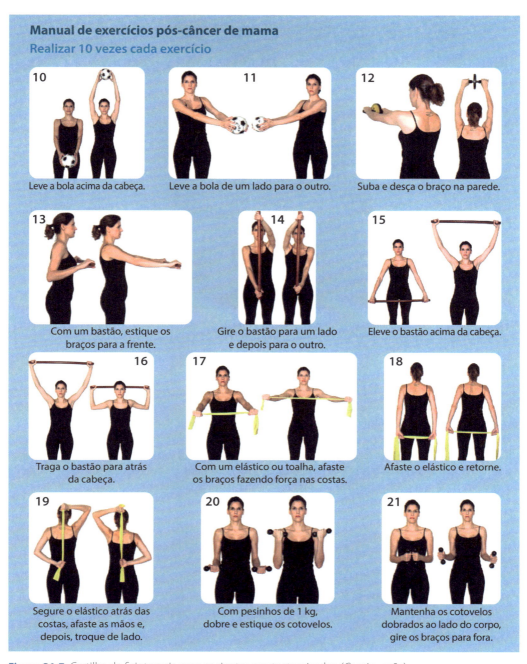

Figura 31.7. Cartilha de fisioterapia para pacientes mastectomizadas. (*Continuação*)

Fonte: Adaptada do Manual do Exercícios Pós-Câncer de Mama do Instituto Oncofisio.

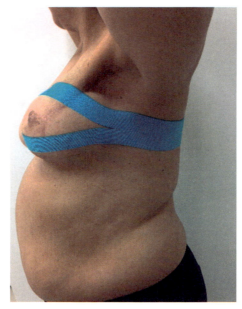

Figura 31.8. Aplicação de *kinesio taping* no pós-operatório de mastectomia.
Fonte: acervo da Autora.

Fisioterapia na Adenomastectomia Profilática

Mulheres com mutações do BRCA1 apresentam 87% de chance de desenvolver carcinoma de mama e 40% a 60% de chance de desenvolver um carcinoma de ovário durante toda a vida e 65% de chance de desenvolver um segundo carcinoma mamário se viverem até 70 anos.

Já as mulheres com mutação em BRCA2 possuem cerca de 85% de chance de desenvolverem um carcinoma de mama durante sua vida. Diante desse quadro a estratégia para redução do risco é adotar a mastectomia redutora de risco/mastectomia profilática, com redução de risco acima de 90%. A cirurgia pode ser feita bilateralmente em quem ainda não teve câncer de mama, ou pode ser feita na outra mama, para quem já teve um câncer de mama. O implante mamário é sempre colocado por debaixo do músculo peitoral.

As principais complicações desse procedimento são deiscências, seroma, alterações na cápsula e necrose do mamilo. A necrose do mamilo é a mais temida complicação e sua incidência varia 2 a 20%.

A atuação do fisioterapeuta é pautada nos cuidados com as cicatrizes, monitorização da necrose do complexo areolopapilar, drenagem linfática manual para redução de edema, terapias manipulativas e massoterapia para prevenção da contratura capsular, aderências e fibroses (Figura 31.9).

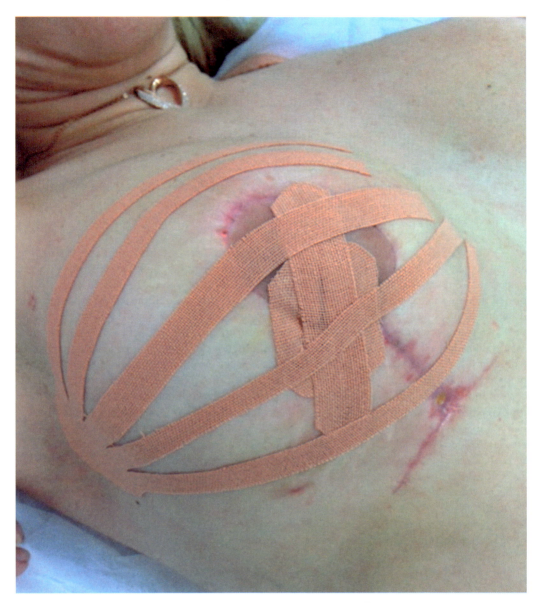

Figura 31.9. Aplicação de *kinesio taping* para drenagem da mama e para fechamento de deiscência.
Fonte: acervo da Autora.

Fortalecimento Muscular Pós-Mastectomia

Atualmente, crescem as evidências de que exercícios de fortalecimento para membros superiores devam integrar o tratamento de pacientes com câncer de mama. Ao contrário do que se acreditava anteriormente, tais exercícios não aumentam o risco de surgimento do linfedema nem de deiscências.

PARTE VI | TERAPIAS DE APOIO E EQUIPE MULTIDISCIPLINAR

Os exercícios para ganho de força muscular podem ser inseridos após 30 dias da cirurgia e necessitam abranger todos os movimentos de cintura escapular e membro superior. Toda a musculatura de membro superior deve ser treinada, porém, é imprescindível que seja feito o treinamento muscular de adutores, rotadores internos e flexores de ombro, pois são os músculos mais afetados.

Mulheres operadas por câncer de mama que não realizam treino específico de força, podem apresentar déficit de força muscular até 15 ou 24 meses de pós-operatório, trazendo sérios prejuízos em suas atividades de vida diária e na qualidade de vida.

Lesões Nervosas e Síndrome Dolorosa Pós-Mastectomia (SDPM)

Caracteriza-se por dor crônica que se inicia após a cirurgia de mama, localizada na face anterior do tórax, axila e/ou na face interna superior do braço e que persiste por período superior a três meses após a operação. A queixa dolorosa pode ter início em horas após a lesão do nervo, semanas ou meses após o procedimento cirúrgico.

A etiopatogenia da SDPM ainda não está clara e acredita-se ser multifatorial, destacando-se, em particular, a lesão de nervos durante o procedimento cirúrgico ou envolvimento do nervo pelo tecido em cicatrização ou pela presença de hematomas. A abdução passiva excessiva no posicionamento intraoperatório pode ser um dos fatores. O contato direto da porção interna do dreno no tórax pode fazer lesões repetitivas no nervo.

Existem subtipos de dor neuropática resultantes dos procedimentos cirúrgicos para tratamento do câncer de mama: a dor da mama fantasma, a dor decorrente da presença de neuroma, a dor por lesão dos nervos. Os nervos, frequentemente comprometidos, são os que se distribuem na parede torácica: o toracodorsal, o peitoral medial, o peitoral lateral, o torácico longo, o intercostobraquial, sendo a lesão desse nervo a principal lesão nervosa detectada na SDPM.

O quadro clínico da SDPM está na dependência do nervo lesado. Quando a lesão é dos nervos peitoral medial e peitoral lateral ocorre paralisia do músculo peitoral maior e consequentemente atrofia da parede anterior do tórax. A lesão do nervo torácico longo acarreta paralisia do músculo serrátil anterior, sendo, nesse caso, relatada pela paciente dor no ombro em repouso e identificada ao exame físico presença de escápula alada. Havendo lesão do nervo toracodorsal, o músculo grande dorsal sofrerá paralisia, resultando em fraqueza para aduzir e realizar rotação interna no ombro.

A dor ou presença de mama fantasma são sintomas que a paciente refere sentir no local onde foi retirada a mama. É comum sentir a presença da mama como se ainda estivesse ali e isso pode se apresentar de diversas maneiras, tais como ardor, aperto, compressão ou até mesmo uma dor intensa e frequente. Quando ocorre perda da inervação sensorial, as informações sensoriais periféricas se tornam inteiramente ausentes, fazendo com que neurônios no sistema nervoso central, que até então recebiam informações daquela parte do corpo, se tornem anormalmente hiperativos. Na dor do membro fantasma, a ausência dessas informações sensoriais faz com que neurônios nas vias nociceptivas se tornem excessivamente ativos.

Muitos estímulos internos e externos modulam a dor fantasma, tais como a atenção, emoção, toque na cicatriz ou pressão, mudança de temperatura, reflexos autônomos, dor de outra origem e colocação de uma prótese. E outros fatores que aliviam a dor, como o descanso, distração, uso de uma prótese externa, compressão, percussão ou massagem na região. Isso prova que a experiência de dor fantasma é resultado não de um único evento, mas da interação de vários efeitos neuronais (Figura 31.10 e 31.11).

O tratamento dessas síndromes é baseado no manuseio farmacológico e no tratamento dos aspectos físico, psicológico e comportamental do paciente. Na fisioterapia, utilizamos eletroterapia, acupuntura, técnicas de massagem e dessensibilização da região com diferentes texturas e temperaturas.

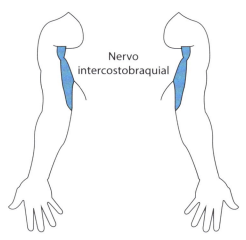

Figura 31.10. Região lateral do braço afetada após manipulação do nervo intercostobraquial.
Fonte: acervo da Autora.

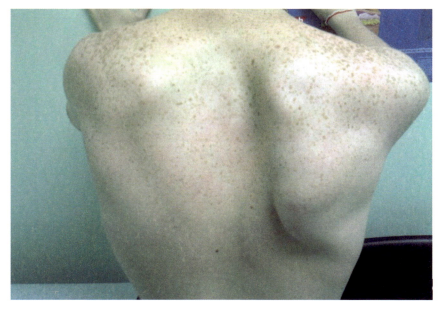

Figura 31.11. Presença de escápula alada à direita pela lesão do nervo torácico longo.
Fonte: acervo da Autora.

Seroma

Seroma é a mistura de plasma com líquido linfático e pode aparecer no espaço morto abaixo da mastectomia e da linfonodectomia.

A literatura é controversa em relação à movimentação precoce do ombro e à formação de seroma. Alguns autores concluem que a movimentação livre do ombro homolateral a cirurgia não favorece a formação de seroma. Outros artigos trazem que a imobilização total do braço do lado operado diminui a incidência de linfocele e seroma, porém, aumenta o aparecimento de retrações e disfunções de ombro. A maioria dos autores concorda em liberar uma movimentação até 90 graus nos primeiros 7 dias, pois a própria contração muscular é responsável por favorecer a drenagem da linfática e venosa do membro.

O tratamento clínico para seromas de grande volume é feito pelo médico através de punções. A fisioterapia não tem sua atuação bem definidas nesses casos.

Podemos aplicar bandagem compressiva sobre a região, prescrever uso de sutiãs compressivos e associar o uso de *pad* de espuma entre o sutiã e o seroma para favorecer a absorção do seroma (Figura 31.12).

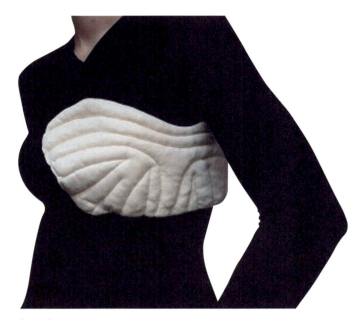

Figura 31.12. Uso de *pad*.

Síndrome da Rede Axilar

É caracterizada por espessamento, trombose e fibrose dos coletores axilares que desembocavam nos linfonodos que foram retirados da axila. Um ou mais cordões podem ficar salientes no trajeto anatômico dos coletores linfáticos axilares que se iniciam na parede do tórax, passam pela axila, prega cubital e seguem até a base do polegar. Muitas vezes, são mais facilmente visualizados abaixo da axila. Eles ficam mais visíveis com o membro superior em abdução e rotação externa.

Sua frequência pode chegar a 85% e seu aparecimento se dá nas primeiras semanas de pós--operatório, podendo apresentar resolução espontânea após 3 meses. A síndrome é mais comum nas pacientes que realizaram esvaziamento axilar comparado às mulheres que realizaram biópsia do linfonodo sentinela.

Acredita-se que a estase, o trauma, a hipercoagubilidade e também o posicionamento da paciente durante a cirurgia podem causar maior dano aos vasos linfáticos. A liberação de fatores de coagulação durante a cirurgia explica porque algumas pacientes que realizam adenomastectomia profilática apresentam a síndrome da rede axilar, mesmo sem ter realizado nenhuma abordagem axilar.

Mesmo sendo conhecida como uma síndrome autolimitada, de resolução espontânea, é de extrema importância a atuação fisioterapêutica. A movimentação limitada do braço pode causar dor, contraturas musculares, incapacidade de realizar AVDs e também compensações mecânicas importantes para suprir o déficit de movimentação. Muitas vezes, as pacientes ainda passarão por sessões de radioterapia, o que lhe exige um posicionamento do membro superior que não é possível com a presença dos cordões.

Para tratar, utilizamos alongamentos passivos, ativoassistidos e ativos, terapia manual, massoterapia, mobilização mio fascial, estiramento do cordão através de tração na pele, educação postural e *taping* elástico funcional. Realizamos deslizamentos profundos em todos as direções sobre o cordão, para facilitar a desfibrossagem. É normal ouvir estalidos durante a manipulação do cordão linfático. As pacientes sentem muito desconforto durante a manipulação desses cordões, mas quando conseguimos rompê-los, o alívio é imediato (Figura 31.13 e 31.14).

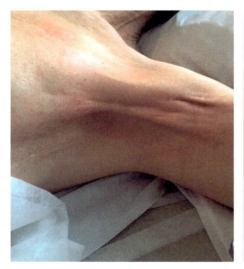
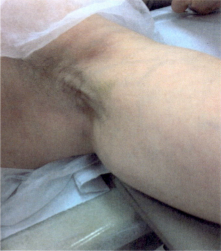

Figura 31.13. Cordões linfáticos axilares.
Fonte: acervo da Autora.

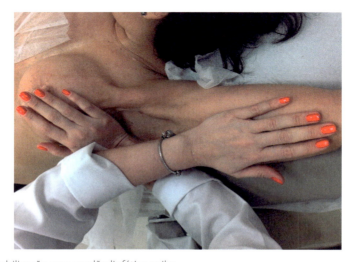

Figura 31.14. Mobilização para cordão linfático axilar.
Fonte: acervo da Autora.

Linfedema Pós-Mastectomia

O linfedema é a mais temida e frequente complicação após linfonodectomia axilar. Uma vez realizada a remoção dos linfonodos, os principais coletores linfáticos que ali desembocam ficam sem o caminho para dar continuidade à drenagem linfática levando a uma sobrecarga funcional do sistema linfático. A realização de radioterapia axilar e a obesidade aumenta o risco para desenvolver o linfedema. O linfedema pode, não necessariamente, surgir logo após a cirurgia. O risco para o seu desenvolvimento aumenta com o passar dos anos

O linfedema também pode ser causado por invasão tumoral dos gânglios linfáticos, aderências cicatriciais e infecções.

A incidência de linfedema em pacientes com linfonodectomia axilar é de 25 a 40% para linfonodectomias axilares, 5% para biópsias do linfonodo sentinela e de 15% para as tratadas somente com radioterapia axilar.

De acordo com a International Society of Lymphology (ISL), o linfedema tem 4 graus, conforme Tabela 31.1.

Tabela 31.1. Graduação dos linfedemas.

Estágio 0: se refere a uma condição latente ou subclínica. O paciente refere sensação de peso, mas o inchaço não é ainda evidente. Pode existir meses ou anos antes do aparecimento do linfedema.

Estágio 1: há pouco edema tecidual, com aparente depressão na palpação, sem fibrose e reversível espontaneamente com degravitação dos membros. Apresenta fluído com presença de proteínas. Pode aparecer o sinal de cacifo ou Godet (*pitting*).

Estágio 2: irreversível espontaneamente, onde o tecido apresenta uma consistência mole e edema sem depressão. O sinal de Stemmer é positivo. Pode apresentar sinais de fibrose intensa.

Estágio 3: engloba elefantíase linfostática com alterações tróficas, como fibrose intensa, acantose e deposição de gordura.

Os métodos de avaliação do linfedema disponíveis são: bioimpedância, tonometria, linfocintilografia, tomografia computadorizada, ressonância nuclear magnética, linfografia, linfofluoroscopia e ultrassonografia. Para a avaliação quantitativa utilizamos a perimetria manual, volumetria por deslocamento de água e volumetria optoeletrônica.

O método mais utilizado na prática clínica pela sua praticidade é a perimetria. Para isso, pontos equidistantes são marcados nos membros bilateralmente. O diagnóstico é feito através dos valores das circunferências correspondentes com diferença de 200 mL ou 10% entre os membros. Considera-se linfedema leve uma diferença < 3 cm, moderado de 3 a 5 cm e severo acima de 5 cm.

A forma de tratamento com os resultados mais consistentes é a Terapia Física Complexa (TFC) ou Fisioterapia Complexa Descongestiva e suas variantes. É composta por cuidados com a pele, drenagem linfática manual, bandagem compressiva multicamadas, pressoterapia e exercícios miolinfocinéticos. Esses componentes devem ser realizados conjuntamente e, eventualmente, podem sofrer alguma modificação na sua aplicação dependendo do quadro clínico do paciente. Se realizados separadamente, o resultado pode mostrar-se ineficaz.

O tratamento é dividido em duas fases. A primeira etapa é uma fase intensiva, denominada descongestiva, onde a frequência do tratamento é maior, podendo ser diária ou em dias alternados. O objetivo é a maior redução do volume do membro possível. Tem duração de 2 a 8 semanas. Na segunda fase, após o desaparecimento do edema palpável, obtém-se a fase de manutenção, onde o paciente deve conter o volume retirado com compressão elástica apropriada e manter os cuidados com a pele e os exercícios miolinfocinéticos (Figura 31.15).

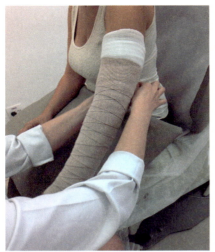 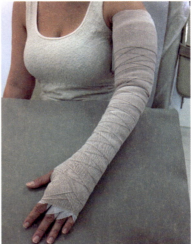

Figura 31.15. Enfaixamento compressivo multicamadas.
Fonte: acervo da Autora.

Diversas são as orientações aos pacientes com risco de desenvolver linfedema. A maioria delas são excessivas trazendo prejuízo na qualidade de vida das pacientes e não tem fundamentação na literatura. Deve-se evitar traumas na pele, exposição prolongada a temperaturas extremas, punções no membro e sobrepeso corporal. Realização de musculação, carregar peso, medir a pressão arterial e viagens de avião não são proibidos.

▶ Fisioterapia nos Tumores Ósseos e de Partes Moles

Dentre as neoplasias malignas, os tumores ósseos podem ser primários ou metastásticos. As metástases ósseas são muito mais comuns que as neoplasias primárias ósseas. As localizações preferenciais das metástases por ordem de acometimento são: coluna, fêmur, úmero, ilíaco e tíbia proximal. Já nos tumores primários o fêmur é o principal local de acometimento, tanto nos tumores ósseos malignos, quanto benignos. Os pacientes com tumor ósseo maligno podem ser submetidos a cirurgia de amputação ou de preservação do membro acometido.

Os tumores de partes moles correspondem às neoplasias malignas que se distribuem entre a pele e as vísceras, e são representados por vasos sanguíneos, linfáticos, músculos lisos, estriados, tecido adiposo, aponeuroses e tendões. Os principais tumores malignos de partes moles são os sarcomas.

As alterações no pós operatório decorrerão da extensão e da região acometida. As principais alterações encontradas no pós-operatório são dor, fraqueza muscular, contratura muscular e alterações na marcha. Um programa de tratamento fisioterapêutico especializado é imprescindível para uma recuperação mais rápida e adequada. A abordagem fisioterapêutica deve objetivar a analgesia, redução do processo inflamatório local e ganho de amplitude de movimento. Na sequência, pode-se adicionar o fortalecimento das cadeias musculares envolvidas, treino sensório motor, de coordenação e de marcha. Para qualquer procedimento cirúrgico, é recomendada a massagem cicatricial para evitar fibroses e aderências

▶ Fisioterapia nos Tumores Toracoabdominais

As complicações durante e após a cirurgia dependerão da extensão da cirurgia, do estado de saúde geral do paciente e de comorbidades associadas. A presença da dor em incisões abdominais e torácicas, depressão do centro respiratório por uso de anestesias e analgésicos, paralisia temporária dos músculos respiratórios durante a cirurgia torácica e a retirada de segmentos pulmonares causam grandes alterações nos volumes e capacidades respiratórias.

O tratamento fisioterapêutico consiste em reestabelecer volumes e capacidades pulmonares, fortalecer a musculatura respiratória e favorecer a higiene brônquica. Exercícios respiratórios, aeróbicos e de fortalecimento muscular são os pilares para a reabilitação pulmonar. Entre as condutas de tratamento, é empregado a cinesioterapia respiratória clássica, que visa a melhora da ventilação e expansão pulmonar e alívio da dispneia, e é constituída de manobras respiratórias reexpansivas, desobstrutivas e de higiene brônquica.

O treinamento dos membros inferiores, promovem o aumento da tolerância ao exercício, redução da ventilação durante a atividade e da acidose láctica, além do aumento da capacidade oxidativa dos músculos.

▶ Fisioterapia Pós-Tratamento do Tumor Ginecológico

O tratamento do câncer ginecológico pode resultar em alterações da anatomia feminina, menopausa precoce, levando a complicações pós-cirúrgicas, como estenose vaginal, encurtamento do canal vaginal, atrofia da mucosa vaginal, fibrose, aderências, incontinência urinária, incontinência anal, dispareunia, diminuição da lubrificação vaginal, diminuição da sensibilidade do clitóris e da vagina e desejo sexual hipoativo (Figura 31.16). O linfedema pélvico, de vulva e de membros inferiores podem aparecer em decorrência da linfonodectomia inguinopélvica.

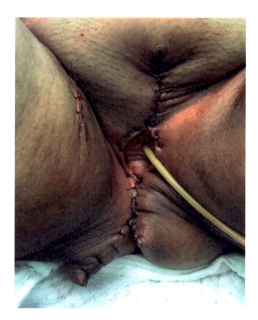

Figura 31.16. Reconstrução vulvovaginal.
Fonte: acervo da Autora.

As ferramentas de tratamento disponíveis são de caráter educacionais, cognitivo-comportamentais e funcionais. O tratamento fisioterapêutico consiste na utilização de cinesioterapia, terapia manual, eletroterapia, *biofeedback* e terapia comportamental. Uma mesma paciente pode apresentar várias disfunções concomitantemente e muitas das terapêuticas aplicadas na reabilitação do assoalho pélvico tratam diferentes patologias, por exemplo, uma paciente submetida a uma colpectomia por câncer de colo de útero pode apresentar estenose do canal vaginal, com dor pélvica e disfunção sexual.

A cinesioterapia para o assoalho pélvico é composta por exercícios para a normalização do tônus muscular e ganho de força muscular. É utilizada tanto com o objetivo de fortalecimento quanto relaxamento muscular.

A terapia manual visa a aplicação de técnicas para tratar alterações musculoesqueléticas, assimetrias posturais e a imobilidade dos tecidos moles. Dentre os recursos manuais, destacam-se a massagem perineal, manobras miofasciais e o uso de dilatadores vaginais, com o objetivo de relaxamento, diminuição de aderências, fibroses e dilatação do canal vaginal.

A terapia manual ou a massoterapia deve ser empregada para tratar pontos gatilhos, aderências teciduais e fibroses pós-cirúrgicas ou pós-radioterapia (Figura 31.17, 31.18 e 31.19).

A eletroestimulação tem como objetivos fortalecer, relaxar, normalizar o tônus melhorando as complicações pós tratamento do câncer ginecológico.

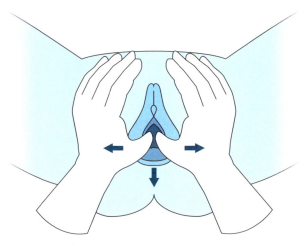

Figura 31.17. Massagem intravaginal.
Fonte: acervo da Autora.

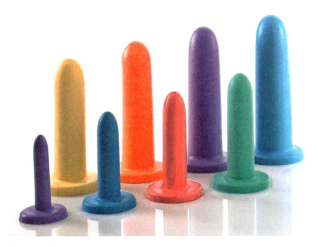

Figura 31.18. Dilatadores vaginais.
Fonte: acervo da autora.

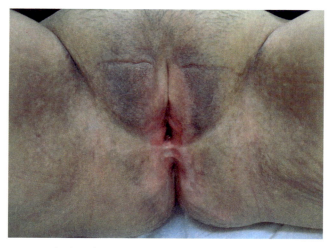

Figura 31.19. Estenose vaginal pós-radioterapia.
Fonte: acervo da Autora.

Incontinência Urinária

Os tumores malignos podem afetar a micção de variadas maneiras. Como o bom funcionamento da bexiga, da uretra e do sistema nervoso central resultam no controle da micção, a presença de tumores na bexiga, na uretra, no útero e tumores que afetam o cérebro, a medula espinhal ou os nervos periféricos assim como manipulação cirúrgica ou radioterapia sobre essas estruturas poderão afetar o controle da micção.

Podem existir ainda a presença de fístulas, que podem ocorrer devido a processos traumáticos, irradiação ou cirurgias realizadas na região pélvica. Nesse caso, a paciente fica com um gotejamento ininterrupto sobre o qual ela não tem controle e o tratamento deverá ser cirúrgico.

A radioterapia pélvica, a braquiterapia ou implantes tumorais podem ser responsáveis pela presença de incontinência urinária, mais do que o próprio procedimento cirúrgico.

A incontinência urinária pode ser por esforço, urgência ou mista.

- Incontinência urinária de esforço (IUE): ocorre perda de urina aos esforços como ao espirrar, tossir, rir, levantar algo, subir escadas, fazer atividades físicas, mudar de posição ou fazer algo coloque a bexiga sob pressão ou estresse.
- Incontinência urinária de urgência (IUU): ocorre uma vontade forte e repentina de urinar, ocasionada por espasmos ou contrações na bexiga e com eventuais vazamentos de urina antes da pessoa conseguir chegar ao banheiro.
- Incontinência urinária mista (IUM): associa-se os dois tipos de incontinência urinária, de esforço e urgência.

O tratamento da incontinência urinária é feito com eletroterapia e cinesioterapia pélvica.

Estenose Vaginal e Disfunção Sexual

A estenose vaginal é definida como o encurtamento da vagina, com valor inferior a 8 centímetros de comprimento e perda e/ou diminuição do seu diâmetro. Isso se dá pela retirada cirúrgica da vagina, ou do colo do útero, ou por acometimento da mucosa vaginal, dos tecidos conectivos e dos pequenos vasos sanguíneos, devido a interrupção hormonal ou por efeito tardio da radioterapia. Esses processos levam à diminuição da espessura da mucosa vaginal, ausência de lubrificação, formação de aderências e fibroses, resultando na perda da elasticidade vaginal, podendo levar à disfunção sexual e a dificultar exames ginecológicos de rotina da mulher (Figura 31.20).

A dispareunia (dor na relação sexual) é a queixa sexual mais comum entre mulheres pós-tratamento de câncer ginecológico, isso ocorre pela atrofia vulvovaginal, resultante do hipoestrogenismo em função da menopausa induzida por cirurgia, por quimioterapia ou por terapia endócrina ou pela alteração tecidual decorrente da radioterapia ou por cicatrizes cirúrgicas.

A fisioterapia tem uma atuação satisfatória nesses casos, utilizando técnicas de massoterapia, terapia manual, uso de dilatadores, eletroterapia, exercícios pélvicos dentre outros recursos.

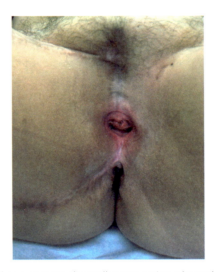

Figura 31.20. Vulvectomia radical com rotação de retalho miocutâneo levando a estenose e dispareunia.
Fonte: acervo da Autora.

➤ Fisioterapia nos Tumores Urológicos Masculinos

As cirurgias de resseção de próstata podem desencadear complicações pós-operatórias decorridas de lesões dos feixes vasculonervosos, sendo as mais comuns a incontinência urinária (IU) e a disfunção erétil (DE). Essas complicações têm sido menos visualizadas desde o advento da cirurgia robótica, assim como também a diminuição do período de internação e a dor pós-operatória.

Incontinência Urinária

A incontinência urinária (IU) é definida como queixa de qualquer perda involuntária de urina. É uma condição debilitante que pode gerar afastamento social, afetivo e abstinência sexual, com significativo prejuízo à qualidade de vida.

O tratamento da incontinência urinária masculina depende essencialmente do tipo de incontinência e da severidade das perdas urinárias. A disfunção vesical, a incompetência esfincteriana e a obstrução podem ser tratadas mediante fisioterapia, agentes farmacológicos, terapia comportamental, ou cirurgia. O tratamento fisioterapêutico inclui treinamento dos músculos do assoalho pélvico e eletroterapia.

PARTE VI | TERAPIAS DE APOIO E EQUIPE MULTIDISCIPLINAR

➤ Disfunção Erétil Pós-Prostatectomia

A disfunção erétil (DE) é definida como persistente inabilidade em se obter e manter uma ereção suficiente para permitir um ato sexual de maneira satisfatória. Estudos mostram que a prevalência da DE eleva-se com o aumento da idade do homem.

O tratamento clínico inclui opções farmacológicas orais, injeção intracavernosa de drogas vasoativa e o implante de prótese peniana. A literatura científica não apresenta dados que apontem a prescrição de fisioterapia como uma opção de tratamento conservador para a tratar a DE, porém, de acordo com observações empíricas, notamos evolução positiva da resposta sexual em pacientes prostatectomizados com o uso algumas técnicas da fisioterapia como exercícios pélvicos e bomba de vácuo.

➤ Fisioterapia em Onco-Hematologia

Pacientes com distúrbios onco-hematológicos decorrentes do câncer compartilham de duas principais disfunções: a fadiga oncológica e a síndrome do imobilismo.

O repouso prolongado no leito pode gerar diversas complicações como fraqueza, fadiga, encurtamentos musculares, hipotrofia, osteoporose, hipotensão postural, pneumonia, eventos tromboembólicos, portanto, esse grupo de pacientes deve ser encorajado a realização de atividades durante o período de internação hospitalar, como saída precoce do leito, treino da marcha, exercícios respiratórios, fortalecimento muscular e orientações posturais. Já no âmbito ambulatorial o tratamento fisioterapêutico deverá ser voltado para os achados da avaliação e prescrito um programa de exercícios personalizado a cada paciente.

A citopenia está frequentemente presente nos pacientes onco-hematológicos por efeito direto do tumor ou invasão da medula óssea, ou processos inflamatórios ou efeito colateral da radioterapia ou quimioterapia. Essa condição não é contraindicação para a realização de fisioterapia (Tabela 31.12).

Tabela 31.12. Valores de referência para atendimento da fisioterapia.

Plaquetas	30 a 20 mil/mm³	Acima de 30 mil/mm³	50 mil/mm³
	Exercícios ativos livres sem resistência	Exercícios moderados sem resistência	Exercícios com resistência
Hemoglobina (Hb)	Menor que 8 g/dL	Entre 8 e 10 g/dL	10 g/dL
	Exercícios passivos e atividades de vida diária	Exercício aeróbico leve	Exercícios aeróbico moderado

➤ Fisioterapia nos Tumores de Sistema Nervoso Central

Os tumores do sistema nervoso central (SNC) podem ser classificados em primários, quando o local de origem é o cérebro ou medula espinhal, ou secundários, também denominados de metástases cerebrais.

Pessoas com tumores de sistema nervoso central podem apresentar uma variedade de déficits funcionais e cognitivos. O objetivo da fisioterapia é melhorar ou manter o status funcional. Desse modo, o serviço deve ser oferecido para o paciente internado e ambulatorial. Como esse tipo de tumor apresenta variabilidade em sua apresentação e prognostico, cada paciente deve possuir um atendimento individualizado e focado em suas necessidades.

Outro ponto importante é a orientação a longo prazo desse indivíduo. Muitos deles apresentam sequelas crônicas que o acompanharão para o resto da vida, então é dever do fisioterapeuta orientar o paciente e auxiliá-lo no retorno às suas atividades de vida diária.

➤ Referências

1. Bower JE, Bak K, Berger A, et al. Screening, assessment, and management of fatigue in adult survivors of cancer: an American Society of Clinical Oncology clinical practice guideline adaptation. J Clin Onc. 2014.

2. Sweeney CW. Understanding peripheral neuropathy in patients with cancer: background and patient assessment. Clin J Oncol Nurs. 2002; 6:163-6.

3. Velasco R, Bruna J. Chemotherapy-induced peripheral neuropathy: an unresolved issue. Neurol. 2010; 2(25):116-31.

4. Dimeo FC, Thomas F, Raabe-Menssen C, Pröpper F, Mathias M. Effect of aerobic exercise and relaxation training on fatigue and physical performance of cancer patients after surgery. A randomised controlled trial. Support Care Cancer. 2004;12(11):774-9.

5. Bower JE, Bak K, Berger A, et al. Screening, assessment, and management of fatigue in adult survivors of cancer: an American Society of Clinical Oncology clinical practice guideline adaptation. J Clin Onc. 2014 Apr 14.

6. Blecha FP, Guedes MTS. Tratamento de radiodermatite no cliente oncológico: subsídios para intervenções de enfermagem. Rev. bras. cancerol. 2006;52(2):151-63.

7. Andrade M, et al. Prevenção de reações de pele devido à teleterapia em mulheres com câncer de mama: revisão integrativa. Rev. Latino-Am. Enfermagem, Ribeirão Preto, v. 20, n. 3, p. 604-611, June 2012.

8. Bensadoun RJ, Riesenbeck D, Lockhart PT, Elting LS, Spijkervet FKL, Brennan MT. A systematic review of trismus induced by cancer therapies in head and neck cancer patients. Support Care Cancer v. 18, n. 8, p. 1033-8, abril, 2010.

9. Bragante KC, Nascimento DM, Motta NW. Evaluation of acute radiation effects on mandibular movements of patients with head and neck cancer. Revista Brasileira de Fisioterapia v. 16, n. 2, p. 141-47, abril. 2012.

10. Watkins JP, Williams GB, Mascioli AA, Wan JY, Samant S. Shoulder function in patients undergoing selective neck dissection with or without radiation and chemotherapy. Head Neck. V. 33, n. 5, p. 615-9, maio, 2011.

11. Gurgel MS. Exercícios para membros superiores durante radioterapia para câncer de mama e qualidade de vida. Rev Bras Ginecol Obstet 32.3 (2010): 133-8.

12. Alves NFE, Bergmann A, do Amaral E, Silva B, Padula Ribeiro AC, et al. Post-mastectomy pain syndrome: incidence and risks. Breast. 2012 Jun;21(3):321-5.

13. Bergmann A, Mendes VV, de Almeida Dias R, do Amaral E, Silva B, et al. Incidence and risk factors for axillary web syndrome after breast cancer surgery. Breast Cancer Res Treat. 2012 Feb;131(3):987-92.

14. Ciucci JL, et al. 5º Consenso Latinoamericano para el Tratamiento del Linfedema. Ed.Nayarit. Buenos Aires (2014).

15. Ribeiro PACP, Koifman RJ, Bergmann A. Incidence and risk factors of lymphedema after breast cancer treatment: 10 years of follow-up. Breast. 2017; Dec;36:67-73.

16. DiSipio T, Rye S, Newman B, Hayes S. Incidence of unilateral arm lymphoedema after breast cancer: a systematic review and meta-analysis. Lancet Oncol. 2013 May;14(6):500-15.

17. Bernas MJ, Witte CL, Witte MH. International Society of Lymphology. The diagnosis and treatment of peripheral lymphedema. Consensus document of the International Society of Lymphology 2013. Lymphology. 2013; v. 46: p. 1-11.

18. Hayes SC, Janda M, Ward LC, Reul-Hirche H, Steele ML, et al. Lymphedema following gynecological cancer: Results from a prospective, longitudinal cohort study on prevalence, incidence and risk factors. Gynecol Oncol. 2017 Sep;146(3):623-29.

19. Deng J, Murphy BA, Dietrich MS, Wells N, Wallston KA, et al. Impact of secondary lymphedema after head and neck cancer treatment on symptoms, functional status, and quality of life. Head Neck. 2013 Jul;35(7):1026-35.

20. Ferguson CM, Swaroop MN, Horick N, Skolny MN, Miller CL, et al. Impact of Ipsilateral Blood Draws, Injections, Blood Pressure Measurements, and Air Travel on the Risk of Lymphedema for Patients Treated for Breast Cancer. J Clin Oncol. 2016 Mar 1;34(7):691-8.

21. Paramanandam VS, Roberts D. Weight training is not harmful for women with breast cancer-related lymphoedema: a systematic review. J Physiother. 2014; Sep;60(3):136-43.

22. Müller M, Klingberg K, Wertli MM, Carreira H. Manual lymphatic drainage and quality of life in patients with lymphoedema and mixed oedema: a systematic review of randomised controlled trials. Qual Life Res. 2018 Jun;27(6):1403-14.

23. Bobbio A, Chetta A, Ampollini L, Primomo GL, Internullo E, et al. Preoperative pulmonary rehabilitation in patients undergoing lung resection for non-small cell lung cancer. Eur J Cardiothorac Surg. 2008;33(1):95-8.

24. Cecatto RB, Almeida EMP, Saul M, Brito CMM, Andrade RG, et al. Câncer de pulmão: reabilitação. Acta Fisiátr. 2013;20(2):63-67.

25. Souza RV, Denari SC, Ruiz SAL, Baroni R, Montagnini AL. Complicações pulmonares após cirurgias abdominais altas: o papel da fisioterapia respiratória-revisão da literatura. Acta Oncol Bras 2002; 22:3484.

26. Yang EJ, Lim JY, Rah UW, Kim YB. Effect of a pelvic floor muscle training program on gynecologic cancer survivors with pelvic floor dysfunction: A randomized controlled trial. Gynecologic Oncology. 2012; 125:705-711.

27. Vaz AF, Conde DM, Costa-Paiva L, Morais SS, Esteves SB, et al. Quality of life and adverse events after radiotherapy in gynecologic cancer survivors: a cohort study. Arch Gynecol Obstet. 2011; 284:1523-31.

28. Tsai LY, et al. Protocolo fisioterapêutico em pacientes submetidos à endoprótese não convencional de joelho por osteossarcoma: estudo prospectivo. Rev Bras Ortop 42(3):64-70. 2007.

29. Ferreira DB, Luz L, Mattos I. Contribuição da Fisioterapia no Tratamento das Alterações Funcionais Decorrentes da Doença Enxerto-Versus-Hospedeiro Crônica Esclerodermoide: uma Revisão de Literatura. Revista Brasileira de Cancerologia, 56(3): 375-380. 2010.

30. James MC. Physical Therapy for patients after bone marrow transplantation. Physical Therapy, 67: 946-52. 1987.

31. Vries M, Vonkeman WG, Ginkel RJ, Hoeskstra HJ. Morbidity after axillary sentinel lymph node biopsy in patients with cutaneous melanoma. Eur J Surg Oncol 2005; 31:778-83.

32. Bartolo M, et al. Early rehabilitation after surgery improves functional outcome in inpatients with brain tumors. J Neurooncol, v.107, p.537-44. 2012.

Serviço Social: Atuação do Assistente Social no Atendimento ao Paciente Oncológico – Inserção na Rede SUS

Célia Regina do Nascimento • Juliana Maria Figueiredo de Souza
Marisa Mota Borges

➤ SUS e a Política de Atendimento Oncológico

A saúde é um direito de todos e um dever do Estado. Conforme a Organização Mundial de Saúde (OMS), entende-se como saúde o "estado completo de bem estar físico, mental e social, e não apenas a ausência de doença".[1] No Brasil, o conjunto de ações e serviços criados para garantir tais condições materializou-se por meio do Sistema Único de Saúde (SUS), que visa reduzir os riscos de doenças, mediante a "formulação e execução de políticas econômicas e sociais, que assegurem o acesso universal e igualitário à promoção, proteção e recuperação" à saúde.[2]

A saúde, enquanto direito social, se efetivou através do art. 198 da Constituição Federal de 1988, que com a concretização do SUS proporcionou sem discriminação a todo cidadão em território nacional, o acesso universal e integral a todos os níveis de complexidade de assistência à saúde. O SUS se apoia em três princípios: universalidade, equidade e integralidade e está organizado em três níveis de atendimento: atenção básica, média complexidade e alta complexidade.

A construção e os rearranjos à manutenção do SUS são permanentes e ininterruptos. Faz-se necessário diversas ações, políticas, normativas, fluxos e planos para dar sustentação e subsídios para a materialização desses princípios, com destaque a integralidade que abrange o conjunto articulado e permanente de ações, planos e estratégias tanto preventivo ou curativo a fim de garantir o cuidado e a gestão em saúde. A discussão que se pretende estabelecer neste capítulo é o acesso ao tratamento do paciente oncológico no Sistema Único de Saúde.

O câncer é uma doença e agravo não transmissível (DANT) e uma das principais causas de adoecimento e morte em todo mundo e está entre as enfermidades com os custos sociais mais elevados.[3] Em países em desenvolvimento, onde o acesso aos serviços de saúde é limitado, aumenta a probabilidade de óbito sem que a doença tenha sido sequer diagnosticada. No Brasil, o gasto do SUS com o câncer cresceu significativamente e mesmo com os investimentos financeiros, o país não tem conseguido reduzir os índices de acesso tempestivo e mortalidade.[4]

PARTE VI | TERAPIAS DE APOIO E EQUIPE MULTIDISCIPLINAR

Os estudos desenvolvidos acerca do câncer afirmam que se pode reduzir a incidência da doença por três grandes eixos:

1. Prevenção: educação para mudança de hábitos por meio de programas de antitabagismo, vacinação (cervical), incentivo a alimentação saudável e prática de atividade física.
2. Diagnóstico: investimento em infraestrutura e recursos humanos capazes de diagnosticar e oferecer à população tratamento adequado.
3. Tratamento: tempestivo e multidisciplinar.[5] A prevenção é uma das maneiras mais custo-efetiva de combate ao câncer.[6]

Criada em 2013, a Política Nacional para a Prevenção e Controle do Câncer tem por objetivo reduzir a mortalidade, diminuir a incidência de alguns cânceres e contribuir para a qualidade de vida dos doentes.[7] Logo, a tradução desses objetivos são ações que definem o cuidado integral por meio da promoção, prevenção, detecção precoce, tratamento oportuno e cuidados paliativos que permitam a continuidade do cuidado. Tal Política substituiu a Portaria nº 2.439 de 8 de dezembro de 2005, que já tratava da atenção integral à população diagnosticada com câncer. De acordo com o INCA, a Portaria nº 874 de 16 de maio de 2013 recomenda a criação de uma Rede de Atenção à Saúde de maneira regionalizada e descentralizada e estabelece que o tratamento do câncer deve ser realizado em estabelecimentos de saúde habilitados como Unidade de Assistência de Alta Complexidade em Oncologia (Unacon) ou como Centro de Assistência de Alta Complexidade em Oncologia (Cacon). Os estabelecimentos de saúde habilitados como Unacon ou Cacon devem oferecer assistência geral, especializada e integral ao paciente com câncer, atuando no diagnóstico, estadiamento e tratamento. Devem observar, também, as exigências apresentadas na Portaria nº 140/2014 para garantir a qualidade dos serviços de assistência oncológica e a segurança do paciente.[5] E, quando necessário pactuar linhas de cuidado, regular e criar fluxos entre serviços de referência e contrarreferência, e contratualizar serviços quando insuficientes em dada localidade que não disponha do tratamento adequado.

Cabe destacar que a lei traz um elemento marcante e essencial para discussão, o "componente regulação", que trata da organização do acesso e aos serviços especializados referentes aos cuidados dos doentes com câncer, de maneira integrada, com garantia de equidade.[7] O ato de regular é um modo de gerenciar e controlar o acesso e adequar a oferta de vagas aos usuários.[8]

No Estado de São Paulo, a regulação do tratamento oncológico pelo SUS perpassa essencialmente pela Regulação da Atenção à Saúde, comandada pelas Secretarias Estadual e Municipal de Saúde que produzem ações diretas com prestadores de serviços públicos ou privados, definindo estratégias de controle da oferta de vagas destinados à população usuária.[9]

Os Caminhos de Acesso do Paciente Oncológico

Frequentemente, garantir a equidade, a integralidade e a universalidade do tratamento tem sido o maior desafio do SUS, sobretudo quando o assunto é acesso ao tratamento oncológico.

Nos últimos anos, tem-se ampliado o conceito de rede de atenção à saúde, onde todas as esferas de atendimento devem ter uma integração com comunicação fluida entre os diferentes níveis de atenção para garantir o atendimento ao paciente. Cabe à Atenção Básica (AT) a responsabilidade pela prevenção das doenças e o encaminhamento para tratamento em outros níveis de atendimento.

No entanto, a demora para os agendamentos nas especialidades médicas e exames por meio da AT tem contribuído para que os pacientes recorram informalmente a outros modos de acesso aos serviços de saúde, se utilizando de outros mediadores como parentes, amigos, profissionais de saúde, dentre outros, para entrada nos diversos serviços de saúde que não somente pela regulação assistencial.[A]

Muitos desses esquemas de agir dos pacientes em busca de cuidado em saúde já têm sido estudados. Cecílio et al,[10] denominaram "regulação leiga" esse modo próprio e criativo de agir dos usuários dos sistemas de saúde na produção de seus cuidados, na tentativa de resolver os seus problemas de saúde, nas brechas das organizações dos serviços públicos e privados que falham nos cuidados em saúde.

Uma auditoria realizada em 2011 pelo Tribunal de Contas da União (TCU) no Ministério da Saúde, na Secretaria de Atenção à Saúde e no Instituto Nacional do Câncer (INCA), avaliou a estrutura da Rede de Atenção Oncológica e demonstrou que esta não está permitindo acesso tempestivo e equitativo ao diagnóstico e tratamento pelo SUS aos doentes de câncer. Esse mesmo relatório apontou que o tempo entre o diagnóstico e início do tratamento não foram realizados no prazo devido.[11]

Concluiu, ainda, que o problema da falta de tempestividade da assistência oncológica pode ser atribuído à deficiência da rede de saúde de média complexidade, responsável pela realização de procedimentos de diagnóstico oncológico.[11]

A Lei nº 12.732/12, em vigor desde 23 de maio de 2013, dispõe justamente sobre o primeiro tratamento de paciente com neoplasia maligna no SUS, estabelecendo o prazo máximo de 60 dias para seu início a partir da comprovação da doença, ou em prazo menor, conforme necessidade terapêutica do caso registrada no prontuário do paciente.[7]

O erro ou atraso no diagnóstico é apontado como uma barreira organizacional existente no período de investigação do câncer e que está relacionado ao despreparo dos profissionais de saúde em lidar com as particularidades da atenção oncológica. Assim, a falta de clareza no diagnóstico, somada à morosidade dos serviços de saúde, contribuem para a demora no referenciamento dos pacientes às unidades especializadas. Todavia, esses mesmos fatores são decisivos para aumentar a sobrevivência e melhorar o prognóstico dos pacientes, principalmente quando o acometimento da doença está em fase inicial, já que viabilizam o diagnóstico acurado e o tratamento adequado.[12]

Uma das razões pelas quais o paciente chega a um serviço de referência com um diagnóstico tardio, sucede pelo fato de o usuário procurar o serviço de atenção básica ou pronto atendimento já com os sinais e sintomas físicos frequentemente desvalorizados por eles próprios ou pelos profissionais de saúde. Considera-se que se faz cada vez mais necessário que os médicos desses espaços recebam capacitações adequadas para a investigação de doenças oncológicas e que ampliem a atenção diante dos sintomas da doença.

Concluindo, para acessar um serviço para investigação ou tratamento de doença oncológica, no Estado de São Paulo, o paciente necessariamente deve ser inserido nos estabelecimentos de saúde através das centrais de Regulação de vagas, seja do Estado, seja dos municípios. Qualquer outra tentativa de acesso contribuirá apenas para atraso no tratamento ou prejuízo para aquele paciente que está na fila aguardando a sua inserção.

➤ Serviço Social na Saúde

O serviço social teve desde a sua criação a área da saúde como seu principal campo de atuação.

Trabalhar nessa área e, em especial, na saúde pública, é um grande desafio para qualquer profissional, e não é diferente para o assistente social, sobretudo quando se trata de um pa-

---

[A] Entende-se como regulação do acesso ou regulação assistencial "a organização, o controle, o gerenciamento e a priorização do acesso e dos fluxos assistenciais no âmbito do SUS" (BRASIL, 2007, p. 1), geridas pelos gestores públicos. Destacando-se como atribuições, dentre todas: "garantir o acesso aos serviços de saúde de maneira adequada e garantir os princípios da equidade e da integralidade" (*ibidem*, p. 2).

PARTE VI | TERAPIAS DE APOIO E EQUIPE MULTIDISCIPLINAR

ciente com câncer, uma vez que esses desafios retratam experiências reais de dificuldades e sofrimento humano.

A intervenção do assistente social exige, em sua abordagem, a definição de uma metodologia para a compreensão da realidade e dinâmica social do usuário e/ou família, dos territórios onde vivem, bem como o detalhamento operacional com a utilização de instrumentos que permitam conhecer, compreender e monitorar as situações nas quais se pretende intervir.[13]

A estratégia utilizada se delineia de acordo com as informações obtidas em uma entrevista social inicial, considerando a história de cada usuário e sua necessidade. Pressupondo que cada pessoa é única, as necessidades sociais dependerão da realidade apresentada.

A primeira atenção que o assistente social deve ter, portanto, é com um olhar atento ao usuário e família e a escuta.

Outras estratégias devem ser utilizadas posteriormente para favorecer o delineamento da intervenção, como outros atendimentos, compreensão da rede de suporte social, visitas domiciliares e discussão de caso com os demais membros da equipe (valorizando o caráter da interprofissionalidade), visando oferecer informações e orientações legais, burocráticas, de direitos e no cuidado com o paciente.

O atendimento não deve ser direcionado apenas ao paciente, mas também aos familiares, levando em conta que esse, muitas vezes, se encontra em uma situação mais vulnerável seja no aspecto físico, seja emocionalmente diante do adoecimento e tratamento.

A pessoa com câncer demanda maior atenção e cuidado, tanto na abordagem, quanto no prosseguimento dos casos, considerando o estigma e o temor que a própria palavra, "câncer", traz para o doente ou familiares, por tratar-se de uma doença associada à dor, sofrimento e morte.

O atendimento ao paciente oncológico deve ser realizado, portanto, por uma equipe multiprofissional, valorizando a comunicação como um aspecto fundamental. Manter uma boa comunicação entre os membros da equipe garantirá que as metas, expectativas, orientações e cuidado no atendimento ao paciente e familiares sejam consistentes e coerentes, além de minimizar a redundância das informações.

➤ A Experiência de Intervenção do Assistente Social no Hospital São Paulo

Em 1959, a Diretoria do Hospital São Paulo solicitou a admissão de uma assistente social com o objetivo de planejar e implantar o Serviço Social na Instituição.

Gradativamente, o Serviço Social expandiu a sua atuação nas diversas necessidades institucionais e dos pacientes e familiares que utilizavam os serviços oferecidos, considerando as características da instituição, seus objetivos, sua política e suas diretrizes, a fim de desenvolver ações diretivas na sua intervenção nos fenômenos sociais, em uma perspectiva de consciência e transformação social.

As ações desenvolvidas pelo Serviço Social do Hospital São Paulo, voltadas à comunidade em geral, são de orientação à saúde, direitos sociais e previdenciários, prevenção a doenças, planejamento familiar, responsabilidade social, entre outras.

As intervenções junto aos pacientes com câncer sempre foram feitas, à medida em que os mesmos apresentassem demandas sociais. No entanto, em 2007 o Serviço Social iniciou uma atuação mais específica junto aos pacientes em tratamento no Ambulatório de Oncologia Clínica.

A princípio, a motivação dessa intervenção estava relacionada à necessidade de os pacientes iniciarem a quimioterapia em um breve espaço de tempo. Os assistentes sociais trabalhavam a inserção dos pacientes em outros serviços para a realização de tal tratamento, uma vez que a demanda interna se apresentava muito superior à capacidade de atendimento naquele momento.

A partir daí, os assistentes sociais identificaram outras necessidades relacionadas à atenção oncológica, pois "não é possível enfrentar a realidade fora dela mesma, fora do seu movimento",[14] e envolvidos diretamente com as demais equipes profissionais e com os pacientes do Ambulatório de Oncologia Clínica, constatando esses dados e comparando com o contexto institucional, despontava aos olhos da equipe questões como a necessidade do estabelecimento de fluxos de acesso ao tratamento e, ainda, a necessidade de desenvolver ações de conscientização junto às demais equipes técnicas, a fim de se trabalhar dentro das possibilidades reais e com qualidade e, dessa maneira, o paciente seria o maior beneficiário.

Cada vez mais ampliando e intensificando a atuação junto a Oncologia, em 2011, foi aprovado pelo Colegiado de Oncologia do Hospital São Paulo a criação da Central de Admissão Oncológica (CAO), sob a coordenação do Serviço Social.

A equipe de assistentes sociais do Hospital São Paulo atuou intensamente na perspectiva da oferta de serviços com a Central de Regulação de Ofertas de Serviços de Saúde (CROSS), antecedente a existência da Rede Hebe Camargo de Combate ao Câncer no Estado de São Paulo (RHC), que foi criada no dia 8 de março de 2013.

Em maio de 2015, o Hospital São Paulo tornou-se regulador oncológico, fato esse que trouxe algumas mudanças significativas na intervenção realizada pelo serviço social junto aos pacientes com câncer, uma vez que, a partir desse momento, seriam inseridos na rede oncológica pela própria instituição.

O serviço social desenvolveu um instrumental específico para a abordagem junto a esses pacientes e seus familiares, obtendo informações relevantes do ponto de vista social que influenciavam no processo de inserção e adesão ao tratamento oncológico.

Os objetivos dessa atuação específica é contribuir para o funcionamento e melhoria do sistema de saúde no modelo de organização vigente, trabalhar pela garantia de acesso ao tratamento adequado e necessário, difundir o modelo de organização do sistema entre os profissionais, vislumbrando sua efetivação plena, multiplicar a experiência de inserção dos doentes no tratamento oncológico, contribuir na organização institucional, avaliar dados relacionados ao tempo médio de inserção no tratamento oncológico, itinerário terapêutico e perfil social dos pacientes atendidos, entre outros.

Cabe ressaltar que é muito comum, entre os pacientes e familiares, o descrédito ao sistema de saúde, ainda que nunca tenham feito uso do mesmo. Os profissionais de saúde também se manifestam, em vários momentos, descrentes da organização do sistema. Não se trata de ingenuidade, pois sabe-se que há muito a melhorar, porém, os fluxos estabelecidos de acesso aos tratamentos e outros devem ser utilizados para que todos os envolvidos tenham condições de avaliar sua funcionalidade e, dessa maneira, contribuir para sua melhoria e aperfeiçoamento.

No cotidiano profissional dessa equipe, inclui-se a contribuição a esse processo de conscientização, para que cada um contribua no seu papel. Assim, as críticas terão mais fundamento e se chegará a soluções efetivas de enfrentamento aos problemas identificados.

Atualmente, com a grave crise econômica que atinge o país, com muitas pessoas perdendo empregos e planos de saúde, os serviços públicos estão sendo mais procurados e o Hospital São Paulo, por oferecer um atendimento de Urgência e Emergência, depara-se cotidianamente com essa situação. Em contrapartida, os recursos públicos estão sofrendo cortes orçamentários. Apresentando, então, uma situação desafiadora a todos os atores envolvidos.

A título de exemplo, no período de 2007 a 2013, o Serviço Social atendeu anualmente uma média de 770 pacientes oncológicos. Em 2017 foram 1919 atendidos, sendo 38 dias o tempo médio de inserção para o tratamento oncológico ser viabilizado via RHC no HSP.

PARTE VI | TERAPIAS DE APOIO E EQUIPE MULTIDISCIPLINAR

Observamos que o número de pacientes aumentou significativamente, mas também verificamos avanços como a criação da RHC, bem como, a legislação criada que normatiza e estrutura as iniciativas de organização da atenção aos pacientes oncológicos, considerando inclusive o impacto social da doença.

› Desafios e Perspectivas para o Tratamento Oncológico

A descoberta do câncer é uma experiência dramática para qualquer pessoa, até mesmo para quem tem acesso ao melhor Serviço de Saúde. Possuir os sintomas da doença ou até mesmo uma suspeita e não ter esclarecido que caminho seguir potencializa muito mais esse sofrimento.

Sabe-se que a detecção precoce e início tempestivo aumentam as chances de cura e sobrevida dos pacientes. Estudos apontam que a resolutividade está diretamente ligada ao tempo de diagnóstico e início do tratamento do paciente. Nesse sentido, é responsabilidade não apenas do médico, mas compromisso de todo profissional da área da saúde, conhecer o fluxo de inserção para investigação e tratamento dentro da rede SUS – conforme descrito acima.

Orientar adequadamente o usuário para iniciar a investigação ou tratamento é fundamental para a garantia e efetividade do tratamento. Mesmo quando iniciado, os desafios continuam, muitas vezes ainda maiores, como será explicitado a seguir.

Impacto nas Condições Socioeconômicas

O paciente oncológico sofre um impacto considerável em suas condições socioeconômicas, visto que muitas vezes é necessário a suspensão de suas atividades laborais. O usuário com vínculo empregatício formal ou que contribui com a previdência social, terá direito ao Auxílio Doença. Porém, não havendo esse vínculo e não tendo condições de trabalhar, dependerá do auxílio financeiro de terceiros (familiares, amigos, organizações não-governamentais etc.).

O agravo na condição socioeconômica do paciente ocorre devido a uma redução salarial e um aumento nos custos decorrentes ao adoecimento, como gastos com medicação, transporte, alimentação/suplementação nutricional, insumos, entre outros. Tal dificuldade pode se intensificar, por exemplo, se um membro da família necessita se desligar do trabalho para auxiliar em casa no cuidado da pessoa adoecida.

Nota-se que tal fator socioeconômico pode exigir diferentes condutas do profissional e, consequentemente, impactar de modo mais ou menos efetivo a rotina do paciente e de seus familiares. Por essa razão, torna-se um ponto importante de atenção e cuidado durante as intervenções do profissional.

Direitos Sociais

O paciente oncológico possui direito a benefícios sociais e previdenciários. Contudo, não é a doença *per si* que garante tal acesso, uma vez que existem critérios de elegibilidade definidos pela legislação que os rege.

Ressalta-se, portanto, ser de extrema importância que o esclarecimento de tais critérios seja feito pelo assistente social. Ocorre com frequência que médicos, demais profissionais, ou até mesmo outros pacientes – ainda que com boa intenção – ofereçam informações equivocadas. Como consequência pode-se, por exemplo, gerar expectativas não condizentes com a realidade, uma vez que nem todos os pacientes terão acesso aos benefícios.

Uma possível proposta, nesse âmbito, é a de esclarecer aos usuários seus direitos, oferecendo as cartilhas de direitos sociais, por exemplo, e/ou estabelecendo contatos e encaminhamentos para Organizações não-governamentais (ONGs) que realizam trabalhos com pacientes oncológicos.

Transporte

Um dos principais desafios para a efetividade do tratamento do paciente é garantir condições para seu comparecimento às atividades que a nova rotina implica. Sendo assim, é importante considerar que os critérios para isenção tarifária no transporte coletivo excluem parte dos pacientes ou períodos do tratamento. Havendo o diagnóstico oncológico, a garantia para tal benefício exige que o paciente esteja em tratamento de quimioterapia endovenosa, radioterapia ou cobaltoterapia (Portaria nº 001/11, alterada pela Portaria Conjunta SMT/SMS nº 004, de 11/04/2018).

A necessidade do paciente de comparecer ao serviço não está ligada apenas ao período de quimio ou radioterapia. O tratamento também requer que esteja presente em consultas, realização de exames, retirada de medicações, entre outras demandas.

Nesse contexto, permanece o grande desafio relacionado aos pacientes mais debilitados, que já se encontram acamados e que necessitam de ambulância social. Na cidade de São Paulo, por exemplo, esse recurso é quase inexistente.

Como proposta para o presente tópico, tem-se a possibilidade de contato com as Unidades Básicas de Saúde (UBS) ou Coordenadoria de Saúde, para viabilização da ambulância social quando necessária. Pode-se verificar, ainda, através do trabalho de rede social, alternativas de pessoas que consigam se responsabilizar pelos deslocamentos do paciente, mesmo que em sistema de revezamento. Quando disponível no serviço, também é possível fazer a solicitação de liberação de verba para transporte.

Trabalho em Rede

Ainda que os serviços de alta complexidade tenham um papel fundamental no tratamento do paciente oncológico, o tratamento não se resume às consultas ou aos atendimentos realizados dentro da Instituição. Muitas vezes, a maior dificuldade é no próprio domicílio, quando se está frente a frente com o paciente. Tal condição, comumente, gera insegurança para muitos dos cuidadores e/ou familiares.

Os serviços de tratamento, muitas vezes, não conseguem oferecer os suportes domiciliares necessários. Ainda que os hospitais possuam equipe de Cuidados Paliativos domiciliar, a demanda se mostra muito superior às possibilidades de atendimento. Uma situação adicional que deve ser considerada é a de pacientes que são acompanhados pela Atenção Básica e por Equipes de Estratégia de Saúde da Família. Muitas vezes, o profissional da UBS desconhece a dimensão das reais necessidades que o paciente oncológico possui.

Como proposta, faz-se premente realizar ou intermediar os contatos com os Serviços de Alta Complexidade e/ou Equipes da Atenção Básica, formalizando o atendimento do paciente e estabelecendo uma relação entre os profissionais envolvidos. Tais ações favorecem respostas às demandas com maior rapidez e efetividade e garantem melhor acompanhamento ao paciente.

Trabalho em Equipe Multiprofissional e Visita Domiciliar

Estudos demonstram experiências de sucesso no que se refere ao trabalho em equipe multiprofissional, evidenciando uma riqueza tanto para o usuário quanto para o profissional envolvido.[15] Tal constatação se deve ao fato de que as responsabilidades são compartilhadas, os recursos melhor aproveitados, o tempo otimizado e, consequentemente, o resultado final é significativamente melhor.

Trata-se de um grande desafio a ser enfrentado nesse contexto.

Visita Domiciliar

A visita domiciliar (VD) permite conhecer a realidade social na qual o paciente está inserido, tornando-se um recurso primordial para a eficácia do tratamento. Embora a VD seja muito utilizada pelo Assistente Social, não é de competência exclusiva desse profissional.

Propõe-se, nesse quesito, disponibilizar espaços na agenda para a realização das visitas domiciliares; quando necessário, sensibilizar a Instituição para liberação de recursos (transporte) para tal atividade; promover reuniões interdisciplinares para discussão dos casos mais complexos; manter o fluxo e o contato com a rede de atendimento sempre atualizados e informar toda a equipe, caso haja mudanças.

Paciente em Situação de Rua

Um forte desafio dos Serviços de Oncologia está relacionado à pessoa em situação de rua que desenvolve um câncer. Apesar de não ser comum o atendimento de pessoas nessas condições, visto que ao adoecerem não chegam aos Serviços ou, quando conseguem chegar, estão em um estágio bastante avançado da doença, essa situação pode chegar a ser enfrentada pelo profissional.

A política social responsável pelo regimento dos cuidados com a pessoa em situação de rua encontra-se no âmbito da Assistência Social que, porém, não dispõe de Serviços adequados para receber esses pacientes e atender essas demandas, sobretudo nos casos mais avançados da doença. Sabe-se que os Centros de Acolhida não estão preparados ou não oferecem o suporte necessário para apoiar o tratamento desse tipo de paciente.

Pensar a criação de Centros de Acolhida para pessoas em situação de rua com doenças graves é de suma urgência, uma vez que permanecem nos serviços de saúde e acabam, em sua maioria, indo a óbito.

Como proposta, é possível considerar a criação de grupos de trabalho interdisciplinares que possam esboçar a implementação de novas estruturas, tendo início com o estudo da real demanda existente junto à população de rua e Centros de Acolhida das regiões da cidade de São Paulo – principalmente onde essa população está mais presente. Parte-se do pressuposto que, diante dos desafios apresentados, cabe uma reflexão sobre o papel e a atuação do Assistente Social, sobretudo no Hospital São Paulo, onde a prática cotidiana de trabalho é desenvolvida.

Esses desafios, inerentes ao trabalho do assistente social, com frequência, são encarados simplesmente como problemas do dia-a-dia, mas possuem, na realidade, um enorme valor educativo e, por que não dizer, político. Isso porque, discutidos em conjunto com colegas e usuários, podem ser superados e inseridos no campo do trabalho social como possibilidades a serem efetivamente implementadas em um âmbito maior, em favor de quem mais necessita.

Destacam-se alguns aspectos da metodologia de trabalho do Serviço Social que podem trazer um olhar diferenciado sobre estes desafios.

O primeiro deles diz respeito à utilização de técnicas e instrumentos para conhecer, avaliar e intervir na realidade social de cada usuário atendido. Como acenado anteriormente, a entrevista social é de suma relevância como primeira forma de aproximação e abordagem de quem está diante do profissional. Esse primeiro contato deve ser, o máximo possível, rico em detalhes não só sobre o paciente, mas sobretudo em relação à sua rede familiar – que dará o primeiro suporte ao tratamento – e sua rede de Serviços. Isso facilita todas as intervenções posteriores, inclusive de outros profissionais da equipe.

O segundo aspecto está relacionado à consideração do patrimônio trazido e vivenciado por cada paciente, sua família e seu contexto social. Entende-se como patrimônio o conjunto de recursos do qual as pessoas podem dispor para garantir, a si mesmas e a seus familiares, maior segurança e melhor padrão de vida. Esses recursos compõem-se de trabalho, saúde, educação, moradia, relações familiares e comunitárias.[16]

O olhar do profissional deve se pautar, portanto, sobre tal patrimônio. Será essa valorização daquilo que já existe de positivo na experiência trazida, que tornará possível encontrar caminhos e alternativas para a resolução dos problemas que emergem durante o percurso do paciente.

Diante de tantos desafios, emerge a pergunta de quais seriam as perspectivas para um atendimento mais adequado a esse usuário. Entende-se que a "solução" para uma questão tão complexa e ampla, certamente, não está "nas mãos" de uma determinada categoria profissional ou mesmo de uma única pessoa ou grupo.

Uma pessoa ou um grupo de pessoas motivadas a trabalhar com todas as suas potencialidades e criatividade, certamente, não só fará a diferença, mas incentivará a outros a buscar o melhor de si para responder a cada nova circunstância. O desafio, nesse caso, passará a ser o "motor" que coloca em movimento as capacidades e habilidades que poderão encontrar respostas, às vezes simples, mas que transformam a realidade de maneira inteligente e inesperada.

Com relação ao cenário brasileiro, atravessamos uma crise sem precedentes em nossa história. Sem dúvida, existe a necessidade de pequenas e grandes mobilizações da sociedade em busca da implementação de "soluções" mais orgânicas que atinjam a todos que utilizam os Serviços Públicos, de maneira especial a área da Saúde e da Assistência Social.

Por fim, o presente capítulo afirma a necessidade de uma colaboração efetiva na busca de respostas às questões mais urgentes nessas duas referidas áreas de atendimento à população. Representa, portanto, um incentivo à criação e participação em Fóruns de Discussão sobre o tema das Políticas Sociais no Brasil e, em especial, na cidade de São Paulo.

➤ Referências

1. Organização Mundial da Saúde. Constituição da Organização Mundial da Saúde. Documentos básicos, suplemento da 45ª edição, outubro de 2006. Disponível em espanhol em: http://www.who.int/governance/eb/who_constitution_sp.pdf. Acesso em: 16 mar. 2019.

2. Brasil. Congresso Nacional. Lei 8080, de 19 de setembro de 1990. Brasília, DF, 1990. Disponível em: http://www.planalto.gov.br/ccivil_03/leis/L8080.htm. Acesso em: 16 mar. 2019.

3. Nações Unidas no Brasil. OMS: câncer mata 8,8 milhões de pessoas anualmente no mundo. 2017. Disponível em: https://nacoesunidas.org/oms-cancer-mata-88-milhoes-de-pessoas-anualmente-no-mundo/amp/. Acesso em: 16 mar. 2019.

4. Peig D, Campelo T. Alternativas para a Ampliação do acesso à Saúde no Brasil: Um Estudo em Oncologia. Q Uintiles IMS, 2016.

5. Instituto Nacional de Câncer José Alencar Gomes da Silva (INCA). ABC do câncer: abordagens básicas para o controle do câncer/Instituto Nacional de Câncer José Alencar Gomes da Silva; organização Mario Jorge Sobreira da Silva. 4. ed. rev. atual. Rio de Janeiro: Inca, 2018. Disponível em: https://www.inca.gov.br/sites/ufu.sti.inca.local/files//media/document//livro-abc-4-edicao.pdf. Acesso em: 16 mar.2019.

6. Organização Panamericana da Saúde. Organização Mundial da Saúde. Folha informativa: Câncer. Brasília: OPAS, 2018. Disponível em: https://www.paho.org/bra.../index.php?option=com_content&view=article&id=5588:folha-informativa-cancer&Itemid=839. Acesso em: 16 mar. 2019.

7. Brasil. Ministério da Saúde. Portaria nº 874/ GM, de 16 de maio de 2013. Institui a Política Nacional para a Prevenção e Controle do Câncer na Rede de Atenção à Saúde das Pessoas com Doenças Crônicas no âmbito do Sistema Único de Saúde (SUS). Brasília, DF, 2013. Disponível em: http://bvsms.saude.gov.br/bvs/saudelegis/gm/2013/prt0874_16_05_2013.html. Acesso em 16 mar. 2019.

PARTE VI | TERAPIAS DE APOIO E EQUIPE MULTIDISCIPLINAR

8. Brasil. Ministério da Saúde. Instituto Nacional do Câncer. Onde tratar pelo SUS. Brasília, DF, Última modificação 24/10/2018.

9. Brasil. Ministério da Saúde. Gabinete do Ministro. Portaria n° 1.559, de 1 de agosto de 2008. Institui a Política Nacional de Regulação do Sistema único de Saúde- SUS. Diário Oficial da União, Brasília, DF, 4 ago 2008. Disponível em: http://bvsms.saude.gov.br/bvs/saudelegis/gm/2008/prt1559_01_08_2008.html. Acesso em 24 mar. 2019.

10. Cecílio LCO, Carapinheiro G, Andreazza R. (Orgs.). Os mapas do cuidado: o agir leigo na saúde. São Paulo: Hucitec, Fapesp, 2014.

11. Brasil. Tribunal de Contas da União. Política Nacional de Atenção Oncológica/Tribunal de Contas da União; Relator Ministro José Jorge. Brasília:TCU, Secretaria de Fiscalização e Avaliação de Programas de Governo, 2011.

12. Gonçalves LLC, Travassos GL, Almeida AM, Guimarães AMDN, Gois CFL. Barreiras na Atenção em saúde ao câncer de mama: percepção de mulheres. Rev Esc Enferm USP 2014; 48(3): 394-400. São Paulo, 2014.

13. Soares MLPV, Nascimento CR, Wanderley MB. In: Sawaya AL. (Org.) Desnutrição, pobreza e sofrimento psíquico. São Paulo: Edusp, 2011. 360 p.

14. Vasconcelos AM. A Prática do serviço social: cotidiano, formação e alternativas na área da saúde. São Paulo: Cortez, 2009, p.101.

15. Anjos Filho NC, Souza AMP. The workers's perceptions about the multiprofessional team work at a Psychosocial Care Center in Salvador, Bahia, Brazil. Interface (Botucatu). 2017; 21(60):63-76.

16. Solymos GMB, Maricondi MA, Soares MLPV. A criança e a família: as potencialidades da abordagem em rede para o contexto da promoção da saúde. In: Chiesa AM, Fracolli EA, Zaboli E. (Org.). Promoção da saúde da criança: a experiência do Projeto Nossas Crianças: janelas de oportunidades. São Paulo: MS Prado, 2009, p. 43-60.

➤ Bibliografia Consultada

1. Carvalho MCB. (Org.). A família contemporânea em debate. São Paulo: Cortez, 2002.

2. CFESS. Parâmetros para Atuação de Assistentes Sociais na Política de Saúde. Brasília: Conselho Federal de Serviço Social, 2010. Disponível em: http://www.cfess.org.br/arquivos/Parametros_para_a_Atuacao_de_Assistentes_Sociais_na_Saude.pdf. Acesso em: 2 fev. 2019.

3. Koga D, Ramos F. Território e políticas públicas. São Paulo: SAS-PUC-SP, 2004: 78-98.

4. Marsisiglia MRG, Correia MOCS, Amaral DP. Do Serviço Social Médico ao Serviço Social na Saúde: meio século de história em São Paulo. Serv. Soc.& Saúde [online], Campinas, SP v.15, n.1 (21), p. 37-50, jan/jun. 2016.

5. Sanicola L. Il Contributo Dell'intervento Di Rete Alla Prevenzione. Milão. 2000. mimeo.

6. Sanicola L. As dinâmicas da Rede e o trabalho social. São Paulo: Veras Editora, 2008

7. Governo do Estado de São Paulo. Secretaria de Estado de Saúde (SES). História da Rede Hebe Camargo de Combate ao Câncer. São Paulo. [2013]. Disponível em: https://www.saude.sp.gov.br/rede-hebe-camargo-de-combate-ao-cancer/rhccc/apresentacao/historia-da-rede-hebe-camargo-de-combate-ao-cancer. Acesso em: 29 mar. 2019.

PARTE VII
ASPECTOS ÉTICOS E LEGAIS EM ONCOLOGIA

33. A Importância do Termo de Consentimento Livre e Esclarecido e Consentimento Informado em Oncologia
34. Pesquisa Clínica
35. A Pesquisa em Instituições Hospitalares

A Importância do Termo de Consentimento Livre e Esclarecido e Consentimento Informado em Oncologia

Bruna Tirapelli Gonçalves • Selma Montosa da Fonseca

De acordo com Barbozza (2000) e Zabolli (2006), a bioética é um campo de estudos e pesquisa que busca estabelecer o equilíbrio entre o avanço científico e os valores humanos. Para tal meta, a prática profissional deve ser orientada por quatro princípios básicos: a beneficência, a não maleficência, a autonomia e a justiça.

A autonomia é o respeito as opiniões e escolha das pessoas, segundo seus valores e crenças; a beneficência é a obrigação de sempre buscar o bem e o máximo de benefícios; a não maleficência é o princípio que diz que não se pode causar males a outros e a justiça diz respeito à imparcialidade na distribuição dos riscos e benefícios.

No cenário das ciências da saúde, temos a aplicação dos termos de consentimentos em duas situações distintas.

➤ Consentimento Informado na Prática Assistencial

O termo de consentimento informado é um documento que deve ser aplicado ao paciente pelo profissional responsável pela realização de um procedimento. Tem o intuito de orientar e esclarecer as dúvidas do indivíduo ou representante legal (no caso de crianças e incapazes), sobre o procedimento que será realizado. Para que após o entendimento sobre as explicações fornecidas o paciente tenha poder de recusá-lo ou não. Devendo ser assinado antes do procedimento ao qual o paciente será exposto no curso de seu tratamento.

Na oncologia, temos essa ação nos procedimentos cirúrgicos, métodos diagnósticos, terapia antineoplásica, e procedimentos hemoterápicos.

➤ Termo de Consentimento Livre e Esclarecido na Pesquisa Envolvendo Seres Humanos

O Termo de Consentimento Livre e Esclarecido (TCLE) é o documento que visa proteger a autonomia dos pacientes, no qual atestam estar cientes de suas condições enquanto sujeitos de pesquisa. Por exigência formal, é instrumento mandatório na pesquisa envolvendo seres humanos regulamentado pela CNS 466/2012.

Para a controle e aplicação da pesquisa envolvendo os seres humanos, as instituições de saúde devem constituir ou um Comitê de Ética em Pesquisa, que implementará as ações sobre ética na pesquisa de saúde, regulamentadas através da plataforma Brasil, órgão do Ministério da Saúde que controla tais ações.

Neste capítulo, vamos descrever sobre a aplicação do TCLE nas pesquisas clínicas envolvendo seres humanos e a função da enfermeira, aplicada a esse seguimento.

Aspectos éticos envolvendo pesquisas científicas aplicada a seres humanos devem ter sua prática ancorada no conceito de respeito ao participante de pesquisa, considerando sua dignidade, autonomia na permanência ou não na pesquisa e reconhecimento sobre grupos vulneráveis, como menores, incapazes e presidiários.

Toda prática clínica, bem como os projetos de pesquisa a ela relacionados, tem riscos e benefícios vinculados. Não importando o quão invasiva a pesquisa possa ser ou não, os riscos e benefícios devem ser declarados ao participante.

Os riscos sempre existirão, já os benefícios diretos podem ou não existir. Isso não necessariamente inviabiliza uma pesquisa, mas esses devem ser declarados, entendidos e consentidos pelo indivíduo participante. Como exemplo, podemos citar uma pesquisa sobre Qualidade de vida. Qual seria o risco de alguém responder um questionário? Em princípio, nenhum. Entretanto, se analisarmos superficialmente, sem aplicar as atenções éticas necessárias, pode passar despercebido ao pesquisador, o sentimento de incomodo, angústia e desconforto do indivíduo participante, o que é considerado risco vinculado a pesquisa.

Tal como os riscos potenciais tem que ser explicados e consentidos, os benefícios existentes ou não também devem ser declarados. Quando uma pesquisa irá somente descrever uma situação, não havendo uma intervenção e possível benefício, clínico ou financeiro, deve-se claramente informar que a participação do paciente no projeto não lhe trará benefício e se certificar de que o mesmo tenha o real entendimento dessa situação.

Uma boa prática da pesquisa clínica leva em conta os preceitos éticos e legais e é a garantia por parte do pesquisador, ao participante dos estudos, que todos os riscos e danos previsíveis serão evitados, com práticas de mitigação e um fluxo organizacional otimizado para esse fim.

Toda pesquisa clínica deve ter uma relevância social e humanitária, garantindo os interesses da população envolvida.

O TCLE é o passo inicial que garante que todos os preceitos éticos sejam praticados e formalizados. A realização de uma boa prática aplicada à pesquisa clínica garante que os indivíduos a ela vinculados sejam contratados e seguidos tendo, a partir da assinatura desse termo, o respaldo de que nada do que seja feito ocorra fora dos preceitos éticos consentidos inicialmente.

O TLCE deve estar descrito, em linguagem clara e acessível, contendo os seguintes itens:

- Justificativas para a realização do estudo, no caso, sobre o câncer.
- Principais procedimentos, metodologia (como será feito), tipos de exames.
- Lista dos possíveis efeitos colaterais, complicações e riscos.
- Lista dos benefícios esperados diante do sucesso do estudo.
- Informação sobre outras possibilidades de tratamento.
- Descrição sobre o modo de acompanhamento.
- Descrição de como e quando o medicamento/tratamento acontecerá.
- Nome dos médicos responsáveis e telefones para contato.
- Informações sobre o Comitê de ética em Pesquisa que liberou e se responsabilizou pela execução ética do estudo.
- Informação de que você pode se recusar a participar ou sair do estudo, em qualquer momento, sem que isso implique em qualquer prejuízo.

- Garantia de sigilo dos dados pessoais, bem como dos dados de sua doença.
- Meios de ressarcimento com transporte e alimentação durante as consultas, exames e período de tratamento, quando se tratar de estudos de pesquisas clínicas patrocinadas.
- Forma de indenização, caso haja alguma hospitalização ou algum dano recorrente de pesquisas clínicas, e citar que há algum seguro que foi contratado para esse estudo.

O pesquisador responsável ou pessoa por ele delegada, fazendo parte da equipe de pesquisa, deve apresentar o TCLE ao paciente antes de dar início à sua participação no tratamento ou protocolo, bem como antes de realizar qualquer procedimento relativo ao estudo.

Diante do TCLE, o paciente ou seu responsável legal deve ler, esclarecer todas as suas dúvidas, concordar, assinar e datar. A assinatura nesse documento significa que o paciente concordou com todas as condições apresentadas e está disposto a participar do estudo.

Quando o paciente não puder assinar o termo, deve-se eleger alguém de sua confiança para ser o seu representante legal. É essa pessoa que assinará o TCLE e passará a responder por ele, na Justiça, se necessário.

É importante destacar que ninguém é obrigado a participar de um estudo clínico ou aceitar um tratamento. A pessoa participa apenas se quiser e se realmente acreditar que terá benefícios.

Além disso, mesmo tendo assinado o consentimento informado, ele pode sair do estudo a qualquer momento.

Uma cópia do TLCE pode ser solicitada para levar para casa para ler com calma e, de repente, conversar melhor com familiares e algum outro médico de sua confiança, antes de assiná-lo.

Após sua assinatura, o indivíduo participante da pesquisa ficará com uma cópia do TCLE assinado pelo Pesquisador responsável e a outra deve ser guardada em local seguro e acessível em qualquer momento que se faça necessário, por um período de 5 anos.

Ressalta-se que uma questão importante e fundamental em todo esse processo está na possibilidade do paciente ser realmente informado, ou seja, entender tudo o que lhe foi explicado.

O Instituto Nacional do Câncer (INCA), em 2010, publicou uma pesquisa mostrando o que os oncologistas informavam aos seus pacientes. Das 876 correspondências (total de médicos associados à SBOC), obteve-se um índice de 16,55% de resposta. Quanto aos que responderam, 81% dos médicos informavam ao paciente sobre o diagnóstico, o tratamento e o prognóstico; entretanto, 73% relataram que, em grande parte dos casos, o paciente já tinha conhecimento da sua doença.

Dentre os aspectos relevantes no processo de informar, destaca-se que o gênero e nível educacional do paciente pouco influenciavam na informação fornecida pelos médicos. Diante dos resultados apresentados, conclui-se que na população estudada não houve a preocupação em fornecer as informações adequando-se ao perfil do paciente. Percebeu-se, ainda, que os oncologistas tentam prover o paciente do que lhe é de direito – a verdade –, embora muitas vezes recorram à família para auxiliar no fornecimento das informações.

Em outro estudo, observou a adequação do conteúdo a ser informado e o grau de escolaridade dos pacientes: o grau de dificuldade dos TCLE foi considerado incompatível com a escolaridade da população que seria informada, ainda que o TCLE apresentasse informações suficientes. A quantidade de informações foi relacionada ao grau de dificuldade de compreensão do texto, mostrando a possibilidade de um TCLE ser completo e, ao mesmo tempo, difícil de ser entendido.

Com o passar dos anos, um novo espaço de atuação profissional foi se abrindo para enfermeiros. Diante das novas possibilidades de mercado, as coordenações de pesquisa são desenvolvidas em boa parte por enfermeiras, que garantem toda a organização do fluxo de pesquisa e administração/gerenciamento dos dados gerados pela mesma.

Historicamente, o profissional o enfermeiro é tido como aquele que advoga pelos diretos e pela prática ética direcionados aos indivíduos e suas famílias. Isso o torna fundamental na garantia de que esses preceitos sejam respeitados e estejam presentes tanto na elaboração e adequação de conteúdo, quanto ao cumprimento do passo de sua aplicação, bem como na garantia do entendimento, esclarecimento de dúvidas e consentimento por parte do participante da pesquisa.

➤ Conclusão

A prática oncológica, vem sendo tratada com atenção especial no avançar dos anos, resultado de uma epidemiologia também crescente em morbi/mortalidade.

As inovações necessárias para os programas de prevenção, detecção precoce, tratamento curativo, sobreviventes e indivíduo fora de possibilidade terapêutica devem ser foco de estudos e pesquisas clínicas, para trazer à pratica oncológica as melhores evidências científicas a serem incorporadas nessas práticas, com a certeza de uma prática segura e assertiva, tanto para a prevenção, diagnóstico, tratamento e diminuição de efeitos colaterais com atenção à qualidade de vida.

Pelo Ministério da Saúde, o Programa Nacional de Apoio à Atenção Oncológica (PRONON) foi desenvolvido com o objetivo de incentivar as instituições públicas, privadas e associações sem fins lucrativos, que atuam no atendimento oncológico, a aumentarem a prestação de serviços nos âmbitos da assistência, ensino e pesquisa.

Com isso, as pesquisas clínicas, básica, experimentais e epidemiológicas estão sendo fomentadas para que possam ter um incremento e contribuir para a melhora da atenção oncológica no Brasil.

A implementação efetiva do uso do TCLE é necessária no âmbito da pesquisa clínica desenvolvida com seres humanos, em especial da oncologia, com seu potencial crescimento. Para tanto, pesquisas e reflexões devem ser feitas pelos profissionais de saúde, com vista a acelerar esse processo que está intimamente ligado à prestação de cuidado integralizado, humanizado e de qualidade aos clientes oncológicos.

➤ Referências

1. Barboza HH. Princípios da Bioética e do Biodireito. Disponível em: https://edisciplinas. usp.br/pluginfile.php/2616521/mod_resource/content/1/LEITURA_COMPLEMEN-TAR_02_bioetica_e_etica_profissional_MOD02.pdf. Acesso em 28.10.2021.

2. Zabolli ELCP. Os enfoques da bioética e a intervenção em enfermagem na saúde coletiva. disponível em: https://saocamilo-sp.br/assets/artigo/cadernos/os_enfoques_da_bioetica. pdf- Acesso em 28.10.2021.

3. Termo de Consentimento Livre e Esclarecido (TCLE). Disponível em: http://www.onco-guia.org.br/conteudo/termo-de-consentimento-livre-e-esclarecido-tcle/231/113/. Acesso em: 20.10.2021.

4. Alves FVG, et al. Disponível em: http://www1.inca.gov.br/rbc/n_57/v01/pdf/11_revi-sao_de_literatura_enfermeiro_coordenador_estudos_clinicos_oncologia.pdf Acesso em 28.10.2021.

5. Rennó CSN, Campos CJG. Comunicação interpessoal: valorização pelo paciente oncológico em uma unidade de alta complexidade em oncologia. Disponível em: http://www. reme.org.br/artigo/detalhes/912. Acesso em: 01.11.2021.

6. Campos MO, et al. Testamento vital: percepção de pacientes oncológicos e acompanhantes, http://www.saocamilo-sp.br/pdf/mundo_saude/96/1.pdf. Acesso em 28.10.2021.

7. Cassol PB, et al. Utilização do suporte vital: percepção da equipe de enfermagem na hemato oncologia. Disponível em: https://periodicos.ufba.br/index.php/enfermagem/article/view/12740/0. Acesso em 28.10.2021.

8. Miranda VC, et al. Como consentir sem entender? Disponível em: http://bibliobase.sermais.pt:8008/BiblioNET/Upload/PDF5/003510_Revista%20da%20Associa%C3%A7%C3%A3o%20Medica%20Brasileira%2022.pdf. Acesso em 28.10.2021.

9. Oliveira VL, et al. Uso do termo de consentimento livre e esclarecido na pratica médica. Revista Bioética.2010; 18(3): 705-24.

10. Ministério da Saúde. Resolução Nº 466, de 12 de dezembro de 2012. Disponível em: http://bvsms.saude.gov.br/bvs/saudelegis/cns/2013/res0466_12_12_2012.html. Acesso em 28.10.2021.

11. Vogelstein E. Questioning orders: A bioethical framework. Nursing2019 l Vol 49, N 1 disponível em: www.nursing2019.com. Acesso em: 01.11.2021.

12. Regan, ER. Clinical Trials Informed Consent An educational intervention to improve nurses' knowledge and communications skills. Clinical Journal Of Oncology Nursing december 2018, vol. 22 n. 6.

13. Ballard D, Hill JMF. The Nurse's Role in Health Literacy of Patients With Cancer. 17-ONF, 43(5), 558-60. doi: 10.1188/16.

Pesquisa Clínica

**Elisangela Barbosa Alves • Elizabeth Pinto Magalhães de Almeida
Selma Montosa da Fonseca**

Pesquisa clínica é "qualquer investigação em seres humanos, envolvendo terapêutica e diagnóstica com produtos registrados ou passíveis de registro, objetivando descobrir ou verificar os efeitos farmacodinâmicos, farmacocinéticos, farmacológicos, clínicos e/ou outros efeitos do(s) produto(s) investigado(s), e/ou identificar eventos adversos ao(s) produto(s) em investigação, averiguando sua segurança e/ou eficácia, que poderão subsidiar o seu registro ou a alteração deste junto à Agência de Vigilância Sanitária (Anvisa)".

A pesquisa clínica também pode ser chamada de ensaio clínico, que pode ser definido como "o processo científico utilizado para avaliar as intervenções novas ou novas indicações para as intervenções previamente aprovadas. Uma intervenção deve responder a uma questão específica. Acesso à intervenção pode ser restrito a clínicas participantes do estudo".

Os ensaios clínicos são essenciais para a identificação de novas terapias mais eficazes e têm desempenhado papel significativo na produção de avanços na prevenção, tratamento e reabilitação de muitas doenças, incluindo câncer. Além disso, é imperativo que a comunidade científica venha a participar de ensaios clínicos para melhorar a sobrevivência, os perfis de efeitos colaterais, as terapias de combinação e a qualidade de vida desses pacientes.

O desenvolvimento de um novo medicamento inicia-se com a identificação de uma nova molécula potencialmente ativa no tratamento de determinada doença ou sintoma.

Esse processo requer um rastreamento experimental em que, de cada 10 mil compostos, 250 chegam aos testes pré-clínicos e apenas cinco aos testes clínicos em seres humanos. No final do processo, estima-se que apenas uma molécula chegue ao mercado.

O processo de descoberta da droga, incluindo seu alvo, a presença de compostos de chumbo, a otimização de propriedades químicas e farmacêuticas, sua eficácia e avaliação de segurança leva uma média de dois anos. Após uma fase adicional de desenvolvimento pré-clínico, dedicado à avaliação mais detalhada de segurança, a droga deve ser examinada minuciosamente por meio de protocolos clínicos, para que sua segurança clínica e eficácia possam ser comprovadas com validade estatística.

Para se desenvolver um agente molecular novo com sucesso, são necessários em média 7,5 anos para a conclusão de estudos clínicos e aprovação pela *U.S. Food and Drug Administration* (FDA), nos Estados Unidos, após sua avaliação pré-clínica (realizada em animais, antes de ser testada em humanos).

➤ Protocolos de Pesquisa Clínica

Cada estudo clínico, normalmente, tem como responsável um médico que elabora orientações que devem ser seguidas rigorosamente. Esse profissional prepara um plano para o estudo, chamado de protocolo, que funciona como um "modelo" para a realização de um estudo clínico.

O protocolo explica o processo como o estudo deverá ser realizado e por que cada parte do estudo é necessária. Ele inclui informações sobre:

- Objetivos do estudo.
- Justificativa do estudo.
- Critérios de seleção dos sujeitos (inclusão e exclusão).
- Plano de tratamento.
- Procedimentos do estudo.
- Critérios de avaliação de resposta ao tratamento.
- Sessão estatística.
- Itens administrativos.
- Bibliografia.
- Apêndices.
- Brochura do investigador.
- Agente investigacional.

➤ Fases do Estudo Clínico

Fase Pré-Clínica

É a aplicação de nova molécula em animais, depois de identificada em experimentações *in vitro* como tendo potencial terapêutico, e apresenta as seguintes características:

- Fornece informações preliminares sobre atividade farmacológica e segurança.
- Mais de 90% das substâncias estudadas nessa fase são eliminadas, pois não demonstram suficiente atividade farmacológica/terapêutica ou são demasiadamente tóxicas em humanos.
- Se tiverem atividade farmacológica específica e perfil de toxicidade aceitável, passam à fase seguinte.

Fase I

É o primeiro estudo de um novo princípio ativo ou nova formulação, em seres humanos – geralmente com pessoas voluntárias, distribuídas em pequenos grupos.

Esta fase se propõe a estabelecer uma evolução preliminar da segurança e do perfil farmacocinético e, quando possível, um perfil farmacodinâmico.

- Avaliação inicial em humanos (20 a 100).

Tolerância em voluntários saudáveis:

- Maior dose tolerável.
- Menor dose efetiva.
- Relação dose/efeito.
- Duração do efeito.
- Efeitos colaterais.

Fase II

Primeiros estudos controlados em pacientes para demonstrar efetividade potencial da medicação (100 a 200).

- Indicação da eficácia.
- Confirmação da segurança.
- Biodisponibilidade e bioequivalência de diferentes formulações.

Os objetivos dessa fase visam demonstrar a atividade e estabelecer a segurança em curto prazo do princípio ativo, em pacientes afetados por uma determinada enfermidade ou condição patológica. As pesquisas realizam-se em um número limitado (pequeno) de pessoas e frequentemente são seguidas de um estudo de administração. Deve ser possível, também, estabelecer as relações dose-resposta, com o objetivo de obter sólidos antecedentes para a descrição de estudos terapêuticos ampliados.

Fase III

Realizam-se estudos internacionais, de larga escala, em múltiplos centros, com diferentes populações de pacientes, para demonstrar eficácia e segurança (população mínima de aproximadamente 800 pessoas).

Exploram-se, nessa fase, o tipo e o perfil das reações adversas mais frequentes, assim como características especiais do medicamento e/ou especialidade medicinal, por exemplo: interações clinicamente relevantes, principais fatores modificatórios do efeito, tais como idade, entre outros.

- Conhecimento do produto em doenças de expansão.
- Estabelecimento do perfil terapêutico:
    - Indicações.
    - Dose e via de administração.
    - Contraindicações.
    - Efeitos colaterais.
    - Medidas de precaução.
- Demonstração de vantagem terapêutica (por exemplo: comparação com competidores).
- Farmacoeconomia e qualidade de vida.
- Estratégia de publicação e comunicação (por exemplo: congressos e *workshops*).

Fase IV

Após aprovação para comercialização do produto:

- Detectar eventos adversos pouco frequentes ou não esperados (vigilância pós-comercialização).

- Estudos de suporte ao *marketing*.
- Estudos adicionais comparativos com produtos competidores.
- Novas formulações (palatabilidade, facilidade de ingestão).

Fase V

São pesquisas realizadas depois de comercializado o produto e/ou especialidade medicinal.

Essas pesquisas são executadas com base nas características com que foi autorizado o medicamento e/ou especialidade medicinal. Geralmente, são estudos de vigilância pós-comercialização para estabelecer o valor terapêutico, o surgimento de novas reações adversas e/ou a confirmação da frequência de surgimento das já conhecidas e as estratégias de tratamento.

Nas pesquisas de fase IV, devem-se seguir as mesmas normas éticas e científicas aplicadas às pesquisas de fases anteriores.

Todos os estudos em pesquisa clínica devem seguir as Regulamentações Internacionais, Nacionais e as Boas Práticas Clínicas.

International Conference on Harmonization Regulation (ICH)

Antigamente, os estudos com novas drogas eram realizados em prisioneiros, estudantes e militares, e até mesmo alguns cientistas testavam em si mesmos qualquer procedimento para verificar sua eficácia.

Esses recrutamentos involuntários aconteceram principalmente na Segunda Guerra Mundial. Após o término da guerra, esses fatos foram levados a julgamento pelo Tribunal de Nuremberg, resultando na Declaração de Nuremberg em 1946, que apresentava normas éticas e comportamentais dos médicos nas pesquisas.

A partir deste evento, houve outros encontros da Associação Médica Mundial em Genebra (1948), Lisboa (1959) e Helsinque (1964), onde novamente a questão foi levantada e, finalmente, foi promulgada a Declaração de Helsinque com 22 recomendações para a condução de qualquer pesquisa biomédica que envolva seres humanos.

A Declaração de Helsinque foi revisada e complementada inúmeras vezes (1975, 1983, 1989 e 1996), por causa de erros ocorridos na pesquisa clínica e, finalmente, foi revisada durante a 52ª Assembleia Geral da Associação Médica Mundial em Edimburgo, Escócia, em outubro de 2000. As alterações realizadas nessa Assembleia não foram acatadas pela legislação brasileira.

Em 1980, a Comissão da Comunidade Econômica Europeia (CEE) apresentou duas propostas ao Conselho da Comunidade para que houvesse a unificação da legislação existente e, após essa proposta, formou-se um grupo que elaborou um documento final, a primeira redação do chamado *Good Clinical Practice for trials on medical products in the European Community* (GCP), ou seja, Boas Práticas Clínicas para estudos com produtos médicos na Comunidade Europeia, um consenso geral sobre todas as regras das Boas Práticas Clínicas em pesquisa clínica.

Esse documento começou a ser aplicado a partir de 1985, passou por diversas revisões, sendo finalizado em junho de 1990 e publicado em 1996; a partir de então, deve ser seguido por todos os profissionais que estiverem conduzindo uma pesquisa clínica, em qualquer lugar do mundo.

Boas Práticas Clínicas (*Good Clinical Practice* – GCP)

Elas foram criadas considerando as Boas Práticas em Pesquisa Clínica atuais da União Europeia, Japão, Estados Unidos da América, Austrália, Canadá, Países Nórdicos e a Organização Mundial da Saúde, para garantir um padrão de qualidade científica e ética internacional para desenho, condução e registro de estudos que envolvam a participação de seres humanos. A aderência a ele garante que os direitos, a segurança e o bem-estar dos sujeitos de pesquisa estão sendo seguidos e mantidos.

O manual deverá ser seguido sempre que sejam gerados dados de estudos clínicos que se pretenda submeter às autoridades regulatórias. As orientações desse manual podem ser aplicadas a outras investigações clínicas que possam ter impacto sobre a segurança e o bem-estar de seres humanos.

As Boas Práticas Clínicas aplicam-se diretamente aos investigadores e sua equipe, aos patrocinadores dos estudos e sua equipe e aos Comitês de Ética em Pesquisa.

As normas contidas nas Boas Práticas Clínicas prezam pela condução dos estudos em humanos com o mínimo de preparação prévia e o máximo de preservação do voluntário humano, zelando, assim, pela qualidade técnica e pelo rigor ético da pesquisa clínica.

➤ Princípios do GCP

Estudos clínicos devem ser conduzidos de acordo com os princípios éticos originais na Declaração de Helsinque, devendo ser consistentes com as normas de GCP e com exigências regulatórias aplicáveis.

Antes do início do estudo, os riscos e as inconveniências previsíveis devem ser pesados em relação ao benefício esperado para o sujeito da pesquisa e para sociedade. Um estudo somente deve ser iniciado e continuado se os benefícios esperados justificarem os riscos envolvidos.

Os direitos, a segurança e o bem-estar dos sujeitos da pesquisa são considerações da maior importância e devem prevalecer sobre os interesses da ciência e da sociedade.

Deve haver informação clínica e não clínica adequada e disponível sobre um produto sob investigação para suportar o estudo clínico proposto.

Estudos clínicos devem ter bases científicas sólidas e devem ser descritos em protocolos claros e detalhados.

Estudos devem ser conduzidos de acordo com um protocolo aprovado/julgado favorável pelo Conselho de Revisão Institucional/Comitê Independente de Ética (IRB/IEC).

Os cuidados médicos dispensados e as decisões médicas tomadas no interesse dos sujeitos da pesquisa devem sempre estar sob a responsabilidade de médicos qualificados ou de odontologistas qualificados, quando apropriado.

Os profissionais envolvidos na realização dos estudos devem ser academicamente qualificados, treinados e experientes para executarem suas tarefas.

Um consentimento livre e esclarecido por escrito, concedido livremente, deve ser obtido de cada sujeito da pesquisa antes de sua participação no estudo clínico.

Toda informação sobre o estudo clínico deve ser registrada, manuseada e arquivada, de modo a permitir relatos, interpretações e verificações precisas.

A confidencialidade dos registros que possam identificar sujeitos da pesquisa deve ser protegida, respeitando a privacidade e as regras de confidencialidade, de acordo com as exigências regulatórias aplicáveis.

Produtos sob investigação devem ser produzidos, manuseados e armazenados de acordo com as normas de Boas Práticas de Fabricação (GMP). Eles devem ser utilizados de acordo com o protocolo aprovado.

Devem ser implementados sistemas com procedimentos adequados que assegurem a qualidade de todos os aspectos envolvidos no estudo.

➤ Regulamentação Nacional que Rege a Pesquisa Clínica

A pesquisa clínica, que envolve seres humanos, no Brasil, está fundamentada de acordo com as diretrizes e normas regulamentadoras de pesquisa do Conselho Nacional de Saúde (CNS). As principais exigências para sua realização constam da Resolução MS/CNS nº 196, de 10 de outubro de 1996, e visam proteger o sujeito da pesquisa, considerando que há uma assimetria de conhecimento entre o pesquisador e o paciente. São elas:

- Todo estudo clínico deve ser aprovado por um Comitê de Ética em Pesquisa (CEP).
- Todo paciente, ou seu responsável, em caso de ser menor de 18 anos e/ou estiver impossibilitado, deve assinar o Termo de Consentimento Livre e Esclarecido (TCLE).
- O TCLE deve ser escrito em linguagem acessível ao paciente, e nele devem constar todos os riscos e benefícios da pesquisa.
- Não pode haver qualquer tipo de ônus ao paciente.
- O pesquisador, o patrocinador e a instituição sediadora devem assumir toda a responsabilidade para com o paciente, desde a assistência farmacêutica até a médica em caso de ocorrência de eventos adversos.
- Pacientes com necessidades especiais, como em casos de incapacidade mental (crianças ou adultos com retardo mental), clínicas (pacientes inconscientes) ou culturais (por exemplo, indígenas) devem ter seus familiares como responsáveis.

A Resolução MS/CNS nº 251, de 7 de agosto de 1997, regulamenta as pesquisas com novos fármacos, medicamentos, vacinas e testes diagnósticos. Ela versa que todos os medicamentos a serem experimentados em seres humanos têm de ser previamente aprovados por meio de um projeto de pesquisa submetido a um CEP devidamente registrado no Sistema Nacional de Informações sobre Ética em Pesquisa envolvendo Seres Humanos (Sisnep).

Esse sistema está diretamente ligado à Comissão Nacional de Ética em Pesquisa (Conep), que é uma instância colegiada, de natureza consultiva, deliberativa, normativa, educativa, independente e vinculada ao Conselho Nacional de Saúde e à Anvisa.

No que se refere à continuidade do tratamento, foi instituído que o patrocinador e/ou a instituição sediadora devem garantir o acesso ao medicamento experimental, caso esse seja superior ao convencional.

A Resolução MS/CNS nº 292, de 8 de julho de 1999, está relacionada à pesquisa com participação da cooperação estrangeira. Nela, é instituída que todo estudo multicêntrico deve possuir um pesquisador responsável no Brasil, bem como uma instituição sediadora e a aprovação por um CEP, que envia para a análise do Conep.

A Resolução MS/CNS nº 304, de 9 de agosto de 2000, trata das pesquisas envolvendo povos indígenas e faz respeitar as particularidades dos povos indígenas no que se refere à cultura e à tradição.

Há algumas demandas de acesso aos medicamentos de pesquisa clínica antes mesmo da avaliação de seu registro pelo órgão regulador. Um dos usos tem sido denominado *extensão de uso*, quando os participantes do estudo continuam a ter acesso ao medicamento após a finalização do estudo.

No *acesso expandido*, o acesso é ampliado para pacientes que não fazem parte da pesquisa clínica. São propostos por patrocinadores, para garantir o acesso a um medicamento em fase experimental final, porém, com grandes possibilidades de ser liberado para comercialização. Objetiva abranger grande número de pacientes portadores de doença grave e/ou com risco de morte, sem opção eficaz de tratamento disponível, e também avaliar possíveis reações adversas oriundas desse novo medicamento.

A grande diferença entre extensão de uso e acesso expandido é que no primeiro se faz continuação de um estudo já existente para aumentar o tempo de utilização do medicamento pelo mesmo grupo de pacientes e no segundo o acesso a medicamentos não registrados é garantido a pacientes fora de possibilidade terapêutica convencional.

No *uso compassivo*, um paciente sem tratamento convencional disponível pode ter acesso a um medicamento em fase ainda experimental. É necessária a autorização por uma Comissão de Ética em Pesquisa, seja para uso individual ou de pequenos grupos.

A Resolução da Diretoria Colegiada (RDC) MS/Anvisa nº 26, de 17 de dezembro de 1999, da Diretoria Colegiada da Anvisa, regulamentou o acesso expandido no Brasil. Instituiu que esses programas devem ser realizados apenas para medicamentos em fase III de estudo, tanto no Brasil como no país de origem.

No último, o acesso expandido deve estar aprovado no país de origem ou o medicamento estar registrado. Todos os eventos adversos devem ser monitorados como se fosse num estudo experimental e os pacientes devem assinar um termo de informação e adesão semelhante ao TCLE. Deve haver também aprovação por um CEP. É importante ressaltar que o patrocinador deve fornecer o medicamento por pelo menos um ano para as doenças crônicas e pelo tempo necessário para o tratamento completo no caso de tratamento de duração definida.

A RDC MS/Anvisa nº 39, de 5 de junho de 2008, institui o comunicado especial único para a realização de pesquisa clínica em território nacional. Regulamenta também a importação de medicamentos, pelo patrocinador, para uso exclusivo em pesquisa clínica. Nesse sentido, os medicamentos novos, destinados exclusivamente a uso experimental, sob controle médico, podem não possuir registro da Anvisa, bastando a devida autorização, que pode vigorar por até três anos.

A Lei nº 6.360, de 23 de setembro de 1976, em seu artigo 12, reza que nenhum medicamento ou fármaco, mesmo os importados, poderá ser industrializado, exposto à venda ou entregue ao consumo antes de ser registrado no Ministério da Saúde.

A RDC MS/Anvisa nº 28, de 9 de maio de 2008, regulamenta a autorização da importação de uma lista de medicamentos em caráter excepcional, cujo fim se destina unicamente ao uso hospitalar ou sob prescrição médica e cuja importação esteja vinculada a uma determinada entidade hospitalar e/ou entidade civil representativa, para seu uso exclusivo.

Constam alguns critérios para que os medicamentos sejam incluídos nesse caso: indisponibilidade no mercado brasileiro, informações sobre eficácia e segurança e informações sobre o fabricante e indicações terapêuticas.

A RDC MS/Anvisa nº 81, de 5 de novembro de 2008, dispõe sobre o regulamento técnico de importação de bens e produtos, incluindo os medicamentos e insumos farmacêuticos. Essa última estabelece os procedimentos, documentos e exigências para a sua importação, seja para a pesquisa clínica, por uso hospitalar ou por estrita recomendação médica, como pelos serviços públicos para atender a demandas judiciais.

A importação e a exportação de medicamentos controlados, que se encontram na Portaria nº 344, de 12 de maio de 1998, são regulamentadas pela RDC MS/Anvisa nº 99, de 30 de dezembro de 2008.

A compra e a importação de medicamentos sem registro pelos serviços públicos de saúde são mais complexas. Os aspectos relacionados às licitações públicas, bem como o papel de proteção à saúde da população, fazem com que uma das exigências para a compra de medicamentos seja a questão de sua qualidade, expressa pelo registro do medicamento, também pela comprovação das Boas Práticas de Fabricação, visando evitar medicamentos fraudados ou de má qualidade. No caso de medicamentos importados, é necessário o certificado de Boas Práticas de Fabricação e Controle da autoridade sanitária do país de origem ou o laudo de inspeção emitido pela Anvisa.

A Portaria MS/GM nº 2.814, de 29 de maio de 1998, estabelece as normas para as compras públicas de medicamentos e tem como exigências: a apresentação da licença sanitária estadual ou municipal; a autorização de funcionamento da empresa participante da licitação; o certificado de Boas Práticas de Fabricação e Controle para aquela linha de produção específica e o registro no país.

PARTE VII | ASPECTOS ÉTICOS E LEGAIS EM ONCOLOGIA

A Portaria MS/GM nº 1.818, de 2 de dezembro de 1997, preconiza que a compra, por todas as esferas de governo, considere os quesitos de qualidade confirmados por laudos de laboratórios analíticos habilitados pela Anvisa.

› Atuação dos Profissionais de Pesquisa Clínica

Um entre muitos desafios dos profissionais da pesquisa clínica é manter o conhecimento atualizado sobre como os estudos clínicos são desenhados e conduzidos, assim como sobre de que maneira novas regulações e *guidelines* impactam nos seus papéis e responsabilidades.

No Brasil, há diferentes resoluções, como a de nº 196/96, nº 219/06, nº 251/97, nº 292/99, nº 301/00, nº 340/04, nº 346/05 e nº 347/05, do Conselho Nacional de Saúde – Ministério da Saúde, e a de nº 039/08, da Anvisa, que estabelecem requisitos e abordam aspectos éticos e sanitários para a realização de toda e qualquer pesquisa clínica para o desenvolvimento de produtos de saúde envolvendo seres humanos. Essas normas têm embasamento nos códigos internacionais. A maioria dessas normas também é aplicável às pesquisas clínicas patrocinadas pela indústria farmacêutica nacional ou promovidas por centros acadêmicos. Todas as pesquisas clínicas obedecem às recomendações e aprovações de duas diferentes instâncias éticas: os CEP e a Conep. Os protocolos de estudos com medicamentos e produtos para a saúde também são analisados e controlados pela Anvisa.

De acordo com as Diretrizes para Boa Prática Clínica (BPC, 1996) – ICH-GCP, todos os estudos patrocinados que têm por finalidade o registro do medicamento em outros países signatários do ICH-GCP devem seguir os padrões internacionais de pesquisa clínica.

A atual pesquisa clínica é uma atividade multidisciplinar que envolve diversos passos: desenvolvimento de protocolo, implementação, coordenação, análise estatística e relato de um *trial*. As equipes envolvidas poderão trabalhar em variados contextos – no patrocinador, ou em uma ORPC (Organização Representativa de Pesquisa Clínica, ou CRO, *Contract Research Organization*), no centro de pesquisa como investigador principal e sua equipe, no CEP ou agência reguladora. Todos os envolvidos atuam em conjunto para o êxito do projeto.

As responsabilidades de investigadores, patrocinadores e monitores estão muito bem definidas nas regras internacionais e nas regulamentações locais brasileiras.

Diversos esforços têm sido feitos para delinear o real valor, habilidades, conhecimento e *expertise* requeridos para a formação de um enfermeiro de pesquisa clínica.

O primeiro contato que enfermeiros têm com pesquisa clínica é ao trabalhar na assistência direta ao paciente. Elas conduzem concomitantemente estudos clínicos, já que o investigador principal é quem tem o contato mais estreito com essa área. O papel do enfermeiro depende do próprio interesse e da experiência que o centro tem na condução de estudos.

A responsabilidade do enfermeiro de pesquisa clínica é oferecer segurança ao sujeito de pesquisa, assim como atender às regulamentações internacionais e nacionais e às particularidades do estudo. Muitas são as áreas em que o enfermeiro inserido no mundo de pesquisa pode atuar em relação às indústrias, CRO e centros de estudo. Há poucas citações bibliográficas sobre o papel do enfermeiro de pesquisa clínica. Pensando no delineamento das competências gerais do enfermeiro oncológico de pesquisa clínica, a *Oncology Nurse Society* lançou as competências dos enfermeiros oncológicos em estudos clínicos.

Os valores fundamentais que podem ser descritos para o enfermeiro de pesquisa clínica são: preservar a segurança e a integridade do paciente no estudo; oferecer cuidado oncológico baseado em evidência; reconhecer o valor da contribuição do enfermeiro na condução de sucesso do estudo clínico.

Algumas habilidades gerais são esperadas do enfermeiro de pesquisa clínica, como: boa comunicação, adequado relacionamento interpessoal, capacidade de trabalhar em equipe, trabalhar

516

com autonomia, solucionar problemas, atenção a detalhes, capacidade organizacional e administrativa, julgamento de prioridades, flexibilidade a novas situações e mudanças, aprendizado rápido, habilidade com programas de computador. Somam-se ao papel do enfermeiro o cuidado baseado em evidência ao sujeito de pesquisa, o registro e a transcrição de dados em tempo hábil e com qualidade.

Em outros aspectos, insere-se o papel de educador no âmbito dos esclarecimentos sobre o protocolo aos profissionais nele envolvido, assim como ao próprio sujeito e ao familiar.

O processo de enfermagem (diagnóstico, planejamento, intervenção e avaliação) que envolve a real prática da enfermagem é realizado em todas as atividades associadas à condução do protocolo.

Modelos de trabalho que geram oportunidade profissional, autonomia, realização pessoal e experiência profissional devem ser estimulados para favorecer a seleção e a retenção de enfermeiros de pesquisa clínica, já que esse é um problema conhecido mundialmente.

Como exemplo da organização dos profissionais, a Associação Brasileira de Enfermeiros de Pesquisa Clínica (Sobepec), fundada em 2009, atua na divulgação de conhecimento e do mercado de trabalho. Representantes da Sobepec, destacam que a entidade está preocupada em divulgar para a Enfermagem a importância profissional das pesquisas e pontuam funções dos Enfermeiros em pesquisas clínicas, tais como coordenação dos centros de pesquisa, desenvolvimento das pesquisas nacionais e internacionais, monitoria e auditoria.

É importante ressaltar, também, que envolvimento com novos procedimentos terapêuticos, protocolos multicêntricos, cuidados com o sujeito de pesquisa e protocolos consagrados no atendimento, possibilitam uma visão global, assim, o mercado de trabalho em pesquisa clínica é bastante promissor, mas a mão de obra deve ser extremamente qualificada. O fato do profissional ser Enfermeiro é um bom ponto, mas não o bastante. Hoje no Brasil temos centenas de centros de pesquisas clínicas e as oportunidades aparecem em empresas denominadas CRO (Clinical Research Organization), companhias que ajudam a conduzir a pesquisa para a empresa patrocinadora, e SMO (Site Management Organization), empresas especializadas em gerenciamento de sítios de pesquisa clínica, além de indústrias farmacêuticas e de alimentos, bem como na produção de soros, vacinas e cosméticos.

Pesquisas mostram que falta uma maior inserção desse assunto durante a formação dos Enfermeiros. Em outras profissões, como farmácia ou biologia, o tema pesquisa clínica é abordado durante a graduação e esses profissionais conseguem um melhor posicionamento no mercado de trabalho após a sua formação. Dos que atuam nesse âmbito profissional, 94% são mulheres, têm apenas graduação e os salários variam de 2400 a 5500 reais mensais.

Usualmente, o médico se torna investigador ou subinvestigador de pesquisa clínica, sendo aceitos odontólogos quando o protocolo abarca sua área de atuação. O investigador principal também é médico ou dentista, pois essa é a prática usual. Porém, os documentos que norteiam a pesquisa clínica não são claros quanto a esse quesito. São bastante amplos e neste ponto, afirma que o investigador deve ter qualificação acadêmica, treinamento e experiência para responder pelo desenvolvimento do estudo, atendendo às qualificações exigidas pelas normas regulatórias. Não especifica formação acadêmica nem exige que pessoas formadas exclusivamente em medicina sejam pesquisadores principais. A Resolução CNS 466/2012 também é genérica quanto a esse aspecto e afirma apenas, em seu item II.16, que o pesquisador responsável (e não o médico) é o indivíduo que se responsabiliza pela coordenação da pesquisa e torna-se corresponsável pela integridade e pelo bem-estar dos participantes da pesquisa. Voltando ao GCP, o guia só se refere à profissão de médico ou odontólogo no item 4.3.1, o qual orienta que o médico investigador ou o subinvestigador qualificado deve ser aquele quem responderá pelas decisões médicas do estudo. Salienta que odontólogos também devem ser responsáveis por pesquisas clínicas ligadas à sua área. Pode-se perceber ambiguidade aqui: a prática pede e até exige a figura do médico (ou odontólogo) como investigador principal na pesquisa clínica, mas as normas não afirmam isso, parecendo aceitar que pessoa com outra formação exerça esse papel. Esse ponto pede definição mais específica nos documentos regulatórios, pois a prática deve seguir as orientações formais e nunca se guiar apenas pela conduta considerada habitual.

De qualquer modo, o Enfermeiro de Ensaio Clínico é o profissional de enfermagem designado pelo Investigador Principal para realizar determinadas funções. Normalmente, existe mais do que um Enfermeiro de Ensaio Clínico, constituindo assim uma equipe de enfermagem do Ensaio Clínico.

O enfermeiro pode intervir em diversos processos do ensaio clínico e da logística do centro de ensaio onde o estudo se realiza, pode realizar:

- Avaliações físicas.
- Administração de medicação.
- Receção de medicação do doente.
- Colheita de sangue para avaliações laboratoriais de rotina para laboratório local e ou central.
- Processamento de amostras laboratoriais.
- Envio de amostras para laboratório central.

Em alguns centros onde ocorrem ensaios clínicos, esse profissional pode ainda assumir funções de Coordenador de Ensaio Clínico.

➤ Eventos Adversos

Os tratamentos antineoplásicos evidenciam diversos eventos adversos. Sinais e sintomas da doença ou de suas complicações podem ser relacionados ao tratamento, muitas vezes gerando problemas.

O processo de avaliação do risco tem como propósito prevenir os danos à saúde devidos à exposição a um agente externo. Assegurar a segurança do paciente durante sua participação no estudo é a primeira ênfase que deve ser dispensada ao sujeito de pesquisa. A avaliação dos eventos adversos tem três propósitos principais: proteger os pacientes, contemplar as necessidades da indústria farmacêutica, cumprir as exigências regulatórias.

A monitorização da segurança é a garantia de que a avaliação dos eventos, que podem representar um risco inaceitável aos pacientes, seja realizada rapidamente.

Um evento adverso (AE) pode ser qualquer ocorrência médica desfavorável e não desejável (incluindo um achado anormal de laboratório), sintoma ou doença, sofridos por um paciente ou sujeito de pesquisa, temporariamente associados ao uso de um produto em investigação, seja ele relacionado ou não a esse produto.

De acordo com a Anvisa, existem diferentes definições acerca dos eventos adversos, que são:

- **Evento adverso (EA):** qualquer ocorrência médica desfavorável ao paciente ou sujeito da investigação clínica e que não tem necessariamente relação causal com o tratamento. Um EA pode ser qualquer sintoma ou sinal, desfavorável e não intencional, ou doença temporalmente associada ao tratamento, incluindo achados laboratoriais anormais.
- **Evento adverso inesperado:** evento adverso cuja natureza ou severidade não é consistente com as informações aplicáveis ou conhecidas do produto, não estando descrito na bula ou monografia do produto, brochura do pesquisador ou no protocolo do estudo.

O registro dos AE deve ser bem documentado e conter descrições que permitam avaliação do sujeito antes, durante e após o estudo, entre as quais estão: início (data/hora), duração, severidade (leve/moderado/grave), causalidade, sério ou não sério, ação tomada.

Classificação dos eventos adversos – intensidade (gravidade/grau):

- Grau 1 (leve): o evento causa desconforto, mas não interfere nas atividades habituais do paciente.
- Grau 2 (moderado): o desconforto causado pelo evento adverso é suficiente para interferir nas atividades habituais do paciente.
- Grau 3 (grave): há comprometimento significativo das atividades habituais do paciente ou mesmo incapacitação total.
- Grau 4: risco à vida/limitante.
- Grau 5: óbito.

Causalidade (relação com o medicamento do estudo):

- Não relacionada: a relação temporal entre o evento e a ingestão ou administração do medicamento é inexistente ou duvidosa ou, ainda, existe outro fator que possa responder como fator causal da reação.
- Remota: a relação com o medicamento é improvável, mas não pode ser definitivamente descartada.
- Possível: a relação temporal entre o evento e a administração do medicamento é bem definida, mas existe outro possível fator causal.
- Provável: a relação temporal é bem definida e não existe outro possível fator causal. Nesse caso, há uma relação quase certa entre a reação e o medicamento.

Observação: Costumava-se utilizar o termo "definitiva" para uma relação com a droga que ocorre após o seu uso, desaparece após sua suspensão e reaparece após sua reintrodução. Esse critério, entretanto, muito raramente era completamente aplicado e o termo caiu em desuso.

Seriedade:

- Sério: é todo evento que evolui para morte ou causa risco de vida imediato, incapacitação/ invalidez significante ou permanente, requer ou prolonga hospitalização ou é classificado pelo prescritor como "importante evento médico".
- Não sério: qualquer outro evento não incluído na classificação acima.

➤ Reporte dos Eventos Adversos Sérios

A necessidade de estabelecer exigências mínimas para registrar apropriadamente o diagnóstico dos eventos adversos sérios ou não representa uma maneira importante de avaliação que considera a segurança da droga somada a alguma ação.

Todos os eventos adversos sérios (SAE) devem ser comunicados ao patrocinador, exceto aqueles especificamente identificados no protocolo ou em outro documento (por exemplo: brochura do investigador) como não sendo passíveis de comunicação imediata. As comunicações imediatas devem ser seguidas de relatórios detalhados por escritos fornecidos pelo patrocinador no período de 24 horas a partir do evento.

A partir do momento da assinatura do TCLE, o paciente deverá ser tratado como sujeito de pesquisa e qualquer evento adverso ocorrido deve ser relatado pelo investigador. Alguns estudos citam que o evento adverso sério deve ser relatado a partir do início do tratamento.

Eventos adversos sérios (EAS) serão relatados quando houver qualquer ocorrência médica desfavorável que resulte em:

- Morte.
- Ameaça ou risco de vida: entende-se por risco de vida quando o evento adverso coloca o paciente em iminência de morte.
- Hospitalização ou prolongamento de hospitalização preexistente, exceto cirurgias eletivas e internações previstas no protocolo.
- Incapacidade persistente ou significativa, ou seja, prejuízo na capacidade de uma pessoa de conduzir as funções normais de vida.
- Anomalia congênita ou defeito de nascimento.
- Ocorrência médica significativa: quando, baseado em julgamento médico apropriado, o evento possa prejudicar o paciente e/ou requerer intervenção médica ou cirúrgica para prevenir quaisquer das demais ocorrências supracitadas.

É tarefa do pesquisador comunicar ao CEP todos os EAS. Essas notificações seguem um fluxo de relatos às entidades regulatórias, iniciando-se pelos CEP, por meio de formulários MEDWATCH ou CIOMS, que comunicam à Conep por meio do seu parecer. Esses pareceres avaliam as medidas imediatas adequadas no caso de evento adverso sério ocorrido. A Conep, por sua vez, acompanha a implantação de medidas de proteção aos sujeitos e submete à Agência Nacional de Vigilância Sanitária as notificações para as ações de farmacovigilância e outras pertinentes.

Cabe ao patrocinador reportar todos os eventos sérios, relacionados à droga em investigação e inesperados, às agências regulatórias aplicáveis e reportar a todos os investigadores que participam de um estudo com a droga em investigação de todos os eventos sérios, relacionados e inesperados (Susar).

➤ Monitoramento de Dados

Os dados da pesquisa são informações requeridas pelo protocolo e coletadas dos sujeitos de pesquisa no decorrer do estudo. São registrados em documento denominado ficha clínica, que pode ser impresso ou em formato eletrônico.

Todos os dados contidos na ficha clínica, chamada de CRF (*Clinical Report Form*), devem ser provenientes de um documento fonte, que é qualquer documento ou dado original ou cópia legalmente certificada que traga informação sobre o paciente. O documento deve ser confiável, legível, original, atual e atribuível. O monitor do estudo confronta os dados contidos no documento fonte com os dados entrados na CRF, podendo-se, assim, gerar discrepâncias quando identificar alguma inadequação.

A ficha clínica impressa deve ser inserida em um banco de dados. A inclusão dos dados deve ser realizada de maneira eficiente, correta e dentro de poucos dias após a coleta. A análise dos dados pode ser realizada periodicamente, especialmente para verificação da segurança do produto (e/ou tratamento) em investigação.

Em estudos randomizados fase 3 e ocasionalmente em estudos fase 1 e 2, particularmente aqueles que proporcionam condições de ameaça à vida, os dados são avaliados por um comitê independente de monitoramento de dados, que avalia a segurança e a eficácia.

A proposta de monitoramento de dados e segurança é fornecer por meio de análise uma revisão objetiva e independente dos dados, além de oferecer visão geral do estudo a fim de proteger a segurança do sujeito de pesquisa e assegurar a integridade dos dados. Os monitoramentos independentes podem ser divididos em três formatos:

- **Data and Safety Monitoring Board (DSMB):** borda de monitoramento de dados e segurança. Grupo de *experts* que aconselha os investigadores quanto à revisão periódica e avalia os dados acumulados dos estudos, garantindo a segurança do sujeito de pesquisa, o progresso, a condução e a eficácia do estudo, descrevendo recomendações de continuação, modificação ou término do estudo.
- **Safety Monitoring Committee (SMC):** comitê de monitoramento de segurança. Esse comitê é formado por *experts* independentes que avaliam muitos dos estudos em fase 1 e estudos pequenos em fase 2. A principal responsabilidade é monitorar a segurança do sujeito de pesquisa, assim como o DSMB, porém não realiza análise interina.
- **Independent Safety Monitor (ISM):** monitoramento independente de segurança. Feita por um médico com *expertise* e responsável por oferecer o primeiro monitoramento de segurança independente em tempo hábil. Ele acompanha os eventos adversos imediatamente após o relato e mantém seguimento até a resolução.

A borda de monitoramento de dados e segurança deve: assegurar que qualquer risco associado à participação seja minimizado; evitar a exposição ao excesso de risco; garantir a integridade do dado; descontinuar o estudo se a preocupação de segurança aumentar ou assim que os objetivos forem alcançados. Essa ainda pode gerar *queries* (questionamento) quando encontrar dados não completos ou com inconformidades. As *queries* podem ser geradas de maneira automática quando usado CRF eletrônico, pelo *data manager* ou ainda pelo monitor do estudo. Muitas das discrepâncias são submetidas ao centro por *e-mail* ou *fax* para, então, ser respondida pela equipe do estudo e enviada de acordo com o tempo determinado pelo protocolo.

O monitoramento avalia todos os resultados do estudo. Se o resultado mostrar vantagens claras, o patrocinador pode optar pelo fim do estudo e estabelecer uso da medicação antes da aprovação final de *marketing*. Se a droga mostrar resultado negativo, o estudo é descontinuado imediatamente. Assim, o papel do monitoramento é fornecer um julgamento balanceado relativamente a esses aspectos conflitantes feitos nos relatos de segurança.

❯ Procedimento Operacional Padrão

A condução de um estudo clínico envolve uma complexidade de atividades que devem ser detalhadamente observadas e seguidas considerando a segurança e a proteção do sujeito de pesquisa, Boas Práticas Clínicas, aspectos regulatórios e procedimento operacional padrão.

Os centros de estudo devem contemplar os protocolos de pesquisa exatamente como é descrito e, ainda, atender à demanda do patrocinador. Uma das maneiras para garantir que todas as condições para condução de um protocolo seja feita é por meio do procedimento operacional padrão (POP).

O guia ICH-GCP define POP como "instrução escrita e detalhada de uma determinada função a fim de alcançar padronização da realização deste".

Sumariamente, os POP são procedimentos e processos usados para operar tal ação de modo padronizado, ou seja, procedimento que busca fazer com que um processo, independentemente da área, possa ser realizado sempre de uma mesma maneira, permitindo a *verificação* de cada uma de suas etapas. Ele deve ser escrito detalhadamente para a obtenção de uniformidade *de uma rotina operacional*, seja ela na produção ou na prestação de serviços.

Os POP têm por objetivo padronizar processos, garantindo a qualidade da política organizacional e regulatórias e treinamento adequado de novos profissionais, e administrar sobrecarga de trabalho.

Pela regulação internacional (GCP), os centros não são obrigados a seguir POP, porém "um patrocinador deve selecionar somente investigadores qualificados através de sua experiência e treinamento prévios nos procedimentos relacionados à pesquisa clínica..." (21CFR 312.53) e o investigador principal deve informar os profissionais envolvidos na pesquisa sobre suas obrigações (21CFR 312.53).

Os POP têm como propostas garantir a consistência do processo no âmbito regulatório e Boas Práticas Clínicas. Isso assegura que os processos sejam revisados e atualizados periodicamente, além disso garante qualidade por meio da padronização. A aderência de POP ajuda a evitar achados negativos durante auditorias e inspeções. Os POP ajudam na consistência, aderência, contabilidade e eficácia do investigador e sua equipe ao conduzir estudo clínico.

Escrever um POP não é uma tarefa fácil. Dispensa-se tempo e envolve análise de todo o processo realizado na condução do estudo clínico. É necessário seguir alguns passos como:

- Mapear o processo.
- Listar todos os passos para a realização do processo.
- Analisar cada passo com o objetivo de torná-lo mais fácil e eficiente para ser seguido.
- Envolver os responsáveis pela execução das tarefas no processo de mapeamento e análise dos procedimentos.
- Escrever e formatar o POP.
- Realizar implementação piloto.

➤ Elaborando um POP

Alguns itens devem ser considerados na realização de um POP:

- Cabeçalho.
- Responsáveis pela elaboração, aprovação e autorização.
- Validade e revisão.
- Objetivos.
- Abrangência.
- Exigências e justificativas.
- Responsabilidades.
- Abreviações.
- Definições.
- POP relacionados.
- Procedimentos.
- Referências.
- Anexo.

O treinamento do POP e o registro dele por meio de lista de presença devem envolver toda a equipe que executa tal procedimento, garantindo, assim, uniformidade de uma rotina operacional.

➤ Estudos de Qualidade de Vida

Os estudos clínicos objetivam validar a segurança e a eficácia das novas drogas. Esses estudos também avaliam a melhora do conforto e da qualidade de vida de pacientes com câncer.

Em muitos estudos, os *endpoints* avaliam a porcentagem de resposta da doença, sobrevida e outras mensurações. Questionário a ser respondido pelo paciente tem sido desenvolvido para mensurar aspectos de qualidade de vida em pacientes que seguem em tratamentos antineoplásicos. As propriedades de qualidade de vida mensuradas por esses instrumentos podem ser usadas como *endpoints* em certas circunstâncias no estudo clínico, por exemplo, em casos de pacientes terminais em que a terapia paliativa é o principal interesse. Os aspectos de qualidade de vida compreendem um dos principais focos de cuidado e manejo da doença. Por outro lado, diversos aspectos de qualidade de vida podem ser comparados entre os grupos de tratamento e essas características serão avaliadas durante um longo tempo.

Grupos cooperativos têm endereçado questões complexas, considerando controle de sintomas e qualidade de vida em pacientes recebendo terapia ou cuidado paliativo. A graduação de qualidade de vida tem sido usada para determinar se o controle de sintomas – dor, fadiga, náusea, anorexia, caquexia etc. – traduz qualidade de vida. Revisões literárias incluem fatores físico, mental e emocional.

Estudos de qualidade de vida e cuidado de suporte avaliam a melhora de qualidade de vida em pessoas com câncer e suas famílias. Eles procuram pela melhor terapia ou intervenção psicossocial para pessoas que experienciam problemas nutricionais, depressão, dor, náusea, vômitos e outros efeitos do câncer ou do tratamento. Muitos dos estudos de cuidado de suporte focam em famílias e cuidadores a fim de ajudá-los a lidar com tal situação.

➤ Condução de Estudo

A condução do estudo é feita por meio de diversas fases, que se realizadas de maneira adequada e planejada, garantirá a expectativa de um estudo bem conduzido. O propósito da condução é checar os procedimentos referentes ao estudo, os cumprimentos regulatórios e os POP do centro.

➤ Visita de Iniciação do Estudo

Trata-se da visita que documenta o início das atividades do estudo. Deve ser realizada após a aprovação do estudo no CEP e antes da inclusão do primeiro sujeito na pesquisa. Destina-se ao momento em que o investigador principal e a equipe poderão discutir com o monitor os aspectos regulatórios e operacionais do estudo.

Fazem parte da discussão o detalhamento do protocolo, critérios de exclusão e inclusão, documento fonte, preenchimento de ficha clínica, notificação de eventos adversos sérios e não sérios, armazenamento, contabilidade e dispensação da medicação do estudo, procedimentos laboratoriais.

No que diz respeito aos aspectos regulatórios, e de acordo com as Boas Práticas Clínica e exigências regulatórias locais, os seguintes itens devem ser discutidos: responsabilidade do investigador, processo de obtenção do consentimento livre e esclarecido, aprovação de documentos, atribuições administrativas do investigador principal, documentos essenciais do arquivo regulatório do centro de investigação, papel do monitor de pesquisa clínica.

➤ Monitorias

O protocolo conduzido e estabelecido pelos princípios das Boas Práticas Clínicas passa por diversas ações para dar-se início, seguimento e fechamento do estudo.

Monitoria é o ato de supervisionar o progresso dos estudos clínicos e garantir a condução, registro e relatos de acordo com o protocolo. Os monitores, que também são chamados de *Clinical Research Associates* (CRA), são os representantes do patrocinador ou de representante, CRO e carregam responsabilidades como garantir que os dados produzidos pelo centro de pesquisa sejam íntegros e confiáveis e que aos sujeitos de pesquisa sejam garantidos seus direitos, bem-estar e segurança. Essas ações são estabelecidas por meio de procedimentos (POP) descritos pelo patrocinador.

O patrocinador é responsável por assegurar que as obrigações do investigador, tais como trâmite regulatório e delegação de tarefas aos membros da equipe, sejam feitas adequadamente e que a condução do estudo esteja sendo executada conforme estabelecido pelo protocolo. Para isso, o monitor deve visitar o centro de estudo frequentemente. As mudanças, eventualmente necessárias nesse estudo, foram aprovadas pelo CEP e relatadas ao patrocinador antes de serem implementadas, devendo haver apropriado registro de dados, sendo esses completos e corretos. Os relatórios devem ser enviados com frequência ao CEP e ao patrocinador.

Durante as visitas periódicas, o monitor deve comparar o número de sujeitos e documentos que sustentem o registro correspondente, legível e completo, avaliar a omissão de relatos de dados específicos, a não realização de visitas e exames, as falhas que impossibilitam o sujeito de completar o estudo ou a razão para a não inclusão e a correta documentação do processo de consentimento.

➤ Visita de Término do Estudo

Após o estudo ter sido completado por todos os sujeitos do estudo ou em caso de encerramento precoce do estudo ou do centro de investigação, a equipe deve se organizar para checar se há qualquer documento faltante a ser providenciado e checar as fichas clínicas em relação aos documentos fonte, a fim de finalizar as pendências. A medicação do estudo excedente deve ser recolhida pelo patrocinador do estudo. Deve-se efetuar a notificação do término do estudo ao CEP e separar todo o material não utilizado no estudo, que será retirado pelo monitor.

➤ Referências

1. Ministério da Saúde. Agência Nacional de Vigilância Sanitária. Resolução-RDC Nº 64, de 18 de dezembro de 2009. Disponível em: https://bvsms.saude.gov.br/bvs/saudelegis/anvisa/2009/res0064_18_12_2009.html. Acesso em 27/10/2021.

2. A Manual for Participants in Clinical Trials of Investigational Agents Sponsored by DCTD, NCI. Investigator Handbook, 2002.

3. Addor F. As más práticas clínicas. Interface. 2002:1(2):37-8.

4. Agência Nacional de Vigilância – Anvisa (citado 10/04/2010). Considerações e Definições em Pesquisa Clínica. Disponível em: http://www.anvisa.gov.br/medicamentos/pesquisa/def.htm. Acesso em: 28.20.2021.

5. American Cancer Society. Oncology clinical trials nurse competencies. Atlanta, PD: Authors, 2010.

6. Anvisa. Resolução da Diretoria Colegiada RDC nº 5 de 14 de janeiro de 2002.

7. Arrigo C, Gall H, Delogne A, Molin C. The involvement of nurses in clinical trials. Results of the EORTC Oncology Nurses Study Group survey. Cancer Nurs. 1994;17(5):429-33.

8. Bendit RK. Manual do centro de pesquisa. Dendrix, 2010.

9. Brasil. Lei nº 6360, de 23 de setembro de 1976. Dispõe sobre a vigilância sanitária a que ficam sujeitos os medicamentos, as drogas, os insumos farmacêuticos e correlatos, cosméticos, saneantes e outros produtos, e dá outras providências. Disponível em: http://www.planalto.gov.br/ccivil_03/leis/l6360.htm. Acesso em: 18 out. 2021.

10. Brasil. Resolução MS/CNS nº 196, de 10 de outubro de 1996. Aprova as diretrizes e normas regulamentadoras de pesquisas envolvendo seres humanos. Disponível em: http://bvsms.saude.gov.br/bvs/saudelegis/cns/1996/res0196_10_10_1996.html. Acesso em 10 abr. 2010.

11. Brasil. Resolução MS/CNS nº 251, de 7 de agosto de 1997. Normas de pesquisa com novos fármacos, medicamentos, vacinas e testes diagnósticos envolvendo seres humanos. Disponível em: http://www.datasus.gov.br/conselho/resol97/res25197.htm. Acesso em: 10 abr. 2010.

12. Brasil. Resolução MS/CNS nº 304, de 9 de agosto de 2000. Aprovar as seguintes Normas para Pesquisas Envolvendo Seres Humanos – Área de Povos Indígenas. Disponível em: http://6ccr.pgr.mpf.gov.br/legislacao/legislacaodocs saude/resolucao_304.pdf. Acesso em: 10 abr. 2010.

13. Brasil. Resolução nº 292, de 8 de julho de 1999. Aprova norma referente a pesquisas coordenadas do exterior ou com participação estrangeira e pesquisas que envolvam remessa de material biológico para exterior. Disponível em: http://bvsms.saude.gov.br/bvs/saude-legis/cns/1999/res0292_08_07_1999.html. Acesso em: 10 abr. 2010.

14. Brasil. Resolução RDC MS/Anvisa nº 28, de 9 de maio de 2008. Autorizar a importação dos medicamentos constantes na lista de medicamentos liberados em caráter excepcional destinados unicamente, a uso hospitalar ou sob prescrição médica, cuja importação esteja vinculada a uma determinada entidade hospitalar e/ou entidade civil representativa, para seu uso exclusivo, não se destinando à revenda ou ao comércio. Disponível em: http://elegis.anvisa.gov.br/leisref/public/showAct.php?id=31000&word=medicamento$%20AND%20excepciona$. Acesso em: 10 abr. 2010.

15. Brasil. Resolução RDC MS/Anvisa nº 39, de 5 de junho de 2008. Aprova o regulamento para a realização de pesquisa clínica e dá outras providências. Disponível em http:// e-legis.anvisa.gov.br/leis. php?id=31279&mode=PRINT_VERSION. Acesso em 10 abr. 2010.

16. Brasil. Resolução RDC MS/Anvisa nº 81, de 5 de novembro de 2008. Dispõe sobre o Regulamento Técnico de Bens e Produtos Importados para fins de Vigilância Sanitária. Disponível em: http://elegis.anvisa.gov.br/leisref/public/showAct.php?id=33995&word=. Acesso: em 10 abr. 2010.

17. Brasil. Resolução RDC MS/CNS nº 26, de 17 de dezembro de 1999. Aprovar o seguinte Regulamento, constante do anexo dessa Resolução, destinado a normatizar a avaliação e aprovação de programas de acesso expandido somente de produtos com estudos de fase III em desenvolvimento no Brasil ou no país de origem e com programa de acesso expandido aprovado no país de origem, ou com registro do produto no país de origem. Disponível em: http://www.anvisa.gov.br/legis/resol/26_99rdc.htm. Acesso em 10 abr. 2010.

18. Brasil. Resolução RDC nº 39, 5 de junho de 2008. Diário Oficial da União. Brasília (DF). 5 junho; Seção 1:106, 2008.

19. Camargo TC. A participação do enfermeiro em ensaios clínicos: uma revisão da literatura. Rev Bras Cancerol. 2002;48(4):569-76.

20. Cancer Clinical Trials. The In-Depth Program. Public Health Service National Institutes of Health NIH Publication nº 02-5051. Printed October 2001, reprinted September 2002.

21. Cancer Clinical Trials: a resource guide for outreach, education, and advocacy. Public Health Service National Institutes of Health NIH Publication nº 02-5053. September 2002.

22. Cancer Clinical Trials: The Basic Workbook. Public Health Service National Institutes of Health NIH Publication nº 02-5050. Printed October 2001, reprinted September 2002.

23. Cassidy J, Macfarlane DK. The role of the nurse in clinical cancer research. Cancer Nurs. 1991;14(3):124-31.

24. Describing the role of the clinical research nurse. (Survey). Nov 1, 2007.

25. DiMasi JA, Hansen RW, Grabowski HG. The price of innovation: new estimates of drug development costs. J Health Econ. 2003;22(2):151-85.

PARTE VII | ASPECTOS ÉTICOS E LEGAIS EM ONCOLOGIA

26. Gillon R. "Primum non noncere" and principle of non-maleficence. BMJ. 1985;291:130-1.

27. Goldim JR. O uso de drogas ainda experimentais em assistência: extensão de pesquisa, uso compassivo e acesso expandido. Rev Panam Salud Publica. 2008;23(3):198-206.

28. Hazelton J. The role of the nurse in phase I clinical trials. J Pediatric Oncol Nurs. 1991;8(1).

29. International Conference on harmonization: Guideline for Good Clinical Practice. Disponível em: http://ich.org/LOB/media/MEDIA482.pdf. Acesso em: 10 abr. 2010.

30. Kurzrock R, Pilat S, Bartolazzi M, et al. Project Zero Delay: a process for accelerating the activation of cancer clinical trials. J Clin Oncol. 2009;27(26):4433-40.

31. Leong SPL. Cancer clinical trials: proactive strategies. Cancer Treatment and Research. Springer Science+Business Media, llc; 2007.

32. Lousana G, Acceturi C. Histórico da pesquisa clínica. In: Lousana G, organizador. Pesquisa Clínica no Brasil. Rio de Janeiro: Revinter; 2002. p. 8-9.

33. Louzã JR, Neto MRL. Pesquisa clínica: aspectos históricos éticos. Rev Bras Med. 1993;50(5):429-38.

34. Machin D, Day S, Green S. Textbook of clinical trials. 2nd ed. London: John Wiley & Sons; 2006.

35. Ocker BM, Plank DM. The research nurse role in a clinic-based oncology research setting. Cancer Nurs. 2000;23:286-92.

36. ONS Oncology Clinical Trials Nurse Competencies. 2010 by the Oncology Nursing Society.

37. Patlak M, Nass S. Improving the Quality of Cancer Clinical Trials: Workshop Summary Rapporteurs; 2008.

38. Pestana JMO, Castro MCR Pereira W. Pesquisa clínica e farmacovigilância. Prática Hospitalar. 2006;VIII;44 (mar/abr).

39. Rosenbaum D. Clinical research coordinator handbook: GCP tools and techniques. New York: Interpharm Press, 2009. (Practical clinical trials series; v. 2)

40. Schimidt MJ. Human safety in clinical research. Applied Clinical Trials. 2001:40-7.

41. WMA WMA. Declaração de Helsinki. Versão VI ed; 2000.

42. Wollmann L, Bittencourt VC, Pedroso APS, et al. Monitoramento e avaliação de eventos adversos: a experiência do Hospital de Clínicas de Porto Alegre. Rev HCPA. 2007;27(3):62-5.

43. Zimmerman JF. Society of Clinical Research Associate quartely publication, Nov, 1999.

44. https://portal.coren-sp.gov.br/sites/default/files/54_pesquisa_clinica.pdf. Acesso em: 28.20.2021.

45. Feijó AGS, et al. Pesquisa clínica sob a ótica da integridade. Rev. Bioét. vol.26 no.2 Brasília Apr./June 201

46. Revista Bioética. Print version ISSN 1983-8042On-line version ISSN 1983-8034. Rev. Bioét. vol.26 no.2 Brasília Apr./June 2018. http://dx.doi.org/10.1590/1983-80422018262237.

47. Feijó AGS, Crippa A, Giordani AD, Vieira NM, Isaia Filho C. Pesquisa clínica sob a ótica da integridade. Disponível em: https://www.invitare.com.br/pub/Invitare-guia-pratico.pdf. Acesso em: 2012.

35

A Pesquisa em Instituições Hospitalares

Luciana Facure Moredo

Antes de discorrermos sobre a pesquisa dentro das instituições propriamente dita, vamos a alguns conceitos que, além de serem primordiais para a execução de qualquer pesquisa, estarão presentes ao longo de todo processo.

Entender um pouco sobre ética e legislação, preceitos básicos que regem a pesquisa com seres humanos, bem como o funcionamento dos Comitês de Ética nas instituições e da Comissão Nacional de Ética em Pesquisa, nos ajudará a elaborar o racional de qualquer projeto.

➤ Ética

Para falarmos sobre ética, vamos primeiramente à definição da palavra encontrada no dicionário: "parte da filosofia responsável pela investigação dos princípios que motivam, distorcem, disciplinam ou orientam o comportamento humano, refletindo especificamente a respeito da essência das normas, valores, prescrições e exortações presentes em qualquer realidade social. Conjunto de regras e preceitos de ordem valorativa e moral de um indivíduo, de um grupo social ou de uma sociedade". É uma palavra derivada do grego e significa aquilo que pertence ao caráter.

Quando iniciamos uma pesquisa, já durante a concepção da problemática passamos a interagir com outras pessoas, muitas delas se tornarão colaboradoras da nossa pesquisa e, a partir daí, já estamos administrando nossos conceitos intrínsecos de ética.[1]

Esses conceitos serão usados em todo o processo de desenvolvimento da pesquisa, principalmente no dia a dia, no manejo do participante de pesquisa.

Dentro de uma instituição hospitalar, que visa, além do tratamento do paciente, ensino e pesquisa de excelência, nos deparamos com todas as questões éticas e legais que regem a pesquisa.

Em se tratando de pesquisa científica com seres humanos devemos seguir alguns princípios éticos que são preceitos básicos, como:

- O estudo deve ter caráter colaborativo entre pesquisadores, participantes e comunidade.
- Deve contribuir para avanços na área da saúde e ser esclarecedor para as partes envolvidas.

- A metodologia utilizada para alcançar os objetivos da pesquisa deve ser seguida fielmente e deve ser válida, só assim gerará resultados confiáveis e terá validade científica.
- A inclusão dos participantes deve ser justa e baseada nos critérios de elegibilidade, sem qualquer tipo de privilégio à determinada população.
- O estudo deve ainda dar aos participantes uma relação risco-benefício razoável e caso o risco se sobressaia ele deve ser justificado pelo cunho social da pesquisa, sendo que todos os riscos previstos precisam ter alternativas claras de resolução pela equipe.
- Todos os estudos devem passar por um Comitê de Ética em Pesquisa para que possa ser avaliado por terceira pessoa não envolvida nele, a fim de minimizar conflitos de interesse.
- Sempre fornecer Termo de Consentimento Livre e Esclarecido (TCLE) esclarecedor e tirar todas as dúvidas dos participantes, respeitando assim sua autonomia.
- E, por fim, respeitar os direitos dos participantes; isso inclui bem-estar, confidencialidade, informação sobre resultados relevantes e orientação quanto à possibilidade de retirada do TCLE a qualquer momento.[2]

Ainda nesse contexto de ética, também precisamos ressaltar a questão do plágio. Para que isso não ocorra devemos nos atentar a citação correta do autor de determinada afirmação/ colocação. Dessa maneira, estaremos preservando os direitos autorais e/ou a propriedade intelectual de um autor.[3]

A CONEP – Comissão Nacional de Ética em Pesquisa

Criada a partir da Resolução 196/96 e vinculada ao Conselho Nacional de Saúde, tem como objetivo desenvolver a regulamentação sobre proteção dos seres humanos envolvidos em pesquisas. É ela a responsável pela coordenação geral dos Comitês de Ética em Pesquisa (CEP) e, ainda, representa a instância na qual os envolvidos em pesquisas podem entrar com algum tipo de recurso.

Dentre suas atribuições, está a apreciação de projetos de pesquisa de áreas temáticas especiais que são enviadas aos CEP regionais. São consideradas áreas especiais:

- Genética humana.
- Reprodução humana.
- Novos fármacos, vacinas ou testes diagnósticos.
- Novos equipamentos.
- Novos procedimentos.
- Pesquisa com população indígena.
- Projetos de biossegurança ou com participação estrangeira.
- E outros que a critério do cep de origem devam ser julgados pela CONEP.

A CONEP tem uma composição multidisciplinar, é integrada por 13 membros selecionados a partir de lista de candidatos indicados pelos CEPs, uma parte é sorteada e outra por escolha do Conselho Nacional de Saúde.[4]

O Comitê de Ética em Pesquisa (CEP)

Trata-se, por definição do próprio Manual Operacional, de um colegiado interdisciplinar e independente que deve estar presente nas instituições que realizam pesquisas envolvendo seres humanos. Foi criado para defender os interesses dos sujeitos de pesquisa em sua integridade e dignidade e para contribuir no desenvolvimento da pesquisa dentro de padrões éticos.[5]

Os CEP devem avaliar e acompanhar os aspectos éticos dos projetos de suas instituições, a fim de garantir os direitos, a segurança e o bem-estar dos participantes das pesquisas.

Além disso, o CEP exerce função educadora para a formação continuado dos pesquisadores da instituição, promovendo discussões éticas relacionadas à pesquisa com seres humanos. Para isso, deve fornecer seminários, palestras e cursos.

Legislação

A legislação que rege a pesquisa com seres humanos está baseada nas resoluções do Conselho Nacional de Saúde (CNS).

Considerando a Resolução nº 196/96 do Conselho Nacional de Saúde do Ministério da Saúde, que impõe revisões periódicas a ela própria, em 12 de dezembro de 2012 foi incorporada à Resolução 196/96, a Resolução nº 466/12; "a presente Resolução incorpora, sob a ótica do indivíduo e das coletividades, referenciais da bioética, como autonomia, não maleficência, beneficência, justiça e equidade, dentre outros, e visa a assegurar os direitos e deveres que dizem respeito aos participantes da pesquisa, à comunidade científica e ao Estado".[6]

Autoria de um Manuscrito

Segundo trabalho elaborado pelo departamento de cirurgia da Faculdade de Medicina da Universidade de Minas Gerais em 2002, uma das coisas mais difíceis de administrar num manuscrito para publicação é a distribuição da autoria. A principal condição para figurar entre os autores é a participação intelectual na elaboração, análise ou redação do trabalho; além de se envolver nos processos e participar das decisões importantes ao longo do estudo. Em sistema de pontuação sugerido por vários autores citados nesse trabalho, que varia de 1 a 6, sendo que teriam direito a autoria aqueles que alcançassem 7 pontos, os maiores pontos estão relacionados à criação da ideia que originou o trabalho, estruturação dos métodos, orientação ou coordenação, redação do manuscrito, revisão de literatura. Sendo que a sequência seria em ordem decrescente de pontuação.[7]

Quando uma equipe resolve escrever um artigo para publicação científica, é importante deixar claro desde o início o papel de cada um, assim como a ordem em relação à autoria. E isso poderá ou não seguir os critérios sugeridos na literatura.

➤ A Pesquisa Científica dentro dos Hospitais

A pesquisa científica é a base do conhecimento, é a partir dela que fazemos descobertas importantes sobre os mais diversos assuntos da área da saúde. E isso inclui pesquisa com novos medicamentos, testes diagnósticos, novas moléculas, novas modalidades de tratamento, novas abordagens para com os pacientes, vacinas, comportamento, hábitos, entre várias de outras coisas.

Muito se fala sobre a pesquisa no ambiente hospitalar. Atualmente, importantes centros de tratamento do câncer desenvolvem pesquisa; afinal, ela traz não apenas conhecimento para o grupo de pesquisadores e comunidade científica, como é capaz de disseminar informação para toda a sociedade. E, dessa maneira, contribuir para o melhor manejo do paciente oncológico em vários aspectos. Dentro do ambiente de trabalho, nesse caso um hospital, a pesquisa científica pode e deve ser feita para responder perguntas do cotidiano; dessa maneira, seus resultados poderão influenciar em mudanças de conduta, de rotina de trabalho, nos fluxos de processos, no uso de determinado medicamento ou na aplicação de determinado protocolo, por exemplo.[1]

Porém, uma boa pesquisa baseia-se em inúmeras práticas: problemática relevante, planejamento, organização, equipe multidisciplinar, ambiente de trabalho adequado e fontes fidedignas de dados, ou seja, estrutura que permita sua realização.

PARTE VII | ASPECTOS ÉTICOS E LEGAIS EM ONCOLOGIA

Acredito que uma das etapas mais importantes da pesquisa seja o planejamento. É a partir dele que saberemos se o estudo é viável ou não, quais serviços serão necessários, quais departamentos serão colaboradores. O planejamento, aliado a uma boa pergunta norteadora, darão início ao processo de investigação científica.

Muitas vezes, dependendo da organização de cada instituição, a equipe que executará os processos da pesquisa já recebe o estudo escrito/pronto. Nesses casos, é fundamental que haja perfeito entendimento do desenho do estudo e boa interação e comunicação entre todos os envolvidos. Em muitas instituições de tratamento, ensino e pesquisa, existe um departamento de enfermeiros de pesquisa. São eles os responsáveis por receberem os estudos e elaborar organograma e fluxograma dos processos e serviços necessários para que cada estudo seja executado com excelência em todas as etapas.

Atribuições dos Enfermeiros de Pesquisa

- Integrar todos os profissionais envolvidos promovendo reuniões no início do estudo para apresentação do projeto e no decorrer para esclarecer sobre o andamento da pesquisa.
- Garantir a integridade científica da pesquisa para que essa seja conduzida de maneira segura e eficiente, através de planejamento e permanente análise das condutas.
- Suporte regulatório: organização de documentos necessários para submissão dos projetos ao sistema CEP/CONEP e inclusão do mesmo na Plataforma Brasil.
- Assegurar que as dúvidas dos participantes da pesquisa tenham sido sanadas, bem como esclarecer seus direitos e explicar claramente os riscos e benefícios daquela pesquisa mediante obtenção do Termo de Consentimento Livre e Esclarecido.
- Confecção de banco de dados estruturado.
- Viabilizar coleta prática e objetiva dos dados gerados a fim de que tenham qualidade, otimizando futuras análises estatísticas.
- Gerenciar e executar os processos como por exemplo questionários, avaliações, orientação para marcação das visitas do estudo e/ou exames.
- Garantir a confidencialidade dos participantes da pesquisa.
- Coletar ou viabilizar a coleta de material biológico.
- Nos casos de pesquisa patrocinada, atentar ao preenchimento adequado de toda a documentação, bem como ficha clínica do participante (conforme determinado pelo protocolo do estudo).
- Suporte na preparação de artigos científicos e revisão para posterior submissão.

Em outras situações, o estudo será escrito pelo próprio investigador e sua equipe, porém, o mesmo planejamento deve ser feito. É fundamental que alguns passos sejam seguidos até que o estudo tenha início e seja bem sucedido.

Elaborando e Planejando o Estudo

- **Passo 1:** definir quem será o investigador principal do estudo, baseado no tema a ser estudado, nos processos a serem desenvolvidos e executados ao longo da pesquisa. O estudo deverá ser liderado pelo departamento principal relacionado e esse convida os outros departamentos potencialmente colaboradores. Nesse momento, é importante que se discuta qual pergunta deverá ser respondida pelo estudo, ainda que posteriormente ela sofra alguma pequena alteração. A pergunta é, talvez, o ponto chave de uma pesquisa científica.
- **Passo 2:** parte fundamental no processo de desenho do estudo é a equipe de bioestatística e gerenciamento de dados. Nessa fase define-se população do estudo, quantidade de pacientes (amostra), variáveis a serem estudadas, critérios de elegibilidade – inclusão e exclusão (aqui

530

vale a dica: não cometa o erro comum de colocar nos critérios de exclusão a negativa dos critérios de inclusão), esquema de randomização (quando aplicável) e definição dos subgrupos de estudo. É importante se reunir com a equipe para distribuir tarefas em relação a redação do trabalho no primeiro momento (no caso dos projetos que serão escritos pela equipe).

- Passo 3: levantamento bibliográfico para embasamento científico e redação do trabalho. Introdução: nesse momento, é importante um bom embasamento científico, porém vale ressaltar que ele será totalmente lapidado durante o desenvolvimento do trabalho até o final da pesquisa (Figura 35.1). Portanto, para submissão ao CEP, uma sucinta porém clara e objetiva introdução será bem aceita.
- Passo 4: elaboração das hipóteses, métodos (bem definidos, extremamente importante para o trabalho), resultados pretendidos, referências (buscar referências atuais sobre o tema, além das referências clássicas, que até podem ser mais antigas).
- Passo 5: caso o estudo seja prospectivo, se atentar a redação do Termo de Consentimento Livre e Esclarecido. Esse deve ser em forma de convite, com linguagem leiga, ter a explicação clara dos processos do estudo sem a necessidade de informações técnicas, conter o nome e o contato dos pesquisadores, bem como o contato do CEP da instituição. O TCLE deve ser formulado baseado na resolução 466/12 do CNS.
- Passo 6: verificar viabilidade financeira a partir de orçamento de serviços e materiais necessários (quando disponível utilizar serviço do escritório de apoio à pesquisa) e avaliar necessidade de submissão a órgãos de fomento;
- Passo 7: encontros com a equipe são necessários para que todos tenham ciência da responsabilidade de cada um dentro do trabalho. Nesse momento, devem-se reunir os responsáveis pelo estudo de cada departamento envolvido.
- Passo 8: envio do projeto de pesquisa ao Comitê de Ética da instituição.
- Passo 9: após aprovação pelo CEP, a equipe deve se reunir e estar o tempo todo bem integrada para o bom andamento da pesquisa.

Escrevendo sobre todos esses tópicos, não podemos deixar de citar uma frase que muito nos inspira na trajetória pelo mundo da pesquisa:

> "O sábio não é o homem que fornece as verdadeiras respostas, é o que formula as verdadeiras perguntas."
>
> Claude Lévi-Strauss

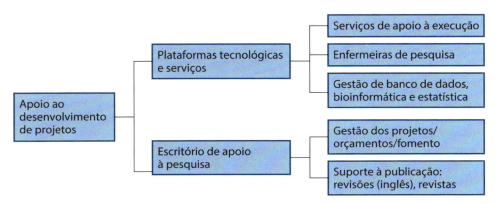

Figura 35.1. Fluxo de apoio ao desenvolvimento de projetos de pesquisa.
Adaptada de: A.C. Camargo Cancer Center (2018).

PARTE VII | ASPECTOS ÉTICOS E LEGAIS EM ONCOLOGIA

Características e Abordagens mais Utilizadas

A pesquisa científica deve ser categorizada a partir da metodologia utilizada, de acordo com seu objetivo, resultados esperados/finalidade e estrutura. Ela pode ser classificada quanto à natureza (básica ou aplicada), ao tipo (bibliográfica, documental, campo, experimental, exploratória, descritiva etc.), à abordagem (quantitativa ou qualitativa), ao desenvolvimento num determinado espaço de tempo (transversal, longitudinal, prospectiva).[1,8]

Os estudos retrospectivos são desenhados para estudar fatos do passado, iniciando a partir de uma data pré-estabelecida ou caminhando do "hoje" até uma data do passado pré-fixada. São bons modelos para determinar, por exemplo, a sobrevida em determinado tipo de câncer, já que estaremos analisando dados de um período pregresso. Além disso, são estudos que podem ser desenvolvidos com menor orçamento e em menos tempo quando comparados com os prospectivos. E por esse motivo são amplamente utilizados pelos alunos para execução de projetos de conclusão de curso, iniciação científica, criação de banco de dados departamentais ou mesmo para levantamento de dados para responder à alguma pergunta do cotidiano sobre um diagnóstico, exame ou conduta, por exemplo. Nesse tipo de pesquisa, determinamos as variáveis que serão coletadas e definimos um período, daquele momento para trás ou a partir de determinado ano até o presente momento. Então, inicia-se a coleta dos dados. Contudo, os estudos retrospectivos dependem de informações que já tenham sido coletadas e de fontes fidedignas de dados. E isso, em muitas instituições, pode ser um problema devido à falta de estrutura encontrada.

Já os estudos prospectivos são conduzidos a partir do presente momento e acompanham os participantes ao longo do tempo.[8] Esse tipo de pesquisa normalmente é mais onerosa e demorada, o pesquisador depende do momento para a inclusão dos casos e, por isso, não é possível ter certeza de que o número de casos desejados será atingido. No entanto, são considerados estudos de muita precisão, já que obedecem a uma sequência temporal de acompanhamento dos casos e, ainda, são ideais para determinar incidência e fatores de risco.

É possível, ainda, que um estudo tenha uma fase retrospectiva e outra prospectiva. Podemos coletar dados de algum ou alguns eventos do passado e, posteriormente, desses mesmos eventos no momento atual, para comparar e descobrir se houve alteração (melhora ou piora) a partir da implantação de um novo protocolo assistencial, por exemplo.

Pesquisa Básica

Dentro do ambiente hospitalar, podemos chamá-la de pesquisa básica aplicada, já que os pesquisadores terão como foco algo que possa ser aplicado aos pacientes.[9] Normalmente, ela é realizada para esclarecer teorias científicas, aumentar o conhecimento e compreender fenômenos não totalmente esclarecidos até o momento.

Pesquisa Clínica

Essa modalidade de pesquisa já foi amplamente discutida no capítulo anterior, no entanto, não podemos deixar de citá-la uma vez que está totalmente integrada à pesquisa nas instituições hospitalares. Os estudos de pesquisa clínica em oncologia vão determinar a dose máxima, toxicidade aguda e crônica, verificar se um tratamento é superior ou não ao outro, se determinada droga funciona melhor em combinação com outra ou sozinha, para quais tipos de câncer funcionam melhor, segurança e eficácia da dose de tratamento. E é a maneira com que se pode responder várias perguntas clínicas com menores chances de erros. Isso porque todas as etapas são feitas com todos os rigores da bioética e segurança. A pesquisa clínica é um processo demorado, oneroso e que exige muita dedicação e trabalho de todos os envolvidos. Ela possui várias etapas,

532

inicia-se pela fase pré-clínica (feitas *in vitro* ou em modelos animais) e vai até fase IV (fase I a IV com seres humanos).[10]

- Fase I: deve-se observar a relação entre toxicidade e a dose. Vários tipos de câncer são incluídos nessa fase.
- Fase II: propõe-se identificar para quais tipos de câncer a droga em estudo pode ser mais eficiente. Para isso, divide-se o estudo por grupos diferentes de câncer.
- Fase III: nessa fase, após definidos os parâmetros das fases anteriores, busca-se comparar um tratamento já bem estabelecido com a droga que está sendo estudada, determinando sua eficácia e segurança, sempre levando em consideração eficácia e menor toxicidade e morbidade.
- Fase IV: detectar reações adversas pouco frequentes, efeitos da droga a longo prazo, novas indicações. Essa fase, normalmente, recruta grande número de participantes (cerca de 10.000).

Os estudos de pesquisa clínica seguem o Manual de Boas Práticas Clínicas (GCP – Good Clinical Practice), que aborda os padrões de qualidade ética e científica para o planejamento, condução, registro e relato de estudos clínicos com seres humanos. A adesão ao manual implica na garantia dos direitos, da segurança e do bem-estar dos participantes de pesquisa, de acordo com os princípios da Declaração de Helsinque. O objetivo do Manual de GCP é padronizar a conduta dos ensaios clínicos na União Europeia, Japão e Estados Unidos, facilitando a aceitação dos dados clínicos pelas autoridades regulatórias.[11]

Estudo de Caso

Esse tipo de estudo vai explorar e investigar a fundo um determinado fenômeno, que ocorre dentro da sua realidade de trabalho e merece ser melhor estudado e divulgado.[1,9] Nele relatamos, por exemplo, o diagnóstico de um caso raro explorando a história clínica do paciente, exames relacionados e solicitados, testes moleculares, exames anatomopatológicos, entre outros, e discorre-se sobre todo o processo até o diagnóstico. Além disso, para o corpo do texto é necessário embasamento científico através da busca por artigos já publicados em literatura especializada. Posteriormente, faz-se o confronto com os dados já encontrados na literatura para que esses corroborem ou não com os achados do presente estudo; isso é o que chamamos de discussão.

Pesquisa Translacional

Segundo Sung et al.,[11] a pesquisa translacional para que alcançasse seus objetivos deveria integrar aspectos relacionados à pesquisa clínica, científica, ao desenvolvimento de novas tecnologias, aos processos da indústria, às normas relativas à regulamentação, à comercialização de produtos e aos sistemas de saúde.[12]

Ou seja, na pesquisa translacional unimos todos os setores envolvidos desde a pesquisa básica até a aplicada, levando à prática clínica descobertas que tiveram início numa experiência de bancada de laboratório.

Em estudo publicado em 2005, no New England Journal of Medicine, Elias A. Zerhouni destaca que a origem do termo "pesquisa translacional" se deu a partir de pesquisas do Instituto Nacional de Câncer dos Estados Unidos (NCI), em meados dos anos 2000. E em 2006, o National Institute of Health (NIH) criou uma nova linha de fomento institucional denominada "Apoios para a Pesquisa Clínica e Translacional". Em 2012, foi criada uma unidade do NIH voltada apenas para pesquisas translacionais, chamado "Centro Nacional de Avanço das Ciências Translacionais (NCATS)".[13]

PARTE VII | ASPECTOS ÉTICOS E LEGAIS EM ONCOLOGIA

➤ Sistemas de Informação para Pesquisa, Construção de Ferramentas de Coleta de Dados-Tendências

Sabe-se que para o desenvolvimento de uma pesquisa é fundamental que as informações possam ser coletadas, acessadas e, principalmente, que elas sejam confiáveis. Se os sistemas de informação não estiverem bem estruturados dentro de uma instituição, dificilmente todas as etapas da pesquisa serão bem sucedidas e, provavelmente, o objetivo não será alcançado a contento.

O acesso aos dados é de suma importância na pesquisa, pois a análise desses dados fornecerá resultados aos pesquisadores. E, a partir daí, ocorre a construção do conhecimento, através da discussão (embasada em fatos já descritos na literatura, que podem corroborar ou não os seus achados) e da conclusão da pesquisa (a qual deve responder o objetivo proposto).

A coleta de dados pode ser em forma de entrevista, questionário e observação. Todas essas devem seguir estruturas metodológicas específicas para cada modalidade, para que haja eficiência na coleta.[14]

Segundo Fisher (1998), as críticas a muitos sistemas de informação e a não aceitação desses sistemas seria porque eles não se adequam às necessidades de seus usuários, ou seja, não são capazes de captar e gerar as informações que estão sendo pesquisadas. E isso pode ser devido à dificuldade desses sistemas em acompanhar a evolução tecnológica na área da saúde, especificamente em oncologia, no que diz respeito à novos exames diagnósticos, avanços nas modalidades de tratamentos, novas descobertas no campo da genética molecular.[15,16]

De acordo com pesquisa realizada em alguns hospitais de Porto Alegre, observou-se que muitos deles estão no processo de desenvolvimento para aprimorar a extração de informações dos sistemas.[17,18] E, ainda, notou-se que naquelas instituições em que existe algum tipo de sistema do qual possa se retirar informações, poucos usuários têm acesso a ele. E cerca de 42% dos hospitais disseram usar prontuário eletrônico, sendo que deve-se levar em consideração que não existe uma padronização do significado de "prontuário eletrônico" e, portanto, acredita-se que várias dessas respostas podem ter considerado como "prontuário eletrônico" apenas um pequeno conjunto de dados dos pacientes.

No entanto, o estudo pôde evidenciar que os hospitais estão passando por reformulação e em constante processo de evolução e busca pelo desenvolvimento.[17,18]

Ter um prontuário eletrônico bem estruturado e com fichas padronizadas já seria um grande ganho para importantes instituições de saúde do nosso país. No entanto, isso não é algo fácil de se atingir, demandaria um grande investimento financeiro e estrutural, além de muita vontade política.

Por outro lado, em 2011 foi introduzida no Brasil uma plataforma de inclusão e gerenciamento de dados *online* (talvez possamos chamar assim, mas ela é muito mais do isso) chamada REDCap. Esse programa contempla hoje cerca de 140 instituições brasileiras. Criado em 2004 nos Estados Unidos, tem suporte financeiro do NIH (National Institute of Health) e está presente em 128 países ao redor do mundo. O REDCap tem como objetivo principal aumentar a qualidade das pesquisas científicas no nosso país e, ainda, promover parcerias nacionais e internacionais por meio do compartilhamento seguro de dados entre instituições parceiras. Esse tipo de ferramenta auxilia e otimiza o planejamento e o gerenciamento das pesquisas e, nos casos de estudos multicêntricos (aqueles que incluem várias instituições participantes) é uma grande aliada para coleta de dados padronizados. No entanto, é fundamental uma equipe especializada para a construção das plataformas de dados, além da colaboração das equipes de pesquisa e multidisciplinares.

Atualmente, é possível observar um movimento pró pesquisa nas instituições hospitalares e isso é muito importante e bem vindo, porém, sabemos que, por outro lado, existe certa cobrança por parte dos programas de pós-graduação para que haja determinado número de publicações em periódicos, gerando assim boa classificação no sistema de avaliação oficial existente. E, in-

534

felizmente, isso pode comprometer a qualidade dos trabalhos, uma vez que os pesquisadores/orientadores começam a se preocupar com quantidade e acabam deixando a qualidade um pouco de lado. Isso não pode acontecer. Os trabalhos científicos precisam ser coerentes, éticos, responder a uma boa pergunta e alcançar os objetivos propostos a partir de metodologia adequada, contribuindo assim para o conhecimento, a melhora quanto às condutas e manejo dos pacientes. Será sempre necessário buscarmos aprendizado com as pesquisas, pois como dizia Isaac Newton:

"O que sabemos é uma gota; o que ignoramos é um oceano."

➤ Referências

1. Del-Masso MCS, Cotta MAC, Santos MAP. Ética e pesquisa científica: conceitos e finalidades. disponível em: https://acervodigital.unesp.br/handle/unesp/155306. Acesso em: 28.10.2021.

2. Emanuel EJ. Societal issues in oncology. In: De Vita VT, Lawrence TS, Rosenberg SA. Cancer Principles and Practice of Oncology. Wolters Kluwer: Lippincott Williams & Wilkins, 2008: 2885-934.

3. Santana MSD. A Ética na Pesquisa Científica: mapeamento de estudos nos periódicos de ciência da informação. Revista de biblioteconomia e ciência da informação; v.2: 26-35; 2016.

4. Cadernos de Ética em Pesquisa. Publicação da CONEP. Ano 1. n. 1 Julho/1998.

5. Ministério da Saúde – Manual operacional para comitês de ética em pesquisa. 4. ed. Série A. Normas e Manuais Técnicos, Série CNS Cadernos Técnicos, Brasília-DF, 2007.

6. Ministério da Saúde – Conselho Nacional de Saúde. resolução nº 466/12.

7. Fontelles MJ, Simões MG, Hasegawa S, et al. Metodologia da pesquisa científica: diretrizes para a elaboração de um protocolo de pesquisa. Núcleo de bioestatística aplicado à pesquisa da Universidade da Amazônia - UNAMA, 2019.

8. Metodologia Científica e da Pesquisa, Unidade 3, 57-84; Disponível em: www.joinville.udesc.br/portal/professores/cristala/materiais/Unidade3aPesquisaCientifica

9. Hegg R. Introdução à Pesquisa Clínica. Disponível em: http://www.bbcs.net.br/uploads/aulas/15efd3c831e282c1a70ed742420c1ff2.pdf

10. International Conference on Harmonisation - Guideline for Good Clinical Practice. Disponível em: https://www.ich.org/fileadmin/Public_Web_Site/ICH_Products/Guidelines/Efficacy/E6/E6_R1_Guideline.pdf. Acesso em: 28.10.2021.

11. Sung NS, Crowley Júnior WF, Genel M, et al. Central Challenges Facing the National Clinical Research Enterprise. JAMA 2003; 289(10):1278-87.

12. Zerhouni EA. Translational and clinical science time for a new vision. N Engl J Med 2005; 353(15): 1621-23.

13. Costa A. Desenvolvimento de pesquisa. Disponível em: https://docente.ifrn.edu.br/andreacosta/desenvolvimento-de-pesquisa/tecnicas-de-coletas-de-dados-e-instrumentos-de-pesquisa. Acesso em 29.10.2021.

14. Fisher PD. Definição de Informações no Prontuário de Pacientes Usando o Método e Análise Focada na Decisão. Fórum Nacional de Ciência e Tecnologia em Saúde. Anais do Fórum Nacional de Ciência e Tecnologia em Saúde. 1998 p. 607-9.

15. Becker JL, et al. Programa de pós-graduação em administração da Universidade Federal do Rio Grande do Sul, um modelo de integração de informações para o apoio à decisão

na gestão da assistência à saúde. 1998. 20p. (Série documentos para estudo, PPGA/UFR-GS, n.o 07/98).

16. Stumpf MK. A Gestão da Informação em Hospital Universitário: em busca da definição do 'Patient Core Record' do Hospital de Clínicas de Porto Alegre. Anais do 20° ENANPAD, Rio de Janeiro. 1996.

17. Leão BF, Madril PJ, Sigulem D. O prontuário eletrônico: onde estamos. In: Schneider Bertoldo Jr, Barra CMC. Fórum Nacional de Ciência e Tecnologia em Saúde. Anais do Fórum Nacional de Ciência e Tecnologia em Saúde. 1998. p. 511-12.

18. Petroianu A. Autoria de um trabalho científico. Rev Assoc Med Bras. 2002. 48(1): 60-5.

PARTE VIII
EDUCAÇÃO E FORMAÇÃO EM ONCOLOGIA

36. Formação de Recursos Humanos em Oncologia
37. Programa de Residência Multiprofissional em Saúde
38. Panorama do Ensino e Pesquisa em Oncologia

Formação de Recursos Humanos em Oncologia

Andréa Yamaguchi Kurashima • Erika Maria Monteiro Santos

Conforme vivenciamos a evolução dos sistemas de saúde e dos recursos tecnológicos em Oncologia, há necessidade também de que os profissionais de enfermagem acompanhem essa evolução.

O modo como os enfermeiros são treinados está mudando para acompanhar as mudanças nas necessidades e expectativas dos pacientes, os avanços tecnológicos e a crescente especialização da área da Oncologia (ONS, 2014).

As limitações do ensino que repercutem na formação desses profissionais da saúde frente às necessidades de saúde da população são apontadas desde a segunda metade dos anos 1970.

No Brasil, a organização do Sistema Único de Saúde (SUS) com um sistema privado complementar contribui para a necessidade da discussão da formação dos profissionais e essas questões são objeto de conferências nacionais de saúde, estando expressas nos textos do Sistema Único de Saúde e em suas bases normativas.[1,2]

As preocupações com a formação de recursos humanos se intensificaram com a concepção do Sistema Único de Saúde, a partir da Constituição Federal de 1988.[1] Com a criação da Secretaria de Gestão do Trabalho em Saúde (SGETS) em 2003, ocorreu uma maior aproximação entre saúde e educação com iniciativas para ampliar a qualificação da forma de trabalho por ações de educação permanente, que articulam a formação profissional às práticas dos serviços de saúde.[1] As ações da SGTES incluem a indução de mudanças nas graduações com articulação entre as unidades e os serviços de saúde. Os principais eixos da política são a integração ensino-serviço com ênfase na atenção básica, a integralidade em saúde como eixo orientador das práticas no processo de formação e qualificação dos profissionais para o SUS e a reformulação do projeto político-pedagógico dos cursos de graduação baseada nas Diretrizes Curriculares Nacionais.[1]

Recomendações essenciais do Relatório do Institute of Medicine (IOM), The Future of Nursing: Leading Change, Advancing Health (IOM, 2011) ressaltam que:

1. Enfermeiros devem praticar em toda a trajetória de sua educação e treinamento.
2. Os enfermeiros devem alcançar níveis de educação e treinamento por meio de um sistema educacional que promova a progressão acadêmica contínua.

PARTE VIII | EDUCAÇÃO E FORMAÇÃO EM ONCOLOGIA

3. Os enfermeiros devem ser parceiros da equipe médica e demais profissionais de saúde, visando um redesenho dos serviços de saúde.

4. Enfermeiros devem planejar uma força de trabalho efetiva e envolver-se na elaboração de políticas que forneçam melhores bases de dados e infraestrutura de informação. Essas ações se intensificam em se tratando da área da Oncologia.

A Política Nacional de Educação Permanente em Saúde (PNEPS), de fevereiro de 2004, articula estratégias de mudanças nos processos educações em saúde em nosso país. Em 2004, foram implantados os Polos de Educação Permanente para o SUS, que reúnem representantes da gestão e da área da educação para a detecção de problemas e elaboração de projetos para a formação e desenvolvimento dos profissionais.[1]

Em 2005, inspirado no PROMED, foi instituído o Programa Nacional de Reorientação da Formação Profissional de Saúde (Pró-Saúde), projetado para a implementação das estratégias da formação para o SUS. O Pró-Saúde I estava direcionado aos cursos de Enfermagem, Medicina e Odontologia.[1] Esse programa tem como foco aproximar a universidade e os serviços de saúde, com mudanças na formação profissional, considerando a abordagem integral do processo saúde-doença na perspectiva da atenção básica. Dentre os objetivos, estão: estabelecer mecanismos de cooperação técnica entre os gestores do SUS e as instituições de ensino e ampliar a prática educacional nos serviços de saúde.[1]

O Pró-Saúde tinha como perspectiva a substituição do modelo de formação biologicista, hospitalocêntrico, baseado na especialização, para um processo formativo que leva em conta os aspectos socioeconômicos e culturais da população. É necessário articular o sistema de saúde com ações de promoção de saúde e prevenção de agravos, difundir a educação profissional como processo permanente, buscar o equilíbrio entre a excelência técnica e as condições sociais e estabelecer pesquisas para o desenvolvimento do SUS.[1]

Em 2007, o Pró-Saúde é ampliado para os demais cursos da área de saúde (Pró-Saúde II). No mesmo ano, surge o Programa de Educação pelo Trabalho para a Saúde (Pet-Saúde), cuja proposta do é fortalecer o ensino, pesquisa e extensão, e integrar ensino e serviço, incluindo pesquisa em atenção básica. O Pet-Saúde tem foco na qualificação dos estudantes de graduação e pós-graduação na rede de serviços de saúde, por meio de vivências, estágios e programas de aperfeiçoamento e especialização.

O estudo Demografia Médica 2018, realizado somente com médicos especialistas, enfatiza entre outros dados, a necessidade de oportunizarmos a formação a profissionais de todas as regiões do país, visto que há uma concentração de médicos especialistas em Oncologia na região Sudeste e Sul (Figura 36.1).[3] Acreditamos que a demanda por enfermeiros oncologistas que integram essas equipes em serviços de oncologia possa se aproximar dessa distribuição.

Assim, para abordar a formação dos profissionais, elencamos principalmente três abordagens que favorecem a formação desses profissionais de saúde em Oncologia: a Pós-graduação, a Especialização na modalidade Residência e a importante contribuição das atividades de Educação Permanente.

Os cursos de pós-graduação têm como objetivo incorporar competências técnicas e desenvolver novos perfis profissionais, para atuação no mercado de trabalho.[4] Uma das competências que deve ser desenvolvida é "avaliar continuamente as lacunas em seu conhecimento e a necessidade de incorporar novas informações para o cuidado aos pacientes e famílias".

Nesse contexto, observamos como cenário profícuo de atuação em Oncologia, o Enfermeiro Clínico ou Enfermeiro de Práticas Avançadas (EPA).[5] O EPA é definido como um enfermeiro de conhecimento ampliado, com habilidades para capacidade de decisão e competências para a prática expandida. É recomendado o nível de mestrado para o desempenho do papel.[6]

540

ONCOLOGIA CLÍNICA

Número de especialistas	3.583
Razão especialista por 100 mil habitantes	1,73
Percentual sobre o total de especialidades	0,9%

Distribuição por sexo	
Masculino	57,0%
Feminino	43,0%
Razão masculino/feminino	1,32

Distribuição por idade	
≤ 29 anos	1,4%
30 - 34 anos	20,4%
35 - 39 anos	26,5%
40 - 44 anos	16,3%
45 - 49 anos	10,0%
50 - 54 anos	7,3%
55 - 59 anos	6,2%
60 - 64 anos	4,6%
65 - 69 anos	4,5%
70 - 75 anos	2,8%

	Média (anos)	DP
Idade	44,0	11,1
Tempo de formado	19,2	11,0

Distribuição por região	
Norte	4,2%
Nordeste	18,3%
Sudeste	46,5%
Sul	21,5%
Centro-Oeste	9,5%

Outros títulos dos especialistas em ONCOLOGIA CLÍNICA	
Acupuntura	10
Alergia e Imunologia	2
Anestesiologia	150
Angiologia	1
Cardiologia	3
Cirurgia Cardiovascular	1
Cirurgia da Mão	1
Cirurgia de Cabeça e Pescoço	49
Cirurgia do Aparelho Digestivo	14
Cirurgia Geral	670
Cirurgia Oncológica	604
Cirurgia Pediátrica	3
Cirurgia Plástica	14
Cirurgia Torácica	4

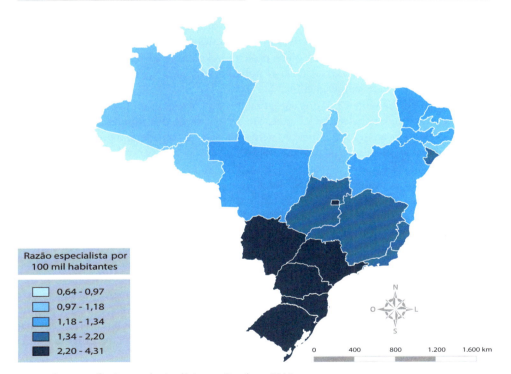

Figura 36.1. Demografia da oncologia clínica no Brasil em 2018.

Fonte: Scheffer M, et al., Demografia Médica no Brasil, 2018.

Apesar da atuação do EPA estar em processo de expansão, especialmente em oncologia, o processo de certificação desta categoria ainda está em discussão. Além disso, não temos programas de mestrado profissional específicos em oncologia.

Na modalidade Residência, podemos encontrar um formato de qualificação da formação do profissional enfermeiro na especialidade da Oncologia. As propostas educacionais para a capacitação de profissionais de saúde na residência articulam o desenvolvimento de capacidades nas áreas de atenção à saúde, gestão do trabalho em saúde e educação na saúde, conformando um novo perfil de competência com foco na prática em si e na reflexão da prática profissional. Por meio desse novo perfil, em dois anos de formação, são tensionados os modelos hegemônicos de atenção à saúde e de educação na saúde e apontados modelos alternativos, focados na melhoria da qualidade da atenção à saúde. Ao reorientar essa modelagem da atenção à saúde para sistemas integrados, a articulação da promoção, preservação e recuperação da saúde, a partir de uma concepção ampliada do processo saúde-doença em Oncologia, valorizam-se os resultados que agregam valor à saúde das pessoas, ao invés da produção de atendimentos. A vivência do profissional residente articula o conhecimento técnico-científico à sua prática diária em Oncologia, levando em consideração, principalmente, o raciocínio clínico e o acolhimento de necessidades das pessoas e populações, considerando o perfil epidemiológico, suas histórias de vida e singularidades, além da inserção na sociedade.

Quando articularmos a formação de profissionais de saúde em Oncologia nos cenários do SUS, oportunizamos ainda a reflexão sobre as reais possibilidades de intervenção no processo saúde-doença, produção de saberes interdisciplinares e multiprofissionais e a transformação das organizações que, desafiadas na sua atuação, também aprendem com os residentes. Essa modalidade de formação acaba se tornando padrão ouro na qualificação de profissionais para um cuidado integral, humanizado, orientado às necessidades das pessoas, famílias e comunidade.

Independentemente da formação que o profissional comece a trilhar ou o conhecimento que tenha adquirido ao longo da sua trajetória de trabalho, a educação permanente em saúde permeia a busca por uma assistência mais qualificada.

A educação permanente é um dos componentes fundamentais da Política Nacional de Atenção Oncológica,[7] que estabelece que a educação e capacitação das equipes de saúde é necessária em todos os níveis de atenção. A educação permanente deve considerar a promoção da saúde um aspecto estratégico, incluindo os profissionais de nível superior e, também, os profissionais do nível médio.

Ainda na perspectiva da Política Nacional de Atenção Oncológica, devemos considerar que os profissionais da equipe de saúde devem estar aptos para desenvolver ações em toda a linha de cuidado em oncologia (promoção, prevenção, diagnóstico, tratamento, reabilitação e cuidados paliativos) e em todos os níveis de atenção (atenção básica e atenção especializada de média e alta complexidades).[7] Pressupõe um profissional que compreenda a articulação das redes de atenção à saúde, com necessidade de superação da fragmentação do cuidado, favorecendo a sua integralidade. O profissional deve contribuir para a integração sistêmica entre ações e serviços.

Segundo Sarreta,[8] a educação na sociedade atual obedece a esta lógica do mercado, o que torna evidente que a educação permanente em saúde, no contexto do SUS, se refere ao processo-ensino aprendizagem, onde o aprender e o ensinar estão incorporados a práxis. Dessa maneira, o processo educativo pode desencadear ações educativas que superem o paradigma tradicional, baseado no modelo flexneriano.

Os processos de formação e qualificação dos trabalhadores da saúde devem ser estruturados considerando sua prática cotidiana e permitir aos trabalhadores identificar as vulnerabilidades que impedem a atenção integral e a qualidade do cuidado. Esse processo permite a reflexão do mundo do trabalho e dos problemas vivenciados na área da saúde, sendo esses problemas objeto da política de educação permanente.[8]

A educação permanente é uma estratégia político-pedagógica e tem como premissa a aprendizagem significativa. Deve considerar a interação entre os problemas da realidade e, também, considerar o conhecimento prévio.[8]

A educação em saúde deve ser problematizadora para contribuir com a relação entre os sujeitos, favorecer a postura dialógica, estabelecer a troca de informações e experiências, reconhecendo os diferentes saberes, proporcionando a integralidade do trabalho.[8]

A educação permanente em saúde deve ser estruturada com base em elementos concretos da realidade dos sujeitos e ofertada pela troca das experiências dos envolvidos no processo. Ela deve estimular a construção de novos saberes e práticas e não deve deter o conhecimento no professor.[8]

Deve valorizar a aprendizagem no trabalho, o que demanda a articulação permanente de trabalhadores, usuários, formadores e gestores para a construção de compromissos com a transformação do modelo assistencial, para desenvolver a educação para a atuação crítica e reflexiva na integralidade da atenção.[8]

A educação permanente em saúde se destina a transformar o modelo de atenção, com o fortalecimento da promoção e prevenção em saúde e a construção da autonomia dos sujeitos na produção em saúde. O profissional de saúde, para atuação nesse contexto, deve ser crítico, criativo, com capacidade para aprender a aprender e considerar a realidade social para um trabalho ético, humanizado e que contribua para a qualidade do cuidado.[8]

A educação permanente é uma das competências gerais expressa desde as diretrizes curriculares do curso de graduação em Enfermagem. Desse modo, o Enfermeiro deve ser capaz de aprender continuamente, tanto na sua formação quanto na sua prática. É importante destacar que as Diretrizes Curriculares da Graduação apontam para um currículo que atenda ao perfil epidemiológico da população. Se considerarmos a necessidade de mudança do modelo de atenção, a integralidade do cuidado e necessidade de superação da fragmentação do cuidado, a formação do Enfermeiro necessita articular o currículo ao perfil de saúde da população, no qual as neoplasias são a segunda causa de morte e nossa população passa por uma mudança em seu perfil demográfico.

A busca incessante pelo desenvolvimento de competências e habilidades em enfermagem oncológica, quer seja pelos cursos de formação ou por ações de educação permanente, constituem a garantia para evolução da especialidade.

➤ Referências

1. Dias HS, Lima LDDE, Teixeira M. A trajetória da política nacional de reorientação da formação profissional em saúde no SUS. Ciência & Saúde Coletiva, 2013.

2. Pinto IC, et al. Trabalho e educação em saúde no Brasil: tendências da produção científica entre 1990-2010. Ciência & Saúde Coletiva, v. 18, n. 6, p. 1525-34, 2013.

3. Scheffer M, et al. Demografia Médica no Brasil 2018. São Paulo, SP: FMUSP, CFM, Cremesp, 2018. P. 286.

4. Brasil. Ministério da Educação. Resolução 1, de 6 de abril de 2018.

5. Dias CG, Duarte AM, Ibanez ASS, et al. Enfermeiro Clínico Especialista: um modelo de prática avançada de enfermagem em oncologia pediátrica no Brasil. Ver Esc Enf USP 2013; 47:1426-30.

6. International Council of Nurses (ICN) (2002) Definition and characteristics of the role. Disponível em: http://icn-apnetwork.org/. Acesso em 28 fev. 2019.

7. Brasil. Ministério da Saúde. Portaria nº 2.439/GM de 8 de dezembro de 2005. Política Nacional de Atenção Oncológica.

8. Sarreta FO. Educação permanente em saúde para trabalhadores do SUS [online] São Paulo: Editora UNIFESP; São Paulo: Cultura Acadêmica, 2009. 248 p.

37

Programa de Residência Multiprofissional em Saúde

Sonia Regina Pereira

➤ Aspectos Históricos e Marcos Regulatórios

O objetivo, neste capítulo, é fornecer em linhas gerais aspectos que influenciaram decididamente na adoção da estratégia de Programas de Residência em Área Profissional da Saúde no Brasil. É um caminho marcado por idas e vindas, intersecções, questões políticas e interesses profissionais, muitas vezes, difíceis e demorados de ultrapassar e que agregou o trabalho incansável de centenas de pessoas em diferentes esferas de atuação profissional e política, o que possibilitou o acesso a essa modalidade de formação aos recém-egressos de cursos de graduação em área da saúde.

Porém, a história não é linear, mas composta por acontecimentos e ações que, em determinado ponto, se agregam e convergem para um único momento, adquirindo uma existência, ou seja, se tornando uma realidade.

Assim, nesse texto, destaco os momentos que considero essenciais para o avanço dessa política de formação e da qualificação do atendimento à saúde da população brasileira e o Sistema Único de Saúde do país.

Considero que o caminho está traçado e é de responsabilidade de cada egresso desses programas assumir a tarefa de mantê-lo, aprimorá-lo e, especialmente, ampliar a possibilidade de que mais recém formados tenham acesso a essa qualificação profissional, para que mais brasileiros(as) tenham acesso a uma assistência de saúde digna, resolutiva, ética e segura, realizada por profissionais bem formados e comprometidos com esses valores.

A estratégia de qualificação profissional, nos moldes de residência, ainda é considerada em todo o mundo como o "padrão ouro" da formação dos egressos dos cursos de graduação, especialmente da área da saúde.

Essa modalidade de qualificação profissional foi instituída em 1889, no Hospital John's Hopkins, EUA, pelo Dr. Willian Halsted, como modo de treinar jovens médicos nos procedimentos cirúrgicos. Durante o período de treinamento, os médicos recém-formados permaneciam imersos nesse ambiente e residiam no próprio hospital. Os resultados foram tão positivos que, em 1933, essa qualificação se tornou obrigatória para todos os profissionais egressos das escolas médicas nos Estados Unidos.

No Brasil, essa modalidade de formação foi instituída em 1944/45 na Faculdade de Medicina da Universidade de São Paulo, pelo Departamento de Ortopedia. A partir desse ponto, os Programas de Residência Médica proliferaram por todo território nacional, sem nenhuma fiscalização ou regulamentação, o que estimulou a utilização dos profissionais médicos, matriculados nesses programas, como "mão de obra barata" e sem nenhuma proteção legal.

Com a promulgação da Lei nº 4.024/1961, foram estabelecidas as Diretrizes e Bases para a Educação Nacional e, alguns anos depois, o Conselho Federal de Educação (CFE) emitiu o Parecer 977/1965 que, além de conceituar, apresentou uma diferenciação entre programas *lato sensu* e *stricto sensu*. Somente em 1977 foi publicada a Resolução nº 14, que forneceu alguma base legal para a oferta de futuros programas na modalidade *lato sensu*, a qual foi modificada pela Resolução 12/1983,[1] que "Fixa condições de validade dos certificados de cursos de aperfeiçoamento e especialização para o Magistério Superior, no sistema federal".[A]

Tendo por base a legislação vigente à época, em 1977, foi publicado o Decreto 80.281/09, que instituiu os Programas de Residência Médica que passaram a ser regulamentados, fiscalizados e credenciados pela Comissão Nacional de Residência Médica, vinculada ao Ministério da Educação.

Em julho de 1981, foi publicada a Lei nº 6.932, que traçou as diretrizes desses programas, definindo-os no Art. 1º como: modalidade de ensino de pós-graduação, destinadas a médicos, sob forma de cursos de especialização, caracterizada por treinamento o em serviço, funcionando sob a responsabilidade de instituições de saúde, universitárias ou não, sob orientação de profissionais médicos de elevada qualificação ética e profissional. Complementa ainda, no Art. 5º, que esses programas respeitarão o máximo de 60 horas semanais de atividade, incluindo um máximo de 24 horas de plantão e compreenderão um mínimo de 10% e máximo de 20% de conteúdo teórico prático (§ 2º) e, durante o período de duração do programa, os médicos residentes terão direito ao recebimento de uma bolsa auxílio.

Entre as décadas de 1960-70, à semelhança dos primórdios da residência médica no país, instituições de saúde foram criando programas de treinamento para enfermeiras nos mesmos moldes. Entretanto, por não existir nenhuma regulamentação, cada instituição adotou critérios próprios para sua oferta, como diferentes cargas horarias totais ou semanais de atividades, inexistência de projeto pedagógico, falta ou inexistência de tutoria ou preceptoria, dentre outras. Dificultando aos egressos desses programas a validação e valoração de seus certificados para comprovação curricular, pois com a publicação do Conselho Nacional de Educação da Resolução nº 12/1983, somente instituições de ensino credenciadas junto ao Ministério da Educação (MEC) podiam emitir certificados válidos e reconhecidos no território nacional.

Assim, especificamente com relação aos programas direcionados à área de Enfermagem, perdurou durante muito tempo uma situação dúbia. Os egressos de programas de treinamento ofertados por instituição de saúde tinham dificuldade quanto ao reconhecimento de seu certificado[B] e os desenvolvidos no âmbito de instituições de ensino se abrigaram sob as Resoluções emitidas pelo Conselho Nacional de Educação, intitulando-se como Cursos de Especialização na Modalidade Residência.

[A] A Resolução CNE nº12/1983 foi modificada pela Resolução CNE nº 01/2001 e, posteriormente, pela Resolução nº 1/2007, em vigência.

[B] Para minimizar essa situação, o Conselho Federal de Enfermagem constituiu em seu âmbito a Comissão Nacional de Residência em Enfermagem e publicou a Resolução CoFen nº 259/2001, como uma política de reconhecimento e registro de especialista para egressos desses programas, posteriormente complementada pela Resolução CoFen nº 575/2018.

Além das diferenças entre esses programas relativas à carga horaria e conteúdos teóricos, também havia diferenças quanto aos valores da bolsa auxilio por elas pagas, bem como entre essas e os valores recebidos pelos médicos residentes.

A Constituição Federal de 1988 trouxe no seu bojo a criação do Sistema Único de Saúde (SUS), que estabelece no Art. 200, inciso III, que dentre suas atribuições está *"ordenar a formação de recursos humanos na área da saúde"*.

Para viabilizar essa prerrogativa, foi necessário construir uma aproximação entre Ministério da Saúde (MS) e MEC para que, resguardando cada uma as suas especificidades constitucionais, pudessem implementar políticas de formação de recursos humano para a saúde, para dar cumprimento a essa atribuição e, portanto, implementar a nova política de saúde instituída no país.

Com esse objetivo, um grupo de trabalho foi formado, composto por representantes dos dois ministérios, especialistas e técnicos da área da saúde e educação com experiência em programas de residência, realização de Encontros regionais e Seminários nacionais sobre essa temática. Todo esse trabalho resultou na elaboração e publicação da Lei nº 11.129/06, que instituiu os Programas de Residência em Área Profissional da Saúde, excetuando a Medicina, por já terem marco regulatório próprio, e a criação da Comissão Nacional de Residências Multiprofissionais em Saúde, que desse momento em diante seria responsável pelo desenvolvimento dessa política de formação profissional para os profissionais das demais áreas da saúde.

Outro resultado importante, nesse período, foi a necessária readequação administrativa e organizacional no MS e MEC, buscando um espaço de diálogo e tomada de decisão entre as duas instituições. Ocorreu então, no MS, a criação do Departamento de Gestão do Ensino na Saúde (DEGES), vinculado à Secretaria de Gestão do Trabalho e da Educação em Saúde (SGTES) e, no MEC, subordinada à Secretaria de Educação Superior (SEsu), a atual Diretoria de Desenvolvimento em Educação e Saúde, à qual a Coordenação Geral de Residências em Saúde (CGRS) está subordinada.

Além de outras atribuições, cabe a CGRS abrigar e fornecer todas as condições necessárias para o desenvolvimento das atividades tanto da Comissão Nacional de Residência Médica (CNRM) quanto da Comissão Nacional de Residência Multiprofissional em Saúde (CNRMS), relacionadas ao credenciamento, supervisão e avaliação dos programas de residência ofertados em todo território nacional. Em ambas as Comissões, além dos representantes dos segmentos que compõem os programas, obrigatoriamente deve haver dois representantes do MS e dois do MEC, sob a presidência do Secretário(a) da SESu.

➤ O SUS e a Política de Formação de Recursos Humanos para a Saúde

O SUS se fundamenta nos princípios da Universalidade, Integralidade, Equidade, Intersetorialidade e Humanização do atendimento e Participação Social. Para tanto requer, para sua consolidação, profissionais da área de saúde que atuem num contexto de multiprofissionalidade.

Nessa concepção, o trabalho em equipe pressupõe uma atuação coletiva em que a comunicação e o diálogo são fundamentais para que haja reciprocidade e integração entre os diferentes saberes e fazeres técnicos, integrando a atuação dos diversos profissionais de saúde em prol do usuário do SUS.

Essa estratégia já vinha sendo aplicada há tempos pelo Ministério da Saúde, visando a qualificação das equipes de saúde que atuavam nos Programas de Saúde da Família (PSF), com diferentes composições e resultados.

A necessidade de um novo perfil profissional, com maior e melhor qualificação e resolutividade para o atendimento das demandas de saúde da população e a necessária integração entre os diferentes níveis de Atenção à Saúde, influenciaram ambos os Ministérios a estabelecerem uma política de incentivo à criação dos Programas de Residência Multiprofissionais em Saúde para além da Atenção Básica, estendendo esse modelo para a área hospitalar.

À semelhança do modelo de Residência Médica, a Residência Multiprofissional em Saúde desenvolve atividades de ensino e assistência em regime de 60 h semanais, divididas em 80% prática e 20% teórica, num total de 5.720 h em um período de dois anos. Também deve ser constituída por, no mínimo, três profissões, dentre as áreas de Biomedicina, Ciências Biológicas, Educação Física, Enfermagem, Farmácia, Fisioterapia, Fonoaudiologia, Nutrição, Serviço Social, Psicologia, Odontologia, Medicina Veterinária e Terapia Ocupacional (CNS - Resolução nº 287/10/1988).

➤ Teoria e Prática: Buscando o Equilíbrio

Todos os profissionais que atuam na área da saúde, independentemente de qual seja o ambiente onde o mesmo seja realizado, já se familiarizou com termos como cuidado integral, holístico, cuidado centrado no paciente e família ou humanização da assistência, dentre outros. Tais pressupostos consideram que o indivíduo, ao buscar assistência para a solução de seu problema de saúde, deve ser atendido considerando todas as suas necessidades e particularidades e não somente a queixa primária que o motivou a procurar o serviço de saúde.

Esses modelos assistenciais, em sua essência, permitem ao indivíduo que está sendo atendido pela equipe de saúde manter sua autonomia, ao mesmo tempo em que obtém informações suficientes para tomar suas próprias decisões quanto a procedimentos ou terapêuticas que necessitem ser adotadas, em conjunto com a equipe que o atende. Ou seja, o indivíduo deixa de ser um sujeito submisso da ação de cuidado para ser coparticipante dessa ação.

Entretanto, se na teoria esses modelos são ideários, sua adoção requer uma mudança substancial na maneira como os serviços de saúde são geridos, bem como na relação de trabalho entre os diferentes profissionais de saúde e entre esses e o usuário dos serviços.

Como política indutora dos princípios de Integralidade, Equidade e Universalidade presentes no SUS, o Ministério da Saúde, a partir de 2003, elaborou normativas com o objetivo de implementá-los e estabeleceu a Política Nacional de Humanização. Essa política propõe um modelo de atuação e gestão dos serviços hospitalares conhecido como HumanizaSUS, que busca a valoração dos sujeitos envolvidos no processo de cuidar e na interação que ocorre entre eles.

Dentre os eixos norteadores dessa política, destacam-se: autonomia e protagonismo dos sujeitos, a corresponsabilidade na produção de saúde e de sujeitos, o estabelecimento de vínculos solidários, a construção de redes de cooperação e a participação coletiva no processo de gestão, interação com as demandas sociais, coletivas e subjetivas de saúde locorregionais e a articulação dos processos de formação com os serviços e práticas de saúde.

Entretanto, quem conhece a dinâmica da assistência no ambiente hospitalar sabe que ainda permanece nele enraizado o modelo biomédico, fragmentado, desarticulado, com alto custo-benefício e baixa resolutividade frente a demandas de atendimento à saúde do país.

A implantação e renovação de processos de trabalho sofre a influência de diversos fatores, os quais devem ser diagnosticados e superados a cada etapa para torná-los viáveis. Dentre esses fatores, dois nos parecem mais complexos e resistentes a alterações: cultura organizativa dos serviços e mudança comportamental dos indivíduos que nele atuam, geralmente, ambos hierarquizados e consolidados.

O pensamento de que "sempre foi feito assim" e de "por que mudar" ou a dificuldade dos profissionais de saúde de saírem de sua zona de conforto, é central no fracasso de qualquer tentativa de mudança. É comum observarmos que, após um período de entusiasmo frente ao novo, há um retrocesso e, gradualmente, antigos hábitos voltam a fazer parte do cotidiano de trabalho.

Uma estratégia determinante para interromper essa dinâmica é a formação e a qualificação profissional que favoreça a imersão desses profissionais da saúde num ambiente em que, além do desenvolvimento de habilidades técnicas e ampliação do conhecimento teórico, propicie a vivência num modelo assistencial que contemple os conceitos de humanização, interdisciplinaridade e trabalho multiprofissional. A aproximação entre o que é ensinado nas escolas e o que é feito nos serviços é de primordial importância para que essa integração ocorra no ambiente em que o futuro profissional está sendo formado.

É com essa intenção que foram criados os Programas de Residência Multiprofissional em Saúde, contando com financiamento tanto pelo MS quanto pelo MEC, tendo a obrigatoriedade de inclusão de conteúdos relacionados à política de saúde desenvolvida pelo SUS, objetivando uma nova prática de atuação em equipe nos serviços de saúde com participação efetiva das instituições formadoras.

Nesse sentido, a residência multiprofissional permite a aproximação entre diferentes saberes e fazeres, sua integração, conhecimento sobre o limite de cada intervenção e a avaliação de sua funcionalidade e do quanto o paciente e a família estão se beneficiando dessas ações, os tornando o centro das ações de saúde.

➤ Referências

1. Ferreira MM, Moreira RL. Coordenação de aperfeiçoamento de pessoal de nível superior. CAPES, 50 anos: Depoimentos ao CPDOC/FGV. Brasília-DF: CAPES, 2002.
2. Fonseca DM. Contribuições ao debate da pós-graduação lato sensu. Revista Brasileira de Pós-Graduação. v. 1, n. 2, p. 173-82, nov. 2004. Disponível em: http://www.capes.gov.br/rbpg/portal. Acesso em ago. 2006.

➤ Legislações Citadas

1. Brasil. Lei nº 4.024 de 20 de dezembro de 1961. Fixa as Diretrizes e Bases da Educação Nacional. Senado Federal. Disponível em http://www6.senado.gov.br/sicon/PreparaPesquisa.action. Acesso em: 01 ago. 2007.
2. Brasil. Parecer nº 977 de 03 de dezembro de 1965. Definição dos Cursos de Pós-Graduação. Documenta, nº 44 do Conselho Federal de Educação, Brasília, DF, 1965.
3. Brasil. Lei n.º 5.540 de 28 de novembro de 1968. Fixa normas de organização e funcionamento do Ensino Superior e sua articulação com a Escola Médica e dá outras providências. Lex – Coletânea de Legislação, edição federal, v. 32, 1968.
4. Brasil. Resolução nº 14 de 23 de novembro de 1977. Validade dos certificados de Especialização e Aperfeiçoamento para carreira do magistério superior. Documenta, nº 205 do Conselho Federal de Educação, Brasília, DF, 1977.
5. Brasil. Resolução nº 12/1983 de 27 de outubro de 1983. Conselho Federal de Educação. Diário Oficial da União de 27/10/1983 – Seção I.
6. Brasil. Lei nº 9.394, de 20 de dezembro de 1996. Estabelece as Diretrizes e Bases da Educação Nacional. Presidência da República – Casa Civil – Subchefia para Assuntos Jurídicos. mai.2007.
7. Brasil. Resolução nº 3 de 05 de outubro de 1999. Conselho Nacional de Educação. Diário Oficial da União de 07/10/1999.
8. Brasil. Resolução nº 1 de 03 de abril de 2001. Conselho Nacional de Educação. Diário Oficial da União de 04 de abril de 2001 – Seção I.
9. Brasil. Resolução nº 1 de 08 de junho de 2007. Conselho Nacional de Educação. Diário Oficial da União de 08 de junho de 2007 – Seção I, p. 9.

Panorama do Ensino e Pesquisa em Oncologia

Andréa Yamaguchi Kurashima • Erika Maria Monteiro Santos

O câncer é uma doença complexa não só pelos efeitos físicos, emocionais e sociais que provoca no indivíduo e família, mas também pela multiplicidade de opções terapêuticas disponíveis. Em razão do envelhecimento da população, das restrições orçamentárias na área da saúde e, ao mesmo tempo, do aumento do custo do tratamento, o investimento na formação de recursos humanos e a ampliação do conhecimento do enfermeiro se revelam primordiais para favorecer a qualidade do cuidado.

Desse modo, é primordial um contínuo investimento nos pilares da Enfermagem Oncológica, em especial na formação/capacitação/qualificação dos profissionais pelos Cursos de graduação, pós-graduação *lato sensu*, *stricto sensu* e atualização, bem como estimular o aprimoramento da assistência, da gestão e do próprio ensino com os insumos gerados nas ações de pesquisa.

➤ Ensino

As iniciativas para integrar o ensino na graduação no país são registradas em publicações. Historicamente, dentre as iniciativas na área de ensino no país, destacamos o I Simpósio Brasileiro de Educação em Cancerologia, realizado em 1987, que levou à produção de diretrizes para inclusão de conteúdos da oncologia nos cursos de graduação. Ainda no mesmo ano, também ocorreu, o I Congresso Brasileiro de Enfermagem Oncológica, com a recomendação da implantação de conteúdos curriculares de enfermagem oncológica.[1]

Avanços na área continuaram. Em 1992, ocorreu o I Seminário Nacional sobre o Ensino da Cancerologia nos Cursos de Graduação em Enfermagem. Nesse Seminário, foram debatidos os dados do ensino em oncologia de 60 das 96 escolas em funcionamento à época. Entretanto, não se observou mudanças substanciais em relação aos levantamentos realizados por outros pesquisadores.[1]

A partir de 1997, apesar de avanços, se observa ainda o ensino restrito às aulas avulsas e experiências práticas esporádicas. Além disso, é notável a carência de conteúdos teóricos e práticos sobre reabilitação e cuidados paliativos.[1,2]

Importante ressaltar que, segundo dados do Ministério da Educação, 54 instituições de ensino possuem oferta de cursos de enfermagem em oncologia.[3]

PARTE VIII | EDUCAÇÃO E FORMAÇÃO EM ONCOLOGIA

➤ Pesquisa

A pesquisa em enfermagem em oncologia tem como objetivo a descoberta e a produção do conhecimento para o subsídio à prática da enfermagem.[4]

Zhang et al.[5] realizaram uma pesquisa bibliométrica para avaliar a produção de enfermagem em oncologia registrada na base de dados PubMed. Ao avaliar o período de 2000 a março de 2011, os autores identificaram 2.933 artigos com o descritor "Enfermagem Oncológica". Os Estados Unidos são o país com o maior número de artigos publicados (2.065, que representava 70,41% do total); o Brasil estava em sexto lugar, com 18 publicações nesse período, com 0,61% do total de publicações. O ano de 2001 apresentou o menor número de publicações (207), e o ano de 2007 com o maior número (343).[5]

Silveira e Zago,[6] em revisão integrativa a respeito da produção científica nacional da enfermagem em oncologia, identificaram 84 artigos publicados entre 1980 e 2004. Do total de artigos, 16,4% eram derivados de dissertações e teses, e o método qualitativo foi identificado em 36,9% dos artigos e 21,4% utilizaram método quantitativo. Nessa revisão, não foi possível identificar nenhum estudo experimental ou quase experimental.

Com relação à temática dos artigos identificados na revisão de Silveira e Zago,[6] 36,9% abordaram ações da assistência de enfermagem (processo de enfermagem, planos de assistência, analgesia da dor), prevenção do câncer e o relacionamento da equipe de enfermagem. que trabalha com o paciente com câncer. Do total de artigos, 38 (45,2%) realizaram pesquisas com diferentes tipos de câncer, 15 (17,9%) avaliaram a temática do câncer de mama, 12 (14,3%) o câncer de útero e 12 (14,3%) o câncer infantil.

Já Moreira et al.[7] realizaram a identificação da produção de artigos em enfermagem em oncologia em três artigos: Revista Brasileira de Enfermagem (REBEn), a Revista Latino-Americana de Enfermagem (Rev Latino-Am. Enferm.) e Revista Brasileira de Cancerologia (RBC). A amostra constituiu-se de 88 artigos, dos quais 16 da REBEn, 25 da Rev Latino-Am. Enferm. e 47 da RBC. Nesse trabalho, predominaram as pesquisas (64), seguindo-se artigos de revisão (11), reflexão (8) e relatos de experiência/caso (6). Nessa amostra, 60 dos 88 artigos eram de natureza qualitativa. Os autores também avaliaram o tema central das pesquisas e verificaram que 47 das pesquisas eram relacionadas ao cuidado do indivíduo e família, 26 abordavam a administração em enfermagem e modelos gerenciais e assistenciais, outros temas identificados foram nos artigos foram ensino e formação de recursos humanos (4), pesquisa (4), políticas públicas (3) e saúde do trabalhador (3).[7]

Silveira e Zago[6] recomendam que seja estabelecido, entre os pesquisadores, as prioridades de pesquisa em enfermagem em oncologia, para que seja aprimorada a construção de evidências em áreas significativas ao cuidado e para que se evite a produção de pesquisas de pouca relevância para a assistência.

As prioridades de pesquisa em enfermagem em oncologia foram determinadas por Oberst[8] desde 1978. O pesquisador realizou um painel com 575 enfermeiros e, dentre os temas identificados à época, estavam quimioterapia, alívio de sintomas (náuseas e vômitos, dor e estomatite), educação do paciente, manejo do luto, técnicas para acesso endovenoso, cuidado ao paciente na terminalidade, suporte psicossocial aos pacientes e famílias.[8]

A Oncology Nursing Society (ONS), dos Estados Unidos da América, por sua vez, estabelece a agenda de prioridades para a pesquisa de forma periódica. A Sociedade estabeleceu para o período de 2014-2018 nove áreas prioritárias:

1. Sintomas.
2. Efeitos tardios e cuidados na sobrevivência.
3. Cuidado paliativo e cuidado de final de vida.

4. Autocuidado.

5. Envelhecimento.

6. Indivíduos e familiares.

7. Sistema de saúde.

8. Redução de risco.

9. Temas inovadores.[9]

No Reino Unido, Cox et al.[10] realizaram a identificação de prioridades de pesquisa em enfermagem em oncologia com a técnica Delphi e a participação de pacientes. Foram identificadas 107 prioridades e o consenso entre pacientes e enfermeiros ocorreu em 50 (45%) das 107 prioridades. Enfermeiros e pacientes concordaram nas prioridades sobre os sintomas para detecção precoce do câncer (97%), seguido de fatores que afetam diagnóstico precoce do câncer (93%). A disponibilidade de serviços de suporte psicossociais (93%), o manejo da ansiedade após o tratamento do câncer (93%), papel da atenção primária no manejo de efeitos do tratamento (93%) e cuidado centrado na família também foram apontados como prioridades que apresentaram consenso (93%).[10]

Para avaliarmos a produção da enfermagem em oncologia no Brasil, avaliamos a produção publicada na Base de Dados LILACS e as dissertações e teses defendidas no Banco de Dissertações e Teses da CAPES. Foram identificadas 24 publicações na Base de dados LILACS, ao utilizarmos a palavra "enfermagem oncológica" na busca no título, assunto e resumo, considerando publicações no ano de 2018.

De acordo com o Quadro 38.1, podemos observar que a maioria das publicações são estudos descritivos ou exploratórios (15) e cinco publicações foram revisões integrativas. Do total de 24 publicações, um estudo foi classificado como experimental.

Quadro 38.1. Descrição dos artigos identificados na Base de Dados LILACS sobre a produção de enfermagem em oncologia publicados no ano de 2018. São Paulo, 2019.

Referência	Periódico	Tema Central	Tipo de Estudo
Bastos et al. (2018)[11]	Temas em Psicologia	Angústias vividas pelos enfermeiros no processo de morte	Qualitativo, descritivo
Cunha et al. (2018)[12]	J. Health Biol Sci	Percepção de cuidadores no cuidado paliativo	Qualitativo, exploratório
Da Mata et al. (2018)[13]	Cogitare Enferm	Morbidade psicológica após cirurgia em oncologia	Quantitativo, descritivo
Ferreira et al. (2018)[14]	Ciencia Y Enfermeria	Cuidador em oncologia	Qualitativo, descritivo
Figueiredo et al. (2018)[15]	Rev. Enferm. Cent.-Oeste Min	Qualidade de vida em cuidados paliativos	Quantitativo, descritivo
Gonçalves et al. (2018)[16]	Rev. enferm. Cent.-Oeste Min	Perfil de pacientes com câncer em unidade de pronto atendimento	Quantitativo, descritivo
Martins et al. (2018)[17]	Rev. pesqui. cuid. fundam.	Vivência de cuidadores em cuidados domiciliares	Qualitativo, descritivo
Medeiros et al. (2018)[18]	Rev enferm UERJ	Contribuição da pesquisa no câncer de mama	Revisão integrativa
Meneguin et al. (2018)[19]	Rev Bras Enferm	Percepção de pacientes em cuidados paliativos sobre a qualidade de vida	Qualiquantitativo, exploratório
Morais et al. (2018)[20]	Rev Rene (Online)	Satisfação dos profissionais de enfermagem em onco-hematologia	Quantitativo, descritivo
Nascimento et al. (2018)[21]	Ciencia Y Enfermeria	Características de pacientes com estomas intestinais	Quantitativo, descritivo

(Continua)

PARTE VIII | EDUCAÇÃO E FORMAÇÃO EM ONCOLOGIA

Quadro 38.1. Descrição dos artigos identificados na Base de Dados LILACS sobre a produção de enfermagem em oncologia publicados no ano de 2018. São Paulo, 2019. (*Continuação*)

Referência	Periódico	Tema Central	Tipo de Estudo
Nunes et al. (2018)[22]	Esc Anna Nery	Musicoterapia e cuidados paliativos	Qualitativo, Experimental
Otani et al. (2018)[23]	Revista Nursing	Percepção de mulheres com câncer de mama sobre a comunicação com os profissionais	Qualitativo, descritivo
Pautasso et al. (2018)[24]	Rev Gaúcha Enferm	Enfermeiro navegador	Revisão integrativa
Rocha et al. (2018)[25]	Rev Bras Enferm	Necessidades espirituais de cuidadores em cuidados paliativos	Qualitativo, descritivo
Sanches et al. (2018)[26]	Rev Esc Enferm USP	Publicação em cuidados paliativos	Revisão integrativa
Silva et al. (2018)[27]	Texto Contexto Enferm	Instrumento para avaliação e classificação de estenose vaginal em braquiterapia	Metodológico
Silvia et al. (2018)[28]	Rev Gaúcha Enferm	Grau de complexidade de cuidados em mulheres com câncer de mama	Quantitativo, descritivo
Silva et al. (2018)[29]	Rev. APS	Linha de cuidado em oncologia	Relato de experiência
Silva et al. (2018)[30]	Rev Bras Enferm	Adaptação do Instrumento *Nursing Activities Score* (NAS) em pacientes com câncer	Metodológico
Souza et al. (2018)[31]	Cogitare Enferm	Atuação do enfermeiro na atenção primária à saúde em oncologia	Revisão integrativa
Souza et al. (2018)[32]	Rev Bras Enferm	Avaliação de odor em feridas neoplásicas	Revisão integrativa
Visentin et al. (2018)[33]	Rev Bras Enferm	Cuidado paliativo em adultos	Quantitativo, descritivo
Teston et al. (2018)[34]	Esc Anna Nery	Vivência do paciente no diagnóstico e tratamento	Qualitativo, exploratório

Observamos que um artigo abordou a descrição da linha de cuidado,[29] e outro se destinou a avaliar uma experiência da enfermagem em oncologia na atenção primária.[31] No entanto, a maioria abordou a atuação do enfermeiro na atenção especializada.

O Quadro 38.2 apresenta a descrição das dissertações e teses que foram publicadas no Banco de Teses e Dissertações da CAPES.

Ao verificar a produção de dissertações e teses em 2018, observamos 31 produções: 27 dissertações e 4 teses. Na produção das dissertações e teses, verificamos ainda o predomínio de estudos descritivos e exploratórios (19); 9 foram caracterizados como estudos metodológicos e verificamos dois estudos experimentais (um deles, realizado *in vitro*).

Segundo Moore et al. (2014),[66] a agenda da pesquisa em enfermagem em oncologia ainda pode avançar, a partir da integração da ciência biológica e comportamental, denominada pesquisa biocomportamental. Esse tipo de pesquisa se refere às inteirações entre os fatores biológicos, comportamentais e sociais, e os seus efeitos sobre os resultados de saúde. As medidas biocomportamentais contribuem para o conhecimento, estabelecendo intervenções para o manejo de sintomas, assim como para as respostas ao tratamento e controle das toxicidades. A pesquisa biocomportamental pode também incluir a promoção da saúde, qualidade de vida e bem-estar, progressão de doença e resposta ao tratamento, sintomas e seu manejo e processo decisório.

Quadro 38.2. Dissertações e Teses identificadas com o tema "enfermagem oncológica" defendidas em 2018 publicadas no Banco de Teses e Dissertações da CAPES. São Paulo, 2019.

Autor	Nível	Tema	Desenho
Alencar (2018)[35]	Mestrado	Tratamento odontológico em quimioterapia e radioterapia	Metodológico
Agra (2018)[36]	Doutorado	Treinamento de enfermeiros para o cuidado de feridas oncológicas	Experimental
Araujo (2018)[37]	Mestrado	Avaliação ergonômica ambiente para idosos	Qualiquantitativo
Belo (2018)[38]	Mestrado	Transtornos mentais em profissionais de enfermagem	Quantitativo, descritivo
Cordeiro (2018)[39]	Mestrado	Trajetória de pacientes com câncer de pulmão	Qualitativo, exploratório
Fonseca (2018)[40]	Mestrado	Construção de protocolo de cuidado para cateter venoso central totalmente implantado	Metodológico
Lacerda (2018)[41]	Mestrado	Qualidade de vida em câncer de mama metastático	Quantitativo, descritivo
Lima (2018)[42]	Mestrado	Prevenção de estenose vaginal na radioterapia pélvica	Metodológico
Luize (2018)[43]	Doutorado	Integridade de luvas cirúrgicas	Quantitativo, descritivo
Marques (2018)[44]	Mestrado	Infecção em pacientes pediátricos	Quantitativo, descritivo
Melo (2018)[45]	Mestrado	Protocolo para extravasamento de antineoplásicos	Metodológico
Melo (2018)[46]	Mestrado	Autocuidado dos profissionais de oncologia	Qualitativo, exploratório
Menezes (2018)[47]	Mestrado	Cuidados paliativos	Qualitativo, exploratório
Menezes (2018)[48]	Mestrado	Análise de sobrevida em câncer de mama	Quantitativo, descritivo
Oliveira (2018)[49]	Mestrado	Estrutura familiar em cuidado paliativo pediátrico	Revisão (estudo bibliométrico)
Ottobelli (2018)[50]	Doutorado	Riscos na manipulação de antineoplásicos	Quantitativo, descritivo
Pautasso (2018)[51]	Mestrado	Programa de navegação de pacientes	Metodológico
Rocha (2018)[52]	Mestrado	Impacto da radiodermite na qualidade de vida	Quantitativo, descritivo
Rockembach (2018)[53]	Mestrado	Atividade lúdicas em crianças com câncer	Qualitativo, exploratório
Rodrigues (2018)[54]	Mestrado	Consulta de enfermagem na oncopediatria	Qualitativo, exploratório
Santos (2018)[55]	Mestrado	Resiliência em cuidadores	Qualitativo, exploratório
Santos (2018)[56]	Mestrado	Indicadores de incentivo à pesquisa clínica	Metodológico
Santos (2018)[57]	Doutorado	Dimensionamento ambulatorial	Metodológico
Silva (2018)[58]	Mestrado	Cuidado ao paciente com osteossarcoma	Qualitativo, exploratório
Silva (2018)[59]	Mestrado	Sexualidade no câncer de mama	Qualitativo, exploratório
Soares (2018)[60]	Mestrado	Material de orientação para pacientes com retinoblastoma	Metodológico
Soares (2018)[61]	Mestrado	Adaptação do Quality Of Oncology Nursing Care Scale	Metodológico
Souza (2018)[62]	Mestrado	Atividade do metronidazol em feridas oncológicas	Experimental
Trescher (2018)[63]	Mestrado	Necessidades de mulheres com câncer de mama no pré-operatório	Qualitativo, exploratório
Vieira (2018)[64]	Mestrado	Sobrecarga das mães no cuidado à criança com câncer	Qualitativo, exploratório
Zilli (2018)[65]	Mestrado	Cuidado na doença avançada	Qualitativo, exploratório

➤ Referências

1. Gutiérrez MGR, et al. La enseñanza de la cancerología en la enfermería brasileña y la contribución de la Escuela Paulista de Enfermería de la Universidad Federal de São Paulo. Texto contexto-enferm., Florianópolis, 2009;18(4):705-712. Disponível em: http://www.scielo.br/scielo.php?script=sci_arttext&pid=S0104-07072009000400012&lng=en&nrm=iso. Acesso em: 19 maio 2019.

2. Gutiérrez MG, Duarte AM, Dias CG. The clinical practice of oncology nursing in Brazil: realities and challenges in the training of specialist nurses. Ecancermedicalscience 2014 ed46. doi:10.3332/ecancer.2014.ed46. Acesso em: 19 de maio de 2019.

3. Brasil. Ministério da Educação. Instituições de ensino superior e cursos cadastrados, 2019. Disponível em: http://emec.mec.gov.br/. Acesso em: 19 de maio de 2019.

4. O'Mara A. What Is Cancer Nursing Research? Cancer Nursing 2015; 38(2): 81-2.

5. Zhang XC, Huang DS, Li F. Cancer nursing research output and topics in the first decade of the 21st century: results of a bibliometric and co-word cluster analysis. Asian Pac J Cancer Prev 2011;12(8):2055-8.

6. Silveira CS, Zago MMF. Pesquisa brasileira em enfermagem oncológica: uma revisão integrativa. Rev Latinoam Enfermagem 2006 jul-ago; 14(4):614-9.

7. Moreira MC, Camargo TC, Carvalho V, Figueirêdo CF, Rosa LD, Bolzan MF. A pesquisa na área da enfermagem oncológica: um estudo das publicações em periódicos nacionais. Texto Contexto Enferm Florianópolis, 2006; 15(4): 595-600.

8. Oberst MT. Priorities in cancer nursing research. Cancer Nursing 1978; 1: 281-90.

9. Knobf MT, Cooley ME, Duffy S, Doorenbos A, Eaton L, et al. The 2014-2018 Oncology Nursing Society Research Agenda. Oncol Nurs Forum. 2015;42(5):450-65.

10. Cox A, Arber A, Gallagher A, MacKenzie M, Ream E. Establishing Priorities for Oncology Nursing Research: Nurse and Patient Collaboration. Oncol Nurs Forum 2017;44(2):192-203.

11. Bastos RA, Quintana AM, Carnevale F. Angústias Psicológicas Vivenciadas por Enfermeiros no Trabalho com Pacientes em Processo de Morte: Estudo Clínico-Qualitativo. Temas em Psicologia 2018; 26:807-17.

12. Cunha AS, Pitombeira JS, Panzetti TM. Cuidado paliativo oncológico: percepção dos cuidadores. J. Health Biol Sci. 2018; 6(4):383-90.

13. Da Mata LRF, Cunha AC, Ziviani CSL, Fonseca TG, Bernardes MFVG, Oliveira PP. Morbidade Psicológica e Implicações para a Recuperação de Adultos Após Cirurgia Oncológica. Cogitare Enferm. (23)1: e53089, 2018.

14. Ferreira MLSM, Mutro ME, Conde ME, Marin MJS, Meneguin S, Mazzetto FMC. Ser cuidador de familiar com câncer. Ciencia Y Enfermeria 2018;24:6.

15. Figueiredo JFS, Souza VM, Coelho HV, Souza RS. Qualidade de vida de pacientes oncológicos em cuidados paliativos. Rev. enferm. Cent.-Oeste Min 2018; 8: 1-10.

16. Gonçalves MM, Guedes NAB, Matos SS, Tiensoli SD, Simino GRR, Corrêa A dos R. Perfil dos atendimentos a pacientes oncológicos em uma unidade de pronto atendimento. Rev. enferm. Cent.-Oeste Min; 2018; 8: 1-10.

17. Martins RS, Correa Junior AJS, Santana ME, Santos LMS. Corporeidade de adoecidos oncológicos em cuidados paliativos domiciliares: a vivência de familiares cuidadores. Rev. pesqui. cuid. Fundam 2018;10(2): 423-31.

18. Medeiros MB, Silva RMCRA, Pereira ER, Melo SHS, Joaquim FL. Contribuições da pesquisa fenomenológica sobre o câncer de mama: uma revisão integrativa. Rev enferm UERJ, Rio de Janeiro, 2018; 26:e26486.

19. Meneguin S, Matos TDS, Ferreira MLSM. Perception of cancer patients in palliative care about quality of life. Rev Bras Enferm [Internet]. 2018;71(4):1998-2004.

20. Morais BX, Pedro CMP, Dalmolin GL, Silva AM. Satisfação profissional de trabalhadores de enfermagem de um serviço de hemato-oncologia. Rev Rene (Online) 2018; 19: e3165.

21. Nascimento MVF, Vera SM, Silva MCR, Morais FF, Andrade EMLR, Bastos SNMAN. Perfil sociodemográfico e clínico de pacientes em pós-operatório de confecção de estomas intestinais de eliminação. Ciencia Y Enfermeria 2018; 24: 15.

22. Nunes CF, Silva LF, Espirito Santo FH, Góes FGB, Moraes JRM. Dinâmica musical na sensibilização dos acadêmicos de enfermagem frente aos cuidados paliativos em oncologia pediátrica. Esc Anna Nery 2018;22(4):e20170448.

23. Otani MAP, Marin MJS, Barros NF, Pinto AAM. Comunicação entre profissional de saúde e paciente: percepções de mulheres com câncer de mama. Revista Nursing 2018; 21: 2272-6.

24. Pautasso FF, Zelmanowicz AM, Flores CD, Caregnato RCA. Atuação do nurse navigator: revisão integrativa. Rev Gaúcha Enferm. 2018;39:e2017-0102.

25. Rocha RCNP, Pereira ER, Silva RMCRA, Medeiros AYBBV, Refrande SM, Refrande NA. Spiritual needs experienced by the patient's family caregiver under Oncology palliative care. Rev Bras Enferm [Internet]. 2018;71(Suppl 6):2635-42.

26. Sanches KS, Teixeira PTO, Rabin EG. The scenario of scientific publication on palliative care in oncology over the last 5 years: a scoping review. Rev Esc Enferm USP. 2018;52:e03336.

27. Silva RDN, Rosa LM, Radunz V, Cesconetto D. Avaliação e classificação da estenose vaginal na braquiterapia: validação de conteúdo de instrumento para enfermeiros. Texto Contexto Enferm, 2018; 27(2):e5700016.

28. Silva LG, Moreira MC. Grau de complexidade dos cuidados de enfermagem: readmissões hospitalares de pessoas com câncer de mama. Rev Gaúcha Enferm. 2018;39:e20180015.

29. Silva KF, Pucci VF; Flores TG, Giaretton DWL, Weiller TH, Concatto MEP, Damaceno AN. Construindo a linha de cuidado do paciente oncológico paliativo em um município do sul do Brasil: Relato de Experiência. Rev. APS; 2018; 21(3): 470-7.

30. Silva TCMS, Castro MCN, Popim RC. Adaptação do nursing activities score para assistência oncológica. Rev. bras. Enferm 2018; 71(5): 2383-2391.

31. Souza GRM, Cazola LHO, Pícoli RP. The work of primary health care in oncology care: na integrative review. Cogitare Enferm 2018; 23: e58152.

32. Souza MAO, Souza NR, Melo JTS, Xavier MACA, Almeida GL, Santos ICRV. Odor evaluation scales for odor in neoplastic wounds: an integrative review. Rev Bras Enferm [Internet]. 2018;71(5):2552-60.

33. Visentin A, Mantovani MF, Kalinke LP, Boller S, Sarquis LMM. Palliative therapy in adults with cancer: a cross-sectional study. Rev Bras Enferm [Internet]. 2018;71(2):252-8.

34. Teston EF, Fukumori EFC, Benedetti GMS, Spigolon DN, Costa MAR, Marcon SS. Sentimentos e dificuldades vivenciadas por pacientes oncológicos ao longo dos itinerários diagnóstico e terapêutico. Esc Anna Nery 2018;22(4):e20180017.

35. Alencar MJMS. Abordagem odontológica de pacientes oncológicos antes, durante e após o tratamento de quimioterapia e radioterapia. 27/03/2018 Mestrado Profissional em Farmacologia Universidade Federal Do Ceará, Fortaleza.

36. Agra G. O saber e o fazer de enfermeiros nos cuidados paliativos destinados à pessoa com ferida tumoral maligna cutânea. 14/12/2018 396 f. Doutorado em Enfermagem Universidade Federal Da Paraíba, João Pessoa.

37. Araujo PDA. Análise de critérios ergonômicos de referência aplicáveis a ambientes hospitalares para idosos acometidos de câncer. 25/04/2018 138 f. Mestrado Profissional em Ergonomia Universidade Federal De Pernambuco, Recife.

38. Belo FMP. Associação entre desesperança, transtornos mentais e risco de suicídio em profissionais de enfermagem de serviços de oncologia de alta complexidade. 30/04/2018 83 f. Mestrado em Enfermagem Universidade Federal de Alagoas, Maceió.

39. Cordeiro VS. O cuidado de enfermagem à pessoa em tratamento quimioterápico: narrativas de vida. 21/02/2018 114 f. Mestrado em Enfermagem Universidade Do Estado Do Rio De Janeiro, Rio de Janeiro.

40. Fonseca DF. Protocolos de cuidados com cateter venoso central totalmente implantado: Uma Construção Coletiva. 01/08/2018 114 f. Mestrado em Enfermagem Universidade Federal de São João del-Rei, Divinópolis.

41. Lacerda EO. Qualidade de vida de mulheres acometidas por câncer de mama localmente avançado ou metastático. 12/07/2018 156 f. Mestrado em Enfermagem Universidade Federal Do Rio De Janeiro, Rio de Janeiro.

42. Lima SR. Consenso para prevenção de estenose vaginal em pacientes submetidas à radioterapia pélvica. 29/05/2018 96 f. Mestrado Profissional em Enfermagem Faculdade Israelita de Ciências da Saúde Albert Einstein, São Paulo.

43. Luize PB. Avaliação da integridade de luvas cirúrgicas em um hospital oncológico do interior paulista. 11/05/2018 104 f. Doutorado em Enfermagem Fundamental Universidade De São Paulo (Ribeirão Preto), São Paulo.

44. Marques LMA. Epidemiologia das doenças fúngicas invasivas em pacientes oncológicos pediátricos de um centro de referência. 25/10/2018 83 f. Mestrado em Enfermagem Universidade Federal De São Paulo, São Paulo.

45. Melo JMA. Bundles de prevenção e conduta frente ao extravasamento de antineoplásicos. 12/12/2018 131 f. Mestrado em Enfermagem Universidade Federal de São João del-Rei, Divinópolis.

46. Melo MR. O cuidado de si dos profissionais da equipe de enfermagem oncológica. 28/08/2018 59 f. Mestrado em Enfermagem Universidade Federal de Juiz de Fora, Juiz de Fora.

47. Menezes MRS. Compreensão da equipe de enfermagem do Hospital de Câncer de Mato Grosso acerca dos cuidados paliativos. 27/09/2018 61. Mestrado em Oncologia Fundação Antonio Prudente - Hospital A. C. Camargo, São Paulo.

48. Menezes MO. Fatores prognósticos associados a sobrevida no câncer de mama feminino em unidade oncológica pública de Sergipe. 28/02/2018 89 f. Mestrado em Enfermagem Fundação Universidade Federal De Sergipe, São Cristóvão.

49. Oliveira TC. Estrutura de famílias de crianças com câncer em cuidados paliativos: estudo à luz do modelo Calgary. 30/05/2018 93 f. Mestrado em Enfermagem Universidade Federal Da Paraíba, João Pessoa.

50. Ottobelli C. O conhecimento acerca dos riscos e as estratégias utilizadas pela equipe de enfermagem na manipulação de fármacos antineoplásicos: um estudo na perspectiva da comunicação emancipatória. 31/08/2018 134 f. Doutorado em Enfermagem Universidade Federal Do Rio Grande, Rio Grande.

51. Pautasso FF. Desenvolvimento de um programa de navegação em um centro de alta complexidade. 27/07/2018 51 f. Mestrado Profissional em Ensino na Saúde. Fundação Univ. Federal de Ciências da Saúde de Porto Alegre, Porto Alegre.

52. Rocha DM. Impacto da radiodermatite na qualidade de vida de pacientes oncológicos. 17/12/2018 Mestrado em Enfermagem Fundação Universidade Federal Do Piauí, Teresina.

53. Rockembach JA. Atividades lúdicas no contexto familiar de crianças com câncer e sua família. 26/02/2018 147 f. Mestrado em Enfermagem Universidade Federal De Pelotas, Pelotas.

54. Rodrigues JRG. A consulta de enfermagem em oncologia pediátrica como ferramenta para a educação em saúde. 30/05/2018 61 f. Mestrado Profissional em Ensino em Saúde Faculdade de Medicina de Marília, Marília.

55. Santos LA. O processo de resiliência em cuidadores familiares de pacientes com neoplasia maligna. 01/08/2018 134 f. Mestrado em Enfermagem Universidade Federal de São João del-Rei, Divinópolis.

56. Santos CLSF. Indicadores relevantes em oncologia para incentivo da pesquisa clínica. 10/05/2018 88 f. Mestrado Profissional em Pesquisa Clínica Hospital De Clínicas De Porto Alegre, Porto Alegre.

57. Santos DV. Dimensionamento de profissionais de enfermagem para assistência oncológica ambulatorial: aplicação do método WISN. 28/03/2018 213 f. Doutorado em Gerenciamento em Enfermagem Universidade De São Paulo, São Paulo.

58. Silva ACS. Cuidado humano de enfermagem a jovens que vivenciam o osteossarcoma: por uma percepção fenomenológica. 19/12/2018 95 f. Mestrado Profissional em Enfermagem Universidade Federal Fluminense, Niterói.

59. Silva DG. Sexualidade do casal na perspectiva da mulher que vivencia a mastectomia. 08/02/2018 116 f. Mestrado em Enfermagem Universidade Federal do Estado do Rio de Janeiro, Rio de Janeiro.

60. Soares JS. Construção e validação de álbum seriado sobre retinoblastoma. 28/06/2018 156 f. Mestrado em Enfermagem Universidade Federal De São Paulo, São Paulo.

61. Soares RC. Satisfação do paciente oncológico sobre o cuidado do enfermeiro: adaptação transcultural e validação do instrumento Quality Of Oncology Nursing Care Scale (QONCS). 28/06/2018 161 f. Mestrado em Enfermagem Instituição de Ensino: Universidade Federal de São Paulo, São Paulo.

62. Souza NR. Avaliação da atividade antimicrobiana e antibiofilme do metronidazol nas bactérias isoladas de feridas neoplásicas: um estudo in vitro. 27/02/2018 64 f. Mestrado em Enfermagem - FESP-UPE - UEPB Universidade de Pernambuco, Recife.

63. Trescher GP. Consulta de enfermagem às mulheres com câncer de mama no pré-operatório ambulatorial: construção dos registros informatizados. 30/10/2018 152 f. Mestrado Profissional em Gestão do Cuidado em Enfermagem Universidade Federal de Santa Catarina, Florianópolis.

64. Vieira AC. Meu papel e minha responsabilidade: a sobrecarga do cuidado ao filho com câncer na perspectiva das mães. 25/05/2018 106 f. Mestrado Profissional em Enfermagem Faculdade Israelita De Ciências Da Saúde Albert Einstein, São Paulo.

65. Zilli F. Cuidado de si de pacientes com doença oncológica avançada mediado pelas atividades como recurso clínico. 17/12/2018 245 f. Mestrado em Enfermagem Universidade Federal de Pelotas, Pelotas.

66. Moore IM, Badger TA. The future of oncology nursing research: research priorities and professional development. Oncol Nurs Forum. 2014;41(1):93-4.

67. Mayer DK. Improving Cancer Care Through Nursing Research. Oncol Nurs Forum 2015;42(5):439 .

Índice Remissivo

Obs.: números em *itálico* indicam figuras; números em **negrito** indicam tabelas e quadros.

A

Abaixadores de língua, *470*

Abertura de boca/bucal
com paquímetro e manual, *469*
exercícios passivos de, *471*

Ablação por radiofrequência, 117

Acessos vasculares, 81
classificação de acordo com o vaso que
ocupa, 82

Acolhimento, 457

Aconselhamento genético
avaliação psicológica e suporte em, **416**
em câncer, 415

Adenocarcinoma, 27

Adenomastectomia profilática, fisioterapia
na, 476

Aerossóis, precauções respiratórias para, 387

Affinitor®, 183

Agente(s)
antimetabólitos, 46
antineoplásicos
irritantes, 47
não irritantes, 47
carcinogênicos biológicos, 6
ciclo celular
específicos, 46

não específico, 44

Agonistas hormonais e antagonistas
hormonais, 45

Agulha *non-coring*, tipos de, *248*

Alcaloide da vinca, 46

Alcoolismo, 16

Alopecia, 103, 284

Alquilantes, 44

Alterações cognitivas, 205

Ambiente protetor, 382

Análogo(s)
da pirimidina, 46
das purinas, 46
do ácido fólico, 46

Anamnese farmacêutica, 398

Anemia(s), 261, 276
de Fanconi, 435
queixas de pacientes com, 276
terapêuticas de apoio, 261

Anorexia, orientação nutricional, 448

Antibióticos antitumorais, 45

Anticorpos monoclonais, 154
classificação, mecanismo de ação,
indicação, dose, via de administração,
efeitos colaterais e considerações de
enfermagem, **156-171**

estrutura dos, *155*

Antimetabólitos, 45

Antimicrobiano, gerenciamento de, 375

Antineoplásico, administração de, 93

Antraciclinas, 45

Aplasia, 140

Apoio espiritual, 342

Assistência de enfermagem
ao paciente onco-hematológico, aspectos da, 275
em curativos, particularidades da, 254
em oncologia, sistematização da, 229
em quimioterapia, particularidades da, 245
em radioterapia, particularidades da, 252
em transplante de medula óssea, particularidades da, 254
processo avaliativo para a, 255

Assistente social, experiência de intervenção no Hospital São Paulo, 494

Atendimento
domiciliar em oncologia, 411, 412
sistema de avaliação, 413
desospitalização, 413
prontuário, 413
multidisciplinar, 411
holístico, nossa prática contempla o, 258

Atividade física, 17

Autogerenciamento dos sintomas, 311
importância do, 312

Avaliação nutricional, 444

Axitinibe, 172

B

Bacilo Calmette-Guérin, 150

Bactérias multirresistentes, 385

Biologia tumoral, 6

Biomarcadores, 36

Biópsia
aspirativa, 114
de/o linfonodo sentinela, 116, 119
de pele, 116
endoscópica, 115

excisional, 115
incisional, 115
por agulha grossa, 114

Biossegurança, 96, 355
assistência em oncologia e, 363
em oncologia, 355
profissional de enfermagem e, 357

BI-RADS (*Breast Imaging Reporting and Data System*), categoria, **31**

Boas Práticas Clínicas, 512
princípios, 513

Boas práticas de administração em
quimioterapia, 91
administração, 93
armazenamento, 93
biossegurança, 96
descarte, 94
estrutura e organização, 92
kit de derramamento, 94
manipulação, 93
prevenção e tratamento de extravasamento de droga neoplásica, 95
saúde ocupacional, 96
transporte, 94

Braquiterapia, 104

Bundles, 376

Butterfly, 82

C

Câncer
aconselhamento genético em, 415
adequado para rastreamento, características do, **26**
causas ocupacionais dos principais tipos de, **18**
cervical, 27
colorretal, 28
como a alimentação pode prevenir o, 442
de cabeça e pescoço
cirurgia reconstrutora no, 132
fisioterapia no, 468
de colo de útero, 26
de fígado, cirurgia para, 121
de mama, 27
abordagem cirúrgica para o, 119

intervenções de enfermagem, 119
   cirurgia estereotáxica no, 130
   cirurgia reconstrutora no, 131
   fisioterapia no, 471
de próstata, 29
de pulmão
   cirurgia estereotáxica no, 131
   cirurgia para, 120
   não pequenas células, 120
dez tipos de taxa de incidência e
   mortalidade, **15**
do colo do útero, controle do, 27
efeitos nutricionais do tratamento do
   câncer, 445
epidemiologia do, 13, 18
   pontos-chaves da, *13*
exames para diagnóstico e estadiamento
   cintilografia óssea, 35
   colonoscopia, 36
   endoscopia digestiva alta, 36
   mamografia e complementos
     mamográficos, 31
   radiologia, 31
     intervencionista, 35
   ressonância magnética, 33
   tomografia computadorizada, 32
   tomografia por emissão de pósitrons, 32
   ultrassonografia, 34
fatores de risco, 16
fisiopatologia do, 3
infantil
   informação enquanto estratégia de
     enfrentamento do, 341
   na vida do cuidador, impacto financeiro
     do, 340
   repercussões na estrutura familiar, 337
na infância
   diferente do câncer do adulto, 319
   precoce, 320
   tipos e seus tratamentos, 319
na infância e adolescência
   leucemias, 321
   sinais e sintomas, **320**
   tumores do sistema nervoso central, 324
novos casos, números em 2018, *14*
números do, 14
ocupacional, 18
propensos a rastreamento e/ou diagnóstico
   precoce

câncer colorretal, 28
câncer de mama, 27
câncer de próstata, 29
rastreamento do, 25
registro de, 18
   objetivos dos diferentes tipos de, **21**
tipos mais incidentes no Brasil, distribuição
   proporcional dos dez, **15**
vacina contra o, 184

Caquexia, 204

Carcinogênese, 4

Carcinoma, 27

Cartilha de fisioterapia para pacientes
   mastectomizadas, *474-475*

Cateter(es)
   agulhado, 82
   algoritmo de escolha da, *89*
   central de inserção periférica, 84
   de Hickman, 84
   não tunelizados de curta permanência, 83
   totalmente implantado, tipos de, *83*
   tunelizados de longa permanência, 84
   venoso central, 83, 139
     totalmente implantado, 84
   venoso periférico, 82

Célula(s)
   cancerosas, 7
   LAK, 9
   natural killer, 9
   normais, 3

Certificação em enfermagem oncológica, 305

Ciclo
   celular, 7
   do sangue, 191

Cintilografia óssea, 35

Cirurgia
   a *laser*, 125
   de cabeça e pescoço, 123
   endoscópica, 125
   estereotáxica, 127
     no câncer de mama, 130
     no câncer de pulmão, 131
   laparoscópica, 117, 125
   micrográfica de Mohs, 124, 125
   minimamente invasivas, tipos, 125
   no câncer colorretal, efeitos colaterais, 117

ÍNDICE REMISSIVO

no câncer de próstata, 122
oncológica, 111
   princípios, 111
para câncer de fígado, 121
para o câncer de pulmão, 120
poupadora de nervos, 123
reconstrutora
   no câncer de cabeça e pescoço, 132
   no câncer de mama, 131
robótica, 123, 125
   pontos de atenção na, 126
   transoral, 124

Cistite hemorrágica, 45, 143

Classificação TNM, 30

Coagulação intravascular disseminada, 299

Cobimetinibe, 173

Coleta de dados, instrumento de, 240

Colonização, 370

Colonoscopia, 28, 36

Colostomia,
   cuidados específicos para pacientes com, 118
   para câncer retal, 117

Comissão
   de farmácia e terapêutica, 397
   Nacional de Ética em Pesquisa, 528

Comitê de Ética em Pesquisa, 528

Comitê Transfusional Multidisciplinar, 193

Compressão da medula espinhal, 295

Comunicação, 460
   com a criança e sua família, 345
   como ferramenta de cuidado, 350
   como segurança do paciente, 345
   criança hospitalizada e, 346
   da tríade enfermeiro-criança oncológica-família, 348
   de más notícias, 349
   e criança com câncer, 347
   em cuidados paliativos, 206

Condição venosa, avaliação da, 246

Consentimento informado, 420
   na prática assistencial, 503

Constipação, 204
   Intestinal, orientação nutricional, 452

Cordão(ões)
   linfáticos axilares, *481*
     mobilização para, *481*
   umbilical, 137

Cordectomia, 124

Core biopsy, 114

Cotellic®, 173

Crescimento tecidual, 7

Criança com câncer, 335
   comunicação e a, 347
   diagnóstico de, impacto do, 336

Crioablação, 117

Cuff de Dacron, 84

Cuidado(s)
   farmacêuticos em oncologia, 397
   focado ao paciente oncológico, trabalho da equipe multiprofissional no, *400*
   paliativos, 199
     abordagem dos sofrimentos, 201
     assistência de enfermagem e, 200
     avaliação do paciente, 200
     comunicação em, 206
     em fase final de vida, 208
     em feridas tumorais, 207
     o que são?, 200
     princípios do, 200
     sintomas comuns em pacientes oncológicos, 202,
   pré-radioterapia, 101

Cuidador familiar, manifestações físicas e psicológicas do, 340

Curativos, assistência de enfermagem em, particularidades da, 254

Custos relacionados à terapia, 402

D

Déficit cognitivo, 205

Delirium, 205

Desnutrição, 442

Desospitalização, 413

Diagnóstico de enfermagem identificados para composição de *checklist*, de acordo com o domínio da taxonomia NANDA-I, **243**

Diarreia(s), 142, 283
classificação quanto à severidade, **283**
terapêuticas de apoio, 269

Dilatadores vaginais, *486*

Disfagia, orientação nutricional, 449

Disfunção(ões)
erétil pós-prostatectomia, 488
reprodutiva, 286
sexual, 486

Disgeusia, orientação nutricional, 448

Disosmia, orientação nutricional, 448

Dispneia, 202

Dispositivos periféricos, cuidados de enfermagem durante a manutenção do, 83

Disseminação
linfática, 10
sanguínea, 10

Doença(s)
bulky, 297
de Von Hippel-Lindau, 435
do enxerto contra/*versus* o hospedeiro, 143, 446
aguda, estadiamento clínico de, **144**
veno-oclusiva hepática, 143, 446

Dor, 202
algoritmo de tratamento da, *223*
inventário breve de, *219-220*
neuropática, **216**
nociceptiva, **216**
oncológica
controle da, 215
tipos, 216, **216**
tratamento farmacológico, 221
tratamento não farmacológico, 223
relacionada ao câncer, avaliação, 216
total, 201

Droga(s)
antineoplásica(s)
armazenamento de, 93
manipulação de, 93
prevenção e tratamento de extravasamento de, 95
associadas à mucosite, **280**

associadas à alopecia utilizadas nos tratamentos onco-hematológicos, **285**
imunossupressoras, 370

E

Efeito abscopal, 104

Embolia, 299

Emergência(s)
em radioterapia, 106
oncológicas, 289
compressão da medula espinhal, 295
enfermagem nas, 297
hipercalcemia da malignidade, 294
neutropenia febril, 291
síndrome da veia cava superior, 289
síndrome de lise tumoral, 296

Endoscopia digestiva alta, 36

Energia radiante, 5

Enfaixamento compressivo multicamadas, *483*

Enfermagem
assistência de, cuidados paliativos e, 200
cuidados durante a manutenção do dispositivo
central, 85
periférico, 83
diagnósticos e intervenções de, 300
em situações de emergência, 300
legislação e equipe de, 357
nas emergências oncológicas, 297
oncológica, 415
dissertações e teses identificadas com o tema, **555**
produção em oncologia, descrição de artigos identificados na Base de Dados LILACS sobre, **553-554**

Enfermeiro(s)
ações ao paciente após a radioterapia, 104
ações ao paciente durante a radioterapia, 102
de pesquisa, atribuições dos, 530
de prática avançada, 307
importância no contexto do rastreamento, 30
navegadora em oncologia, 306
no contexto oncológico, perspectivas de atuação do, 303
oncológico

atuação do, 304
generalista, 306
oncologista, 43
papel educativo do, 245
raciocínio clínico aplicado à
hemotransfusão, 196

Enfrentamento, 457

Ensino e pesquisa em oncologia, 551

Enterite, orientação nutricional, 451

Equipamento de proteção individual (EPI), 358

Equipe multiprofissional de terapia
antineoplásica, 92

Escala(s)
analgésica para tratamento de dores aguda e
crônica, *221*
de avaliação de mucosite oral, **242**
de avaliação de radiodermite, **253**
de dor
analógica visual, *218*
numérica, *217*
de performance, **230**
facial de dor em crianças, *218*
multidimensionais, 219
Pain Assessment in Advanced Dementia,
218, **218**
para avaliação da dor, numérica, de
descritores verbais, visual analógica e de
faces, *241*

Escalpe, 82

Escápula alada pela lesão do nervo torácico
longo, *479*

Escore de risco MASCC, **292**

Esofagite, orientação nutricional, 450

Esperança, 350

Estenose vaginal, 486
pós-radioterapia, *486*

Estereotaxia, 127

Estudo
de caso, 533
elaborando e planejando o, 530
epidemiológicos, hierarquização de, *20*

Ética, 527

Everolimus, 183

Evidência clínica, níveis de, *244*

Exames laboratoriais, acompanhamento
de, 399

Expansores teciduais, 132

Extravasamento, 87, 248
registro de, dados relevantes no, *249*
vigência de recomendações para uso
de compressa, de acordo com as
características da droga na, **249**

F

Fadiga, 204, 286

Família, adoecimento de um dos membros
da, 461

Familiar de pacientes hospitalizados,
intervenção grupal com, 462

Faringectomia, 124

Farmacêutico, esquemas representativos
das diferentes atribuições e interfaces de
trabalho do, *400*

Farmácia
clínica, 393, 397
hospitalar em oncologia, 396

Fator de necrose tumoral, 153

Feridas
neoplásicas
classificação, **255-256**
manejo das, 256
premissas do cuidado da, **256**
tumorais, cuidados com, 207

Ferramenta(s)
para cuidado do paciente com doença
oncológica, 244
para registro das informações, 240

F-flúor-deoxi-2-glicose (FDG), 33

Filgrastima, 266

Final de vida, cuidados em fase de, 208

Fisioterapia
complexa descongestiva, 482
do câncer de mama, 471
em onco-hematologia, 488
na adenomastectomia profilática, 476

na reconstrução de mama, 473

nas disfunções causadas pela quimioterapia, hormonoterapia e radioterapia, 465

no câncer de cabeça e pescoço, 468

no pós-operatório de câncer de mama, 473

nos tumores de sistema nervoso central, 488

nos tumores ósseos e de partes moles, 483

nos tumores toracoabdominais, 483

nos tumores urológicos masculinos, 487

valores de referência para atendimento da, **488**

Flebite, 85

escala de classificação de, **85**

mecânica, 86

pós-infusional, 86

química, 85

Flexão de ombro, *472*

Fortalecimento muscular pós-mastectomia, 477

G

G-CSFs, 266

Gerenciamento

de antimicrobianos, 375

em oncologia, 405-409

Gleevec®, 173

Glossectomia, 123

GM-CSF, 266

Gotículas, precauções respiratórias para, 386

H

Hábitos alimentares, 16

HBV, conduta profilática para, **363**

Helicobacter pylori, 6, 16

Hematócritos, valores normais em adultos por sexo, **276**

Hematopoiese, *268*

Hemocomponente(s), 191

critérios estabelecidos entre a prescrição e a infusão dos, **194-195**

infusão de, boas práticas de, 193

Hemoderivados, 191

transfusão de, 141

Hemoglobina, valores normais em adultos por sexo, **276**

Hemostasia normal, 278

Hemoterapia

conceito, 191

em oncologia, roteiro para a construção do conhecimento relacionado à, **196**

evolução da especialidade junto ao enfermeiro, 196

indicações, 193

legislação técnicas e profissionais em, 196

oncologia e, 191

Hemotransfusão, raciocínio clínico do enfermeiro aplicado à, 196

Hemovigilância, 192

Hepatectomia parcial, 121

Heredograma, 417

da família Bonaparte, *417*

Higiene, 372

das mãos, 371

em serviço de saúde, cinco momentos para, *373*

Higienização das mãos, técnica de, *374*

Hipercalcemia da malignidade, 294

manejo, 294

Hiperfosfatemia, 297

Hiperviscosidade sanguínea, 299

Hipossalivação, 470

HIV

conduta profilática para, **363**

quimioprofilaxia para, 363

Home care, 413

Hormônios, 45

Hormonoterapia, fisioterapia nas disfunções causadas pela, 465

I

Ibrance®, 174

IGRT (*Image Guided Radiation Therapy*), 105

IMRT (*Intensity Modulated Radiation Therapy*), 105

Imunização, 388

Imunologia tumoral, 8

Imunossupressores, 141

Imunoterapia, 149
efeitos nutricionais, 446

Incontinência urinária, 486

Infecção(ões)
de corrente sanguínea relacionadas a cateteres centrais, prevenção, 376
de corrente sanguínea, 87
de sítio cirúrgico, 381
do trato urinário relacionadas à assistência a cateter vesical, prevenção das, 378
hospitalar
em unidades oncológicas, controle de, 369
neutropenia, 369
práticas para controle de, 371
relacionadas à assistência à saúde, 371
virais, 381

Infiltração, 86

Informações, ferramentas para registro das, 240

Inibidores de tirosina quinase, 172

Inlyta®, 172

Instrumentos de coleta de dados, 240

Interferon, 153

Interleucina-2, 151

International Conference on Harmonization Regulation, 512

Inventário breve de dor, *219-220*

IORT (*Intraoperative Radiation Therapy*), 106

Isolamentos, 360

K

Kinesio taping, aplicação
no pós-operatório de mastectomia, *476*
para drenagem da mama, *477*

L

Laparoscopia, 116

Laparotomia, 116

Legionella, 375

Lesão(ões)
do nervo espinhal acessório, 470
do nervo torácico longo, presença de escápula alada à direita pela, *479*
nervosas, 478

Levamisol, 151

Limpeza ambiental, 382

Linfedema
graduação dos, **482**
pós-mastectomia, 482

Linfócitos T citotóxicos, 8

Linfoma(s), 325
de Burkitt, 330
abdominal, *330*
de Hodgkin, 326
classificação histológica dos, 327
estádios clínicos do, 327
difuso de grandes células B, 331
não Hogdkin, 328
subtipos de, **329**

Linfonodos, remoção de, 124

Lobectomia, 120

Localização, padrões de, 10

Loperamida, 270

M

Mamografia, 31

Mancha café-com-leite, 435

Mandibulectomia, 123

Manipulação do nervo intercostobraquial região lateral do braço afetada após, *479*

Manuscrito, autoria de um, 529

Marcadores tumorais, 36
e sua aplicação, **38**
do câncer de mama, 37
do câncer de próstata, 37

para câncer gastrintestinal, 37

Marcos regulatórios, 545

Massagem intravaginal, *485*

Mastectomia, 119

Material biológico, acidentes com, 362

Maxilectomia, 124

Mediastinoscopia, 116

Medicamento(s)
acesso a, 402
aquisição de, 397
aquisição e acesso, 403
orientação sobre o uso de, 399
quimioterápicos injetáveis, prescrição, *395*
quimioterápicos orais, prescrição, *395*
uso por dispositivos de sonda enteral, 399

Medula
infusão da, 140
óssea, 136
transplante de, 135

Mekinist®, 175

Melanoma familial, 431
manejo dos indivíduos com, 434

Mesilato de imatinibe, 173

Metástase, 9

Mitoxantrona, 45

Modulador de resposta biológica, 149

Mucosite, 142, 279, 370, 373, 476
classificação quanto à severidade, **290**
drogas associadas à, **280**
grave, fatores de risco, **279**
oral, escalas de avaliação de, **242**
orientação nutricional, 449
tratamentos indicados, 281

Mutação
espontânea, fenômenos de, 4
tipos de, **419**

N

Nadir, período de, 233

NANDA e NIC, diagnósticos e condutas baseados na, **233-236**

Náuseas, 142

Náuseas e vômito, 205, 281
classificação quanto à severidade dos quadros, **282**
classificação quanto ao tempo de ocorrência, **281**
orientação nutricional, 448

Nefrotoxicidade, 45

Neoplasia endócrina múltipla, 435

Neuroblastoma, 332

Neurofibromatose tipo I, 435

Neuropatia periférica induzida pela quimioterapia, 465
uso de eletroterapia e laserterapia na, *466*

Neutrófilos, risco de infecção em indivíduos com câncer relacionado ao número de, **277**

Neutropenia, 277, 369
exames recomendados para manejo de, **293**
febril, 291
fatores de risco para, **278**
germes mais frequentes, **291**
parâmetros dos exames complementares, **292**
quadro clínico, 292
regimes quimioterápicos com risco alto de, *264*
regimes quimioterápicos com risco intermediário de, *264*
orientação nutricional, 452
terapêuticas de apoio, 263

Nitrosureias, 45

Nomenclatura dos anticorpos monoclonais, **155**

Nutrição, 431

O

Obesidade, 17

Óbito, atenção ao paciente e a sua família no, 210

Obstrução, 88

Octreotida, 270

Odinofagia, orientação nutricional, 450

Odor, classificação do, **257**

Ombro caído e alteração postural, *472*

Oncogênese, 4
  biológica, 6
  física, 5
  química, 5

Oncogenética, 415

Onco-hematologia, fisioterapia em, 488

Oncologia
  assistência em, 363
  atendimento domiciliar em, 411
  biossegurança em, 355
  cirurgias minimamente invasivas em, 125
  clínica no Brasil em 2018, demografia
    da, *541*
  consulta de enfermagem em,
    operacionalizando a, 239
  cuidados farmacêuticos em, 397
  estudos epidemiológicos utilizados em, **20**
  farmácia hospitalar em, 396
  formação de recursos humanos em, 539
  gerenciamento em, 405
  métodos diagnósticos em, 25
  panorama do ensino e pesquisa em, 551
  psicologia e, 456

Oncongenes, 6

Oncoplastia, 131

Oprelvekin, 268

Orquiectomia, 123

Osteoporose, terapêuticas de apoio, 271

Osteossarcoma, 333

Ozônio, camada de, 5

P

Paciente(s)
  em situação de rua, 498
  hospitalizados, intervenção grupal com
    familiares de, 462
  mastectomizadas, cartilha de fisioterapia
    para, *474-475*
  onco-hematológico, aspectos da assistência
    de enfermagem ao, 275
  oncológico(s)

caminhos de acesso do, 492
estratificação das populações de, 399
sintomas comuns em
  alterações cognitivas, 205
  delirium, 205
  dispneia, 202
  dor, 202
  fadiga, 204
  náuseas e vômitos, 205
  síndrome da anorexia-caquexia, 203

Pad, uso de, *480*

Palbociclibe, 174

Papilomavírus humano, 16

Papilose adenomatosa familiar, 28

Paquímetro, avaliação da abertura da boca
  com, *470*

Paralisia facial, 468

Pat-bite, 470

Pele, reação por radiação, 102

Perda óssea, terapêuticas de apoio, 271

Performance status: East Cooperative Oncology
  Group (ECOG) *versus* Karnofsky, **242**

Pesquisa
  científica dentro dos hospitais, 529
  clínica, 509
    atuação dos profissionais de, 516
    eventos adversos, 518
    monitoramento de dados, 520
    procedimento operacional padrão, 521
    protocolos de, 510
    regulamentação nacional que reage a, 513
  em instituições hospitalares, 527
    ética, 527
    pesquisa científica dentro dos
      hospitais, 529
  enfermeiros de, atribuições dos, 530
  fluxo de apoio ao desenvolvimento de
    projetos de, *531*
  translacional, 533

Plantas alcaloides, 46

Platinas, 45

Pneumonectomia, 120

Pneumonias associadas à ventilação
  mecânica, prevenção das, 379

Política de atendimento oncológico
SUS e a, 491

Prática baseada em evidências, 230

Pré-caquexia, 204

Precauções, 383
de contato, 283
empíricas, 387
indicações para a instituição de, 387
padrão, 383
respiratórias para aerossóis, 387
respiratórias para gotículas, 386

Prescrição médica
análise e validação, 398
de quimioterapia, validação da, 246

Prevenção
ambulatorial, medidas de, 389
das infecções
da corrente sanguínea relacionadas a
cateteres centrais, 376
do trato urinário relacionadas à
assistência a cateter vesical, 378
das pneumonias associadas à ventilação
mecânica
prevenção das, 379
dos visitantes, medidas de, 388
medidas de, 371
do paciente, 372
dos profissionais de saúde, 375

Primário do fígado, 121

Profissionais
de enfermagem, biossegurança e, 357
de pesquisa clínica, atuação dos, 516
de saúde, medidas de prevenção dos, 375

Programa
de resistência multiprofissional em saúde, 545
de *Stewardship*, 375

Prostatectomia, 122

Proteína tirosina quinase, 172

Prótese
de silicone, 132
expansora, 132

Protocolo de rastreamento recomendado para
LFS, **432**

Prótons, 106

PSA, 29, 37

Psicologia
como suporte ao paciente, à família e à
equipe em oncologia, 455
acolhimento, 457
comunicação, 460
enfrentamento, 457
família, 461
intervenção grupal com familiares de
pacientes hospitalizados, 462
oncologia e, 456

Punção
Aspirativa Por Agulha Fina (PAAF), 114
Periférica, planejamento para, 82

Q

Qualidade de vida, estudos de, 522

Quimioterapia, 8, 43
assistência de enfermagem em,
particularidades, 245
boas práticas de administração em, 91
efeitos nutricionais, 445
fisioterapia nas disfunções causadas pela, 465
validação da prescrição médica de, 246

Quimioterápicos
central de preparo de, 399
dispensação de, 402
orais, esquema representativo simplificado
do fluxo, *395*
preparo de, 401
preparo e dispensação de, 393
breve histórico mundial, 393
breve histórico no Brasil, 394
preparo e diluição, questões técnicas
relacionadas ao, 401

R

Rabdomiossarcoma, 333

Radiação(ões)
efeito
biológico das, 99
físico das, 99
efeito físico das, 99
eletromagnéticas, 5
ionizante, tipos de tratamento com, 104

tipos, 99
ultravioleta, 5, 17

Radiocirurgia, 105, 127
estereotáxica
indicações, 127
na neuro-oncologia, 128

Radiodermite(s), 467
cuidados para prevenção e manejo da, **253**

Radiografia convencional, 31
na avaliação e detecção de tumor ósseo e
pulmonar, 31

Radiologia intervencionista, 35

Radioterapia, 99
ações do enfermeiro ao paciente durante a, 102
assistência de enfermagem em,
particularidades da, 252
educação ao paciente sob, 107
efeitos nutricionais, 445
estereotáxica ablativa, 127
finalidade da, 100
fisioterapia nas disfunções causadas pela, 465
indicações, 100

Raio ultravioleta, 5

Rastreamento
câncer adequado para, características, **26**
de base populacional
implantação de um programa estruturado
de, 26
do câncer, 25
do câncer de mama, **422**
enfermeiro no contexto do, 30
teste de, exigências de um, 26

Reconciliação medicamentosa, 398

Reconstrução
de mama, fisioterapia na, 473
vulvovaginal, *484*

Registro
de Base Populacional de Câncer, **21**
Hospitalar do Câncer, **21**

Resíduos, gerenciamento de, 359

Ressecção
em cunha, 120
em manga, 120
transuretral de próstata, 123

Retalhos

livres, 133
miocutâneos, 133

Retinoblastoma, 333

Retrovírus, 6

S

Saciedade precoce, orientação nutricional, 450

Sangue periférico, 137

Sarcoma de Ewing, 333

Sargramostima, 266

Saúde
ocupacional, 96
programa de residência multiprofissional
em, 545
serviço social na, 493

SBRT (*Stereotactic Body Radiation Therapy*),
106

Screening, 25

Segmentectomia, 120

Sepse, tratamento da, **293**

Seroma, 479

Serviço social, 491
na saúde, 493

Síndrome(s)
anorexia caquexia, 203
da fadiga oncológica, 466
da fibrose radioinduzida, 468
da rede axilar, 480
da veia cava superior, 289
manejo, 290
procedimentos diagnósticos utilizados
em casos de, **290**
sinais e sintomas, **289**
de compressão medular, manejo da, 295
de Cowden, critérios diagnósticos, 436
de Gardner, 427
de Li Fraumeni, 430
critérios clínicos para, **431**
de Li Fraumeni like, critérios clínicos
para, **431**
de lise tumoral, 296
classificação Cairo-Bishop para risco, 297t
manejo de, 297

de Lynch, 425
  critérios de Amsterdam I e II para diagnóstico de, **425**
  critérios de Bethesda e Bethesda revisado para diagnóstico de, **426**
  rastreamento para, 427
de predisposição ao câncer, 421
do melanoma familiar, genes relacionados à, 433
do ombro caído, 470
do ombro doloroso, 470
dolorosa pós-mastectomia, 478
mama-cólon hereditários, 434
mama-ovário hereditários, 421

Sintoma multidimensional, 201

Sistema
  de informação para pesquisa, 534
  ósseo, 271

Sistematização da assistência de enfermagem em oncologia, 229
  ambulatoriais, 238
  internados, 229

Sítio cirúrgico, infecções de, 381

Sleev, 120

Stereotactic ablative radiotherapy, 127

Subnotificação, 358

SUS
  política de formação de recursos humanos para a saúde e o, 547
  política de atendimento oncológico e, 491

T

Tabagismo, 16

Taxonomias, 240

TBI (*Total Body Irradiation*), 104

Teach-back, 138

Tecidos autólogos, 132

Técnica de higienização das mãos, *374*

Teleterapia, 101

Tensirolimus, 183

Terapêutica de apoio, 261

Terapia

  antineoplásica, 43
  complicações, **250-251**
  vias de administração, 48-49
do câncer, efeitos colaterais que podem causar problemas nutricionais, **447**
física complexa, 482
intravenosa, 81
nutricional, 204
tumoral, orientações nutricionais para sinais e sintomas causados pela, 448

Termo
de consentimento informado, importância na oncologia, 503
de consentimento livre e esclarecido importância na oncologia, 503
  na pesquisa envolvendo seres humanos, 503

Teste
de abdução, *472*
de sangue oculto, 29
genético, 418
  consentimento informado, 420
  gentes, tumores associados e síndromes descritas, **420**
  interpretação de resultados, 419

Therabite Jaw Motion Rehabilitation System™, 470

Tomografia
computadorizada, 32
por emissão de pósitrons, 32
  aplicações, **33**

Toracoscopia, 116

Toracotomia, 116

Torisel®, 183

Toxicidade(s)
cutaneomucosa, 284
gastrintestinal, 45, 279
hematológicas, 276
neurológica, 45
no sistema reprodutor, 45

Trabalhadores da saúde, vacinação preconizada aos, **359**

Trametinibe, 175

Transfusão de hemoderivados, 141

Transplante
de medula óssea, 135, 446

alogênico, 136
assistência de enfermagem em, particularidades da, 254
autólogo, 136
banco de cadastro, 137
fase pós-transplante, 144
fases pré-transplante, 137
fontes de células, 136
histórico, 135
tipos de condicionamento, 137
tipos, 136
hepático, 122

Tratamento
cirúrgico, finalidades, 112
oncológico, desafios e perspectivas para o, 496

Trismo, 469
orientação nutricional, 451

Trombocitopenia(s), 278
terapêuticas de apoio, 267

Tumor(es)
de células germinativas, 333
de partes moles, fisioterapia nos, 483
de sistema nervoso central, fisioterapia nos, 488
ginecológico, fisioterapia pós-tratamento do, 484
hepáticos, 333
hospedeiro e, relação entre, 9
ósseos, 333
fisioterapia nos, 483
renais, 333
toracoabdominais, fisioterapia nos, 483
urológicos masculinos, fisioterapia nos, 487

Turbilhonamento, 88

U

Ultrassonografia endocavitária, 35

Unha, alterações de, 285

Unidades oncológicas, controle de infecção hospitalar em, 369

V

Vacina
contra o câncer, 184
de sangue oculto, 29
genético, 418
consentimento informado, 420

Vacinação
importância da, 359
preconizada aos trabalhadores da saúde, **359**

Vírus
da imunodeficiência humana, 17
das hepatites B e C, 16
de RNA, 6
Epstein-Barr, 17

Vômitos, 142

Vulvectomia radical com rotação de retalho miocutâneo levando a estenose e dispareunia, *487*

X

Xerostomia, 470
orientação nutricional, 449